运动筋膜学

FASCIA IN SPORT AND MOVEMENT

第2版

主　编　Robert Schleip　Jan Wilke
副主编　Amanda Baker
主　译　关　玲
译　者　关　玲　燕　琪　王朝辉
　　　　陈星达　黎　波

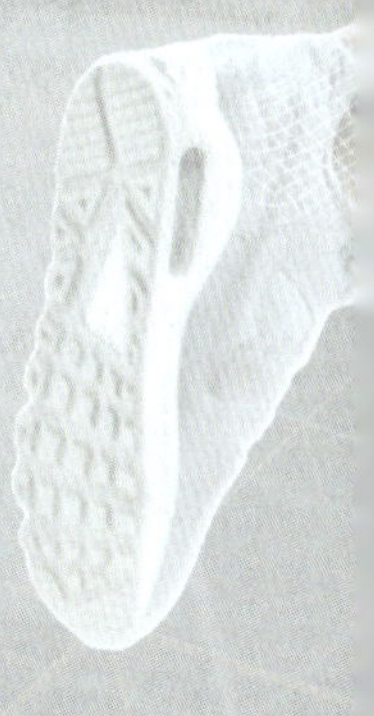

人民卫生出版社
·北　京·

Translation from the English language edition:
Fascia in Sport and Movement, 2e

The original English language work has been published by:
Handspring Publishing Limited
Pencaitland, EH34 5EY, United Kingdom

图书在版编目（CIP）数据

运动筋膜学 /（德）罗伯特·施莱普（Robert Schleip），（美）扬·维尔克（Jan Wilke）主编；关玲主译．-- 北京 ：人民卫生出版社，2025. 12.
ISBN 978-7-117-38694-4

Ⅰ. R686.3

中国国家版本馆 CIP 数据核字第 20258FD662 号

人卫智网	www.ipmph.com	医学教育、学术、考试、健康，购书智慧智能综合服务平台
人卫官网	www.pmph.com	人卫官方资讯发布平台

图字：01-2021-5354 号

运动筋膜学
Yundong Jinmo Xue

主　　译：关　玲
出版发行：人民卫生出版社（中继线 010-59780011）
地　　址：北京市朝阳区潘家园南里 19 号
邮　　编：100021
E - mail：pmph @ pmph.com
购书热线：010-59787592　010-59787584　010-65264830
印　　刷：北京盛通印刷股份有限公司
经　　销：新华书店
开　　本：787 × 1092　1/16　　印张：29
字　　数：688 千字
版　　次：2025 年 12 月第 1 版
印　　次：2026 年 1 月第 1 次印刷
标准书号：ISBN 978-7-117-38694-4
定　　价：298.00 元
打击盗版举报电话：010-59787491　E-mail：WQ @ pmph.com
质量问题联系电话：010-59787234　E-mail：zhiliang @ pmph.com
数字融合服务电话：4001118166　E-mail：zengzhi @ pmph.com

主译简介

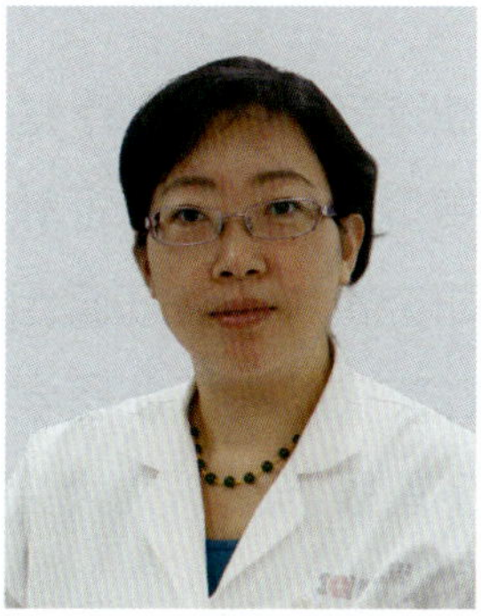

关 玲

博士，中国人民解放军总医院中医学部针灸科主任，主任医师、教授。中国中医药研究促进会非药物疗法分会会长，中国针灸学会结构针灸专业委员会学术主任委员。解放军中医药学会针灸专业委员会主任委员。出版专著：《针灸基本功》《谢锡亮划经点穴》（DVD）《解剖列车》（第三版主译）等。

主编简介

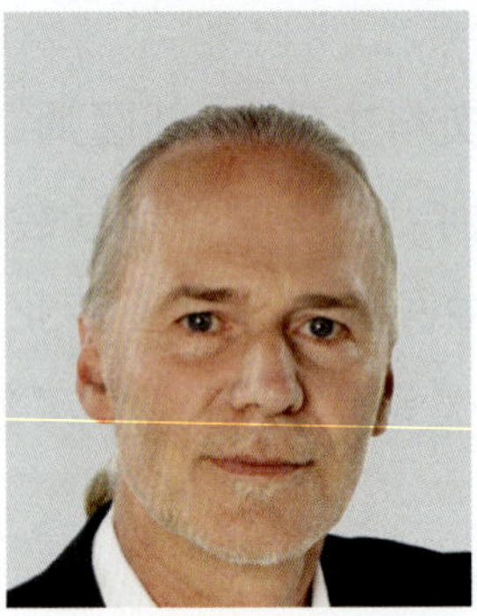

Robert Schleip

德国 Ulm 大学筋膜研究项目负责人，欧洲罗尔夫按摩疗法（Rolfing）协会的研究主管，罗尔夫按摩疗法和费登奎斯方法认证教师，多部图书的作者和联合作者，发表了大量的研究论文。在筋膜组织主动收缩特性的实验研究方面做出突出贡献，荣获肌肉骨骼医学领域的 Vladimir Janda 奖。联合发起并组织了首届筋膜研究大会（Boston，2007），并组织了此后的历届大会。

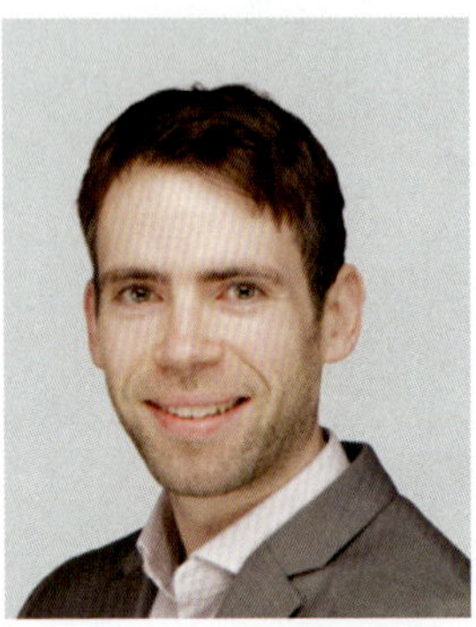

Jan Wilke

德国法兰克福大学“运动筋膜”研究小组负责人，美国运动医学会成员，荷兰阿姆斯特丹大学及英国利物浦大学访问学者。《格氏解剖学》是最早明确关注筋膜与运动关系的解剖学图谱之一，其中收录了他所著的肌筋膜链章节。他还兼任体能教练，曾与前世界排名第一的网球运动员 Angelique Kerber 等高水平运动员合作。

Amanda Baker

一位经验丰富的瑜伽老师和普拉提教练，在一家临床诊所工作。完成硕士学位后，她成为了一名自由职业的健康与健身记者，随后又获得了筋膜健身训练师的资格。

序　言

多年来，职业运动员和业余运动爱好者都希望运动生理学家和教练能够帮助他们提高和保持运动成绩，并且避免受伤。40 年前，就有大量运用向心和离心运动来增强肌肉力量的研究，以及通过等长、等速和等张训练塑造肌肉，对不同重复次数和间隔进行的研究。后来还有关于缺乏锻炼会造成肌肉量减少，以及通过锻炼来对抗这种减少的研究，这一点对于太空计划具有重要意义。肌肉活检显示慢缩型肌纤维和快缩型肌纤维很难相互转换。有研究发现，当肌肉力量在几天内出现变化时，并不是由于肌纤维类型发生改变，而是因为肌肉的神经支配和兴奋能力增加。然而，最终所有这些研究都得出了相同的结论：要想提高某一特定运动的成绩（相对于某块肌肉的力量），最好的训练方法就是使其在全身运动中得到训练。《运动筋膜学》第 2 版较第 1 版进行了大量扩充，增加了 23 个新章节，不是仅做简单阐释，而是帮助我们根据筋膜在人体运动表现中日益凸显的作用，为不同的运动制定专属训练方案。

本书第一部分为“理论”，共 18 章，阐述了全身筋膜张力网的基本内容。从细胞外基质到整联蛋白受体、从细胞膜到细胞核，分布着许多连续的小纤维。将身体视为一个与肌肉和骨骼相连接的筋膜网络，而不是传统的由筋膜连接的肌肉骨骼系统的观点，这一概念更为实用。这表明，第 12 章表述的躯干肌肉收缩要早于浅表肌肉链的启动，它们可能不仅能够稳定躯干，而且能够使核心筋膜层松弛，以便使“预拉伸”和储能，可以在随后释放。高尔夫球手和武术家在适度旋转躯干时会感觉到这种力量。

第 1 章介绍了筋膜生理学和生物化学的许多内容，建议读者从这一章开始学习。本文使用了大量的多学科术语，有助于我们理解后面所介绍的广泛临床应用。有些词汇是筋膜专有词汇。其他的一些词汇，如“硬化”是指通过塑性变形而变硬的通用词汇，数千年来一直用于冶炼铜、钢和其他金属方面。

骨骼肌通过增生和其他方式对负荷做出明显反应，从而改变力的分布。第 4 章和第 5 章中将这一概念引入结缔组织，并探讨其在适当或超负荷状态下的反应。对于某些职业，特定的工作 / 休息循环可被认定为耐受或功能缺失。同样，任务特异性至关重要。一个人在成年后，如果没有经过特定训练，则只有在伤口修复愈合时肌腱才会发生改变或重塑。但也要看到，每两天就会有微小的结缔组织纤维连接肌肉和附近的微动脉，使一氧化氮受体打开，增强血液向收缩肌肉的流动。

如第 7 章所述，关节周围组织的活动性因人而异——有的人更为灵活。然而，灵活性在全身并不总是协调一致的，一些敏锐的临床医生发现患者虽然肘部灵活，但腘绳肌紧张；或是腘绳肌灵活而肘部紧张。确实也有一些罕见的肌肉疾病，其特征是某些关节紧张而其他关节松弛。在第 10 章中提到，拉伸能够增加身体特定部位的伸展范围，我们会再次发现，锻炼是取得良好运动效果的最佳方法。如果回到筋膜组织储能并在运动中释放的定义中，我们就会得出一个合理结论，将这些组织拉伸达到某一点时，其能量吸收性能就会改变，导致能量释放减少且随后的运动效果有所降低。人类的肌肉、肌腱和筋膜间的力学相互作用经历了数千年的发展，使我们能够适应各种活动，我们现在才开始认识到，特定的练习和运动带来的结果会与最终所期望的结果不同。

以肌肉和骨骼为基础的运动模式在实际运动中遇到了一些无法解释的挑战。如在腰背部，就需要考虑腰椎筋膜对于运动能力的影响。最初有一名双腿截肢者想参加奥运会被拒，因为人们担心他双膝以下的义肢比正常运动员的小腿肌肉更有优势，这表明仅靠小腿肌肉的力量不足以完全推动人体运动。研究显示了肌腱及其他结缔组织的能量储存在人类行走中的重要性，人体正常的肌筋膜运动系统的确要比人造的弹性假肢略好一些。在袋鼠这类动物中，肌腱中的能量储存对于维持重复性运动十分重要。这将在第 8 章进行探讨。

最近有研究显示，肩部周围组织中储存的能量可以使人类的投掷速度超过 161km/h，而与我们相近的灵长类动物仅能达到 32km/h。如果肌肉独立工作的力量不足，肌肉的预收缩就会拉伸结缔组织，然后快速释放能量，以帮助其完成运动。虽然在腿部大肌腱中发现了明显的储能位置，但在肩部却没有看到。相反，存储的能量分布在尚未明确的组织网络中，但投掷中的“发条机制”表明整个身体都参与了运动。我们会在第 33 章对此进行深入探讨。

第二部分为“评估”，从原来的 2 章扩充到了 4 章，并介绍了一些用于临床检查评估的工具和技术，以便收集证据，用以指导治疗、监测进展。

第三部分为“临床应用”，新增了 13 章内容，探讨了更多的临床应用。每章都或多或少地提到了这些运动的一些基本生理学原理。通过第一部分和第三部分间的相互参照研究，可使读者形成举一反三的能力。本书最大的贡献可能在于，帮助读者在众多不同的治疗体系中选择一种进行深入研究，并将其完全或部分地纳入自己对病患的临床实践中。最关键的是，要学会识别哪些方法对哪些患者有效。我由衷地希望本书能够成为医学图书馆中被大量翻阅的多学科补充剂。

Thomas W. Findley MD PhD
New Jersey, USA
2021 年 2 月

前言

筋膜是一个当之无愧的连接桥梁——它不仅连接了人体从肌腱到关节囊到肌外膜的各种胶原组织，而且随着筋膜学领域研究的蓬勃发展，也使许多具有不同专业学科背景、个性和观点的人们汇聚到一起。这些人中既有科学家、舞蹈家和运动专业人士，也有运动医学名人。本书是第一本多学科出版物，综述了筋膜对于体育和运动疗法的重要性及相关的科学和实用方法。本版为第2版，进行了大幅修订，增加了重要的更新和大量内容。

我们作为编者，为本书的顺利完成深感自豪。经过广泛而深入的合作，我们的团队囊括了各领域的顶尖科学家，以及运用不同实践方法的领军人物，如力量和体能训练、瑜伽、普拉提、运动康复、壶铃训练、武术、肌肉增强训练、舞蹈医学及许多其他方面的人才。

我们需要明白，就像全身筋膜网中相互连接的纤维组织都各具特性一样，本书的专业视角也各有不同。所以本书特别收纳了这些不同的观点。例如，本书介绍了我们的同仁 Thomas Myers 所提出的肌筋膜链学说，阐述了其最新的、令人赞叹的进展及其在实践中的详尽应用。然而，从解剖学和循证角度来看，本版还包括了对此类线性力学传递模型的批判性评论。为我们提供了许多绝佳的结论及大量新颖可信的信息。同时，本书还展示了许多新的启发性问题、谨慎的假设推测，以及我们认为有充分依据和临床价值的临床观察。

本书理论部分的其他新增章节论述了性激素对筋膜结缔组织的影响，包括营养、流体动力学、生物张拉整体、活动度不足及过度、损伤预防和肿瘤学等主题。临床应用部分增加了离心训练、泡沫轴滚压、行走、投掷、鞋类、筋膜力量训练、心理意象和周期性筋膜训练等新章节。本书的最后还增添了一个全新章节，侧重于评估方法，包括关节活动度检查、超声成像技术和力学评估等方面。

我们特别要向这 51 位作者表示衷心感谢，他们都为这本旨在探索全新的、充满希望的领域的综合性专著贡献了自己的聪明才智。此外，Handspring 的出版团队对我们的工作给予了大力支持。他们丰富的出版经验及对该领域的熟悉程度远远超乎我们想象。这种先锋首创性的兴奋，在当今“运动医学中的结缔组织”系列会议中可以强烈地感受到，而且在这个不断发展壮大的领域中，形成了多种不同的联合项目，成为推动本书诞生的强大动力。我们希望读者不仅能感受到这种全新挑战所带来的团队精神，同时也能从我们这个国际化团队的丰富知识信息及杰出贡献中受益。

Robert Schleip, Munich, Germany
Jan Wilke, Frankfurt, Germany
Amanda Baker, Shoreham-by-Sea, England
2021 年 2 月

编者简介

Amit Abraham 博士（PhD，MAPhty，BPT） 舞蹈和运动损伤方面的肌肉骨骼物理治疗师，也为舞者、运动员和帕金森病患者提供心理意象治疗。以色列 Ariel 大学健康科学学院物理治疗系助理教授。以色列 Tel-Aviv 大学物理治疗学士、澳大利亚 Queensland 大学肌肉骨骼物理治疗硕士、以色列 Haifa 大学物理治疗博士。在美国亚特兰大 Emory 大学医学院完成了博士后培训。

Håkan Alfredson 教授（MD，PhD） 慢性跟腱、髌腱疼痛及软骨修复领域专家。在同行评审的科学期刊上发表 150 多篇论文。目前就职于瑞典 Alfredson 肌腱诊所、英国纯运动医学中心及瑞典 Umeå 大学运动医学系。

Johnathon Allen 作家，摄影师，参与合著《筋膜训练：整体系统方法》，他的作品发表于《自行车》《户外》《冒险杂志》《衰退》等刊物上。他还是非小说类书籍《光》（*Ray's*）和《分身效应》（*Doppelganger Effect*）的作者。

Adamantios Arampatzis 教授 运动科学与训练系主任，柏林运动科学学院发言人。研究涉及中枢神经系统与周围神经系统之间的相互作用，以及这些系统如何在生命周期中发展并适应不断变化的环境需求。

Joanne Avison（MSS） 高级瑜伽教师、瑜伽治疗师（C-IAYT），结构整合从业者 / 教师。她对筋膜和人体架构的热爱，使她成为生物整体兴趣小组的创始成员，开创了生物整体在运动和手法治疗中的应用。她还是《瑜伽：筋膜、解剖与运动》（Handspring，2015）一书的作者。

Keith Baar 教授（PhD） 运动生理学分子研究专家，专注于肌肉骨骼系统随年龄变化对营养和负荷的分子反应研究。他的实验室使用一系列复杂的动物和人体模型，并开发了独特的二维和三维组织培养试验，可用于研究基因和营养素对肌肉和肌腱 / 韧带功能的影响。利用这些模型，Baar 实验室进行转化研究，探讨支撑骨骼肌功能的分子信号及其受年龄、饮食和运动影响的方式。Baar 教授与加州大学戴维斯分校及世界各地的临床合作伙伴紧密合作。在加州大学戴维斯分校，他与医学院和兽医学院的临床医生合作，优化骨骼肌健康和表现。目前正在进行三项主要研究：①肌肉大小和力量的分子决定因素；②优化运动和营养以促进肌腱 / 韧带功能；③确定骨骼肌系统在生酮饮食神经认知益处中的作用。由于 Baar 教授工作的应用性质，他与精英运动员合作，并作为众多职业和奥林匹克组织的科学顾问。他在这些组织的工作旨在最大限度地提高耐力和力量训练的效果，并将受伤的风险降至最低。

Katja Bartsch（BSc，MBA，BCSI） 曾任德国慕尼黑工业大学和埃尔朗根 - 纽伦堡大学研究助理。认证解剖列车结构整合从业者，IASI 委员会认证结构整合从业者，Kalaman 瑜伽和培训，E-RYT 500 认证瑜伽教师。

Wolfgang Bauermeister 教授（MD，PhD） 就职于乌克兰哈尔科夫（Kharkiv）国家医科大学物理康复和运动医学系。德国慕尼黑疼痛研究所首席执行官，从事超声弹性成像、骨科冲击波应用和门诊护理的研究与开发。开发了用于运动和疼痛医学临床的触发点冲击波疗法，以及筋膜和触发点超声弹性成像。

David G. Behm 博士 1995 年起在纽芬兰纪念大学（加拿大）工作。他发表了 230 多篇研究论文，包括肌肉神经对拉伸、抗阻训练、平衡和疲劳的反应。他曾获得 NSCA 杰出体育科学家奖和 CSEP 荣誉奖，并荣获纽芬兰纪念大学校长颁发的杰出研究和服务卓越奖。

Sebastian Bohm 2011 年起从事培训和运动科学领域相关工作。2015 年获得柏林 Humboldt 大学体育科学专业博士学位。目前研究重点为规律和受扰运动中的肌肉 - 肌腱相互作用和力学特性。

Torsten Brauner 教授 在德国 Mannheim 大学应用健康科学学院教授运动科学和科学方法。他的研究重点是机械负荷对肌肉骨骼系统的影响，特别是在体育表现、预防伤害和康复方面。此外，他还参与了多个项目，致力于功能性鞋类的开发与评估。

Leon Chaitow 因撰写 60 多部关于自然健康和补充医学的出版物而闻名国际，内容涵盖通俗易懂的健康指导和治疗指南，以及医学生、从业者及其客户的参考书。1960 年毕业于英国骨科医学院，继续学习针灸、颅骨整骨术和正分子营养学。后在伦敦 Marylebone 健康中心工作，并被任命为 Westminster 大学生命科学学院的高级讲师、模块负责人和课程设计团队成员。遗憾的是，2018 年，他在专著《筋膜功能障碍》第二版出版前几周去世。

Stefan Dennenmoser 博士 认证高级罗尔夫（Rolfer™）和罗尔夫运动（Rolf Movement®）执业者，以脊柱螺旋运动和脊柱螺旋运动训练而闻名。他还是体育科学家、人类生物学博士，以及德国 Ulm 大学筋膜研究的成员。

Jan Dommerholt 博士 贝塞斯达物理护理（Bethesda Physiocare®）总裁兼首席执行官，物理健身公司（PhysioFitness）首席执行官，美国马里兰州转化护理中心（Transformative Care）联合创始人，以及肌痛研讨会的联合创始人兼总裁兼首席执行官。毕业于美国佛罗里达州 Lynn 大学，获得职业研究硕士学位，专攻生物力学创伤和医疗管理，并在佛罗里达州 St. Augustine 健康科学大学获得物理治疗博士学位。他撰写了 70 多篇关于肌筋膜疼痛、干针疗法、纤维肌痛、复杂性区域疼痛综合征和手法物理治疗的书籍章节和 100 多篇文章。

James Earls 作家，讲师，身体治疗师。擅长肌筋膜释放、结构整合和功能运动。其研究推动了主动筋膜释放技术的发展，这是一种结合了手法术和功能性运动的方法，他还出版了《行走的天性》（Born to Walk），在书中阐述了肌筋膜系统对高效步态的贡献。

Klaus Eder 手法治疗、物理治疗和骨科物理治疗讲师及指导者。曾任德国奥运队（1984—2016 年）、足球队（1988—2018 年）和戴维斯杯（1990—2018 年）理疗师。2002 年起担任德国奥林匹克体育联合会的物理治疗部主任。

Thomas Findley 博士 新泽西州 Rutgers 大学医学院的物理医学和康复学教授，同时也是纽约癌症研究所的副研究员。他还是国际筋膜研究大会的联合创始人。他的研究重点是筋膜、运动与癌症。

Martin S. Fischer 教授 1993 年起担任德国 Jena 大学动物学与进化研究所所长。他对功能形态学有着浓厚的兴趣，并将计算机建模、生物力学和机器人技术等领域的知识融入其研究中。他与同事一起，推动了高速 X 射线荧光成像技术的发展，并将其应用于多种四足动物的研究。

Eric Franklin（BSc，BFA） 动作教师，也是意象训练及其在舞蹈、动作和身体疗法中应用的专家，撰写了 23 部图书。弗兰克林方法和动态神经认知意象的创始人，在纽约 Juilliard 音乐学院、莫斯科大剧院芭蕾舞团、Rutgers 大学、Vienna 大学、伦敦皇家芭蕾舞学校和 Trinity Laban 音乐学院任教。

Ann Frederick 于 1995 年在亚利桑那州立大学体育部工作时，为大学生运动员创建了筋膜拉伸疗法™（Fascial Stretch Therapy，FST），并制定了具体的操作规程。她在 1996 年、2000 年和 2004 年的奥运会及选拔赛期间进一步发展了 FST，此后主要以私人执业的形式，专注于职业运动员的治疗。其间，她针对功能障碍和疼痛的具体症状，以及赛前准备和赛后恢复，开发了一系列治疗应用。

Chris Frederick 曾是一名职业舞者，1989 年起成为运动和骨科物理治疗师。他是"伸展致胜研究所"的首席讲师，同时拥有解剖列车®结构整合认证。除了进行关于腰痛影响的原创研究外，他还是《筋膜拉伸疗法》和《伸展致胜》的合著者。

Fernando Galán del Río 理疗师，西班牙皇家足球联合会医疗团队的成员。他在马德里 Rey Juan Carlos 国王大学获得了骨科硕士学位，目前是该校物理治疗系的教授。2000 年以来，他一直从事运动损伤和软组织机械行为的研究。

Paul Grilley 教授瑜伽理论，重点讲解骨骼差异如何影响体式练习。他是三部关于瑜伽实践的 DVD 的创作者，也是《阴瑜伽：原则与实践》一书的作者。他于 2000 年在圣达菲 St. John's College 获得硕士学位，并于 2005 年获得加利福尼亚人类科学研究所的荣誉博士学位。

Mette Hansen 博士 于 2009 年在哥本哈根大学 Bispebjerg 医院运动医学研究所获得博士学位。三年后，她被任命为丹麦 Aarhus 大学公共卫生系副教授。她在激素和营养素对骨骼肌结构、功能和表现的影响方面发表了 50 多篇科学论文，并获得了多项研究奖项。

Robert Heiduk 在多个领域担任表演和健康顾问，与他人共同创立了德国精英力量与体能教练会议及展览——运动大会（Athletic Conference），他同时也是一名讲师和作家。

Helmut Hoffmann 在运动损伤后职业运动康复的应用生物力学方面拥有 30 多年的专业经验，在骨科 / 创伤康复的医学训练治疗方面拥有 30 多年的经验。参与撰写多项出版物，重点关注特定运动的适应性特征、基于功能的康复理念以及临床表现诊断。

Wilbour Kelsick 博士（BSc，DC） 加拿大整脊运动科学学院和加拿大整脊康复科学学院的院士，同时也是加拿大纪念（Memorial）整脊大学研究生院导师。担任奥运会、世界锦标赛和英联邦运动会的队医超过 22 年。Maxfit 运动研究所和"教我跑步"研讨会的创始人及主任。

Michael Kjaer 在哥本哈根大学从事运动医学研究。医学博士，风湿病学专家，同时也是哥本哈根 Bispebjerg 医院运动医学研究所的所长。他的研究重点是肌肉和结缔组织对体力活动的适应性。

Werner Klingler 教授（MD，PhD） 在德国 Ulm 大学和英国伦敦 Guy's and St. Thomas' 医院学习医学，后于德国 Ulm 大学接受应用生理学培训，并专攻复杂疼痛医学领域的临床麻醉学。他是 2007 年首届筋膜研究会议的创始委员会成员之一，并获得多项荣誉，包括世界腰痛大会奖和肌肉骨骼医学 Vladimir Janda 奖。

Frieder Krause 博士（PhD） 在法兰克福 Goethe 大学完成了运动科学、体育医学和心理学的硕士学业。目前，他是 Kronberg 一家运动康复中心的首席运动科学家。他的研究重点是泡沫轴滚动和肌筋膜力量传递的影响。

Elizabeth Larkam 在国际上被公认为运动教育领域的创新者。她的著作《运动中的筋膜：以筋膜为中心的普拉提动作》（Handspring，2017）结合了超过 30 年的普拉提实践经验和 15 年对神经肌肉筋膜系统的研究。2010 年，她因致力于改善受伤士兵的康复而荣获丹麦军事医学学会颁发的勋章。

Nathan Mayberry（PT，DPT，OCS，CSCS，CMTPT） 在马里兰大学巴尔的摩医学院获得了物理治疗博士学位。目前，他是肌肉疼痛（Myopain）研讨会的讲师，这是美国首个干针疗法项目。他参与编写了多篇关于肌筋膜疼痛、过度活动和低活动性的书籍章节和文章，擅长慢性疼痛和埃勒斯 - 当洛（Ehlers-Danlos）综合征患者的治疗。

Falk Mersmann 在柏林 Humboldt 大学学习运动科学。于 2016 年完成了关于年轻运动员肌肉和肌腱形态及机械性能适应过程的博士论文。目前担任研究助理，专注于肌肉和肌腱可塑性、肌肉 - 肌腱相互作用，以及运动控制等具体问题。

Kurt Mosetter 博士 在德国弗赖堡（Freiburg）学习医学，之后研究了远东医学在印度、西藏和尼泊尔的概念。随后创建了一种特定且非常有效的治疗方法，称为肌反射疗法。

Hans-Wilhelm Müller-Wohlfahrt 博士 在柏林接受训练，专攻骨科和运动医学。1977 年起担任拜仁慕尼黑（Bayern Munich）俱乐部队医，1995—2018 年担任德国国家足球队队医。2015 年，他和他的团队荣获著名的卡尔·拉布（Carl Rabl）肌肉损伤奖；2017 年，筋膜研究学会授予他临床先锋奖。

Divo G. Müller 自然医学从业者和身体治疗师。她在国际上被誉为现代运动项目的先驱。她与一群科学家和受尊敬的运动治疗师共同开发了有效的训练项目——筋膜健身。除了出版多本书籍和制作 DVD 外，她还参加了许多电视和广播节目。她在欧洲内外举办讲座并开展工作坊，并在德国慕尼黑的工作室提供独特的运动课程。

Thomas Myers 《解剖列车》的作者，与他人合著《筋膜释放技术：身体结构平衡调整》，为行业杂志和期刊撰写了大量文章。出品 DVD 超过 15 张，制作了大量关于视觉评估、筋膜释放技术和筋膜研究应用的网络课程。

P. J. O'Clair 任健身行业的领导者和顾问逾 30 年。TRX 和 MERRITHEW® 的高级讲师，在 STOTT PILATES® 乳腺癌康复计划的研发中发挥了重要作用。在行业刊物发表了大量文章，荣获 2008 年 IDEA 项目年度总监奖。

Bill Parisi Parisi 速度学校创始人兼首席执行官，著有《筋膜训练：全系统方法》。筋膜训练学院创始人。Parisi 速度学校拥有一支国际教练团队，在全球 100 多个地方拥有设施，已培训了超过 65 万名 7～18 岁的运动员，并在每个职业运动项目中都培养出了首轮选秀的运动员——包括超过 145 名 NFL 选秀球员、大批奥运会奖牌得主和 UFC 冠军拳击手。

Sol Petersen 适应体育学学士。从事太极拳教学工作 40 余年，新西兰超自然力静修（mana retreat）中心联合创始人。结构整合教练、运动教练、心理治疗师及水疗治疗师。

Christian Puta 博士（PhD） Jena 大学运动医学与健康促进系研究负责人，职业病跨学科预防中心主任。其研究关注慢性背痛中的感觉运动控制和视觉运动相互作用、年轻运动员的运动免疫学和神经肌肉方面的问题等。

Raúl Martínez Rodríguez（PT DO） 担任运动领域的理疗师和骨科医师 25 年，是西班牙国家足球队物理治疗主任，参加了最近五届世界杯，也是多家欧洲和世界足球俱乐部顾问。任张力整体诊所主任，多所大学研究生导师，筋膜系统评估与治疗课程联合主任。现为西班牙足球联合会医学科学委员会成员。

John Sharkey 国际教育工作者、作家和临床解剖学、筋膜、生物张拉整体及慢性疼痛手法治疗领域专家。担任都柏林 Chester 大学 / 国家培训中心医学院、牙科学院和生命科学院高级讲师。Dundee 大学解剖学与人体识别系生物张拉整体重点课程——Thiel 软固定尸体解剖课程项目负责人。

Susan Shockett（MS，BCSI，CPT） 纽约曼哈顿私人执业的手法治疗师和生活方式医学顾问。认证结构整合师，持证按摩治疗师，认证私人教练。完成了运动科学与康复理学硕士学位，现正在攻读营养学公共卫生硕士学位。

Liane Simmel（MD） 整骨医生，曾为职业舞者，擅长治疗舞蹈损伤，在慕尼黑拥有自己的舞蹈医学诊所。其著作《舞蹈医学实践》和《舞者的营养》被视为文献标杆。2016 年因在舞蹈医学领域的开创性工作而获得荣誉表彰。

Carla Stecco（MD） Padova 大学骨科医生、人体解剖学教授。筋膜操作协会及筋膜研究学会创始成员。发表论文 100 多篇，从宏观、组织学和病理生理学的角度研究人体筋膜的解剖学。著有《人体筋膜功能图谱》。

Danielle Steffen 加州大学戴维斯（Davis）分校博士申请人，研究方向为肌肉骨骼功能背后的分子生物学。论文研究为基于负荷的肌腱修复治疗。2017 年在加州大学戴维斯分校获得生物科学学士学位。本科期间在神经肌肉研究中心从事研究，探讨进行性假肥大性肌营养不良的细胞和分子机制。校田径队成员，在 NCAA 第一级别田径比赛中荣获大西部联盟荣誉奖。

Thomas Steidten（MA） Jena 大学运动医学与健康促进系博士生。主要研究课题为年轻运动员的运动免疫学和神经肌肉方面。

Thorsten Sterzing 博士 20 年来一直是全球鞋类创新计划领导者，在学术与产业转化之间发挥了重要作用。推动了对运动鞋的结构特性如何影响穿着者的生物力学和主观感知反应的理解。研究重点是运动生理学和人体运动科学，尤其侧重于生物力学。

Can A Yucesoy（BSc，MSc，PhD） 生物力学、肌肉力学和肌筋膜力学传递方面的专家。2004 年 6 月起任伊斯坦布尔 Boğaziçi 大学生物医学工程研究所所长。

Alberto Zullo 博士 那不勒斯 Naples Federico Ⅱ大学生物学硕士和医学生物技术博士。贝内文托 Sannio 大学科学技术系应用与临床生物化学研究员、讲师。同时就职于那不勒斯 CEINGE 研究所，研究重点为骨骼肌和心肌细胞离子通道功能障碍引起的人类疾病分子特征。

目　录

第一部分　理　论

第二部分　评 估 方 法

第三部分 临 床 应 用

第一部分

理　论

第 1 章

筋膜解剖、形态与功能浅析

Robert Schleip and Werner Klingler

筋膜：绝非仅是无活动性的包裹器官

筋膜这一器官在过去的几十年里一直被人们忽视，如今却成为人类生命科学领域引人注目的焦点。在大多数解剖中，人们认为这种无色的纤维组织是一种没有知觉的、没有活动能力的包裹性器官，会将之随意丢弃。筋膜被忽视的原因有几种，其中之一是与其下面有光泽的肌肉和器官相比，筋膜组织普遍存在，并且似乎杂乱无序，缺乏明确特征。另一个更重要的原因是缺乏足够的筋膜测量工具。虽然 X 线可以对骨骼、肌电图可以对肌肉进行详细评估，但几十年来，对筋膜变化的测量却非常困难。例如，阔筋膜或腰筋膜的厚度通常 <2mm，即使局部增厚 20% 也仍然很薄，虽然治疗师很容易用手触摸到，而且患者在运动时也可以感觉到，但却无法被超声（或任何其他临床成像技术）观测到。

近年来这种尴尬的情况已经有了明显改善。超声技术和组织学的进步推动了筋膜相关研究的增加（Chaitow 等，2012）。在快速发展的国际筋膜研究领域，形成了一些新观点，如：人类胸腰筋膜在腰痛潜在原因中的作用（Wilke 等，2017）；认识到筋膜细胞是一种新型结缔组织细胞（见第 9 章）；并认识到交感神经系统和主动筋膜张力之间存在密切联系。临床领域的从业人员通过手法治疗、物理疗法、瘢痕治疗、肿瘤学（基于癌细胞的基质依赖行为）、外科和康复医学等方面，兴致盎然地参与了这一研究（Schleip 等，2019）。同样，运动科学也在关注着这些发展。2013 年及 2017 年在乌尔姆大学（Ulm University）举办的第一届“运动医学中的结缔组织”大会对该领域的发展起到了重要的推动作用。如今，筋膜已成为运动科学会议和运动教师的热门新课题。

“筋膜”与“筋膜系统”

多数传统解剖学教科书对特定筋膜有多种阐述，对其解剖位置和主要功能有明确的定义。例如作为肘管外鞘的 Osborne 筋膜和覆盖背部肌肉并从脊柱延伸到骨盆的胸腰筋膜。但是，只有那些可以用常规手术刀（不使用显微镜）轻松分离的膜性结缔组织结构才能被称作筋膜。而其他胶原结构，如肌腱、腱膜或肌内结缔组织中的小管状肌内膜层等则不能被称为筋膜。由于筋膜形态和功能多样，无法对筋膜进行准确定义。然而，有一些形态和功能的关键因素已被确定为筋膜的共同属性。由于“筋膜”一词的使用不规范，2014 年成立了一个由解剖学家、生理学家、生物学家和临床医生组成的筋膜命名专家委员会。

该委员会认为，新的功能术语（见下文方框部分）将筋膜定义为构成相互连接的胶原三维连续体的所有成分，其中软胶原含有渗透全身的疏松及致密的纤维结缔组织（Schleip 等，2019）。

> **筋膜系统的功能定义**
>
> 筋膜系统由三维连续的软胶原组成，其中含有渗透全身的疏松和致密结缔组织。

该系统包括了脂肪组织、外膜、神经血管鞘、腱膜、深筋膜、浅筋膜、神经外膜、关节囊、韧带、膜、脑膜、肌筋膜扩张、骨膜、支持带、隔膜、肌腱、内脏筋膜，以及所有肌内和肌间结缔组织（包括肌内膜 / 肌束膜 / 肌外膜）。

筋膜系统围绕、交织并贯穿全身所有器官、肌肉、骨骼和神经纤维，在全身形成功能性结构，并形成能使身体各系统协同运行的环境。

虽然组织学和显微解剖学的传统领域仍在应用狭义的筋膜术语进行更详细的阐述（见下文方框部分），但专家建议使用这一新的、更广泛的定义来阐释和探讨功能性筋膜特性，如力传递、感觉能力、纤维化病理或伤口愈合。这也会是本书后面大部分章节中使用的术语。虽然所有结缔组织，如软骨和骨，都是从胚胎间充质发展而来，但只有其中一部分能被纳入筋膜系统，而且只有那些具有非常特殊结构的部分才可以被称为“正常筋膜”（图 1.1）。

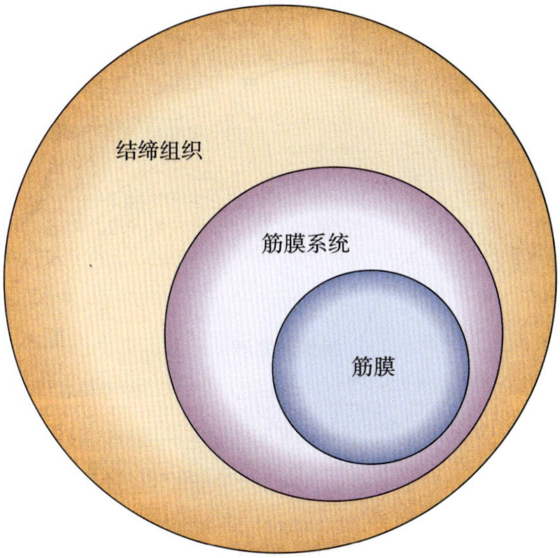

图 1.1　筋膜命名专家委员会建议，以更广义和更具功能性的术语——“筋膜网”（一些作者称为“筋膜组织”）来阐释属于身体结缔组织系统的一个组织子集。同样，术语“筋膜”（一些作者也称为“正常筋膜”）定义了更大类别的“筋膜系统”中的一个组织子集。图片来自：Schleip et al.（2019）

“筋膜”的组织学 / 解剖学定义

筋膜是一种鞘，是一层或任何其他可剥离的结缔组织聚积物，位于皮肤下，附着、包围和分隔肌肉及其他内脏器官。

在力传递方面，胶原纤维网络的表现往往与重复的张力应变需求相关。筋膜组织的具体形状取决于其局部长期的张力。如果局部张力多为单方向且高负荷，则筋膜网会表现为肌腱或韧带。如果不是单方向，则可能表现为双向或多向的膜，或松散的纤维网（图 1.2）。因此，“筋膜”这一术语常被非专业人士理解成“结缔组织”（尽管在医学中，术语“结缔组织”包括骨骼、软骨甚至血液，所有这些都来源于胚胎的间充质组织）。

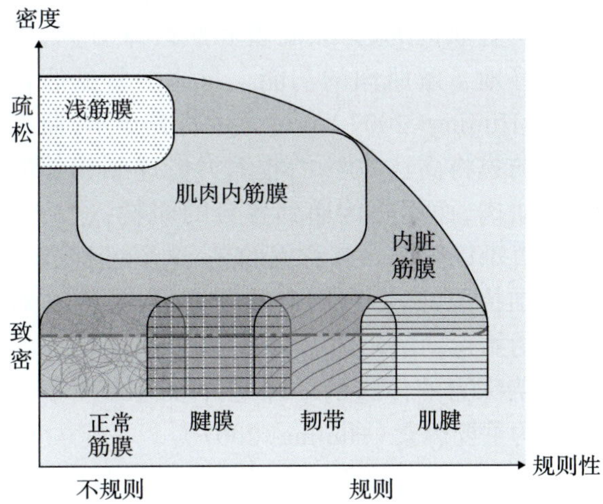

图 1.2　**全身筋膜网中不同结缔组织的特异性。**在新的功能术语中，所有胶原纤维结缔组织都被看作筋膜系统的一部分。这些组织的密度和胶原纤维的排列方向不同。例如，浅筋膜的密度相对较低，纤维多呈多向或不规则排列，而在较致密的肌腱或韧带中，纤维多为单向排列。肌肉间的筋膜——肌间隔、肌束膜和肌内膜可呈现出不同程度的方向性和密度。内脏筋膜（如特别柔软的腹部大网膜或更为坚硬的心包）也是如此。根据局部长期负荷的不同，筋膜可表现为单向网格状或多向排列。图片来自：fascialnet.com

全身相互连接的张力性网络

这个新的、含义更广泛的术语的优点是，它既认同这种纤维网络的广泛连接，同时又仍然可以对局部结构进行详细描述。请注意，与简化了的解剖学教科书插图相比，人体主要关节周围的胶原组织是一个大面积的过渡带，几乎不太可能明确地区分韧带、关节囊、肌腱、肌肉隔膜或外膜。

与传统观点相比，从肌肉到骨骼的力传导涉及更多的肌外肌筋膜功能。这一认识对肌肉骨骼医学中的传统生物力学概念构成了挑战，在原有概念中，许多专家认为，就其内容而言，筋膜包膜的力学重要性大致类似普通礼物的外包装。正如大多数礼物没有包装也同样能够发挥作用，人们认为，在不考虑筋膜的情况下研究肌肉的起始、附着和肌纤维方向，可以更好地了解肌肉的功能。与这一常见假设相反，Huijing（2007）通过大量研究显示，肌肉通过筋膜将高达40%的收缩力传递到相邻的其他肌肉，而不是传递到各自的肌腱，这一结果简直难以置信。有意思的是，这个过程通常包括拮抗肌，然后它们会共同变硬，并增加对这一初始运动的阻力。有研究证明，拮抗肌的这种特殊力的传递的增加是许多痉挛性挛缩产生的重要因素（Huijing，2007）。

通过筋膜连接传递力量的重要肌肉有：

- 背阔肌经腰背筋膜至对侧臀大肌（Barker等，2004）。
- 股二头肌经骶结节韧带至竖脊肌筋膜（Vleeming等，1995）。
- 肱二头肌经腱膜纤维至前臂屈肌（Brasseur，2012）。
- 臀大肌经阔筋膜至小腿肌肉（Stecco等，2013）。

Ingber（1998）认为，可以将细胞的结构理解为一种张拉整体结构。在该结构中，压缩元件（支柱）是悬浮的，彼此之间没有任何挤压接触，而拉力元件（弹性带或膜）通过整个张力传输网络相互连接。该模型为筋膜研究领域带来了全新的启发。通过观察发现，健康的人体在运动中能表现出更高的张拉整体性，许多临床医生及科学家都开始将筋膜网视为有弹性的张拉整体结构，认为骨骼和软骨是悬吊的垫片，而不是传统观点中的承重结构（Levin，2003）。虽然该假设将人体视为纯粹的张拉整体结构，但有人认为，要正确理解人体复杂的力传递动力学还应掌握流变学（流体完全运动导向）特性，其中海绵状运动阻力模式也具有重要的影响（Bordoni等，2019）。尽管如此，以上几个关节间肌筋膜力传递的例子表明，从张拉整体结构的角度可以更好地理解筋膜网及其在肌肉骨骼动力学中的作用。

筋膜组织的组成

筋膜结缔组织主要由细胞和细胞外基质（extracellular matrix，ECM）组成（图1.3）。与其他大多数组织不同，细胞只占总体积的很小一部分（通常 <5%）。这些细胞大多为成纤维

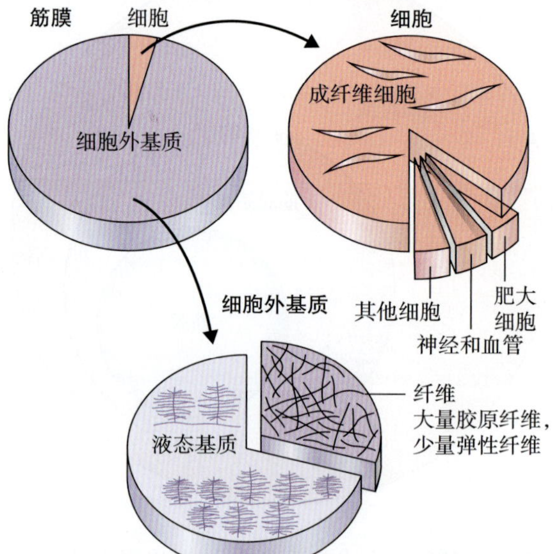

图1.3 筋膜的构成。筋膜的基本成分是细胞（主要为成纤维细胞）和细胞外基质（extracellular matrix，ECM），细胞外基质由纤维及含水的液态基质组成。图片来自：fascialnet.com

细胞，其功能是构建和维护周围基质。细胞外基质由液态基质和纤维组成。液态基质主要由蛋白多糖所结合的水构成；纤维则由大量胶原纤维和少量弹性纤维组成。

人们有时会把液态基质（ground substance）和细胞外基质（extracellular matrix）混为一谈，这是一种常见的误解。然而，胶原蛋白纤维网是细胞外基质的一个重要组成部分。细胞外基质的整体结构可与工程中的复合结构相媲美，其内部坚固的绳索网格与不定型的材料相连，在多向负荷中保持最佳的机械强度。

除了被筋膜中的小动脉挤出来的水之外，筋膜组织的其余大部分成分均由局部成纤维细胞产生、转化和储存。这些细胞对机械刺激和生化刺激均会产生反应。生化刺激包括炎症细胞因子、其他几种细胞因子、激素作用和 pH 水平（液态基质的酸碱性）变化。例如，合成胶原蛋白所需的重要物质——人生长激素（human growth hormone，HGH）大部分是在睡眠时产生的。很多健美运动员在尝试使用 HGH 后发现这种重要的激素对肌肉生长的影响很小；但对胶原蛋白的产生和正常合成有明显的影响，因为胶原蛋白的更新依赖于充足的 HGH 供应，HGH 相当于重要的肥料（Kjaer 等，2009）。

生物力学刺激对组织健康的重要性完全不亚于生物化学环境。事实上，无论生化环境是好还是坏，如果没有适当的力学刺激，筋膜成纤维细胞就无法创造出含有足量纤维的细胞外基质。尽管营养保健能够改善生化环境，但体育和运动疗法却可以有效促进成纤维细胞的基质重塑行为。成纤维细胞上有许多装置，可以感知到施加在它们身上的张力和机械剪力刺激。它们会在这些刺激下不断改善自身的代谢功能。

机械负荷的适应性

对于以结缔组织为导向的训练方式来说，关键是要了解该网络为了适应特定及长期负荷需求所产生的局部结构变化（Blechschmidt，1978；Chaitow，1988）。胶原蛋白对重力场中的需求表现出极大的适应性。例如，人类的两足站立已进化形成了一种独特的结构：大腿外侧有致密的阔筋膜，确保我们在行走、跑步及跳跃时能够保持髋关节稳定。而其他动物，即使是在遗传学上与我们最接近的黑猩猩，也没有这种筋膜特征。在那些经常走路或跑步的人中，大腿外侧的筋膜层比内侧更为结实。对于久坐不爱活动的人，或是坐在轮椅上几乎不活动腿脚的患者，几乎看不出这种内外侧筋膜坚硬度的差别。相比之下，普通骑马选手的情况正好相反：几个月后，他们大腿内侧的筋膜就会趋于致密强壮（El-Labban 等，1993）。

对于组织更新非常有益的是：如果连接结构负荷合理，内在的网络细胞（即成纤维细胞）就会调整其细胞外基质的重塑活动，以使组织结构更好地适应日常需求。不只有骨骼密度会发生变化，比如宇航员在零重力状态下生活一段时间后，骨质会变得更加疏松（Ingber，2008）；筋膜组织也会对其主要负荷模式做出反应。在成纤维细胞的帮助下，它们缓慢但持续地对日常应变和特定训练进行适应（Kjaer 等，2009）。这种重塑活动对其周围细胞外基质机械完整性的反复变化特别敏感。当组织强度、延展性和抗剪能力发生变化时，就会刺激成纤维细胞做出反应，不断地重建和重排筋膜网。

有效肌肉收缩的预加载

最值得注意的是，肌肉收缩与邻近筋膜施加的外部预加载密不可分。骨骼肌是由卫星细胞聚集、分化成单个肌纤维所形成的复杂系统，即所谓的功能合胞体。这种复合物的主要成分是收缩蛋白质，如肌动蛋白和肌球蛋白，其排列高度有序，并与其他蛋白质一起形成骨骼肌的条纹状外观。肌节是基本的收缩单位，在肌纤维内重复排列，平均静息长度约为 2.2μm。肌动蛋白和肌球蛋白丝的最佳重叠是产生肌力的决定性因素。在体内,肌纤维的预加载来自筋膜系统。在体外,这种预加载必须通过单个肌肉纤维的机械预拉伸来模拟,否则肌肉收缩力会大大降低或消失(Hoppe 等,2014)。因此,筋膜预加载是产生有效力量的必要条件。

运动科学中的筋膜

在运动科学和近年的运动教育中,人们普遍强调肌肉训练、心血管功能训练和神经肌肉协调训练这三个传统训练的三位一体(Jenkins,2005)。相对而言,却很少关注涉及结缔组织的针对性训练。这种常见的做法没有考虑到胶原结缔组织在运动过度损伤中的主要作用。无论是跑步、足球、棒球、游泳,还是体操运动,绝大多数相关的重复性肌肉拉伤都发生在肌腱、韧带或关节囊等肌肉胶原结缔组织中。即便是所谓的"肌肉撕裂",明确的断裂也是发生在整个肌肉结构的白色胶原部分,而很少发生在红色肌纤维内。在这种情况下,与其他肌肉组织或骨骼组织相比,这部分胶原组织似乎准备不足,也不太能适应其所受负荷的挑战(Wilke 等,2019)。

当然,任何肌肉训练都会训练到相关的结缔组织,尽管使用的方式通常不是最佳方式,也并非最有针对性。如同通过心血管耐力训练来增加肌肉力量,虽然不是最佳方式但也有一定效果,反之亦然。同样,所有的运动训练都能够以"某种方式"刺激胶原蛋白重塑。因此,近来以筋膜为导向的训练方案认为,特定的结缔组织训练应该能产生与量身定制的力量训练、协调训练或心血管健康训练相同的强化训练效果。

让身体恢复弹性

对于运动和体育工作者来说,在"筋膜"这一快速发展的全新领域中,最令人兴奋的就是肌腱和腱膜储存与释放动能的能力。这一点将在第 8 章中详细阐述。只要有正确的胶原结构负载框架,并有足够灵敏的运动感受器来感知适当的共振频率,似乎就可以毫不费力地进行"弹性反冲"运动。

一般情况下,年轻人的弹性储存质量较高,体现在他们的筋膜组织呈典型的双向网格状排列,就像丝袜中纤维的规则排列一样(Staubesand 等,1997)。一般情况下,衰老与我们步态的弹性、弹力及韧性减少有关,也会在筋膜结构中体现出来(图 1.4 和图 1.5)。图 1.5 中,纤维出现增生且呈不规则排列。动物实验表明,固化点会立刻造成纤维排列紊乱,并造成致密胶原纤维间的环形连接多向生长,使纤维失去弹性和相互滑动时的润滑能力。然后随着时间的推移,它们会粘在一起形成组织粘连,最糟的是,它们会纠缠成一团(Jarvinen 等,2002)。

仔细观察胶原纤维的微观结构,会发现它们有波状起伏,又称为卷曲,类似弹簧。在老年人或筋膜纤维固化的人中,纤维的结构看起来相当扁平,失去了卷曲度和弹性(Staubesand 等,1997)。有研究证实了之前的乐观假设,即如果纤维定期进行适当负荷的运动,可以促使胶原蛋白结构年轻化,恢复纤维的波浪状排列(Wood 等,1988;Jarniven 等,2002),并显著提高弹性存储能力(图 1.4 和图 1.5)(Reeves 等,2006;Witvrouw 等,2007)。

如果足部和腿部的筋膜组织有适当的弹性,就可以降低对鞋子的减震需求。与穿运动鞋的跑步者相比,习惯赤脚跑步和穿轻便鞋跑步的人,前脚掌的触地面积往往更大,足部和小腿筋膜的弹性储存能力更强(Tam 等,2014)。有趣的是,与穿着轻便鞋跑步相比,赤脚跑步的人弹性储存能力更高(Bonacci 等,2013),这可能是赤脚接触地面时本体感觉刺激的作用结果。不过,由于筋膜适应的速度比较慢,因此向更"自然"的鞋过渡应当循序渐进并格外注意,以免在过渡期间因过度使用而造成筋膜损伤(如骨髓水肿)(Ridge 等,2013)。

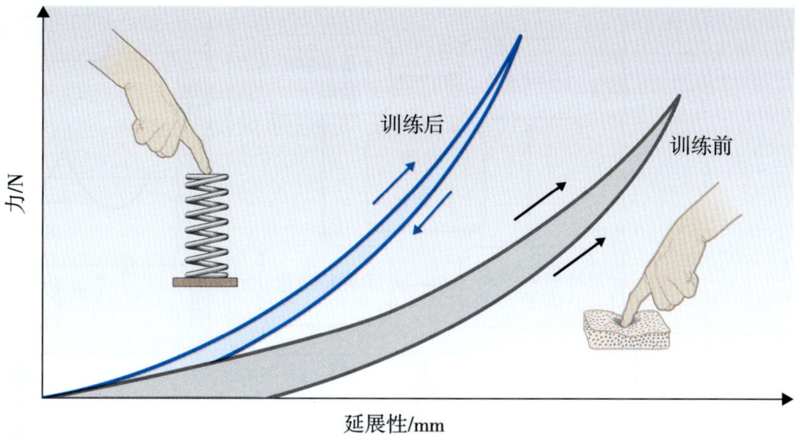

图 1.4　减少受训肌腱的黏滞性。与未进行跑步训练的大鼠相比，在跑步机上做规律快速跑步训练的大鼠肌腱组织的弹性储存能力更强。各自的加载和卸载曲线之间的面积代表了滞后量，是评估动能损失的一个指标。经过系统训练的大鼠滞后量较小（左侧两条曲线），表明它们的弹性组织储存能力更强。相比之下，对照组大鼠的滞后量较大，说明它们的组织黏弹性更大，也被称为惰性。应当注意，为了便于理解，与原始数据相比，本图中两组曲线之间的相对差异有所放大。插图来自：fascialnet.com，在 Reeves 等（2006）基础上修改

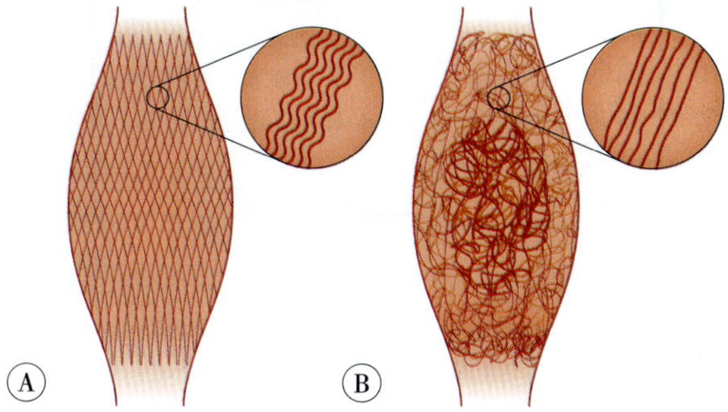

图 1.5　胶原纤维对负荷的反应。可以看到健康筋膜（左）的胶原纤维网络呈清晰的双向（交叉网格）排列，每个胶原纤维都表现出更大的卷曲度。而缺乏锻炼的筋膜（右）则会形成多向的纤维网络，致使卷曲度减小、弹性和弹性回弹损失。插图来自：fascialnet.com

机械适应与戴维斯定律

沃尔夫定律（Wolff law）指出，致密结缔组织能够使其形态适应机械负荷。虽然这一定律最初是应用于骨骼组织的，但戴维斯定律（Davis law）却特别适合胶原结缔组织（图 1.6），它认为只要对胶原结缔组织施加的特定机械力足够强且有规律，胶原结缔组织就会调整其结构进行适应。最近，Frost（1972）的力学控制理论进一步深化了这一概念，强调肌腱、韧带和筋膜会相应地调整其横截面直径和硬度，以适应施加其上的肌肉力量。但是，触发肌腱适应性效应的机械负荷阈值明显高于肌肉。虽然仅用 50% 的最大随意收缩力进行运动足以触发肌肉纤维的适应性反应，但相关的肌腱结缔组织在这种影响水平下表现出的适应性反应却非常小——要有更大的负荷才能引起反应。Arampatzis 等（2007）的研究证实，对于跟腱和腱膜，往往需要 4%~5% 的应变才能引起适应性反应，2%~3% 的应变显然不够，这两个值都高于日常惯性活动的幅度。应当注意，引发适应性反应所需的高冲击负荷可能仅比发生肌腱损伤时的应变量低 35%（Wren 等，2001）。有趣的是，肌肉间筋膜适应性反应的阈值似乎明显低于肌腱（Kjaer 等，2015）。

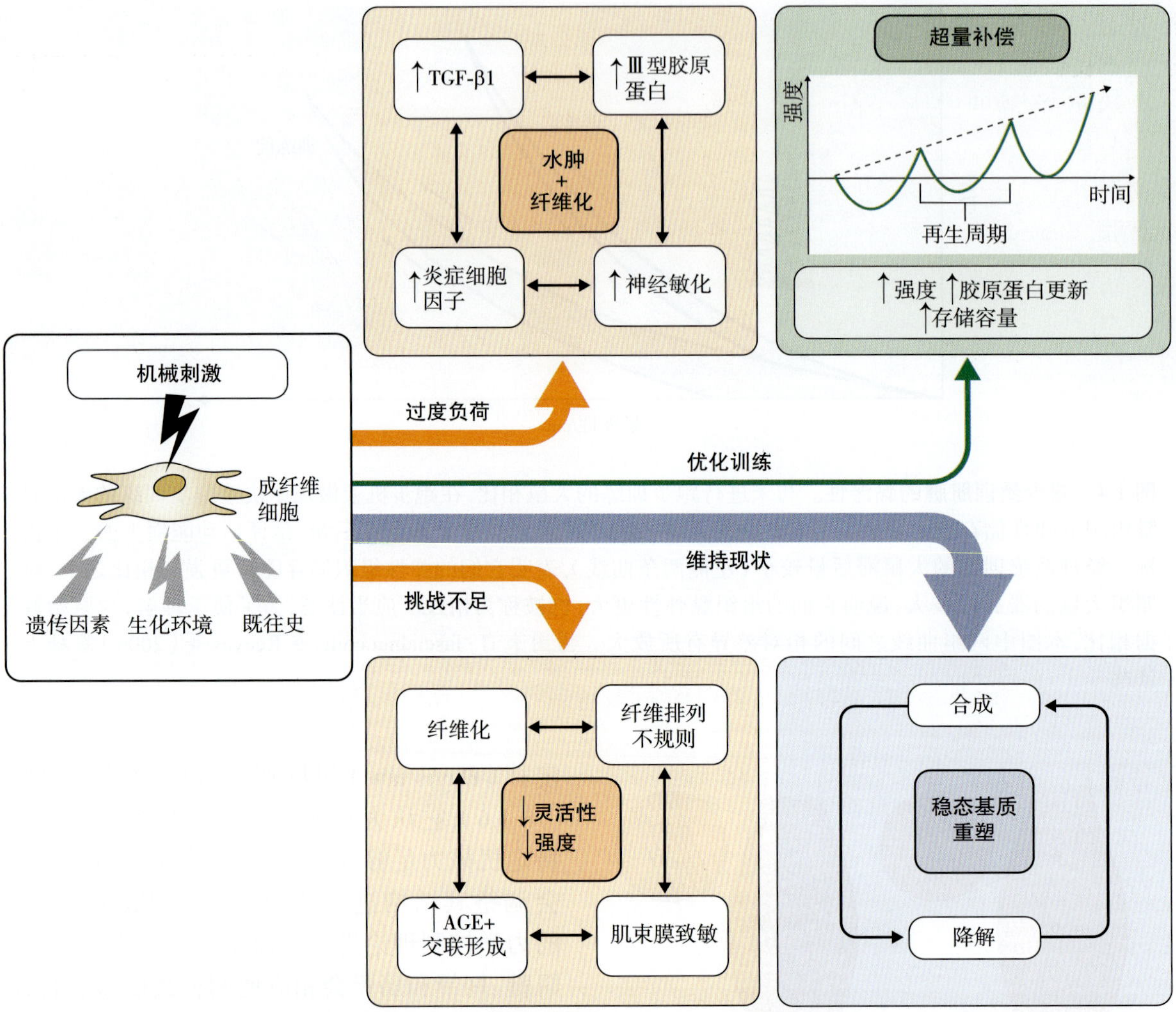

图 1.6 符合戴维斯定律的筋膜结缔组织的机械敏感性适应。与沃尔夫定律描述的骨性结缔组织类似，成纤维细胞会调整其对胶原结缔组织的结构重塑，以适应所承受的机械刺激。压力过大和长期运动不足都可能使其纤维化。压力过大时，主要是形成一个“湿”性环境，这与炎症过程和水肿形成相关；运动不足时，环境相对干，其特征是液态基质和其他交联的结构发生“结晶脆化”（通过所谓的高级糖基化终末产物），也就是说，组织变得更脆、更不灵活。然而，相对狭窄的刺激范围可以持续增加弹性（绿色箭头），其特点是足量的挑战性应力和适当的再生时间相结合。AGE，晚期糖基化终末产物；TGF-β1，转化生长因子-β1。图片经 2015 fascialnet.com 授权许可

一旦达到相应的阈值，成纤维细胞的适应性反应似乎就在很大程度上与运动过程中涉及的应变施加量无关。一次适应性反应可能只需要 10 或 20 次弹性回弹，再增加 100 次或更多的重复次数往往也没有什么额外效果（Magnusson 等，2010）。

大量的剧烈拉伸应力会刺激成纤维细胞分泌促进炎症的信使物质。如果在正确的环境中用适当的强度进行拉伸，就可以进行健康修复和适应。

但是，如果不是只有几十个，而是成百上千个突然的微应变一个接一个地施加上来，就

很容易导致伤口无法愈合（停滞或处于长期激活状态）。这可能是重复应变综合征中常见的适应不良状态。

然而，数周的固定（例如使用石膏时或某个关节区域长期缺乏运动时）可能会形成额外的交叉连接或导致胶原结构缠结。组织会变得脆弱、柔韧性降低，每个胶原纤维失去其自然波纹（或称为卷曲），这种情况在好动的人和/或年轻人中非常典型（详见第 8 章）。除了这些重塑活动外，成纤维细胞还会降低其代谢活性并进入待机模式。

筋膜组织的更新速度

筋膜组织的更新速度有多快？这似乎取决于其成分。在跟腱中，一些由特别厚的 1 型胶原纤维束构成的致密胶原纤维束，直到骨骼生长期结束才不再替换，并且成年后也不再流失。相反，水合基质中大量的蛋白多糖会在几天内不断更新。根据计算，软骨中特定胶原纤维的半衰期为 100 年，而皮肤中特定胶原纤维的半衰期估计仅有 15 年。最新的用以检测跟腱和髌腱胶原蛋白的标志性研究表明，每天仅有 1% 的肌内筋膜胶原蛋白进行更新。该研究还估计，胶原组织的更新率是相应骨骼肌纤维的 1/4~1/3（Miller 等，2005）。总之，全身筋膜网的更新速度相当缓慢，纤维的平均更新时间为数月到数年，而非数日或数周。

筋膜科学在日常训练中的应用

有人提出，为了建立一个能够预防损伤和具有良好弹性的身体筋膜网络，应当高度重视当前筋膜研究领域的成果在实际训练中的应用。适度的专项训练可提高受到刺激的筋膜组织的弹性储存能力（见图 1.4）。

最新研究表明，在适度运动后的 2~3 天内，胶原蛋白合成在增加，但其降解也在增加。有趣的是，在最初的 1.5 天内，胶原蛋白的降解量大于合成量（图 1.7）。1.5 天之后，胶原蛋白的合成才会超过降解。因此，可以假设，每天进行高强度运动可能会导致胶原蛋白结构变弱。基于此，建议每周进行 2~3 次针对性的筋膜组织训练，以保证足够的胶原蛋白更新（Magnusson 等，2010）。

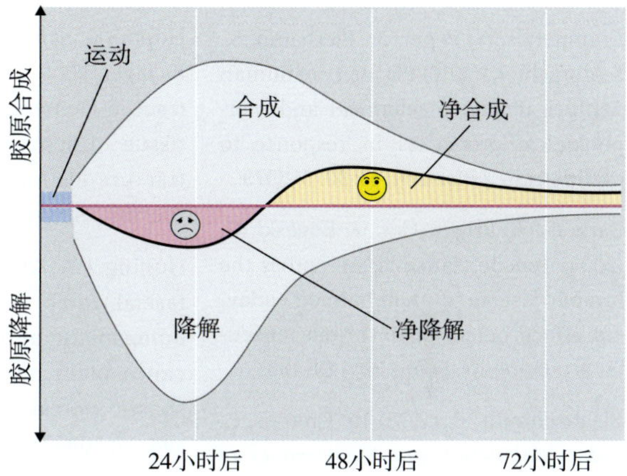

图 1.7　运动后胶原蛋白的更新。图中曲线显示了运动后胶原蛋白合成的增加情况。24 小时后，其合成量比静止时增加了 2 倍。但运动也带来另外一个影响：受到刺激的成纤维细胞也提高了胶原蛋白的降解率。有趣的是，在最初的 1~2 天内，胶原蛋白的降解会超过合成，之后这种情况就会反转。因此建议每周进行 2~3 次相应训练，以提高结缔组织的强度。以上数据来自 Miller 等（2009）的研究。插图来自：fascialnet.com，在 Magnusson 等（2010）基础上修改

我们拟定了几项促进筋膜组织最优重塑的训练建议，并将在本书的第二部分进行探讨。这些建议尝试将筋膜特性融入具体的运动指导或治疗建议中。这些特殊训练会促使我们的身体更强、更快、更年轻、更具弹性、更精致、更耐损伤和更具适应性。由于这是体育科学领域中的一个新内容，迄今为止，只有很少的一部分得到了临床证实（在后文相应章节中会有提及）。绝大多数的相关理论也只有一些传说中的证据，而且这些证据很可能会因为心理预期而存在一定偏差。如欲进行深入严谨的临床研究，可利用本书最后部分提到的测量工具来验证这些建议的有效性。

（燕琪　关玲）

参考文献

Arampatzis, A., Karamanidis, K., & Albracht, K. (2007) Adaptational responses of the human Achilles tendon by modulation of the applied cyclic strain magnitude. *J Exp Biol*. 210: 2743–2753.

Arampatzis, A., Peper, A., Bierbaum, S., & Albracht, K. (2010) Plasticity of human Achilles tendon mechanical and morphological properties in response to cyclic strain. *J Biomech*. 43: 3073–3079.

Barker, P.J., Briggs, C.A., & Bogeski, G. (2004) Tensile transmission across the lumbar fasciae in unembalmed cadavers: effects of tension to various muscular attachments. *Spine*. 29: 129–138.

Blechschmidt, E. (1978) In: Charles, C. (Ed.), *Biokinetics and Biodynamics of Human Differentiation: Principles and Applications*. Springfield, IL: Thomas.

Bonacci, J., Saunders, P.U., Hicks, A.,Rantalainen, T.,Vicenzino, B.G., & Spratford, W. (2013) Running in a minimalist and lightweight shoe is not the same as running bare-foot: a biomechanical study. *Br J Sports Med*. 47: 387–392.

Bordoni, B., Varacallo, M.A., Morabito, B., & Simonelli, M. (2019) Biotensegrity or Fascintegrity? *Cureus*. 11: e4819.

Brasseur, J.L. (2012) The biceps tendons: From the top and from the bottom. *J Ultrasound*. 15: 29–38.

Chaitow, L. (1988) *Soft-tissue Manipulation: A Practitioner's Guide to the Diagnosis and Treatment of Soft-tissue Dysfunction and Reflex Activity*. Rochester, VT: Healing Arts Press.

Chaitow, L., Findley, T.W., & Schleip, R. (Eds.) (2012) *Fascia research III – Basic science and implications for conventional and complementary health care*. Munich, Germany: Kiener Press.

El-Labban, N.G., Hopper, C., & Barber, P. (1993) Ultrastructural finding of vascular degeneration in myositis ossificans circum-scripta (fibrodysplasia ossificans). *J Oral Pathol Med*. 22: 428–431.

Frost, M.F. (1972) *The physiology of cartilaginous, fibrous, and bony tissue*. Springfield, IL: C.C. Thomas.

Hoppe, K., Schleip, R., Lehmann-Horn, F., Jäger, H., & Klingler, W. (2014) Contractile elements in muscular fascial tissue - Implications for *in-vitro* contracture testing for malignant hyperthermia. *Anaesthesia* 69: 1002–1008.

Huijing, P.A. (2007) Epimuscular myofascial force transmission between antagonistic and synergistic muscles can explain movement limitation in spastic paresis. *J Electromyogr Kinesiol*. 17: 708–724.

Ingber, D.E. (1998) The architecture of life. *Scientific American*. January, 48–57.

Ingber, D.E. (2008) Tensegrity and mechanotransduction. *J Bodyw Mov Ther*. 12: 198–200.

Jarvinen, T.A., Jozsa, L., Kannus, P., Jarvinen, T.L., & Jarvinen, M. (2002) Organization and distribution of intramuscular connective tissue in normal and immobilized skeletal muscles. An immunohistochemical, polarization and scanning electron microscopic study. *J Musc Res Cell Mot*. 23: 245–254.

Jenkins, S. (2005) Sports Science Handbook. In: *The Essential Guide to Kinesiology, Sport & Exercise Science*, vol. 1. Essex, UK: Multiscience Publishing.

Kjaer, M., Jørgensen, N.R., Heinemeier, K., & Magnusson, S.P. (2015) Exercise and Regulation of Bone and Collagen Tissue Biology. In: Bouchard, C. (Ed.), *Molecular and Cellular Regulation of Adaptation to Exercise*. Waltham, MA: Elsevier Academic Press, 259–291.

Kjaer, M., Langberg, H., Heinemeier, K., Bayer, M.L., Hanse, M., Holm, L., Doessing, S., Kongsgaard, M., Krogsgaard, M.R., & Magnusson, S.P. (2009) From mechanical loading to collagen synthesis, structural changes and function in human tendon. *Scand J Med Sci Sports*. 19: 500–510.

Kubo, K., Kanehisa, H., Miyatani, M., Tachi, M., & Fukunaga, T. (2003) Effect of low-load resistance training on the tendon properties in middle-aged and elderly women. *Acta Physiol Scand*. 178: 25–32.

Levin, S.L., & Martin, D. (2012) Biotensegrity: The mechanics of fascia. In: Schleip, R. et al. (Eds). *Fascia – the tensional network of the human body*. Edinburgh, UK: Elsevier, 137–142.

Magnusson, S.P., Langberg, H., & Kjaer, M. (2010) The pathogenesis of tendinopathy: balancing the response to loading. *Nature Rev Rheumat*. 6: 262–268.

Miller, B.F., Olesen, J.L., Hansen M., Døssing, S., Crameri, R.M., Welling, R.J., Langberg, H., Flyvbjerg, A., Kjaer, M., Babraj, J.A., Smith, K., & Rennie, M.J. (2005) Coordinated collagen and muscle protein synthesis in human patella tendon and quadriceps muscle after exercise. *J Physiol*. 567: 1021–1033.

Reeves, N.D., Narici, M.V., & Maganaris, C.N. (2006) Myotendinous plasticity to aging and resistance exercise in humans. *Exp Physiol*. 91: 483–498.

Ridge, S.T., Johnson, A.W., Mitchell, U.H., Hunter, I., Robinson, E., Rich, B.S., & Brown, S.D. (2013) Foot bone marrow edema after a 10-wk transition to minimalist running shoes. *Med Sci Sports Exerc*. 45: 1363–1368.

Schleip, R., Hedley, G., & Yukesoy, C. (2019) Fascial nomenclature: Update on related consensus process. *Clin Anat*. 32: 929–933.

Schleip, R., & Klingler, W. (2019) Active contractile properties of fascia. *Clin Anat*. 32: 891–895.

Staubesand, J., Baumbach, K.U.K., & Li, Y.

(1997) La structure fine de l'aponévrose jambière. *Phlebologie*. 50: 105–113.

Stecco, A., Gilliar, W., Hill, R., Fullerton, B., & Stecco, C. (2013) The anatomical and functional relation between gluteus maximus and fascia lata. *J Bodyw Mov Ther*. 17: 512–517.

Tam, N., Astephen Wilson, J.L., Noakes, T.D., & Tucker, R. (2014) Barefoot running: an evaluation of current hypothesis, future research and clinical applications. *Br J Sports Med*. 48: 349–355.

Vleeming, A., Pool-Goudzwaard, A.L., Stoeckart, R., van Wingerden, J.P., & Snijders C.J. (1995) The posterior layer of the thoracolumbar fascia. Its function in load transfer from spine to legs. *Spine*. 20: 753–758.

Wilke, J., Hespanhol, L., & Behrens, M. (2019) Is it all about the fascia? A systematic review and meta-analysis of the prevalence of extramuscular connective tissue lesions in muscle strain injury. *Orthop J Sports Med*. 7: 2325967119888500.

Wilke, J., Schleip, R., Klingler, W., & Stecco, C. (2017) The lumbodorsal fascia as a potential source of low back pain: a narrative review. *Biomed Res Int*. 2017: 5349620.

Witvrouw, E., Mahieu, N., Roosen, P., & McNair, P. (2007) The role of stretching in tendon injuries. *Br J Sports Med*. 41: 224–226.

Wood, T.O., Cooke, P.H., & Goodship, A.E. (1988) The effect of exercise and anabolic steroids on the mechanical properties and crimp morphology of the rat tendon. *Am J Sports Med*. 16: 153–158.

第 2 章

筋膜的生理生化特性探秘

Werner Klingler and Alberto Zullo

引言

肌筋膜组织由细胞成分和非细胞成分构成。这两种成分均对物理应力、温度、pH 和体液因素敏感。本章阐述了筋膜组织的生理生化特性、与连接组织(特别是骨骼肌)的相互关系及损伤后的修复机制。其背后的神经生理学知识是不可或缺的,因为“当想象丧失焦点的时候,你不能依靠你的眼睛”(Mark Twain,1889)。

神经生理学基础

运动中的动作涉及中枢和周围神经系统的复杂作用、产生力量的肌肉和结缔组织(例如与骨骼肌紧密相连的筋膜)。

上、下运动神经元

运动的模式(记忆痕迹)产生于大脑的运动皮层。来自锥体神经元的电脉冲沿轴突传播,跨越到对侧的脑干平面。这就是大脑左半球控制身体右侧的原因。多数情况下,大脑左半球处于主导地位。令人惊讶的是,这不仅在右利手中表现明显,而且在绝大多数左利手身上的表现也很明显。除大脑外,左侧优势还见于其他对称器官,如肾脏或睾丸都是左侧稍大。心脏也位于左侧。我们身体的不对称性源于胚胎发育早期细胞纤毛(cellular fimbriae)的定向运动。

锥体束的神经纤维也被称为皮质脊髓束或上运动神经元,将信号从大脑传递到脊髓。然后,信号通过脊髓前角,从上运动神经元传递到下运动神经元,最后由下运动神经元将信号传递到骨骼肌(图 2.1)。我们已经明确,

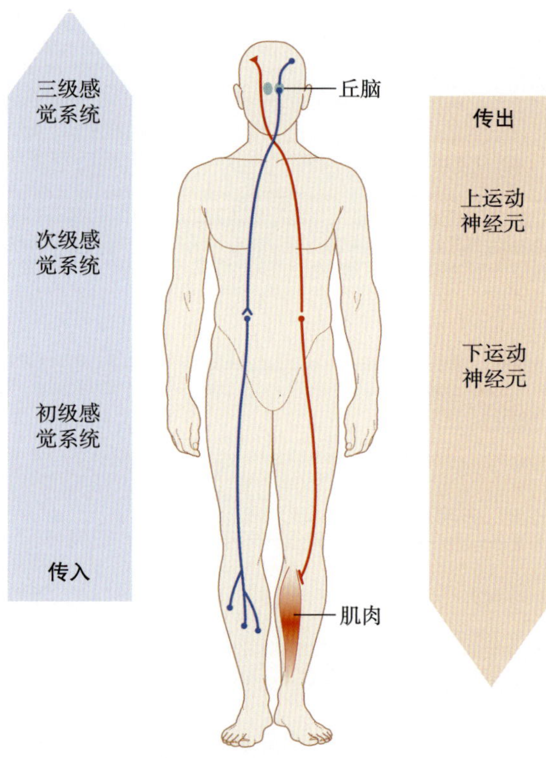

图 2.1　运动控制的神经元。上、下运动神经元这两个传出神经细胞将特定的运动信息(编码成动作电位频率)传递到靶器官,即骨骼肌。在感觉方面,有三个相互连接的神经元。锥体外系整合了光、声和感觉输入等信息,并负责调节传出皮质脊髓束,即上运动神经元。锥体外系运动系统的主要组成部分是丘脑核团。本图未显示周围神经丛的构成

上运动神经元出现损伤会解除对运动反射的抑制，导致痉挛性瘫痪。相反，下运动神经元病变会造成弛缓性瘫痪。结缔组织在一段时间后会对这种反射回路的紊乱做出反应。例如，卒中或脊髓损伤等上运动神经元损伤后，会出现明显的筋膜僵硬，在某些情况下可能还需要手术缓解张力。肌筋膜僵硬是中枢神经系统（尤其是上运动神经元）病变而引起反射亢进的结果。总之，这两种神经细胞，包括其长轴轴突，负责将运动信号从大脑传递到肌肉。对感觉来说，有三种神经细胞相互连接。周围感觉神经元将信息传递给脊髓后角的次级神经元。在这里，信号通过脊髓被传送到大脑中形似坚果的部位——丘脑。这部分是感觉系统的核心，由两种相互连接的神经元组成。丘脑位于大脑中央，也被称为“意识之门”。

锥体外系的运动调节

这一运动控制系统受到多种影响与调控，统称为锥体外系运动系统。从解剖学角度看，锥体外系运动系统主要由基底神经节、小脑及众多中间神经元组成，它们相互递归连接锥体轴突，并与大脑核团排列在一起。锥体外系的作用是增强或控制信号转导。它接收本体感觉的输入信号，并协调和完善动作（Chaitow 和 DeLany，2000）。若该系统功能丧失，如罹患帕金森病，会导致一种特定的运动不能和强直性运动障碍。

有趣的是，在丘脑核团进行转换的其他输入信号也会影响锥体外系的运动协调情况。其中，情感和疼痛是重要的因素。目前认为情感是沿着大脑边缘系统的电脉冲环流产生的，而且边缘系统也是记忆、嗅觉和进化生存的关键因素。它包括了大脑的一些解剖结构，特别是它能够影响丘脑核团，这就解释了为什么情绪状态能够影响运动，反之亦然。正因如此，定期进行体育运动也能够提高学习能力，降低罹患痴呆的概率，并显著延长寿命。

多巴胺和 5- 羟色胺等大脑激素是促进运动、提高幸福感的关键因素。这种关联性可以在躁狂症患者中观察到。这些患者在接受抗精神病药（即多巴胺拮抗剂）治疗前一直不停地动来动去，用药后会出现机器人般的刻板动作。从积极的方面来说，好心情通常与体育运动有关，比如跳舞。另一个例子是儿童对运动的需求，尤其是他们会以此来表达快乐。迄今为止，仅有部分间接证据显示了激素对筋膜组织的直接作用。例如，长期服用强效多巴胺激动剂会导致肺纤维化和肾周围纤维化，以及心瓣膜增厚和硬化。

疼痛是一个复杂的问题，涉及体液因素、周围神经结构和高级神经中枢，如丘脑核团。筋膜中包含大量的伤害性感受器，如游离神经末梢，它们受到刺激会引发痛觉。这些神经末梢与自主神经系统（autonomic nervous system，ANS）相连，自主神经系统包括交感神经系统和副交感神经系统。它们收集身体和外界环境中的信号，并激活体内的特定反应。

与上述躯体感觉神经元（其脉冲传导速度为 10~100m/s）不同，一种特定类型的伤害性感受器（C- 纤维）没有被髓鞘包围，因此传导脉冲的速度较慢，大约为 0.5~2m/s。由此产生的痛觉是钝痛且非局部的。筋膜组织大多含有无髓鞘神经，它们的游离神经末梢是非特异性受体。这些游离神经末梢可以接受某些刺激，如紧张、温度或疼痛，并将其传递给宽范围的神经元，以便做进一步的输入处理。

目前已知，交感纤维与感觉纤维的激活和耦合是造成慢性疼痛的机制之一，例如复杂性区域疼痛综合征（也称为 Sudeck 病）。此外，筋膜还含有释放体液递质的神经元，如 P 物质或与降钙素基因相关的肽，这些体液递质与慢性和自持续性疼痛（self-sustaining pain）相关（Tesarz 等，2011）。更多细节详见第 15 章。

肌肉和筋膜——联合变强

骨骼肌由肌纤维组成，肌纤维则由数个单一肌细胞通过多细胞融合而成。在显微镜下，由于其收缩蛋白的规则排列，肌纤维很容易被识别。亚细胞的收缩单位称为肌节，需要肌动蛋白和肌球蛋白以最佳方式交错接合来产生有效的力。体外实验表明，手术切除肌肉束后，弹性纤维的长度大约会缩至体内的1/3。因此，在实验室细胞培养皿环境中进行体外力学测定时，需要对肌束进行实验性预拉伸。

为了形成有效的收缩，筋膜组织在体内可以对这种预拉伸进行动态调节。筋膜可以根据交联张力、水合、弹性成分，甚至主动的筋膜收缩等调节肌纤维的张力，从而增强或减弱肌肉产生的力量。换言之，筋膜调节是一种节能且智能的伺服机制。

肌筋膜张力

肌张力是一个被广大医务人员经常使用的评定指标。然而，由于身体疼痛或主观僵硬等症状缺乏参考标准，因此诊断只能基于检查者的经验。人工评估的肌张力过高也常被归因于姿势疼痛综合征。系统地说，"肌筋膜张力"这一术语更为精确，因为张力不仅来自肌肉组织本身，也源于筋膜组织（即肌外膜、肌束膜和肌内膜），这些都可以改变其力学性能（见下文）。有趣的是，特定肌肉中的结缔组织的数量取决于该肌肉的功能。与相位肌（phasic muscle）相比，姿势肌（tonic muscle）含有更多更坚固的筋膜成分（Klingler 等，2012）。不同物种之间也存在差异。例如，野山羊肉中胶原结缔组织的比例要比家猪高很多。纤维化是遗传性肌肉疾病最突出的特征之一，甚至是该病的第一症状。治疗的目的是减少病变肌肉的纤维化，如进行性假肥大性肌营养不良（Duchenne muscular dystrophy）。糖皮质激素是成纤维细胞增殖及胶原合成的有效抑制剂。经糖皮质激素治疗后，能显著延缓与行走相关的残疾发生。由于大剂量糖皮质激素治疗具有副作用，目前正在探索替代治疗方案来治疗这类疾病（Klingler 等，2012）。总之，筋膜和肌纤维对于肌张力的影响具有高度可变性，并对其内外部因素具有适应性。

静息张力

静息状态时的肌筋膜张力是什么？这个问题非常重要，我们将在下面进行讨论。按照定义描述，静息时的骨骼肌是电静默状态，即神经支配为0，反射回路处于静态。这在理论上很清楚，而且很容易通过肌肉对被动运动的抵抗力和组织的硬度予以评估（Masi 和 Hannon，2008）。然而，在实际中可以观察到，不论受试者是在清醒状态还是睡眠状态下，其静息肌肉远远不是电静默状态。在接受肌电图（electromyography，EMG）测试的大多数患者中，即使在主动放松状态，也能观察到肌肉组织中的神经活动。事实上，肌电图仪器工作时吱吱作响的声音可以作为一种生物反馈，以使受试者平静放松。临床检查中的另一个问题是，在播散性脑脊髓炎、脑卒中或其他中枢神经系统疾病中，许多人倾向于去支配（"潜意识帮助"）处于单突触反射的去抑制状态的肌肉 / 肢体。对神经元长期的过度刺激，会导致筋膜重塑、胶原纤维增加、筋膜结缔组织硬度更大、水合更差。这与组织微灌注、水合和营养的改变相吻合（第9章）。从目的或功能导向来看，筋膜肥大既是对肌肉过度刺激的代偿，也是炎症过程的一种反应。换句话说，我们身体遵循的原则是快速愈合比功能康复更重要。这种现象不仅可见于肌筋膜，也可见于皮肤损伤的瘢痕中，以及器官中，如心肌梗死后结缔组织取代心肌，导致心输出量持续减少。因此，筋膜肥大已经嵌入我们身体的生存策略。

在医院进行全身麻醉期间可观察到神经支配的完全抑制。我们采用神经肌肉阻断剂来诱导麻醉，做气管插管。从教学角度看，任何运动专业的人员观摩手术操作都有助于他们了解神经肌肉完全阻滞对肌筋膜组织产生的影响。

短期调节器

筋膜的功能会受到一些因素的影响，下面将进行详细解释。

物理拉力

筋膜的组织学检查显示，筋膜主要由基质中的胶原纤维组成。筋膜组织也包含一些细胞成分，如神经、血管、脂肪细胞、成纤维细胞和肌成纤维细胞。这些细胞具有收缩特性，能够参与组织重塑并对形变做出反应。成纤维细胞在机械或化学刺激等特殊条件下可表现出收缩蛋白的特性（图 2.2）。机械负荷会影响几种生长因子的表达。例如转化生长因子 -β1（transforming growth factor-β1，TGF-β1）、胰岛素样生长因子 -Ⅰ（insulin-like growth factor-Ⅰ，IGF-Ⅰ）和结缔组织生长因子（connective tissue growth factor，CTGF）。这些因子能够促进成纤维细胞、肌成纤维细胞增殖，以及胶原纤维的合成（表 2.1）。该过程与皮肤伤口的愈合过程很相似（Klingler 等，2012）。

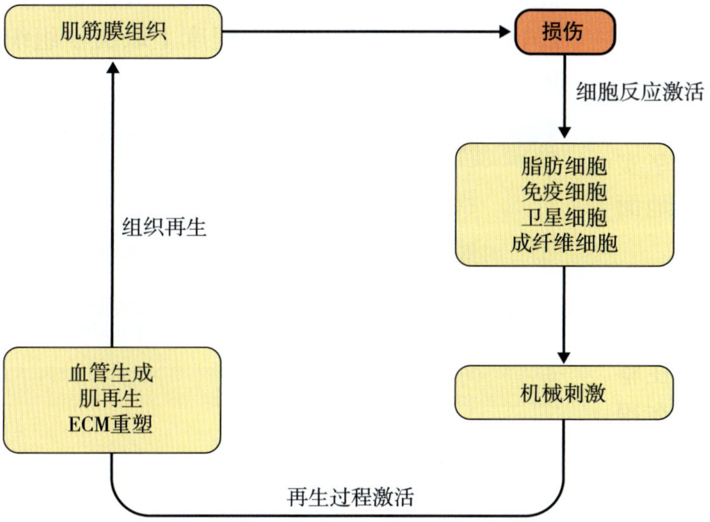

图 2.2　肌筋膜组织的再生。受伤后，很多修复程序会被激活，使丢失的肌筋膜组织再生，并恢复其原有的生化特征：免疫细胞被召集到受伤部位，并刺激卫星细胞、血管生成和细胞外基质（ECM）重塑；纤维再生细胞（成纤维细胞和肌成纤维细胞）被激活并重塑 ECM；卫星细胞终止休眠状态，增殖并分化为成熟的肌纤维；脂肪细胞清除细胞碎片并刺激卫星细胞。这一过程中，机械刺激促进了肌再生、血管生成和 ECM 重塑

表 2.1　影响筋膜系统的因素

影响筋膜系统的因素	示例	临床影响
上运动神经元	卒中导致的损伤	痉挛性瘫痪
下运动神经元	腰椎间盘突出症导致的损伤	弛缓性瘫痪
锥体外系	帕金森病	僵硬、运动功能减退
脑激素	5- 羟色胺、多巴胺	情绪变化，运动需求
微环境条件	pH、温度、水合	影响细胞外基质和（肌）成纤维细胞
体液因子	转化生长因子 -β1（TGF-β1）、结缔组织生长因子（CTGF）、松弛素、白细胞介素、皮质醇	影响细胞外基质和（肌）成纤维细胞
物理拉力	体育运动、拉伸	影响以上所有

然而，有实验证据表明，频繁的拉力会导致与细胞收缩无关的生物力学特性改变。研究表明，在重复拉力中观察到的峰值力和硬度的变化来源于筋膜组织加载和卸载导致的组织水合的变化。因此，细胞和随时变化的基质水合状态对筋膜组织的生物力学特性有很大作用。其临床意义是促进肌肉 - 肌腱更直接地相互作用，增强负荷的转移（Schleip 等，2012）。

拉伸在运动科学中的应用引发了争论。对于筋膜组织，可以推测，运动前的快速拉伸可能会影响组织水合和纤维排列，因此增加了活动范围。拉伸可能会对游泳等部分运动有帮助（如自由泳）。自由泳姿时，最大推进力很大程度上取决于肩膀和手臂伸长所产生的杠杆作用。其他运动，如跨栏，可能得益于坚实的筋膜结构，使力量传递更直接、缩短与地面接触的时间（第 10 章）。

温度

肌筋膜组织的温度变化很大，并且在整个身体内分布不均。此外，肌筋膜张力在很大程度上取决于温度。人体的中心温度在 36.5~38.5℃。身体核心之外的温度主要取决于环境条件和肌肉活动。休息时，肢体的温度大约可以降到 30℃，而运动时温度能够达到 40℃。发热或持续运动等会使温度升高，温度每升高 1℃，新陈代谢会增加 10%~20%。骨骼肌的收缩完全依靠肌质网内部储存的钙的释放。钙打开了收缩酶肌球蛋白的结合位点，后者是一种温度依赖性 ATP 酶。肌球蛋白消耗腺苷三磷酸（adensine triphosphate，ATP）时，产生热量，肌纤维收缩。ATP 通过细胞呼吸和糖酵解得到补充。这些生化反应又反过来导致代谢产物乳酸的累积，进而促进生长因子和胶原蛋白的合成（见下文）。

高温会使骨骼肌细胞兴奋，钙转运增强。在离体肌纤维中可以观察到基础张力和颤搐张力的增加。有趣的是，筋膜成分对于温度变化会呈现不同的反应。筋膜在低温下表现出更高的峰值力和更大的硬度。换句话说，遇热松弛是筋膜的一个重要特征。

乍看之下，肌纤维和筋膜组织不同的温度特征似乎是矛盾的。其实不然，在静息状态即低温条件下，筋膜组织的黏弹性能保障适当的稳定性和负荷功能（图 2.3）。当肌筋膜组织温度升高时，即运动或活动时，筋膜表现出热松弛，可使运动范围扩大。在某些情况下，低温引起的筋膜组织松弛会造成损伤，可能是因为此时筋膜组织的反应更为僵硬（Wearing 等，2014）。另外，其也在很大程度上取决于组织应力的程度与类型。

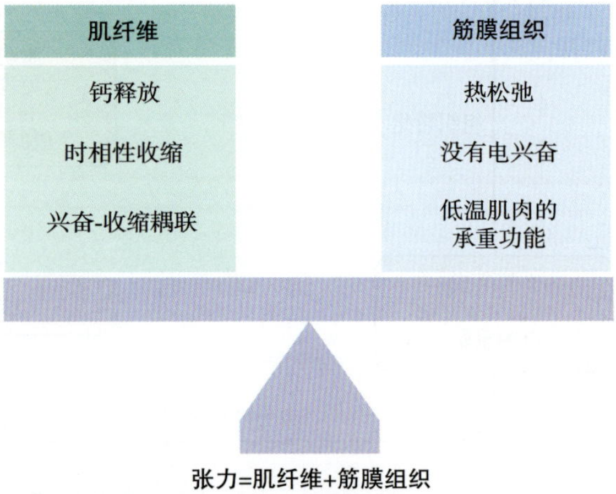

图 2.3 体温平衡。身体活动时，身体核心部位之外的肌筋膜结构温度可升高 10℃。温热能够增强骨骼肌的兴奋性，加快收缩和舒张能力，提高力量。这种效应主要是因为钙转换增加和温度诱导的酶促反应过程加快，从而促进了收缩活动。然而，在筋膜组织中，较高的温度会导致热松弛并降低肌筋膜硬度。由于离体肌筋膜没有自主神经支配，这种效应可以在体内观察到。我们学习不同温度对于筋膜和肌原纤维状态的作用，有助于我们理解被动肌肉的张力。休息时，即低温条件下，筋膜组织的承重能力得到了增强；而运动时，体温会达到或超过 40℃，可使筋膜松弛并扩大活动范围

组织 pH

pH 是机体的酸碱度指标。它在所有的生物体系中都受到严格调控，因为它是机体中摄氧、凝血和免疫反应等一切有机过程的关键要素。最适宜的 pH 是酶促功能高效发挥的必要环境。pH<7.35 表明质子（H^+）浓度较高，即酸性条件。血液 pH>7.45 则定义为机体碱中毒。钾离子能够穿透细胞膜的脂质双分子层，故而可以作为与质子进行平衡的离子。也就是说，钾离子浓度可随 pH 的降低而增加。

体育锻炼能够使肌筋膜组织 pH 下降。这是糖酵解和细胞呼吸产生了乳酸和二氧化碳所致。酸性代谢物积聚后，部分由肺部以碳酸的形式呼出，部分由肾脏以较慢的速度排出，另外还有少部分由皮肤、肝脏和肠道排出。运动后进行深呼吸不仅能够补充氧气，同时也能够清除体内的碳酸。长期呼吸模式异常会对 pH 的调节产生影响，也可能会对肌筋膜组织产生影响（Chaitow，2007）。肌肉运动可能会导致组织酸中毒，以及各种原因的炎症（无论是创伤、感染性炎症还是自身免疫性炎症）。

这一理论背景对理解一些问题非常必要。例如，帮助理解跑步者以不同速度运动时的感受。在刚开始锻炼的最初几秒钟内，充足的 ATP 足以满足能量需求；大约半分钟后，肌肉能量缓冲器（energy buffer），肌红蛋白和磷酸肌酸（creatine phosphate，CP）被激活、消耗，直到呼吸链和糖酵解在接下来几分钟的运动中完全打开。也就是说，百米短跑运动员在跑步过程中并不用依靠氧化代谢。当然，能量缓冲器在百米跑后会得到补充，每个运动员都要为此消耗氧气。相比之下，由于马拉松是一项持久性运动，因此马拉松运动员严重依赖氧化代谢。

如果能量需求超过氧化代谢，身体将耗尽上述缓冲，转向无氧糖酵解，并出现酸性代谢物的累积，最明显的是乳酸。酸性代谢物在生理学上对肌肉的兴奋 - 收缩耦联具有负反馈作用，并能缓解疲劳。

乳酸

乳酸对于组织再生具有重要作用，因为它不仅能促进血液灌注和营养物质交换，还能影响胶原合成和血管生成。

体外实验数据表明，酸性条件可以增强肌成纤维细胞的收缩性（Pipelzadeh 和 Naylor，1998）。这一特征对于组织修复非常重要。但是在骨骼肌纤维中，其作用正好相反。在骨骼肌纤维中，质子、钾离子及乳酸浓度的增加，可抑制膜兴奋性和肌凝蛋白 ATP 酶的酶活性，降低糖酵解率和钙的更新，最终会降低收缩性、缓解疲劳（Gladden，2004）。

断裂的跟腱在愈合时乳酸浓度会升高近 2 倍，说明乳酸是组织损伤后代谢反应的关键因素。研究证明乳酸能够刺激血管内皮生长因子（vascular endothelial growth factor，VEGF）的生成。此外，在肺纤维化中，乳酸通过激活 pH 依赖性转化生长因子 -β（transforming growth factor-β，TGF-β）来诱导肌成纤维细胞分化。因此，作者推测，酸中毒的微环境及代谢产物乳酸在结缔组织重塑中具有重要作用（Trabold 等，2003）。

乳酸是游离神经末梢的激动剂，大量存在于筋膜组织中。运动期间和运动后不久的“肌肉酸痛”主要是乳酸介导的刺激作用于筋膜的疼痛感受器。

长期调节器

细胞外基质

细胞外基质（ECM）是一个动态复合体，能够不断改变其黏弹性，并能适应生理和物理需求的变化。它由胶原纤维、糖蛋白与蛋白多糖交织而成的凝胶状基质构成。后者的作用类似于水床的机械缓冲系统。水合作用会影响 ECM 的机械性能（图 2.4）。TGF-β 能够促进基质的累积，并调节分解代谢的酶和其他介质的表达。

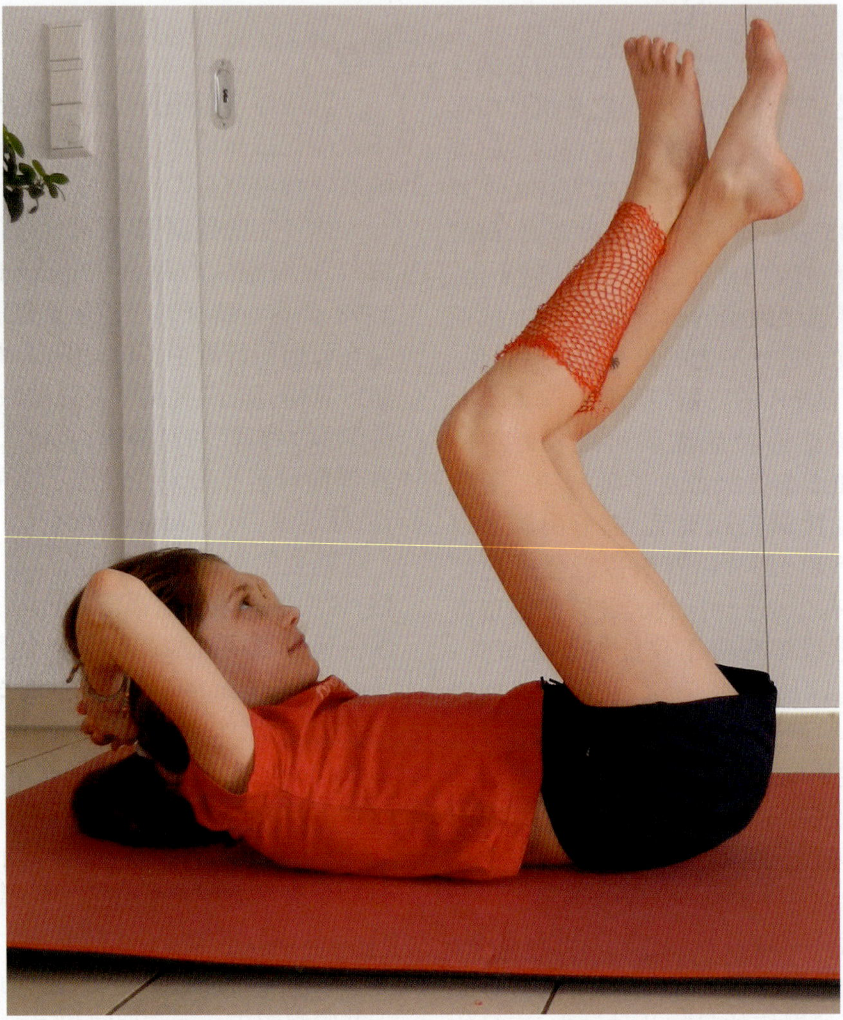

图 2.4 肌筋膜组织的生理和生物化学。筋膜组织在身体中构成了一个遍布全身、相互连接的三维网络。生理和生化过程决定了组织的特点，如胶原转换、细胞外基质水合和筋膜成分的硬化。本照片显示的是小腿筋膜的模拟图。可以看到，宽松的“筋膜袜套”可能会造成静脉曲张。另一方面，紧绷的筋膜组织会造成小腿的运动性疼痛、血流灌注不良和肌肉代谢不良。而筋膜隔室综合征则是跑步运动员在运动后出现的一个严重并发症

从物理学角度观察发现，跟腱和髌骨肌腱拉伤后不久，肌腱的横截面积会明显减小。在横向应力下，拉伤恢复时间延长。作者分析，肌腱直径的减少类似于水的挤压。恢复过程中产生的水合作用，可能是营养物质、电解质和其他体液因子（如细胞因子）缓慢交换的重要因素（Wearing 等，2014）。

值得注意的是，体液因子的释放由（肌）成纤维细胞的拉伸方向决定。不规则的拉伤（如损伤），会导致白细胞介素 -6（一种参与再生过程的物质）大量释放和一氧化氮（nitric oxide，NO，一种气态神经递质和血管扩张剂）生成增加（Murrell，2007）。

生长因子

在筋膜组织中，机械刺激会产生部分生长因子，多见于体育运动中和组织损伤后。多种体液因子间的相互作用是一个复杂的生化过程组合，不能以简单的因果关系来定论。筋膜组织中，最重要的生长激素是 TGF-β、IGF-Ⅰ、血小板源性生长因子和 CTGF。生长因子与多种细胞因子（如白细胞介素 -1、6、8）共同调节成纤维细胞和肌成纤维细胞的增殖和分化，以及胶原蛋白和细胞外基质蛋白的产生。这些体液因子也能够影响血液灌注、组织水合、疼痛产生和营养，以及趋化特性导致的细胞迁移（Kjaer 等，2009）。

激素

与生长因子一样，激素对筋膜组织也具有重要作用。胰岛素能够促进合成代谢，并能增强（肌）成纤维细胞在体外的增殖。在成纤维细胞中也发现了雌激素和甲状腺激素受体。初步实验表明，甲状腺激素可促进成纤维细胞扩增，并能抑制结缔组织中的细胞凋亡。雌激素刺激可使胶原合成减少 40% 以上，并使成纤维细胞体外增殖减少、生长因子生物利用度降低。口服避孕药的女性受试者，在运动后胶原合成有所减少。作者推断，这一发现也许能够解释为何女性运动员发生某类型损伤的风险更大，如十字韧带断裂和骨盆关节不稳定（Hansen 等，2009）。

内源性皮质醇具有对抗胰岛素、调节组织代谢和炎症反应的作用。多项研究表明，大剂量的皮质类固醇及其衍生物可使成纤维细胞和胶原蛋白的活性降低、合成减少，导致组织损伤后的愈合反应延迟和受阻。相反，生理水平的皮质醇对于细胞的能量代谢必不可少。因此，细胞与其他因素的相互作用（取决于剂量）对皮质类固醇的合成代谢或分解代谢具有决定性作用。皮质类固醇能够有效预防哮喘等疾病患者发生肺纤维化。但是，由于高浓度皮质类固醇具有分解代谢的作用，应尽量避免在筋膜结构出现损伤或慢性疼痛时使用。

松弛素是一种二聚体形式的肽激素，在结构上与胰岛素样肽家族相似，在女性妊娠期间会增多。松弛素最稳定的生物学作用是调节胶原蛋白的合成，以及刺激胶原蛋白分解。有趣的是，敲除松弛素基因的小鼠，其Ⅰ型和Ⅲ型胶原蛋白会显著增加，发生严重的硬皮病和间质纤维化，导致多器官衰竭。使用重组松弛素可抑制该作用（Samuel 等，2005）。

筋膜和结缔组织的成纤维细胞也表达大麻素受体（cannabinoid receptor，CBR），以及代谢内源性大麻素的酶。筋膜组织中内源性大麻素系统的上调可减轻炎症、纤维化和疼痛。这一证据促进了筋膜疾病治疗中 CBR 靶向药物的开发和使用（Fede 等，2016）。

肌肉和筋膜的再生

高强度的体育锻炼和正常的日常活动都可能对肌筋膜结构造成损害。事实上，运动员和女性经常会出现肌肉拉伤（第 16、17 章）。骨骼肌和筋膜组织一旦受损也可以再生。这一过程是通过许多不同因素的同步活动实现的，例如肌肉细胞（肌纤维和肌卫星细胞）、筋膜细胞（主要是成纤维细胞和肌成纤维细胞）、免疫细胞（主要是多核白细胞和单核细胞 / 巨噬细胞），以及细胞外基质成分（主要是蛋白质纤维和生长因子，见图 2.2）（Schiaffio 和 Partridge，2008）。

人体内 ECM 的结构和组成不是一成不变的，它会根据环境和生化刺激有规律地变化。ECM 会不断重复分解、组合的循环。ECM 降解主要取决于金属蛋白酶的活性，以及不同类型细胞（如成纤维细胞、免疫细胞和骨骼肌细胞）释放的解整联蛋白和金属蛋白酶。而 ECM 的产生主要依靠成纤维细胞和肌成纤维细胞分泌、组装的纤维蛋白和大分子。因此，ECM 网可应身体之需随时重组，并会在受伤之后再生（Schiaffino 和 Partridge，2008）。

肌筋膜组织受损后，成纤维细胞被召集到损伤部位，在那里增殖并形成 ECM，对损伤部位产生机械阻力，并分泌生长因子，刺激肌原细胞增殖并分化为成熟的肌纤维。ECM 除具有结构性作用外，也是细胞导向和分子开关的代表。此外，ECM 碎片可以作为趋化剂，促进细胞向损伤部位迁移。

骨骼肌组织的再生主要依赖卫星细胞（satellite cell，SC），即骨骼肌组织的干细胞。SC 平时处于静息状态，位于肌纤维的肌膜和基底层之间，基底层是肌纤维周围的 ECM 蛋白纤维层。肌肉损伤后，SC 被激活、增殖并分化为成熟的肌纤维，以取代丢失的肌肉组织。

炎症是骨骼肌和筋膜组织再生活动中一个非常重要的过程。事实上，在损伤部位，白细胞、单核细胞 / 巨噬细胞和 T 细胞等免疫细胞聚集到一起并释放细胞因子。免疫反应反过来又会激活肌肉卫星细胞，刺激形成新的肌纤维，诱导血管生成，促进 ECM 重塑，抑制纤维化。因此，良好的、和谐的免疫反应对于肌筋膜组织的有效再生至关重要，失调的免疫反应会导致组织纤维化的累积（Zügel 等，2018）。

骨骼肌和筋膜组织在肌筋膜再生过程中相互影响，因为两个组织在结构和功能上有严格的相互作用。根据一项最新的研究推测，脂肪和神经细胞也会影响骨骼肌的再生（Zullo 等，2017）。

有趣的是，脂肪细胞以纤维 / 成脂祖细胞和脂肪细胞的形式存在于骨骼肌组织中，它们在组织损伤后清除细胞碎片并刺激卫星细胞，释放脂肪因子，对骨骼肌再生具有重要作用（Joe 等，2010）。

肌筋膜组织的创伤也会影响神经。在这种情况下，ECM 会引导受损神经形成新的神经肌肉接头。生长中的轴突反过来调节再生过程中肌管的基因表达。在筋膜和骨骼肌组织中，蛋白质纤维和细胞保持良好的、特定的空间方向。它们的恰当排列对组织的生物力学特性至关重要。机械力在肌筋膜再生过程中起着重要作用（Bove 等，2016；Klinler 等，2012）。

事实上，肌肉负荷和被动疗法（如拉伸、按摩和推拿）等形式的机械应力强烈地影响着肌细胞和纤维生成细胞的活动，ECM 的形成，以及 ECM 纤维和细胞的方向。因此，对肌筋膜组织施加机械刺激会影响其生物力学特性，并能促进损伤后再生（见图 2.2）（Zügel 等，2018）。

肌筋膜组织的再生是一个非常敏感的过程。它在不利因素（如不良物理或生化环境，疾病）存在时受损，进而形成非功能性的纤维化组织或纤维脂肪变性（Klingler 等，2012）。这种组织结构和成分的改变使肌筋膜功能失调，运动能力下降、机械阻抗降低，并使慢性疼痛发生的风险增加（Zullo 等，2017）。

临床总结

- 来自肌筋膜组织的感觉传入对于运动神经的控制必不可少。
- 肌筋膜张力取决于神经刺激、细胞内钙离子通道的活化水平、肌纤维的机械性能，并在很大程度上取决于相互交织、毗邻和附着的筋膜成分的数量和性质。
- 运动会导致身体微环境发生显著变化，如温度升高、代谢物累积、细胞外基质水合作用的改变，以及包括生长因子和细胞因子在内的蛋白表达的改变。筋膜组织的适应过程可以解释运动后出现的肌肉酸痛等现象。
- 筋膜组织的相关知识可能有助于改善运动，应将其融入运动科学和实际应用中。在不同类型的运动中，筋膜特性或许对运动的最佳表现能起到决定性作用。

（燕琪　关玲）

参考文献

Bove, G.M., Harris, M.Y., Zhao, H. & Barbe, M.F. (2016) Manual therapy as an effective treatment for fibrosis in a rat model of upper extremity overuse injury. *J Neurol Sci.* 361: 168–180.

Chaitow, L. & DeLany, J.W. (2000) *Clinical Application of Neuromuscular Techniques*. Vol. 1 The Upper Body. Churchill Livingstone, Edinburgh, 131–134.

Fede, C., Albertin. G., Petrelli, L., Sfriso, M.M., Biz, C., De Caro, R. & Stecco, C. (2016) Expression of the endocannabinoid receptors in human fascial tissue. *Eur J Histochem.* 60: 2643.

Gladden, L.B. (2004) Lactate metabolism: a new paradigm for the third millennium. *J Physiol.* 558: 5–30.

Hansen, M., Miller, B.F., Holm, L., Doessing, S., Petersen, S.G., Skovgaard, D., Frystyk, J., Flyvbjerg, A., Koskinen, S., Pingel, J., Kjaer, M. & Langberg, H. (2009) Effect of administration of oral contraceptives in vivo on collagen synthesis in tendon and muscle connective tissue in young women. *J Appl Physiol.* 106: 1435–1443.

Joe, A.W., Yi, L., Natarajan, A., Le Grand, F., So, L., Wang, J., Rudnicki, M.A. & Rossi, F.M. (2010) Muscle injury activates resident fibro/adipogenic progenitors that facilitate myogenesis. *Nat Cell Biol.* 12: 153–163.

Kjaer, M., Langberg, H., Heinemeier, K., Bayer, M.L., Hansen, M., Holm, L., Doessing, S., Kongsgaard, M., Krogsgaard, M.R. & Magnusson, S.P. (2009) From mechanical loading to collagen synthesis, structural changes and function in human tendon. *Scand J Med Sci Sports.* 19: 500–510.

Klingler, W., Jurkat-Rott, K., Lehmann-Horn, F. & Schleip R. (2012) The role of fibrosis in Duchenne muscular dystrophy. *Acta Myologica.* 31: 184–195.

Masi, A.T. & Hannon, J.C. (2008) Human resting muscle tone (HRMT): Narrative introduction and modern concepts. *J Bodyw Mov Ther.* 12: 320–332.

Murrell, G.A. (2007) Oxygen free radicals and tendon healing. *J Shoulder Elbow Surg.* 16: 208–214.

Pipelzadeh, M.H. & Naylor, I.L. (1998) The *in vitro* enhancement of rat myofibroblast contractility by alterations to the pH of the physiological solution. *Eur J Pharmacol.* 357: 257–259.

Samuel, C.S., Zhao, C., Bathgate, R.A., Du, X.J., Summers, R.J., Amento, E.P., Walker, L.L., McBurnie, M., Zhao, L. & Tregear, G.W. (2005) The relaxin gene-knockout mouse: a model of progressive fibrosis. *Ann N Y Acad Sci.* 1041: 173–181.

Schiaffino, S. & Partridge, T. (2008) *Skeletal muscle repair and regeneration*. Springer.

Schleip, R., Duerselen, L., Vleeming, A., Naylor, I.L., Lehmann-Horn, F., Zorn, A., Jaeger, H. & Klingler W. (2012) Strain hardening of fascia: Static stretching of dense fibrous connective tissues can induce a temporary stiffness increase accompanied by enhanced matrix hydration. *J Bodyw Mov Ther.* 16: 94–100.

Tesarz, J., Hoheisel, U., Wiedenhöfer, B. & Mense, S. (2011) Sensory innervation of the thoracolumbar fascia in rats and humans. *Neuroscience.* 194: 302–308.

Trabold, O., Wagner, S., Wicke, C., Scheuenstuhl, H., Hussain, M.Z., Rosen, N., Seremetiev, A., Becker, H.D. & Hunt, T.K. (2003) Lactate and oxygen constitute a fundamental regulatory mechanism in wound healing. *Wound Repair Regen.* 11: 504–509.

Wearing, S.C., Smeathers, J.E., Hoo per, S.L., Locke, S., Purdam, C. & Cook, J.L. (2014) The time course of in vivo recovery of transverse strain in high-stress tendons following exercise. *Br J Sports Med.* 48: 383–387.

Zügel, M., Maganaris, C.N., Wilke, J., Jurkat-Rott, K., Klingler, W., Wearing, S.C., Findley, T., Barbe, M.F., Steinacker, J.M., Vleeming, A., Bloch, W., Schleip, R. & Hodges, P.W. (2018) Fascial tissue research in sports medicine: from molecules to tissue adaptation, injury and diagnostics: consensus statement. *Br J Sports Med.* 52: 1497.

Zullo, A., Mancini, F.P., Schleip, R., Wearing, S., Yahia, L. & Klingler, W. (2017) The interplay between fascia, skeletal muscle, nerves, adipose tissue, inflammation and mechanical stress in musculo-fascial regeneration. *J Gerontol Geriatr.* 65: 271–283.

第 3 章

性激素对肌腱和韧带的影响

Mette Hansen

引言

肌腱、韧带的生物力学特性存在性别差异。据报道，不同性别存在不同的损伤风险，这取决于运动类型、训练状态和运动员的年龄。这些观察结果引发了运动员、教练员、医生和研究人员的猜测——性激素可能会对肌腱与韧带结构的调节、生物力学特性，以及适应和修复能力产生影响（Leblanc 等，2017；Chidi Ogbolu 和 Baar，2018；Hansen，2018）。

性激素的影响似乎在不同的肌腱和韧带之间有所不同，这可能与它们的解剖位置、不同的组织负荷，以及组织结构有关。雌激素和雄激素受体的结构可能不同，雌激素受体的表达似乎受雌激素存在与否的影响。这些观察强调了个体激素水平的重要性。性激素水平在女性的一生中有着显著差异。在未绝经、身体健康且月经正常的女性中，雌激素在每个月经周期都会波动，妊娠期间会达到非常高的水平。而在绝经后女性中，雌激素和孕酮水平可以忽略不计。此外，年轻女性和绝经后女性的激素水平也随着应用激素避孕或激素替代疗法而变化。

本章旨在向读者简要介绍对于使用或未使用外源性性激素治疗的年轻和老年女性，性激素对韧带、肌腱损伤的风险，以及对其结构、胶原代谢和生物力学特性的影响（图 3.1）。

肌腱、韧带损伤风险的性别差异

即使考虑了社会经济学、健康和生活方式差异，以及运动参与程度的不同，女性运动员的持续性前交叉韧带（anterior cruciate ligament，ACL）损伤风险也是男性运动员的 3~6 倍（Renstrom 等，2008）。女性足球和篮球运动员中，ACL 的年发病率约为 5%，是男性的 2~5 倍（Prodromos 等，2007；Renstrom 等，2008）。这种风险在高中女生中尤其高。值得注意的是，ACL 损伤对运动员造成的后果很严重。一项对 176 名参加过正规足球（英式足球）运动的 ACL 患者进行的回顾性研究表明，只有一半的患者能重返赛场，大约 1/3 的人由于膝关节功能不良或担心受伤而放弃了比赛，这也凸显出这类损伤的危害。

与 ACL 损伤的风险相比，绝经前女性发生持续性跟腱断裂的概率要低于男性（Huttunen 等，2014）。这种风险的性别差异在绝经后就消失了，绝经后女性跟腱断裂的发生率与同年龄段的男性相当，因为这一阶段两性间的雌激素水平相当。同样，绝经前女性患肌腱病的风险也低于男性（Cook 等，2000），说明雌激素具有保护作用。与此一致的是，在绝经后，当雌激素水平显著下降时，无症状肩袖撕裂的发生率较高（Abate 等，2014）。

损伤的性别差异可能是由多种风险因素（韧带松弛、韧带大小、肢体排列、运动的神经肌肉控制和训练状态）的复杂交互所造成的。肌腱和韧带中存在性激素受体，表明性激素可能会影响肌腱和韧带的结构和生物力学特性。

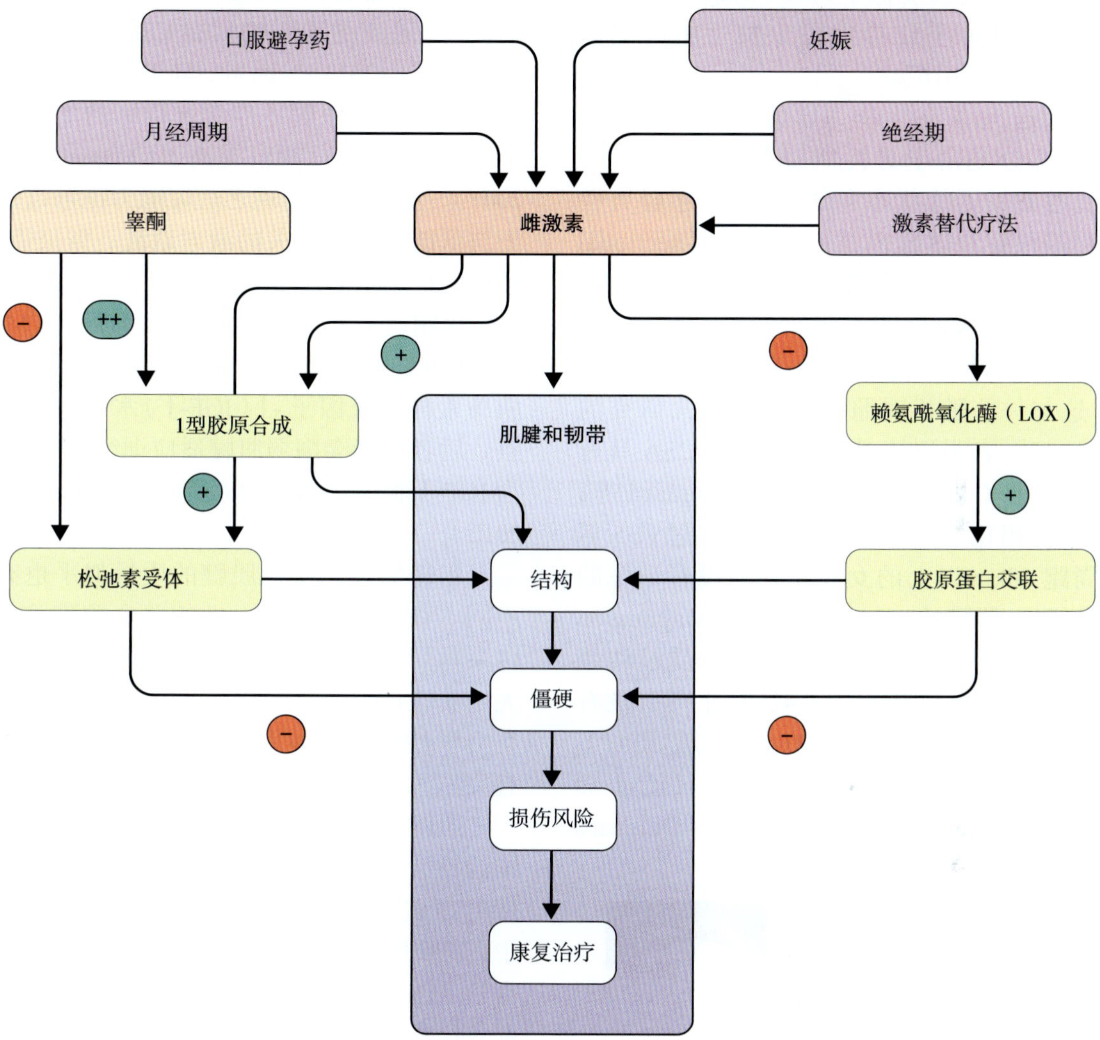

图 3.1　本篇综述中的文献绘出了雌激素与 T/L（肌腱和韧带）组织之间可能的相互作用模式示意图。并列出了女性一生中雌激素水平变化的常见原因。这些机制可能会以不同的方式影响肌腱的生物学特性，从而造成临床研究中所观察到的那些变化。图片来自：Leblanc 等（2017）。经 ©2017 John Wiley and Sons 许可使用

肌腱、韧带在结构和生物力学方面的性别差异

ACL 等韧带能够提高关节稳定性。韧带越硬，关节松弛度就越低，韧带断裂的风险也越低。与此相一致，据报道，青春期后女性的关节松弛度大于同年龄段男性（Deep，2014），而青春期前男孩和女孩间或绝经后女性和男性间的关节松弛度似乎没有差异。另外，ACL 损伤风险的性别差异在青春期达到高峰，此时性激素差异最大（Renstrom 等，2008）。后者表明性激素对组织存在影响。

单纯从功能角度来看，肌腱僵硬可能有好处，因为与柔韧的肌腱相比，它可以更快地将肌肉力量传递到骨骼，并能储存更多的能量。肌腱断裂前的最大承重负荷也更大。但是这个好处的代价是肌肉损伤的风险更大。有研究表明，主动等长收缩时，超声可以观察到年

轻女性的肌腱硬度低于男性（Magnusson 等，2007），女性似乎比男性更少发生肌肉损伤（Edouard 等，2016）。

肌腱、韧带在生物力学特征方面的性别差异，部分是由于男性肌腱普遍大于女性。即便考虑了训练状态和体重差异，年轻男性跑者的跟腱和髌腱横截面积（cross-sectional area，CSA）大于接受同等训练的年轻女性跑者（图 3.2）（Magnusson 等，2007）。此外，受过训练的男性肌腱 CSA 大于未受训练的男性，这与一些随机对照研究和横断面研究的结果一致，表明训练对髌腱和跟腱 CSA 具有增厚作用（Couppé 等，2008；Kongsgaard 等；2007）。相比之下，我们观察到，在过去 5 年每周跑 40km 以上的女性跑者与没有训练的女性相比，肌腱的 CSA 没有差异（Magnusson 等，2007）。与此一致的是，之前未受过训练的女性在跑步 34 周（总共 43 小时）后，没有观察到跟腱 CSA 的变化（Hansen 等，2003）。但我们实验室新的研究数据显示，仅经过 10 周的抗阻训练，髌腱 CSA 就会增加（Dalgaard 等，2019）；而且，在经验丰富的女子手球运动员中，优势跳跃腿的髌腱 CSA 大于对侧腿（Hansen 等，2013）。因此，与男性相比，也许女性的髌腱和跟腱适应常规训练的能力降低了，或适应的负荷阈值提高了（Magnusson 等，2007）。女性跑步者缺乏适应能力也可以归因于与低能量状态相关的激素紊乱。据报道，有 60% 的优秀女性中长跑运动员和 23% 的优秀女性短跑运动员因能量不足而发生闭经（Melin 等，2019）。这些运动员都具有雌激素水平和胰岛素样生长因子 -Ⅰ（IGF-Ⅰ）水平偏低的特点。后者可能会削弱肌腱适应训练的能力，因为 IGF-Ⅰ能够刺激肌腱胶原合成（Hansen 等，2012）。

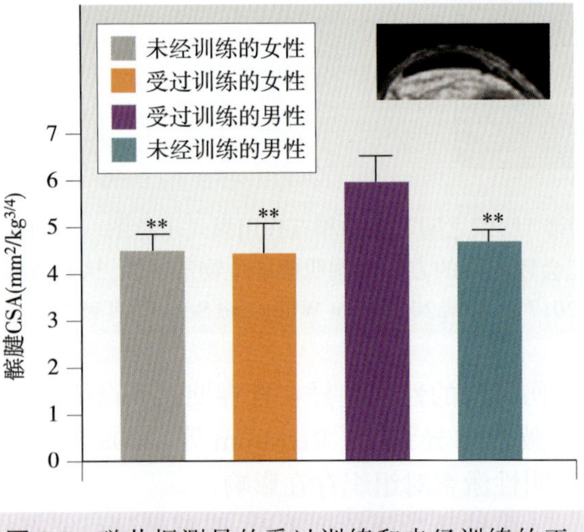

图 3.2 磁共振测量的受过训练和未经训练的正常体重男性及女性的髌腱 CSA。受过训练的男性 CSA 大于未经训练的男性（$P<0.01$）；但要注意，受过训练的女性 CSA 与未经训练的女性相似。图片来自：Magnusson 等（2007）。图片经 ©2007 John Wiley and Sons 许可使用

年轻男性和女性肌腱的质量似乎也有所不同。在年轻男性和女性的单个髌腱胶原蛋白束承受负荷时，男性髌腱断裂前的极限应力大于女性（Magnusson 等，2007）。胶原蛋白束在力学性能上的性别差异可能与结构的差异有关。

肌腱和韧带的力学性能都取决于胶原纤维的特性（类型、密度、直径、方向）。肌腱和韧带的净重主要是胶原蛋白（占 60%~85%），其中Ⅰ型胶原蛋白在肌腱中约占 60%，在韧带中高达 85%。然而，据报道，绝经前女性髌腱中Ⅲ型胶原的表达高于男性（Sullivan 等，2009）。Ⅲ型胶原蛋白与更大的弹性组织灵活性有关，这与在女性中观察到的肌腱和韧带硬度较低相一致。此外，据报道，女性的髌腱净质量和每个肌腱的胶原含量均低于男性（Lemoine 等，2009）。

韧带和肌腱的胶原蛋白含量依赖于胶原蛋白合成和分解的平衡。但是，肌腱胶原蛋白更新缓慢；此外，基于碳 -14（^{14}C）核爆脉冲法的最新研究表明，健康人的大部分跟腱胶原基质约在 13 岁之前完成发育，此后就不再更新（Heinemeier 等，2018）。这一观察结果与之前的研究结果相反。之前的研究认为，肌腱胶原合成速度随着机械负荷的增加而增加，可

通过稳定同位素技术测量人体肌腱中同位素富集的变化得到证实。一种可能的解释是，运动和激素都可能影响一小部分胶原蛋白的含量，而胶原蛋白含量的更新速度很快。然而，随着时间的推移，这可能会对力学性能、肌腱和韧带的大小变化产生重要影响。鉴于此，我们观察到，无论在休息时还是在相同相对强度的运动后，年轻女性的肌腱胶原合成速度都低于同年龄段的男性，这一观察结果值得注意（Magnusson 等，2007）。肌腱和韧带胶原合成速度降低可能会降低对定量负荷的适应能力。

在大多数人体研究中，肌腱的力学性能会在训练后得到改善，即使肌腱 CSA 没有显著变化，也是如此。然而，肌腱和韧带的力学性能不仅取决于胶原蛋白含量，还取决于能够增强组织硬度的分子内和分子间交联。胶原蛋白纤维可进行非酶交联[糖和氨基酸之间的美拉德反应（Maillard reaction）]或酶交联。赖氨酰氧化酶（lysyloxidase，LOX）能够促进酶交联。研究证明，在基因工程韧带中，雌激素可抑制 LOX，从而降低相对硬度（弹性模量）（Lee 等，2015）。这一结果表明，无论肌腱和韧带中胶原蛋白含量是否存在差异，肌腱僵硬和关节松弛的性别差异至少可以部分归因于较高的雌激素水平损害了组织交联。

雌激素对肌腱结构和生物力学特性的影响

女性性激素在月经周期中的波动

不同物种间的性激素和月经状况差异很大，这也对动物实验结果在人体的适用性，以及注重性激素对人类影响的研究中动物数据的相关性提出了质疑。

绝经前女性的雌激素主要是 17β- 雌二醇。绝经前女性的雌二醇水平是男性的数倍。健康绝经前女性体内的雌激素，雌二醇和孕酮水平在月经周期（menstrual cycle，MC）以一种可预测的模式波动（图 3.3），平均周期为 28 天（范围为 20~45 天）。在月经周期开始时（第 1~6 天），雌二醇和孕酮均处于最低水平。雌二醇在排卵前后的晚期卵泡期（follicular phase，FP，第 12~14 天）达到浓度峰值，此时黄体生成素和卵泡刺激素的水平也达到峰值。在黄体期（luteal phase，LP），雌二醇出现第 2 次小幅上升（第 20~24 天）。孕酮在排卵后逐渐增加，在黄体期的第 19~24 天达到最高水平。此后，孕激素和雌激素会在下一个新周期开始前急剧下降。

口服避孕药（oral contraceptive，OC）的使用情况因国家而异，在许多西欧国家，有超过 50% 的年轻女性服用口服避孕药。OC 主要用于避孕，也可用于减轻痛经、控制和调整月经时间，以及减轻正常月经周期中的症状。OC 使用者中，女性的内源性激素水平受到抑制，但每日服药会导致服药后的最初几个小时内合成雌二醇（炔雌醇）和合成孕酮（黄体酮）增加。市场上有不同种类的 OC，其区别主要在于孕激素的类型，这些孕激素以不同的亲和力与孕激素受体结合，并含有不同的雄激素。重要的是，服用类型相似的 OC 后，药代动力学参数的个体间差异很大。因此，根据 OC 类型和未知的个体因素的不同，女性对 OC 的反应可能会有所不同。

雌激素受体（estrogen receptor，ER，α 和 β）位于肌腱和韧带的细胞核内，属于核受体超家族。当受体与配体结合（雌激素）或被其他刺激激活时，会发挥转录调节因子的作用。

根据测量的结果参数，ERα 和 ERβ 的激活似乎会同时出现相似和相反的效果。细胞膜中还包含另外一种类型的雌激素受体，受到刺激激活时可以改变细胞内的胞质信号通路。雌激素受体分布和不同受体亚型的相对优势在不同的组织类型中有所不同，受体表达情况受到雌激素循环水平的影响。

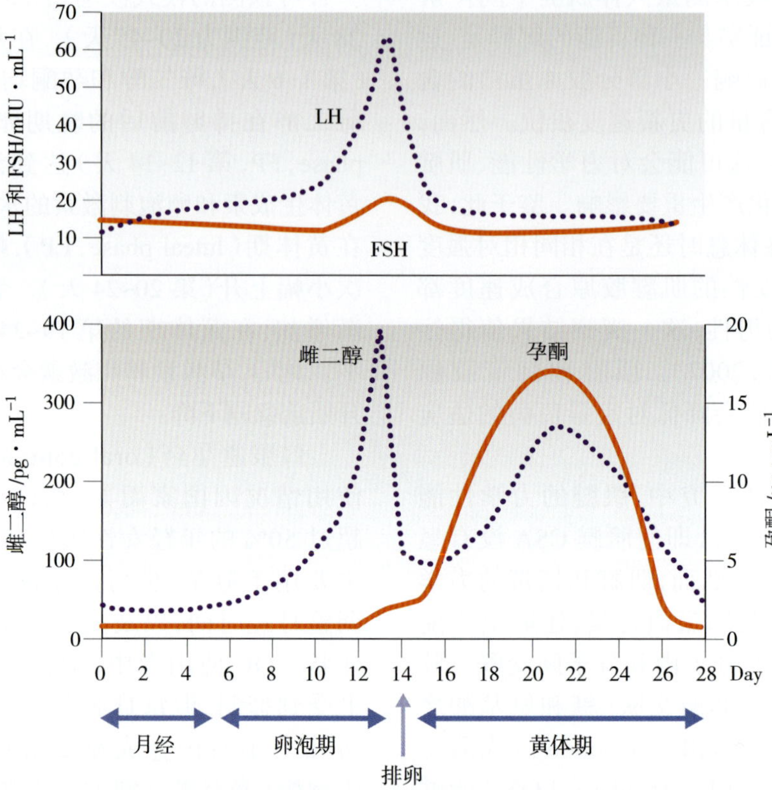

图 3.3 月经周期中的激素变化。未使用口服避孕药的年轻女性在月经周期中雌二醇和孕酮的变化情况。LH，黄体生成素；FSH，卵泡刺激素。图片来自：Laver 等（2018）。经 ©2018 Springer Verlag GmbH, Springer Nature 的 DE 部分许可使用

雌激素对肌腱和韧带的影响

在人体环境中很难确定雌二醇的单独作用。然而，有许多研究关注雌二醇对肌腱和韧带的影响，并阐明了月经周期或不同妇女群体中，雌二醇浓度的高低对肌腱和韧带的影响。

2018 年的一篇系统综述收录了 12 项关于月经周期中膝关节松弛度的变化研究（Herzberg 等，2018）。其中 6 项荟萃分析提供了定量数据，表明排卵前后的膝关节松弛度（0.36mm）明显高于早期或中期卵泡期，但该变化与黄体期的膝关节松弛度无显著差异。其余 6 项研究中，有 3 项研究结果显示排卵期的膝关节松弛度更大；1 项研究认为黄体期膝关节松弛度最大；另外 2 项研究显示膝关节松弛度在不同时期无显著差异。荟萃分析的作者认为，在月经周期的排卵期，ACL 松弛度可能会增加，但这一结论尚需更多的高质量研究来佐证。然而，关于膝反张和关节松弛度的周期性变化也有报道，表明存在全身性的性激素效应（Shultz 等，2010）。膝关节松弛的周期性变化似乎在每个月经周期都会重复出现（Shultz 等，2010）。但女性膝关节松弛周期性变化的幅度和模式有很大差异，这可能是月经周期中激素变化的个体差异所致。在女子手球运动员中观察到，循环雌二醇浓度与肌腱僵硬度成反比，该结果支持雌激素与肌腱硬度间的直接关联性（Hansen 等，2013）。此外，与产后 5~7 周相比，妊娠期的雌激素水平显著升高，这与妊娠晚期韧带硬度降低、膝关节松弛

有关（Charlton 等，2001；Cherni 等，2019）。

该综述证实，在晚期卵泡期（排卵期）膝关节较为松弛，表明月经周期中 ACL 的损伤风险似乎在黄体期最低，在晚期卵泡期达到峰值（Herzberg 等，2017），此时雌激素（而非孕酮）升高。高水平雌激素造成膝关节更加松弛，似乎也会影响着地时的生物力学，从而增加非接触性 ACL 损伤的风险。

月经周期中韧带松弛度，以及损伤风险的快速变化机制尚未完全明确。任何假说都需要解释组织松弛和损伤的周期性变化。动物研究证据表明，暴露在高雌激素水平中的兔子，ACL 的最大失用载荷会有所降低。胶原蛋白含量可能不会在几天内发生变化，但如前所述，成人韧带和肌腱生物力学特性的变化可能是分子内和分子间交联的变化所致。根据这一点，基因工程韧带的体外研究结果表明，短期（24 或 48 小时）接触生理浓度的雌激素会降低韧带的相对硬度和最终的失用载荷，并且该效应与雌激素抑制交联酶——LOX 的活性（61%~77%）有关（Lee 等，2015）。如果体内雌激素水平高，同时酶的活性降低，就可以解释在排卵期前后观察到的膝关节松弛和 ACL 损伤风险增加（Herzberg 等，2017），也可以解释女性肌腱和韧带僵硬程度低于男性。

肌腱和韧带的结构和生物力学特性可能不仅受月经周期中短暂的激素波动的影响。随着时间的推移，性激素水平的个体差异和雌激素的累积接触可能会影响胶原蛋白的更新。据报道，循环的雌激素水平与人体肌腱胶原合成成正比（图 3.4）（Hansen 等，2009a）。此外，与雌激素水平极低的绝经后女性相比，长期使用雌激素补充治疗（estrogen replacement therapy，ERT）的老年子宫切除女性的肌腱胶原合成更高，髌腱相对硬度更低（Hansen 等，2009a）。雌激素缺乏时，肌腱胶原合成减少，更新速度降低，可能会增加引入交联（introducing crosslink）的风险，后者被 LOX 进一步刺激，LOX 将不再被雌激素抑制。与此结果一致的是，大鼠雌激素缺乏与胶原更新降低，以及胶原纤维方向改变有关。此外，卵巢切除术后缺乏雌激素的大鼠，跟腱损伤后肌腱细胞增殖率低于相同条件下的假手术大鼠。受损肌腱或韧带中的肌腱细胞增殖减少，肌腱胶原合成速度降低可能会降低再生能力。此外，雌激素对绝经前女性的保护作用也是绝经前女性跟腱断裂风险低于男性的可能原因。

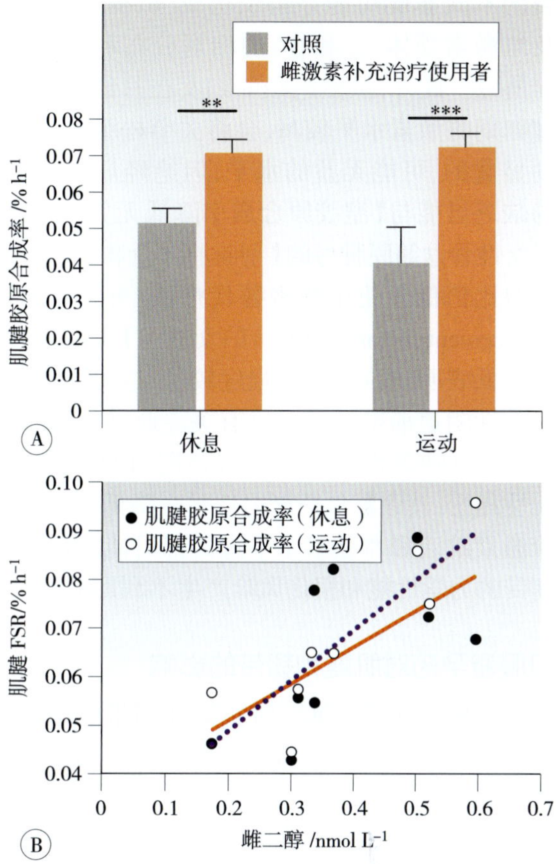

图 3.4　A. 绝经后使用雌激素补充治疗（ERT）的女性和绝经后未使用 ERT 的女性（对照组），在休息时和运动后 25 小时髌腱胶原合成率（FSR）；$^{**}P<0.01$，$^{***}P<0.001$，非配对 t 检验，对照组与 ERT 使用者。B. 这些线显示了 ERT 使用者在休息时（$r^2=0.41$，$P=0.06$）和运动后（$r^2=0.80$，$P<0.001$）肌腱 FSR 与血清雌二醇之间的关系。经 © 2009 The American Physiological Society 许可使用

高水平的循环雌激素对跟腱和 ACL 断

裂的不同影响可能是组织构成、负荷分布，以及雌激素受体（α 和 β）的相对分布和数量差异所致。此外，虽然绝经前妇女在月经周期的排卵期雌激素水平较高，会将关节松弛度提高到显著的、可能无益的水平，但绝经后雌激素的缺乏可能与Ⅰ型胶原合成率降低无关。绝经后女性骨盆筋膜腱弓的Ⅰ型胶原含量和Ⅰ型/Ⅲ+Ⅳ型比值低于使用激素替代疗法（hormone replacement therapy，HRT）的女性。Ⅰ型胶原含量较低表明抗拉组织的强度较低，这可能与老年女性阴道前壁易于脱垂有关。此外，活跃的老年女性缺乏雌激素，与积极使用 HRT 的老年女性相比，其跟腱负荷能力似乎会降低。总之，雌激素缺乏和雌激素水平过高都可能对肌腱、韧带的力学性能和损伤风险产生不利影响。

口服避孕药对肌腱和韧带的影响

口服避孕药（OC）对肌腱和韧带的结构、力学性能和损伤风险的影响尚未完全阐明，但初步结果表明，OC 会影响损伤风险，以及韧带、肌腱的力学性能。如前所述，活跃的绝经前女性发生 ACL 断裂的风险高于男性。然而，病例对照研究表明，OC 使用者的 ACL 损伤风险会比未使用者降低 20% 以上（Rahr Wagner 等，2014）。另一方面，OC 的使用与跟腱病变的风险增加有关（Holmes 和 Lin，2006）。然而，绝经前女性发生跟腱损伤的风险通常低于男性，这种现象可持续到绝经的过渡期前。这些结果的解释可从肌腱和韧带的僵硬度入手。据报道，OC 使用者的肌腱和韧带僵硬程度高于女性对照组，但这方面的数据仍然很少且不全面。与未使用者相比，OC 使用者的肌腱硬度较高，这与观察到的肌肉损伤更大，以及肌肉力量在离心、非负重运动后恢复延迟现象相吻合（Minahan 等，2015）。假设 OC 使用者的肌腱更硬，则其在肌肉收缩时肌肉 - 肌腱连接和收缩肌丝上的拉伸负荷就会增加，这样就能解释这一现象。如果 OC 使用者的肌腱硬度确实较高，则原因可能是其没有像排卵期 OC 未使用者那样出现周期性的雌激素水平增强。膝关节松弛度在月经周期中不会像未使用者在排卵期那样发生变化，也支持了这一观点（Lee 等，2014）。前瞻性数据显示，OC 使用者出现的非接触性 ACL 损伤和距小腿关节扭伤没有周期性（Agel 等，2006）。但需要确认的是，OC 使用者的胶原交联较高，因为她们与排卵期未使用 OC 者一样，对交联酶 LOX 没有明显的抑制作用。另外，与对照组相比，OC 使用者的韧带硬度较高，可能与循环和局部 IGF-Ⅰ浓度降低，以及肌腱胶原合成速度降低有关（Hansen 等，2009b）。一项人类安慰剂的对照研究表明，局部注射 IGF-Ⅰ可提高肌腱胶原合成速度，凸显了 IGF-Ⅰ对肌腱胶原生成的刺激作用（Hansen 等，2012）。尽管有报道称 OC 使用者的肌腱胶原合成速度较低，但胶原含量似乎并不低。这表明是胶原蛋白更新较慢，这就使得在富含胶原的组织中出现和维持交联的可能增加，从而导致其硬度更大。然而，胶原蛋白更新慢可能会降低组织对逐渐增加的训练负荷的应对和适应。此外，低水平的 IGF-Ⅰ可能会影响肌腱和韧带的损伤后康复，因为动物研究结果表明，服用 IGF-Ⅰ可以促进组织愈合。未来的研究须明确使用 OC 在肌腱损伤风险、组织力学性能，以及损伤后负荷和康复适应性等方面潜在的积极或消极影响。

雄激素和松弛素对肌腱结构和生物力学特性的影响

雄激素受体位于人类 ACL 组织，表明 ACL 组织对雄激素有反应性。男性和女性体内最丰富的雄激素是睾酮。但睾酮对人体肌腱和韧带的调节作用仍不明确。

睾酮水平与 ACL 僵硬度成正比，而雌激素和雌激素与睾酮的比值与 ACL 的僵硬度成反比。睾酮对肌腱胶原蛋白含量和组织刚度的合成代谢效应得到了人体研究数据的支持。该数据显示，在休息状态下，年轻男性的肌腱胶原蛋白合成速度高于女性（Magnusson 等，

2007）。此外，动物实验结果表明，睾酮能够增加前列腺和髋关节囊中的胶原含量，并缩小髌腱和韧带的被动活动范围。体外研究结果还表明，在短期接触高剂量睾酮后，人的肌腱细胞数量增加，表型改变。因此，据报道，男性膝关节松弛度低于女性，韧带和肌腱僵硬程度高于女性，可能与年轻男性的睾酮水平大约是年轻女性的 7 倍有关。然而，在月经正常的绝经前女性中，睾酮水平会在排卵前后波动并提高，其间观察到膝关节松弛加剧。尽管如此，女性的睾酮水平仍低于男性，研究结果表明，雌激素对女性肌腱和韧带生物力学特性的影响占主导地位。然而，如在乳腺组织中所见，睾酮可能会抵消雌激素的作用。动物实验数据表明睾酮以相反的方向改变雌激素受体 α 和 β 的表达，也支持了后一种观点。

睾酮也可能会对肌腱和韧带的适应性训练产生积极影响。然而，人类的基础数据主要基于男性和女性相比较的横截面数据，表明在急性运动中，男性的肌腱合成率高于女性（Magnusson 等，2007）。此外，经过 12 周的高山滑雪训练后，尽管肌腱的 CSA 并未发生显著改变，但老年男性（67 岁）髌腱僵硬度的增加幅度（19%）大于老年女性（9%）（Seynnes 等，2011）。事实证明，老年男性和绝经后女性循环中的雌激素水平相当，但男性的睾酮水平较高，表明这是雄激素效应而非雌激素效应。

与雌激素类似，睾酮对肌腱和韧带损伤风险的潜在有益作用可能取决于睾酮浓度的最佳范围。在进行抗阻训练并使用雄性合成类固醇的运动员中，肌腱的硬度和模量均高于未使用的运动员（Seynnes 等，2013），但肌腱 CSA 在运动对照组中要高 15%。髌腱形态和力学性能的差异表明，滥用雄激素会影响训练适应和胶原重塑，并使肌腱在负重时承受更高的应力。支持性的动物数据表明，雄性合成类固醇会抵消运动对跟腱的有益影响，使最大应力值降低。病例报告与这些观察结果一致，都表明滥用睾酮或合成的睾酮衍生物会增加肌腱和韧带损伤及断裂的风险（Kanayama 等，2015）。肌肉质量和力量的显著增加可能会进一步导致肌腱和骨骼肌在训练适应中的不平衡，并增加滥用者肌腱断裂的风险。

松弛素不仅与胶原酶激活、肌腱松弛度增加和 ACL 损伤风险增加有关，同时也与韧带愈合改善有关（Dehghan 等，2014；Dragoo 等，2011；Pearson 等，2011）。有趣的是，动物实验数据表明睾酮下调了松弛素受体的表达，从而减弱了松弛素的作用。相比之下，动物实验数据显示，孕酮和高剂量雌激素会上调松弛素受体的表达。因此，睾酮、孕酮和雌激素不仅会直接影响肌腱和韧带，还会通过改变对松弛素的反应来影响肌腱的胶原更新、胶原含量和交联。

临床总结

肌腱和韧带的过度使用、创伤和损伤的风险在男女间有所不同。肌腱生物力学性能、肌腱形态和肌腱胶原更新的性别差异可用性激素进行解释。不过，由于内、外因素之间复杂的相互作用，例如，衰老、训练状态和营养摄入，以及激素相互作用，在人体研究中很难确定性激素对肌腱和韧带的单独影响。然而，平衡生理浓度下的雌激素和睾酮对肌腱健康和身体机能很重要，过低或过高的内源性或外源性性激素浓度都可能增加受伤风险，导致其对机械负荷的适应不足。值得注意的是，肌腱和韧带胶原蛋白含量在青少年性成熟期就已初步确定，这一时期的性激素差异、肌腱和韧带损伤风险的性别差异尤其明显。然而，在成年期和老年期，机械负荷、内源性和外源性性激素水平的显著变化似乎会改变肌腱和韧带的力学性能，从而改变急性损伤和过劳损伤的风险。但有针对性的预防性训练能够改善肌腱和韧带的生物力学特性，减少关节松弛，降低受伤风险。提高身体素质和耐力是降低非接触性损伤风险的重要因素，因为疲劳可能会损害动作的协调性，从而增加风险。此外，提高腘绳肌活性和力量的训练，以及平衡、适当的落地和剪切（cutting）技术，都可能有助于预防 ACL 断裂（Bencke 等，2018；Monajati 等，2016；Renstrom 等，2008）。

需要指出的是，从未来研究的角度来看，本

章主题的相关数据仍然很少，需要更多的研究来详细确定内源性和外源性性激素在生命周期中的影响。迄今为止，研究主要集中在ACL、跟腱和髌腱。未来研究可能会阐明性激素是否会根据肌腱和韧带的位置和功能产生不同的影响。

（燕琪 关玲）

参考文献

Abate, M., Schiavone, C., Di Carlo, L. & Salini, V. (2014) Prevalence of and risk factors for asymptomatic rotator cuff tears in postmenopausal women. *Menopause.* 21: 275–280.

Agel, J., Bershadsky, B. & Arendt, E.A. (2006) Hormonal therapy: ACL and ankle injury. *Med Sci Sports Exerc.* 38: 7–12.

Bencke, J., Aagaard, P. & Zebis, M.K. (2018) Muscle activation during ACL injury risk movements in young female athletes: a narrative review. *Front Physiol.* 9: 445.

Charlton, W.P., Coslett-Charlton, L.M. & Ciccotti, M.G. (2001) Correlation of estradiol in pregnancy and anterior cruciate ligament laxity. *Clin Orthop Relat Res.* 165–170.

Cherni, Y., Desseauve, D., Decatoire, A., Veit-Rubinc, N., Begon, M., Pierre, F. & Fradet, L. (2019) Evaluation of ligament laxity during pregnancy. *J Gynecol Obstet Hum Reprod.*

Chidi-Ogbolu, N. & Baar, K. (2018) Effect of estrogen on musculoskeletal performance and injury risk. *Front Physiol.* 9: 1834.

Cook, J.L., Khan, K.M., Kiss, Z.S. & Griffiths, L. (2000) Patellar tendinopathy in junior basketball players: a controlled clinical and ultrasonographic study of 268 patellar tendons in players aged 14-18 years. *Scand J Med Sci Sports.* 10: 216–220.

Couppé, C., Kongsgaard, M., Aagaard, P., Hansen, P., Bojsen-Moller, J., Kjaer, M. & Magnusson, S.P. (2008) Habitual loading results in tendon hypertrophy and increased stiffness of the human patellar tendon. *J Appl Physiol.* 105: 805–810.

Dalgaard, L.B., Dalgas, U., Andersen, J.L., Rossen, N.B., Møller, A.B., Stødkilde-Jørgensen, H., Jørgensen, J.O., Kovanen, V., Couppé, C., Langberg, H., Kjær, M., Hansen, M. (2019) Influence of Oral Contraceptive Use on Adaptations to Resistance Training. *Front Physiol.* Jul 2;10: 824.

Deep, K. (2014) Collateral ligament laxity in knees: what is normal? *Clin Orthop Relat Res.* 472: 3426–3431.

Dehghan, F., Haerian, B.S., Muniandy, S., Yusof, A., Dragoo, J.L. & Salleh, N. (2014) The effect of relaxin on the musculoskeletal system. *Scand J Med Sci Sports.* 24: e220–e229.

Dragoo, J.L., Castillo, T.N., Braun, H.J., Ridley, B.A., Kennedy, A.C. & Golish, S.R. (2011) Prospective correlation between serum relaxin concentration and anterior cruciate ligament tears among elite collegiate female athletes. *Am J Sports Med.* 39: 2175–2180.

Edouard, P., Branco, P. & Alonso, J.M. (2016) Muscle injury is the principal injury type and hamstring muscle injury is the first injury diagnosis during top-level international athletics championships between 2007 and 2015. *Br J Sports Med.* 50: 619–630.

Hansen, M. (2018) Female hormones: do they influence muscle and tendon protein metabolism? *Proc Nutr Soc.* 77: 32–41.

Hansen, P., Aagaard, P., Kjaer, M., Larsson, B. & Magnusson, S.P. (2003) Effect of habitual running on human Achilles tendon load-deformation properties and cross-sectional area. *J Appl Physiol.* 95: 2375–2380.

Hansen, M., Boesen, A., Holm, L., Flyvbjerg, A., Langberg, H. & Kjaer, M. (2013) Local administration of insulin-like growth factor-I (IGF-I) stimulates tendon collagen synthesis in humans. *Scand J Med Sci Sports.* 23(5): 614–9.

Hansen, M., Couppé, C., Hansen, C.S., Skovgaard, D., Kovanen, V., Larsen, J.O., Aagaard, P., Magnusson, S.P. & Kjaer, M. (2013) Impact of oral contraceptive use and menstrual phases on patellar tendon morphology, biochemical composition, and biomechanical properties in female athletes. *J Appl Physiol.* 114: 998–1008.

Hansen, M., Kongsgaard, M., Holm, L., Skovgaard, D., Magnusson, S.P., Qvortrup, K., Larsen, J.O., Dahl, M., Serup, A., Frystyk, J., Flyvbjerg, A., Langberg, H. & Kjaer, M. (2009a) Effect of estrogen on tendon collagen synthesis, tendon structural characteristics, and biomechanical properties in postmenopausal women. *J Appl Physiol.* 106: 1385–1393.

Hansen, M., Miller, B.F., Holm, L., Doessing, S., Petersen, S.G., Skovgaard, D., Frystyk, J., Flyvbjerg, A., Koskinen, S., Pingel, J., Kjaer, M. & Langberg, H. (2009b) Effect of administration of oral contraceptives in vivo on collagen synthesis in tendon and muscle connective tissue in young women. *J Appl Physiol.* 106: 1435–1443.

Heinemeier, K.M., Schjerling, P., Ohlenschlaeger, T.F., Eismark, C., Olsen, J. & Kjaer, M. (2018) Carbon-14 bomb pulse dating shows that tendinopathy is preceded by years of abnormally high collagen turnover. *FASEB J.* 32: 4763–4775.

Herzberg, S.D., Motu'apuaka, M.L., Lambert, W., Fu, R., Brady, J. & Guise,

J.M. (2017) The effect of menstrual cycle and contraceptives on ACL injuries and laxity: a systematic review and meta-analysis. *Orthop J Sports Med.* 5: 2325967117718781.

Holmes, G.B. & Lin, J (2006) Etiologic factors associated with symptomatic achilles tendinopathy. *Foot Ankle Int.* 27: 952–959.

Huttunen, T.T., Kannus, P., Rolf, C., Fellander-Tsai, L. & Mattila, V.M. (2014) Acute achilles tendon ruptures: incidence of injury and surgery in Sweden between 2001 and 2012. *Am J Sports Med.* 42: 2419–2423.

Kanayama, G., Deluca, J., Meehan, W.P., Hudson, J.I., Isaacs, S., Baggish, A., Weiner, R., Micheli, L. & Pope, H.G. (2015) Ruptured tendons in anabolic-androgenic steroid users: a cross-sectional cohort study. *Am J Sports Med.* 43: 2638–2644.

Kongsgaard, M., Reitelseder, S., Pedersen, T.G., Holm, L., Aagaard, P., Kjaer, M. & Magnusson, S.P. (2007) Region specific patellar tendon hypertrophy in humans following resistance training. *Acta Physiol.* 191: 111–121.

Leblanc, D.R., Schneider, M., Angele, P., Vollmer, G. & Docheva, D. (2017) The effect of estrogen on tendon and ligament metabolism and function. *J Steroid Biochem Mol Biol.* 172: 106–116.

Lee, C.A., Lee-Barthel, A., Marquino, L., Sandoval, N., Marcotte, G.R. & Baar, K. (2015) Estrogen inhibits lysyl oxidase and decreases mechanical function in engineered ligaments. *J Appl Physiol.* 118: 1250–1257.

Lee, H., Petrofsky, J.S., Daher, N., Berk, L. & Laymon, M. (2014) Differences in anterior cruciate ligament elasticity and force for knee flexion in women: oral contraceptive users versus non-oral contraceptive users. *Eur J Appl Physiol.* 114: 285–294.

Lemoine, J.K., Lee, J.D. & Trappe, T.A. (2009) Impact of sex and chronic resistance training on human patellar tendon dry mass, collagen content, and collagen cross-linking. *Am J Physiol Regul Integr Comp Physiol.* 296: R119–R124.

Magnusson, S.P., Hansen, M., Langberg, H., Miller, B., Haraldsson, B., Westh, E.K., Koskinen, S., Aagaard, P. & Kjaer, M. (2007) The adaptability of tendon to loading differs in men and women. *Int J Exp Pathol.* 88: 237–240.

Melin, A.K., Heikura, I.A., Tenforde, A. & Mountjoy, M. (2019) Energy availability in athletics: health, performance and physique. *Int J Sport Nutr Exerc Metab.* 1–35.

Minahan, C., Joyce, S., Bulmer, A.C., Cronin, N. & Sabapathy, S. (2015) The influence of estradiol on muscle damage and leg strength after intense eccentric exercise. *Eur J Appl Physiol.* 115: 1493–1500.

Monajati, A., Larumbe-Zabala, E., Goss-Sampson, M. & Naclerio, F. (2016) The effectiveness of injury prevention programs to modify risk factors for non-contact anterior cruciate ligament and hamstring injuries in uninjured team sports athletes: a systematic review. *PLoS One.* 11: e0155272.

Pearson, S.J., Burgess, K.E. & Onambele, G.L. (2011) Serum relaxin levels affect the in vivo properties of some but not all tendons in normally menstruating young women. *Exp Physiol.* 96: 681–688.

Prodromos, C.C., Han, Y., Rogowski, J., Joyce, B. & Shi, K. (2007) A meta-analysis of the incidence of anterior cruciate ligament tears as a function of gender, sport, and a knee injury-reduction regimen. *Arthroscopy.* 23: 1320–1325.

Rahr-Wagner, L., Thillemann, T.M., Mehnert, F., Pedersen, A.B. & Lind, M. (2014) Is the use of oral contraceptives associated with operatively treated anterior cruciate ligament injury? A case-control study from the Danish Knee Ligament Reconstruction Registry. *Am J Sports Med.* 42: 2897–2905.

Renstrom, P., Ljungqvist, A., Arendt, E., Beynnon, B., Fukubayashi, T., Garrett, W., Georgoulis, T., Hewett, T.E., Johnson, R., Krosshaug, T., Mandelbaum, B., Micheli, L., Myklebust, G., Roos, E., Roos, H., Sschamasch, P., Shultz, S., Werner, S., Wojtys, E. & Engebretsen, L. (2008) Non-contact ACL injuries in female athletes: an International Olympic Committee current concepts statement. *Br J Sports Med.* 42: 394–412.

Seynnes, O.R., Kamandulis, S., Kairaitis, R., Helland, C., Campbell, E.L., Brazaitis, M., Skurvydas, A. & Narici, M.V. (2013) Effect of androgenic-anabolic steroids and heavy strength training on patellar tendon morphological and mechanical properties. *J Appl Physiol.* 115: 84–89.

Seynnes, O.R., Koesters, A., Gimpl, M., Reifberger, A., Niederseer, D., Niebauer, J., Pirich, C., Muller, E. & Narici, M.V. (2011) Effect of alpine skiing training on tendon mechanical properties in older men and women. *Scand J Med Sci Sports.* 21: S39–S46.

Shultz, S.J., Levine, B.J., Nguyen, A.D., Kim, H., Montgomery, M.M. & Perrin, D.H. (2010) A comparison of cyclic variations in anterior knee laxity, genu recurvatum, and general joint laxity across the menstrual cycle. *J Orthop Res.* 28: 1411–1417.

Sullivan, B.E., Carroll, C.C., Jemiolo, B., Trappe, S.W., Magnusson, S.P., Dossing, S., Kjaer, M. & Trappe, T.A. (2009) Effect of acute resistance exercise and sex on human patellar tendon structural and regulatory mRNA expression. *J Appl Physiol.* 106: 468–475.

第 4 章

肌腱与骨骼肌的应力负荷和基质重塑：细胞的机械刺激和组织重塑

Michael Kjaer

引言——组织和细胞的力学负荷概念

无论是轻松的散步，还是高强度的跑步、跳跃及投掷等运动，它们产生的应力负荷主要施加于身体的结缔组织。结缔组织必须承受肌肉收缩活动形成的高强负荷，但过高的负荷会使韧带、肌腱或骨骼等结缔组织出现急性损伤。当结缔组织承受的单个应力负荷超过其承受能力时，就会造成组织撕裂或断裂。

在承受重复负荷方面，结缔组织的负荷承受能力、潜在适应能力，与组织病理性发展、相关临床症状之间存在着微妙但尚未明确的联系。但显然，在职业体育运动中，对特定身体部位进行重复、高强度的体能训练，确实可以证明身体的耐受极限。表 4.1 显示，在跑步、游泳和赛艇等运动项目中，职业运动员的下肢、肩部或上半身每周承受的重复负荷多达 40 000~50 000 次。显然，运动员对重复负荷的耐受程度因遗传差异而不同，但一般来说，如果运动员的训练量大于表 4.1 中给出的训练量，则大多数运动员的运动成绩都会下降，该观点得到了大家的认同。总的来说，这种成绩的下降不太可能是训练总时长过长造成的，因为在一些运动项目中，运动员身体承受的负荷要比表 4.1 中列出的更为多样化，例如铁人三项选手，他们每周训练达 35~38 小时，却不会出现成绩下滑或损伤累积。因此，表 4.1 似乎表明，每个特定区域的结缔组织都有其所能承受的重复负荷上限。

表 4.1 优秀运动员结缔组织的负荷耐受限度

项目	训练量	组织负荷重复次数 / 周
长跑	120km/ 周（步距 1.5m）	约 40 000 步 / 腿
游泳	3~4h/d（30~40 划 /min）	约 26 000 划 / 手臂
赛艇	3~4h/d（22~35 划 /min）	约 38 000 划

人体的结缔组织能够承受大量的负荷，包括从净拉伸负荷到更大的压缩负荷。来自动物实验和近期人体实验的数据表明，增加负荷可改善肌腱、韧带、骨和软骨的形态和强度（表 4.2）。但这种适应性改变显然是比较和缓的，需要较长的时间。与骨骼肌的适应性相比，训练引起的基质组织变化较为缓慢。另外，研究发现不运动也会对不同的结缔组织产生不同的影响，通常表现为组织强度和力学性能有所损失（见表 4.2）。这些发现表明，结缔组织高度依赖日常生活中的正常负荷，在机械负荷缺失时会变得非常脆弱。当人不活动时，其结缔组织的体积并不会迅速萎缩，但其力学性能会在 1~2 周内迅速改变。目前尚不清楚其中的机制，但研究表明，分子结构与组织力学性

表 4.2　结缔组织对身体长期训练和不运动的适应性改变

功能	能力（急性）	训练（增长百分比）	缺乏运动（4~8 周下降百分比）	
	结缔组织		**月**	
肌腱	100MPa	10	30（+ 僵硬 / 交联）	
韧带	60~100MPa	10	30	（+ 僵硬 / 弹性蛋白）
骨	50~200MPa	5~10	30	（+ 矿化 /Ca^{2+}）
软骨	5~40MPa	5~10	30	（+ 水 / 蛋白聚糖）
	骨骼肌		**月**	
长度		100	60	
肌肉量		60	20~30	

能高度相关，并会在无负荷时快速变化。通过人造肌腱实验发现，仅在肌腱样结构中保持几天无负荷状态，就会导致其纤维排列紊乱。在人体中，肌腱力学性能快速变化的同时，对交联分子形成至关重要的酶的表达也发生变化。

机械传导——信号与结果

结缔组织的应力负荷是一个复杂的过程，有多个步骤将最初的机械应力转换为化学信号。首先激活的是整联蛋白受体，导致黏附和应力传导通道激活（Kjaer，2004；Magnusson 等，2010）。Rho-Rock 通道是一个重要的应力传导通道，多项研究均证实了该通道在应力传导中的重要作用。它激活细胞核的蛋白质合成，促使基质蛋白合成，例如胶原蛋白，随后组织结构也发生变化，即组织密度更高、体积更大，使纤维和其他结构组织发生改变，最终导致基质组织的力学性能发生变化（图 4.1）。

应力负荷也会导致 IGF-Ⅰ和 TGF-β 等局部生长因子上调（即基因表达更多，蛋白质合成增加）。这些因子可能会从结缔组织的成纤维细胞中释放出来。这些生长因子是以自分泌还是旁分泌方式起作用尚不明确，但已发现这些因子的增加与运动诱导的胶原蛋白合成增加有关。这表明生长因子的释放和基质蛋白的形成之间存在直接关联（见图 4.1）。也有部分研究表明，应力负荷和生长因子可以形

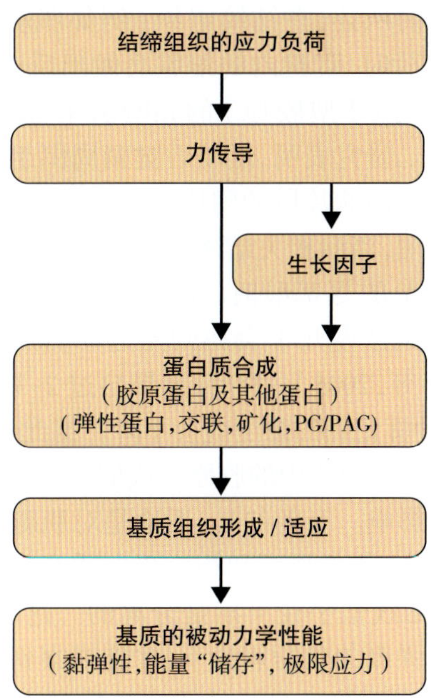

图 4.1　结缔组织的应力负荷

成累加效应或协同效应，以此来刺激基质组织（Magnusson 等，2010）。

在动物实验中发现，应力负荷能够增加胶原蛋白表达和蛋白质合成（Heinemeier 等，2007）。在人体实验中，可采用氨基酸标记示踪的方式来证实腱鞘周围组织和肌腱组织中的蛋白质合成过程（Miller 等，2005）。此外，人体实验中也证实了胶原蛋白组织的降解。尽管随着应力负荷的变化，肌腱组织中胶原量出

现了动态变化，但肌腱组织结构在应力负荷下并未发生大的改变。最新研究表明，在17岁前，肌腱结构可以改变，此后完整的未受伤肌腱会保持稳定的结构（Heinemeier等，2013）。事实上，训练有素的人的跟腱和髌腱横截面积要比未经训练的人大，并且同一个人较为强壮一侧腿的肌腱直径也要大于对侧腿（Couppé等，2008）。这均表明，肌腱组织的增长或是由于早期的训练，或是由于肌腱表层的新组织一直在增加，就像树木的年轮在年复一年地加层一样。

细胞对应力的反应：从体外到体内

如前所述，在结缔组织（例如肌腱）承受应力负荷时，肌腱内的细胞会做出反应，基质核心成分（Ⅰ型胶原）的mRNA和蛋白质合成增加。研究表明，运动后腱鞘周围组织间隙中的胶原前肽片段的间质浓度升高。此外，研究还表明，当向相关结缔组织内注射标记有稳定同位素的氨基酸时，肌腱和骨骼中同位素标记物的浓度几乎会在剧烈运动后成倍增加（Miller等，2005）。相反，如果超过2~3周不运动，这种标记物的浓度就会下降。据此推断，肌腱和骨骼肌间质中的胶原生成似乎会受到应力负荷的影响。有趣的是，不论是对肌腱还是对肌肉而言，负荷强度和相应蛋白质合成之间的量-效曲线似乎在早期是分离的。这意味着，在中等强度的负荷刺激下，才能观察到结缔组织的反应。结缔组织的适应速度通常较为缓慢，因此适度的负荷刺激也会导致蛋白质合成增加。这表明，在受伤后的康复过程中，倘若结缔组织由于太过虚弱而无法承受高强度的肌肉抗阻训练，也可用相对较低的强度进行刺激。

现在的问题是，这一现象代表了真正的组织更新和现有纤维结构的替换，还是代表了一种机制，即在损伤的情况下，应力负荷可以促进胶原蛋白的重构。在成年人的肌腱组织中，即便是微小断裂也会引发大部分肌腱组织的保护抑制，导致活动受限。可以通过实验来验证这一点，用大气中放射性同位素^{14}C来标记不同年龄段的结缔组织。这一方法是可行的，因为在20世纪50年代末到60年代初的原子弹试验中，^{14}C的含量达到了顶峰，之后核爆实验被禁止，空气中的^{14}C在随后几年逐步下降。用这种方法可以证明，人体的组织更新会在生长发育的最初17年里增加，而成年后的肌腱中没有显著的胶原蛋白更新（Heinemeier等，2013）。也就是说，尽管承受着应力负荷，但成年人肌腱的更新依旧较慢，只有受到损伤时才会发生改变。因此，成年人肌腱组织中的细胞主要处于休眠状态，只有在紧急情况下才会被激活。

在细胞培养中，当成年人的肌腱细胞被分离出来，并在3D培养环境中生长时，其黏附方式使之受到张力影响而形成新的人造肌腱组织。这些人造肌腱富含细胞，能够产生新的纤维组织，呈现出排列规则的纤维结构，并具有与自然组织细胞相同的力学性能。它们同样表达了对腱组织起重要作用的蛋白质（如纤维胶原），以及肌腱的表型蛋白质（如腱调节蛋白）。有趣的是，当这些腱组织的张力被释放时，这些细胞都会失去胶原蛋白、腱调节蛋白和机械敏感性整合素受体的表达。这些变化似乎无法通过大量增加转化生长因子（如TGF-β）来补偿。这些都表明，应力负荷对于促进基质中重要蛋白质的形成至关重要。

应力负荷对基质细胞和组织的长期影响

我们尚未完全搞清楚成人的肌腱组织对体能训练的适应程度。在横断面研究中，耐力跑者的跟腱结构比体重相当的未接受训练者更厚。此外，对不同运动类型的运动员进行比较，我们发现，经常给小腿重复施加负荷刺激的跑步运动员，以及具有爆发性起跳运动的排球运动员的跟腱要比皮划艇运动员的更粗，因为皮划艇运动员腿部负荷很小，但他们的运动状态相似（Magnusson等，2010）。出色的老年跑步者的髌腱横截面积要大于未经训练的同龄男性，其组织纤维的体积也更大。这表明不能用组织中的水分累积来解释受过训练者和未经训练者的肌腱差异。这些数据表明，差异可能是刺激的不同而造成的。对击剑、羽毛球等双腿负荷不同的运动的研究进一步佐证了与训练有关的适应性理论。在这些例证中，一条腿股四头肌的肌力越大，其髌腱的横截面积也就越大（Couppe 等，2008）。但目前尚不清楚腱组织的这些适应性变化是发生在年轻时期，还是会贯穿一生。

在骨骼肌中，常规训练不会显著增加胶原蛋白的含量，但极端的负荷确实会促使胶原蛋白的合成增加。这表明训练可能也会使胶原降解增加，最终胶原的总含量并没有因为训练而增加。这并不表明多大的训练量才能使肌内结缔组织的力学性能发生改变，因为这与胶原数量无关，而与纤维排列有关，或与组织力学性能相关的其他分子的合成有关，如交联（图 4.2）。

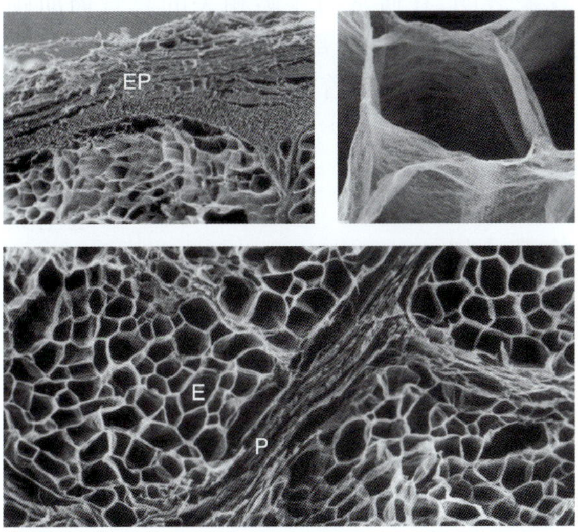

图 4.2　电子显微镜下的肌内结缔组织（去除骨骼肌蛋白后的牛半腱肌）。左上图，肌外膜（EP）；右上图，包绕单个肌纤维的肌内膜；下图，肌束膜（P）和肌内膜（E）。经 Nishimural 等（1994）授权使用

应力负荷的生理和病理反应之间的临界值

应力负荷作用于结缔组织时，多大较为合适，多大就会过度，是一个非常重要但迄今尚未解决的问题。我们知道，在训练期间进行适当的休息有助于充分刺激蛋白质的合成与分解，使其处于动态平衡，避免结缔组织的网状结构随着时间推移而逐渐降解。失衡是否是导致基质组织应力超负荷的主要“途径”，目前尚不完全清楚。应力负荷过量会导致细胞凋亡，热激蛋白及炎症物质的释放。这也许表明，在超负荷的基质组织中，细胞正在改变其任务，从基质蛋白质的合成、保持和更新，变为将生存作为主要目标（Millar，2005）。在组织超负荷的情况下，超负荷的细胞会自我封闭，以避免进一步承受负荷，由此会导致局部缺乏应力刺激而出现降解（Arnoczky 等，2007）。有趣的是，肌腱早期超载时的组织学和微观结构变化并不会像模拟实验中显示的那样发生肌腱断裂。因此，这代表了过度使用结缔组织背后的一些其他变化。众所周知，在一些组织（如肌腱）中，组织的过度使用与新生血管形成和神经结构的内生长有关，这会导致超负荷组织出现疼痛（Magnusson 等，2010）。

成熟和衰老的影响

与骨骼肌纤维相比，关于衰老对相关结缔组织的影响，我们还知之甚少。虽然随着年龄的增长，这些组织似乎更容易发生损伤，但其潜在机制尚未阐明。虽然文献资料结果并不完全一致，但目前的体外数据表明，衰老往往伴随着细胞增殖潜能的降低，以及干 / 祖样细胞数量的减少。此外，成年后肌腱的核心似乎不再更新或极少更新。相比之下，在衰老过程中，胶原蛋白含量、腱组织整体大小和纤维直径似乎相当稳定。衰老最显著的特征是相关的糖化衍生交联（glycation-derived cross-link）大幅增加。

大量的生物力学、细胞学和形态学变化在成熟过程中已经发生。衰老似乎与破坏强度（failure strength）和硬度的降低有关（即弹性模量降低，图 4.3）。这些力学性能的变化可能会增加受伤风险，但这种影响的具体机制仍有待阐明。

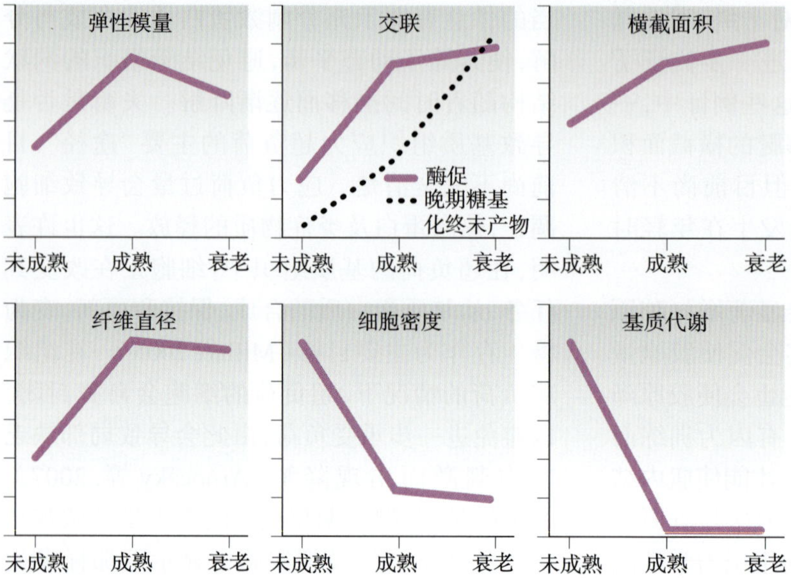

图 4.3 肌腱组织随成熟和衰老而发生变化的示意。这些图表不代表具体数据，只反映大体趋势。每个参数的最大值朝向图形的顶部，而其余部分的线表示相对趋势。经 Svensson 等（2016）授权使用

最近的一项研究用磁共振检查了整日久坐或接受耐力训练的老年人（65 岁左右）和年轻人（25 岁左右）的大腿肌肉结缔组织（Mikkelsen 等，2017）。结果发现，老年人的非收缩性肌内组织（脂肪和纤维结缔组织）总横截面积较大，而受过训练的人则较小。受过训练的人皮下脂肪组织也较少，但这显然与年龄无关。两个老年组的纤维结缔组织数量较多，而在两个受过训练组中则较少（图 4.4）。在未受过训练的男性中，老年人体内纤维结缔组织的平均比例是年轻人的 2.3 倍。

在股外侧肌活检中，年龄或训练对肌内膜结缔组织没有影响，而在两个老年组中，肌束膜组织似乎更为复杂。未观察到肌内炎症信号与训练相关。各组间的 IL-6 和 TNF-α 编码基因表达没有差异，而 IL-1 受体和 TNF-α 受体 1 的基因表达水平随年龄增长而降低。

由此我们得出结论，任何严重的肌内炎症信号变化似乎都不是由肌肉结缔组织增加和衰老引起的，而是由蛋白质合成和蛋白质水解的直接调节因子引起，这可能与衰老引起的人体肌肉量减少有关。

老年受试者肌肉结缔组织总面积较大的现象表明，在通常与年龄相关的总骨骼肌损失中低估了收缩肌部分和肌肉力量的真实损失。简而言之，随着年龄的增长，我们的收缩肌纤维会越来越少，而肌肉结缔组织会越来越多。

临床小结

结缔组织的机械载荷对于基质的组成、结构和被动力学性能的维持和适应具有重要意义。然而，问题是结缔组织中的细胞能感觉到什么。是拉力还是其他类型的压力？然而，毫无疑问，结缔组织会对机械负荷产生反应，但反应却非常不同，这取决于负荷的大小、基质组织的类型和个体的特征。例如，临床工作实际表明，运动会引起组织超载，但是什么样的体征和标志是超载的“警示牌”，目前还不明确。尽管如此，在许多临床实践中，结缔组织承受的应力负荷显然很小。现有资料显示，应力负荷为基质组织的适应提供了最强的刺激之一，使其变得更加强壮，并使损伤恢复和愈合速度比没有应力负荷时更快。定期体育运动的力学刺激也能够抵消一些结构组织的老化。

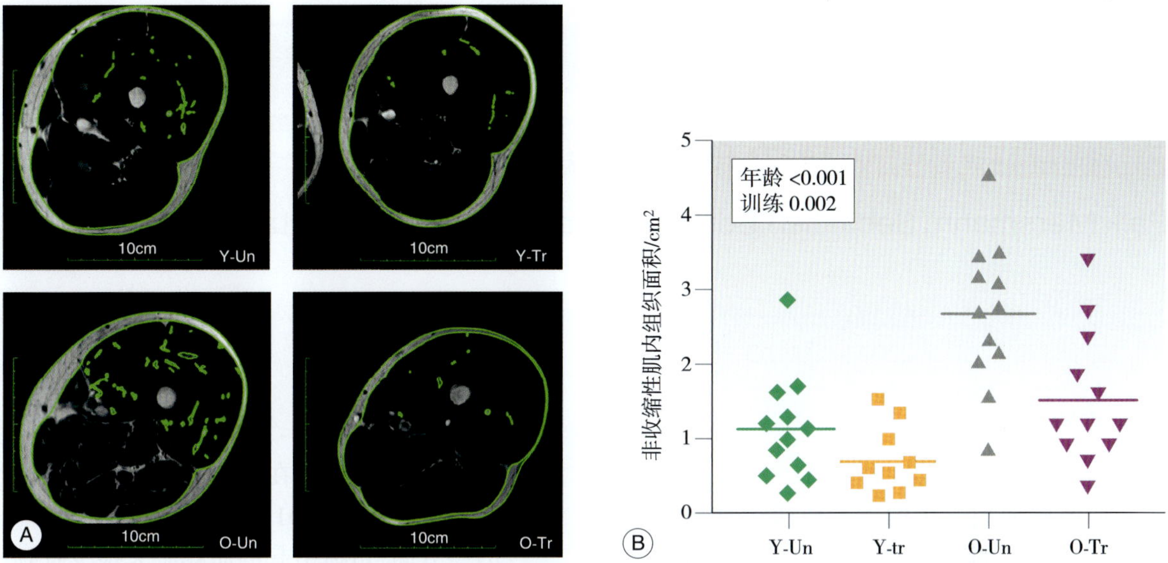

图 4.4　大腿肌肉组织内部及周围（不包括皮下脂肪组织）的非收缩性结缔组织（NCIT）横截面积比较。A. 显示了四组代表性图片，NCIT 用绿色表示；B. 显示单个 NCIT 的平均值。训练和衰老对这四组都有重要影响：经过耐力训练的跑步者（O-Tr），年龄较大、未受过训练的对照组（O-Un），与跑步距离相同的年轻男性（Y-Tr）及未经训练的年轻对照组（Y-Un）。经 Mikkelsen 等（2017）授权使用

（燕琪　关玲）

参考文献

Arnoczky, S.P., Lavagnino, M. & Egerbacher, M. (2007) The mechanobiological aetiopathogenesis of tendinopathy: is it the over-stimulation or the under-stimulation of tendon cells? *Int J Exp Pathol*. 88: 217–226.

Couppé, C., Kongsgaard, M., Aagaard, P., Hansen, P., Bojsen-Moller, J., Kjaer, M. & Magnusson, S.P. (2008) Habitual loading results in tendon hypertrophy and increased stiffness of the human patellar tendon. *J Appl Physiol*. 105: 805–810.

Heinemeier, K.M., Olesen, J.L., Haddad, F., Langberg, H., Kjaer, M., Baldwin, K.M. & Schjerling, P. (2007) Expression of collagen and related growth factors in rat tendon and skeletal muscle in response to specific contraction types. *J Physiol*. 582: 1303–1316.

Heinemeier, K.M., Schjerling, P., Heinemeier, J., Magnusson, S.P. & Kjaer, M. (2013) Lack of tissue renewal in human adult Achilles tendon is revealed by nuclear bomb 14C. *FASEB J* 27: 2074–2079.

Kjaer, M. (2004) Role of extracellular matrix in adaptation of tendon and skeletal muscle to mechanical loading. *Physiol Rev*. 84: 649–698.

Magnusson, S.P., Langberg, H. & Kjaer, M. (2010) The pathogenesis of tendinopathy: balancing the response to loading. *Nat Revs Rheumatol*. 6: 262–268.

Mikkelsen, U.R., Agergaard, J., Couppé, C., Grosset, J.F., Karlsena, A., Magnusson, S.P., Schjerling, P., Kjaer, M. & Mackey, A.L. (2017) Skeletal muscle morphology and regulatory signalling in endurance-trained and sedentary individuals: The influence of ageing. *Exp Gerontol*. 93: 54–67.

Miller, B.F., Olesen, J.L., Hansen, M., Dossing, S., Crameri, R.M., Welling, R.J., Langberg, H., Flyvbjerg, A., Kjaer, M., Babraj, J.A., Smith, K. & Rennie, M.J. (2005) Coordinated collagen and muscle protein synthesis in human patella tendon and quadriceps muscle after exercise. *J Physiol*. 567: 1021–1033.

Nishimura, A., Hattori, A., Tkahashi, K. (1994) Ultrastructure of the intra muscular connective tissue in skeletal muscle. *Acta Anat*. 151: 250–7.

Svensson, R.B., Heinemeier, K.M., Couppé, C., Kjaer, M. & Magnusson, S.P. (2016) Effect of aging and exercise on the tendon. *J Appl Physiol*. 121: 1353–1362.

第 5 章

肌腱组织的应力负荷与适应性反应

Falk Mersmann, Sebastian Bohm and Adamantios Arampatzis

肌腱的可塑性机制

肌腱将肌肉产生的力量传递给骨骼，从而产生运动。肌腱的弹性使其在受到负荷时变形（大部分是拉长），并在负荷被释放后恢复到原来的长度，这会影响肌束的行为，因此对运动表现具有重要影响。肌肉能很好地适应运动，肌腱似乎也有一定程度的可塑性。早在 20 世纪 40 年代，通过比较具有不同程度的习惯性负荷的大鼠肌腱，已经证明肌腱组织对机械刺激非常敏感（Ingelmark, 1945）。但是，还需要技术和方法的更大进步才能探明人类肌腱的体内适应机制。过去二十年的研究充分证明，肌腱组织在人的一生中都在不断进行适应调整。例如在抗阻训练过程中，当肌腱反复承受增加的应力负荷时，肌肉力量和肌腱硬度会同时增加（Kubo 等, 2001；Arampatzis 等, 2007）。肌腱的刚度被定义为所施加的力与其伸长率之间的关系，因此，它代表了肌腱抵抗力的能力（图 5.1）。

肌腱响应负荷时变硬的机制有两种解释。特别是在肌腱适应的早期阶段，细胞外基质的结构变化似乎会影响组织的材料特性，并加强胶原网络内部生物力学的整体性。这些潜在的变化可能包括了纤维内和纤维间胶原交联的类型和程度（Depalle 等, 2015）、可促进纤维间连接和力传递的糖胺聚糖含量（Cribb 和 Scott, 1995），以及胶原面积比例（Robinson 等, 2004）。尽管目前认为肌腱的核心组织相对具有惰性（Heinemeier 等, 2013），但肌腱的弹性模量（基于应力 - 应变关系的材料特性的衡量指标）可能会在训练 10~14 周后增加 85%（Wiesinger 等, 2015）。

另一方面，负荷引起的肌腱肥大很少看到，而现在认为负荷造成的长期生物力学改变是肌腱硬度增加的机制（Bohm 等, 2015）。径向生长可能通过肌腱外层合成新的细胞外基质来实现（Gumucio 等, 2014）。肌腱横截面积似乎在训练 3 个月后才会显著增加，并且似乎也只是在特定部位增加（即肌腱的某些区域横截面积增加，而在其他区域保持不变；Arampatzis 等, 2007；Kongsgaard 等, 2007）。在对人类跟腱或髌腱的纵向研究中发现，桡骨肌腱的生长量通常为中等；但经过数年锻炼可能会使其显著增加，增幅高达 35%（Wiesinger 等, 2015）。

我们对于肌腱的代谢反应与肌腱组织的结构、形态和力学变化之间的相互关系尚不清楚。很有必要进一步确认与体内研究相关的方法学挑战和简化假设，以确定上述适应过程的发展时序。尽管如此，很显然，为了适应系统负荷，肌腱的硬度会随之增加，并且其特性很可能在肌腱肥大之前就发生了改变。

肌腱训练的意义

如上所述，随着肌肉力量的发展，肌腱硬度的长期适应性可能是一种防止受伤的保护机制。肌腱的极限应变应该是相对恒定的（LaCroix 等, 2013），当肌肉收缩达到最大力度时，增加的肌肉力量会逐步拉动肌腱，使其接

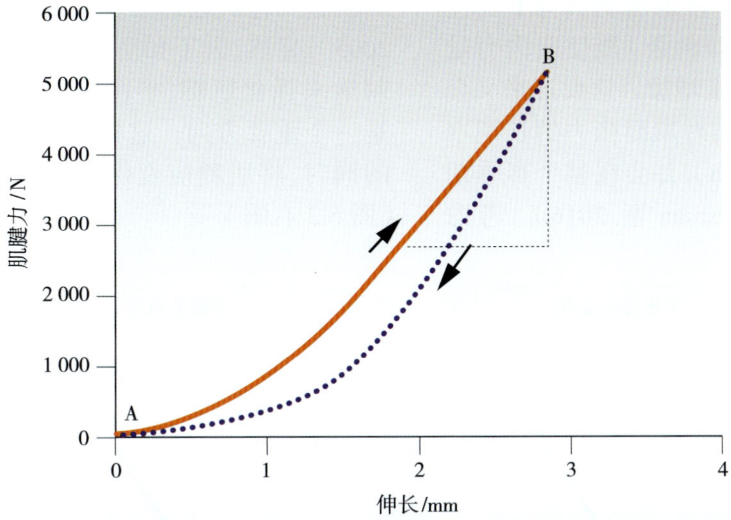

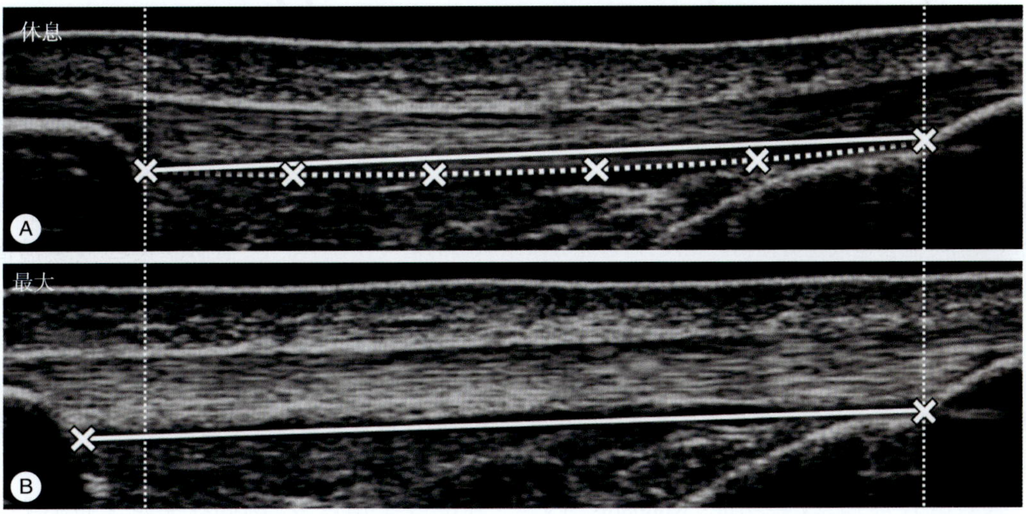

图 5.1　负荷加载时髌腱的力 - 伸长行为和超声图像。A. 肌肉收缩到最大程度；B. 力 - 伸长关系的特点是一个平坦的所谓“脚趾区”，这是由于胶原原纤维和纤维呈波浪状排列，开始仅需较小的力即可拉伸肌腱，随后呈线性增加。这种增加的斜率（用锐角三角形表示）被称为“硬度”，表示肌腱对伸长的阻力

近并最终超过其生理阈值。但在训练过程中，肌肉力量和肌腱硬度的平衡可能会扭曲。与肌肉组织相比，肌腱组织的更新率（更替）较低（Heinemeier 等，2013），可能会使其在训练早期阶段出现适应延迟（Kubo 等，2010；2012），这也许能够解释训练负荷快速变化时过劳损伤（如肌腱病）高发的原因（Gabbett，2016）。此外，似乎并非所有能引起肌力增加的负荷都对肌腱同样奏效。例如，人们普遍认为，进行中等负荷的训练直至疲劳可以增加肌肉的力量和大小（Ozaki 等，2016），但未见肌腱硬度增加的相关报告。事实上，我们观察到，在等长训练达到最大随意收缩的 55% 后，肌肉力量会增加，但肌腱硬度没有变化（Arampatzis 等，2007；2010）。这种不同步导致了肌腱应变的增加，从而使肌腱的力学要求增加（如图 5.2 中左图所示），研究认为这是造成肌腱过劳损伤的危险因素（Wren 等，

2003)。此外,在青少年排球运动员身上已经证明,特定运动负荷(即跳跃)能使肌肉力量更大,而不是使肌腱硬度增加。这反过来又会导致肌肉最大随意收缩时肌腱张力的长期增加(Mersmann等,2017b),并会在整个赛季期间出现异常高值(Mersman等,2016)。考虑到肌腱病在跳远运动员中的高发率(Lian等,2005),显然,为了预防损伤,提供特定的训练刺激来强化肌腱、平衡肌力肌腱的发展可能是一个重要方向。这样可以在增加肌肉力量的同时,将肌腱应变保持在生理水平范围内(图5.2右图)。

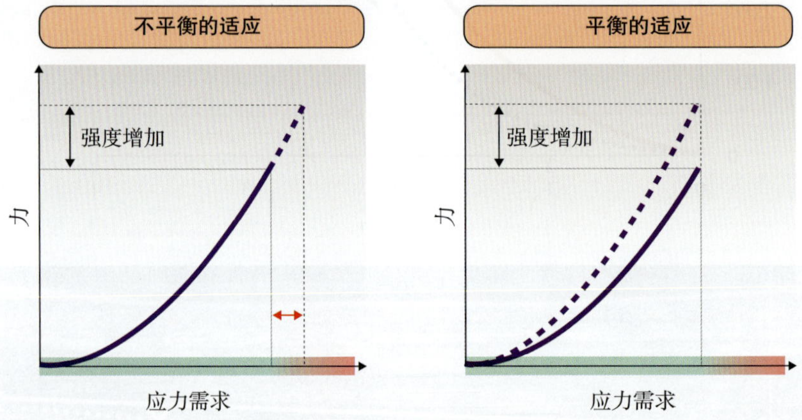

图5.2 如果仅增加肌肉力量,而肌腱硬度没有同步增加(左图),肌腱的应力需求就会增加到潜在的有害水平(红色区域),可能会造成过劳损伤。相反,通过充分激发肌腱的适应性(右图),尽管肌腱承受了更大的绝对负荷,但其应力需求仍保持在生理范围内(绿色)

肌腱训练除了可以有效预防过劳损伤外,也对肌腱病的康复具有重要作用。研究证明,Alfredson的离心训练(第16章)等经典负荷模式可以有效减轻疼痛、改善功能(Malliaras等,2013),但中等强度的负荷似乎并不足以通过增加肌腱硬度(Foure等,2013)来解决其应力弱化的问题(Arya和Kulig,2010)。近年来使用的以高负荷强度为特征的负荷模式(如大重量慢速抗阻训练)似乎更适合(Couppé等,2015)。

肌腱的力学性能对人们的日常活动和运动表现也有重要作用。由于肌腱能够储存和释放弹性应变能,因而会影响肌肉的动作、潜在力量和肌肉-肌腱单元的力量输出(Roberts,2016)。人类肌束的动作行为似乎优化了代谢经济性,例如在跑步(Bohm等,2018)和跳跃中产生的动力(Nikolaidou等,2017)。仅仅通过训练而增加的肌肉力量可能会干扰肌肉和肌腱的相互作用,从而限制增加的肌力转化为运动表现。此外,肌腱硬度的提高会对发力速度有积极影响,进而影响跳跃高度或平衡恢复,例如在突发干扰后(Bojsen-Möller等,2005;Karamanidis等,2008)。因此,了解有效的负荷模式对肌腱力学性能的改变是提高身体机能的基础。

如何激发肌腱适应性

如第4章所述,肌腱适应性基于将外部组织应变传递到嵌入了成纤维细胞的细胞骨架。在施加负荷的过程中,跨膜蛋白的构象变化和细胞膜中牵张敏感性离子通道的激活会触发细胞内信号级联,刺激基因和生长因子的表达,从而增加胶原和基质蛋白的合成(Wang,2006)。

从生物力学的角度来看,决定施加于肌腱的应力刺激向细胞信号转变的主要因素有四个：应变大小、应变率、应变持续时间和应变频率。首先，加载过程中作用到肌腱的应变大小直接决定了成纤维细胞的变形（Arnoczky 等，2002），而成纤维细胞似乎又反过来调节了负荷下的代谢活动（Lavagnino 等，2003）。研究进一步表明，与低应变负荷相比，高应变负荷下胶原纤维得到的补充更多（Kastelic 等，1980），这可能会使受到有效刺激的成纤维细胞的数量增加。对跟腱和髌腱的在体研究证实了高强度的肌腱张力对运动的适应反应非常重要。Arampatzis 等（2007；2010）比较了总体训练量相等的情况下，高强度负荷［即 90% 等长最大随意收缩（maximal voluntary contraction，MVC）对应 4.6% 的肌腱应变］和中等强度负荷（即 55% MVC 对应 2.9% 的肌腱应变）的训练方案。只有在肌肉收缩引起的肌腱高应变负荷达到量级后，跟腱的形态和力学性能才会发生显著变化。在所有决定肌腱适应性的可能因素中，可以肯定高负荷是改变肌腱组织力学性能的必要条件（Bohm 等，2015），但人们常常误认为离心负荷对刺激肌腱最为有效。然而，肌腱在收缩过程中所承受的应变并不取决于肌肉收缩的类型（即等长收缩、向心收缩、离心收缩），而仅取决于肌肉所施加的力。因此，科学证据表明，收缩类型本身并不会影响肌腱的负荷响应（Kjaer 和 Heinemeier，2014）。不过，由于离心收缩时肌肉产生的高潜力和经济力，使其成为一种可提供重复的高肌腱应变和相对较低的肌肉疲劳的可行的运动模式。肌腱需要高强度力量来引发适应性反应，也说明了为何拉伸并不会长期改变肌腱的力学性能。由于未收缩的肌肉硬度比肌腱更低，因此在肌肉 - 肌腱单元的被动拉伸过程中，肌腹承担了大部分的长度变化，而肌腱所受的力和应变很低（De Monte 等，2006）。通常在快速或缓慢拉伸后观察到的灵活性增加似乎与神经变化有关，而不是与应力变化有关（Freitas 等，2018）。

应变率（即单位时间内的应变变化）代表应变施加于肌腱的速度。研究表明，高应变率诱导高流体流动相关的剪切力，该力会触发合成代谢反应（Lavagnino 等，2008）。此外，胶原原纤维的募集似乎也会随应变率的提高而增加（Clemmer 等，2010）。在体研究中发现，可以通过短时触地的跳跃运动提供增强式负荷达到高应变率。但有趣的是，这些研究发现训练对肌腱的力学性能大多没有明显影响，或影响很小。对这些发现的一种可能的解释是，在增强式负荷期间，每个负荷周期的应变加载时间相对较短，这似乎是力传导的另一个重要因素。在一系列系统的干预性研究中，总负荷量（即训练项目的力 - 时间曲线的积分）保持恒定，对跟腱施加高应变的每个负荷周期分别为 <130ms、1s、3s 和 12s（Arampatzis 等，2010；Bohm 等，2014）。观察发现，3s 的加载方案对肌腱硬度的影响最大，说明应变的加载时间是影响肌腱适应性的重要因素，而且应力刺激时间如果太短，在增强式运动或高频 - 短时负荷方案中就是无效的。增加负荷的持续时间似乎能使应变分布更加均匀，从而刺激肌腱内的腱细胞。较长时间的腱细胞变形也可能会影响细胞信号通路，例如，钙离子在腱细胞内和腱细胞间的流入和传导（Lavagnino 等，2015）。这些假设（即更均匀的腱细胞刺激和更有效的信号转导）与“在腱细胞的细胞骨架处形成的流体流动所诱导的剪切力是重要的刺激因素”这一结论并不矛盾，与低应变率相比，在某些负荷模式下，高应变率的优势可能会被因应变持续时间缩短而受损的机械传导所抵消。但目前，关于向肌腱施加特定类型机械刺激对力传导的复杂细胞机制及信号通路的影响，我们还知之甚少，通过对肌腱的适应性研究可以确定，必须在应变大小和应变持续时间方面超过一定的阈值，才能对肌腱形成有效刺激。

迄今为止，肌腱训练的其他负荷因素尚不清楚。应变频率，由循环加载负荷过程中负荷和休息的时间决定。Arampatzis 等（2010）首次在体内进行了应变频率的研究，发现较低的应变频率（0.17Hz）比较高的应变频率

(0.5Hz)更为有效。应变持续时间的差异(在低频和高频方案中分别为3s和1s)也可能部分解释这些结果。Waugh等(2018)比较了两种高强度等长训练方案,即3s(0.17Hz)或10s(0.08Hz)的加载周期,其仅在休息时间上有所不同。虽然对跟腱力学性能的影响相似,但是一些可被解释为超负荷早期迹象的结构变化,只有在短休息时间的训练方案中才被检测到。然而,需要承认的是,这些发现可能只适用于这种整体负荷量的训练方案,与使用高负荷强度的早期研究相比,该训练方式的应变频率明显更高(1.9倍)(Arampatzis等,2010;Bohm等,2014)。然而,我们可以得出结论,影响应变频率的研究结果主要与体外模型的报告一致,表明介于0.1~0.25Hz的应变频率能够产生有效刺激(Joshi和Webb,2008)。但两次训练之间的最佳休息时间甚至更不明确。同样,每周训练量对应变频率的影响仍有待研究。

临床小结

虽然尚未对影响肌腱负载方式有效性的因素进行深入研究,但就如何增加肌腱的硬度也可提出一些建议(图5.3)。肌腱训练计划的特点应为,强度≥等长或一次重复最大值的85%,肌肉收缩持续时间约为3s,而收缩模式(即等长收缩、向心收缩、离心收缩)几乎不起作用。等长训练应在接近发力的最佳关节角度进行(即髌腱训练时膝关节屈曲约60°,跟腱训练时距小腿关节背屈约10°并伸膝)。该方法具有简单易学、可精确控制负荷等优点。在动态运动(即离心-向心运动)中,高肌腱力仅发生在运动中特定的关节角度范围内(例如,平行下蹲时膝关节屈曲60°~100°;0°=完全伸展)。在这些练习中,应增加整体运动持续时间(例如6s),以便于运用3s的高应变模式。较低的运动速度和受控的运动行为对于降低关节中的峰值力至关重要(Bergmann等,2004)。读者可参考Mersmann等(2017a)的补充材料来了解相关示范性练习。由于肌腱在儿童时期就已经能对足够的应力负荷做出反应(Waugh等,2014),并且肌腱的更新会一直持续到青春期结束(Heinemeier等,2013),因此,在运动生涯早期的训练中就加入特定的肌腱训练可能是有益的。现在已经明确,即使在高负荷下,指导性的力量训练对于儿童和青少年不仅安全,而且还能降低肌肉骨骼损伤的风险(Faigenbaum等,2016;Myers等,2017)。即使到了老年,肌腱仍然对运动敏感(McCrum等,2018),所以肌腱训练似乎永远都不晚。

(燕琪 关玲)

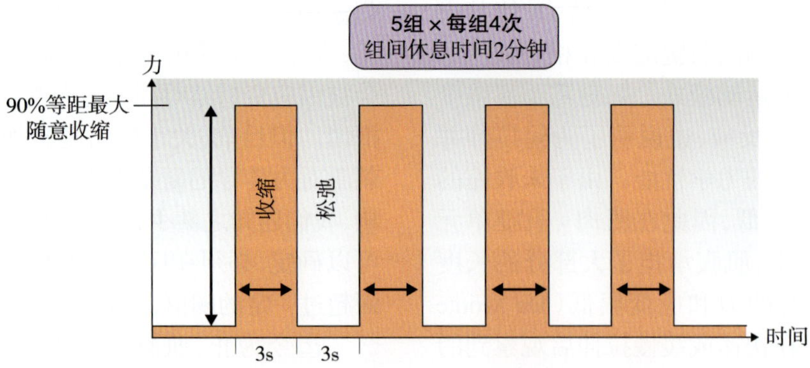

图5.3 关于肌腱训练潜在结构的循证建议。对肌腱施加高强度负荷(85%~90% iMVC)共5组,每组4次,收缩和松弛持续时间均为3秒,组间休息时间2分钟。每周训练3~4次,持续至少12周,可以显著提高肌腱硬度(Mersmann等,2017a)。经Frontiers Media SA许可使用

参考文献

Arampatzis, A., Karamanidis, K. & Albracht, K. (2007) Adaptational responses of the human Achilles tendon by modulation of the applied cyclic strain magnitude. *J Exp Biol*. 210: 2743–2753.

Arampatzis, A., Peper, A., Bierbaum, S. & Albracht, K. (2010) Plasticity of human Achilles tendon mechanical and morphological properties in response to cyclic strain. *J Biomech*. 43: 3073–3079.

Arnoczky, S.P., Lavagnino, M., Whallon, J.H. & Hoonjan, A. (2002) In situ cell nucleus deformation in tendons under tensile load; a morphological analysis using confocal laser microscopy. *J Orthop Res*. 20: 29–35.

Arya, S. & Kulig, K. (2010) Tendinopathy alters mechanical and material properties of the Achilles tendon. *J Applied Physiol*. 108: 670–675.

Bergmann, G., Graichen, F. & Rohlmann, A. (2004) Hip joint contact forces during stumbling. *Langenbeck Arch Surg*. 389: 53–59.

Bohm, S., Marzilger, R., Mersmann, F., Santuz, A. & Arampatzis, A. (2018) Operating length and velocity of human vastus lateralis muscle during walking and running. *Sci Rep*. 8: 5066.

Bohm, S., Mersmann, F. & Arampatzis, A. (2015) Human tendon adaptation in response to mechanical loading: a systematic review and meta-analysis of exercise intervention studies on healthy adults. *Sports Med Open*. 1: 7.

Bohm, S., Mersmann, F., Tettke, M., Kraft, M. & Arampatzis, A. (2014) Human Achilles tendon plasticity in response to cyclic strain: effect of rate and duration. *J Exp Biol*. 217: 4010–4017.

Bojsen-Møller, J., Magnusson, S.P., Rasmussen, L.R., Kjaer, M. & Aagaard, P. (2005) Muscle performance during maximal isometric and dynamic contractions is influenced by the stiffness of the tendinous structures. *J Appl Physiol*. 99: 986–994.

Clemmer, J., Liao, J., Davis, D., Horstemeyer, M.F. & Williams, L.N. (2010) A mechanistic study for strain rate sensitivity of rabbit patellar tendon. *J Biomech*. 43: 2785–2791.

Couppé, C., Svensson, R.B., Silbernagel, K.G., Langberg, H. & Magnusson, S.P. (2015) Eccentric or concentric exercises for the treatment of tendinopathies? *Journal of Orthopaedic and Sports Physical Therapy*. 1–25.

Cribb, A.M. & Scott, J.E. (1995) Tendon response to tensile stress: an ultrastructural investigation of collagen:proteoglycan interactions in stressed tendon. *J Anat*. 187: 423–428.

De Monte, G., Arampatzis, A., Stogiannari, C. & Karamanidis, K. (2006) *In vivo* motion transmission in the inactive gastrocnemius medialis muscle-tendon unit during ankle and knee joint rotation. *J Electromyogr Kinesiol*. 16: 413–422.

Depalle, B., Qin, Z., Shefelbine, S.J. & Buehler, M.J. (2015) Influence of cross-link structure, density and mechanical properties in the mesoscale deformation mechanisms of collagen fibrils. *J Mech Behav Biomed Mater*. 52: 1–13.

Faigenbaum, A.D., Lloyd, R.S., MacDonald, J. & Myer, G.D. (2016) Citius, altius, fortius: beneficial effects of resistance training for young athletes: narrative review. *Br J Sports Med*. 50: 3–7.

Foure, A., Nordez, A. & Cornu, C. (2013) Effects of eccentric training on mechanical properties of the plantar flexor muscle-tendon complex. *J Appl Physiol*. 114: 523–537.

Freitas, S. R., Mendes, B., Le Sant, G., Andrade, R. J., Nordez, A., & Milanovic, Z. (2018) Can chronic stretching change the muscle-tendon mechanical properties? A review. *Scandinavian Journal of Medicine & Science in Sports*. 28(3): 794–806. http://doi.org/10.1111/sms.12957

Gabbett, T.J. (2016) The training—injury prevention paradox: should athletes be training smarter and harder? *Br J Sports Med*. 50: 273–280.

Gumucio, J.P., Phan, A.C., Ruehlmann, D.G., Noah, A.C. & Mendias, C.L. (2014) Synergist ablation induces rapid tendon growth through the synthesis of a neotendon matrix. *J Appl Physiol*. 117: 1287–1291.

Heinemeier, K.M., Schjerling, P., Heinemeier, J., Magnusson, S.P. & Kjaer, M. (2013) Lack of tissue renewal in human adult Achilles tendon is revealed by nuclear bomb (14)C. *FASEB J*. 27: 2074–2079.

Ingelmark, B.E. (1945) Über den Bau der Sehnen während verschiedener Altersperioden und unter verschiedenen funktionellen Bedingungen. Eine Untersuchung der distalen Sehnen des Musculus biceps brachii und Musculus semitendineus des Menschen sowie der Achillessehnen von Kaninchen und weissen Mäusen. *Upsala Läkareförenings förhandlingar*. 50: 357–395.

Joshi, S.D. & Webb, K. (2008) Variation of cyclic strain parameters regulates development of elastic modulus in fibroblast/substrate constructs. *J Orthop Res*. 26: 1105–1113.

Karamanidis, K., Arampatzis, A. & Mademli, L. (2008) Age-related deficit in dynamic stability control after forward falls is affected by muscle strength and tendon stiffness. *J of Electromyogr Kinesiol*. 18: 980–989.

Kastelic, J., Palley, I. & Baer, E. (1980) A structural mechanical model for tendon crimping. *J Biomech*. 13: 887–893.

Kjaer, M. & Heinemeier, K.M. (2014) Eccentric exercise: acute and chronic effects on healthy and diseased tendons. *J Appl Physiol*. 116:

1435–1438.

Kongsgaard, M., Reitelseder, S., Pedersen, T.G., Holm, L., Aagaard, P., Kjaer, M. & Magnusson, S.P. (2007) Region specific patellar tendon hypertrophy in humans following resistance training. *Acta Physiol.* 191: 111–121.

Kubo, K., Ikebukuro, T., Maki, A., Yata, H. & Tsunoda, N. (2012) Time course of changes in the human Achilles tendon properties and metabolism during training and detraining *in vivo*. *Eur J Appl Physiol.* 112: 2679–2691.

Kubo, K., Ikebukuro, T., Yata, H., Tsunoda, N. & Kanehisa, H. (2010) Time course of changes in muscle and tendon properties during strength training and detraining. *J Strength Cond Res.* 24: 322–331.

Kubo, K., Kanehisa, H., Ito, M. & Fukunaga, T. (2001) Effects of isometric training on the elasticity of human tendon structures *in vivo*. *J Appl Physiol.* 91: 26–32.

LaCroix, A.S., Duenwald-Kuehl, S.E., Lakes, R.S. & Vanderby, R. (2013) Relationship between tendon stiffness and failure: a metaanalysis. *J Appl Physiol.* 115: 43–51.

Lavagnino, M., Arnoczky, S.P., Kepich, E., Caballero, O. & Haut, R.C. (2008) A finite element model predicts the mechanotransduction response of tendon cells to cyclic tensile loading. *Biomech Model Mechan.* 7: 405–416.

Lavagnino, M., Arnoczky, S.P., Tian, T. & Vaupel, Z. (2003) Effect of amplitude and frequency of cyclic tensile strain on the inhibition of MMP-1 mRNA expression in tendon cells: an *in vitro* study. *Connect Tissue Res.* 44: 181–187.

Lavagnino, M., Wall, M.E., Little, D., Banes, A.J., Guilak, F. & Arnoczky, S.P. (2015) Tendon mechanobiology: Current knowledge and future research opportunities. *J Orthop Res.* 33: 813–822.

Lian, O.B., Engebretsen, L. & Bahr, R. (2005) Prevalence of jumper's knee among elite athletes from different sports: a cross-sectional study. *Am J Sports Med.* 33: 561–567.

Malliaras, P., Barton, C.J., Reeves, N.D. & Langberg, H. (2013) Achilles and patellar tendinopathy loading programmes: a systematic review comparing clinical outcomes and identifying potential mechanisms for effectiveness. *Sports Med.* 43: 267–286.

McCrum, C., Leow, P., Epro, G., König, M., Meijer, K. & Karamanidis, K. (2018) Alterations in leg extensor muscle-tendon unit biomechanical properties with ageing and mechanical loading. *Front Physiol.* 9: 2743.

Mersmann, F., Bohm, S. & Arampatzis, A. (2017a) Imbalances in the development of muscle and tendon as risk factor for tendinopathies in youth athletes: a review of current evidence and concepts of prevention. *Front Physiol.* 8: 1–18.

Mersmann, F., Bohm, S., Schroll, A., Marzilger, R. & Arampatzis, A. (2016) Athletic training affects the uniformity of muscle and tendon adaptation during adolescence. *J Appl Physiol.* 121: 893–899.

Mersmann, F., Charcharis, G., Bohm, S. & Arampatzis, A. (2017b) Muscle and tendon adaptation in adolescence: elite volleyball athletes compared to untrained boys and girls. *Front Physiol.* 8: 613.

Myers, A.M., Beam, N.W. & Fakhoury, J.D. (2017) Resistance training for children and adolescents. *Transl Pediatr.* 6: 137–143.

Nikolaidou, M.E., Marzilger, R., Bohm, S., Mersmann, F. & Arampatzis, A. (2017) Operating length and velocity of human M. vastus lateralis fascicles during vertical jumping. *R Soc Open Sci.* 4

Ozaki, H., Loenneke, J.P., Buckner, S.L. & Abe, T. (2016) Muscle growth across a variety of exercise modalities and intensities: Contributions of mechanical and metabolic stimuli. *Med Hypotheses.* 88: 22–26.

Roberts, T.J. (2016) Contribution of elastic tissues to the mechanics and energetics of muscle function during movement. *J Exp Biol.* 219: 266–275.

Robinson, P.S., Lin, T.W., Jawad, A.F., Iozzo, R.V. & Soslowsky, L.J. (2004) Investigating tendon fascicle structure-function relationships in a transgenic-age mouse model using multiple regression models. *Ann Biomed Eng.* 32: 924–931.

Wang, J. (2006) Mechanobiology of tendon. *J Biomech.* 39: 1563–1582.

Waugh, C.M., Alktebi, T., de Sa, A. & Scott, A. (2018) Impact of rest duration on Achilles tendon structure and function following isometric training. *Scand J Med Sci Sports.* 28: 436–445.

Waugh, C.M., Korff, T., Fath, F. & Blazevich, A.J. (2014) Effects of resistance training on tendon mechanical properties and rapid force production in prepubertal children. *J Appl Physiol.* 117: 257–266.

Wiesinger, H.-P., Kösters, A., Müller, E. & Seynnes, O.R. (2015) Effects of increased loading on *in vivo* tendon properties: a systematic review. *Med Sci Sports Exerc.* 47: 1885–1895.

Wren, T.A.L., Lindsey, D.P., Beaupré, G.S. & Carter, D.R. (2003) Effects of creep and cyclic loading on the mechanical properties and failure of human Achilles tendons. *Ann Biomed Eng.* 31: 710–717.

第 6 章

营养与负荷改善筋膜功能

Danielle Steffen and Keith Baar

引言

结缔组织，包括骨、软骨、肌腱、韧带和筋膜，是一个功能良好的肌肉骨骼系统的重要组成部分。这些组织的作用是吸收、消散和传递运动过程中施加到身体上的力。按照体内位置，以及施加于组织中细胞上力的大小和类型的不同，每一种细胞适用于一个或多个应力功能。肌腱、韧带和筋膜的主要功能是在肌肉骨骼系统内传递力，筋膜还兼具通过润滑组织间界面来促进运动的功能。这些结缔组织由细胞外基质（ECM）、结构蛋白（使其具有高抗拉强度，Kjaer，2004）和基质（将水带入组织以保持抗压强度）组成，能够有效促进力的传递。结构蛋白主要为胶原蛋白、层粘连蛋白和弹性蛋白，其中胶原蛋白有 28 种，占总蛋白的 80%（Ricard-Blum，2011）。在肌肉骨骼结缔组织中，Ⅰ型胶原蛋白占胶原蛋白的 90% 以上，其余多为Ⅲ型胶原蛋白。因此，Ⅰ型和Ⅲ型胶原蛋白是为肌肉骨骼结缔组织提供抗拉强度的主要纤维性胶原蛋白（Kjaer，2004）。

为了增加组织强度，形成基质的蛋白质相互交联（图 6.1）。产生交联的方式有两种：酶促和非酶促。酶促交联主要由赖氨酸氧化酶（LOX；26，44，45）介导，这是一种铜依赖性酶，在胶原分子末端的赖氨酸残基之间形成分子间键。相比之下，非酶促的交联则通过存在于基质中任何位置的糖和氨基酸之间的美拉德（Maillard）反应形成。这些交联被称为晚期糖基化终末产物（advanced glycation end product，AGE），与预期一致，其在血糖水平长期升高的糖尿病患者中含量更高（Dyer 等，1993）。无论是通过 LOX 进行的酶促交联，还是通过 AGE 进行的非酶促交联，都能提高基质的硬度（Reddy，Stehno-Bittel 和 Enwemeka，2002；Marturano 等，2013）。酶促交联和非酶促交联的主要区别在于其位置和更新速度不同，AGE 会在整个基质中出现，减少胶原更新，并会逐渐损害基质功能（Hammes 等，1991；Corman 等，1998）。此外，当 AGE 高且胶原蛋白水平低时（例如在不爱运动的人中），基质会变得脆弱（Akeson 等，1977；Calve 等，2005），这增加了运动中造成灾难性损伤的可能性（Myer 等，2011）。

基质的主要蛋白质是蛋白聚糖（proteoglycan，PG），是具有高电荷糖胺聚糖（glycosaminoglycan，GAG）侧链的蛋白质。这些带电 GAG 能够调节组织水合作用和 / 或帮助组织胶原基质（Sasarman 等，2016；Robinson 等，2017）。PG 在基质中保留的游离水量决定了肌肉骨骼组织中的含水量（Dubinskaya 等，2007）。受压的肌肉骨骼组织中通常有较大的 PG（Evanko 和 Vogel，1990），其通过将大量的水带入组织中产生抗压强度。相比之下，较小的 PG（二聚糖和核心蛋白聚糖）在处于张力负荷的组织中更为普遍（Robinson 等，2017）。抗压强度既可用于拉伸负荷（组织被拉伸时），当组织内的水因胶原蛋白分子被挤压在一起而抵抗径向压缩时；又可用于压缩负荷，例如当组

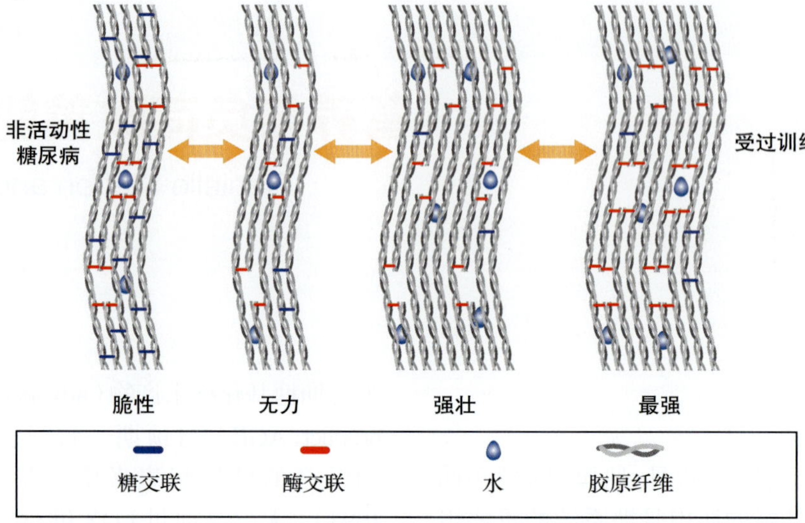

图 6.1 肌肉骨骼软组织硬度的决定因素。软组织硬度的主要决定因素如图所示。胶原蛋白(灰色)为组织提供机械支撑;胶原纤维越多,组织就越强健。胶原蛋白基质可通过酶(红色)或糖基(晚期糖基化终末产物;蓝色)的交联得到硬化。基质中的水(蓝色水滴)使组织具有黏弹性。随着胶原蛋白和酶促交联的增加,组织会变得更硬更强。相反,含有少量胶原蛋白和大量糖交联的组织虽然坚硬,但不结实(脆)

织包裹骨骼或支持带时。致密交联的胶原基质和富含蛋白聚糖的基质共同决定了组织的机械强度,因此在特定的结缔组织中,需用不同比例的上述基质来满足其特定的应力要求。

传统观点认为肌肉骨骼结缔组织是相对惰性、稳定的组织,其中胶原蛋白的半衰期 >105 年(Heinemeier 等,2013),最近的数据表明结缔组织具有高度动态性。Smeets 及其同事(Smeets 等,2019)在术前 2 个小时和整个手术过程中,给接受膝关节置换手术的受试者服用含有重碳同位素的苯丙氨酸。术中收集所有膝关节组织,并测定组织中重苯丙氨酸掺入蛋白质的情况。作者在手术时进行了肌肉活检,以便将膝关节组织与高度动态的组织进行比较。与预想相反,前交叉韧带(ACL)和髌腱的蛋白质更新速度大于肌肉组织,软骨的蛋白质更新速度与肌肉相似,滑膜组织的更新速度几乎比肌肉快 3 倍(Smeets 等,2019)。为了佐证 Smeets 及其同事的研究,Myrick 等人进行了研究,结果显示在长达 8 个月的足球赛季中,年轻女性的 ACL 会增大,表明组织中胶原蛋白的含量增加(Myrick 等,2019)。总之,这些数据均证明肌肉骨骼结缔组织对负荷的反应具有高度动态性。

肌肉骨骼系统内的力主要有三种:张力,即跖屈时跟腱在一个方向的力(图 6.2A);压缩力,即半月板吸收走路时的冲击力(图 6.2B);剪切力,即背屈时上伸肌支持带可以使胫骨前肌的肌腱在其下方滑动(图 6.2C)。肌肉骨骼系统正常工作时,施加在组织上的特定负荷会产生刺激,从而协调细胞内一系列活动的运行,导致构成 ECM 的蛋白质发生变化。这一效应在胚胎发育中最为明显,因为压缩负荷可促进纤维软骨形成,而张力负荷可在肌腱内产生排列一致的胶原基质(Evanko 和 Vogel,1990;Kapacee 等,2008)。这种分子反应对细胞的生长、分化和发育至关重要,并最终决定了组织功能。

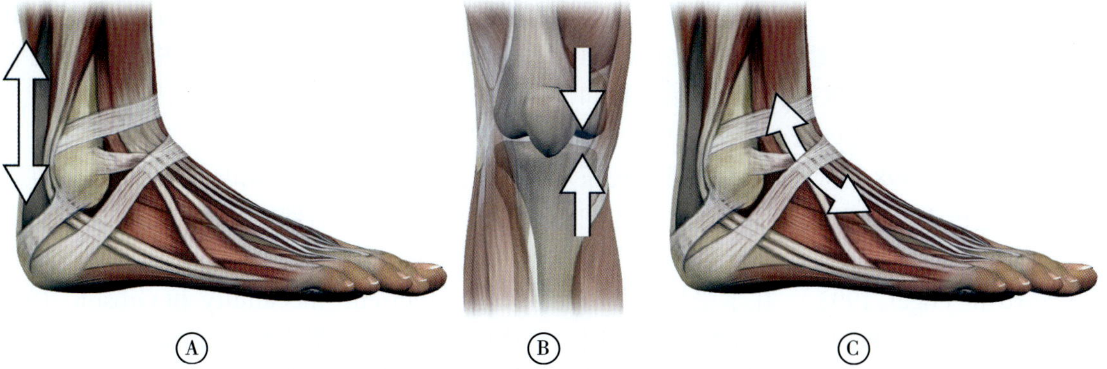

图 6.2 肌肉骨骼系统内的负荷。肌肉骨骼系统的三个主要负荷是：A. 张力，当组织被拉向一个方向时；B. 压缩力，当组织被挤压时；C. 剪切力，当两个组织相互滑动时

结缔组织主要由含有高速泳动族（high mobility group，HMG）转录因子 SOX9 的成纤维细胞群构成（Asou 等，2002）。尽管细胞起源相似，但一旦细胞迁移到位并开始受力，就会开始分化以适应其应力环境。事实上，从体内不同位置的结缔组织分离出的成纤维细胞，会转录成为不同的细胞类型（Chang 等，2002）。这些数据表明，应力环境是决定细胞命运的关键。因此，了解应力环境和细胞对负荷的反应对于使肌肉骨骼细胞和组织的功能最大化至关重要。

除应力环境外，结缔组织还依赖营养因素。如上所述，结缔组织中的主要蛋白质是胶原蛋白，它是体内最丰富的蛋白质。为了将细胞中产生的胶原蛋白释放到 ECM 中，必须由脯氨酰羟化酶对其进行修饰（Mussini，Hutton 和 Udenfriend，1967）。脯氨酰羟化酶在羟化反应中会消耗维生素 C。由于人体缺乏 L- 古洛糖酸 -γ- 内酯氧化酶（L-gulono-γ-lactone oxidase）（Nishikimi 等，1988），自身无法合成维生素 C，因此必须摄入足够的这种微量营养素来确保胶原蛋白正常更新。虽然维生素 C 是健康结缔组织所需的最直接的营养素，但其他营养素对结缔组织的功能也很重要。本章将重点介绍这些营养素，以及它们如何与负荷相互作用来促进肌腱、韧带和筋膜的结构和功能。

对负荷的细胞和分子反应

肌腱、韧带和筋膜由致密排列的胶原基质组成。虽然这三种组织在结构上相似，但它们可根据各自的应力环境进行区域特化。例如，支持带筋膜组织需要润滑其下层肌腱，使其不断滑动，其透明质酸［一种起润滑剂作用的糖胺聚糖（glycosaminoglycan，GAG）］含量会比包围剪切力较低肌肉的肌外筋膜高出 10 倍以上（Fede 等，2018）。同样，兔子的趾深屈肌腱在结构和功能上是两种不同的肌腱：肌腱本身可以承受张力，纤维软骨部分肌腱则在通过腕管时承受挤压。尽管这两个区域的细胞来源相同，但肌腱部分的总 GAG 含量为肌腱净重的 0.2%，纤维软骨部分则可达 6.5%（Gillard 等，1979）。当把受压的区域从腕管释放时，纤维软骨部分的 GAG 含量仅在 8 天后就从 6.5% 迅速下降到 2.5%，并且在释放手术后的 6 个月内继续下降，直到 1% 以下（Gillard 等，1979）。为了确定压缩负荷是否足以诱导纤维软骨表型，Robbins 及同事切除了奶牛的深屈肌腱，对其施以 72 小时循环压缩负荷，然后测量软骨基因的表达标志物。仅施加三天压缩负荷就足以使软骨富集的大 PG 表达增加，例如聚集蛋白聚糖增幅高达 4.5 倍（Robbins、Evanko 和 Vogel，1997）。因此，肌腱中的压缩负荷足以诱导和维持纤维软骨表型。

负荷的类型也会影响肌腱内 PG 的大小和

功能。受压肌腱区域纤维软骨的典型特征是PG较大。它们能够增加组织中的水分，从而提高抗压强度。较小的PG富集于胚胎肌腱和张力下的成人肌腱中（Evanko和Vogel，1990；Ehlers和Vogell，1998）。当发育中的肌腱被压缩时，表观遗传学特化开始，压缩区域内的细胞呈纤维软骨表型，可通过体外反复压缩来重建（Evanko和Vogel，1993）。在承受拉伸负荷的肌腱区域，较小的PG可在胶原纤维形成时分隔单个胶原纤维的外表面。当其缺失时，就会破坏原纤维的大小，使肌腱丧失应力完整性（Ameye和Young，2002；Robinson等，2017）。

与PG和GAG不同，Prg4/lubricin等润滑蛋白受到剪切力影响（Nugent等，2006）。仅对细胞施加24小时的剪切力就可使润滑素分泌增加3倍。破坏润滑素能够使肌腱黏结更紧密（Hayashi等，2013），表明剪切力是维持肌腱/筋膜层之间润滑的必要条件。总之，这些数据表明，压缩负荷和剪切负荷都能快速增加软骨形成和润滑相关基因的表达（图6.3B和C）。

当压缩和剪切使PG和润滑增加时，张力成为胶原基质形成的必要条件（Kapacee等，2008）。去除负荷后，可以发现，在稳健且一致的基质中张力作用最为明显。例如，当Majima及同事在胫骨平台和髌骨基底之间插入不锈钢丝以释放髌腱的张力时，每平方毫米的细胞核增加了约7倍，胶原原纤维直径减少了约40%，胶原束的方向性变差（Majima等，2003）。这些数据表明，如果没有张力负荷，健康的结缔组织就会出现瘢痕表型，细胞数量增加，胶原原纤维变小、排列紊乱。相比之下，进行1小时的踢腿运动就能使髌腱胶原的合成动态增加（Miller等，2005）。采用同位素输注后行肌腱活检的方法来测量胶原蛋白合成，发现其在运动后6小时升高约40%，运动后24小时升高80%，达到峰值，运动后72小时仍升高40%（Miller等，2005）。有趣的是，同一研究小组还发现，女性进行一小时的踢腿运动后胶原蛋白合成并未增加（Miller等，2007）；但这可能与测量的时间点有关，男性胶原蛋白合成的峰值在48小时后，女性为72小时（Miller等，2005）。张力负荷下肌肉中胶原蛋白合成的增幅更大，运动后6小时胶原蛋白合成增加约185%，18小时后仍维持这一水平，72小时后恢复到基线水平（Miller等，2005）。在鸡的肌肉中，张力负荷使胶原蛋白的合成增加了5倍，短短两天其肌肉中胶原蛋白含量就增加了10倍（Laurent，mccanulty和Gibson，1985）。这些数据表明，张力负荷能够增加胶原合成，提高结缔组织中的胶原蛋白含量（图6.3A）。

为了进一步了解张力负荷促进胶原蛋白合成增加的机制，我们进行了韧带的体外模型研究（Paxton、Grover和Baar，2010）。三维（three dimensional，3D）人造韧带在结构和功能上与胚胎韧带非常相似。通过使用体外培养的韧带和负荷诱导的胶原合成增加所必需的分子标志物（胞外信号调节激酶，ERK；22），我们明确了张力负荷下，结缔组织细胞如何转导信号，从而促使更多的胶原蛋白合成（Paxton等，2012）。这些实验表明，韧带拉伸的频率和幅度对细胞反应的影响相似，即使很小的负荷也能完全激活ERK。相比之下，一组运动的持续时间非常重要；细胞对张力负荷的反应在5~10分钟内达到峰值，随后在90分钟后恢复到基线水平（图6.4A）。

数据表明，细胞在张力负荷下很快就会变迟钝。为了确定恢复信号转导能力需要多长时间，我们将韧带加载负荷10分钟，然后分别休息0.5、1、3、6和12小时（图6.4B）。只有在休息6小时后，韧带细胞才能恢复完整的信号通路（Paxton等，2012）。最后，将间歇性张力加载方案（间隔6小时，4次×10分钟）与连续张力加载方案进行比较后发现，每天接受数次张力负荷的韧带，其胶原蛋白合成的增加量是24小时持续负荷组的2倍。这些数据与骨骼中的反应相似，细胞在承受约40次负荷后变迟钝，需6~8小时才能恢复信号能力（Burr、Robling和Turner，2002）。综上所述，这些数据表明，肌肉骨骼结缔组织在短时（约10分钟）张力负荷与休息（约6小时）交替作用下，胶原蛋白合成增加（图6.4C）。

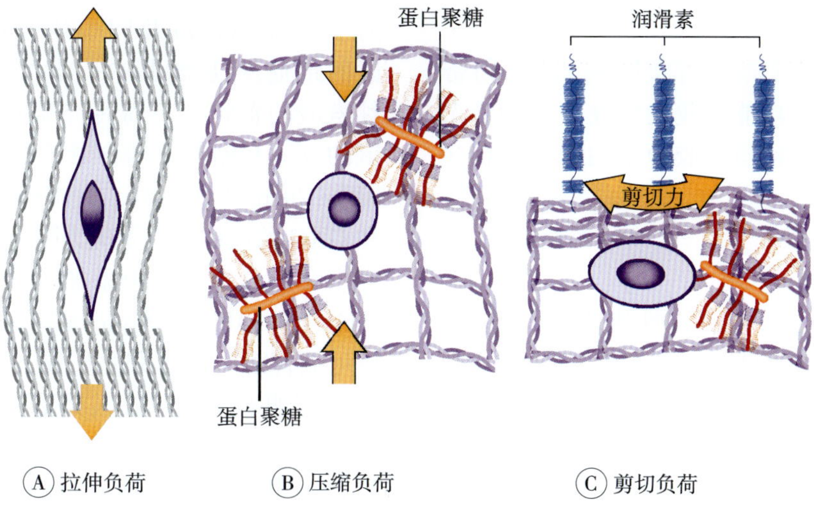

图 6.3 不同的负荷导致不同的细胞反应。在 A. 拉伸负荷反应中，细胞分泌 I 型胶原产生赖氨酰氧化酶，从而形成一个刚性排列的胶原基质。相反，B. 同一细胞上的压缩负荷会产生含有透明质酸等蛋白质的蛋白聚糖，以及含有硫酸软骨素和硫酸角质素等的糖胺聚糖。随着时间的推移，这会导致胶原蛋白排列减少，组织中的水分增加（由 GAG 保持）。C. 剪切负荷导致组织边缘产生蛋白聚糖和润滑素，从而在组织边缘形成含有大量液体的胶原基质，以润滑运动

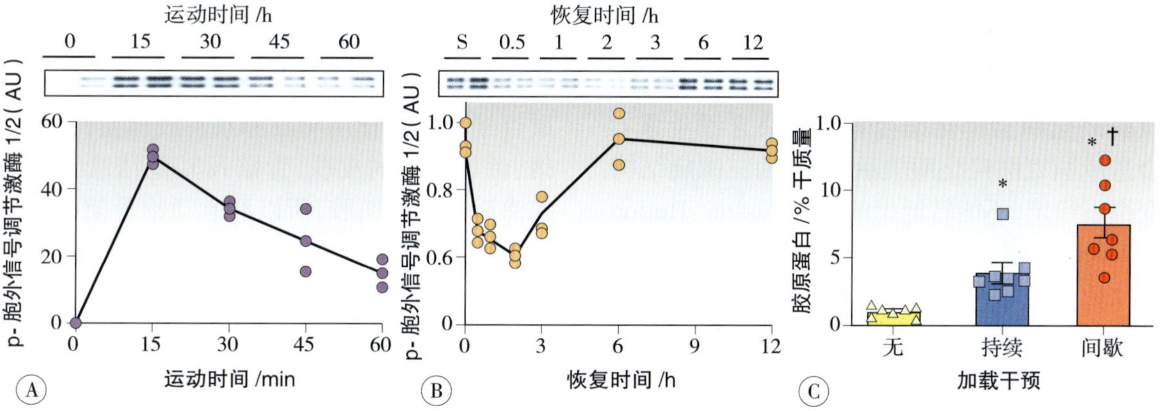

图 6.4 短时间负荷和长时间休息是构建肌肉骨骼结缔组织的最佳方法。数据来自承受负荷的人造韧带（Paxton 等，2012）。A. 细胞对负荷的反应（胞外信号调节激酶的激活）在负载 10 分钟时达到峰值（图中未显示），随后即使组织仍有负荷也会逐渐降低。B. 韧带拉伸 10 分钟（S/0 时间），然后分别休息 0.5、1、3、6 或 12 小时，随后再拉伸 10 分钟，测定 ERK 磷酸化水平。数据显示，细胞需要休息 6 小时才能对第 2 轮负荷做出完全反应。C. 韧带持续拉伸（每天 24 小时）或间歇拉伸（拉伸 10 分钟、休息 6 小时、拉伸 10 分钟……）5 天后检测其胶原蛋白含量。持续负荷可使胶原蛋白增加约 4 倍，而间歇负荷可使胶原蛋白增加约 7.5 倍。这表明，短时间负荷（约 10 分钟）和长时间休息（≥6 小时）是构建肌肉骨骼结缔组织的最佳方法

结缔组织的营养

如上所述，营养会直接影响肌腱、韧带和筋膜的结构与功能。我们将在下面的章节讨论特定的营养物质对胶原蛋白合成的促进作用。

维生素C

维生素C是一种水溶性维生素，我们每天需要摄入足够的量。对大多数人来说，在工业化社会下每天摄入46mg并不困难。250年前，英国海军的海员在长途航行中经常患坏血病，这种病的特征是容易出现瘀伤、牙齿脱落、旧伤口裂开和肌腱僵硬。在首次报道的营养控制研究中，苏格兰医生James Lind从6种不同的干预措施中选择了1种来治疗12名坏血病水手（Lind，1753）。2名水手每日食用2个橙子和一个柠檬，1周后完全康复，而其他水手的症状仍在持续。直到200年后，Jerome Gross发现豚鼠缺少了维生素C就无法合成胶原蛋白（Gross，1959），才最终确定了维生素C、胶原蛋白合成和坏血病之间的分子联系。在胶原蛋白合成后的第1个翻译后反应中，脯氨酰羟化酶会消耗维生素C。缺乏维生素C会造成脯氨酰羟化酶失活，胶原的三螺旋结构变得不稳定，不能转运出细胞（Mussini、Hutton和Udenfriend，1967）。由于维生素C会在羟化反应中被消耗掉，所以必须每天补充。也就是说，早晨的维生素C水平较低，需要在身体合成胶原蛋白以应对负荷前进行补充（Lis和Baar，2019）。尽管在250年前，人们就已经认识到胶原蛋白的合成离不开维生素C，但仍不确定额外补充维生素C是否能够增加胶原蛋白合成。

甘氨酸

肌腱、韧带和筋膜内的蛋白质中，甘氨酸的重量约占40%（Smeets等，2019）。由于这些组织中含有大量的甘氨酸，一些研究人员设想，在饮食中增加甘氨酸将有利于肌腱愈合。为了验证，Vieira及同事用胶原酶损伤了大鼠的跟腱，然后给其中一半大鼠喂食含有5%甘氨酸的食物。三周后，5%甘氨酸饮食组大鼠的胶原和糖胺聚糖含量均高于对照组（C. P edroz.Vieira等，2015）。在本研究中，胶原蛋白和GAG的增加提高了应力强度，他们在后续研究中在营养补充剂中添加了绿茶（C. P. edroz. Vieira等，2015；C. P. Vieira等，2015），表明甘氨酸可能有助于肌腱功能损伤后恢复。值得注意的是，这些研究尚未在人类受试者中反复进行，并且发现大多数人每天摄入甘氨酸的量很难达到25g（相当于一瓶最流行的甘氨酸补充剂的1/4）。然而，鉴于在大鼠模型中的成功数据，在这一领域开展人体研究非常必要。

明胶/水解胶原蛋白

膳食胶原蛋白是甘氨酸的天然来源。截至2019年，膳食胶原蛋白是销售增长最快的补充剂，2018年在美国的销售额超过4 500万美元。如上所述，胶原蛋白中约35%是甘氨酸，因此，摄入胶原蛋白可以促进结缔组织内的胶原蛋白合成。通过饮食摄入胶原蛋白的最直接方式是食用明胶和水解胶原蛋白。牛、猪、鱼等动物的皮肤、骨骼及其他结缔组织在煮沸后会析出明胶，所以熬煮动物骨架而成的骨汤富含明胶；但每种骨汤的明胶含量从432~9 000mg不等，取决于其制作方式（Alcock，Shaw和Burke，2019）。商业明胶产品通常用于制作甜点，将其溶解在热水中，然后冷却约4小时，就会形成果冻。对于那些希望将膳食胶原蛋白溶解在液体中的人来说，水解胶原蛋白比明胶更易于溶解。相对于水解胶原蛋白，须使用酸或酶（如胃蛋白酶、木瓜蛋白酶、菠萝蛋白酶和蛋白酶）对明胶进行进一步分解（Hema等，2017）。这些蛋白质是蛋白酶，能将蛋白质分解为更小的碎片（称为肽）。水解胶原蛋白无法形成凝胶，更易溶于常温水。尽管不同的公司采用不同的工艺生产出了不同的胶原蛋白肽，但这是否具有生物学意义尚待确定。

为了确定膳食胶原蛋白是否能增加结缔组织中的胶原蛋白合成，我们对摄入 0.5g 或 15g 明胶的受试者进行了随机双盲安慰剂对照交叉设计研究（Shaw 等，2017）。让年轻男性在 3 天内分别服用含有 48mg 维生素 C、安慰剂和 5g 或 15g 明胶的补充剂，在早 7 点到晚 7 点之间每 6 小时服用一次。服用 1 小时后，受试者通过跳绳刺激骨胶原合成。有趣的是，摄入 15g 明胶组比安慰剂组或 5g 组的胶原蛋白合成量增加一倍（Shaw 等，2017）。此外，受试者在服用补充剂 1 小时后采血，并将血清添加到人造韧带时，人造韧带会以剂量依赖性方式增加其胶原含量。这些数据表明，膳食胶原蛋白和充足的维生素 C 可促进肌腱和韧带中的胶原蛋白合成。用明胶、水解胶原蛋白或由一半明胶和一半水解胶原蛋白制成的胶状物重复此项研究后发现，明胶和水解胶原蛋白均能使胶原蛋白合成增加，胶状物则无此效果（Lis 和 Baar，2019）。由于三个摄入组之间血液中的氨基酸含量相似，所以胶状物组没有效果很可能是煮沸果汁时维生素 C 失活所致。由于膳食胶原蛋白可以促进肌肉骨骼胶原蛋白的合成，因此，一项针对运动员的随机双盲安慰剂对照研究显示，摄入 10g 水解胶原蛋白可以减轻站立和行走时的膝关节疼痛也就不足为奇（Clark 等，2008）。改善软骨中的胶原蛋白合成能够减轻膝关节疼痛，通过钆标记的 MRI 检测发现，长期摄入水解胶原蛋白能够增加软骨厚度（McAlindon 等，2011）。为了佐证该结论，一项交叉设计的前瞻性双盲安慰剂对照临床试验表明，补充胶原蛋白对跟腱疼痛的跑步者有益（Praet 等，2019）。在该研究中，受伤的跑步者按照计划进行运动康复，分别补充或不补充水解胶原蛋白。补充胶原蛋白组的效果明显优于安慰剂组（Praet 等，2019）。总之，研究表明，食用明胶或水解胶原蛋白可增加胶原蛋白合成；但许多试验仍属于起步阶段，尚需更多的研究来推动其广泛应用。

其他营养物质

关节扭伤、肌肉拉伤和其他牵拉伤占所有因伤休息时间的 1/3，而许多研究中它们的唯一结局指标是疼痛。据说有许多其他营养素可以改善肌腱 / 韧带功能。Fusini 及同事最近对这些物质和其他营养物质做了专项研究（Fusini 等，2016），我们鼓励读者认真详细地了解这些制剂。Fusini 及同事研究的许多营养素被认为具有抗炎作用。这些制剂可能减轻疼痛，不影响肌肉骨骼结缔组织的结构和功能。因此，仍需进行更多的研究来验证这些营养品的功效。

负荷与营养相结合

肌腱和韧带的血流量相对较低，主要依靠和周围环境之间的弥散来提供营养、排出废物（Skyhar 等，1985；Amiel 等，1986）。大部分氧气和营养物质来自肌腱连接处（Manske 和 Lesker，1982）、末端的脂肪垫（Benjamin 等，2004）、腱旁组织或滑膜鞘（Mansk，Bridwell 和 Leskr，1978；Lundborg，Holm 和 Myrhage，1980；Whiteside 和 Sweeney，1980；Amiel 等，1986）。结缔组织与海绵类似，其中的液体在组织受力时流出，组织松弛时再度流回，促进了营养吸收（Lundborg，Holm 和 Myrhage，1980）。由于结缔组织的负荷增加了营养输送，所以营养的时机就成为比负荷更重要的考量因素。因此摄入补充剂后的最佳运动时间点与营养物质的消化、吸收和输送速度有关。在摄入 15g 富含维生素 C 的明胶 1 小时后，血液中的氨基酸水平达到峰值（Shaw 等，2017）。这时从受试者体内采集的血液能够促进人造韧带的胶原合成，所以在加载负荷前 1 小时食用富含维生素 C 的明胶能够促进人体胶原合成（Shaw 等，2017）。这些数据表明，在血液中氨基酸水平大约达到峰值时增加目标肌腱负荷，可以增加肌肉骨骼结缔组织中的胶原蛋白合成。

三项试验 / 有限的参与者研究利用这种负荷与营养相结合的方案来改善结缔组织功

能，并使其重新发挥作用。第一项试验中，让一名患中心髌腱病的职业篮球运动员在执行10分钟运动方案前1小时服用15g橙汁明胶（Baar，2019）。该康复方案是在其正常训练和比赛计划的基础上增加的。经MRI证实，此方案有助于完全恢复髌腱结构并消除疼痛。第二项研究中，两名前交叉韧带断裂的优秀橄榄球运动员通过加强营养和短期负荷得以加速恢复并重返赛场（Shaw，Serpell和Baar，2019）。运动员在修复手术后不久每天进行2~3次关节活动度/负荷训练，每次间隔6小时，训练前摄入10g明胶和250mg维生素C。康复治疗采用了最小有效剂量负荷的理念（Paxton等，2012），最大限度地激活新移植韧带内的胶原蛋白合成，并修复部分用作移植物的腘绳肌腱，证明定期输送营养物质可为胶原蛋白的合成提供必要的基质（Shaw，serpel和Baar，2019）。这两名运动员的腘绳肌力量最终在15周内完全恢复，并在约30周后重返国际赛场。最后一项研究是利用负荷和营养最大限度地恢复运动，是对上述跟腱疼痛的跑步者进行的交叉设计研究（Praet等，2019）。在该研究中，19名受伤的跑步者均在6个月的时间内每天进行2×90次的单腿缓慢离心下降，腿同时伸直和弯曲。最初3个月，其中一半的跑步者补充水解胶原蛋白，其他人则服用安慰剂。中间将两组进行交换。在前3个月，服用水解胶原蛋白组中恢复跑步的人数是服用安慰剂组的2倍。交换后，服用水解胶原蛋白组再次有2倍的人恢复跑步。最终，水解胶原蛋白组有8名受试者恢复了跑步，而安慰剂组只有4名受试者恢复了跑步（Praet等，2019）。

结论及未来研究方向

负荷、营养与肌腱/韧带/筋膜功能之间存在着紧密联系。在张力、压缩和剪切负荷下，这些组织分别增加了胶原、软骨和润滑相关基因的表达。负荷的重要作用在伤后恢复中最为明显。与将受伤区域固定达9天的对照组相比，受伤后两天内开始负荷训练的运动员重返赛场的时间可缩短25%（Bayer，Magnusson和Kjaer，2017）。这说明合理应用负荷对于肌肉骨骼结缔组织的健康发育至关重要。这些负荷与维生素C、明胶或其他营养素（如甘氨酸）等营养干预相结合，能够改善组织的结构和功能。虽然已有强有力的证据表明负荷能够改变组织功能，但营养在这一过程中的作用仍处于探索阶段。而膳食胶原蛋白确实具有临床疗效，抑或仅是小样本量与强烈信念效应的结果，仍需更大规模的临床研究来认定。

本章的早期版本最初发表在Lesondak和Akey主编的《筋膜、功能和医学应用》（CRC Press 2020）上。

（燕琪　关玲）

参考文献

Akeson, W.H. et al. (1977) Collagen Cross-linking alterations in joint contractures: Changes in the reducible cross-links in periarticular connective tissue collagen after nine weeks of immobilization. *Connective Tissue Research*. Informa Healthcare 5(1): 15–19. doi: 10.3109/03008207709152607.

Alcock, R.D., Shaw, G.C. & Burke, L.M. (2019) Bone broth unlikely to provide reliable concentrations of collagen precursors compared with supplemental sources of collagen used in collagen research. *International Journal of Sport Nutrition and Exercise Metabolism*, 29(3): 265–272. doi: 10.1123/ijsnem.2018-0139.

Ameye, L. & Young, M.F. (2002) Mice deficient in small leucine-rich proteoglycans: novel in vivo models for osteoporosis, osteoarthritis, Ehlers-Danlos syndrome, muscular dystrophy, and corneal diseases. *Glycobiology*.

Amiel, D. et al. (1986) Nutrition of cruciate ligament reconstruction by diffusion: Collagen synthesis studied in rabbits. *Acta Orthopaedica Scandinavica*, 57: 201–203.

Asou, Y. et al. (2002) Coordinated expression of scleraxis and Sox9 genes during embryonic development of tendons and cartilage. *Journal of Orthopaedic Research*. 20: 827–833. doi:

10.1016/S0736-0266(01)00169-3.

Baar, K. (2019) Stress relaxation and targeted nutrition to treat patellar tendinopathy. *International Journal of Sport Nutrition and Exercise Metabolism*. pp. 1–5. doi: 10.1123/ijsnem.2018-0231.

Bayer, M.L., Magnusson, S.P. & Kjaer, M. (2017) Early versus delayed rehabilitation after acute muscle injury. *New England Journal of Medicine*. 377(133): 1300–1301. doi: 10.1056/NEJMc1708134.

Benjamin, M. et al. (2004) Adipose tissue at entheses: The rheumatological implications of its distribution. A potential site of pain and stress dissipation?. A*nnals of the Rheumatic Diseases*. 63(12): 1549–1555. doi: 10.1136/ard.2003.019182.

Burr, D.B., Robling, A.G. & Turner, C.H. (2002) Effects of biomechanical stress on bones in animals. *Bone*. 30(5): 781–786. doi: 10.1016/S8756-3282(02)00707-X.

Calve, S. et al. (2005) The effect of denervation on the heterogeneous material properties of the tibialis anterior tendon. *Proceedings of the 2005 Summer Bioengineering Conference*.

Chang, H.Y. et al. (2002) Diversity, topographic differentiation, and positional memory in human fibroblasts. *Proceedings of the National Academy of Sciences of the United States of America*. doi: 10.1073/pnas.162488599.

Clark, K.L. et al. (2008) 24-Week study on the use of collagen hydrolysate as a dietary supplement in athletes with activity-related joint pain. *Current Medical Research and Opinion*. doi: 10.1185/030079908x291967.

Corman, B. et al. (1998) Aminoguanidine prevents age-related arterial stiffening and cardiac hypertrophy. *Pharmacology*. Available at: www.pnas.org. (Accessed: 1 July 2020).

Dubinskaya, V.A. et al. (2007) Comparative study of the state of water in various human tissues. *Eksperimental'noi Biologii i Meditsiny*.

Dyer, D.G. et al. (no date) Accumulation of Maillard reaction products in skin collagen in diabetes and aging.

Ehlers, T.W. & Vogel, K.G. (1998) Proteoglycan synthesis by fibroblasts from different regions of bovine tendon cultured in alginate beads. *Comparative Biochemistry and Physiology - A Molecular and Integrative Physiology*. 121(4): 355–363. doi: 10.1016/S1095-6433(98)10144-7.

Evanko, S.P. & Vogel, K.G. (1990) Ultrastructure and proteoglycan composition in the developing fibrocartilaginous region of bovine tendon. *Matrix*. 10(6): 420–436. doi: 10.1016/S0934-8832(11)80150-2.

Evanko, S.P. & Vogel, K.G. (1993) Proteoglycan synthesis in fetal tendon is differentially regulated by cyclic compression *in vitro*. *Archives of Biochemistry and Biophysics*. 307(1): 153–164. doi: 10.1006/abbi.1993.1574.

Fede, C. et al. (2018) Quantification of hyaluronan in human fasciae: variations with function and anatomical site. *Journal of Anatomy*. 233(4): 552–556. doi: 10.1111/joa.12866.

Fusini, F. et al. (2016) Nutraceutical supplement in the management of tendinopathies: A systematic review. *Muscles, Ligaments and Tendons Journal*. 6(1): 48–57. doi: 10.11138/mltj/2016.6.1.048.

Gillard, G.C. et al. (1979) The influence of mechanical forces on the glycosaminoglycan content of the rabbit flexor digitorum profundus tendon. *Connective Tissue Research*. 7(1): 37–46. doi: 10.3109/03008207909152351.

Gross, J. (1959) Studies on the formation of collagen: IV. Effect of vitamin C deficiency on the neutral salt-extractible collagen of skin. *Journal of Experimental Medicine*. 109(6): 555–569.

Hammes, H.-P. et al. (1991) Aminoguanidine treatment inhibits the development of experimental diabetic retinopathy Wycation/hyperglycemia/microvascular disease/endotheial cells/pericytes). *Proc Nadl Acad Sci USA*.

Hayashi, M. et al. (2013) The effect of lubricin on the gliding resistance of mouse intrasynovial tendon. *PLoS ONE*. 8(12): e83836. doi: 10.1371/journal.pone.0083836.

Heinemeier, K.M. et al. (2013) Lack of tissue renewal in human adult Achilles tendon is revealed by nuclear bom (14) C. FASEB *journal : official publication of the Federation of American Societies for Experimental Biology*. 27(5): 2074–2079. doi: 10.1096/fj.12-225599.

Hema, G.S. et al. (2017) Optimization of process parameters for the production of collagen peptides from fish skin *(Epinephelus malabaricus)* using response surface methodology and its characterization. *Journal of Food Science and Technology*. 54(2): 488–496. doi: 10.1007/s13197-017-2490-2.

Kapacee, Z. et al. (2008) Tension is required for fibripositor formation. *Matrix Biology*. 27(4): 371–375. doi: 10.1016/j.matbio.2007.11.006.

Kjaer, M. (2004) Role of extracellular matrix in adaptation of tendon and skeletal muscle to mechanical loading. doi: 10.1152/physrev.00031.2003.

Laurent, G.J., McAnulty, R.J. & Gibson, J. (1985) Changes in collagen synthesis and degradation during skeletal muscle growth. *American Journal of Physiology - Cell Physiology*. 18(2): 1–4. doi: 10.1152/ajpcell.1985.249.3.c352.

Lind, J. (1753) *A Treatise of the Scurvy in Three Parts*.

Lis, D.M. & Baar, K. (2019) Effects of

different vitamin C–enriched collagen derivatives on collagen synthesis. *International Journal of Sport Nutrition and Exercise Metabolism*. doi: 10.1123/ijsnem.2018-0385.

Lundborg, G., Holm, S. & Myrhage, R. (1980) The role of the synovial fluid and tendon sheath for flexor tendon nutrition. *Scandinavian Journal of Plastic and Reconstructive Surgery and Hand Surgery*. 14(1): 99–107. doi: 10.3109/02844318009105739.

Majima, T. et al. (2003) Stress shielding of patellar tendon: effect on small-diameter collagen fibrils in a rabbit model. *Journal of Orthopaedic Science : official journal of the Japanese Orthopaedic Association*. 8(6): 836–841. doi: 10.1007/s00776-003-0707-x.

Manske, P.R., Bridwell, K. & Lesker, P.A. (1978) Nutrient pathways to flexor tendons of chickens using tritiated praline. *Journal of Hand Surgery. American Society for Surgery of the Hand*. 3(4): 352–357. doi: 10.1016/S0363-5023(78)80036-7.

Manske, P.R. & Lesker, P.A. (1982) Nutrient pathways of flexor tendons in primates. *Journal of Hand Surgery. American Society for Surgery of the Hand*. 7(5): 436–444. doi: 10.1016/S0363-5023(82)80035-X.

Marturano, J.E. et al. (2013) Characterization of mechanical and biochemical properties of developing embryonic tendon. *Proceedings of the National Academy of Sciences of the United States of America*. 110(16): 6370–6375. doi: 10.1073/pnas.1300135110.

McAlindon, T.E. et al. (2011) Change in knee osteoarthritis cartilage detected by delayed gadolinium enhanced magnetic resonance imaging following treatment with collagen hydrolysate: A pilot randomized controlled trial. *Osteoarthritis and Cartilage*. 19(4): 399–405. doi: 10.1016/j.joca.2011.01.001.

Miller, B.F. et al. (2005) Coordinated collagen and muscle protein synthesis in human patella tendon and quadriceps muscle after exercise. *Journal of Physiology*. 567(3): 1021–1033. doi: 10.1113/jphysiol.2005.093690.

Miller, B.F. et al. (2007) Tendon collagen synthesis at rest and after exercise in women. *Journal of Applied Physiology*. 102(2): 541–546. doi: 10.1152/japplphysiol.00797.2006.

Mussini, E., Hutton, J. & Udenfriend, S. (1967) Collagen proline hydroxylase in wound healing, granuloma formation, scurvy, and growth. *Science*. 157(3791): 927–929.

Myer, G.D. et al. (2011) Did the NFL lockout expose the Achilles heel of competitive sports? *Journal of Orthopaedic & Sports Physical Therapy*. 41(10): 702–705. doi: 10.2519/jospt.2011.0107.

Myrick, K.M. et al. (2019) Effects of season long participation on ACL volume in female intercollegiate soccer athletes. *Journal of Experimental Orthopaedics*. 6(1). doi: 10.1186/s40634-019-0182-8.

Nishikimi, M. et al. (1988) Occurrence in humans and guinea pigs of the gene related to their missing enzyme l-gulono-γ-lactone oxidase. *Archives of Biochemistry and Biophysics*. 267(2): 842–846. doi: 10.1016/0003-9861(88)90093-8.

Nugent, G.E. et al. (2006) Dynamic shear stimulation of bovine cartilage biosynthesis of proteoglycan 4. *Arthritis & Rheumatism*. 54(6): 1888–1896. doi: 10.1002/art.21831.

Papakrivopoulou, J. et al. (2004) Differential roles of extracellular signal-regulated kinase 1/2 and p38MAPK in mechanical load-induced procollagen α1(I) gene expression in cardiac fibroblasts. *Cardiovascular Research*. 61(4): 736–744. doi: 10.1016/j.cardiores.2003.12.018.

Paxton, J.Z. et al. (2012) Optimizing an intermittent stretch paradigm using ERK1/2 phosphorylation results in increased collagen synthesis in engineered ligaments. *Tissue Engineering Part A*. 18(3–4): 277–284. doi: 10.1089/ten.tea.2011.0336.

Paxton, J.Z., Grover, L.M. & Baar, K. (2010) Engineering an *in vitro* model of a functional ligament from bone to bone. *Tissue Engineering. Part A*. 16(11): 3515–3525. doi: 10.1089/ten.TEA.2010.0039.

Praet, S.F.E. et al. (2019) Oral supplementation of specific collagen peptides combined with calf-strengthening exercises enhances function and reduces pain in achilles tendinopathy patients. *Nutrients*. 11(1): 1–16. doi: 10.3390/nu11010076.

Reddy, G.K., Stehno-Bittel, L. & Enwemeka, C.S. (2002) Glycation-induced matrix stability in the rabbit Achilles tendon. *Archives of Biochemistry and Biophysics*. 399(2): 174–180. doi: 10.1006/abbi.2001.2747.

Ricard-Blum, S. (2011) The collagen family. *Cold Spring Harbor Perspectives in Biology*. 3(1): 1–19. doi: 10.1101/cshperspect.a004978.

Robbins, J.R., Evanko, S.P. & Vogel, K.G. (1997) Mechanical loading and TGF-β regulate proteoglycan synthesis in tendon. *Archives of Biochemistry and Biophysics*. 342(2): 203–211. doi: 10.1006/abbi.1997.0102.

Robinson, K.A. et al. (2017) Decorin and biglycan are necessary for maintaining collagen fibril structure, fiber realignment, and mechanical properties of mature tendons. *Matrix Biology*. 64: 81–93. doi: 10.1016/j.matbio.2017.08.004.

Sasarman, F. et al. (2016) Biosynthesis of glycosaminoglycans: associated disorders and biochemical tests. *Journal of Inherited Metabolic Disease*. 39(2): 173–188. doi: 10.1007/s10545-015-9903-z.

Shaw, G. et al. (2017) Vitamin C-enriched gelatin supplementation before intermittent activity augments collagen synthesis. *American Journal of Clinical Nutri-*

tion. 105(1). doi: 10.3945/ajcn.116.138594.

Shaw, G., Serpell, B. & Baar, K. (2019) Rehabilitation and nutrition protocols for optimising return to play from traditional ACL reconstruction in elite rugby union players: A case study. *Journal of Sports Sciences*. 37(15): 1794–1803. doi: 10.1080/02640414.2019.1594571.

Siegel, R.C. (1976) Collagen cross-linking: Synthesis of collagen cross-links in vitro with highly purified lysyl oxidase. *Journal of Biological Chemistry*. Available at: http://www.jbc.org/ (Accessed: 1 April 2018).

Siegel, R.C. & Fu, J.C.C. (1976) *Collagen Cross-Linking:Purification and Substrate Specificity of Lysyl Oxidase, The Journal of Biological Chemistry*. Available at: http://www.jbc.org/ (Accessed: 1 April 2018).

Skyhar, M.J. et al. (1985) Nutrition of the anterior cruciate ligament. Effects of continuous passive motion. *American Journal of Sports Medicine*. 13(6): 415–418. doi: 10.1177/036354658501300609.

Smeets, J.S.J. et al. (2019) Protein synthesis rates of muscle, tendon, ligament, cartilage, and bone tissue in vivo in humans. *PLOS ONE*. 14(11): e0224745. doi: 10.1371/journal.pone.0224745.

Vieira, C.P. et al. (2015) Green tea and glycine aid in the recovery of tendinitis of the Achilles tendon of rats. *Connective Tissue Research*. 56(1): 50–58. doi: 10.3109/03008207.2014.983270.

Vieira, C.P. et al. (2015) Glycine improves biochemical and biomechanical properties following inflammation of the achilles tendon. *Anatomical Record (Hoboken, N.J. : 2007)*. 298(3): 538–545. doi: 10.1002/ar.23041.

Whiteside, L.A. & Sweeney, R.E. (1980) Nutrient pathways of the cruciate ligaments. An experimental study using the hydrogen wash-out technique. *Journal of Bone and Joint Surgery. American volume*. 62(7): 1176–1180. Available at: http://www.ncbi.nlm.nih.gov/pubmed/7430206 (Accessed: 10 June 2019).

第 7 章

活动度过大与活动度不足

Jan Dommerholt and Nathan Mayberry

引言

关节活动能力是人体运动和动作发展的基本前提，是关节表面骨性杠杆的受控运动，通常用“关节活动度”来衡量（Berryman Reese 和 Bandy，2017）。基本运动平面和旋转轴（正面、矢状面、横向）将这些运动进一步标准化。虽然关节活动度因人而异，但都有达到运动效能所需的标准值（Soucie 等，2011）。偏离这些标准值则被称为活动度不足或活动度过大。识别和解决关节活动障碍是管理异常运动模式的重要部分（Keer 和 Simmonds，2011）。

活动度不足的人应多参加瑜伽和普拉提训练，以提高灵活性和整体身体素质。但根据其活动度不足的原因，不仅对瑜伽和普拉提教练，也对其他健美师、物理治疗师，费登奎斯方法（Feldenkrais）和亚历山大技法（Alexander）教师，以及神经肌肉治疗师都提出了特殊挑战。在本章中，我们使用广义的“身体调理（body work）”涵盖所有这些学科。本章概述了身体调理师都应该熟悉的特定的活动度不足综合征及相关问题。另一方面，活动度过大的人通常被认为是练习普拉提和瑜伽的最佳人选，因为与普通学员相比，他们通常能更轻松地做出高难度的体式和伸展动作。但活动度过大也有其自身的特殊挑战。例如，埃勒斯 - 当洛综合征（Ehlers-Danlos syndrome）患者可能结缔组织疏松，缺乏筋膜稳定性，因此可能在维持某些姿势或进行核心训练时遇到困难。

活动度不足

活动度不足可定义为关节、关节囊或其他周围组织的遗传或后天结构变化，或控制系统的功能改变而导致的关节活动能力降低。其特征是关节活动度减小、运动激活模式改变、肌肉和筋膜缩短，并可能出现肿胀。关于活动度不足和不同关节的活动度不足发生率的研究很少。身材有点走样、肌肉紧绷、筋膜受限的人可以通过身体锻炼干预得到良好恢复。其他患有更为复杂的遗传性关节活动度不足的人，可能需要进行重大调整和个性化治疗来解决其独有的问题。

遗传性关节活动度减少

遗传性关节活动度减少的原因非常复杂。这类疾病的患病率可能很低，但在没有客观数据的情况下也无法确定。本节详细介绍了几种有关的遗传性疾病，希望通过了解这些疾病来改善患者的生活质量，并可能为针对“特定疾病”的瑜伽课程或普拉提运动提供新的商机。可能很少有瑜伽和普拉提教练了解这些疾病，而且几乎无人去探究健身可能带来的好处。患有这些疾病的人可能也不经常参加普拉提、瑜伽或健身锻炼，因此我们建议在有需要时查阅本章节。

遗传性关节活动度减少可能与多种遗传病有关，如先天性多发性关节挛缩，即两个及以上主要关节存在先天性非进行性挛缩

（Valdes-Flores 等，2016）。新生儿中先天性多发性关节挛缩的患病率为（1/3 000）~（1/5 000）（Valdes Flores 等，2016）。该病不仅与神经系统疾病有关，如局灶性或全身性前角细胞受损，以及结构性脑疾病或损伤，还可能与其他多种疾病有关，如发育不良（畸形、肢端发育不全、克尼斯特发育不良、间向性和躯干发育异常）、Schwartz 综合征、胎儿酒精综合征伴滑膜炎、成骨不全、埃默里 - 德赖弗斯肌营养不良（Emery-Dreifuss muscular dystrophy）、肘前蹼综合征、各种翼状胬肉综合征（即腘窝和多发性翼状胬肉综合征）和 Freeman Sheldon 综合征等（Mennen 等，2005）。由于与关节挛缩有关的疾病范围广泛，因此可能存在多种基因突变和信号通路。一些研究人员认为 X 连锁锌指基因 *ZC4H2* 的突变与多发性先天性关节炎的病因有关（Okubo 等，2018；Kondo 等，2018），而其他研究人员则发现了 *RYR1*（Brackmann 等，2018）、*TTN*（Fernandez-Marmiesse 等，2017）、*LGI4*（Xue 等，2017）和 *BICD2* 突变（Ravenscroft 等，2016）等。三个近亲家族在 *GPR126*（编码 G 蛋白偶联受体 126）中表现出不同的纯合突变，是周围神经系统轴突髓鞘形成的关键步骤（Ravenscroft 等，2015）。换句话说，关节挛缩的诊断可能涉及广泛的遗传变异，因此表现有很大不同。

身体调理师、普拉提和瑜伽教练没有必要完全理解很多关节挛缩的复杂性，但他们可以通过带动患者积极参与定期的个性化锻炼，帮助其提高生活质量，至少暂时改善关节活动度。身体调理通常是在非医疗环境中进行的，这对于该人群可能会有很大吸引力。我们对关节挛缩患者的特定筋膜限制知之甚少。但挛缩的特征可能是极端的筋膜蹼，因此主要的神经和血管也会缩短。在极端情况下，可能需要大的手术甚至短缩股骨来松解膝关节蹼带（Saleh 等，1989；Ponten，2015）。在这种极端情况下，身体调理的作用不大。

其他带有关节活动度减少特征的遗传性疾病有：先天性马蹄内翻足（畸形足）、特发性足尖行走和有症状的全身性运动不足。先天性马蹄内翻足的发病率为（1~3）/1 000 例妊娠，男性发病率是女性的 2 倍。该病在亚洲人群中较少见，但在波利尼西亚人和新西兰的毛利人中较为常见，其在婴儿中的发病率为（6.5~7）/1 000（Drvaric 等，1989；Chapman 等，2000）。居住在英国的印度人和巴基斯坦人的发病率为 7.8/1 000（Leck 和 Lancashire，1995）。最常用的治疗方法之一是庞塞蒂（Ponseti）法，包括连续石膏固定，然后对顽固性畸形进行手术矫正等（Khanna 和 Vaishya，2017）。尽管最近 Andreoli 等人（2014）报告了一例无需手术，采用连续石膏固定结合整骨手法治疗新生儿的病例，但庞塞蒂法仍在世界范围内被广泛采用，并仍被视为最佳方法。考虑到整骨手法的有益性，也许改进的瑜伽干预法也会有一定效果，但是这需要有一些突破性的、打破常规的思维。

虽然先天性马蹄内翻足的治疗手段已日臻成熟，但对其遗传易感性和确切信号通路的了解并不多。该综合征很可能由多种环境和遗传因素造成。早期的一些论文怀疑是常染色体隐性遗传，但更有可能是一种主要基因效应与其他多基因和环境因素相互作用所致（Dietz，2002；Rebbeck 等，1993）。Basit 和 Khoshhal（2018）在最近的一篇综述中总结了该病的现状。他们认为编码骨骼肌纤维收缩蛋白质的基因可能参与其中，虽然没有明确的遗传缺陷，但 *TBX4*、*PITX1*、*HOXA*、*HOXC* 和 *HOXD* 基因簇，*NAT2* 和其他基因簇的变异似乎发挥了重要作用。最近有研究证实了发育转录通路，即 PITX1-TBX4 通路的重要性（Dobbs 和 Gurnett，2012）。*TBX4* 和 *PITX1* 在后肢中表达，这有助于解释这些因子的转录突变所造成的足部表型。深入分析后发现，足部的问题比其他部位更常见，这可以归因于遗传易感性。部分马蹄内翻足畸形与颅腕跗发育不良，以及骨畸形性发育不良、史 - 莱 - 奥综合征（Smith-Lemli-Opitz syndrome）、皮埃尔·罗班综合征（Pierre-Robin syndrome）、肌发育不良、脊髓脊膜膨出、先天性缩窄带、氨基蝶呤或右旋管箭毒碱引起的宫内中毒、部分拉森综合征（Larsen syndrome）、远端关节挛缩和各种染色体异常有关（Dietz，2002）。

特发性足尖行走是一种排除性诊断，见于3 岁以上儿童，表现为前足过度负重的异常步态模式。它可能与脑瘫（Barber 等，2012）、进行性假肥大性肌营养不良（Duchenne muscular dystrophy，Hyde 等，2000）、糖原贮积症Ⅴ型（McArdle disease，Pomarino 等，2018），甚至注意缺陷多动障碍有关（Soto Insuga 等，2018）。在少数病例中，人们怀疑患者是易感体质（Pomarino 等，2016），即该病可能与先天性跟腱短小有关（Shulman 等，1997），但跟腱缩短也许是持续用脚趾行走而引起的，特别是这些儿童刚出生时通常不会出现挛缩（Brunt 等，2004）。另一部分人则表示该病与感觉功能障碍存在某种联系（Montgomery and Gauger，1978）。

有症状的全身活动度不足被认为是一种功能障碍，伴有全身关节活动度降低，关节韧带和肌肉肌腱结构僵硬度增加，骨密度降低，吡啶醇交联过多和瘢痕疙瘩形成（Engelbert 等，2004）。目前还没有症状性全身活动度不足的其他数据，但瑜伽和普拉提可能对这类人群有益。

获得性关节活动度不足

获得性活动度不足可由多种原因引起，如瘢痕组织、运动恐惧症（害怕运动）、年龄增加、心理因素、不活动和久坐不动的生活方式，以及某些疾病，如硬皮病、骨关节炎、骨折、僵人综合征、帕金森病、脑瘫、痉挛和复杂性区域疼痛综合征等。与大多数遗传性关节活动综合征不同，瑜伽和普拉提更易于在获得性关节活动度不足患者的整体健康中发挥作用。与这些疾病相关的筋膜限制可通过特定的伸展动作和改善全身稳定性、灵活性的训练来解决。

在物理治疗、脊椎按摩和身体训练中，似乎有一种纯粹从生物力学角度来治疗活动度不足的倾向，但在许多时候可能会适得其反。例如，抑郁症患者可能会表现出肩关节活动度功能性减退（Okely 等，2019）。临床医生使用刻板的生物力学方法可能无法发现抑郁症患者表现出的更为复杂的病情细节。Silva 等人（2016）证实患有纤维肌痛症的女性，其双侧距下关节的活动度减少，而 Brown 等人（2016）发现，严重运动恐惧症患者在全膝关节置换术后会出现更大范围的运动障碍。身体调理师应采取全面的方法来处理活动度不足的问题。

关于运动控制系统的改变方面，活动度不足和运动障碍的症状在帕金森病患者中很常见。这可能与基底神经节，尤其是丘脑底核（subthalamic nucleus，STN）的功能障碍有关（Di Matteo 等，2008）。STN 功能下降会导致运动障碍症状和关节僵硬或活动度不足，而这些在帕金森病患者中很常见。STN 的神经支配受到 5- 羟色胺（5-hydroxytryptamin，5-HT）的强烈影响，而 5- 羟色胺又由 STN 内 5- 羟色胺受体调节，如 5-HT_{1A}、5-HT_{2A} 和 5-HT_{2C} 受体（Xiang 等，2005）。外周使用 $5\text{-HT}_{2A/C}$ 激动剂、2，5- 二甲氧基 -4- 碘苯丙胺（DOI），会导致活动能力显著降低（Hameleers 等，2007）。STN 神经元活动增加会导致活动能力下降，高频脑刺激（high frequency brain stimulation，HFS）可逆转这一现象。尽管帕金森病患者的活动度不足有复杂的深层原因，但定期进行普拉提、瑜伽和其他形式的健身锻炼可能会减缓功能障碍的程度，并且至少能暂时改善活动能力。

另一种按照生物力学治疗不起作用的疾病是中枢神经系统自身免疫性疾病，又称僵人综合征（Ciccotto 等，2013）。这种疾病也见于婴儿，通常表现为婴儿肌张力过度，还可见于儿童和青少年（Tracy 和 McKeon，2015）。该综合征主要表现为近端肢体和轴向肌肉（包括椎旁肌肉）的强直性和痛性痉挛。该病与谷氨酸脱羧酶自身抗体相关，它可以损害大脑中被称为 γ- 氨基丁酸（gamma-aminobutyric acid，GABA）的主要抑制性神经递质的合成。应注意鉴别僵人综合征与其他罕见疾病，如亚急性进行性脑脊髓炎（Hutchinson 等，2008）、副肿瘤综合征（Sweeney 和 Howe，2016）和获得性神经性肌强直（Isaacs 综合征，Rana 等，2012），以确保进行适当的个性化医疗处置。与帕金森病一样，僵人综合征患者可能也会受益于个性化的健身训练。

僵人综合征患者通常不会出现锥体和锥体外系功能障碍。锥体系统控制随意运动，该系统功能障碍可能会导致瘫痪。例如，当某人发生脑血管意外时，可能会出现反射亢进和痉挛（Tranchant 等，2017）。锥体外系则控制自动运动模式，该系统功能障碍可能导致不自主运动，如抽搐、震颤、肌阵挛、舞蹈症和肌张力障碍等（Cotelli 等，2018）。锥体外系综合征包括进行性核上性麻痹、帕金森病和皮质基底节综合征。

关节活动度

关节活动度降低显然会对身体产生深远影响。例如，颞下颌关节活动度降低可能会导致气道阻塞，咀嚼、进食和其他口腔功能性困难，说话和语言发育受损，以及颅颌骨复合体的下颌骨生长受限（Costello 和 Edwards，2005；Sahdev 等，2019）。手指关节的活动度降低可能会对手的灵巧性和握力的精确控制产生不利影响（Campos Cde 等，2013）。膝关节、距小腿关节和足部活动度降低会对步态和整体活动能力带来严重影响（Delafontaine 等，2015），而脊柱活动度降低可能会降低全身功能和活动能力（Alqhtani 等，2015；Mustur 等，2009）。

然而，在临床中，特别是涉及节段性脊柱活动时，关节活动度受限是否可以作为评估活动度不足疾病的主要特征，目前仍存在分歧。在诊断椎间关节活动度降低时，对中段颈椎进行手动前后滑动试验与动态影像学评估的结果相当（Rey-Eiriz 等，2010）。为了确定某种评估方法是否有效可靠，两名及以上的检查者应就检查结果达成一致意见，这被称为评估者之间的可靠性。内部可靠性是指同一名检查者在测试中是否始终得出相同的结果或分数。两名检查者在颈椎、胸椎和腰椎僵硬度的触诊方面能够达到良好的评估者间可靠性（Holt 等，2018），意味着他们在检查后得出了相同的结论。相反，由新手物理治疗师进行腰椎被动生理辅助运动评估时，评估者间和评估者内部的可靠性较差（Deore 和 May，2012）。三位经验丰富的物理治疗师在测试腰椎节段活动能力时，评估者间可靠性也较差（Johansson，2006），这与 Schneider 等人（2008）的研究结果相似。Schneider 等人观察到手法评估腰椎活动受限时，评估者间可靠性较差。他们证实，触诊引起的疼痛反应更可靠。Koppenhaver 等人（2014）得出结论，对活动度不足的诊断灵敏度和特异度判断较低，并且手法评估和僵硬度测量之间没有相关性。一项系统评估发现，评估颈椎活动能力、头部姿势和疼痛部位，以及评估成人颈部疼痛和相关疾病临床测试的可靠性和有效性的证据均有限（Lemeunier 等，2018）。在一项对主诉肩部疼痛的患者进行颈胸和肩部体格检查的评估者间可靠性研究中，大多数颈椎和肩部活动度测量的可靠性系数从小到大不等。然而，肩关节水平内收的测量结果可靠性较差（Burns 等，2016）。有趣的是，Abbott 等人（2005）证实，手动的临床检查方式在检测节段活动异常方面确实具有一定效用，这与 Haneline 等人（2008）的发现一致，后者发现几项研究结果具有高度可再现性。此外，Widerström 等人（2012）发现，在疼痛调节、稳定练习和训练中，评估者之间的可靠性相当高，但就操作方面而言则不然。

运用三维计算机运动分析系统进行测量，能够克服人工测量的局限性并减少固有的人为误差，提高关节活动度的测量准确性（Karakostas 等，2018）。最常见的运动分析系统可分为运动传感器系统和带有反射标记的高速或红外摄像系统。这两种系统不仅可以测量关节活动度，还可以为动力学和运动学分析提供详细数据。运动分析系统的功能已经在下肢得到了很好体现，但其对于脊柱和上肢的作用却非常小（Piche 等，2007；Karakostas 等，2018）。还有一些其他问题，诸如计算机化系统成本高、缺乏统一的规范数据，以及关节结构复杂性的内在变化等，都使标准化评估方法的应用变得比较困难。

不同于确定运动范围的方法，临床医生还需要考虑区域间的相互依赖性（McDevitt 等，2015）。例如，胸椎的活动性会影响肩胛骨的位置，从而影响上肢的活动性（Theodoridis 和 Ruston，2002）。非特异性慢性腰痛患者也可能会出现肩胛骨位置的改变，这反过来又可能引发上肢运动功能障碍（Taghizadeh 等，2017）。此外，胸椎的活动功能障碍与肩部和上臂的疼痛有关，这本身可能会限制肩关节的自主活动范围（Berglund 等，2008）。换句话说，在不考虑胸椎活动度的情况下测量肩关节抬高的结果可能并不准确，会不可避免地造成治疗策略效果不佳（Puentedura 和 Cleland，2015）。同样，颈椎功能障碍可能与单侧外上髁痛（网球肘）有关（Coombes 等，2014）。身体还有其他几种相互依赖关系，部分是因为不同筋膜层之间的相互联系。普拉提、瑜伽和费登奎斯方法都是能够很好地改善关节活动度受限的相互关联的全身性方法。毫无疑问，身体不同区域之间的许多筋膜连接在区域相互依赖中起着关键作用。

物理疗法

许多活动度不足患者会咨询物理治疗师。如前所述，临床医师由于严格遵循生物力学方法，可能过于刻板，但令人欣喜的是，在物理治疗领域已经找到了其他方法。Sahrmann 等人（2017）建立了“运动系统损害综合征”的综合运动病理学模型，该模型认为反复的运动模式和持续的关节位置欠佳，可能会导致组织和关节结构发生病理学和病理解剖学变化。该模型包含了“肌肉骨骼系统作为运动的效应器，神经系统作为运动的调节器，心血管、呼吸和内分泌系统为其他系统提供支持，但也受运动影响”的理念。Rabey 等人（2017）得出结论，在基于当代疼痛科学和以患者为中心的价值观，呈现个体化、多维方法的背景下，科学地使用手法技能，包括关节活动度测量（如被动辅助和生理运动的评估），是有效的工具。当然，身体调理师应从这一背景角度来对待他们活动度不足的客户。

从神经生理学的角度来看，节段性关节活动度不足可能是由于神经生理障碍，这通常与运动时疼痛和肌张力都增加有关。关节内和关节外运动模式之间的相互作用对关节活动能力起着重要作用，包括外周和中枢神经机制、被动结构（包括韧带、关节囊和关节内椎间盘），以及来自肌肉和少部分来自筋膜的主动控制。

活动度过大

活动度过大是指关节在正常运动平面内过度运动。“活动度过大”一词常与“过度伸展”和“过度松弛”互换使用，尽管后者在技术上指的是在异常平面上的运动（Coles 等，2017）。活动度过大可以是遗传性、体质性和结构性的，也可以是关节和周围组织功能改变的结果。活动度过大分为局部型和全身型。局部活动度过大可能是创伤，如关节脱位、手术、训练（即体操中的过度拉伸）造成，但也可能是遗传所致。累及5个以上关节的全身性或系统性活动度过大多为遗传性，并因年龄、性别和种族背景而存在个体差异（Coles 等，2017）。系统性活动度过大通常采用 Beighton 评分（Beighton Score）进行评估（图 7.1），该评分具有一定的评估者间可靠性，但有效性不确定（Juul-Kristensen 等，2017）。其他几种常用的测试缺乏令人满意的可信度和有效性（Juul-Kristensen 等，2017）。五步问卷（The Five-Part Questionnaire，表 7.1）是最常用的成人问卷，但其可信度和有效性证据相互矛盾（Juul-Kristensen 等，2017；Hakim 和 Grahame，2003）。Bristol 活动度过大影响测试（Bristol Impact of Hypermobility test）是衡量活动度过大对一个人生活的影响的测试，具有良好的重测信度（Palmer 等，2017）。

几乎所有儿童都可被视为关节活动度过大，其中女孩的关节活动度大于男孩。关节活动度在青春期前逐渐提高，在随后的成年期和老年期逐渐降低。由于儿童的关节活动能力远高于成人，并且目前尚无儿童关节活动度的年龄相关标准，因此诊断儿童活动度过大难度较大。澳大利亚对 1 584 名受试者开展的一项研究表明，61% 的女孩和 37% 的男孩存在活动度过大（Morris 等，2017），这并不一定表明这些孩子的活动能力范围异常或他们经历了特别的疼痛或功能障碍。Javadi-Parvaneh 和 Shiari（2016）修改了 Beighton 标准，以更好地识别儿童的活动度过大。

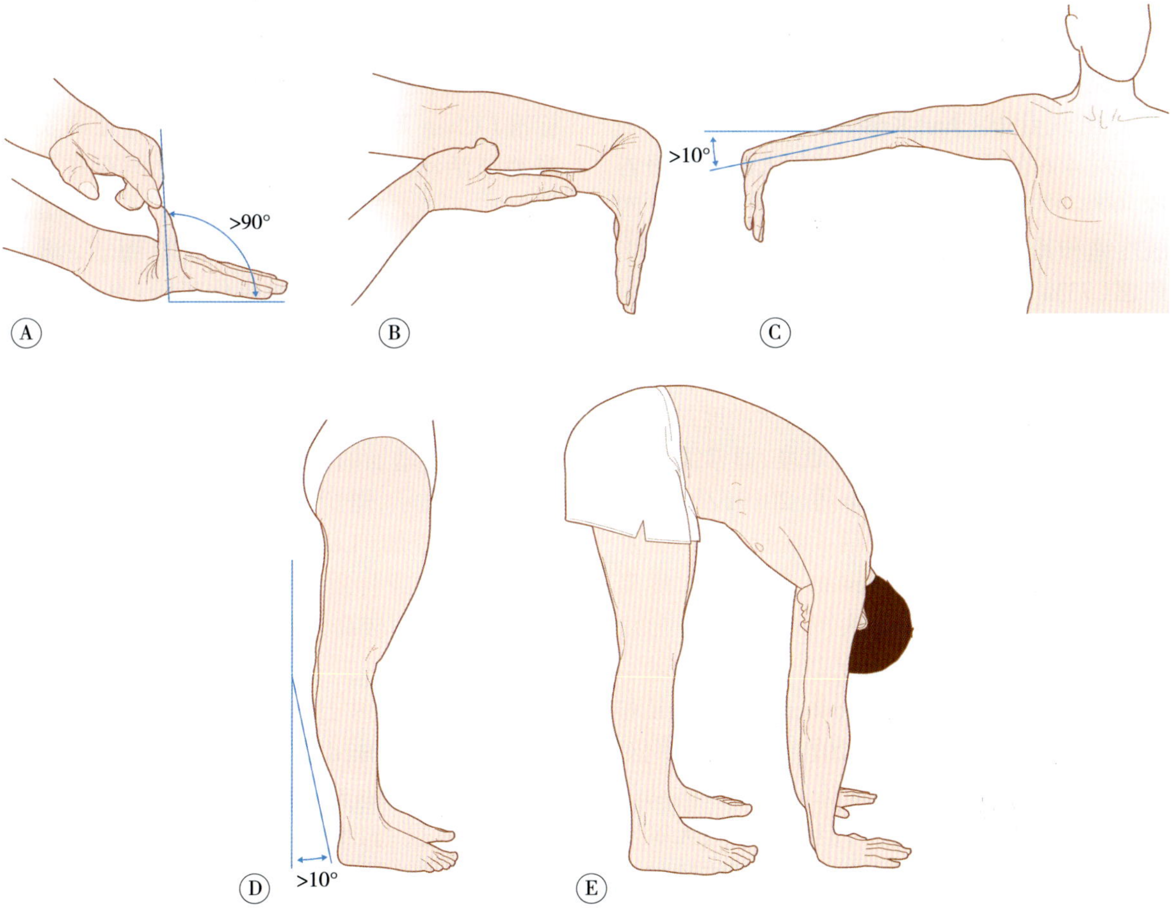

图 7.1 Beighton 测试。测试 A~D 在双侧进行，每项测试阳性均得 1 分，总分为 0~8 分。测试 E 为阳性或阴性；阳性结果得 1 分。虽然对 Beighton 测试结果的解读尚未达成共识，但多数研究者一致认为 4~9 分表明全身活动度过大

表 7.1 五步问卷（Hakim 和 Grahame，2003）

1. 你现在（或曾经）能将双手平放于地面并保持双膝伸展吗？
2. 你现在（或曾经）能弯曲拇指触摸自己的前臂吗？
3. 在儿童时期，你是否能把身体扭曲成奇怪的形状或劈叉来逗你的朋友开心呢？
4. 在儿童或青少年时期，你的肩膀或膝盖是否脱位过不止一次？
5. 你认为自己的关节能前后自由弯曲吗？
若两个或两个以上问题的回答为"是"，则提示关节活动度过大，其灵敏度为 80%~85%，特异度为 80%~90%

疼痛是儿童和成人活动过度综合征的一个常见特征，但并非所有活动度过大的人都必然会出现症状（Juul-Kristensen 等，2017）。一项针对 466 名活动度过大的成年人的研究报告称，99% 的人患有关节疼痛，91% 的人患有四肢疼痛和其他一些症状，包括慢性疲劳（82%）、焦虑（73%）和抑郁（69%）（Murray 等，2013）。Bettini 等人（2018）得出结论，在 40 名活动度过大的青少年中，关节活动度过大是疼痛超敏反应和中枢敏感的常见前兆。对活动度过大患者的疼痛治疗可能具有一定难度，通常需要采用多种跨学科方法（Revivo 等，2019；Zhou 等，2018）。疼痛治疗可能包括手法疗法，如触发点治疗和软组织活动（Tewari 等，2017），疼痛科学教育（Louw，2016），认知、情绪和行为疗法（Baeza-Velasco 等，2018），以及外聚焦运动疗法（external-focus exercise therapy）（Wulf 和 Lewthwaite，2016；Wulf 等，2018）。尽管人们对瑜伽、普拉提和其他身体训练对疼痛性活动过度综合征的作用知之甚少，但这些方法无疑对这一患者群体非常有价值。例如，与传统的运动课程、自我护理书籍和标准医疗护理相比，瑜伽在减轻慢性腰背痛方面更为有效（Williams 等，2003；2009；Sherman 等，2005）。瑜伽教练可能需要调整练习和姿势，使其保持在无痛范围内，同时将重点放在改善患者全身和个别关节的稳定性、肌肉力量和耐力，以及本体感觉上。此外，瑜伽还可以将注意力更多地集中在呼吸练习（如调息和冥想），以此来减轻焦虑和压力（West 等，2004；Kabat-Zinn，1982）。普拉提训练也具有改善心理健康的效果（Fleming 和 Herring，2018）。

无症状的活动度过大可能是由某些活动引起的，如瑜伽（Nilsson 等，1993）、芭蕾（Foley 和 Bird，2013）、现代舞（Ruemper 和 Watkins，2012）、体操（Bukva 等，2019）、杂技（Purnell 等，2010）、花样滑冰（Tosi 等，2019）和啦啦队等（Shields 和 Smith，2011）。研究发现，44%~58% 的舞者有系统性活动度过大（Day 等，2011；Sanches 等，2015）。一项对职业舞者的研究确定，超过 70% 的人符合 Beighton 评分标准（Chan 等，2018）。尽管一些研究确实发现关节活动度过大与受伤风险之间存在相关性（Ruemper 和 Watkins，2012；McCormack 等，2004；Tosi 等，2019），但一般而言，活动度过大并不一定会增加受伤风险（Bukva 等，2019）。50% 的杂技体操运动员报告脊柱、髋关节和膝关节疼痛（Anwajler 等，2005）。在一项针对澳大利亚瑜伽学生的研究中，未发现任何受伤风险增加的证据（Penman 等，2012），但其他研究显示，退行性关节疾病和小关节病患者的疼痛增加（Lee 等，2019）。作者提醒，由于骨量减少或骨质疏松患者出现压缩性骨折或畸形的风险较高，因此不建议这部分人过度屈曲脊柱。

在这些运动中，活动度过大的利弊仍然存在争议（Foley 和 Bird，2013；Grahame 和 Jenkins，1972）。一方面，活动度过大可以使这些运动更容易进行；但另一方面，也可以预见，其可能会增加微创伤和关节不稳定的风险（Harris 等，2016；Weber 等，2015；Ruemper 和 Watkins，2012）。一般来说，瑜伽、舞蹈和其他体育运动带来的好处（如改善心血管健康，增加肌肉力量、耐力和控制）可能会大于受伤的风险（Hayes 和 Chase，2010；Wiese 等，2019）。接触性运动似乎确实增加了运动员活动度过大的受伤风险（Rejeb 等，2019）。

先天性关节松弛可能会使一些人更适合练习舞蹈和体操（Nilsson 等，1993），但对于其他人来说，关节松弛可能是包括过度拉伸在内的常规训练所致。严重关节松弛、马方综合征（Marfan syndrome）或埃勒斯-当洛综合征（Ehlers-Danlos syndrome，EDS）患者在做有一定难度的身体运动之前，应先进行心血管异常（即血压波动、体位性直立性心动过速综合征和二尖瓣脱垂）和软组织功能障碍（即组织脆性和潜在的动脉瘤）的医学筛查（Grahame，1993）。瑜伽、舞蹈和体操的重点应转向维持和改善有症状的活动过度综合征患者的关节和全身稳定性，而不是强调灵活性。活动度过大的人进行拉伸运动时，他们通常主要拉伸的是关节囊和韧带而非肌肉和肌腱，这可能会加重其活动过度，提高半脱位与脱位的风险（Shields 和 Smith，2011）。

活动度过大可分为三种类型：①无症状的活动过度；②关节活动过度综合征；③活动过度谱系障碍（hypermobility spectrum disorders，Coles 等，2017）。

关节活动过度综合征

大部分活动过度综合征是遗传病，例如埃勒斯-当洛综合征（EDS，Malfait 等，2017）、马方综合征（MFS，Loeys 等，2010）和成骨不全等（OI，Van Dijk 等，2010）。EDS 是最常见的遗传性结缔组织疾病，发病率约为 1/5 000（Tinkle 等，2017），而 MFS 发病率为（1/3 000）~（1/10 000）（Pyeritz，2017），OI 发病率则为（1/10 000）~（1/15 000）（Lafage-Proust 和 Courtois，2019；Morello，2018）。

埃勒斯-当洛综合征

根据 2017 年发布的最新 EDS 临床分类，埃勒斯-当洛综合征是一个复杂组合，由 13 种不同但有重叠的结缔组织疾病组成，具有关节运动过度，皮肤过度伸展和组织脆弱的特点（表 7.2）。许多 EDS 患者会出现持续性疼痛、自主神经功能障碍（家族性自主神经功能障碍）和胃肠运动障碍（Beckers 等，2017）。每个亚型都有其特定的主要和次要标准。对于除活动过度亚型外的其他亚型，必须通过识别受累基因的分子分型来确诊，从而明确特定的遗传方式和危险因素，并指导治疗。

表 7.2 埃勒斯-当洛综合征（EDS）的临床分类，遗传基础和蛋白质类型（Malfait 等，2017）

临床亚型	遗传基础	蛋白质
经典 EDS	主要：*COL5A1* 罕见：*COL1A1*	Ⅴ型胶原蛋白 Ⅰ型胶原蛋白
经典类 EDS	*TNXB*	肌腱蛋白 XB
心脏瓣膜 EDS	*COL1A2*	Ⅰ型胶原蛋白
血管 EDS	主要：*COL3A1* 罕见：*COL1A1*	Ⅲ型胶原蛋白 Ⅰ型胶原蛋白
运动过度 EDS	未知	未知
关节松弛 EDS	*COL1A1*，*COL1A2*	Ⅰ型胶原蛋白
皮肤脆裂 EDS	*ADAMTS2*	ADAMTS2
脊柱后凸 EDS	*PLOD1* *FKBP14*	LH1 FKBP22

续表

临床亚型	遗传基础	蛋白质
脆性角膜综合征	*ZNF469* *PRDM5*	ZNF469 PRDM5
脊椎发育不良 EDS	*B4GALT7* *B3GALT6* *SLC39A13*	B4GalT7 B3GalT6 ZIP13
肌肉收缩 EDS	*CHST14* *DSE*	D4ST1 DSE
肌病 EDS	*COL12A1*	Ⅻ型胶原蛋白
牙周 EDS	*C1R* *C1S*	C1r C1s

由于活动过度EDS的遗传学基础不明，因此主要依据病史、检查和临床表现来诊断（Malfait等，2017）。其中常染色体显性遗传的经典型EDS（classical EDS，cEDS）和活动过度EDS（hypermobile EDS，hEDS）最为常见。绝大多数cEDS患者的编码Ⅴ型胶原的基因之一（*COL5A1*和*COL5A2*）具有杂合突变（Bowen等，2017）。根据新的EDS分类标准，hEDS和活动过度运动综合征的诊断不再被视为两个独立的诊断。相反，这两种诊断均包含在hEDS的定义中，hEDS的特征不仅包括活动度过大，还包括慢性疼痛、自主神经功能障碍、慢性疲劳、焦虑及其他相关症状。hEDS占所有EDS病例的80%~90%（Tinkle等，2017）。许多hEDS患者出现了重度残疾，这与身体和心理因素高度相关（Scheper等，2016）。

作为鉴别诊断的一部分，必须对患者进行筛查，以确定组织无力、生物物理变形应力、卡压和组织变形可能导致的神经系统并发症（Henderson等，2017）。hEDS报告的并发症包括伴或不伴脊髓栓系综合征的Chiari畸形（Milhorat等，2007）、伴或不伴腹侧脑干压迫的颅颈不稳（Henderson等，2018）。其他常见并发症包括肥大细胞活化综合征（Seneviratne等，2017）、胃肠功能障碍（Botrus等，2018）和体位性心动过速综合征（postural orthostatic tachycardia syndrome，POTS）（Bonamichi-Santos等，2018）。许多活动过度EDS患者可以从普拉提等辅助健身方法中获益（McNeill等，2018；Lewitt等，2019）。在完美的普拉提训练计划中，EDS的医学分类可能还不如活动度过大对运动模式和运动控制影响的实际观察结果重要（Fayh等，2018）。一个合格的普拉提教练可能希望通过强调协调、平衡、呼吸和本体感觉的慢动作协调运动模式来建立神经肌肉连接（McNeill等，2018；Bradley和Esformes，2014）。普拉提可以非常有效地减轻疼痛和失能（Byrnes等，2018）。当然，这也同样适用于其他领域，如舞蹈、瑜伽、健身和其他运动疗法。

马方综合征

马方综合征（MFS）是另一种常染色体显性遗传性结缔组织疾病。根据修订的马方综合征Ghent分类标准，其主要临床特征是主动脉根部动脉瘤和晶状体异位（Loeys等，2010）。TGF-β突变也与勒斯-迪茨综合征（Loeys-Dietz syndrome，LDS）相关（De Cario等，2018）。MFS患者经常出现与腭部狭窄和高腭相关的睡眠呼吸暂停（Paoloni 等，2018）、脑血管疾病（Kim 等，2018）、胸主动脉瘤和其他动脉瘤（Faure 等，2018）。MFS 患者健康方面的生活质量低于健康人群；社会经济因素如大学受教育程度、婚姻状况、较高的家庭收入、私人医疗保险、全职工作和适度饮酒等都是较好生活质量的预测因素（Goldfinger 等，2017）。

MFS 患者存在负责编码原纤维蛋白 -1（细胞外微原纤维的主要蛋白之一）的基因 *FBN1* 缺陷，该基因缺陷可能会提高转化生长因子 β（transforming growth factor-β，TGF-β）活性，导致主动脉扩张和主动脉夹层、二尖瓣脱垂、骨过度生长、肺大疱和自发性气胸，以及包括某些形式的侏儒症在内的其他几种综合征。目前已发现了 1 200 多种基因突变（Pyeritz，2017）。与 EDS 类似，健身这种方法对马方综合征患者也非常有帮助。

成骨不全

成骨不全（osteogenesis imperfecta，OI）或脆性骨病以其遗传和临床异质性而闻名。它是一种常染色体显性遗传的全身性结缔组织疾病，具有Ⅰ型胶原基因 *COL1A1* 和 *COL1A2* 的单等位基因突变（Reuter 等，2013）。根据可能的突变基因，目前有 18 种不同的 OI 类型，从轻度（OI 1 型）、中度（OI 4 型）、重度（OI 3 型）到致死（OI 2 型）不等（Kang 等，2017；Morello，2018），并且类型名录在继续扩大（Lafage-Proust 和 Courtois，2019）。至少有一种隐性遗传类型是 X 染色体连锁的。OI 5 型由 *IFITM5* 基因突变引起。OI 涉及Ⅰ型胶原蛋白、Ⅰ型胶原蛋白的合成及成骨细胞分化和功能的突变。但对 OI 涉及的众多基因突变进行评价不在本章阐述之列。

OI 患者易出现骨折、身材矮小、骨骼畸形、韧带松弛、关节活动过度、血管脆性、眼部和牙齿异常，以及严重脊柱侧凸所致的呼吸障碍，相对大头畸形，蓝色巩膜，颅骨 X 线片上存在缝间骨和缝内骨，青春期后进行性听力减退，插入肌腱病，颅椎交界区异常（主要见于 OI 3 型和 4 型），包括扁平颅底、颅底凹陷和扁颅底等疾病。成人出现不明原因的骨脆性应该针对 OI、MFS、戈谢病（Gaucher disease）、低磷酸酯酶症和 EDS 进行检查。

用双膦酸盐（如奈立膦酸盐和利塞膦酸盐）、特立帕肽、抗硬化素抗体塞曲单抗（setrusumab）和地舒单抗（denosumab）治疗并不能降低骨折风险，还可能会增加骨密度（Lafage-Proust 和 Courtois，2019）。颅颈交界区异常、骨质结构不良、出血倾向及术后呼吸衰竭等原因，骨科的骨折治疗具有挑战性。应注重因人而异的多学科综合护理的整体治疗。物理治疗和身体锻炼应包括强化肌肉、减轻疼痛、治疗肌腱疾病、促进运动和优化步态的治疗方式。

活动过度谱系障碍

随着更为严格的 EDS 标准的出现，一些活动过度患者将不符合任何新标准（Malfait 等，2017），科学家针对这些患者创造了术语“活动过度谱系障碍（hypermobility spectrum disorder，HSD）”。他们通常有肌肉骨骼症状，尽管有些可能会出现有限的多系统参与。hEDS 和 HSD 患者均具有肌成纤维细胞样表型，伴有多种异常的细胞外基质（ECM）成分，例如 CCN1/CYR61 和 CCN2/CTGF 炎症介质的不同表达，平滑肌肌动蛋白 α 细胞骨架的组织改变，以及降解 ECM 的金属蛋白酶 -9 水平升高等（Zoppi 等，2018）。HSD 分为泛发型（generalized HSD，G-HSD）、外周型（peripheral HSD，P-HSD）、局部型（localized HSD，L-HSD）和历史型（historical HSD，H-HSD）。其遗传基础、患病率和发病率尚不清楚。

（燕琪　陈星达　关玲）

参考文献

Abbott, J.H., McCane, B., Herbison, P., Moginie, G., Chapple, C. & Hogarty, T. (2005) Lumbar segmental instability: a criterion-related validity study of manual therapy assessment. *BMC Musculoskelet Disord*. 6: 56.

Alqhtani, R.S., Jones, M.D., Theobald, P.S. & Williams, J.M. (2015) Correlation of lumbar-hip kinematics between trunk flexion and other functional tasks. *J Manipulative Physiol Ther*. 38: 442–447.

Andreoli, E., Troiani, A., Tucci, V., Barlafante, G., Cerritelli, F., Pizzolorusso, G., Renzetti, C., Vanni, D., Pantalone, A. & Salini, V. (2014) Osteopathic manipulative treatment of congenital talipes equinovarus: a case report. *J Bodyw Mov Ther*. 18: 4–10.

Anwajler, J., Wojna, D., Stepak, A. & Skolimowski, T. (2005) The influence of sports acrobatic training on the range of mobility of the spine and the upper and lower extremities. *Fizjoterapia Polska*. 5: 57–64.

Baeza-Velasco, C., Bulbena, A., Polanco-Carrasco, R. & Jaussaud, R. (2018) Cognitive, emotional, and behavioral considerations for chronic pain management in the Ehlers-Danlos syndrome hypermobility-type: a narrative review. *Disabil Rehabil*. 1–9.

Barber, L., Barrett, R. & Lichtwark, G. (2012) Medial gastrocnemius muscle fascicle active torque-length and Achilles tendon properties in young adults with spastic cerebral palsy. *J Biomech*. 45: 2526–2530.

Basit, S. & Khoshhal, K.I. (2018) Genetics of clubfoot; recent progress and future perspectives. *Eur J Med Genet*. 61: 107–113.

Beckers, A.B., Keszthelyi, D., Fikree, A., Vork, L., Masclee, A., Farmer, A.D. & Aziz, Q. (2017) Gastrointestinal disorders in joint hypermobility syndrome/Ehlers-Danlos syndrome hypermobility type: A review for the gastroenterologist. *Neurogastroenterol Motil*. 29.

Berglund, K.M., Persson, B.H. & Denison, E. (2008) Prevalence of pain and dysfunction in the cervical and thoracic spine in persons with and without lateral elbow pain. *Man Ther*. 13: 295–299.

Berryman Reese, N. & Bandy, W.D. (2017) *Joint range of motion and muscle length testing*. St. Louis, MO: Elsevier.

Bettini, E.A., Moore, K., Wang, Y., Hinds, P.S. & Finkel, J.C. (2018) Association between pain sensitivity, central sensitization, and functional disability in adolescents with joint hypermobility. *J Pediatr Nurs*. 42: 34–38.

Bonamichi-Santos, R., Yoshimi-Kanamori, K., Giavina-Bianchi, P. & Aun, M.V. (2018) Association of postural tachycardia syndrome and Ehlers-Danlos syndrome with mast cell activation disorders. *Immunol Allergy Clin North Am*. 38: 497–504.

Botrus, G., Baker, O., Borrego, E., Ngamdu, K.S., Teleb, M., Gonzales Martinez, J.L., Maldonado, G., 3rd, Hussein, A.M. & McCallum, R. (2018) Spectrum of gastrointestinal manifestations in joint hypermobility syndromes. *Am J Med Sci*. 355: 573–580.

Bowen, J.M., Sobey, G.J., Burrows, N.P., Colombi, M., Lavallee, M.E., Malfait, F. & Francomano, C.A. (2017) Ehlers-Danlos syndrome, classical type. *Am J Med Genet C Semin Med Genet*. 175: 27–39.

Brackmann, F., Turk, M., Gratzki, N., Rompel, O., Jungbluth, H., Schroder, R. & Trollmann, R. (2018) Compound heterozygous RYR1 mutations in a preterm with arthrogryposis multiplex congenita and prenatal CNS bleeding. *Neuromuscul Disord*. 28: 54–58.

Bradley, H. & Esformes, J. (2014) Breathing pattern disorders and functional movement. *Int J Sports Phys Ther*. 9: 28–39.

Brown, M.L., Plate, J.F., von Thaer, S., Fino, N.F., Smith, B.P., Seyler, T.M. & Lang, J.E. (2016) Decreased range of motion after total knee arthroplasty is predicted by the Tampa scale of kinesiophobia. *J Arthroplasty*. 31: 793–797.

Brunt, D., Woo, R., Kim, H.D., Ko, M.S., Senesac, C. & Li, S. (2004) Effect of botulinum toxin type A on gait of children who are idiopathic toe-walkers. *J Surg Orthop Adv*. 13: 149–155.

Bukva, B., Vrgoc, G., Madic, D.M., Sporis, G. & Trajkovic, N. (2019) Correlation between hypermobility score and injury rate in artistic gymnastics. *J Sports Med Phys Fitness*. 59: 330–334.

Burns, S.A., Cleland, J.A., Carpenter, K. & Mintken, P.E. (2016) Interrater reliability of the cervicothoracic and shoulder physical examination in patients with a primary complaint of shoulder pain. *Phys Ther Sport*. 18: 46–55.

Byrnes, K., Wu, P.J. & Whillier, S. (2018) Is Pilates an effective rehabilitation tool? A systematic review. *J Bodyw Mov Ther*. 22: 192–202.

Chapman, C., Stott, N.S., Port, R.V. & Nicol, R.O. (2000) Genetics of club foot in Maori and Pacific people. *J Med Genet*. 37: 680–683.

Ciccotto, G., Blaya, M. & Kelley, R.E. (2013) Stiff Person Syndrome. *Neurologic Clinics*. 31: 319–328.

Coles, W., Copeman, A. & Davies, K. (2017) Hypermobility in children. *Paediatric Child Health* 28: 50–56.

Coombes, B.K., Bisset, L. & Vicenzino, B. (2014) Bilateral cervical dysfunction in patients with unilateral lateral epicondylalgia without concomitant cervical or upper limb symptoms: a cross-sectional case-control study. *J Manipulative Physiol Ther*. 37: 79–86.

Cotelli, M., Manenti, R., Brambilla, M. & Borroni, B. (2018) The role of the motor system in action naming in patients with neurodegenerative extrapyramidal syndromes. *Cortex*. 100: 191–214.

Day, H., Koutedakis, Y. & Wyon, M.A. (2011) Hypermobility and dance: a review. *Int J Sports Med*. 32: 485–489.

De Cario, R., Sticchi, E., Lucarini, L., Attanasio, M., Nistri, S., Marcucci, R., Pepe, G. & Giusti, B. (2018) Role of TGFBR1 and TGFBR2 genetic variants in Marfan syndrome. *J Vasc Surg*. 68: 225–233.

Delafontaine, A., Honeine, J.L., Do, M.C., Gagey, O. & Chong, R.K. (2015) Comparative gait initiation kinematics between simulated unilateral and bilateral ankle hypomobility: Does bilateral constraint improve speed performance? *Neurosci Lett*. 603: 55–59.

Deore, M. & May, S. (2012) The inter-rater and intra-rater reliability of passive physiological accessory movement assessment of lumbar spine in novice manual therapists. *J Bodyw Mov Ther*. 16: 289–293.

Di Matteo, V., Pierucci, M., Esposito, E., Crescimanno, G., Benigno, A. & Di Giovanni, G. (2008) Serotonin modulation of the basal ganglia circuitry: therapeutic implication for Parkinson's disease and other motor disorders. *Prog Brain Res*. 172: 423–463.

Dietz, F. (2002) The genetics of idiopathic clubfoot. *Clin Orthop Relat Res*. 39–48.

Dobbs, M.B. & Gurnett, C.A. (2012) Genetics of clubfoot. J Pediatr Orthop B. 21: 7–9.

Drvaric, D.M., Kuivila, T.E. & Roberts, J.M. (1989) Congenital clubfoot. Etiology, pathoanatomy, pathogenesis, and the changing spectrum of early management. *Orthop Clin North Am*. 20: 641–647.

Engelbert, R.H.H., Uiterwaal, C.S.P.M., Sakkers, R.J.B., van Tintelen, J.P., Helders, P.J.M. & Bank, R.A. (2004) Benign generalised hypomobility of the joints; a new clinical entity? Clinical, biochemical and osseal characteristics. *Pediatrics*. 113: 714–719.

Faure, E.M., el Batti, S., Abou Rjeili, M., Ben Abdallah, I., Julia, P. & Alsac, J.M. (2018) Stent-assisted, balloon-induced intimal disruption and relamination of aortic dissection in patients with Marfan syndrome: Midterm outcomes and aortic remodeling. *J Thorac Cardiovasc Surg*. 156: 1787–1793.

Fayh, A., Brodt, G.A., Souza, C. & Loss, J.F. (2018) Pilates instruction affects stability and muscle recruitment during the long stretch exercise. *J Bodyw Mov Ther*. 22: 471–475.

Fernandez-Marmiesse, A., Carrascosa-Romero, M.C., Alfaro Ponce, B., Nascimento, A., Ortez, C., Romero, N., Palacios, L., Jimenez-Mallebrera, C., Jou, C., Gouveia, S. & Couce, M.L. (2017) Homozygous truncating mutation in prenatally expressed skeletal isoform of TTN gene results in arthrogryposis multiplex congenita and myopathy without cardiac involvement. *Neuromuscul Disord*. 27: 188–192.

Fleming, K.M. & Herring, M.P. (2018) The effects of Pilates on mental health outcomes: A meta-analysis of controlled trials. *Complement Ther Med*. 37: 80–95.

Foley, E.C. & Bird, H.A. (2013) Hypermobility in dance: asset, not liability. *Clin Rheumatol*. 32: 455–461.

Goldfinger, J.Z., Preiss, L.R., Devereux, R.B., Roman, M.J., Hendershot, T.P., Kroner, B.L., Eagle, K.A. & Gen, T.A.C.R.C. (2017) Marfan syndrome and quality of life in the GenTAC Registry. *J Am Coll Cardiol*. 69: 2821–2830.

Grahame, R. (1993) Joint hypermobility and the performing musician. *N Engl J Med*. 329: 1120–1121.

Grahame, R. & Jenkins, J.M. (1972) Joint hypermobility—asset or liability? A study of joint mobility in ballet dancers. *Ann Rheum Dis*. 31: 109–111.

Hakim, A.J. & Grahame, R. (2003) A simple questionnaire to detect hypermobility: an adjunct to the assessment of patients with diffuse musculoskeletal pain. *Int J Clin Pract*. 57: 163–166.

Hameleers, R., Blokland, A., Steinbusch, H.W., Visser-Vandewalle, V. & Temel, Y. (2007) Hypomobility after DOI administration can be reversed by subthalamic nucleus deep brain stimulation. *Behav Brain Res*. 185: 65–67.

Haneline, M.T., Cooperstein, R., Young, M. & Birkeland, K. (2008) Spinal motion palpation: a comparison of studies that assessed intersegmental end feel vs excursion. *J Manipulative Physiol Ther*. 31: 616–626.

Harris, J.D., Gerrie, B.J., Lintner, D.M., Varner, K.E. & McCulloch, P.C. (2016) Microinstability of the hip and the splits radiograph. *Orthopedics*. 39: e169–e75.

Hayes, M. & Chase, S. (2010) Prescribing yoga. *Prim Care*. 37: 31–47.

Henderson, F.C., SR., Austin, C., Benzel, E., Bolognese, P., Ellenbogen, R., Francomano, C.A., Ireton, C., Klinge, P., Koby, M., Long, D., Patel, S., Singman, E.L. & Voermans, N.C. (2017) Neurological and spinal manifestations of the Ehlers-Danlos syndromes. *Am J Med Genet C Semin Med Genet*. 175: 195–211.

Henderson, F.C., SR., Henderson, F.C., JR., Wilson, W.A.T., Mark, A.S. & Koby, M. (2018) Utility of the clivo-axial angle in assessing brainstem deformity: pilot study and literature review. *Neurosurg Rev*. 41: 149–163.

Holt, K., Russell, D., Cooperstein, R., Young, M., Sherson, M. & Haavik, H. (2018) Interexaminer reliability of seated motion palpation for the stiffest spinal site. *J Manipulative Physiol Ther*. 41: 571–579.

Hutchinson, M., Waters, P., McHugh, J., Gorman, G., O'Riordan, S., Connolly, S., Hager, H., Yu, P., Becker, C.M. & Vincent, A. (2008) Progressive encephalomyelitis, rigidity, and myoclonus: a novel glycine receptor antibody. *Neurology*. 71: 1291–1292.

Hyde, S.A., Fllytrup, I., Glent, S., Kroksmark, A.K., Salling, B., Steffensen, B.F., Werlauff, U. & Erlandsen, M. (2000) A randomized comparative study of two methods for controlling Tendo Achilles contracture in Duchenne muscular dystrophy. *Neuromuscul Disord*. 10: 257–263.

Javadi Parvaneh, V. & Shiari, R. (2016) Proposed modifications to Beighton criteria for the diagnosis of joint hypermobility in children. *Indian J Rheumatol*. 11: 97–100.

Johansson, F. (2006) Interexaminer reliability of lumbar segmental mobility tests. *Man Ther*. 11: 331–336.

Juul-Kristensen, B., Schmedling, K., Rombaut, L., Lund, H. & Engelbert, R.H. (2017) Measurement properties of clinical assessment methods for classifying generalized joint hypermobility-A systematic review. *Am J Med Genet C Semin Med Genet*. 175: 116–147.

Kabat-Zinn, J. (1982) An outpatient program in behavioral medicine for chronic pain patients based on the practice of mindfulness meditation: theoretical considerations and preliminary results. *Gen Hosp Psychiatry*. 4: 33–47.

Kang, H., Aryal, A.C.S. & Marini, J.C. (2017) Osteogenesis imperfecta: new genes reveal novel mechanisms in bone dysplasia. *Transl Res*. 181: 27–48.

Karakostas, T., Watters, K. & King, E.C. (2018) Assessment of the spastic upper limb with computational motion analysis. *Hand Clin*. 34: 445–454.

Keer, R. & Simmonds, J. (2011) Joint protection and physical rehabilitation of the adult with hypermobility syndrome. *Curr Opin Rheumatol*. 23: 131–136.

Khanna, V. & Vaishya, R. (2017) Assessment of Ponseti technique for clubfoot. *Apollo Med*. 14: 31–33.

Kim, S.T., Cloft, H., Flemming, K.D., Kallmes, D.F., Lanzino, G. & Brinjikji, W. (2018) Increased prevalence of cerebrovascular disease in hospitalized patients with Marfan syndrome. *J Stroke Cerebrovasc Dis*. 27: 296–300.

Kondo, D., Noguchi, A., Takahashi, I., Kubota, H., Yano, T., Sato, Y., Toyono, M., Sawaishi, Y. & Takahashi, T. (2018) A novel ZC4H2 gene mutation, K209N, in Japanese siblings with arthrogryposis multiplex congenita and intellectual disability: characterization of the K209N mutation and clinical findings. *Brain Dev*. 40: 760–767.

Koppenhaver, S.L., Hebert, J.J., Kawchuk, G.N., Childs, J.D., Teyhen, D.S., Croy, T. & Fritz, J.M. (2014) Criterion validity of manual assessment of spinal stiffness. *Man Ther*. 19: 589–594.

Lafage-Proust, M.H. & Courtois, I. (2019) The management of osteogenesis imperfecta in adults: state of the art. *Joint Bone Spine*. 86(5): 589–593. doi: 10.1016/j.jbspin.2019.02.001.

Leck, I. & Lancashire, R.J. (1995) Birth prevalence of malformations in members of different ethnic groups and in the offspring of matings between them, in Birmingham, England. *J Epidemiol Community Health*. 49: 171–179.

Lee, M., Huntoon, E.A. & Sinaki, M. (2019) Soft tissue and bony injuries attributed to the practice of yoga: a biomechanical analysis and implications for management. *Mayo Clin Proc*. 94: 424–431.

Lemeunier, N., Jeoun, E.B., Suri, M., Tuff, T., Shearer, H., Mior, S., Wong, J.J., da Silva-Oolup, S., Torres, P., d'Silva, C., Stern, P., Yu, H., Millan, M., Sutton, D., Murnaghan, K. & Cote, P. (2018) Reliability and validity of clinical tests to assess posture, pain location, and cervical spine mobility in adults with neck pain and its associated disorders: Part 4. A systematic review from the cervical assessment and diagnosis research evaluation (CADRE) collaboration. *Musculoskelet Sci Pract*. 38: 128–147.

Lewitt, M.S., McPherson, L. & Stevenson, M. (2019) Development of a Pilates Teaching Framework from an international survey of teacher practice. *J Bodyw Move Ther*. 23(4): 943–949. doi: 10.1016/j.jbmt.2019.02.005.

Loeys, B.L., Dietz, H.C., Braverman, A.C., Callewaert, B.L., de Backer, J., Devereux, R.B., Hilhorst-Hofstee, Y., Jondeau, G., Faivre, L., Milewicz, D.M., Pyeritz, R.E., Sponseller, P.D., Wordsworth, P. & de Paepe, A.M. (2010) The revised Ghent nosology for the Marfan syndrome. *J Med Genet*. 47: 476–485.

Louw, A. (2016) Treating the brain in chronic pain. In: Fernández de las Penas, C., Cleland, J. & Dommerholt, J. (eds) *Manual Therapy for Musculoskeletal Pain Syndromes – An evidenced and clinical-informed approach*. Edinburgh, UK: Churchill Livingstone (Elsevier).

Malfait, F., Francomano, C., Byers, P., Belmont, J., Berglund, B., Black, J., Bloom, L., Bowen, J. M., Brady, A.F., Burrows, N.P., Castori, M., Cohen, H., Colombi, M., Demirdas, S., de Backer, J., de Paepe, A., Fournel-Gigleux, S., Frank, M., Ghali, N., Giunta, C., Grahame, R., Hakim, A., Jeunemaitre, X., Johnson, D., Juul-Kristensen, B., Kapferer-Seebacher, I., Kazkaz, H., Kosho, T., Lavallee, M.E., Levy, H., Mendoza-Londono, R., Pepin, M., Pope, F. M., Reinstein, E., Robert, L., Rohrbach, M., Sanders, L., Sobey, G.J., van Damme, T., Vandersteen, A., van Mourik, C., Voermans, N., Wheeldon, N., Zschocke, J. & Tinkle, B. (2017) The 2017 international classification of the Ehlers-Danlos syndromes. *Am J Med Genet C Semin Med Genet*. 175: 8–26.

McCormack, M., Briggs, J., Hakim, A. & Grahame, R. (2004) Joint laxity and the benign joint hypermobility syndrome in student and professional ballet dancers. *J Rheumatol*. 31: 173–178.

McDevitt, A., Young, J., Mintken, P. &

Cleland, J. (2015) Regional interdependence and manual therapy directed at the thoracic spine. *J Man Manip Ther.* 23: 139–146.

McNeill, W., Jones, S. & Barton, S. (2018) The Pilates client on the hypermobility spectrum. *J Bodyw Mov Ther.* 22: 209–216.

Mennen, U., Van Heest, A., Ezaki, M.B., Tonkin, M. & Gericke, G. (2005) Arthrogryposis multiplex congenita. *J Hand Surg Br.* 30: 468–474.

Milhorat, T.H., Bolognese, P.A., Nishikawa, M., McDonnell, N.B. & Francomano, C.A. (2007) Syndrome of occipitoatlantoaxial hypermobility, cranial settling, and Chiari malformation type I in patients with hereditary disorders of connective tissue. *J Neurosurg Spine.* 7: 601–609.

Montgomery, P. & Gauger, J.(1978) Sensory dysfunction in children who toe walk. *Phys Ther.* 58: 1195–1204.

Morello, R. (2018) Osteogenesis imperfecta and therapeutics. *Matrix Biol.* 71–72: 294–312.

Morris, S.L., O'Sullivan, P.B., Murray, K.J., Bear, N., Hands, B. & Smith, A.J. (2017) Hypermobility and musculoskeletal pain in adolescents. *J Pediatr.* 181: 213–221.

Murray, B., Yashar, B.M., Uhlmann, W.R., Clauw, D.J. & Petty, E.M. (2013) Ehlers-Danlos syndrome, hypermobility type: A characterization of the patients' lived experience. *Am J Med Genet A.* 161A: 2981–2988.

Mustur, D., Vesovic-Potic, V., Stanisavljevic, D., Ille, T. & Ille, M. (2009) Assessment of functional disability and quality of life in patients with ankylosing spondylitis. *Srp Arh Celok Lek.* 137: 524–528.

Nilsson, C., Wykman, A. & Leanderson, J. (1993) Spinal sagittal mobility and joint laxity in young ballet dancers. A comparative study between first-year students at the Swedish Ballet School and a control group. *Knee Surg Sports Traumatol Arthrosc.* 1: 206–208.

Okely, J.A., Cukic, I., Shaw, R.J., Chastin, S.F., Dall, P.M., Deary, I.J., Der, G., Dontje, M.L., Skelton, D.A., Gale, C.R. & Seniors, U.S.P.T. (2019) Positive and negative well-being and objectively measured sedentary behaviour in older adults: evidence from three cohorts. *BMC Geriatr.* 19: 28.

Okubo, Y., Endo, W., Inui, T., Suzuki-Muromoto, S., Miyabayashi, T., Togashi, N., Sato, R., Arai-Ichinoi, N., Kikuchi, A., Kure, S. & Haginoya, K. (2018) A severe female case of arthrogryposis multiplex congenita with brain atrophy, spastic quadriplegia and intellectual disability caused by ZC4H2 mutation. *Brain Dev.* 40: 334–338.

Palmer, S., Manns, S., Cramp, F., Lewis, R. & Clark, E.M. (2017) Test-retest reliability and smallest detectable change of the Bristol Impact of Hypermobility (BIoH) questionnaire. *Musculoskelet Sci Pract.* 32: 64–69.

Paoloni, V., Cretella Lombardo, E., Placidi, F., Ruvolo, G., Cozza, P. & Lagana, G. (2018) Obstructive sleep apnea in children with Marfan syndrome: Relationships between three-dimensional palatal morphology and apnea-hypopnea index. *Int J Pediatr Otorhinolaryngol.* 112: 6–9.

Penman, S., Cohen, M., Stevens, P. & Jackson, S. (2012) Yoga in Australia: Results of a national survey. *Int J Yoga.* 5: 92–101.

Piche, M., Benoit, P., Lambert, J., Barrette, V., Grondin, E., Martel, J., Pare, A. & Cardin, A. (2007) Development of a computerized intervertebral motion analysis of the cervical spine for clinical application. *J Manipulative Physiol Ther.* 30: 38–43.

Pomarino, D., Martin, S., Pomarino, A., Morigeau, S. & Biskup, S. (2018) McArdle's disease: A differential diagnosis of idiopathic toe walking. *J Orthop.* 15: 685–689.

Pomarino, D., Ramirez Llamas, J. & Pomarino, A. (2016) Idiopathic toe walking: tests and family predisposition. *Foot Ankle Spec.* 9: 301–306.

Ponten, E. (2015) Management of the knees in arthrogryposis. *J Child Orthop.* 9: 465–472.

Puentedura, E.J. & Cleland, J.A. (2015) Towards a greater appreciation of manual therapy challenges in the thoracic spine. *J Man Manip Ther.* 23: 121–122.

Purnell, M., Shirley, D., Nicholson, L. & Adams, R. (2010) Acrobatic gymnastics injury: occurrence, site and training risk factors. *Phys Ther Sport.* 11: 40–46.

Pyeritz, R.E. (2017) Etiology and pathogenesis of the Marfan syndrome: current understanding. *Ann Cardiothorac Surg.* 6: 595–598.

Rabey, M., Hall, T., Hebron, C., Palsson, T.S., Christensen, S.W. & Moloney, N. (2017) Reconceptualising manual therapy skills in contemporary practice. *Musculoskelet Sci Pract.* 29: 28–32.

Rana, S.S., Ramanathan, R.S., Small, G. & Adamovich, B. (2012) Paraneoplastic Isaacs' syndrome: a case series and review of the literature. *J Clin Neuromuscul Dis.* 13: 228–233.

Ravenscroft, G., Di Donato, N., Hahn, G., Davis, M.R., Craven, P.D., Poke, G., Neas, K.R., Neuhann, T.M., Dobyns, W.B. & Laing, N.G. (2016) Recurrent de novo BICD2 mutation associated with arthrogryposis multiplex congenita and bilateral perisylvian polymicrogyria. *Neuromuscul Disord.* 26: 744–748.

Ravenscroft, G., Nolent, F., Rajagopalan, S., Meireles, A.M., Paavola, K.J., Gaillard, D., Alanio, E., Buckland, M., Arbuckle, S., Krivanek, M., Maluenda, J., Pannell, S., Gooding, R., Ong, R.W.,

Allcock, R.J., Carvalho, E.D., Carvalho, M.D., Kok, F., Talbot, W.S., Melki, J. & Laing, N.G. (2015) Mutations of GPR126 are responsible for severe arthrogryposis multiplex congenita. *Am J Hum Genet*. 96: 955–961.

Rebbeck, T.R., Dietz, F.R., Murray, J.C. & Buetow, K.H. (1993) A single-gene explanation for the probability of having idiopathic talipes equinovarus. *Am J Hum Genet*. 53: 1051–1063.

Rejeb, A., Fourchet, F., Materne, O., Johnson, A., Horobeanu, C., Farooq, A., Witvrouw, E. & Whiteley, R. (2019) Beighton scoring of joint laxity and injury incidence in Middle Eastern male youth athletes: a cohort study. *BMJ Open Sport Exerc Med*. 5: e000482.

Reuter, M.S., Schwabe, G.C., Ehlers, C., Marschall, C., Reis, A., Thiel, C. & Graul-Neumann, L. (2013) Two novel distinct COL1A2 mutations highlight the complexity of genotype-phenotype correlations in osteogenesis imperfecta and related connective tissue disorders. *Eur J Med Genet*. 56: 669–673.

Revivo, G., Amstutz, D.K., Gagnon, C.M. & McCormick, Z.L. (2019) Interdisciplinary pain management improves pain and function in pediatric patients with chronic pain associated with joint hypermobility syndrome. *PM R*. 11(2): 150 -157.

Rey-Eiriz, G., Alburquerque-Sendin, F., Barrera-Mellado, I., Martin-Vallejo, F.J. & Fernandez-de-las-Penas, C. (2010) Validity of the posterior-anterior middle cervical spine gliding test for the examination of intervertebral joint hypomobility in mechanical neck pain. *J Manipulative Physiol Ther*. 33: 279–285.

Ruemper, A. & Watkins, K. (2012) Correlations between general joint hypermobility and joint hypermobility syndrome and injury in contemporary dance students. *J Dance Med Sci*. 16: 161–166.

Sahrmann, S., Azevedo, D.C. & Dillen, L.V. (2017) Diagnosis and treatment of movement system impairment syndromes. *Braz J Phys Ther*. 21: 391–399.

Saleh, M., Gibson, M.F. & Sharrard, W.J. (1989) Femoral shortening in correction of congenital knee flexion deformity with popliteal webbing. *J Pediatr Orthop*. 9: 609–611.

Sanches, S.B., Oliveira, G.M., Osorio, F.L., Crippa, J.A. & Martin-Santos, R. (2015) Hypermobility and joint hypermobility syndrome in Brazilian students and teachers of ballet dance. *Rheumatol Int*. 35: 741–747.

Scheper, M.C., Juul-Kristensen, B., Rombaut, L., Ramekers, E.A., Verbunt, J. & Engelbert, R.H. (2016) Disability in adolescents and adults diagnosed with hypermobility-related disorders: a meta-analysis. *Arch Phys Med Rehabil*. 97: 2174–2187.

Schneider, M., Erhard, R., Brach, J., Tellin, W., Imbarlina, F. & Delitto, A. (2008) Spinal palpation for lumbar segmental mobility and pain provocation: an interexaminer reliability study. *J Manipulative Physiol Ther*. 31: 465–473.

Seneviratne, S.L., Maitland, A. & Afrin, L. (2017) Mast cell disorders in Ehlers-Danlos syndrome. *Am J Med Genet C Semin Med Genet*. 175: 226–236.

Sherman, K.J., Cherkin, D.C., Erro, J., Miglioretti, D.L. & Deyo, R.A. (2005) Comparing yoga, exercise, and a self-care book for chronic low back pain: a randomized, controlled trial. *Ann Intern Med*. 143: 849–856.

Shields, B.J. & Smith, G.A. (2011) Epidemiology of strain/sprain injuries among cheerleaders in the United States. *Am J Emerg Med*. 29: 1003–1012.

Shulman, L.H., Sala, D.A., Chu, M.L., McCaul, P.R. & Sandler, B.J. (1997) Developmental implications of idiopathic toe walking. *J Pediatr*. 130: 541–546.

Silva, A.P., Chagas, D.D., Cavaliere, M.L., Pinto, S., de Oliveira Barbosa, J.S. & Batista, L.A. (2016) Kinematic analysis of subtalar eversion during gait in women with fibromyalgia. *Foot*. 28, 42–46.

Soto Insuga, V., Moreno Vinués, B., Losada del Pozo, R., Rodrigo Moreno, M., Martínez González, M., Cutillas Ruiz, R. & Mateos Carmen, C. (2018) Caminan de manera diferente los niños con trastorno por déficit de atención hiperactividad (TDAH)? Relación entre marcha de puntillas idiopática y TDAH. *An Pediatr*. 88: 191–195.

Soucie, J.M., Wang, C., Forsyth, A., Funk, S., Denny, M., Roach, K.E., Boone, D. & Hemophilia Treatement Center (2011) Range of motion measurements: reference values and a database for comparison studies. *Haemophilia*. 17: 500–507.

Sweeney, L. & Howe, T. (2016) Paraneoplastic syndromes. *Medicine*. 44: 69–72.

Taghizadeh, S., Pirouzi, S., Hemmati, L., Khaledi, F. & Sadat, A. (2017) Clinical evaluation of scapular positioning in patients with nonspecific chronic low back pain: a case-control study. *J Chiropr Med*. 16: 195–198.

Tewari, S., Madabushi, R., Agarwal, A., Gautam, S.K. & Khuba, S. (2017) Chronic pain in a patient with Ehlers-Danlos syndrome (hypermobility type): The role of myofascial trigger point injections. *J Bodyw Mov Ther*. 21: 194–196.

Theodoridis, D. & Ruston, S. (2002) The effect of shoulder movements on thoracic spine 3D motion. *Clin Biomech*. 17: 418–421.

Tinkle, B., Castori, M., Berglund, B., Cohen, H., Grahame, R., Kazkaz, H. & Levy, H. (2017) Hypermobile Ehlers-Danlos syndrome (a.k.a. Ehlers-Danlos syndrome Type III and Ehlers-Danlos syndrome hypermobility type): Clinical description and natural history. *Am J Med Genet C Semin Med Genet*. 175: 48–69.

Tosi, M., Maslyanskaya, S., Dodson, N.A.

& Coupey, S.M. (2019) The female athlete triad: a comparison of knowledge and risk in adolescent and young adult figure skaters, dancers, and runners. *J Pediatr Adolesc Gynecol*. 32: 165–169.

Tracy, J.A. & McKeon, A. (2015) The Stiff-man syndrome in children and adolescents. In: Darras, B.T., Royden Jones, H., Ryan, M.M. & de Vivo, D.C. (eds) *Neuromuscular Disorders of Infancy, Childhood and Adolescence; A Clinician's Approach*. London, UK: Academic Press.

Tranchant, C., Koob, M. & Anheim, M. (2017) Parkinsonian-pyramidal syndromes: A systematic review. *Parkinsonism Relat Disord*. 39: 4–16.

Valdes-Flores, M., Casas-Avila, L., Hernandez-Zamora, E., Kofman, S. & Hidalgo-Bravo, A. (2016) Characterization of a group of unrelated patients with arthrogryposis multiplex congenita. *J Pediatr*. 92: 58–64.

van Dijk, F.S., Pals, G., van Rijn, R.R., Nikkels, P.G. & Cobben, J.M. (2010) Classification of osteogenesis imperfecta revisited. *Eur J Med Genet*. 53: 1–5.

Weber, A.E., Bedi, A., Tibor, L.M., Zaltz, I. & Larson, C.M. (2015) The hyperflexible hip: managing hip pain in the dancer and gymnast. *Sports Health*. 7: 346–358.

West, J., Otte, C., Geher, K., Johnson, J. & Mohr, D.C. (2004) Effects of Hatha yoga and African dance on perceived stress, affect, and salivary cortisol. *Ann Behav Med*. 28: 114–118.

Widerström, B., Olofsson, N., Arvidsson, I., Harms-Ringdahl, K. & Larsson, U.E. (2012) Inter-examiner reliability of a proposed decision-making treatment based classification system for low back pain patients. *Man Ther*. 17: 164–171.

Wiese, C., Keil, D., Rasmussen, A.S. & Olesen, R. (2019) Injury in yoga asana practice: Assessment of the risks. *J Bodyw Move Ther*. 23(3): 479–488.

Williams, K., Abildso, C., Steinberg, L., Doyle, E., Epstein, B., Smith, D., Hobbs, G., Gross, R., Kelley, G. & Cooper, L. (2009) Evaluation of the effectiveness and efficacy of Iyengar yoga therapy on chronic low back pain. *Spine (Phila Pa 1976)*. 34: 2066–2076.

Williams, K., Steinberg, L. & Petronis, J. (2003) Therapeutic application of Iyengar yoga for healing chronic low back pain. *Int J Yoga Ther*. 13: 55–67.

Wulf, G. & Lewthwaite, R. (2016) Optimizing performance through intrinsic motivation and attention for learning: The OPTIMAL theory of motor learning. *Psychon Bull Rev*. 23: 1382–1414.

Wulf, G., Lewthwaite, R., Cardozo, P. & Chiviacowsky, S. (2018) Triple play: Additive contributions of enhanced expectancies, autonomy support, and external attentional focus to motor learning. *Q J Exp Psychol*. 71: 824–831.

Xiang, Z., Wang, L. & Kitai, S.T. (2005) Modulation of spontaneous firing in rat subthalamic neurons by 5-HT receptor subtypes. *J Neurophysiol*. 93: 1145–1157.

Xue, S., Maluenda, J., Marguet, F., Shboul, M., Quevarec, L., Bonnard, C., Ng, A.Y., Tohari, S., Tan, T.T., Kong, M.K., Monaghan, K.G., Cho, M.T., Siskind, C.E., Sampson, J.B., Rocha, C.T., Alkazaleh, F., Gonzales, M., Rigonnot, L., Whalen, S., Gut, M., Gut, I., Bucourt, M., Venkatesh, B., Laquerriere, A., Reversade, B. & Melki, J. (2017) Loss-of-function mutations in LGI4, a secreted ligand involved in Schwann cell myelination, are responsible for arthrogryposis multiplex congenita. *Am J Hum Genet*. 100: 659–665.

Zhou, Z., Rewari, A. & Shanthanna, H. (2018) Management of chronic pain in Ehlers-Danlos syndrome: Two case reports and a review of literature. *Medicine*. 97: e13115.

Zoppi, N., Chiarelli, N., Binetti, S., Ritelli, M. & Colombi, M. (2018) Dermal fibroblast-to-myofibroblast transition sustained by alphavss3 integrin-ILK-Snail1/Slug signaling is a common feature for hypermobile Ehlers-Danlos syndrome and hypermobility spectrum disorders. *Biochim Biophys Acta Mol Basis Dis*. 1864: 1010–1023.

第8章

弹性储存和反作用动力学

Robert Schleip and Katja Bartsch

弹弓机制：筋膜组织中的弹性反作用力

在20世纪80年代，具有单次跳跃可达13m的强大跳跃能力的袋鼠使肌肉生理学领域的专家皆为之着迷。由于这种动物的腿部肌肉并不粗大，所以人们猜测它们的腿部肌肉组织内可能含有一些使其能够进行爆发性收缩的特殊肌肉纤维。

事实上，一些研究人员也坚信他们会在袋鼠的后肢中发现“超快缩肌纤维”。但无论他们如何努力，都未能发现任何特殊的肌肉纤维。这让他们困惑不已：既然袋鼠的肌肉能够产生如此惊人的跳跃力量，为何其包含的肌肉纤维却与考拉相同？最终，他们试图在一个前人从未关注过的领域中寻找答案，那就是肌腱特性。他们在这里发现了一种令人惊讶的能力，随后将其命名为“弹弓效应”。与不锈钢弹簧类似，袋鼠的长肌腱能够以惊人的效率存储与释放动能（Kram 和 Dawson，1998）。

当袋鼠蹬地时，其后腿的肌腱及其腱膜会像弹力绳一样绷紧。随后这些储存的能量被释放，使这些惊人的跳跃成为可能。不久之后在瞪羚身上也发现了同样的机制。尽管这些动物的肌肉组织并不是特别强壮，但它们同样具有惊人的跳跃和奔跑能力。由于人们普遍认为瞪羚比较柔弱，这使其具备强大的弹跳力这一现象显得更加有趣。后来证实马的身上也有类似的惊人的弹性势能储存能力。

智人：灵长目中“瞪羚”般的弹力

高分辨率超声检查技术的发展使得在足够高的分辨率下观测肌肉中的单个肌节变为可能，人们得以在人类运动中发现了肌肉和筋膜在承受负荷时相似的配合关系。令人惊讶的是，我们也发现人类筋膜具有与袋鼠和瞪羚相似的动能储存能力（Sawicki，2009）。这种能力不仅用于跑步或跳跃，也用于行走，因为绝大部分运动的能量来自上述与弹跳有关的胶原组织的弹性。

黑猩猩、倭黑猩猩、类人猿及任何其他灵长类动物的腿部筋膜组织似乎都没有进化出与它们长腿的人类亲戚相似的弹性势能储存能力。与其他灵长类动物相比，人类腿部远端的肌束肌筋膜更短、肌腱更细，更适于储存弹性势能并释放动能（Alexander，1991）。人类的弹性能力并不仅限于下肢（图8.1）。与其他灵长类动物相比，人类能够以更快的速度投掷物体。人类肩部的解剖结构特征使弹性势能储存和动能释放，促成了这种独特能力（Roach等，2013）。

这些发现使运动科学领域的公认理论得到了很好的修正。以往公认的肌肉动力学经典模型认为，在肌肉关节运动中，相关的骨骼肌纤维会缩短。肌肉收缩的能量通过肌腱被动传导，从而产生运动（图8.2）。根据近期的测验，这一经典理论模型仍然适用于或快或慢的匀速肢体运动，例如骑行。这种

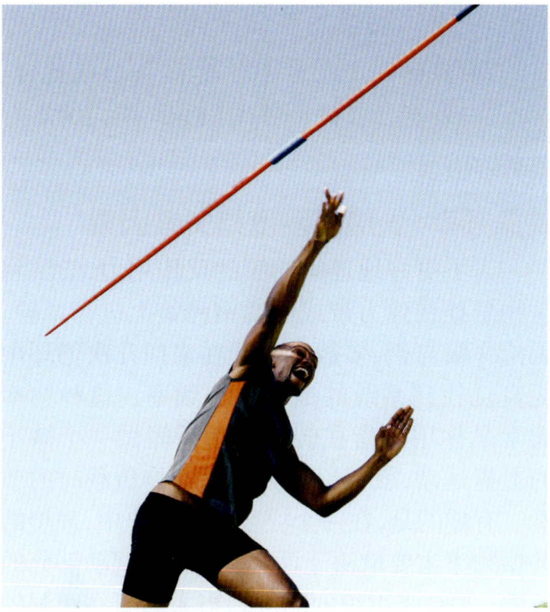

图 8.1　人类投掷物体的速度比其他灵长类动物快得多。但过度重复进行该动作会使运动员受伤。毋庸置疑，旧石器时代的猎人投掷的频率要远低于现在的运动员（Roach 等，2013）

情况下，肌纤维会在运动中主动改变长度，而肌腱和腱膜的长度则几乎没有变化。筋膜在这一运动配合中发挥被动作用。与此形成鲜明对比的是，在具有弹簧性质的节奏运动（如跳跃、跑步或跳绳）中，肌纤维长度几乎没有变化。肌纤维在以等长方式收缩时会暂时收紧且长度不会明显变化，而筋膜则以类似不锈钢弹簧谐振的弹性运动模式发挥作用。正是这种筋膜结构的延长和缩短“产生”了实际的运动。如同一把弹弓：操作者将其肌肉的能量通过拉伸皮筋而储存为弹性势能，肌纤维将其动能储存在筋膜组织中也是如此。通常肌肉预备动作的方向与预期的爆发运动的方向相反。对于弓箭手来说，这意味着他们的肌肉要把弓向后拉，以增加箭支射出时的潜在动能。当外力被释放时，胶原蛋白（或弹力带）将物体（或箭）推向预期方向，而肌肉处于放松的休息状态，并不直接参与运动。

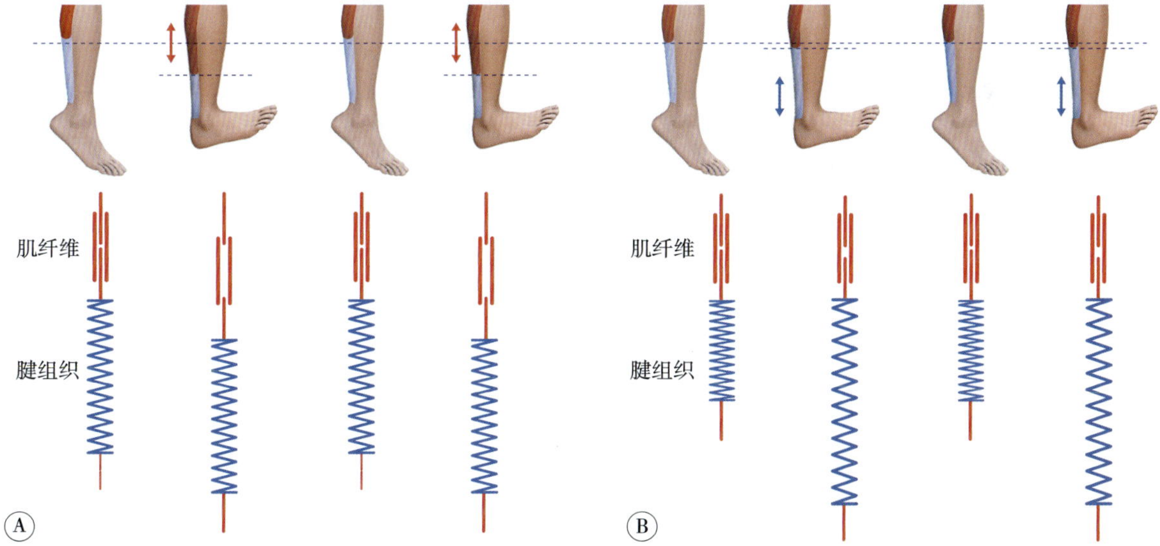

图 8.2　**常规“肌肉训练”（A）和更具筋膜导向的弹性回弹运动（B）间肌肉和胶原组织成分的长度变化比较。** 弹性肌腱（或筋膜）部分被描绘为弹簧，肌纤维部分被描绘为直线。如图显示，在图 A 常规运动中，收缩肌纤维的长度发生显著变化时，弹性胶原部分的长度没有显著变化。而在图 B 中，在跑步或跳跃等有节奏的运动中，肌纤维部分则几乎是等长收缩，而筋膜胶原部分像悠悠球一样上下拉长或缩短。图片来自 Kawakami 等（2002），经 www.fascialnet.com 授权许可

关键概念：弹性蛋白和胶原纤维的弹性

- 早期的解剖学家认为肌腱没有弹性。
- 尽管现在胶原组织具有弹性这一点毋庸置疑，但从业者和临床医生有时会误认为弹性纤维是弹性体，而胶原纤维是非弹性体。
- 弹性蛋白和胶原蛋白弹性并非相差无异；只是二者的刚度不同（通过杨氏模量定量）。
- 胶原蛋白的刚度大约是弹性蛋白的100倍，这意味着在储存相同的能量时，其拉伸量只有弹性蛋白的1%（Zorn 和 Hodeck，2011）。

想象一下，一个弓箭手试图只利用肌肉推进箭矢来增加射速，这就太慢了。在适当的负荷下，胶原蛋白的收缩速度远比任何肌肉纤维都要快。但这种收缩仅出现在承受负荷且胶原蛋白组织具有较高弹性势能储存能力时。设想一下弓箭手试图用混凝土和无弹性的绳子制成的弓来射箭的情况。

关键概念：弹性存储能力及卷曲结构

- 撤掉拉伸力后，许多肌腱都有回弹反冲（Benjamin 等，2008）。
- 这种回弹反冲特性似乎与所谓的“卷曲结构”（crimp pattern）有关。
- 特别是肌腱，纤维由波浪状的卷曲纤维组成（Shim 等，2012）。最近的动物研究表明，胶原蛋白的卷曲特征具有极强的肌腱特异性，表明卷曲的特化在相应的机械功能中至关重要（Spiesz 等，2018；Zuskov 等，2020）。
- 肌腱的刚度会随年龄而变化。年轻人胶原组织的储存能力较强，与胶原纤维中较强的卷曲有关。研究证明，让老年鼠进行特定运动后，会重新形成与年轻鼠相似的卷曲结构（Wood 等，1988）。
- 肌腱刚度也因性别而异：女性跟腱的刚度往往低于男性（Kubo 等，2003）。

共振频率：长度与刚度是关键因素

为了更好地理解筋膜的反作用力，尝试将重物悬挂在弹力带或不锈钢弹簧上进行试验。无论睁眼与否，多数人就能在来回几次循环中凭直觉找到系统的最佳共振频率。这种频率通常是你用手指在转折前的瞬间做一个微小的上提运动，就可以增大弹簧拉伸负载时的节奏。有趣的是，在一个完全弹性系统中，理想的共振频率主要取决于两个因素：①摆动部分的长度；②牵张组织的刚度。当人们想在潮湿的沙滩上跳舞或弹跳时，多数人会发现慢节奏音乐更为合适，而快节奏音乐往往更适合腓肠肌群收紧，用脚尖在硬质舞池中赤脚跳动的舞蹈。

通过训练提高弹性反冲性能

组织会调整其结构体系以适应施加于其上的特定应力要求。肌腱等松软的结缔组织也是如此。

虽然衰老会改变力学性能，但研究表明，通过抗阻训练，定期重复强化应力负荷能够显著提高人体肌腱的弹性储存能力（Reeves，2006）。

除了抗阻训练能使肌腱产生良好适应变化外，重复跳跃训练也可以改善肌腱的力学性能（图8.3）。让一组精力旺盛的老年人进行精心编排的跳跃训练，每周3次，持续11周。热身后，训练组只做15~20次跳跃，触地时间短，膝盖弯曲尽可能少。其跳跃高度和肌腱利用率均会得到提高（Hoffren-Mikkola 等，2015）。

对跟腱和腱膜来说，往往需要4%~5%的应变才能引发适应性反应，而2%~3%的低负荷似乎并不够（Arampatzis 等，2007）。肌内筋膜的适应性反应阈值似乎明显低于肌腱（Kjaer 等，2015）。

一旦达到适应阈值，可能仅需5次或10

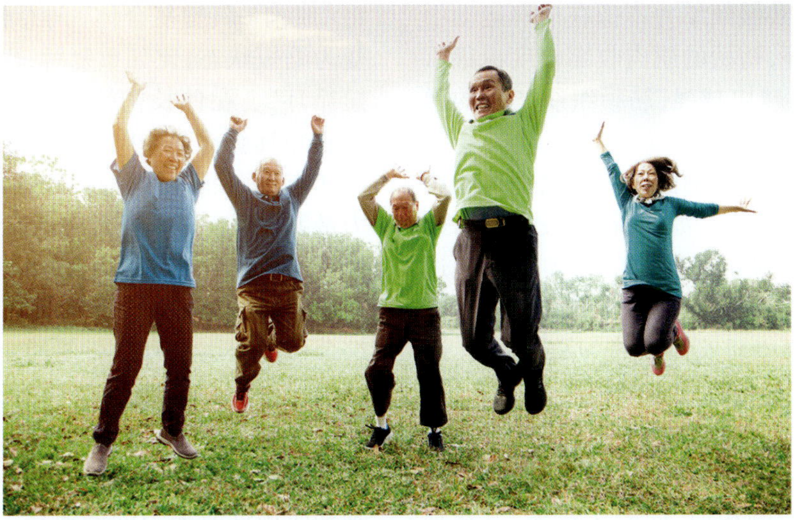

图 8.3 反复跳跃训练可以提高力学性能和肌腱效能。一项针对热爱运动的老年人的研究表明，在触地时间短、膝盖屈曲小的情况下跳 15~20 次可以引发有益的适应性变化

次弹性弹跳就可以引起适应性反应，而重复次数再多也不会有额外效果（Magnusson 等，2010）。

如前所述，运动的节奏也应被考虑在内。对于双脚暂时离地的节奏性运动，如跑步、跳起和跨越等，通常在 150~170 次 /min（beats per minute，BPM）的节奏下效果最佳。当试图用音乐来配合无需离地的轻松摇摆和弹跳运动时，人们发现 120~140 次 /min 的较慢节奏的音乐效果最佳。但如果音乐节奏太慢或太快怎么办？除了通过选择隔拍来直接改变节奏外，还可以通过改变摇摆部分的长度和 / 或通过增减一些肌肉部分的主动紧张，调整其上附着的承载筋膜组织的刚度。

袋鼠跳与青蛙跳

袋鼠跳这类弹性节奏运动涉及肌肉的能量消耗，主要与步速是否与最佳节奏匹配有关。类似于指挥家的指挥棒或障碍滑雪运动员的手杖动作。因此，袋鼠进行跳跃时，相关肌肉在各种速度下都会产生同样的力就不足为奇了（Kram 和 Dawson，1998）。同样，一项研究调查了非洲卢奥族和基库尤族部落妇女的步态，发现她们在头顶相当于体重 20% 的物品时，只要允许她们用自己感到舒适的速度行走，其耗氧量就很大程度上与头顶负重无关。当训练有素的英国士兵将背包重量增加到体重的 20% 时，他们的能量消耗会随负重成正比增加。有趣的是，当要求这些非洲女性用她们感觉不舒服的、或快或慢的步速行走时，她们的能量消耗也表现出了与士兵相同的重量相关性（可能使用了以肌肉为主的运动模式，Alexander，1986；Zorn 和 Hodeck，2011）。

与这些有节奏的运动相比，在单一的爆发式运动中，肌肉和弹性组织的性能会以不同的组合形式发挥作用。例如，青蛙跳跃时，有时会跳出高达 10m 远，同样利用了其腿部筋膜的弹性反作用力。然而，此时肌纤维的收缩速度最为重要。肌肉收缩动力和胶原组织反弹力的协调配合类似于制造一支长的弹性鱼竿。然后，快速的肌肉运动开始对远端肢体和相关的胶原组织施加一个强大的拉力。虽然最初的一些力似乎在肌腱和腱膜的弹性顺应性中“消失”，但这些组织随后通过快速的加速运动释放了储存的肌肉能量，其速度超过肌肉最大收缩速度数倍。要注意，在这种“单一”运动中，节奏感或共振频率并不像在节奏运动中那样重要。此外，初始的肌肉收缩幅度也很重要：肌肉收缩得越快越强，筋膜组织产生的弹性反作用力就会越强。

当然，这两个极端的配合方式之间可能还存在多种复杂的组合。如上所述，投掷棒球或标枪凸显出人类施加加速度的能力远远超过了所有其他灵长类动物（Roach 等，2013）。这种能力部分是由以肌肉为主的"反向拉伸"运动（即与预期向前投掷的方向相反的拉伸）来完成的，其中动能被储存在这些肌肉的多种胶原膜和肌腱中。这种方式的初始运动阶段与袋鼠跳的力学机制相似，如前文所述，节奏感和共振频率起着重要作用。随后的运动阶段包括了向前摆动的动作，则是利用了类似于青蛙跳中发现的能量存储和释放方式。

快速伸缩复合训练（plyometrics）：两种不同的机制

对于竞技运动员来说，快速伸缩复合训练被认为已经过时了。快速伸缩复合训练，又称跳跃训练，在 20 世纪 80 年代初首次被引入西方体育领域。它是以快速或"爆发性"的方式将"肌肉 - 肌腱复合体"的总长度从伸展状态变为缩短状态，比如重复跳，也叫作"牵张 - 缩短循环"。在伸长初始阶段，相关肌纤维的离心收缩具有重要作用：这些预备性离心收缩越迅速有力，在随后的最终收缩阶段具有的收缩力量就越强。研究证明快速伸缩复合训练可以提升跳跃高度及其他多项运动的成绩（图 8.4）。

一般认为上述训练机制是以下两项因素的综合（图 8.5）：①机械性能的变化；②神经性能的优化（Kubo 等，2007）。虽然尚不清楚这些不同的机制在整个运动中分别发挥了多大作用，但多数学者和运动员认为神经肌肉配合度的改善和肌源性收缩力的增强是主要因素。相反，与主动肌肉收缩相比，利用被动生物力学存储和释放的特性被认为起次要的"支持作用"。

一个法国的运动科学团队运用现代超声技术对这两种机制的相对比例进行了调查（Fouré 等，2011）。通过测量小腿三头肌和跟腱的长度变化，他们发现在 14 周内进行 34 次、每次 1 小时的快速伸缩复合训练，会提高被动组织特性利用率、降低肌源性主动收缩部分的利用率。经过这种系统训练流程后，加速能力和跳跃能力提高的同时，肌肉收缩阶段出

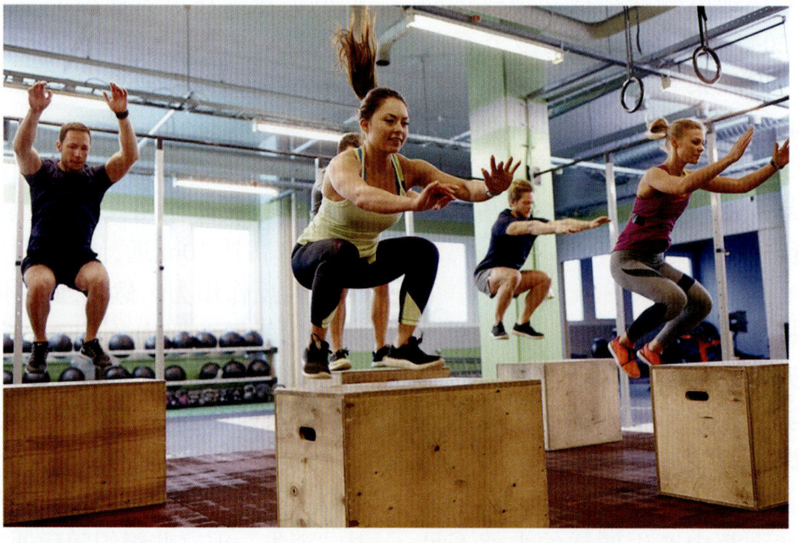

图 8.4 如果训练得当，快速伸缩复合训练可以提升弹跳的高度，并带动肌腱组织逐渐重塑，从而增加动能储存能力

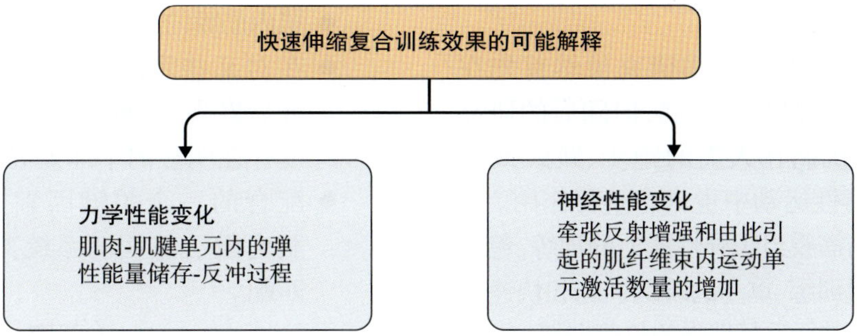

图 8.5　最近的调查显示，进行快速伸缩复合训练的跳高运动员运动表现的改善，伴随着“惰性”肌肉的激活和被动弹性反冲特性的提高（Fouré，2011）

现更多“惰性”肌纤维，而肌肉 - 肌腱单元内弹簧加载结构的被动“弹性 - 反冲特性”增强。作者认为这可能是胶原纤维之间的交联增加引起的，而非肌腱总体几何参数的变化。

如果储能 - 释放机制发生在整个肌肉 - 肌腱复合体的某个地方，那么这个问题就值得探讨：它主要发生在胶原成分中（肌腱、肌外膜和肌内结缔组织），还是也发生在肌纤维自身？肌纤维由较小的管状肌原纤维组成，其基本细胞功能单位称为肌节。数个串联排列的肌节构成肌原纤维。肌节内看似最佳的弹性势能储存蛋白是肌连蛋白（Linke，2000）。这是人体中已知的最大的蛋白质，除了已知的粗肌丝（主要是肌球蛋白）和细肌丝（主要是肌动蛋白）外，它是肌节中最近发现的第三微丝系统。虽然这些独特的蛋白质具有强大的弹性反冲特性，但它们在跳跃或投掷等快速加速的运动中对牵张 - 缩短循环的促进作用仍存在争议。然而，通过对青蛙的单个肌纤维进行分析发现，这些肌连蛋白潜在的弹性反冲力往往会受到其他肌肉收缩动力学因素的抑制。因此，它们影响弹性反冲的作用被阻断了。研究人员得出结论，肌连蛋白的弹性反冲仅在低负荷下或在生理肌节长度延长时才支持肌肉的主动缩短（Minajeva 等，2002）。换言之，在大多数快速伸缩复合训练中施加高负荷时，肌肉内的肌连蛋白似乎在整个肌肉 - 肌腱复合体的被动反冲中作用很小。此外，之前有研究报道，人体肌肉的肌连蛋白亚型在快速伸缩复合训练后没有变化（Pellegrino 等，2016）。目前的研究表明，胶原（即筋膜）组织最有可能提供主要的能量储存和释放机制，这与通过超等长运动训练来提高运动成绩具有密切关系。

但肌肉内肌连蛋白成分对节奏性反冲运动（如袋鼠跳跃和人类跑步）的潜在贡献是什么呢？在肌筋膜受到影响而变化长度时，与胶原性肌腱部分相比，肌肉的肌节部分仅涉及微小的长度变化（见图 8.2）。由于肌连蛋白部分嵌入在肌节中，因此清晰地表明了这种运动中的大多数弹性反冲动力产生于胶原部分而非肌连蛋白。也就是说，弹性储存能力的训练，无论是在投掷类的单一性运动中还是在慢跑类的节奏性运动中，都主要涉及胶原弹性性能的增加，而不是肌肉肌节的适应。这一结论与最近对跳台滑雪运动员及跑步运动员跟腱和髌腱的适应性反应研究一致，这两组运动员与其他运动员（特指水球运动员）及久坐的人相比，运用了大量弹性反冲（Wiesinger 等，2017）。研究发现，与其他组相比，从事跳台滑雪和跑步等“弹性运动”的运动员体内肌腱的能量储存率要比其他组高 40%~50%。因此，作者得出结论，这一差异表明将肌腱运用为弹簧的运动员能够更好地节省能量。

临床小结

- 筋膜组织具有类似于弹簧的动能储存

和释放能力。

- 这种弹弓机制的详细研究虽然首先在澳大利亚袋鼠身上开展,但随后的研究证明,该机制在人类的跑步、跳跃或行走等节奏性运动中也具有重要作用。
- 充分提高筋膜组织弹性能力的训练,包括通过抗阻训练、重复的跳跃训练和快速加速运动等进行重复性强的负荷训练。
- 肌内筋膜的适应反应阈值显著低于肌腱。
- 在对某些非洲女性的省力步态进行研究后发现,这种弹性反冲机制的利用程度存在明显的个体差异。
- 配合的一个关键因素是适当的时机:肌肉激活与摆动系统共振频率的精确匹配。

（燕琪　陈星达　关玲）

参考文献

Alexander, R.M. (1986) Human energetics: Making headway in Africa. *Nature*. 319: 623–624.

Alexander, R.M. (1991) Elastic mechanisms in primate locomotion. *Zeitschrift für Morphologie und Anthropologie*. 78: 315–320.

Arampatzis, A., Karamanidis, K. & Albracht, K. (2007) Adaptational responses of the human Achilles tendon by modulation of the applied cyclic strain magnitude. *J Exp Biol*. 210: 2743–2753.

Benjamin, M., Kaiser, E. & Milz, S. (2008) Structure-function relationships in tendons: a review. *J Anat*. 212: 211–228.

Foure, A., et al. (2011) Effects of plyometric training on both active and passive parts of the plantarflexors series elastic component stiffness of muscle-tendon complex. *Eur J Appl Physiol*. 111: 539–548.

Hoffrén-Mikkola, M., et al. (2015) Neuromuscular mechanics and hopping training in elderly. *Eur J Appl Physiol*. 115: 863–877.

Kjaer, M., et al. (2015) Exercise and regulation of bone and collagen tissue biology. *Prog Mol Biol Transl Sci*. 135: 259–291.

Kram, R. & Dawson, T.J. (1998) Energetics and biomechanics of locomotion by red kangaroos *(Macropus rufus)*. *Comp Biochem Physiol B Biochem Mol Biol*. 120: 41–49.

Kubo, K., Kanehisa, H. & Fukunaga, T. (2003) Gender differences in the viscoelastic properties of tendon structures. *Eur J Appl Physiol*. 88: 520–526.

Linke, W.A. (2000) Titin elasticity in the context of the sarcomere: force and extensibility measurements on single myofibrils. *Adv Exp Med Biol*. 481: 76–179.

Magnusson, S.P., Langberg, H. & Kjaer, M. (2010) The pathogenesis of tendinopathy: balancing the response to loading. *Nat Rev Rheumatol*. 262–268.

Minajeva, A., et al. (2002) Titin-based contribution to shortening velocity of rabbit skeletal myofibrils. *J Physiol*. 540: 177–188.

Pellegrino, J., Ruby, B.C. & Dumke, C.L. (2016) Effect of plyometrics on the energy cost of running and MHC and titin isoforms. *Med Sci Sports Exercise*. 48: 49–56.

Reeves, N.D. (2006) Adaptation of the tendon to mechanical usage. *J Musculoskel Neuron Interact*. 6: 174–180.

Roach, N.T., et al. (2013) Elastic energy storage in the shoulder and the evolution of high-speed throwing in Homo. *Nature*. 498: 483–486.

Sawicki, G.S., Lewis, C.L. & Ferris, D.P. (2009) It pays to have a spring in your step. *Exerc Sport Sci Rev*. 37: 130–138.

Shim, V., et al. (2012) Investigation of the role of crimps in collagen fibers in tendon with a microstructually based finite element model. *Conf Proc IEEE Eng Med Biol Soc*. 2012: 4871–4874.

Spiesz, E.M., et al. (2018) Structure and collagen crimp patterns of functionally distinct equine tendons, revealed by quantitative polarised light microscopy (qPLM). *Acta Biomater*. 70: 281–292.

Wiesinger, H.P., et al. (2017) Sport-specific capacity to use elastic energy in the patellar and Achilles tendons of elite athletes. *Front Physiol*. 8: 132.

Wood, T.O., Cooke, P.H. & Goodship, A.E. (1988) The effect of exercise and anabolic steroids on the mechanical properties and crimp morphology of the rat tendon. *Am J Sports Med*. 16: 153–158.

Zorn, A. & Hodeck, K. (2011) Walk with elastic fascia. In: Dalton, E. (ed.) *Dynamic body - Exploring form, expanding function*. Oklahoma, OK: Freedom From Pain Institute, 96–123.

Zuskov, A., et al. (2020) Tendon biomechanics and crimp properties following fatigue loading are influenced by tendon type and age in mice. *J Orthop Res*. 38(1): 36–42.

第9章

筋膜中水和液体的动力学

Robert Schleip

水合作用使筋膜保持活力

人体主要由水构成。成年人身体中的平均含水量高达60%。但人的一生中，身体的含水量并不是恒定的。新生儿身体中水约占体重的90%，随着年龄增长，含水量会逐渐降低，80岁以上老人的身体中含水量可能会低至50%（Watson等，1980）。身体里的主要液体几乎遍布所有组织：即使是致密的韧带和肌腱，其含水量也大于50%。我们在实验室中也多次观察到这一惊人事实：当时我们测量了动物韧带的湿重，然后将其与完全干燥后的相同重量的组织进行比较。我们身体中的水大部分（约65%）为间质水，溶解在细胞外基质中。大部分水通过小动脉进入基质，在小动脉中表现为血浆。水一旦进入基质，通常就会以某种方式与蛋白聚糖的亲水表面结合，当它通过小淋巴管或静脉血管时，会再次分离回到中央血流（图9.1）。

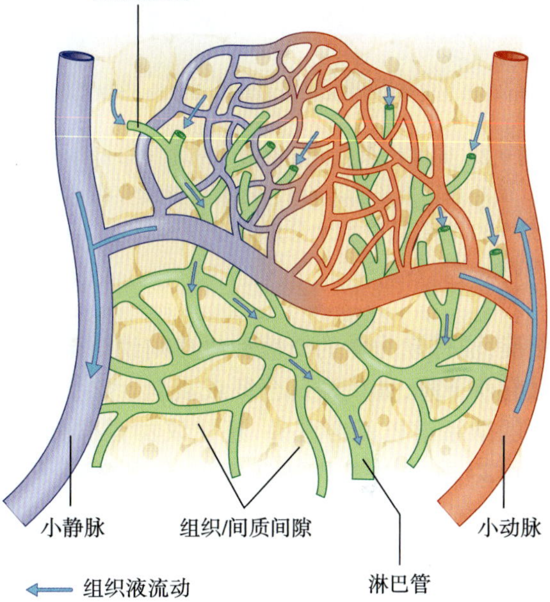

图9.1 水从基质流向淋巴毛细血管末端的方向示意图。值得注意的是，大部分基质水通过小静脉而非淋巴管排出。图片来自：U. S. National Cancer Institute's Surveillance, Epidemiology and End Results（SEER）Program.

值得注意的是，只有10%的水是通过淋巴管回流的，而其余90%的水则通过小静脉回流（Schwartz等，2019）。这可能对以筋膜为导向的治疗（如泡沫轴滚动、按摩或拔罐）具有临床意义。虽然在健康组织中，多向运动可能是促进基质水恢复的最佳方法，但在炎症情况下（如水肿），最好是向近端的较大淋巴管方向推压。这是因为大量的固有水与炎症细胞、细胞碎片或促炎细胞因子结合，从而使其结构难以进入更小的小静脉开口。事实上，一些病理性组织疾病，如系统性硬化病和风湿性疾病，均与淋巴流动力学功能障碍有关。研究证明，淋巴回流技术对于这些疾病的治疗具有积极效果（Schwartz等，2019）。

水能够从小动脉轻松自由地进入基质，然后再从基质（通过小微静脉或淋巴管）返回中央血流，这说明组织健康状况良好（图9.2）。

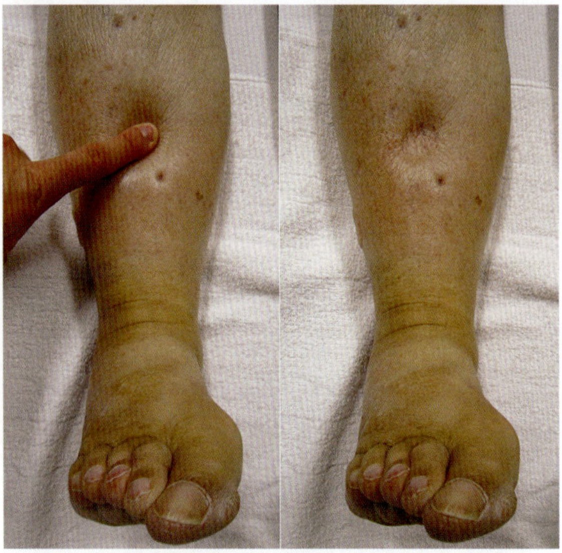

图 9.2 周围性水肿的特征是“凹陷”,即对小面积区域施加适度压力再释放,压痕仍持续存在。这种持久性表明基质的水分恢复受到制约。经 James Heilman 授权许可

相反,流体动力学的惰性和停滞则说明健康状况有所下降,如代谢综合征或衰老。除上文提到的激活淋巴的方法外,还建议加强微循环。这可以通过以工具被动辅助或积极锻炼来实现。

如 Weigelin 等人(2012)所述,该领域的一个新课题是基质中的“微管(conduit)”。研究人员借助第三代谐波显微镜观察了活体内细胞的迁移,证实细胞迁移时倾向于阻力最小的路径,从而沿着并拓宽穿过基质的特定管道(微管)。从这些微管的大小、分布和内部大量的透明质酸来看,它们似乎与普里莫脉管系统(Primo vascular system,以前被称为 Bonghan 通道)相同。虽然早期发现者将这些通道与针灸经络联系在一起,但它们在形态和功能上的联系至今仍不太清楚。但越来越多的人认识到,这些通路是仅次于血管和淋巴管的第三种体液输送系统(Soh 等,2012)。专家建议通过积极的运动或手法治疗来促进体液在这些导管中自由无阻地通过,以增强免疫系统功能(Swartz,2018)。

透明质酸的神奇能力

基质主要由蛋白聚糖构成,其中大部分为亲水的,并且与水结合。蛋白聚糖以几何形式排列,类似于瓶刷或苔藓的结构,为水分子提供了尽可能大的可附着表面。在蛋白聚糖的集合体中,透明质酸(hyaluronan,HA)通常作为核心蛋白与糖胺聚糖连接(图 9.3A)。透明质酸是自然界中最亲水的分子之一:它可以在水中捕获多达自身重量 1 000 倍的水!因此,高浓度透明质酸有利于增加组织的含水量。

研究发现人体中存在一种新型结缔组织细胞,似乎专门用于快速产生透明质酸,这是近年来筋膜科学领域最重大的发现之一。帕多瓦大学(Padova University)的一组研究人员建议将这些细胞命名为“筋膜细胞(fasciacyte)”,与常规成纤维细胞的纺锤状形状恰恰相反,其外形呈滚圆的形状。他们还表明,这类细胞常见于疏松结缔组织层的上部和下部,例如在结缔组织和邻近致密筋膜层过渡的部分(Stecco 等,2018)。

透明质酸通常被认为是一种润滑剂,能够减少相邻组织层之间的摩擦。最近的一项组织学研究支持了这一论断,该研究表明,处于大幅度剪切 / 滑动运动的筋膜组织中的透明质酸浓度要比微小变形下筋膜组织中的透明质酸浓度高 10 倍(图 9.3 B),说明在某一筋膜区域进行有规律的剪切运动可提高该区域的透明质酸浓度。迄今为止,还没有学者将有规律地拉伸面部肌肉及筋膜的美容效果与外部注射透明质酸的效果进行比较。然而,考虑到剪切运动和组织内部透明质酸的产生之间的关系,从“内部治疗”至少可以与外部治疗相媲美,这也不足为奇。

有趣的是,透明质酸还可以起到“黏胶”的作用,防止相邻组织层之间过于滑动。这时的透明质酸会呈超分子状态,比其通常的分子状态要大好几倍。有迹象表明,当基质处于酸性条件时,出现这种胶质状态(也称为黏度增加)往往更为频繁。当组织在重复过量的负荷

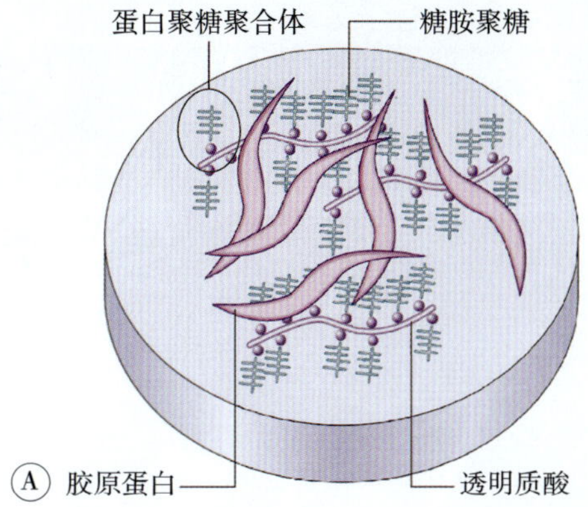

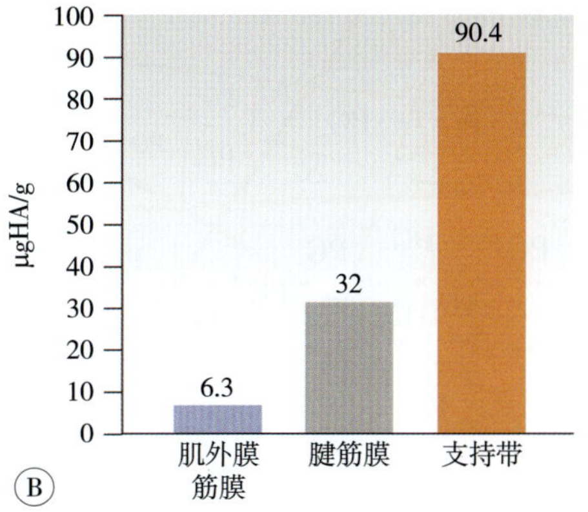

图 9.3 A. 透明质酸通常作为基质内的核心蛋白供糖胺聚糖附着。©Mfigueiredo, wikicommons, CC-BY-SA 3.0。B. 人体不同筋膜组织中透明质酸(HA)的平均浓度。相较于腱筋膜(阔筋膜和腹直肌),其在肌外膜中(斜方肌和三角肌周围)的浓度较低,而在支持带中(距小腿关节)的浓度最高。图片来自:Fede 等人,2018 年

下,例如在运动或重复性劳损中,也会出现这种情况。虽然这些变化可能导致局部僵硬和日常生活中的动作受限,但组织温度的升高往往会将大分子结构分解成较小的碎片,使黏度较之前下降很多(Pavan 等,2014)。

同样,研究证明,适当的应力负荷能够轻松地降低胶样黏度。突然施加压力往往会被组织"忽略",但已有研究表明,剪切运动引起纤维结构内部的扭曲/弯曲,它和内部压力的逐步再分配协同作用,往往会导致黏度显著降低。这或许可以解释为何不活动会使筋膜滑动减少,从而导致关节活动度减小。也能够阐明许多治疗性肌筋膜松解疗法具有良好疗效的原因(Pavan 等,2014)。在日常生活中,当通过有规律的运动锻炼降低组织硬度而感到效果良好时,也许是类似的机制在起作用。这种"热身"运动的效果在一定程度上可以与大家熟知的摇晃番茄酱瓶类似,摇晃番茄酱瓶会使番茄酱的黏度降低(或流动性增加)。

水分的吸收

一个健康的身体会防止透明质酸(及基质中的其他亲水元素)过多吸收水分,因为这会使相应组织的总体积急剧膨胀。这种健康的约束是通过局部胶原纤维网络的持续预拉伸(pre-stretched)状态实现的,可以防止蛋白聚糖引起的组织过度扩张(图 9.4)。简单地说,身体健康时,蛋白聚糖总是"口渴"的。只有在受伤或出现其他病理变化时,它们才能随心所欲地吸收更多的水,然后膨胀,直至超出以往的限制状态。在刚刚扭伤的脚踝中很容易观察到这一现象:在扭伤的最初几分钟内经常出现肉眼可见的组织肿胀。

因此,人们似乎不太可能仅通过多喝水就能影响致密筋膜组织中的含水量(及预拉伸)。换句话说,距小腿关节支持带的含水量主要依靠局部胶原蛋白网络的预拉伸来调节。一旦这个网络扩张,如在新鲜损伤中,蛋白聚糖就会尽可能多地从小动脉中吸收水分,而与伤者当天喝了多少水无关。健康组织中所述的预拉伸带来的另一种结果是,基质吸收的所有额外水分都可能是改变基质内部的液体拉力(吸吮)造成,而不是从外部增加供应(推动)进入预拉伸的组织。

挤压海绵:脱水和复水的动力机制

筋膜组织在受到应力负荷时含水量往往会降低:类似于湿海绵的变形,在承载状态

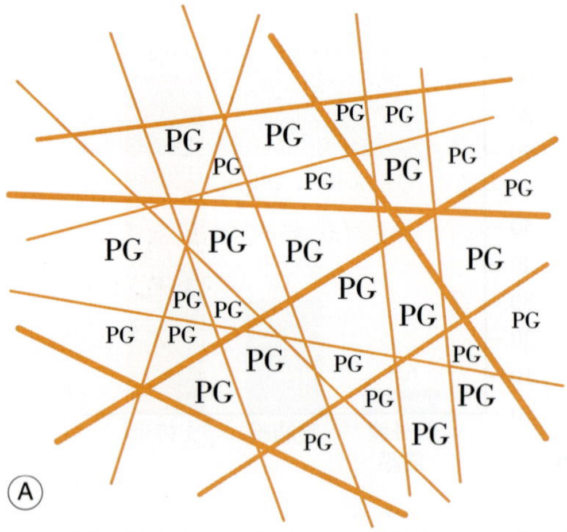

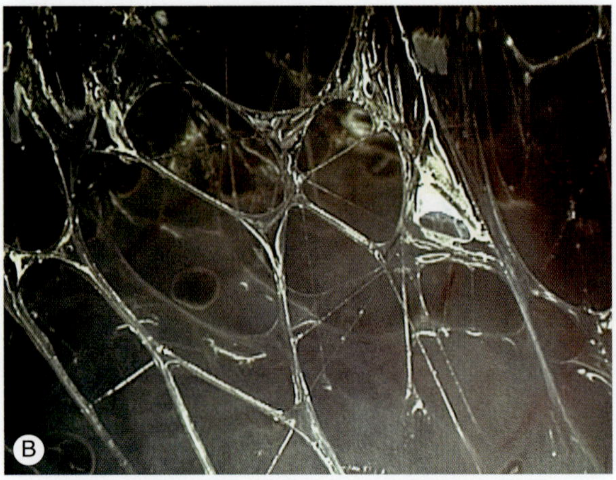

图 9.4　A. 胶原纤维（橙色）对基质中蛋白聚糖（PG）水分吸收的抑制作用的简化模型。在不受控制的情况下，蛋白聚糖会吸收数倍于自身体积的水，造成组织肿胀。但在健康组织中，潜在的肿胀（和水分吸收）会受到这些“持续口渴”的蛋白聚糖周围的纤维网络的持续预拉伸抑制。B. 内镜手术中所摄的新鲜筋膜成像显示，可见胶原纤维具有类似的预拉伸关系 ©JC Guimberteau，www.endovivo.com.

下，一旦被拉伸或压缩，内部的部分水就会被挤出。同样，在停止受力后，海绵会再次吸入挤出的水或附近的新水。作者在乌尔姆大学（Ulm University）实验室的器官浴槽实验中证明了这种海绵状脱水和复水效应（Schleip 等，2011）。作者还发现，负荷引起的脱水往往还会使组织暂时丧失硬度（至少在韧带组织中），随后复水又会使组织硬度恢复如前（图 9.5）。实践证明，采用泡沫滚轮肌筋膜疗法治疗足底筋膜（Frenzel 等，2015）及采用 Rolfing 肌筋膜松解技术治疗腰筋膜（Dennenmoser 等，2016）都会取得类似效果。

有趣的是，器官浴槽实验显示，如果组织施加的负荷很大，随后给予足够长的休息时间，就可以达到“超补偿”效应。随后，当硬度（stiffness）增加超过初始状态时，在某些情况下可观察到“压力性变硬（strain hardening）”。如果超补偿也能够在体内显示，它可能会对将来运动表现的预处理方案提供参考（Schleip 等，2011）。由于水合变化至少会影响部分筋膜组织的极限应力（Werbner 等，2019），因此对不同应力加载方案、水合改变的结果，以及随之而来的组织生物力学特性之间的相互作用进一步研究是一个非常有前景的领域。

我们体内的液晶

水在地球上无处不在，存在于所有生命中。但最新研究表明，生物体内的水具有非常惊人的特性，与目前人们所知道的常规水（bulk water）有所不同。

Szent Györgyi（1971）在一篇前瞻性论文中提出了“界面水层（interfacial water layers）”的基本概念，即水分子在生物表面附近的排列形式在生物系统中具有重要作用。Gruebele 是这一领域顶尖科学家之一，他阐述道：“由于蛋白质和其他生物分子的存在，我们体内的水具有不同于寻常水的物理特性。蛋白质可以改变水的性质，使其在细胞的不同部位执行特定的任务。水可以被视为活细胞中的‘液体设计师’。（University of Illinois at Urbana-Champaign，2008）”显然，水与其附近的亲水和疏水分子的相互作用会以特别的方式影响它们的行为。Gruebele 表示：“我们以前认为蛋白质只会影响那些直接黏附于其上的水分

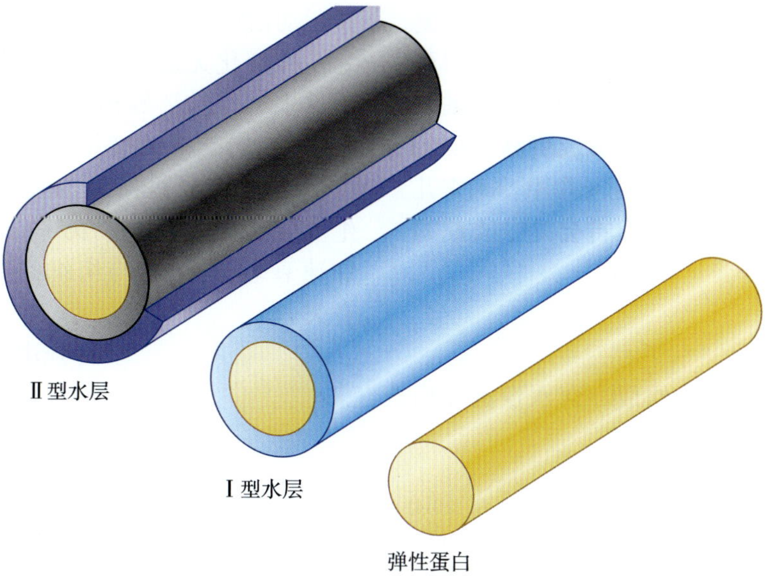

图 9.5　弹性蛋白纤维是疏水的，即具有斥水性（右）。自然状态下，弹性蛋白周围有一层厚的结晶水层（中），保护着纤维的结构完整性和拉伸能力。在生理老化过程中（左），弹性蛋白的碎裂和崩解可能是由代谢废物（黑色）引起，这会抑制结晶水覆盖层的形成。因此，老化过程可以理解为保护性覆水层的减少。通过某种特殊的激光进行干预治疗显然能够逆转部分老化过程，即把水环境从左边显示的状态更多地转向中间的"年轻状态"。图片在 Sommer 和 Zhu（2008）基础上修改

子……现在发现蛋白质影响的水量与其自身的体积相当。太惊人了！"（University of Illinois at UrbanaChampaign，2008）

Pollack 研究了颞下颌关节内，他称之为"临界水"的行为方式，并将其形容为一种晶体结构。虽然此状态的水分子在这种情况下的振速仍然非常快，但其振动非常稳定，这在物理学中被称为"液晶"（Pollack，2013）。由于前面描述的筋膜组织基质中的蛋白多糖的"瓶刷结构"，很大一部分水分子显然具有这种特殊的结晶状态。正如 Pollack（2013）所述，"通过三种不同方法的综合数据可得出结论，整个身体中全部或几乎全部的水都是结合水，其性质与游离水或普通水（bulk water）不同"。

结晶水在密度、黏度、透光率和电导率方面的性质与普通水截然不同（Sommer 等，2011）。值得注意的是，虽然大多数蛋白聚糖具有亲水性，但小的弹性蛋白纤维具有疏水性。它们强烈的疏水性使其周围特殊排列的水分子呈覆盖性聚集，这些分子的结合位点背离纤维，呈现与亲水表面附近的水并无二致的结晶状态。虽然人们普遍认为皮肤老化是弹性蛋白纤维的变化所致，但 Sommer 等人（2008）证明，其实是这些纤维周围覆水层的数量在发挥主要作用。尽管年轻纤维中的弹性蛋白被一层非常厚的结晶水包围（保护），但随着年龄的增长，自由基和其他代谢废物在纤维与覆盖其上的结晶水层之间的类真空区累积，导致结晶水层变得越来越薄。在一个有趣的实验中，Sommer 和 Zhu（2008）发现，尝试使用特殊激光将"脏水"推离该区域后，弹性蛋白纤维又会迅速被较厚的结晶水层包围，该处皮肤也明显呈现出更年轻的状态（图 9.5）。

在与作者部门的讨论中，Andrej Sommer 博士及其 Rolfer 疗法的同事 Kai Hodeck 提出假设，即机械性海绵样的肌筋膜疗法，将其中

内含的水稳定地推向不同的方向，可能会对这些覆水层产生类似于报道的（甚至更强）恢复作用。如果这一推测能在今后的研究中得到支持和佐证，意味着有规律地拉伸、泡沫轴滚动或类似方法可以在基质中形成更高比例的结晶水，从而对组织产生抗衰老作用。未来几年内这些开拓者的研究进程将会是令人期盼的关注点。

临床小结

人体筋膜主要由水构成。含水量的任何变化无疑都会对整个组织产生重要影响。对于运动治疗师来说，如果他们的干预手段像海绵一样变化无疑是有益的。暂时性脱水和随后复水之间的巧妙相互作用不仅可以促进组织恢复，还能够改变治疗位置的僵硬度。也可以通过施加机械压力使透明质酸分子发生变化来改变黏度。另一方面，缺乏运动会加速衰老，这可能与组织内部的结晶水减少有关。

（燕琪　陈星达　关玲）

参考文献

Chaitow, L. (2009) Research in water and fascia. Micro-tornadoes, hydrogenated diamonds & nanocrystals. *Massage Today.* 9: 1–3.

Dennenmoser, S., Schleip, R. & Klingler, W. (2016) Clinical mechanistic research: Manual and movement therapy directed at fascia electrical impedance and sonoelastography as a tool for the examination of changes in lumbar fascia after tissue manipulation. *J Bodyw Movem Ther.* 20: 145.

Fede, C., Angelini, A., Stern, R., Macchi, V., Porzionato, A., Ruggieri, P., De Caro, R. & Stecco, C. (2018) Quantification of hyaluronan in human fasciae: variations with function and anatomical site. *J Anat.* 233: 552–556.

Frenzel, P., Schleip, R. & Geyer, A. (2015) Responsiveness of the plantar fascia to vibration and/or stretch. *J Bodyw Movem Ther.* 19: 670.

Helmer, K.G., Nair, G., Cannella, M. & Grigg, P. (2006) Water movement in tendon in response to a repeated static tensile load using one-dimensional magnetic resonance imaging. *J Biomech Eng.* 128: 733–741.

Pavan, P.G., Stecco, A., Stern, R. & Stecco, C. (2014) Painful connections: densification versus fibrosis of fascia. *Curr Pain Headache Rep.* 18: 441.

Pollack, G.H. (2013) *The Fourth Phase of Water: Beyond Solid, Liquid, and Vapor.* Seattle, WA: Ebner and Sons.

Schleip, R., Duerselen, L., Vleeming, A., Naylor, I.L., Lehmann-Horn, F., Zorn, A., Jaeger, H. & Klingler, W. (2011) Strain hardening of fascia: static stretching of dense fibrous connective tissues can induce a temporary stiffness increase accompanied by enhanced matrix hydration. *J Bodyw Mov Ther.* 16: 94–100.

Schwartz, N., Chalasani, M.L.S., Li, T.M., Feng, Z., Shipman, W.D. & Lu, T.T. (2019) Lymphatic function in autoimmune diseases. *Front Immunol.* 10: 519.

Soh, K.-S., Kang, K.A. & Harrison, D.K. (eds) (2012) *The Primo Vascular System — Its Role in Cancer and Regeneration.* New York, NY: Springer Verlag.

Sommer, A.P. & Zhu, D. (2008) From microtornadoes to facial rejuvenation: implication of interfacial water layers. *Cryst Growth.* 8: 3889–3892.

Sommer, A.P., Zhu, D., Franke, R.P. & Fecht, H.J. (2008) Biomimetics: Learning from diamonds. *J Materials Res.* 23: 3148–3152.

Stecco, C., Fede, C., Macchi, V., Porzionato, A., Petrelli, L., Biz, C., Stern, R. & De Caro, R. (2018) The fasciacytes: A new cell devoted to fascial gliding regulation. *Clin Anat.* 31: 667–676.

Szent-Györgyi, A. (1971) Biology and pathology of water. *Perspect Biol Med.* 14: 239.

University of Illinois at Urbana-Champaign (2008) Water Is 'Designer Fluid' That Helps Proteins Change Shape. Science Daily Press Release, August 6, 2008. www.sciencedaily.com/releases/2008/08/080806113314.htm. [Accessed 19 April 2021].

Watson, P.E., Watson, I.D. & Batt, R.D. (1980) Total body water volumes for adult males and females estimated from simple anthropometric measurements. *Am J Clin Nutrition.* 33: 27–39.

Weigelin, B., Bakker, G.-J. & Friedl, P. (2012) Intravital third harmonic generation microscopy of collective melanoma cell invasion. *IntraVital.* 1: 32–43.

Werbner, B., Spack, K. & O'Connell, G.D. (2019) Bovine annulus fibrosus hydration affects rate-dependent failure mechanics in tension. *J Biomech.* 89: 34–39.

第 10 章

拉伸在体育运动及活动中的有效性研究综述

Jan Wilke

引言

虽然拉伸运动的确切起源尚未得到科学验证，但它确实是人类最古老的与健康和运动相关的活动之一。考古学家发掘出的具有千年历史的古老印章上，描绘着充分拉长身体软组织的瑜伽姿势图案（Lardner，2001）。此外，古希腊人在备战奥运会这一重要赛事时，会将柔韧性训练作为训练计划的重要组成部分。迄今为止，拉伸仍然是体育运动中热身或恢复时最常用，也最具争议的运动之一。

在最基本的动作形式中，伸展是一种自然且本能的动作。猫和狗在打盹或休息一段时间后，在迈出第一步之前常会做一次全身伸展（图 10.1）。同样，多数人在早晨起床前都会打个呵欠、伸个懒腰。在运动中，伸展的重要目标是预防损伤、提高成绩和加速恢复。本章将以此为背景介绍拉伸相关方法的基本生理机制、已证实的效果及存在的局限性。

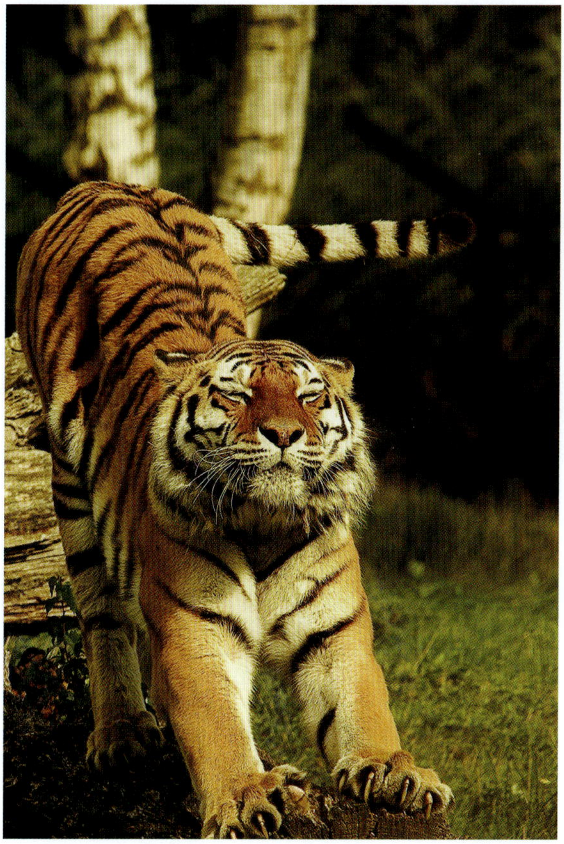

图 10.1 老虎在准备行动前也会伸展身体

拉伸干预措施的基本设定

拉伸的目的是拉长人体的软组织。如果施加的力大到足以增加结构长度，则可将变形分为两种：弹性变形和塑性变形。弹性变形是暂时性的，在拉伸力消失后很快就会恢复原来的长度，例如，当橡皮筋不再紧绷时，就会恢复原状；相反，塑性变形表示物体长度发生了永久性变化，湿口香糖可以拉到很长，但它无法恢复原状，因此它是塑性变形。

肌腱的应力 - 应变曲线能最好地体现结缔组织对拉长力的反应。伸展过程中最初观察到的长度变化不会导致应变的显著增加，因为静止时呈轻微波浪状的胶原纤维会被拉直。在这个所谓的坡脚区（非线性曲线区），没有“真正的”组织被拉伸，因此引发长度变化所需的力很小。但在随后的弹性或线性阶段，胶原蛋白不再弯曲并开始逐渐拉长。需要更多的力来促使肌腱延长，这与应变的显著增加有关。当最终进入塑性变形阶段时，肌腱可能会发生不可逆的长度变化，并有可能断裂。虽然其他胶原结缔组织（如韧带或深筋膜）的应力 - 应变曲线与肌腱相似（Wang 等，2009），但它们在肌肉中的形状可能会有很大差异，具体取决于它是主动延长还是被动延长。

肌肉拉伸：用词不当

拉伸干预多数时候会影响肌肉和结缔组织。然而，从业者和治疗师需要明白哪些组织需要进行有效拉伸，以及所选择的拉伸训练是否能够真正达到目标。与传统的假设相反，关节末端范围的拉伸并非影响肌肉的主要因素，因为其他结构可能才是其主要限制因素。例如，距小腿关节内翻时，其外侧韧带的拉伸程度比腓骨肌更大，肘关节的拉伸会受到关节骨性结构的限制而非肱二头肌的限制。表10.1列出了各种不同结构的阻碍限制。总之，拉伸总是会影响多种组织，其主要作用部位取决于关节的特定构造。下文概述了拉伸对与运动系统相关的软组织结构的不同影响。

表 10.1 不同结构的阻碍限制

限制类型	示例（阻碍运动的结构）
肌肉	伸膝屈髋（腘绳肌） 距小腿关节背伸伴膝关节伸直（腓肠肌）
骨骼	肘关节伸展（尺骨鹰嘴）
软组织	肘关节屈曲（肱二头肌） 肥胖人群的髋膝屈曲（大腿后部/腹部脂肪）
韧带	髋关节伸直（髂股韧带） 距小腿关节旋后/内翻（外侧踝韧带） 手指伸展（不同的手指韧带）
关节囊	肱骨旋转（盂肱关节囊）

对肌肉的影响

从微观层面来看，组织的延长拉伸了肌节（肌肉的最小功能单位）的细胞骨架。在肌节内，有两种收缩蛋白：较厚的肌球蛋白和较薄的肌动蛋白在其边界 Z 盘之间延伸。正常情况下，肌球蛋白丝和肌动蛋白丝总会有一定程度的重叠，两者之间的桥联不仅有助于收缩时产生力，而且还有助于抵抗牵拉。拉伸可以暂时减少两种细肌丝的重叠。不过一种有趣的机制可以确保肌节的长度快速恢复：肌连蛋白。这是一种高弹性蛋白，可将肌球蛋白连接到 Z 盘。它就像弹簧一样，在组织延长时展开，一旦拉伸力消失，就将肌球蛋白丝拉回静息状态。

拉伸后可以立即观察到肌肉力学性能的变化。总的净持续时间为 2~8 分钟的静态拉伸可快速降低腓肠肌的僵硬度（Ryan 等，2008；Nakamura 等，2011；Maeda 等，2017；Bouvier 等，2017）和腘绳肌的僵硬度（Hatano 等，2017）。相反，大腿前部的股四头肌中并未发现这种效果（Bouvier 等，2017）。从拉伸类型来看，尽管动态拉伸也很有效，但静态拉伸似乎能有效降低僵硬度（Maeda 等，2017）。治疗后的 10~20 分钟内，硬度值就会恢复至基线水平（Ryan 等，2008；Nakamura 等，2011；Hatano 等，2017）。有趣的是，功能性（扩大运动范围，减少峰值扭矩）和主观性（增加拉伸耐受性）的改变比机械组织硬度的变化保持的时间更长（Hatano 等，2017）。这一研究结论说明，神经因素，如皮质和/或脊髓反射兴奋性的降低对拉伸效果具有重要影响。

通过综合分析，我们研究了慢性拉伸运动对肌肉力学性能的影响。经过持续 2~8 周（每周至少 2 次）的长期干预，作者得出结论，拉伸不会改变肌肉结构或僵硬等结果（Freitas 等，2018）。因此，值得注意的是，拉伸对肌肉力学性能的短期和长期影响有本质的不同，尽管感觉/神经元适应性的高度重要性（例如兴奋性的改变和拉伸耐受性的增加）是这两种应用的共同特征。

对肌腱的影响

除肌肉外，肌腱的长度也会发生明显变化。Herbert 和 Gabriel（2002）发现，在胫骨前肌的被动拉伸过程中，收缩成分仅占肌腱单位（myotendinous unit，MTU）伸长的 50% 左右。在腓肠肌中，这一比例甚至下降到 27%，表明肌腱要比肌肉本身延长得更多。Morse 等人（2008）证实了这一结论，他们证实收缩成分在跟腱中的比例为 53%。虽然肌腱和肌肉都参与了 MTU 的延长，但拉伸持续时间似乎会影响它们的作用比例。Kato 等人（2010）研究了静态拉伸小腿 20 分钟对肌肉和肌腱长度的影响。最初观察到这两种结构共同导致了肌腱结构延长。但 10 分钟后，只有肌腱继续延长，而肌肉长度不再变化。

与肌肉硬度被证实在拉伸后或拉伸期间都会降低相反，迄今为止，拉伸对肌腱力学性能的即时影响尚不清楚。虽然 Kubo 等人（2001）报道肌腱硬度在静态拉伸后下降了 10%，但 Nakamura 等人（2011）检测到的结果是增加的，Kay 和 Blazevich（2009）则未发现任何变化。短期反应可能具有时间依赖性，因为 Kubo 等人进行了最长 10 分钟的拉伸，而其他拉伸实验分别进行了 5 分钟（Nakamura 等，2011）和 3 分钟（Kay 和 Blazevich，2009）。

在长期拉伸干预方面，肌腱的反应与肌肉组织类似，其力学性能在长期拉伸干预 2 个月后未见形态学变化（Freitas 等，2017）。如果想要因此产生结构性影响的话，或许必须进行更长时间的练习。

对筋膜的影响

迄今为止，尚无针对人体体内环境中拉伸对骨骼肌周围结缔组织影响的研究。尽管如此，基础研究的结论还是指向了筋膜的力学反应。当重复进行对等性拉伸时，腰椎筋膜标本的硬度一开始会降低，过一段时间后，数值会回到基线水平，随后甚至会到高于拉伸前的状态（Yahia 等，1993）。最初认为可能是收缩细胞的活动导致了这种效应。实际上，在小腿、足底和腰椎筋膜中都可以发现成纤维细胞和 / 或肌成纤维细胞（Staubesand 和 Li，1997；Schleip 等，2019；Bhattacharya 等，2010）。然而，有两个原因表明，收缩性以外的因素是短期拉伸引起僵硬度增加的驱动因素。用第一代抗组胺药 mepyramine 刺激大鼠腰椎筋膜中的肌成纤维细胞，约 60 分钟就使筋膜达到其最大收缩力（Hoppe 等，2014）。此外，其他动物实验表明，如果使收缩细胞在拉伸干预前失效，组织也会出现应变硬化反应（Schleip 等，2012）。因此，收缩性不太可能是硬度快速变化的主要原因。相反，含水量的变化似乎是一个更重要的调节因素：拉伸时，组织中的水分会被挤出，随后，就像海绵吸收新液体一样，水合作用会在休息期间增加（Schleip 等，2012）。

拉伸和损伤预防：一个童话故事吗？

要不要拉伸？当谈及为体育运动做充分准备时，经常会深入探讨这个问题。柔韧性训练通常被列入热身和预防性训练计划中，以降低受伤风险。但目前的研究结论似乎并不赞成这一做法。根据一系列系统评价，急性拉伸措施并不能降低肌肉骨骼创伤的总体发生率（Hart，2005；Small 等，2008；Thacker 等，2004）。Herbert 和 Gabriel（2002）发现拉伸的优点几乎微不足道，并指出“平均每个受试者需要拉伸 23 年才能防止 1 次受伤”。虽然这些发现乍看令人沮丧，但它们可能掩盖了运动前拉伸的有趣效果。迄今为止，大多数已发表的研究成果均侧重于运动进行过程中受伤的绝对数量。但即使是反对拉伸的人也承认拉伸无法预防与其无关的疾病（如骨折）。相反，可以合理假设如果运动员的软组织在拉伸后更加柔软，则发生肌肉拉伤的可能性更小（结缔组织在这种疾病中的作用见第 16 章）。因此，为了充分判断拉伸运动的有效性，必须只研究那些可能受到拉伸措施影响的健康问题（如肌肉拉伤）。相应的文献分析得出了不同的结论。

例如，Shrier（1999）指出拉伸对降低肌肉损伤风险无效，但Small等人（2008）提出了拉伸有助于预防肌肉肌腱紊乱的初步证据。McHugh和Cosgrave（2010）也研究了拉伸是否能降低肌肉损伤风险的问题，就此进行了7项试验。虽然有3项研究（其中1项针对跑步者，预计拉伤不会占伤病类型的主导地位）观察到肌肉仅发生很少拉伤或没有拉伤，得出无效结论，但在另外4项表明拉伸有保护作用的研究中，显示（不拉伸者的）肌肉拉伤率提高。如果流行病学研究未观测到大量特定类型的损伤，就无法评估干预措施是否能有效预防这些损伤。因此可以推断，那些无法证明拉伸具有预防作用的研究并不能充分检测其预防损伤的作用。最后，Behm等人（2016）分析了7项试验的结果，其中主要包括运动员进行的长跑和短跑活动。综合分析这些研究结果发现，如果进行拉伸运动，风险就会降低54%。在拉伸时间≥5分钟的试验中，拉伸措施的预防效果似乎更为明显。综上所述，可以得出结论，拉伸不能降低总体损伤风险，但也许会轻微降低肌肉损伤的发生率。因此，对于治疗师和训练师来说，确定个体拉伸的（时间）成本-效应关系是重中之重。

虽然延迟性肌肉酸痛（delayed onset muscle soreness，DOMS）是一种对训练诱导适应性变化的感觉，而不是肌肉骨骼损伤，但其通常被认为可以通过拉伸运动来预防。一项包含12项研究共2 377名参与者的系统性评估显示，在100分量表上，拉伸平均只能使疼痛略微减轻0.5分（运动前）或1分（运动后）（Herbert等，2011）。因此，它并不是临床上减轻延迟性肌肉酸痛的最佳方法。

拉伸助力获胜？训练对运动成绩的影响

运动前拉伸除了用于降低受伤风险外，其还被用作增强运动表现。根据所选方式，以及各项运动的特点和目标，其对运动员产生的影响也各有利弊。如果较大的关节活动度（range of motion，ROM）是一个关键性指标（例如瑜伽、普拉提或一些体操动作），则拉伸后长期和短期灵活性的增加，能够提高成绩，这点已得到确认（Behm等，2016）。所有的拉伸方法（静态、动态、拮抗-收缩、收缩-放松）基本都同样有效，只有本体促进技术（proprioceptive neuromuscular facilitation，PNF）似乎略优（Page，2012）。无论采用何种拉伸方式（静态、动态或PNF拉伸），都会迅速见效且效果至少持续约30分钟。拉伸在增加幅度方面也有很大差异（表10.2），这取决

表10.2 拉伸后改善关节活动度的平均水平。该表所列数据均来自系统评价

来源	静态拉伸	动态拉伸	PNF拉伸	不同方法	期限
Radford等，2006	2.1°~3.0°（距小腿关节）				短期/长期
Harvey等，2002				8°（不同关节）	长期
Medeiros和Martini，2018	5.2°（距小腿关节）	3.8°（距小腿关节，n. s.）	4.3°（距小腿关节）		长期
Decoster等，2005	5.7°~28°（髋关节/膝关节）		5.3°~33.6°（髋关节/膝关节）		短期/长期
Medeiros等，2016	8.4°~12°（髋关节/膝关节）				短期/长期
Thomas等，2018	20.9%（不同关节）	11.7%（不同关节）	15.0%（不同关节）		长期

注：n. s. 无显著变化。

于几个因素，如目标关节和治疗持续时间。拉伸强度（例如在运动过程中没有、轻微或严重不适/疼痛）也可能是一个重要的效果调节因素；但很少有研究明确测试或准确报告该变量的效果（例如 Apostolopoulos 等，2015）。两项系统评价的数据表明，拉伸和热疗的联合应用（如超声、激光或热敷）要优于单模态运用（Nakano 等，2012；Bleakley 和 Costello，2013）。相反，支持或反对使用冰块等冷热剂的证据不足（Bleakley 和 Costello，2013）。

尽管拉伸运动对 ROM 有益，但教练和运动专业人士必须考虑它可能会对其他与成绩相关的效果产生不利影响。一旦运动员需要最大力量或爆发力（如举重运动员或短跑运动员），静态拉伸就可能会产生不良影响，使短跑成绩下降 2%，跳跃成绩下降 8%，绝对自主力量下降 28%（McHugh 和 Cosgrave，2010）。尽管有确凿证据明确反对拉伸，但许多长年进行拉伸的运动员也并不想改变旧习惯。考虑到它在运动前的热身中也许具有心理价值，因此可以理解。这种情况下，可以用各种方法来修正拉伸而非简单禁止。如果缩短静态拉伸的持续时间（特别是 <30 秒），则成绩降低会减小，而 ROM 仍然可以小幅增强。如果拉伸强度降低，也可以观察到类似结果（Behm 和 Chauachi，2011）。在某些情况下，运动员需要较大的 ROM 和高速增长的力量。短跑运动员的速度取决于爆发时产生的推进力和大步幅，这就需要腘绳肌具有足够的灵活性。缩短拉伸的持续时间，降低拉伸强度可以减少力的消耗，也可以增加步幅长度。换言之，如果 ROM 与爆发力同样重要，则上述的改变可能会阻碍潜在的优点。由于许多运动确实需要这两种特质，因此降低强度、缩短持续时间的解决方案并不太可取。除静态拉伸外，学者也对动态拉伸形式进行了深入研究，其功能性能并不会显著降低，在某些情况下甚至还会略有提高（McHugh 和 Cosgrave，2010；Behm 和 Chaouachi，2011）。在一些基于牵张-缩短循环的快速有力动作的运动中，如足球、篮球或某些运动项目，这种拉伸形式似乎更可取。

失衡？拉伸与肌肉的不对称

在对优秀运动员和普通运动员的训练治疗中，减少肌肉失衡是一个常见健康目标。可以用帆船来比喻经典的不对称概念。帆船要正常工作，桅杆就必须保持垂直居中，保持完美平衡，这归功于从不同侧面固定桅杆的索具。在我们体内，桅杆相当于骨骼结构即脊柱，绳索代表肌肉及其他软组织。如果没有失衡，肌肉有助于确保维持脊柱的正常和最佳曲度（腰椎前凸、胸椎后凸和颈椎前凸）。但是，如果某个部位，胸肌或前桅（在前方拉动桅杆的绳索）相比对侧（我们的上背部肌肉或向后拉动桅杆的绳索）太强，脊柱/桅杆就会弯向该侧。随着时间的推移，可能会造成过度劳损及结构破坏。除了上部脊柱，即胸肌的优势会导致过度后凸，另一个肌肉失衡的典型例子与腰腹区域有关。此处，腹部/臀大肌无力和髋屈肌/腰伸肌过度活跃都会造成腰椎过度前凸。腰椎前凸在一些运动中尤其常见。90% 的舞蹈演员和体操运动员都会有中度或重度前凸，这对他们做一些重复性动作十分必要（Ambegaonkar 等，2014）。但如果出现腰部疼痛，则应考虑进行矫正性“去前凸”训练。

传统的肌肉失衡治疗方法包括两大类型。一方面，加强/激活虚弱的肌肉以抵消弯曲力。另一方面，拉伸过度活跃/过度强壮的肌肉以降低其张力，这有助于加强的拮抗肌将关节恢复平衡。然而，正如本章所述，肌连蛋白丝具有类似弹簧的功能，在拉伸后几分钟内就能恢复原来的张力，因此拉伸不可能导致静息张力永久性降低。如果一个人因肌肉失衡导致姿势不良是否需要进行拉伸？答案是需要也不需要。有一个示例能很好地说明这一点。如果一个运动员（如篮球运动员）出现圆肩和胸椎后凸，就无法完全伸展胸椎。如果要抢篮板或投篮，就必须在邻近的关节（腰椎和颈椎，也可能在肩关节）进行代偿，可能会因此出现问题和能力不足。在长期和静态条件下，拉伸没有功能，因为胸肌拉伸的效果总会在一段时间后减弱。因此，首选的长期矫正方案是加强被削弱的拮抗肌（上背部肌肉）。但拉伸的作用在短期内仍然很大：在剧烈拉伸胸肌后，运动员可能会从暂时下降的张力中获益，在被换下场之前，他们可以毫无迟滞地继续发力。在场下，他们可以使用短暂纠正的姿势进行训练，而无需或减少补偿性运动。

拉伸对体育运动中肌肉骨骼损伤的康复作用

尽管治疗性拉伸已广泛应用于运动相关肌肉骨骼疾病的康复，但很少有研究确切评判其价值，且在大多数研究中，其相关技术仅被用于附加治疗。因此，应谨慎解读以下概述。根据一项试验，拉伸运动可以提高离心训练治疗髌骨肌腱病的成功率，特别是在跳跃和跑步运动员中。Dimitrios 等人（2012）将 43 名患者随机分为两组，每周锻炼 5 次。对股四头肌进行离心运动的患者只是将 VISA-P 问卷评分（评分越高，疼痛程度越低）从基线时的 46 分提高到 4 周后的 74 分及 6 个月后的 77 分，而额外的大腿前部静态拉伸被证明更为有效（从 44 分到 86 分再到 94 分）。同样，拉伸也可用于肌筋膜疼痛综合征的辅助治疗。该病的特征是存在明显的肌筋膜激痛点，常影响需要举臂过头的运动员，表现为颈部疼痛。研究发现，与安慰剂相比，预先通过针灸等方式使激痛点失活后，再进行拉伸可进一步增强镇痛治疗效果（Wilke 等，2014）。与这些研究相反，也有确凿证据表明拉伸在肩关节后紧绷（shoulder tightness，ST）和盂肱关节内旋不足（glenohumeral internal rotation deficit，GIRD）治疗中的作用，这两个问题都可能会导致运动或慢性撞击综合征的上肢损伤（Harshbarger 等，2013；Johnson 等，2018）。投掷运动员（如棒球运动员）、游泳运动员或网球运动员等通常会受到 ST 和 GIRD 的影响。根据两项系统评价所述，手臂交叉内收拉伸有积极作用，因此建议使用（Harshbarger 等，2013；Mine 等，2017）。相反，大家经常使用的睡眠者伸展（sleeper stretch）并不一定能改善 ST 和 GIRD（Mine 等，2017）。

如何做？——各种拉伸方法

多年来，各种拉伸方法也在不断发展（表 10.3）。最传统的方法有静态拉伸和动态拉伸。静态拉伸是指保持恒定的关节位置，拉长目标软组织，无须进一步移动。动态拉伸是指进行周期性延长刺激的重复运动，最常见的是在关节活动度极限范围内进行。

除静态和被动拉伸外，还有一些旨在利用 PNF 重点激活中枢神经系统的新方法（图 10.2）。PNF 拉伸的一个共同特征是故意刺激感觉受体以触发肌肉抑制，从而进一步增加灵活性。

- **拮抗收缩（antagonist contraction，AC）拉伸：**欲主动弯曲膝关节，就需要收缩

表 10.3 不同拉伸方法的技术效果。表中显示了系统评价的综合结果

项目	静态		动态		PNF	
	短期	长期	短期	长期	短期	长期
关节运动度	↑	↑	↑	↑	↑	↑
最大强度	↓	↑	↔/↑	↔/↑	↓	↔
爆发强度（纵跳高度 / 冲刺）	↓	↔/↑	↔	↔	↔	↔
伤害风险	↔/（↓）	↔/（↓）	↔/（↓）	↔/（↓）	↔/（↓）	↔/（↓）

注：↑. 增加，↓. 减少，↔. 无变化或未知。

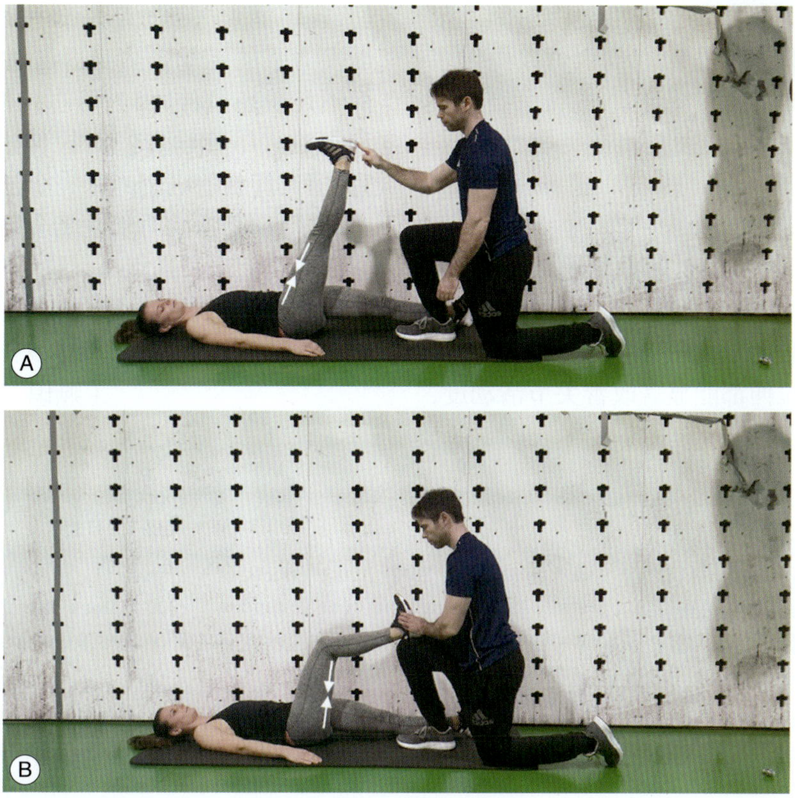

图 10.2　除静态和动态拉伸外，有经验的患者可使用本体促进技术（PNF）拉伸方法。A. 在拮抗收缩（AC）拉伸中，拮抗肌（白色箭头）收缩。B. 对于收缩 - 放松（CR）拉伸，目标肌肉在实际拉伸之前立即被等长激活（白色箭头）。AC-CR 拉伸结合了这两种方法

腘绳肌。同时，为了保持动作流畅高效，有必要放松股四头肌，因为这种拮抗肌的主要活动会减慢或停止屈曲运动。交互抑制机制有助于将这一原则付诸实践：如果腘绳肌收缩，这些信息被传回中枢神经系统，就会抑制对股四头肌的驱动。AC 拉伸基于相互抑制原理。当拉伸大腿腹侧（以及股四头肌）时，腘绳肌同时收缩，目的是触发上述过程。

- **收缩 - 放松（contract relax，CR）拉伸**：作为最重要的本体感受器之一，高尔基腱器可持续检测骨骼肌的收缩状态。当股四头肌被激活时，受体被激活，激活脊髓中的抑制性神经元。股四头肌的收缩因此被放松。该过程被称为自体抑制。在 CR 拉伸中，目标肌肉（仍以股四头肌为例）会强烈收缩几秒钟。由于自体抑制，在随后的拉伸过程中，股四头肌可以延长得更多。
- **AC-CR 拉伸**结合了上述两种 PNF 方法。同样仍以股四头肌为例。最初，股四头肌收缩引起自体抑制，释放其张力。随后同时进行拮抗肌（腘绳肌）收缩，从而引起股四头肌的相互抑制。综上所述，AC-CR 拉伸使用了两种 PNF 方法来更有效地降低目标肌肉的激活。

应该仔细权衡对受检者和患者使用 PNF 拉伸的利弊。由于这些技术的复杂性，在部分人

群中（特别是老年人或缺乏相关运动经验的人）的应用难度很大，可能需要花费更多时间。虽然该方式存在部分缺点，但它们也可以提供多种方式，用以改变旧的训练习惯，或帮助高水平运动员提高一点点决定性的成绩（见表10.3）。

总结

拉伸是一般健身项目的重要组成部分，也是肌力和体能训练的常规项目。然而，它的作用是高度矛盾且与具体情况相关的：尽管无论使用何种技术，拉伸都能显著改善关节活动度，但它却不能或仅能在很小程度上防止运动损伤，且不能永久地改善肌肉失衡。当运动员为爆发力强的运动做热身准备时，应该进行动态而不是静态拉伸，因为静态拉伸可能会产生不利影响。尽管学者们对拉伸进行了大量的研究，但其背后的机制尚未完全阐明。短期内，肌肉、肌腱和筋膜的力学性能会发生明显变化，但它们可能无法长期保持。除了拉伸组织的形态适应外，中枢神经系统（如通过降低拉伸耐受性）也在这些效应的形成中发挥着重要作用。

（燕琪　陈星达　关玲）

参考文献

Ambegaonkar, J.P., Caswell, A.M., Kenworthy, K.L., Cortes, N. & Caswell, S.V. (2014) Lumbar lordosis in female collegiate dancers and gymnasts. *Med Probl Perform Art*. 29: 189–192.

Apostolopoulos, N., Metsios, G.S., Flouris, A.D., Koutedakis, Y. & Wyon, M.A. (2015) The relevance of stretch intensity and position - a systematic review. *Front Physiol*. 6: 1128.

Behm, D.G., Blazevich, A.J., Kay, A.D. & McHugh, M., (2016) Acute effects of muscle stretching on physical performance, range of motion, and injury incidence in healthy, active individuals: a systematic review. *Appl Physiol Nutr Metab*. 41: 1–11.

Behm, D.G. & Chaouachi, A. (2011) A review of the acute effects of static and dynamic stretching on performance. *Eur J Appl Physiol*. 111: 2633–2651.

Bhattacharya, V., Barooah, P.S., Nag, T.C., Chaudhuri, G.R. & Bhattacharya, S. (2010) Detail microscopic analysis of deep fascia of lower limb and its surgical implication. *Ind J Plast Surg*. 43: 135–140.

Bleakley, C.M. & Costello, J.T. (2013) Do thermal agents affect range of movement and mechanical properties in soft tissues? A systematic review. *Arch Phys Med Rehabil*. 94: 149–163.

Bouvier, T., Opplert, J., Cometti, C. & Babault, N. (2017) Acute effects of static stretching on muscle-tendon mechanics of quadriceps and plantar flexor muscles. *Eur J Appl Physiol*. 117: 1309–1315.

Decoster, L.C., Cleland, J., Altieri, C. & Russell, P. (2005) The effects of stretching on range of motion: a systematic review of the literature. *J Orthop Sports Phys Ther*. 35: 377–387.

Dimitrios, S., Pantelis, M. & Kalliopi, S. (2012) Comparing the effects of eccentric training with eccentric training and static stretching exercises in the treatment of patellar tendinopathy. A controlled clinical trial. *Clin Rehabil*. 26: 423–430.

Freitas, S.R., Mendes, B., Le Sant, G., Andrade, R.J., Nordez, A. & Milanovic, Z. (2018) Can chronic stretching change the muscle-tendon mechanical properties? A review. *Scand J Med Sci Sports*. 28: 794–806.

Harshbarger, N.D., Bardly, L., Eppelheimer, L., McLeod, T.C. & McCarty, C.W. (2013) The effectiveness of shoulder stretching and joint mobilizations on posterior shoulder tightness. *J Sport Rehabil*. 22: 313–319.

Hart, L. (2005) Effect of stretching on sport injury risk: a review. *Clin J Sport Med*. 15: 113.

Harvey, L., Herbert, R. & Crosbie, J. (2002) Does stretching induce lasting increases in joint ROM? A systematic review. *Physiother Res Int*. 7: 1–13.

Hatano, G., Suzuki, S., Matsuo, S., Kataura, S., Yokoi, K., Fukaya, T., Fujiwara, M., Asai, Y. & Iwata, M. (2017) Hamstring stiffness returns more rapidly after static stretching than range of motion, stretch tolerance, and isometric peak torque. *J Sport Rehabil*. 18: 1–23.

Herbert, R.D., da Noronha, M. & Kamper, S.J. (2011) Stretching to prevent or reduce muscle soreness after exercise. *Cochrane Database Syst Rev*. 6: CD004577.

Herbert, R.D. & Gabriel, M. (2002) Effects of stretching before and after exercising on muscle soreness and risk of injury: systematic review. *BMJ*. 325: 468.

Hoppe, K., Schleip, R., Lehmann-Horn, F., Jäger, H. & Klingler, W. (2014) Contractile elements in muscular fascial tissue—implications for *in-vitro* contracture testing for malignant hyperthermia. *Anaesthesia*. 69: 1002–1008.

Johnson, J.E., Fullmer, J.A., Nielsen, C.M., Johnson, J.K. & Moorman, C.T. (2018) Glenohumeral internal rotation deficit and injuries: a systematic review and meta-analysis. *Orthop J Sports Med.* 6: 2325967118773322.

Kato, E., Kaneshisa, H., Fukunaga, T. & Kawakami, Y. (2010) Changes in ankle joint stiffness due to stretching: The role of tendon elongation of the gastrocnemius muscle. *Eur J Sport Sci.* 10: 111–119.

Kay, A.D. & Blazevich, A.J. (2009) Moderate-duration static stretch reduces active and passive plantar flexor moment but not Achilles tendon stiffness or active muscle length. *J Appl Physiol.* 106: 1249–1256.

Kubo, K., Kanseshisa, H., Fukunaga, T. & Kawakami, Y. (2001) Influence of static stretching on viscoelastic properties of human tendon structures in vivo. *J Appl Physiol.* 90: 520–527.

Lardner, R. (2001) Stretching and flexibility: its importance in rehabilitation. *J Bodyw Mov Ther.* 5: 254–263.

Maeda, N., Urabe, Y., Tsutsumi, S., Sakai, S., Fujishita, H., Kobayashi, T., Asaeda, M., Hirata, K., Mikami, Y. & Kimura, H. (2017) The acute effects of static and cyclic stretching on muscle stiffness and hardness of medial gastrocnemius muscle. *J Sports Sci Med.* 16: 514–520.

McHugh, M.P. & Cosgrave, C.H. (2010) To stretch or not to stretch: the role of stretching in injury prevention and performance. *Scand J Med Sci Sports.* 20: 169–181.

Medeiros, D.M., Cini, A., Sbruzzi, G. & Lima, C.S. (2016) Influence of static stretching on hamstring flexibility in healthy young adults: Systematic review and meta-analysis. *Physiother Theory Pract.* 32: 438–445.

Medeiros, D.M. & Martini, T.F. (2018) Chronic effect of different types of stretching on ankle dorsiflexion range of motion: Systematic review and meta-analysis. *Foot.* 34: 28–35.

Mine, K., Nakayama, T., Milanese, S. & Grimmer, K. (2017) Effectiveness of stretching on posterior shoulder tightness and glenohumeral internal-rotation deficit: a systematic review of randomized controlled trials. *J Sport Rehabil.* 26: 294–305.

Morse, C.I., Degens, H., Seynnes, O.R., Maganaris, C.N. & Jones, D.A. (2008) The acute effect of stretching on the passive stiffness of the human gastrocnemius muscle tendon unit. *J Physiol.* 586: 97–106.

Nakamura, M., Ikezoe, T., Takeno, Y. & Ichihashi, N. (2011) Acute and prolonged effect of static stretching on the passive stiffness of the human gastrocnemius muscle tendon unit in vivo. *J Orthop Res.* 29: 1759–1763.

Nakano, J., Yamabayashi, C., Scott, A. & Reid W.D. (2012) The effect of heat applied with stretch to increase range of motion: a systematic review. *Phys Ther Sport.* 13: 180–188.

Page, P. (2012) Current concept in muscle stretching for exercise and rehabilitation. *Int J Sports Phys Ther.* 7: 109-119.

Radford, J.A., Burns, J., Buchbinder, R., Langdorf, K.B. & Cook, C. (2006) Does stretching increase ankle dorsiflexion range of motion? A systematic review. *Br J Sports Med.* 40: 870–875.

Ryan, E.D., Beck, T.W., Herda, T.J., Hull, H.R., Hartman, M.J., Costa, P.B., Defreitas, J.M., Stout, J.R. & Cramer, J.T. (2008) The time course of musculotendinous stiffness responses following different durations of passive stretching. *J Orthop Sports Phys Ther.* 38: 632–639.

Schleip, R., Duerselen, L., Vleeming, A., Naylor, I.L., Lehmann-Horn, F., Zorn, A., Jaeger, H. & Klingler, W. (2012) Strain hardening of fascia: static stretching of dense fibrous connective tissues can induce a temporary stiffness increase accompanied by enhanced matrix hydration. *J Bodyw Mov Ther.* 16: 94–100.

Schleip, R., Gabbiani, G., Wilke, J., Naylor, I., Hinz, B., Zorn, A., Jäger, H., Schreiner, S. & Klin-gler, W. (2019) Fascia is able to actively contract and thereby influence musculoskeletal dynamics: a histochemical and mechanographic investigation. *Front Physiol.* doi: 10.3389/fphys.2019.00336

Shrier, I. (1999) Stretching before exercise does not reduce the risk of local muscle injury: a critical review of the clinical and basic science literature. *Clin J Sport Med.* 9: 221–227.

Small, K., Mc Naughton, L. & Matthews, M., (2008) A systematic review into the efficacy of static stretching as part of a warm-up for the prevention of exercise-related injury. *Res Sports Med.* 16: 213–231.

Staubesand, J. & Li, Y. (1997) Begriff und Substrat der Fasziensklerose bei chronisch-venöser Insuffizienz. *Phlebologie.* 26: 72–79.

Thacker, S. B., Gilchrist, J., Stroup, D.F. & Kimsey, C. D. (2004) The impact of stretching on sports injury risk: a systematic review of the literature. *Med Sci Sports Exerc.* 36: 371–378.

Thomas, E., Bianco, A., Paoli, A. & Palma, A. (2018) The relation between stretching typology and stretching duration: the effects on range of motion. *Int J Sports Med.* 39: 243–254.

Wang, H.Q., Wei, Y.Y., Wu, Z.X. & Luo, Z.J. (2009) Impact of leg lengthening on viscoelastic properties of the deep fascia. *BMC Musculoskel Disord.* 10: 105.

Wilke, J., Vogt, L., Niederer, D., Hübscher, M., Rothmayr, J., Ivkovic, D., Rickert, M. & Banzer, W. (2014) Short-term effects of acupuncture and stretching on myofascial trigger point pain of the neck: a blinded, placebo-controlled RCT. *Complement Ther Med.* 22: 835–841.

Yahia, L.H., Pigeon, P. & DesRosiers, E.A. (1993) Viscoelastic properties of the human lumbodorsal fascia. *J Biomed.* 15: 425–429.

第 11 章

体育竞赛与运动中的生物张拉整体

John Sharkey

"我们徒劳地想摘下大自然的面纱
她在光天化日之下仍然神秘莫测
任何逼迫或施压都不能强迫她说出
对我们隐藏已久的秘密。"

——《浮士德》 歌德

引言：张拉整体与生物张拉整体

Donald E. Ingber 博士在哈佛医学院会议中心举行的第一届国际筋膜研究大会（International Fascia Research Congress，IFRC）上宣布了他在张拉整体结构和机械转导方面历时 30 年的研究成果。Ingber 认为，"分子、细胞、组织、器官及我们的整个身体都在用'张拉整体'结构来机械地稳定形态，并完美整合所有尺度的结构和功能。"

然而，人们可能会问："这对于从事体育竞赛和运动的人有什么影响？"答案显而易见。有科学证据最终证明，机械力会改变我们的生物化学、基因表达、新陈代谢和整体生理学（Ingber，2008）。人体生理学的专属领域中不再只有基因、化学物质和 DNA 等物质。

现在认为，在有关我们细胞健康的科学研究中，力学性能、习性和运动也是需要考虑的重要因素。Ingber 在他的开创性研究中提出了张拉整体结构模型，用以取代现行的以工程理论来解决医学问题的方法。这一结构模型的提出对生物工程具有启发意义。

这实际上代表了一种角色的逆转，大自然将为工程提供启发（仿生），而不是由非生物工程启发我们找到解决方案，例如髋关节置换或药物递送作用。如今张拉整体结构在体育竞赛和运动中的作用已开始得到重视。

骨科医生 Stephen Levin 创造了"生物张拉整体"（biotensegrity）一词，该词由生物、张力和完整性三部分组成。Levin 对 Buckminster Fuller 思想的审视和欣赏，以及对 Kenneth Snelson 雕塑的独特诠释催生了这一新概念。显然，牛顿运动定律、胡克定律及线性力学性质是构建所有非生物体结构的基础（Levin，1995）。20 世纪中期著名的建筑师 Buckminster Fuller（1895—1983）将张力（tension）和完整性（integrity）两个词结合起来，创造了张拉整体（tensegrity）一词。这是一个天才之举，概括了张拉整体和生物张拉整体与众不同的本质。

Fuller 后来将张拉整体形容为"张力海洋中的压缩岛屿"。这一简单短语中的张拉整体（以及生物张拉整体）对体育和运动专家具有吸引力。

作为一种隐喻（并非真实的生物张拉整体），人们可以立即想象到，筋膜代表"张力海洋"，而骨骼（即筋膜矩阵中的骨骼部分）代表"压缩的岛屿"。筋膜海洋变成了大海、湖泊、河流、溪流和山泉，环抱并成为骨筋膜组织的沙质海岸（Sharkey，2018a）。这一说法佐证了最近被认同的连续组织图像，"张力的海洋"在自然界中无处不在，从左到右、从前到后、从上到下，拥抱并渗透整个身体。内脏器官在结构上和生理上都融入该系统。

上肢和下肢是半刚性、非线性的骨性节段。这些节段通过非线性连接结构互连。其中包括软骨、关节囊和韧带,以及包含肌肉、肌腱和筋膜在内的非线性主动运动系统。肢体节段没有边界。手和脚的较小骨骼和关节完全融入了生物张拉整体模型。脊柱是一个张拉整体支架,与四肢、头部、尾部以及内脏系统融为一体。

系统中任何地方发生的张力变化,都会立即以物理或化学的方式向身体其他部位发出信号。通过机械转导引发全身反应。转导指生物膜接收和转导机械力(包括光和声),或将机械力转变为化学信号或神经冲动。

然而,还有一个更宏大、更准确的描述。乍一看,张拉整体结构模型似乎很容易理解,特别是许多作者都用简单的张拉整体模型来帮助解释生物张拉整体结构(图 11.1)。读者必须认识到张拉整体模型的各种局限性,这有助于避免将其过度简化。张拉整体结构的二十面体反映了由环境协调的力量决定形态和功能的自然过程。这是一个力向量模型,有助于解释一些似乎无法解释的东西。

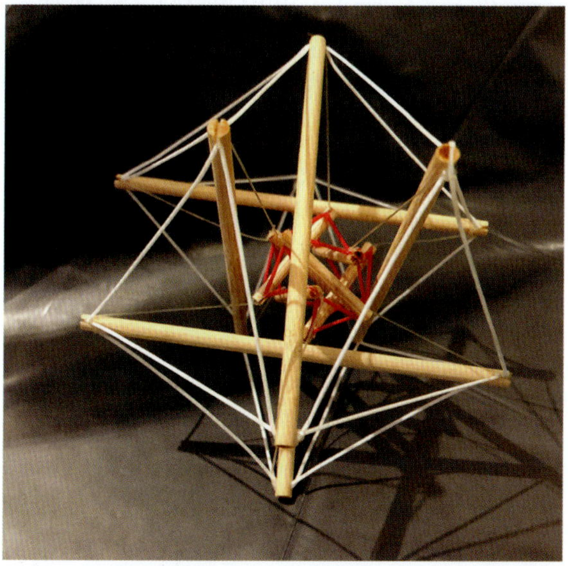

图 11.1 张拉整体结构。模型制作:Graham Scar

1948 年,Fuller 在检查他的学生、艺术家 Kenneth Snelson(1927—2016)建造的定制模型时,第一次意识到将张拉整体模型作为一种新的结构设计原则的重要性。Fuller 后来阐述了 Snelson 的“张拉整体”模型,如前所述,他将单词 tension 和 integrity 作了一种句法组合。这一做法概括了张拉整体结构的独特本质,并使其在基本层面上立即被理解。张拉整体结构没有呼吸、没有意识,也没有生命力。从本质上讲,它是一个模型,我们可以用它来理解从细胞到整个器官系统的生命结构。

张拉整体结构模型在国际上引起了极大轰动。它能够帮助体育科学家和运动从业者更好地了解人体,因此越来越得到关注。张拉整体模型包含了一种有趣的简单性,符合自然法则,与所有的生命结构相似:高效和能量最小化(Avison,2014)。幸运的是,生物张拉整体和筋膜的研究几乎同时达到了新的水平。筋膜系统可以被视为连续性及交流的结构,而生物张拉整体可以看作阐释连续性和交流架构的支撑模型。

保持张拉整体视角(见图 11.1),会立即注意到以下情况:

1. 张拉整体结构具有自应力,能够避免因其连续弹性构件和不连续压缩支柱的相反作用而致的坍塌(见图 11.1)。(请注意,在人体和运动科学中,与坍塌相反的是膨胀。)
2. 试图压缩整个结构将导致张拉整体结构坍塌。一旦撤掉外力,它就会恢复其原始形状和完整性,恢复到稳定平衡的姿态。
3. 张拉整体结构的任一点或位置的运动都会导致这些力分布在整个张拉整体结构中。
4. 支柱(或骨骼)不会接触。
5. 无接头(即铰接)。
6. 无摩擦(即无滑动)。
7. 无弯曲或剪切力矩。
8. 试图拉紧张拉整体的任何一处都会使整个结构的“刚度”和扩张增加。
9. 张拉整体结构重量轻、强度高、弹性强,仅用最小的力就能改变形状。

10. 张拉整体具有线性性质，而生物张拉整体是非线性的。

容易被忽视的是，张拉整体或生物张拉整体不需要地球引力（Eyskens, 2020）。不论在地球上还是在空间站中漂浮，生物张拉整体结构可以在任何位置运行（例如倒立、横翻筋斗、侧卧、翻筋斗、高板跳水和体操）。

长期以来，Fuller一直在寻找可与张拉整体结构相媲美的构造形式，因为其在结构和功能上高效、轻便、动态，并能适应周围环境。他观察到，所有的自然形态都是物质受力量支配的结果。他提出，它们是由张力和压缩力共同作用而成的有限能量系统（Scar, 2018）。

Fuller开始研究一种理论，认为空间的形状是自然动力学的中心。他甚至将其命名为"协同学（synergetics）"，即对自然坐标系的研究。他用几何学展示了一个基于基本原理的动态建筑（Fuller, 1975）。

大自然的方式——不断颠覆

法国哲学家、数学家和科学家勒内·笛卡尔（René Descartes, 1596—1650）提出了"活体解剖反映了自动化机器的预期结构"的模型。在该模型中，骨骼系统被认为独立于肌肉和内脏器官。他认为每块骨骼都是独立于其他所有骨骼的结构，所以它的基础是部分模型而不是整体模型。"铰接"式关节是当时的主流观念，这也促成了现代观念的形成，即髋关节、膝关节和椎骨的磨损（或病变）可以通过手术进行治疗，并证明我们可以用材料来替代这些结构。虽然这些材料并不相同，但它们在机械性能上被认为与膝关节和髋关节相似。

1794年，Alexander Von Humboldt访问德国耶拿大学（University of Jena）时，与他的密友、德国著名诗人兼作家歌德（Johann Wolfgang Von Goethe）进行了比较解剖学方面的实验。Johann Friedrich Blumenbach曾是Humboldt的大学导师，他发展了关于塑造生物体力量的理论，并称之为"形成动力和生命力"。

歌德和Humboldt合作，将Blumenbach的观点融入自己的理论。歌德写道："例如，蛇的脖子可以无限长，因为其'既没有物质也没有力量'需要浪费在胳膊或腿上。相反，蜥蜴的脖子较短，因为它有小短腿，而青蛙的脖子更短，因为它的腿更长。"

歌德继续阐释了他与笛卡尔理论相反的观点，即动物是由独立部件组成的机器，一个有生命的生物体其实是一个功能统一的整体。生物张拉整体的认识论原则之一是我们明确的连续性性质。与笛卡尔相反，歌德认为，虽然机器可以被拆卸和重组，但生物体的各个部分只能在相互关联中工作。在机械系统中，零件造就整体；而在有机系统中，整体造就零件。Humboldt认为自然界是一个由相互作用的力量激活的统一整体（Wulf, 2016）。古代的伟大思想家们认识到了自然的张力完整性现实，包括力量，以及由此产生的比例、对称性、模式、螺旋、曲线、异层级结构和层级结构。

苏格兰数学生物学家D'arcy Wentworth Thompson在其开创性著作《生长和形态》（*On Growth and Form*）一书中描述了"如何通过物理原理解释生物的形态和部分结构，并认识到，一般来说，所有有机形态的存在都必须符合物理和数学规律"（Thompson, 1917）。Niall Galloway博士在他最近出版的引人深思的新书*Seeking Symmetry*中写道："我们人体是生物中的一种，也是'物质的许多部分'，也同样遵循物理定律"（Galloway和McLaren, 2018）。

如今，我们开始接受连续性的生物张拉整体本质，以及主导所有生物系统的形态结果、新陈代谢及生理学的力向量，这是歌德、Humboldt和D'arcy Thompson等人曾指出的现实。

遵循这些指导原则，大自然决定了从宇宙到微生物的一切都是在一个自我生成的螺旋结构上组装起来的。人体运动以闭合的运动链为基础（Levin 等，2017），反映了细胞骨架从分子水平到组织水平的分形特性，证明了我们变态分层结构的连续性。开链运动结构消耗能量，并且是基于线性的、要求苛刻的单向无连接结构。根据 Scarr（2018）的研究，用运动学术语表示的几何运动为压力和张力的不断连接提供了解释，后者改变了整个系统的形状（即闭合运动系统，close kinematic system）。

由 H 和 G 蛋白组成的单体螺旋排列构成了收缩肌动蛋白。更复杂的胶原纤维被包裹在左手螺旋和右手螺旋链中，形成交叉螺旋排列（手性）和环形包裹结构。这就形成了管内嵌套了另一个形状变化的管的结构。我们的形态具有螺旋性质，另一个例子是西班牙心脏病学专家 Torrent Guasp 提出的“心室心肌带”概念，尽管心脏的真正解剖结构目前还存在争议。螺旋心室心肌带概念试图解释心脏“狭窄、缩短、延长、拓宽、扭曲和展开”的动态运动（Buckberg 等，2018）。

相同，但又有天壤之别

有袋类动物和犀牛的骨骼脆性大致相同，因为所有动物的骨骼硬度和强度都大致相同。按照经典的生物力学理论，比狮子大的动物（例如马），在用纤细的四肢奔跑或跳跃时，应该跳一次就会导致骨裂或骨折。基于线性力学定律，包括伽利略的平方 - 立方体定律（此为生物力学模型的基础），动物体表面积发生平方增长时其质量则会立方增长。也就是说像犀牛这样庞大的动物应该会在自身的体重下崩溃。

生物组织与非生物材料相比有很大不同，能够在 10 × 10 × 10 倍于普通固体所能承受的应力下进行弹性工作。Levin（1982）告诉我们，若非如此，“由于血管扩张和挤占大脑，颅骨应随着每一次心跳发生爆炸。当膀胱充盈时，膀胱应变薄并爆裂。妊娠期间，子宫应随着分娩的收缩而破裂。”

生理过程与线性物理学不一样，它并不完全是机械的。气球内的压力随着气球的排空而降低。人类是全方向的，不管所施加力的方向如何，张力结构始终能在张力中发挥作用。相反，生物结构中的压缩成分“漂浮”在张力网络中。在连续压缩模型中，“肩部与足部关系不大，枕下结构可以自主工作而无须考虑骶骨”（Sharkey，2018b）。

张拉整体结构中产生基本力的成分包括压力和张力组合，以分配和平衡机械应力。压力和张力通常被形容为“无形的力”（Scarr，2018）。

有人认为，张力和压力代表了人体的共同或整体语言（Sharkey 2018b）。在细胞水平中，这种语言需要翻译为新陈代谢和生理学，或称为机械力转导。

简单高效是制造最复杂的有机或无机材料或生物体的基石。这种语言可以根据尺度大小而变化：例如，在分子水平上，张力可以用“排斥力”代替，而压力可以用“吸引力”代替。

虽然不是完全匹配，但作为一种方便的语言，我们可以把基本张拉整体结构的支柱看作是人体的骨骼。这些缆绳，无论是橡胶还是金属质地，都代表软组织的张力成分，包括肌纤维、肌腱、韧带、软骨、半月板、不可压缩的器官、神经、血管、淋巴管和皮肤。

根据 Scarr（2018）的说法，“支柱应该是保持一点和另一点彼此分离的任何结构实体——骨骼、肌肉、血管、筋膜室，甚至是单个细胞——它们共同成为身体的‘空间构成者’”。

构建生物张拉整体

要根据生物张拉整体原理来构建生物有机体，它首先必须具有自我构建的潜力。该结构将是一个完整的张拉整体桁架，由无限小的桁架演变而来，这些桁架在结构上既独立又相互依赖（图 11.2）。Ingber（2000）将这种桁架描述为二十面体。生物组织（例如肌肉和其他软组织）具有非线性应力 / 应变曲线。

在经典生物力学中，根据来自世界各地参与调查和研究凝聚态软物质（condensed soft matter）的实验室得出的科学证据，“肌肉、筋膜及任何生物材料都符合硬物质的物理规则”这一基本原理是错误的（Ingber，2008）。

如果没有完整的骨筋膜/肌筋膜系统的合作活动，韧带、筋膜、骨骼和软骨将无法支撑我们身体直立。预应力是生物张拉整体的一个重要因素，在肌筋膜（或神经肌肉）系统中总是存在一定程度的张力。遗憾的是，对肌肉张力的科学研究很少，如果有的话，也会考虑到骨骼。我们可用可塑性、弯曲性和旋转性来描述骨骼功能。对于骨筋膜系统，这一点至关重要，因为研究人员用来计算收缩元件和弹性元件（即肌腱）的骨性点会出现明显的移动。在这方面，骨性参照点并不适合进行此类测量，而且得出的任何结论都不符合黄金标准、同行评议的要求。

静息张力

在活体解剖学和生理学中没有静止的肌肉。胶原蛋白的非线性使人体的收缩组织中不存在 0 张力。换句话说，收缩组织从不休息。我们还必须考虑隆巴德（Lombard）悖论（Andrews，1987），此悖论存在于全身所有的双关节肌肉配对，以及闭合运动链中。基于经典神经解剖学定律观点，腘绳肌的上部收缩时，股四头肌的下部也同时收缩（即协同收缩），这似乎是荒谬的。然而，当我们考虑从坐到站的动作时，这个悖论就变得清晰了（图 11.2）。

处于坐姿时，假设股直肌（股四头肌中最大的肌肉群）处于缩短阶段，因为髋部处于屈曲阶段。股直肌位于屈曲的膝盖前部，包裹着髌骨并通过髌韧带与胫骨结节相连。因此，假设坐姿时股直肌在膝盖处变长，但在髋部缩短。同时，腘绳肌在髋部延长，在后膝关节处变短。当我们从坐姿变为站立时，髋部和膝关节都必须伸展。因此，假设股直肌在髋部拉长，在膝关节处缩短。

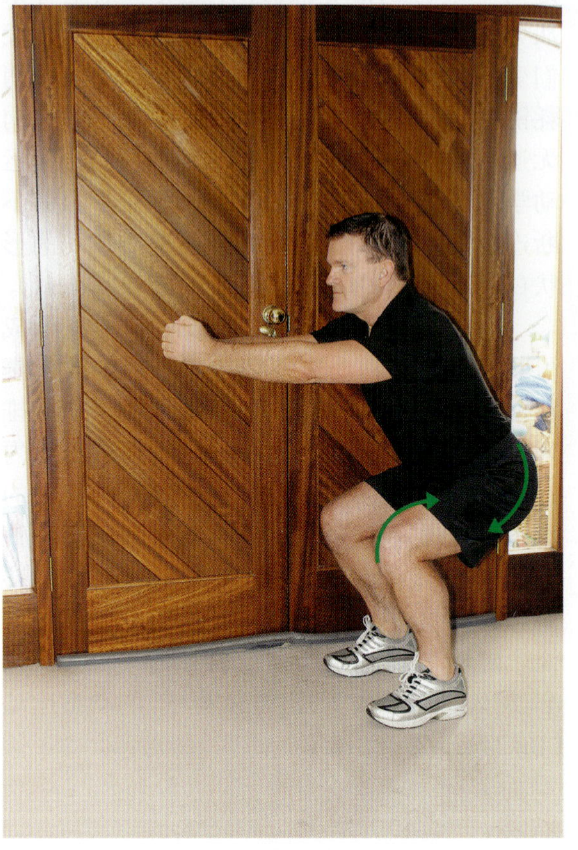

图 11.2 从坐到站。股四头肌和腘绳肌协同收缩——隆巴德悖论。箭头表示相对于关节的运动方向

John Cleland 博士于 1863—1877 年在爱尔兰高威皇后学院（Queen's College，Galway，Ireland）担任解剖学和生理学教授。他说：“我发现膝盖和脚踝完全弯曲和全部完全伸展时，腓肠肌从上到下附着的距离保持不变。如果屈膝跪地，双腿完全弯曲，用脚趾保持平衡，然后踮起脚尖尽量站起，则腓肠肌的长度在这个动作中保持不变。”（Cleland，1870）

从生物张拉整体的角度来看，这些是组织在整个运动范围内既不拉长也不缩短，只发生形状变化的经典例子，类似于棱柱状建筑材料在没有任何单独的部分变短、变长、变宽或变窄的情况下改变形状、重新构建形态（Purslow，2010）。这对经典神经学理论中“主

动肌”和“拮抗肌”的概念提出了质疑（即当主动肌收缩时，其拮抗肌松弛）。这一简单的肌肉协同收缩的例子不包括骨盆或胫骨。考虑到骨盆在空间中并不是固定的，因此我们有理由认为，目前的研究充其量只是根据错误的模型进行的。那么，这种悖论如何实现有效运动呢？

有关筋膜在力传递和机械转导中作用的尸体标本研究，激发了对这种矛盾的肌 - 筋膜活动的可能性的进一步研究（Loukas 等，2007）。Thiel 对软固定的尸体标本进行观察性解剖，提出了肌筋膜的非线性矢量负荷分布具有协同作用，并可转化为运动这一见解。筋膜间隔组织提供连接，允许矢量力以分层螺旋排列的形式从前下（在内侧和外侧方向）到上后，反之亦然（Buckberg 和 Gerard，2002）。

分形

2012 年，科学家们发现了所谓的“上帝粒子”，也被称为希格斯玻色子（Higgs Boson）。既然我们知道理论上存在希格斯玻色子，因此可以断言它一定是由更小的元素组成的。从理论上讲，构成我们的一切都可以看作是一根缆绳或一根支柱，每个细胞都由不同尺寸范围的较小缆绳和支柱组成（即具有分形性质），“它们之间的关系是动态的，与环境相关的、相互依赖的”（Saetzler 等，2011）。生物张拉整体是真正的自下而上和自上而下的结构，其部分与整体相关并相互依赖（图 11.3）。

整体与部分相互关联并相互依赖，因此在仅研究部分时出现的特性并不明显（Ritter 和 Bailey，1928）。

Levin（2018）指出，“张拉整体是一个多尺度的变态分层结构，任何一层的变化必然会对生物体的其他组成部分产生结构性影响。这也适用于生物体内发生的动态机械变化，因为生物体的运动学和动力学交织于张拉整体结构中。”

“结构效应”简单地说就是脚的运动会对身体的其他部位产生结构性影响，有可能是对侧肩膀或同侧髋部（或相反）。虽然人们已经

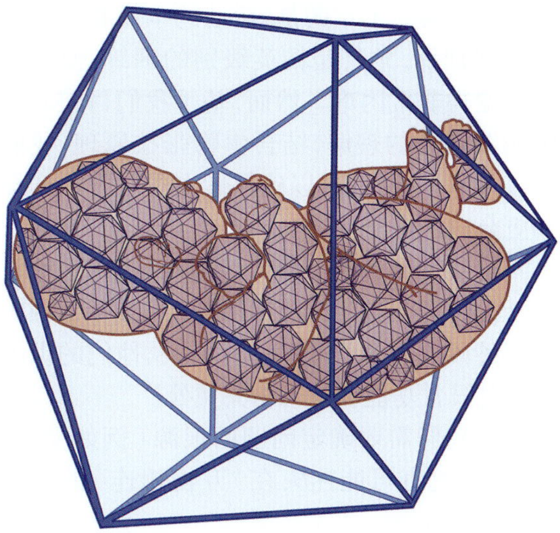

图 11.3　二十面体的婴儿。张拉整体中包含更小的张拉整体，无限循环。我们的分形特征（Sharkey，2017）。艺术家：Amanda Williams

可以正确地争论关于人体解剖学和生理学的分层观点，但是将变态分层模型纳入考量，可以实现精确的全身视野及全身力量的贡献和分布（Turvey 和 Fonseca，2014）。在生物张拉整体中，层次结构和变态分层结构都是可能及可行的。

人类的运动最终关注的是空间形状随时间的变化。闭合运动链的概念解释了一个身体部位（如脚）的运动如何带动一个远端身体部位（对侧肩膀）的运动（Findley 等，2015）。

少于四个杆的闭链不会形成运动，或最多形成稳定且具有刚性的结构。为了激发并维持可控的全身运动，必须增加第四根和更多的杆。由多杆组成的运动链可形成利用三杆、四杆或多杆的复杂力偶。这种复杂性为整个生物张拉整体提供了高能效的稳定性和运动能力（Levin 等，2017）。

揭示运动和活动中的筋膜和生物张拉整体

体育科学家和运动专家致力于制订训练和运动策略以提高成绩、保持关节活动度并降

低受伤风险。不幸的是，运动的本质和所需的高强度训练，尤其是精英级别的训练，使这项任务变得非常困难。然而，基于我们目前对筋膜相关科学的理解，结合生物张拉原理，我们可以采取积极措施，以确保做出更明智的选择和更合适的恢复策略。

这些策略适用于精英级运动员、周末勇士（译者注：只在空闲时间锻炼的人）或社区内所有年龄段成员的低强度体育活动，他们的训练重点是日常功能和健康相关益处。

当我们需要确定问题的根源（例如受伤）时，我们就有可能迷失在“万物相连”的各种问题中。

撕裂的跟腱需要局部关注和干预来帮助愈合。

生物张拉整体所回答的问题，以及“一切都是相互连接的”这种理念所提出的问题是：“这种连接究竟是什么？”跟骨损伤是否是身体其他部位存在更严重的问题而引起的？跟骨损伤只是问题的信使吗？如果是这样，我们如何找到问题的真正根源？

为了进一步回答这些问题，我们必须承认“所有生物张拉整体都是非线性的”这个第一原则。

这一事实完全排除了线性的运动方法，无论它多么诱人。基于线性的筋膜图提供了一个模型，可以快速简单地桥接筋膜 - 肌纤维连续性的实际关联（图 11.4）。虽然该模型很诱人，但它并不能解决非线性问题。训练方案要以筋膜科学为基础，并结合生物张拉整体结构。体育运动科学家必须平衡高强度的身体训练，以提高职业运动员的成绩，并有适当的恢复时间，以降低筋膜和结缔组织的损伤风险。进行基于生物张拉整体结构的运动时，要重视实现专业运动的特定目标与满足普通公众所需的功能性活动之间的区别。

有人认为，基于生物张拉整体的训练原则能够在提高运动成绩的同时显著降低受伤的风险（Kelsick，2015）。

特异性原则要求重复任何特定运动的特定动作或行为，如高尔夫、划船、网球或标枪投掷。在这方面，考虑肌纤维至关重要。

图 11.4 显示了人体腿部深筋膜隔室的图像。其与图 11.5 共同强调了筋膜在肌纤维产生的力传递中的作用，这一过程称为机械转导（Ingber，2008）。

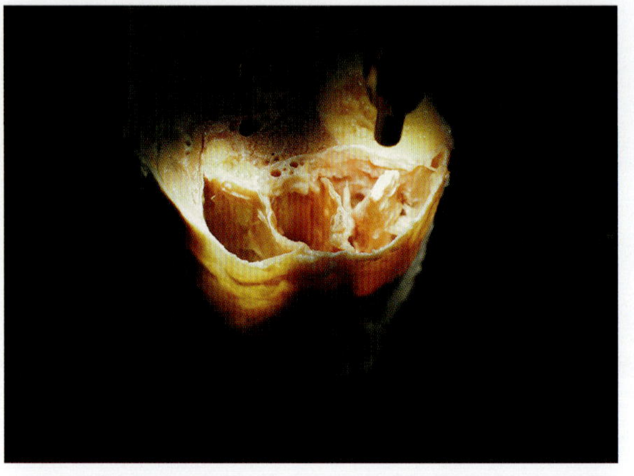

图 11.4　揭示筋膜和生物张拉整体模型。图片来自：Stecco，C.，Sharkey，J. & Schleip，R.（2018）. Human Fascial Net Plastination Project. Fascia Research Society。图片拍摄：Thomas Stephan

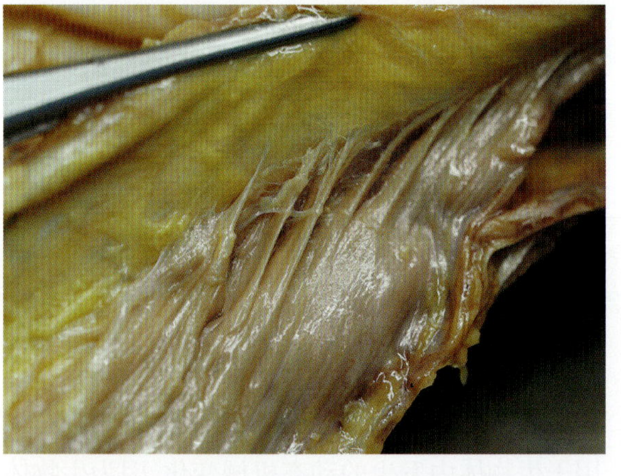

图 11.5　深筋膜内肌纤维连续性的完美展示。图片来自：Stecco，C.，Sharkey，J. & Schleip，R.（2018）. Human Fascial Net Plastination Project. Fascia Research Society

通常在高强度运动中受损的不是肌纤维（Schleip，2015），而是嵌入了肌肉细胞的筋膜组织（第 5 章）。

肌纤维是筋膜系统和骨筋膜系统的一个重要连续体。由于人体内只有曲线、螺旋和螺线，因此必须以 360° 的方式来思考筋膜的作用——筋膜进入、旋转、包裹、穿透、嵌入并在不同的结构中出现。筋膜的作用是“将其内容物（血管、神经、间质、淋巴等）禁锢在其中，同时限制、容纳、分隔、内陷并分享肌纤维中产生的力量”（Sharkey，2018a）。

生物张拉整体结构通过最软和最硬的筋膜局部和整体地共享肌肉纤维产生的力在。这改变了我们“一个肌肉，一个动作”的理念。运动通过多维筋膜结构的协同促进和多杆机制被精确调整（见图 11.4 和图 11.6）。这相当于一个训练有素的管弦乐队，他们奏出的不是一个音符、一个和弦，而是同一个声音的交响乐。类似于声音以波的形式传播，肌肉力量也以特定的电磁频率共振和振动，通过骨筋膜系统共享，提供细胞特定的能量，用于代谢、生理活动和运动（Oschman，2015）。

气泡和泡状物需要相邻的气泡移动和调整来响应应力变化，反映了多杆、闭链的组织结构。

与我们真正的人体筋膜解剖结构更相似的是早晨咖啡上的泡沫，而非汽车、高层建筑或任何人造硬物质压缩结构的机械结构。

生物张拉整体结构的语言是张力和压力的连续性。生物张拉整体结构的前提是非线性的、连续的物质，它是自生的（自造）、自组织的、自施压的、分层的、负载分配的，并且耗能极低。没有剪切力矩、没有弯曲力矩、没有杠杆臂，也没有铰链关节。随着生物张拉整体结构成为未来科学研究的逻辑模型，运动科学和运动疗法已经进入了一个令人兴奋的全新研究时代。

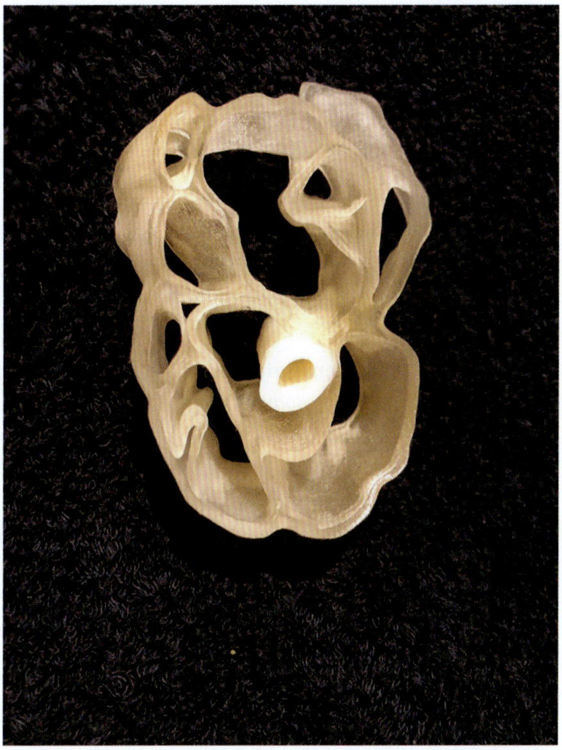

图 11.6　世界上第一个 3D 打印（迷你版）的大腿深筋膜间室图像。Sharkey，J.（2018）。鸣谢：3D Life Prints，NTC，Ireland，and the Fascia Research Society

（燕琪　陈星达　关玲）

参考文献

Andrews, J.G. (1987) The functional roles of the hamstrings and quadriceps during cycling: Lombard's Paradox revisited. *J Biomech*. 20: 565–575.

Avison, J. (2014) *Yoga: Fascia, Anatomy and Movement*. Edinburgh, UK: Handspring Publishing.

Buckberg, G. (2002) Basic science review: The helix and the heart. *J Thorac Cardiovasc Surg*. 124: 863–883.

Buckberg, G., Nanda, N., Nguyen, C., & Kocica, M. (2018) What is the heart? Anatomy, function, pathophysiology and misconceptions. *J Cardiovasc Dev Dis*. 5(2): 33.

Cleland, J. (1870) On the actions of muscles passing over more than one joint. *Journal of Anatomy and Physiology*. 1(1): 85–93.

D'arcy Thompson, W. (1917) *On Growth*

and Form. Cambridge, UK: Cambridge University Press.

Eyskens, J., Sharkey, J., Appleton, J., De Nil, L. (2020) *Quest For Space: Towards a Novel Approach in Treating Pain and Fatigue on Earth* – in press.

Findley, T., Chaudhry, H. & Dhar, S. (2015) Transmission of muscle force to fascia during exercise. *J Bodyw Mov Ther.* 19(1): 119–23.

Galloway, N. & McLaren, T. (2018) *Seeking Symmetry. Finding Patterns in Human health*. Edinburgh, UK: Handspring Publishing.

Ingber, D.E. (2000) Opposing views on tensegrity as a structural framework for understanding cell mechanics. *J Appl Physiol*. 89: 1663–1670.

Ingber, E.D. (2018) Tensegrity and mechanotransduction. *J Bodyw Mov Ther.* 12: 198–200.

Kelsick, W. (2015) Functional training methods for the runners fascia. In: *Fascia in Sport and Movement*. Edinburgh, UK: Handspring Publishing.

Levin, S.M. (1982) Continuous tension, discontinuous compression, a model for biomechanical support of the body. *Bulletin of Structural Integration*. Bolder, CO: Rolf Institute, 31–33.

Levin, S.M. (1995) The importance of soft tissues for structural support of the body. *Spine*. 9.

Levin, S. (2018) From viruses to vertebrates – *A biological mechanical model using multiscale tensegrity structures* (in press).

Levin, S., Lowell de Solórzano, S. & Scarr, G. (2017) The significance of closed kinematic chains to biological movement and dynamic stability. *J Bodyw Mov Ther.* 21: 664–672.

Loukas M., Tubbs, R.S., Louis, G. Jr, Pinyard, J., Vaid, S. & Curry, B. (2007) The cardiovascular system in the pre-Hippocratic era. *Int J Cardiol*. 120: 145–149.

Oschman, J. (2015) *Energy Medicine*. 2nd edition. Elsevier.

Purslow, P.P. (2010) Muscle Fascia and force transmission. *J Bodyw Mov Ther.* 14(4): 411–417.

Ritter, W.E. & Bailey, E.W. (1928) The organismal conception: its place in science and its bearing on philosophy. *Univ Calif Pub Zool*. 31: 307–358.

Saetzler, K., Sonnenschein, C. & Soto, A.M. (2011) Systems biology beyond networks: generating order from disorder through self-organization. *Semin Cancer Biol*. 21: 165–174.

Scarr, G. (2018) *Biotensegrity: The Structural Basis of Life*. 2nd Edition. Edinburgh, UK: Handspring Publishing.

Schleip, R. (2015) *Fascia in Sport and Movement*. Edinburgh, UK: Handspring Publishing.

Sharkey, J. (2018a) In: *Scars, Adhesions and the Biotensegral Body*. Edinburgh, UK: Handspring Publishing.

Sharkey, J. (2018b) Biotensegrity – anatomy for the 21st century. Informing yoga and physiotherapy concerning new findings in fascia research. *JYP*. 6: 555680.

Sharkey, J. (2017b) *The Concise Book of Dry Needling: A Practitioner's Guide to Myofascial Trigger Point Applications*. North Atlantic Press.

Wulf, A. (2016) *The Invention of Nature: The adventures of Alexander von Humboldt. The Lost Hero of Science*. London, UK: John Murray.

Credit: special thanks to photographer Thomas Stephan (https://thomas-stephan.com).

第 12 章

肌筋膜连续性：对人体解剖学的新认识

Jan Wilke

引言

自古以来，人们就一直在努力了解人体神奇的解剖结构。来自 Chalcedon 的希罗菲卢斯（Herophilus，公元前 325—255 年）在亚历山大城首次进行了系统解剖，直到今天，分类地、孤立地解释内在复杂性仍然是我们的主要思维方式：例如，我们区分了一系列器官系统，认为它们都可以发挥其特定功能。在运动系统方面，研究人员经过详细的标本解剖，已经确定了共 556 块骨骼肌。医学生们都在认真熟记这些骨骼肌的名称及它们各自的起止点，并通过解剖教科书中的图片来观察它们。然而，当他们在解剖过程中想展示这些骨骼肌特定的组织及边界时，往往会发现，现实中的人体看起来与教科书中的彩色插图不一样。事实上，单凭肉眼很难确定一个结构的开始和结束：要用手术刀人为地制造出这些点。

只孤立地考虑骨骼肌会对生物力学假设产生严重影响。例如，按照常规惯例，背阔肌起自腰椎，止于肱骨小结节嵴，即上臂骨的一个凸起。如果这是真的，那么由背阔肌收缩或拉伸时产生的力将会完全传递到肱骨。但标本研究清晰地表明，肌肉的远端附着要复杂得多。除了骨性插入外，一些肌肉纤维会与臂筋膜的后部紧密融合（后者包裹着上臂的肌肉），（Stecco 等，2007；2008）进而连接到小臂的前臂筋膜（Stecco 等，2007）。该例子说明，在真正的解剖中，产生于背阔肌的收缩力甚至可能会影响手部的软组织（关于肌筋膜力传递证据的概述参见第 13 章和第 14 章）。

肌筋膜链概念

早在几十年前，就有一批医生对身体相邻区域的结构独立性提出了质疑，并认为存在所谓的肌筋膜链。不同系统的共同特征是骨骼肌之间存在着形态学联系：与肌肉链或肌肉悬带（Tittel，2003）的观点相反，肌肉是根据在某种运动中的共同功能分类的（例如腿的伸肌链：腓肠肌、股四头肌和臀大肌），肌筋膜链的组成部分在结构上是相互连接的。如术语“肌筋膜”所示，各种组织（“肌”表示肌肉，“筋膜”表示筋膜系统的各个组成部分）都可以形成连续性。

François Mézières（1909—1991 年）被奉为最早提出肌筋膜链系统理论（chaînes 肌肉组织）的最重要的领军人物之一。这位法国治疗师阐述了四条主要的软组织连续性线。她最重要的发现是于 1949 年首次报道的 chaîne posté-rieure，包括一个从头部向后延伸到脚趾的深平面和浅平面。此外，Mézières 还提出了由髂腰肌和膈肌之间的连续性组成的深前链、肱链（肱二头肌、肱肌、肱桡肌、旋前圆 / 方肌、尺 / 桡侧腕屈肌）和前颈链（颈长肌、头长肌和头前直肌）。虽然她没有为身体的所有部位构建一个全面的系统（例如没有侧链），而且她的线条有大（后侧）有小（深前线、颈前线）的成分，但她的工作为肌筋膜链的时代铺平了道路。到了 20 世纪 90 年代，另外几位作者提出了他们关于身体连接形式的观点（例如 Busquet，1992；Denys-Struyf，1995；Myers，1999）。这些不同的概念在许多方面有着显著重叠。Mézières 首先提出了腰肌和膈肌之间的连接，也包括了 Myers 的前浅表线。同样，Busquet 和 Myers 在身体的背侧和腹侧都勾勒出了类似的对角链，将手臂和对侧腿连接起来。但是，作者也引入了他们自己的创新成果。除 5 条肌筋膜链外，Léopold Busquet 还描述了 1 条内脏链和 1 条神经血管链。比利时物理治疗师和骨科医生 Godelieve Denys Struyf 将肌筋膜链与姿势模式混合在一起。最后，Thomas Myers 提出了一个由 11 条肌肉筋膜线组成的系统，他对链的组成部分之间的线性连接特别感兴趣。例如，他提出的后表线包括从背伸肌 / 腰筋膜到腘绳肌的结构连接，但不包括臀大肌，因为如果包括臀大肌，连续性的方向就会与链的头尾走向严重偏离。从力学角度来看，这非常有意义，因为与弯曲的路线相比，直线路线可以传递更多的力。

肌筋膜链存在的证据

最新的筋膜研究成果推进了以肌筋膜链为基础的治疗方式。依据这一概念开展工作的医生旨在关注远离症状部位的疗效，假如有局部功能障碍及问题，如灵活性障碍、僵硬增加或肌肉高渗等，就可能通过全身的连续性网络进行治疗：①向远端放射；②起源于远处的结构。这些观点非常有趣且具颠覆性，因为它们缓解了局部治疗无效的疼痛并提供了可能的解释。尽管如此，长期以来，能够证明肌筋膜链存在的科学证据仍然不足，因此所有治疗都只是基于临床经验、自我报告的解剖工作，以及提出不同概念的学界带头人的观点。但在过去十年中，这一课题相关的研究成果有了大幅增加。

一项全面的系统综述（Wilke 等，2016）检验了基础的标本解剖是否能佐证 Myers 所描述的 11 条肌筋膜链中的 6 条（图 12.1）。作者发现了由足底腱膜、跟腱、腓肠肌、腘绳肌、骶结节韧带、腰筋膜和背伸肌组成的后表链的有力证据。此外还验证了上肢和下肢之间的两个对角线连接。在身体的前侧（前对角链），筋膜组织通过胸大肌和腹直肌将手臂与对侧腿（内收肌、长收肌）连接。背部也有一条类似的线（后对角链）延伸，包括背阔肌、腰筋膜和对侧臀大肌。尽管有了这些发现，但并非所有的线都能得到证实：尽管证明了部分侧链和螺旋状链的存在，但尚无证据表明前方纵链的存在。

虽然最近已有研究证实至少存在着部分肌筋膜线（表 12.1），但仍要考虑许多重要的关键点。首先，将肌筋膜链想象为可能是传递相关机械力的唯一途径是一种谬误。组织连续性不是仅限于组合在一起的连接结构；它也影响到未包含在某一链中的其他部分。例如，Myers 的臂后表线阐明了三角肌和斜方肌之间的联系。虽然这种形态上的联系实际上已得到标本研究的证实，但三角肌筋膜到菱形肌之间也有连续性（Day 等，2008）。因此，很明显肌筋膜链在通过身体的过程中可以采取不同的轨迹。其次，除了以串联排列方式显示连接之外，大量研究（尽管主要在动物模型中进行）也已证明大多数肌肉还会与平行于它们的其他肌肉相融合。例如，在小腿，胫骨前筋膜与协同肌周围的结缔组织（如长伸肌）融合，甚至与远处的拮抗肌（如小腿三头肌复合体）相互作用（Rijkelijkhuisen 等，2007；Yucesoy，2010）。因此，肌筋膜连续性代表的是身体的整体构建原则，而不是肌肉 - 筋膜链的特定标志。最后，肌筋膜连续性的强度不是恒定的，而会根据几个因素发生变化：这是足底腱膜（plantar aponeurosis，PA）和跟腱（Achilles tendon，AT）建立联系的最佳方式。在标本研究中，Snow 等人（1995）研究了成人、新生儿和胎儿的足部。如果仅考虑最年轻的样本，对足跟区域的分析显示，腱膜和肌腱之间有很强的纤维连续性。然而，在二十多岁的人中，只有骨膜的浅表纤维在这两种结构之间形成了组织桥。在老年人中没有观察到直接的连续性，因为 PA 和 AT 仅在跟骨处呈现骨性插入。在后续研究中，Snow 等人发现的年龄相关性得到了证实。Ballal 等人（2014）解剖了 12 只成人足部：仅在 2 个最年轻的标本（59 岁和 66 岁）和 1 个 79 岁的标本中发现了 AT 和 PA 的明显融合。Kim 等人（2010）研究了共 60 例平均年龄为 68 岁（43~98 岁）的下肢标本，发现 AT 和 PA 的形态融合（在 8% 的病例中发现）与标本的年龄相关。在一项使用磁共振成像（MRI）的随访研究中，同一作者调查了年轻标本中肌腱的止点与年龄的关系。有趣的是，他们发现止点逐渐向近端方向迁移：个体年龄越大，止点位置就越高（Kim 等，2011）。Stecco 等人（2013）发表了一项关于腱膜和肌腱间联系的最新研究成果。与以前的报道相反，作者是唯一使用未经固定的新鲜标本的人，他们在所有 12 例标本中检测到一种直接的形态学联系：在足跟处，PA 继续形成薄带（厚度为 1~2mm），与 AT 的腱膜旁组织融合。

总之，关于跟骨肌筋膜连续性的结果是相互矛盾的。大多数研究表明随着年龄增长，相关的组织连接会减少或消失。然而，在这个子样本中，也许 MRI 技术（Kim 等，2010；2011）不够灵敏，无法检测到微小的连续性，并且由于骨膜纤维和骨骼之间的粘连，使用防腐标本（Ballal 等，2014；Snow，1995）可能在一定程度上也使其无法被识别。

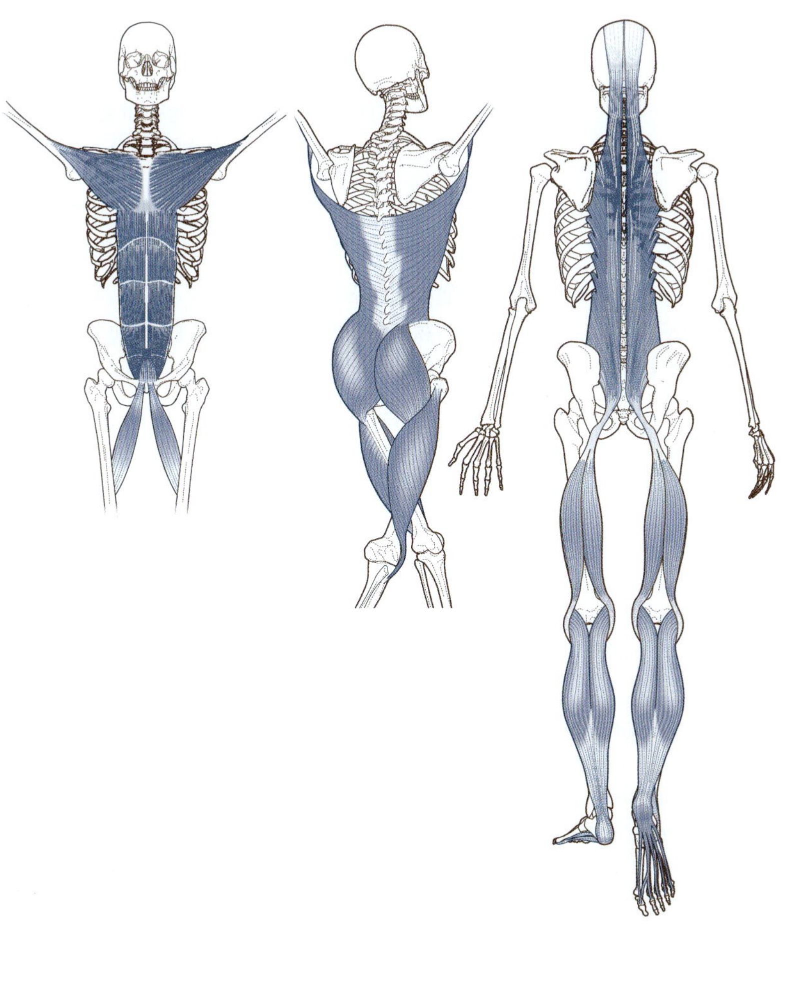

图 12.1 有可靠证据表明存在三种肌筋膜链：前对角链（左），后对角链（中）和后纵向链（右）。注：对角线链是双侧的，①从左臂延伸到右腿；②反之亦然

表 12.1 肌筋膜链及其假定功能的例子（仅列出经过验证的连续性）

肌筋膜链	软组织成分	临床评价
侧向纵链	• 小腿筋膜 • 髂胫束 • 臀大肌 / 阔筋膜张肌 • 腹外 / 内斜肌	帮助身体冠状面的稳定（脚踝、膝盖、臀部和脊柱）。设想的胸腔和头部之间的延续尚未得到证实
螺旋链	• 腹外 / 内斜肌 • 前锯肌 • 菱形肌	进行旋转运动（如投掷）。设想的头部和尾部方向的延续尚未得到证实
后方纵链	• 足底腱膜 • 跟腱 • 腓肠肌 • 腘绳肌 • 骶结节韧带 • 腰筋膜和竖脊肌	具有抵抗重力的能力，并有助于保持直立姿势。与线性垂直运动（如跳跃）潜在相关
后对角链	• 股外侧肌 • 臀大肌 • 腰椎筋膜 • 对侧背阔肌 • 肱筋膜	身体两侧的背侧连接。在需要臂腿配合的单侧运动中可能很重要
前对角链	• 长收肌 • 腹直肌 • 对侧胸大肌 • 肱筋膜	身体两侧的腹侧连接。在需要臂腿配合的单侧动作中可能很重要（例如投掷、打网球时发球、踢足球）

总结

常说的作为独立驱动器的骨骼肌概念并不能充分反映人体解剖学的复杂性。骨骼肌及其周围和邻近的结缔组织直接相互融合，形成了一个全身的结构连续性网络。目前已经证实了部分可以归类为肌筋膜链的连接。这种肌肉 - 筋膜线可以解释疼痛和功能障碍对远端身体部位的放射。然而，在多个方向上，结构连接绝不仅限于这些轨道。因此，将组织的连续性结构简化为几条链，将与经典解剖学书籍所定义的骨骼肌起止点一样，造成人为的边界。故而在评估相邻组织之间的力学相互作用时（第 13 章和第 14 章），必须同时关注串联和平行结构的力传递，这有潜在临床意义。

（燕琪 陈星达 关玲）

参考文献

Ballal, M.S., Walker, C.R. & Molloy, A.P. (2014) The anatomical footprint of the Achilles tendon: a cadaveric study. *Bone Joint J.* B10: 1344–1348.

Busquet, L. (1992) Les chaînes musculaires. Vols 1–4. Maîtres et Clefs de la Posture Frères, Mairlot.

Day, J.A., Stecco, C. & Stecco, A. (2009) Application of fascial manipulation technique in chronic shoulder pain – anatomical basis and clinical implications. *J Bodyw Mov Ther.* 13: 128–135.

Denys-Struyf, G. (1995) Cadeias musculares e articulares: o método G.D.S. Summus Editorial.

Kim, P.J., Richey, J.M., Wissman, L.R. & Steinberg, J.S. (2010) Variability of the Achilles tendon insertion: a cadaveric examination. *J Foot Ankle Surg.* 49: 417–420.

Kim, P.J., Martin, E., Ballehr, L., Richey, J.M. & Steinberg, J.S. (2011) Variability of insertion of the Achilles tendon on the calcaneus: an MRI study of younger subjects. *J Foot Ankle Surg.* 50: 41–43.

Myers, T.W. (1997) The 'anatomy trains'. *J Bodyw Mov Ther.* 1: 91–101.

Rijkelijkhuizen, J.M., Meijer, H.J., Baan, G.C. & Huijing, P.A. (2007) Myofascial force transmission also occurs between antagonistic muscles related within opposite compartments of the rat lower limb. *J Electromyogr Kinesiol.* 17: 690–697.

Snow S.W., Bohne, W.H., DiCarlo, E. & Chang, V.K. (1995) Anatomy of the Achilles tendon and plantar fascia in relation to the calcaneus in various age groups. *Foot Ankle Int.* 16: 418–421.

Stecco, C., Gagey, O., Machi, V., Porzionato, A., De Caro, R., Aldegheri R. & Delmas, V. (2007) Tendinous muscular insertions onto the deep fascia of the upper limb. First part: anatomical study. *Morphologie* 91: 29–37.

Stecco, C., Porzionato, A., Machhi, V., Stecco, A., Vigato, E., Parenti, A., Delmas, V., Aldegheri, R. & De Caro, R. (2008) The expansions of the pectoral girdle muscles onto the brachial fascia: morphological aspects and spatial disposition. *Cells Tissues Organs* 188: 320–329.

Stecco, C., Corradin, M., Macchi, V., Morra, A., Porzionato, A., Biz, C. & De Caro, R. (2013) Plantar fascia anatomy and its relationship with Achilles tendon and paratenon. J Anat. 223: 665–676.

Tittel, K. (2003) *Beschreibende und funktionelle Anatomie des Menschen.* Munich, Germany: Urban & Fischer.

Wilke, J., Krause, F., Vogt, L. & Banzer, W. (2016) What is evidence-based about myofascial chains: a systematic review. *Arch Phys Med Rehabil.* 97: 454–461.

Yucesoy, C.A. (2010) Epimuscular myofascial force transmission implies novel principles for muscular mechanics. *Exerc Sport Sci Rev.* 38: 128–134.

第13章

跨肌筋膜链的机械力传递

Jan Wilke

引言

骨骼肌不能被视为独立的驱动器(见第12章)。相反,由于它们与邻近软组织的密切联系,其可能会受到来自邻近,甚至远端身体部位的力的影响。一些学者完善了这一观点,认为存在高度特定的机械通路:假设由于肌筋膜链结构呈串联排列,故而能传递特别大的力(图13.1),如果该假设为真,则不仅运动系统的活跃部分,而且连接合并的骨骼肌的结缔组织(如肌腱、韧带或深筋膜)都必须在纵向而非横向上具有更大的力传递能力。

肌筋膜力传递的基本前提和假设

显而易见,对结缔组织显微解剖的快速观察支持上述假设。肌腱和韧带呈现出几乎平行的、方向一致的胶原纤维,使它们能够承受和转移强大的拉伸力。深筋膜的胶原蛋白呈格状排列,纤维交叉角为80°(Benetazzo等,2011)。该构造可灵活适应底层肌肉的拉伸和收缩。然而,如果有一个特别高的纵向强度,类似于肌腱和韧带,可以预见,纤维排列将基本朝向肌肉的拉力线。事实上,组织学和生物力学研究的结果证实了深筋膜的各向异性特征。包裹大腿肌肉的阔筋膜具有与髌腱相似的材料特性(Butler等,1984),其纵向最大硬度(283N/mm)比横向最大硬度(41.9N/mm)高7倍(Otsuka等,2018)。对身体其他部位的组织进行应力测试,比较两个方向的最大弹

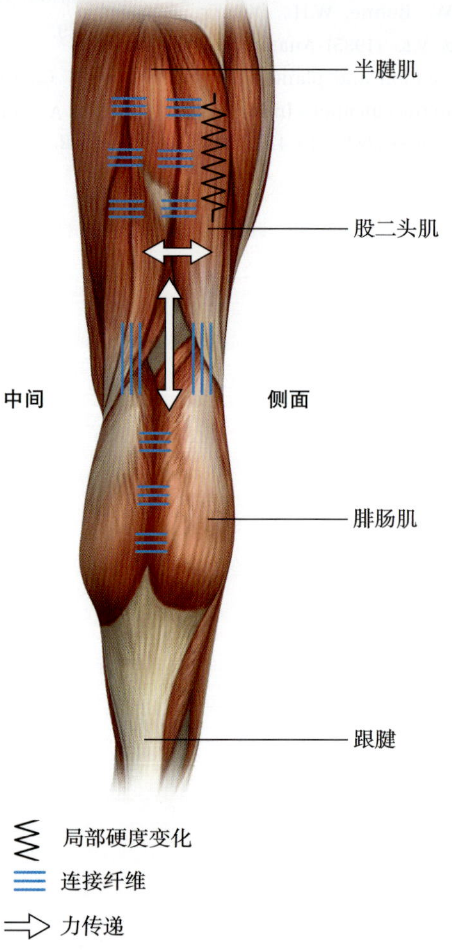

图13.1 小腿肌筋膜力传递示意。由于直接的组织连续性,股二头肌产生的局部力量可以转移到平行的肌肉(例如半腱肌)和串联排列的肌肉(例如腓肠肌)。肌筋膜链概念认为,力传递的程度在连续连接的肌肉之间更高

性，结果显示，小腿筋膜纵向平面的承载能力要比横向平面高 5 倍（Eng 等，2014；Stecco 等，2014），腹壁筋膜则高 3 倍（Kirilova 等，2011）。以上这些数据表明，无论是韧带和肌腱还是深筋膜，在纵向上都是更强的应变传递器，这往往与肌力发展的主要方向相对应。

肌筋膜链的存在，以及连接骨骼肌结构组织的高纵向负荷能力，并不一定能表明功能上的相关性。只有相关的力量能够持续传递时，据此进行的运动和治疗才是合理的。

从力学角度来看，局部组织的硬度改变是力传递到其他结构的先决条件。这一过程可能有不同的机制（图 13.2）：第一，肌肉可能是硬度变化的起源。急性收缩和慢性高渗都会使其直径增加，并且会使周围的筋膜变硬。根据数学模型，径向应力的发展是实质性的，约占纵向应力的 50%（Findley 等，2015）。Otsuka 等人（2019）使用超声弹性成像（第 20 章）来衡量肌肉收缩时筋膜硬度的变化。使用最大自主力量为 60% 的等长膝关节伸展会使结缔组织特性发生巨大改变：与静息状态相比，阔筋膜的硬度比股直肌和股外侧肌的硬度高约 2.4 倍。虽然这些增量显示在纵向上，但在筋膜的横向平面中发生了很低（但仍显著）的收缩，引起的硬度增加，进一步证实在肌肉牵拉线方向上的应变传递能力较强。除了通过肌肉扩张形成的被动相互作用外，由于特殊的结构特征，其与周围结缔组织也会发生相互作用。一些肌肉直接向筋膜纤维扩张，使结缔组织选择性地绷紧。例如，可以在背阔肌中观察到，其肌纤维收紧肱三头肌筋膜（Stecco 等，2008），也可以在胸大肌中观察到，其纤维延伸到了手臂的肱筋膜（Stecco 等，2009）。

除了被骨骼肌拉紧外，筋膜还可以通过两种自身机制调节硬度。一些研究已经证实，在四肢筋膜（例如腓肠肌、阔筋膜和足底腱膜）和背部腰筋膜中存在肌成纤维细胞，这是一种介于成纤维细胞（来自伤口愈合）和平滑肌细胞之间的中间收缩细胞类型（Bhattacharya 等，2010；Schleip 等，2019）。我们可以假设，由自主神经系统控制的肌成纤维细胞收缩（Schleip 等，2019）会长期产生基底筋膜张力，在某些情

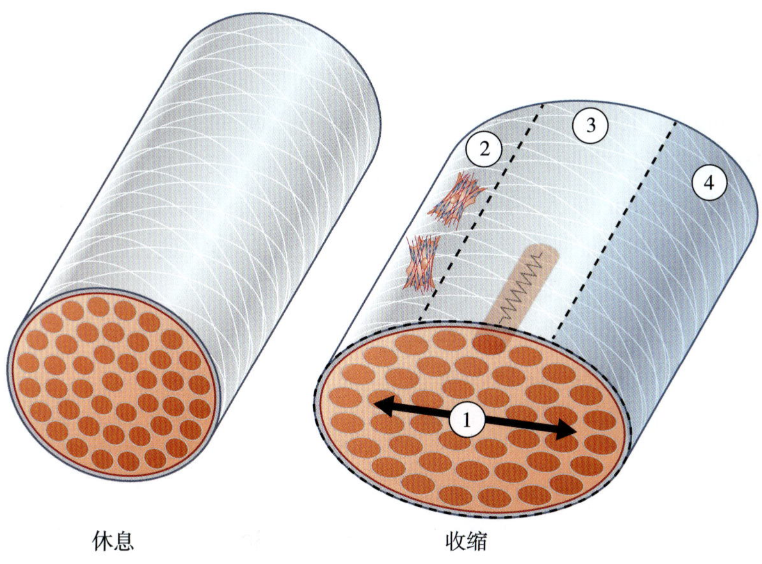

图 13.2 改变局部筋膜硬度的四种途径示意图。肌肉收缩（右）改变其体积，将径向应力传递到肌外结缔组织①。同时，直接插入的肌纤维可以张紧筋膜的特定部位③。在没有肌肉参与的情况下，筋膜硬度可因肌成纤维细胞活性②和含水量的变化④而增加

况下可能会过度增加。第二种机制解释了硬度的短期增加，包括基质水合作用的改变，现已证明这是拉伸后的表现。

Scotty：通过标本研究和实验室实验阐释力传递

鉴于筋膜在纵向具有特别高的弹性并可通过多种机制改变其硬度，研究者们在量化串联肌筋膜力传递的程度方面做了大量努力。通常对解剖尸体标本进行相关实验，对一个链结构施加牵引，测量连接的邻近结构中产生的应变或形态位移。目前的研究主要集中于足底和颈部之间的后表线（足底腱膜、跟腱、腓肠肌、腘绳肌、骶结节韧带、腰椎筋膜、竖脊肌）。

- 有两项研究（Carlson 等，2000；Erdemir 等，2004）表明足底腱膜和跟腱之间存在大量的力传递。在模拟行走过程中，在肌腱中测量到的高达 50% 的力可以传递到腱膜（Erdemir 等，2004）。
- 有一项研究（Cruz-Montecinos 等，2015）研究了腓肠肌和腘绳肌之间连续性的力学行为。骨盆运动（伸展大腿背侧肌肉）时，可见腓肠肌筋膜的头向移位。
- 有三项试验的结果（van Wingerden 等，1993；Vleeming 等，1989；1995）均显示了腘绳肌和腰椎区域之间的相互机械作用。Van Wingerden 等人（1993）和 Vleeming 等人（1989）证明，牵拉股二头肌可使骶结节韧带（连接到腰筋膜）拉紧，尽管这种效应的强度有很大差异。Vleeming 等人（1995）没有测量力的强度，但发现牵拉股二头肌会导致胸腰筋膜产生局部运动。

除后表线外，后对角链某些部分（背阔肌、腰椎筋膜、对侧臀大肌、股外侧肌）的力传递也已得到验证。

- 有两项研究（Barker 等，2004；Vleeming 等，1995）对背阔肌和臀大肌进行牵引，观察到腰椎筋膜有明显移位，对侧身体在一定程度上也可见到这种移位。有一项研究（Carvalhais 等，2013）对背阔肌进行了动态拉伸，观察到静息位置改变和对侧髋关节被动僵硬度增加。
- 迄今为止，尚未研究臀大肌和股四头肌的股外侧肌之间连续性的机械相关性。

最后，还有关于前对角链的初步证据，包括长收肌、腹直肌和对侧胸大肌。

- 一项试验（Norton-Old 等，2013）研究了内收肌和腹直肌之间的机械相互作用。该研究者发现施加于内收肌的力会导致腹直肌鞘发生小而多的形变。
- 迄今为止，尚无证据证明腹直肌和胸大肌之间的连续性。

尽管有很多研究指向串联的肌筋膜力传递，但有数项因素限制了该研究结果的有效性。最重要的是，正如所确认的那样，绝大多数实验都是用尸体进行的。如果不使用新鲜的冷冻标本，通常就会用防腐处理的尸体进行解剖。甲醛溶液是尸体研究中常用的一种固定剂，其会导致胶原交联形成和透明质酸浓度降低（Abe 等，2003；Lin 等，1997）。这两种过程都可能使组织变得更具黏性，再加上所观察到的肌纤维旋转角度的变化（Martin 等，2001），减少了机械力的传递量。尽管如此，也不能断定在尸体实验中测量的效果就一定低估了真实的幅度：在生物体中，肌肉活动既可以支持力的传递，也可以抵消力的传递。

明晰可见：肌筋膜力传递的直观显示开辟新的研究前沿

由于尸体生物力学测试的局限性，最近的研究试图将早期发现转化到体内环境进行验证。在一项具有开创性和探索性的研究中，Cruz-Montecinos 等人（2015）测试了作为后纵链的两个主要组成部分的腘绳肌和腓肠肌之间的潜在相互作用：作者要求参与者反复进行盆腔运动，同时使用实时超声评估腓肠肌筋膜的位置。在坐位伸直膝关节，骨盆前倾时

(平均最大值为 6.6°)会引起筋膜头向移位约 1.5mm。工作组(Wilke 等,2020)在随后进行的一项更加标准的试验中,另外使用肌电图来控制混杂的肌肉活动,也得到了类似的结果。在上踝关节被动运动时,可以检测到内侧腘绳肌的实质性运动:足部越接近背伸末端,半腱肌及其筋膜向尾侧方向移位就越多。这两项试验被认为是首次在人体中证明串联肌筋膜力传递的体内研究。尚需进一步研究阐明在下肢产生的效应是否与躯干和上肢相似。

体内远程运动效果:肌筋膜力量传递是魔法还是真实?

可靠证据表明,局部治疗可引起与同一肌筋膜链相关的远端部位的功能变化。这种远程运动效果被特别称为后纵链。自我肌筋膜松解(见第 27 章)被认为是一种能够影响目标组织硬度的通用方法。用力滚动按摩足底腱膜后再进行坐位和伸展测试,结果显示腘绳肌伸展性有所增加,这可能是机械力传递的结果(Grieve 等,2012;Wilke 等,2019)。但是治疗反应表现出相当大的差异。虽然年轻人大多能获得临床相关的腘绳肌延展性改善,但随着年龄增长,可能只会有轻微影响或没有影响(Wilke 等,2019)。这可能是由于足底腱膜和跟腱之间的组织连续性逐渐丧失(见第 12 章),从而大大减少了可传递的力。

拉伸是另一种通用的干预措施,已被用于研究非局部治疗的效果。在对腓肠肌和腘绳肌进行 3 次 30s/ 次的静态拉伸后,Wilke 等人(2016)观察到颈椎矢状位活动度远距离增加。同样,我们可以假设这种效应来自目标腿部肌肉和颈伸肌之间的连续性。在后续实验中,该作者(Wilke 等,2017)还发现这种治疗与局部拉伸颈部肌肉一样有效。此外,还检查了正面(侧屈)和横向(旋转)平面的活动范围。有趣的是,灵活性的增加不仅会影响矢状面,还能影响其他两个运动方向。由于颈部伸肌腱(长的背部肌筋膜链的头部部分)主要限制屈伸运动,这可能表明力传递主要不是串联发生的。尽管如此,远端拉伸的非劣效性(non-inferiority)可能与非特异性颈部疼痛的治疗高度相关,而后者通常与活动范围受限有关。由于局部治疗(如脊柱推拿)可能会导致颈动脉夹层等严重不良反应(Puentedura 等,2012),非局部干预成为一种更为安全可行的选择。

与尸体研究一样,肌筋膜力传递的体内研究也存在部分局限性,仍需进一步改进。其中最重要的是绝大多数可以做的试验使用的是功能结果,这是一种模拟现实训练 / 治疗环境的绝佳方法。但在没有直接测量到或直观显示出(这是一种证据)力传递的情况下,不能断定拉伸或自我肌筋膜松解干预,一定会引起观察到的关节活动度增加。除结缔组织外,周围神经还穿过多个关节,并且在拉伸时可能会机械地影响远端身体部位。此外,由于拉伸能够提高拉伸的耐受性,因而具有机械和神经元效应。这种脊柱上反应(supraspinal reaction)可能对于关节治疗是非特异性,但是它导致了拉伸感觉阈值的变化。因此,尽管研究结果令人欣喜,但我们仍迫切需要更多的研究来检验基于肌筋膜链的干预措施的因果关系。本质上,将 Cruz-Montecinos 等人(2015)及我们研究小组使用的原理验证成像方法和在临床现实场景中的治疗应用相结合,至关重要。

基于肌筋膜链的肌肉骨骼疾病治疗

通常,治疗师、教练和其他健康专业人员运用肌筋膜链理念进行远端运动治疗,旨在解决身体远端部位的肌肉骨骼疾病。虽然本章的前几节强调了一些悬而未决的问题,但初步证据似乎支持这种方法。

足底筋膜炎(也称筋膜炎,因为不是总有炎症)是足跟疼痛的常见原因,并可能受到后纵链的非局部异常影响。事实上,足底筋膜炎患者会表现出腓肠肌甚至腘绳肌的僵硬度增加（Bolívar等，2013；Harty等，2005；Labowitz等，2011）。对手术治疗患者的回顾性分析显示，腓肠肌近端内侧松解方法要优于局部筋膜切开术（Monteagudo等，2013）。拉伸是一种医生常用的术前治疗方法。根据对英国治疗师的一项调查，超过一半的受访者总是将腘绳肌和/或腓肠肌的非局部练习纳入常规治疗中。然而，Garrett与Neibert（2013）在一篇文献综述中研究了这种方法的疗效。他们对四项研究的分析表明，单独将小腿拉伸作为一种治疗方法，其效果并不优于比较对照组或假治疗组。

临床示例

通过一个简单的实验可以很容易地感受肌筋膜连续性。站立时，抬起一条腿，屈膝60°~90°。让脚在跖屈和背伸间来回活动。此时距小腿关节应该有很大的关节活动度（range of motion，ROM），做出这些动作并不困难。接下来，伸展膝盖，重复同样的动作。此时活动度会有所下降，这是由于腓肠肌的双关节性（伸膝会预拉伸肌肉，因为它的起源是在股骨）。第三步，把腿放在椅子或桌子上。保持膝盖伸直的同时，测试脚踝的ROM。同样，它应该略有下降。如果现在弯曲髋关节（将上半身朝着桌子上的腿弯曲但不弯曲腰椎），距小腿关节ROM会进一步下降，并且在某些情况下，会无法再移动（不要通过前后移动骨盆或弯曲脚趾来作弊！）。为什么会如此？因为上述步骤均先后收紧了后纵链，最终限制了距小腿关节的活动。

除足底筋膜炎外，基于后纵链的治疗也可使腰痛（low back pain，LBP）患者获益。虽然尚不清楚这是否总是因为僵硬度较高，但非特异性疾病患者表现出腘绳肌伸展性降低（Fasuyi等，2017；Halbertsma等，2001；Tafazzoli和Lamontagne，1996）。在一项针对青少年的前瞻性研究中，实验证明腘绳肌紧绷可以在很小程度上预测腰痛的发生（Feldman等，2001）。迄今为止，评估腘绳肌拉伸缓解LBP有效性的试验还很少。Franca等人（2012）比较了基于后纵链（小腿、腘绳肌和竖脊肌拉伸）和节段性稳定练习的6周治疗（每周2次，每次30分钟）。于预期结束后，两组患者的疼痛程度均有所降低，身体机能改善，但节段性稳定方面的差异更为明显。此外，缺乏非活动对照组和仅进行远端拉伸组作对照比较。

背痛患者的非局部异常也会影响后对角链。Joseph等人（2014）招募了一组骶髂关节功能障碍患者。通过超声检查确定了其症状定位对侧的肱骨头静息位置。与年龄和性别相匹配的对照组相比，患者肱骨头前移明显增加，可能提示背阔肌功能不足。由于背阔肌通过胸腰筋膜与对侧臀大肌相连，临床医生和治疗师应意识到肩部问题和背部疼痛可能是相互联系的或互为因果的。其他研究使用肌电图肌肉活动作为结果，检验了后对角链与背痛的潜在相关性。在俯卧位进行单侧髋关节伸展时，慢性LBP女性患者表现出同侧臀大肌和对侧背阔肌放电增加（Kim等，2014）。同样，在行走过程中，骶髂关节功能障碍的参与者显示出患侧臀大肌的活动改变，而对侧背阔肌的活动增加。在加强了躯干旋转动作后，生理状况得以恢复（Mooney等，2001）。虽然这一发现很有趣，但仍有两个问题存在争议。一方面，尚未研究肌肉筋膜线内的肌电图变化是否由力传递效应引起；另一方面，关于Mooney等人（2001）的研究，尚不清楚他们的矫正练习是否也缓解了背痛症状。

腹股沟疼痛代表了另一种可以通过非局部运动进行治疗的病理。该病在足球运动员中的患病率特别高，在跑步、变换方向及做踢球动作时会引起疼痛。内收肌和腹直肌都可能受到影响（Valent等，2010）。由于它们在前对角链内直接相连，这一观察结果并不令人惊讶。然而，虽然对两种肌肉的联合治疗似乎很谨慎，但迄今为止，尚无研究验证其有效性。

未来展望

跨肌筋膜链的机械力传递无疑是运动相关的结缔组织研究中最有前景的领域之一。由于机械组织特性的变化可能通过肌肉-筋膜线辐射，所以局部功能障碍（例如疼痛或关节活动度受限）似乎对远端组织有影响。但必须强调：①目前的证据确实足以证明在制订锻炼计划时采用多维方法是合理的，其中可能包括使用非局部练习干预措施作为辅助手段；②但仍缺乏将其作为独立治疗手段的有效性研究。

（燕琪　王朝辉　关玲）

参考文献

Abe, M., Takahasi, M., Horiuchi, K. & Nagano, A. (2003) The changes in cross-link contents in tissues after formalin fixation. *Anal Biomechm*. 318: 118–123.

Barker, P.J., Briggs, C.A. & Bogeski, G. (2004) Tensile transmission across the lumbar fasciae in unembalmed cadavers: effects of tension to various muscular attachments. *Spine*. 29: 129–138.

Benetazzo, L., Bizzego, A., De Caro, R., Frigo, R., Guidolin, D. & Stecco, C. (2011) 3D reconstruction of the crural and thoracolumbar fasciae. *Srug Radiol Anat*. 33: 855–862.

Bhattacharya, V., Barooah, P.S., Nag, T.C., Chaudhuri, G.R. & Bhattachary, S. (2010) Detail microscopic analysis of deep fascia of lower limb and its surgical implication. *Indian J Plast Surg*. 43: 135–140.

Bolívar, Y.A., Munuera, P.V. & Padillo, J.P. (2013) Relationship between tightness of the posterior muscles of the lower limb and plantar fasciitis. *Foot Ankle Int*. 34: 42–48.

Butler, D.L., Grood, E.S., Noyes, F.R., Zernicke, R.F. & Brackett, K. (1984) Effects of structure and strain measurement technique on the material properties of young human tendons and fascia. *J Biomech*. 17: 579–596.

Carlson, R.E., Fleming, L.L. & Hutton, W.C. (2000) The biomechanical relationship between the tendoachilles, plantar fascia and metatarsophalangeal joint dorsiflexion angle. *Foot Ankle Int*. 21: 18–25.

Carvalhais, V.O., Ocarino, Jde.M., Araujo, V.L., Souza, T.R. & Fonseca, S.T. (2013) Myofascial force transmission between the latissimus dorsi and gluteus maximus muscles: an in vivo experiment. *J Biomech*. 46: 1003–1007.

Cruz-Montecinos, C., González Blanche, A., López Sánchez, D., Cerda, M., Sanzana-Cuche, R. & Cuesta-Vargas, A. (2015) In vivo relationship between pelvis motion and deep fascia displacement of the medial gastrocnemius: anatomical and functional implications. *J Anat*. 227: 665–672.

Eng, C.M., Pancheri, F.Q., Lieberman, D.E., Biewener, A.A. & Dorfman, L. (2014) Directional differences in the biaxial material properties of fascia lata and the implications for fascia function. *Ann Biomed Eng*. 42: 1224–1237.

Erdemir, A., Hamel, A.J., Fauth, A.R., Piazza, S.J. & Sharkey, N.A. (2004) Dynamic loading of the plantar aponeurosis in walking. *J Bone Joirn Surg Am*. 86: 546–552.

Fasuyi, F.O., Fabunmi, A.A. & Adegoke, B.O.A. (2017) Hamstring muscle length and pelvic tilt range among individuals with and without low back pain. *J Bodyw Mov Ther*. 21: 246–250.

Feldman, D.E., Shrier, I., Rossignol, M. & Abenhaim, L. (2001) Risk factors for the development of low back pain in adolescence. *Am J Epidemiol*. 154: 30–36.

Findley, T., Chaudry, H. & Dhar, S. (2015) Transmission of muscle force to fascia during exercise. *J Bodyw Mov Ther*. 19(1): 119–123.

Franca, F.R., Burke, T.N., Caffaro, R.R., Ramos, L.A. & Marques, A.P. (2012) Effects of muscular stretching and segmental stabilization on functional disability and pain in patients with chronic low back pain: a randomized, controlled trial. *J Manipulative Physiol Ther*. 35: 279–285.

Garrett, T.R. & Neibert, P.J. (2013) The effectiveness of a gastrocnemius–soleus stretching program as a thera-peutic treatment of plantar fasciitis. *J Sport Rehabil*. 22: 308–312.

Grieve, R., Goodwin, F., Alfaki, M., Bourton, A.J., Jeffries, B. & Scott, H., (2012) The immediate effect of bilateral self myofascial release on the plantar surface of the feet on hamstring and lumbar spine flexibility: A pilot randomised controlled trial. *J Bodyw Mov Ther*. 19: 544–552.

Halbertsma, J.P., Göeken, L.N., Hof, A.L., Groothoff, J.W. & Eisma, W.H. (2001) Extensibility and stiffness of the hamstrings in patients with nonspecific low back pain. *Arch Phys Med Rehabil*. 82: 232–238.

Harty, J., Soffe, K., O'Toole, G. & Stephens, M.M. (2005) The role of hamstring tightness in plantar fasciitis. *Foot

Ankle Int. 26: 1089–1092.

Joseph, L., Hussain, R.I., Naicker, A.S., Htwe, O., Pirunsan, U. & Paungmali, A. (2014) Myofascial force transmission in sacroiliac joint dysfunction increases anterior translation of humeral head in contralateral glenohumeral joint. *Polish Ann Med*. 21.

Kim, J.W., Kang, M.H. & Oh, J.S. (2014) Patients with low back pain demonstrate increased activity of the posterior oblique sling muscle during prone hip extension. *PM&R*. 6: 400–405.

Kirilova, M., Stoytchev, S., Pashkouleva, D. & Kavardzhikov, V. (2011) Experimental study of the mechanical properties of human abdominal fascia. *Med Eng Phys*. 33: 1–6.

Labowitz, J.M., Yu, J. & Kim, C. (2011) The role of hamstring tightness in plantar fasciitis. *Foot Ankle Int*. 4: 141–144.

Lin, W., Shuster, S., Maibach, H.I. & Stern, R. (1997) Patterns of hyaluronan staining are modified by fication techniques. *J Histochem Cytochem*. 45: 1157–1163.

Martin, D.C., Medri, M.K., Chow, R.S. & Oxorn, V. (2001) Comparing human skeletal muscle architectural parameters of cadavers with in vivo ultrasonographic measurements. *J Anat*. 199: 429–434.

Monteagudo, M., Maceira, E., García-Virto, V. & Canosa, R. (2013) Chronic plantar fasciitis: plantar fasciotomy versus gastrocnemius recession. *Int Orthop*. 37: 1845–1850.

Mooney, V., Pozos, R., Vleeming, A., Gulick, J. & Swenski, D. (2001) Exercise treatment for sacroiliac pain. *Orthopedics*. 24: 29–32.

Norton-Old, K.J., Schache, A.G., Barker, P.J., Clark, R.A., Harrison, S.M. & Briggs, C.A. (2013) Anatomical and mechanical relationship between the proximal attachment of adductor longus and the distal rectus sheath. *Clin Anat*. 26: 522–530.

Otsuka, S., Shan, X. & Kawakami, Y. (2019) Dependence of muscle and deep fascia stiffness on the contraction levels of the quadriceps: an in vivo supersonic shear-imaging study. *J Electromyogr Kinesiol*. 45: 33-40.

Otsuka, S., Yakura, T., Ohmichi, Y., Ohmichi, M., Naito, M., Nakano, T. & Kawakami, Y. (2018) Site specificity of mechanical and structural properties of human fascia lata and their gender differences: A cadaveric study. *J Biomech*. 77: 69–75.

Puentedura, E.J., March, J., Anders, J., Perez, A., Landers, M.R., Wallmann, H.W. & Cleland, J.A. (2012) Safety of cervical spine manipulation: are adverse events preventable and are manipulations being performed appropriately? A review of 134 case reports. *J Man Manip Ther*. 20: 66–74.

Schleip, R., Duerselen, L., Vleeming, A., Naylor, Lehmann-Horn, F., Zorn, A., Jäger, H. & Klingler, W. (2012) Strain hardening of fascia: static stretching of dense fibrous connective tissues can induce a temporary stiffness increase accompanied by enhanced matrix hydration. *J Bodyw Mov Ther*. 16: 94–100.

Schleip, R., Gabbiani, G., Wilke, J., Naylor, I., Hinz, B., Zorn, A., Jäger, H., Schreiner, S. & Klingler, W. (2019) Fascia is able to actively contract and thereby influence musculoskeletal dynamics: a histochemical and mechanographic investigation. *Front Physiol*. 10: 336.

Stecco, A., Machhi, V., Stecco,C., Porzionato, A., Day, J.A., Delmas, V. & De Caro, R. (2009) Anatomical study of the myofascial continuity in the anterior region of the upper limb. *J Bodyw Mov Ther*. 13: 53–62.

Stecco, C., Pavan, P., Pachera, P., De Caro, R. & Natali, A. (2014) Investigation of the mechanical properties of the human crural fascia and their possible clinical implications. *Surg Radiol Antat*. 36: 25–32.

Stecco, C., Porzionato, A., Machhi, V., Stecco, A., Vigato, E., Parenti, A., Delmas, V., Aldegheri, R. & De Caro, R. (2008) The expansions of the pectoral girdle muscles onto the brachial fascia: morphological aspects and spatial disposition. *Cells Tissues Organs*. 188: 320–329.

Tafazzoli, F. & Lamontagne, M. (1996) Mechanical behavior of hamstring muscles in low-back pain patients and control subjects. *Clin Biomech*. 11: 16–24.

Valent, A., Frizziero, A., Bressan, S., Zanella, E., Gianotti, E. & Masiero, S. (2012) Insertional tendinopathy of the adductors and rectus abdominis in athletes: a review. *Muscles Ligaments Tendons J*. 2: 142–148.

van Wingerden, J.P., Vleeming, A., Snijders, C.J. & Stoeckart, R. (1993) A functional-anatomical approach to the spine-pelvis mechanism: interaction between the biceps femoris muscle and the sacrotuberous ligament. *Eur Spine J*. 2: 140–144.

Vleeming, A., Pool-Goudzwaard, A.L., Stoeckart, R., van Wingerden, J.P. & Snijders, C.J. (1995) The posterior layer of the thoracolumbar fascia. Its function in load transfer from spine to legs. *Spine* 20: 753–758.

Vleeming, A., van Wingerden, J.P., Snijders, C.J., Stoeckart, R. & Stijnen, T. (1989) Load application to the sacrotuberous ligament; influences on sacroiliac joint mechanics. *Clin Biomech*. 4: 204–209.

Wilke, J., Debelle, H., Tenberg, S., Dilley, A., Maganaris, C. (2020) Ankle motion is associated with soft tissue displacement in the dorsal thigh: an in vivo investigation suggesting myofascial force transmission across the knee joint. *Front Physiol*.

doi: 10.3389/fphys.2020.0018010.3389/fphys.2020.00180

Wilke, J., Kalo, K., Niederer, D. & Vogt, L. (2019) Gathering hints for myofascial force transmission under in vivo conditions: are remote exercise effects age-dependent? *J Sport Rehabil.* 28(7): 758–763.

Wilke, J., Niederer, D., Vogt, L. & Banzer, W. (2016) Remote effects of lower limb stretching: preliminary evidence for myofascial continuity? *J Sport Sci.* 34: 2145–2148.

Wilke, J., Niederer, D., Vogt, L. & Banzer, W. (2017) Is remote stretching as effective as no-local exercise? A randomized-controlled trial. *J Sport Sci.* 35: 2021–2027.

第 14 章

协同肌和拮抗肌的肌筋膜力传递

Can A. Yucesoy

肌力传递

肌力传递是身体运动的核心。而肌腱是将骨骼肌产生的力传递到骨骼以形成关节运动的专门器官。因此，肌腱力传递是肌力传递的关键。然而，肌肉产生的力及力向关节的传递并非一个独立的过程。肌肉 - 肌腱复合体的两个机械结构串联排列，承担来自关节的力，并根据其相对硬度共同分担这些力。因此，对于每个肌肉 - 肌腱复合体来说，肌肉和肌腱都会达到一定的长度，而肌肉所能达到的长度则是肌肉产生力量的决定因素。这是因为肌肉的整体长度会影响局部肌节的长度，而局部肌节是产生力量的决定因素。然而，涉及局部肌节长度，特别是机械性决定因素时，情况要比肌肉和肌腱如何共同分担肌肉 - 肌腱复合体长度的问题复杂得多。近年来，许多研究表明，肌肉的力传递并不仅局限于肌腱，还包括与肌肉相关的结缔组织，即肌内筋膜（肌内、肌周和肌外膜）以及将肌腹从肌外膜连接到其周围的胶原增强结缔组织，如神经血管束（Huijing，2009；Wilke 等，2018；Yucesoy，2010）。在本章的讨论重点中，肌腱仍然是将力传递到关节以引起运动的主要结构。但考虑到这些结缔组织的影响，肌腱与肌肉之间的相互机械作用并非决定局部肌节长度的唯一因素。因此，总体来说，肌肉的力传递是一个用词不当或表述不充分的术语，因为肌腱力的传递也涉及力产生的各个方面，但肌筋膜的力传递更多表达的是力的产生，而不是单纯的力传递。本章将详述这些新观点，旨在为运动从业人员提供与客户和患者日常工作相关的背景知识。

2003 年，我们研究小组在其他研究中发表了一项动物研究成果，展示了肌肉力学的全新领域（Yucesoy 等，2003）。在该实验中，我们同时测量了两种不同状态下趾长伸肌（extensor digitorum longus，EDL）近端和远端肌腱的等长力（图 14.1A）。在第一组中，整个小腿前间室保持完整。远端延长 EDL 后，在不同肌肉长度下测量的远端力明显高于近端力（最大达 46%）。这种近端 - 远端的力差说明部分肌力可能已传递到了其他结构中。第二组的状态佐证了这一点，其中去除了肌肉的协同肌肉、胫骨前肌（tibialis anterior，TA）和踇长伸肌（extensor hallucis longus，EHL）。因此，尽管测试方案相同，但两种状态下测量到的 EDL 力并不相同（图 14.1B）。综合考虑，乍看之下这些变化表明了这些协同肌肉之间存在力传递。但回想一下，肌力传递到关节的中枢机制通常涉及肌腱。然而，由于测试的三块肌肉并不共享同一个肌腱，力传递必须通过与肌肉相关的结缔组织系统。这种机制被称为肌筋膜力传递（Yucesoy，2010）。

值得注意的是，EDL 的近端力在这两种状态下都较低，而这种近端 - 远端的力差在完整状态下更为明显。说明目标肌肉在不同长度处产生肌力的幅度可根据周围肌肉的活动和位置而变化。但这并不是唯一的显著效

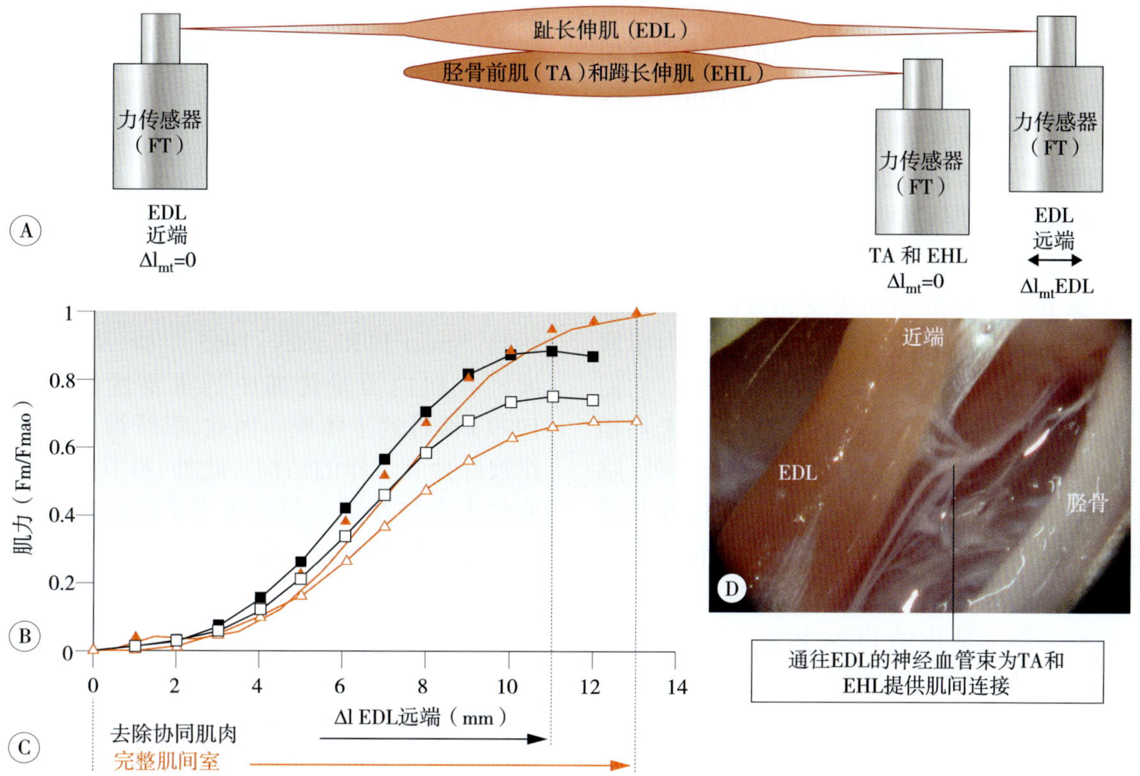

图 14.1　肌间机械相互作用的功能效应评估。 A. 在以此为目的进行的实验中：①没有将肌腹与周围结构分离，不是只测量一端的肌力，然后再假设另一端的肌力相同；②使用单独的力传感器（force transducer，FT）同时测量目标肌肉近端和远端肌腱的受力。文中讨论的实验涉及前跖肌。在最大限度地激活这些肌肉后，测量目标肌肉 EDL、TA 和 EHL 的受力。通过改变其远端力传感器（Δl_{mt}EDL）的位置来改变 EDL 的长度，而其他 FT 位置保持不变（Δl_{mt}=0）。可获得更多详细的实验装置插图和图片（Ateş 和 Yucesoy，2014；Yucesoy 和 Ateş，2018；Yucesoy 等，2010a；2012；2015）。B. 在两种状态下重复该试验：①间室完整；②去除协同肌肉 TA 和 EHL。结果显示了特征效应：近端 - 远端的力差（Yucesoy 等，2003）被量化为肌肉长度的函数，其中变化表明条件相关的可变肌力产生。C. 另一个重要影响是肌力发挥的长度范围也要取决于条件，而不是一种独特的属性。D. 前小腿间室胶原血管神经束的较近端和较硬的部分在肌腹将 EDL 与 TA 和 EHL 连接起来，并与室间结缔组织相连。如图 14.1B 和图 14.1C 所示，这些与肌肉相关的结缔组织促进了肌间力学的相互作用，从而导致肌肉力学发生变化

果，EDL 在完整状态下施力的长度范围更大（图 14.1C）。说明在肌肉的主动松弛长度（即产生非零肌力的最短肌肉长度）和最佳长度（即测量峰值力量的肌肉长度）之间的肌肉长度范围是可控的。因此，相互协同的肌筋膜力传递的作用并不是单纯将一种肌肉的力整合到另一种肌肉的肌腱上；相反，其作用是能够基本控制目标肌肉力学的能力。

肌肉的纤维 - 细胞外基质的完整性及两者的相互作用

如上所述，肌肉输出的改变是条件依赖性的，这也说明力的产生是可变的。这可用相互机械作用的概念来表述，即协同肌的肌筋膜力传递是协同肌之间的力学相互作用。由于肌肉的肌节长度能够决定肌肉在某种状态下

发挥其功能时所能产生的力，因此不同条件下的肌肉输出变化表明，尽管肌肉的整体长度相同，但肌节应在不同状态下达到不同的长度。注意，肌节长度是作用于肌节上改变其长度的力与肌节产生的抵抗力之间机械平衡的结果。肌肉内不同长度的肌节，甚至相同肌纤维的肌节上产生的力量也不同。为了实现这一点，必须在肌节末端施加不同幅度和方向的力。这种变化的力量不可能来自同一肌纤维内串联排列的肌节。然而，在单个肌肉水平上，它们可以来自细胞外基质（ECM），也可以来自相邻肌纤维中的肌节，并作用于 Z 盘。此外，除肌肉水平外（指间室甚至肢体水平，即在其完整结缔组织环境中的肌肉，这是体内情况），这些力也可以来自肌肉之外的其他肌筋膜结构，而这些结构与肌肉的 ECM 相连。因此，如果这一机制成立，那么肌筋膜间的协同力传递就不仅是将某些肌肉的力整合到其他肌肉的肌腱力上那么简单。相反，应将它看作协同肌肉之间的相互机械作用，这就是肌筋膜负荷概念（Yucesoy, 2010），局部肌节水平的效应转化为条件相关变量的肌肉整体输出，从而影响关节力矩和运动。

这种机制的成立首先要求肌纤维和 ECM 之间存在机械连接。虽然肌纤维与 ECM 间存在连接的共识由来已久（Pond, 1982），但这一论点尚未在生理实验中应用。但这两个部分沿着结构复杂的肌纤维的整个外周进行机械连接。在肌纤维内部，内部肌原纤维通过肌间结蛋白（desmin）相互连接。另一方面，外周肌原纤维通过跨肌膜分子连接到（与肌内膜相连的）基底膜（Berthier and Blaineau, 1997）。肌内膜形成一个三维隧道结构（Trotter 和 Purslow, 1992），肌纤维在其中发挥作用（见 Yucesoy, 2010 的图 1）。一种常见的简化思考是将肌纤维和肌内膜隧道之间的机械连接简单归因于肌纤维末端与肌腱存在连接。从力学角度讲，这相当于将肌纤维视为一个单轴加载的构件，说明作用在肌纤维上的力仅位于末端，并具有相同的振幅。因此，沿肌纤维的长度发生变化，也就是说，串联排列的肌节长度是相同的。另一个结果是将肌纤维视为彼此独立工作的部分。

但是，由于有跨肌膜连接，以上这些观点并不准确，因此站不住脚。在被动和主动两种状态下，一根肌纤维与其肌外膜之间，以及一束内几根肌纤维之间的相互机械作用（Street, 1983; Street 和 Ramsey, 1965），以及 ECM 连续性在肌内力量传递中的重要性（Huijing, 1999）都得到了体现。因此，肌纤维不能被当作彼此独立工作的结构。此外，肌节的长度不能仅由它与在同一肌纤维中串联排列的肌节的相互作用来确定。相反，应考虑更复杂的力学平衡，包括它和由纤维增强的 ECM 施加给肌节的力，以及相邻肌纤维中肌节的作用力。因此，从理论上讲，肌纤维是一种机械构件，沿其长度受到各种负荷的作用。因此，作用于肌纤维两端的力可能是不相等的，肌纤维的不同部位可能会发生不同的长度变化。但即使如此，也没有充分考虑肌纤维 - 肌筋膜结构的连续性及由此产生的相互机械作用。

肌肉与其周围环境的肌筋膜连续性

肌内的筋膜，包括肌内膜、肌束膜和肌外膜，是肌肉内部的连续结构，但肌外膜也与肌外结构连接。在同一间室内，相邻肌肉肌外膜之间的胶原彼此连接，形成了直接的肌间连接，这可看作是这些肌肉的共同肌外膜。此外，同一间室内的肌肉和其他间室中较远的肌肉（即拮抗肌）通过胶原增强结构（如神经血管束，见图 14.1D）相互连接。另一方面，这些肌筋膜结构也与肌间隔、间室筋膜、骨间膜、骨膜甚至韧带相连。在某些部位，骨骼肌直接插入肌筋膜。例如，三角肌、背阔肌和胸肌具有与肱筋膜相连的纤维性扩张（Stecco 等, 2008）。在其他部位，肌肉起源于这种筋膜结构。小腿前间室的踇长伸肌和腓骨间室的两块肌肉均起源于小腿前肌间隔。注意，这些都是拮抗肌。结构连续性并不仅限于筋膜和肌肉之间的连接。研究证明，包裹下肢邻近肌间室肌肉的结缔组织也彼此紧密融合。此外，肌筋膜连续性在串联排列中也存在（见第 12 章）。因此，协同肌和拮抗肌通过各种不同形式的结构连续性实现彼此的机械性融合。考虑到肌肉和肌肉相关筋膜组织之间如此密切的形态学关系，局部僵硬度变化和局部肌力改变可能会影响起点处的组织和周围环境。可以想象，某些肌肉在肌筋膜上的起止点使筋膜选择性张拉，从而通过肌肉和筋膜的相互机械作用保持和促进肌肉运动。外侧副韧带与筋膜的连续性表明，肌力通过肌纤维附着直接或间接作用于筋膜系统，不仅可以操纵肌肉功能，还可以操纵本体感觉。

肌间相互作用的影响：巨大的功能性影响是负担还是事实?

使用"肌力传递"的术语应注意，上文提到的近端 - 远端的力差是肌筋膜结构力传递的一个实例。但有时这种传递被视为不正常，甚至成为一种威胁，例如在骨骼肌生理学和肌肉骨骼生物力学界中。一个常见的原因是，研究认为肌肉产生的力从关节传递，导致近端 - 远端的力差出现部分损失。但是，由于以下原因，其他观点可以大大加深我们对骨骼肌力学的理解。

首先，这不是一个现实问题，因为上述所有结缔组织，特别是神经血管束，都是该机制的重要组成部分。它们承担绝对必要的功能，即容纳或锚定产生力的元件，并使它们保持在生理状态。此外，它们容纳机械感受器，因此也服务于运动功能所需的感觉。因此，这些结构必须存在，由它们引起的肌肉间相互作用是必须承认的事实，而不能忽视或恐惧它。

其次，应将近端 - 远端的力差视为决定肌肉产生多大力的一种机制。这种差异可能是不同幅度和方向的肌筋膜负荷作用于肌外膜不同位置所致。这些负荷来自肌肉相对于周围环境的相对位置变化，这是由于：① 肢体肌肉之间长度的不同变化，例如单关节和双关节肌肉之间或主动肌和拮抗肌之间的不同长度变化；② 力矩的差异也会造成部分肌肉长度的不同变化。这种相对位置的变化会导致肌肉的肌外肌筋膜连接被拉伸，反过来，这些结构根据其非线性力学特性和可能的预应变，在嵌入肌肉处把肌筋膜负荷施加在肌腹上（Yucesoy 等，2005）。大量的有限元建模研究表明，这种负荷会引起肌节长度和沿肌纤维的应力分布的相应变化，这是肌力产生的一个指 标（Yucesoy 和 Huijing，2012；Turkoglu 等，2014；Turkoglu 和 Yucesoy，2016）。这些应力值与近端 - 远端的力差一致，例如，在肌肉纤维近端段所计算的应力值低于肌肉的远端段，表明肌肉的近端力较小。这表明，近端 - 远端的力差并不一定代表其他肌肉的力与目标肌肉在肌腱上的力相结合，也不代表目标肌肉的某些力会泄露到其他部位。相反，它们代表的是作用于目标肌肉的肌筋膜负荷，这会影响内部力学并改变肌力的产生。而且，另一个重要影响是，目标肌肉与其周围环境的这种相互机械作用会导致肌肉的长度 - 力特性的形状发生变化，包括肌肉产生力的长度范围，即其偏移的变化（Yucesoy 等，2003）。这取决于肌节长度的异质性，但更重要的是取决于跨不同肌肉纤维间的异质性。肌纤维的平均肌节长度是一个很好的衡量指标，不同肌纤维之间的异质性增加会使肌肉的最佳长度变得更长（Willems 和 Huijing，1994），也就是说肌肉能够在更大的关节角度范围内控制关节运动。

最后，肌肉对关节力矩的作用，以及通过与肌间隔中其他结构的互动而改变运动，为肌肉骨骼生物力学、康复和运动科学开辟了新的前景。这就是为什么其超出间隔概念范围，却引起人们的极大兴趣。在包含多个肌间隔的动物实验中，Huijing（2007）研究了小腿上各肌肉间的相互作用。例如，腓骨肌远端延长会导致 TA 的主动力降低达 25%。研究证明这种相互拮抗的机械作用会影响大鼠的整个小腿（Yucesoy 等，2010b）。因此，大量动物研究及匹配有限元模型研究，揭示了整个肢体水平肌肉间相互作用的影响和机制，从而使肌外肌筋膜的力传递成为一种新的肌肉力学范式。值得注意的是，肌节长度的异质性作为该机制的核心组成部分，也已得到了其他研究小组的证明（Moo 等，2017），但他们并未找到形成异质性的原因，也未提到肌间相互作用或肌外肌筋膜力传递。

人体肌肉中的肌间相互作用与肌节长度的不均匀性

目前学者已研究了肌间相互作用对肌腹位移、僵硬或肌节长度变化的影响。经皮电刺激腓肠肌可引起比目鱼肌移位，表明这些肌肉之间存在力传递（Bojsen-Møller 等，2010）。此外，Tian 等人（2012）研究了这些肌肉的相互作用，发现在固定距小腿关节位置进行膝关节屈曲会影响比目鱼肌的长度。虽然该效应可能是肌筋膜的力传递造成的，但也可能是这两块肌肉通过其共同的跟腱产生的相互作用所致。超声剪切波弹性成像可用于评估下肢（Ateş 等，2018a）和上肢（Yoshitake 等，2018）肌肉的肌肉剪切模量。前一项研究显示了腓肠肌外侧（gastrocnemius lateral，GL）与比目鱼肌、TA 和腓肠肌的相互机械作用效应，尽管这些肌肉不穿过膝关节，但由于控制膝关节角度，使它们之间的剪切模量（肌肉力变化指数）发生了变化。后一项研究显示了肱二头肌和肱肌之间的剪切模量效应变化，其被认为隔离了肌筋膜通道，因为这些肌肉与腓肠肌和比目鱼肌不同，它们并不共享一个肌腱。

磁共振成像（magnetic resonance imaging，MRI）可以测量人体肢体肌肉组织的局部长度变化。Huijing 等人（2011）将 MRI 分析与尸体实验相结合来评估腓肠肌（gastrocnemius muscle，GM）的整体长度变化。研究表明在恒定的距小腿关节角度下，被动进行的膝关节运动会引起局部长度的不均匀变化，且整体肌肉长度的变化很小。值得注意的是，Yaman 等人（2013），研究了其余没有穿过膝关节的小腿肌肉。尽管它们没有出现整体的长度变化，但出现了局部的长度变化，例如 TA，表明了肌间相互机械作用的影响。

特别要提的是，Pamuk 等人（2016）和 Karakuzu 等人（2017）量化了沿着腓肠肌纤维的长度变化，将其作为肌节长度变化的指标。他们使用另一种 MRI 技术，即弥散张量成像（diffusion tensor imaging，DTI）来确定肌纤维的方向。前一项研究表明，在被动状态下进行的膝关节伸展产生了沿内侧腓肠肌（GM）束的应力不均一。后一项研究在活动状态下（15% 的持续最大自主收缩）进行，证实了先前基于建模的预测，即腓肠肌束的不同部分显示出不同的幅度和长度变化方向。值得注意的是，Karakuzu 等人（2017）还专门研究了神经血管束，发现肌肉位置和激活的变化会导致这些结构的局部长度发生变化。这一点非常有趣：①这些胶原增强组织（神经血管束）的拉伸将腓肠肌与其他肌肉连接，表明它们承受了肌筋膜负荷；②它们进入肌肉的位置是沿肌纤维长度变化的高应力位置。

因此，MRI-DTI 研究表明，体内肌肉间的相互作用可导致人体肌肉沿肌纤维的肌节长度发生不均匀变化。正如前面章节所述，这说明肌肉对关节力矩和运动范围的作用与其他肌肉的动作和位置密不可分，所以这些技术为我们理解和掌握肌肉力学提供了重要的基础。值得注意的是，随着显微内镜（Lichtwark 等，2018）和激光扫描显微镜（Llewellyn 等，2008）等技术的运用，已经证实了人类肌肉不同区域的肌节长度变化。因此，很好地证明了前面描述的条件可改变肌节长度的机制。但因为只能在选定神经束的少数位置进行研究，因此分辨率也很低。需要注意的是，仍有一些作者质疑肌外肌筋膜力传递在生理学或体内条件下的相关性（Maas，2019）。虽然这些大多是动物研究，但也有报道称这种力传递的影响不大或微不足道，例如，膝关节角度的改变对大鼠的比目鱼肌距小腿关节力矩没有影响（Tijs 等，2015）。测试条件、关节位置组合或个体表现出的肌间相互作用边际效应可能性等因素也很重要。尽管如此，即使它们对总体指标没有影响，但也很难证实其对局部没有影响。毕竟，只有当肌肉是一个刚性体时，肌筋膜负荷才不会产生局部影响，但这显然并不可能。

健康和疾病状态下关节运动的影响

在关节受限的病理条件下，这个机制体现得淋漓尽致。大脑性瘫痪（cerebral palsy，CP）是一种典型的病理学表现，专家已在肌外肌筋膜力传递的背景下对其病因和治疗方法进行了研究。此处仅以该机制如何影响肌肉对关节力矩和活动范围的作用为例进行详细阐述，并非为了专门解决病理状况。相反，这可以被视为一种整体现象，它可以反映在健康的关节功能中，也可以反映在体育运动和其他运动中。在大脑性瘫痪中，关节活动受限通常是痉挛肌肉在屈曲关节位置及狭窄的关节发力范围内产生的力较高所致。因此，我们认为肌肉的峰值力会在肌肉长度较短时出现，而肌肉长度较长时无法产生主动力。然而，术中实验显示，如果单独刺激痉挛性股薄肌（Ateş 等，2013）、半腱肌（Ateş 等，2016）和半膜肌（Yucesoy 等，2017），在膝关节屈曲位置不会产生过大的力，且关节的发力范围较窄。这说明：①痉挛肌不一定具有假定的力学性能；②被动状态下，按目标激活的痉挛肌与下肢肌肉间的相互作用不会影响其力学性能。但同时激活膝关节屈肌（Kaya 等，2018）和伸肌（Ateş 等，2018b）会显著提高痉挛性半腱肌的力量。在与步态有关的关节位置，这种提高与临床上观察到的膝关节伸直受限高度相关（Kaya 等，2019；2020）。在运动状态下，由于肌间的相互作用，痉挛的股薄肌的峰值力也发生了变化。因此，肌外肌筋膜的力传递应当被视为大脑性瘫痪中病理性膝关节的决定因素，表明组织适应发生在筋膜结构中，而不是痉挛肌的收缩部分中。这对于使用肉毒毒素进行手术治疗和痉挛控制也具有重要意义。对目标肌肉进行的肌肉延长手术也会影响其他肌肉，而由于它们之间的相互机械作用，这些肌肉不会受到干扰（Ateş 等，2013）。肉毒毒素导致受力的肌肉 ECM 变硬，肌纤维 -ECM 的相互作用导致出现了意想不到的禁忌证，包括被动阻力增加和力量产生的范围缩小（Ateş 和 Yucesoy，2014）。基于这些研究，抛开大脑性瘫痪的神经控制异常不谈，病理状态可被描述为力学上异常连接的肌肉，但这些肌肉本身不一定异常。因此，运动疗法应重点关注与肌肉相关的结缔组织。另一方面，总体而言，将肌外肌筋膜的力传递作为产生肌力和运动的决定因素，表明这种机制也与运动高度相关。例如，这可用于衡量运动员在某一运动项目上的天赋。协同激活拮抗肌可能会导致对关节施加额外的力来进行特定的动作，不同肌肉间的相互作用可能会表现为关节运动范围的扩大。这些特性可以帮助运动员以适当的关节位置触球，然后再适时用力射门（如在足球比赛中，带球越过防守队员后或控制传球后）或挡球（如在篮球或排球的防守中，采取必要的手势，避免腕关节伸展，甚至使用屈肘动作来对抗进攻动作）。这些特性也可能会微调肌肉的输出力，以精准地完成演奏乐器等精细动作。此外，肌外肌筋膜的力传递也许与有关机械感受器的功能有关。作为中心效应，近端 - 远端施加的不均等的力说明高尔基腱器不仅可以感知到肌力，还可以感知到力的差异。肌纤维长度的不均一性表明，肌梭不仅能感知肌肉长度的变化，还可以感知到局部长度的变化。因此，本体感觉可能会受到与肌肉相关的结缔组织的影响。最近的一项肌内效贴研究表明，肌内效贴作为从外部施加的机械负荷，可能会对整个肢体产生局部影响（Pamuk 和 Yucesoy，2015）。这表明肌筋膜负荷也会影响其他机械感受器。因此，肌外肌筋膜力传递的感觉也可能与提高运动表现和疼痛控制有关。但尚需更多的研究来获得具体及临床适用的知识。

总之，过去20年的研究表明，肌肉之间、肌纤维和胞外基质之间的相互作用为我们理解前所未知的肌肉力学领域提供了新的视角，这对于明确病理机制和治疗机制至关重要。对局部肌肉组织长度的影响是其中的关键，这可能会直接影响肌肉对关节力矩和运动的作用，但即使是未受肌力直接影响的关节位置，也可能会对机械感受器、感觉器官和肌节产生影响。因此，这种相互作用对疼痛、关节位置感觉、本体感觉、关节运动度和需要精确输出肌力的运动有潜在影响，也有重要意义。

（燕琪　王朝辉　关玲）

参考文献

Ateș, F., Andrade, R.J., Freitas, S.R., Hug, F., Lacourpaille, L., Gross, R., Yucesoy, C.A. & Nordez, A. (2018a) Passive stiffness of monoarticular lower leg muscles is influenced by knee joint angle. *Eur J Appl Physiol.* 118: 585–593.

Ateș, F., Özdeșlik, R.N., Huijing, P.A. & Yucesoy, C.A. (2013) Muscle lengthening surgery causes differential acute mechanical effects in both targeted and non-targeted synergistic muscles. *J Electromyogr Kinesiol.* 23: 1199–1205.

Ateș, F., Temelli, Y. & Yucesoy, C.A. (2013) Human spastic gracilis muscle isometric forces measured intraoperatively as a function of knee angle show no abnormal muscular mechanics. *Clin Biomech.* 28: 48–54.

Ateș, F., Temelli, Y. & Yucesoy, C.A. (2016) The mechanics of activated semitendinosus are not representative of the pathological knee joint condition of children with cerebral palsy. *J Electromyogr Kinesiol.* 28: 130–136.

Ateș, F., Temelli, Y. & Yucesoy, C.A. (2018b) Effects of antagonistic and synergistic muscles' co-activation on mechanics of activated spastic semitendinosus in children with cerebral palsy. *Hum Movement Sci.* 57: 103–110.

Ateș, F. & Yucesoy, C.A. (2014) Effects of botulinum toxin type A on non-injected bi-articular muscle include a narrower length range of force exertion and increased passive force. *Muscle Nerve.* 49: 866–878.

Berthier, C. & Blaineau, S. (1997) Supramolecular organization of the subsarcolemmal cytoskeleton of adult skeletal muscle fibers. A review. *Biol Cell.* 89: 413–434.

Bojsen-Møller, J., Schwartz, S., Kalliokoski, K.K., Finni, T. & Magnusson, S.P. (2010) Intermuscular force transmission between human plantarflexor muscles in vivo. *J Appl Physiol.* 109: 1608–1618.

Huijing, P.A. (1999) Muscle as a collagen fiber reinforced composite material: Force transmission in muscle and whole limbs. *J Biomech.* 32: 329–345.

Huijing, P.A. (2007) Epimuscular myofascial force transmission between antagonistic and synergistic muscles can explain movement limitation in spastic paresis. *J Electromyogr Kinesiol.* 17: 708–724.

Huijing, P.A. (2009) Epimuscular myofascial force transmission: a historical review and implications for new research. International Society of Biomechanics Muybridge Award Lecture, Taipei, 2007. *J Biomech.* 42: 9–21.

Huijing, P.A., Yaman, A., Ozturk, C. & Yucesoy, C.A. (2011) Effects of knee joint angle on global and local strains within human triceps surae muscle: MRI analysis indicating in vivo myofascial force transmission between synergistic muscles. *Surg Radiol Anat.* 33: 869–879.

Karakuzu, A., Pamuk, U., Ozturk, C., Acar, B. & Yucesoy, C.A. (2017) Magnetic resonance and diffusion tensor imaging analyses indicate heterogeneous strains along human medial gastrocnemius fascicles caused by submaximal plantarflexion activity. *J Biomech.* 57: 69–78.

Kaya, C.S., Temelli, Y., Ates, F. & Yucesoy, C.A. (2018) Effects of inter-synergistic mechanical interactions on the mechanical behaviour of activated spastic semitendinosus muscle of patients with cerebral palsy. *J Mech Behav Biomed.* 77: 78–84.

Kaya, C.S., Bilgili, F., Akalan, N.E., Temelli, Y., Ates, F. & Yucesoy, C.A. (2019) Intraoperative experiments combined with gait analyses indicate that active state rather than passive dominates the spastic gracilis muscle's joint movement limiting effect in cerebral palsy. *Clinical Biomechanics.* 68: 151–157.

Kaya, C.S., Bilgili, F., Akalan, N.E., & Yucesoy, C.A. (2020) Intraoperative testing of passive and active state mechanics of spastic semitendinosus in conditions involving intermuscular mechanical interactions and gait relevant joint positions. *Journal of Biomechanics.* 103: 109755.

Lichtwark, G.A., Farris, D.J., Chen, X.F., Hodges, P.W. & Delp, S.L. (2018) Microendoscopy reveals positive correlation in multiscale length changes and variable sarcomere lengths across different regions of human muscle. *J Appl Physiol.* 125: 1812–1820.

Llewellyn, M.E., Barretto, R.P.J., Delp, S.L. & Schnitzer, M.J. (2008) Minimally invasive high-speed imaging of sarcomere contractile dynamics in mice and humans. *Nature.* 454: 784–788.

Maas, H. (2019) Significance of epimuscular myofascial force transmission under passive muscle conditions. *J Appl Physiol.* 126: 1465–1473.

Moo, E.K., Leonard, T.R. & Herzog, W. (2017) In vivo sarcomere lengths become more non-uniform upon activation in intact whole muscle. *Front Physiol.* 8: 1015.

Pamuk, U., Karakuzu, A., Ozturk, C., Acar, B. & Yucesoy, C.A. (2016) Combined magnetic resonance and diffusion tensor imaging analyses provide a powerful tool for in vivo assessment of deformation along human muscle fibers. *J Mech Behav Biomed Mater.* 63: 207–219.

Pamuk, U. & Yucesoy, C.A. (2015) MRI analyses show that kinesio taping affects much more than just the targeted superficial tissues and causes heterogeneous deformations within the whole limb. *J Biomech.* 48: 4262–4270.

Pond, C.M. (1982) The importance of connective tissue within and in between muscles. *Behav Brain Sci.* 5: 562.

Stecco, C., Porzionato, A., Macchi, V., Stecco, A., Vigato, E., Parenti, A., Delmas, V., Aldegheri, R. & De Caro, R. (2008) The expansions of the pectoral girdle muscles onto the brachial fascia: morphological aspects and spatial disposition. *Cells Tissues Organs.* 188: 320–329.

Street, S.F. (1983) Lateral transmission of tension in frog myofibers: a myofibrillar network and transverse cytoskeletal connections are possible transmitters. *J Cell Physiol.* 114: 346–364.

Street, S.F. & Ramsey, R.W. (1965) Sarcolemma: transmitter of active tension in frog skeletal muscle. *Science.* 149: 1379–1380.

Tian, M.Y., Herbert, R.D., Hoang, P., Gandevia, S.C. & Bilston, L.E. (2012) Myofascial force transmission between the human soleus and gastrocnemius muscles during passive knee motion. *J Appl Physiol.* 113: 517–523.

Tijs, C., van Dieen, J.H. & Maas, H. (2015) No functionally relevant mechanical effects of epimuscular myofascial connections between rat ankle plantar flexors. *J Exp Biol.* 218: 2935–2941.

Trotter, J.A. & Purslow P.P. (1992) Functional morphology of the endomysium in series fibered muscles. *J Morphol.* 212: 109–122.

Turkoglu, A.N., Huijing, P.A. & Yucesoy, C.A. (2014) Mechanical principles of effects of botulinum toxin on muscle length-force characteristics: an assessment by finite element modeling. *J Biomech.* 47: 1565–1571.

Turkoglu, A.N. & Yucesoy, C.A., (2016) Simulation of effects of botulinum toxin on muscular mechanics in time course of treatment based on adverse extracellular matrix adaptations. *J Biomech.* 49: 1192–1198.

Wilke, J., Schleip, R., Yucesoy, C.A. & Banzer, W. (2018) Not merely a protective packing organ? A review of fascia and its force transmission capacity. *J Appl Physiol.* 124: 234–244.

Willems, M.E. & Huijing, P.A. (1994) Heterogeneity of mean sarcomere length in different fibres: effects on length range of active force production in rat muscle. *Eur J Appl Physiol Occup Physiol.* 68: 489–496.

Yaman, A., Ozturk, C., Huijing, P.A. & Yucesoy, C.A. (2013) Magnetic resonance imaging assessment of mechanical interactions between human lower leg muscles in vivo. *J Biomech Eng.* 135: 091003.

Yoshitake, Y., Uchida, D., Hirata, K., Mayfield, D.L. & Kanehisa, H. (2018) Mechanical interaction between neighboring muscles in human upper limb: evidence for epimuscular myofascial force transmission in humans. *J Biomech.* 74: 150–155.

Yucesoy, C.A. (2010) Epimuscular myofascial force transmission implies novel principles for muscular mechanics. *Exercise Sport Sci Rev.* 38: 128–134.

Yucesoy, C. A. & Huijing, P. A. (2012) Specifically tailored use of the finite element method to study muscular mechanics within the context of fascial integrity: the linked fiber-matrix mesh model. *Int J Multiscale Comput Eng.* 10: 155–170.

Yucesoy, C.A., Arıkan, E. & Ates, F. (2012) BTX-A administration to the target muscle affects forces of all muscles within an intact compartment and epimuscular myofascial force transmission. *J Biomech Eng.* 134: 111002.

Yucesoy, C.A. & Ates, F. (2018) BTX-A has notable effects contradicting some treatment aims in the rat triceps surae compartment, which are not confined to the muscles injected. *J Biomech.* 66: 78–85.

Yucesoy, C.A., Baan, G. & Huijing, P.A. (2010a) Epimuscular myofascial force transmission occurs in the rat between the deep flexor muscles and their antagonistic muscles. *J Electromyogr Kinesiol.* 20: 118–126.

Yucesoy, C.A., Baan, G.C. & Huijing, P.A. (2010b) Epimuscular myofascial force transmission occurs in the rat between the deep flexor muscles and their antagonistic muscles. *J Electromyogr Kinesiol.* 20: 118–126.

Yucesoy, C.A., Baan, G.C., Koopman, H.J.F.M., Grootenboer, H.J. & Huijing,

P.A. (2005) Pre-strained epimuscular connections cause muscular myofascial force transmission to affect properties of synergistic EHL and EDL muscles of the rat. *J Biomech Eng.* 127: 819–828.

Yucesoy, C.A., Koopman, H.J.F.M., Baan, G.C., Grootenboer, H.J. & Huijing, P.A. (2003) Effects of inter- and extramuscular myofascial force transmission on adjacent synergistic muscles: assessment by experiments and finite element modeling. *J Biomech.* 36: 1797–1811.

Yucesoy, C.A., Temelli, Y. & Ates, F. (2017) Intra-operatively measured spastic semimembranosus forces of children with cerebral palsy. *J Electromyogr Kinesiol.* 36: 49–55.

Yucesoy, C.A., Turkoglu, A.N., Umur, S. & Ates, F. (2015) Intact muscle compartment exposed to botulinum toxin type a shows compromised intermuscular mechanical interaction. *Muscle Nerve.* 51: 106–116.

第 15 章

筋膜是感觉器官

Robert Schleip and Carla Stecco

筋膜不再是惰性包裹性组织

许多解剖研究者认为筋膜主要是一种惰性包裹器官，可为人体肌肉组织及其他多数器官提供机械性支撑。尽管早期已有一些关于筋膜中存在感觉神经的组织学研究报道（Sakada，1974；Stillwell，1957），但这些研究并未引起太多重视，未对肌肉骨骼动力学的共识产生影响。相关躯体疗法的创始人 Moshe Feldenkrais 和 Ida Rolf 显然也未意识到筋膜作为一种感觉器官的重要性，但整骨疗法的创始人 Andrew Taylor Still 宣称，"毫无疑问，筋膜中存在神经……"并建议在治疗所有筋膜组织时，都应像对待"大脑分支机构"一样，给予同等重视（Still，1902）。

Van der Wal 详细报道了大鼠筋膜中存在大量感觉神经末梢，但该发现一直被忽视了几十年（Van der Wal，1988）。20 世纪 90 年代，学界已认同韧带中存在本体感受神经分布，随后还影响了关节损伤手术治疗方案的制订（Johansson 等，1991）。同样，研究还发现，足底筋膜对站立时控制姿势的感觉运动调节具有重要作用（Erdemir 和 Piazza，2004）。但真正权威性地改变这一"观点"的是 2007 年在波士顿哈佛医学院举办的第一届国际筋膜研究大会。大会期间，来自不同国家的三个研究小组分别报告了他们关于筋膜组织中存在丰富感觉神经的发现（Findley 和 Schleip，2007）。随后还发表了几篇关于筋膜神经支配的论文，表明可将筋膜看作人体体表最大的感觉器官，而且它们还可以在本体感觉和疼痛感知中发挥积极作用。

最近的研究发现，筋膜的复杂程度超乎想象。事实上，不同筋膜的神经支配类型也不相同：浅筋膜与外部感觉的关系更为密切，并与皮肤的许多神经成分相同，深筋膜拥有包括触觉小体（Pacinian corpuscle）、鲁菲尼小体（Ruffini corpuscle）和梭形细胞小体在内的所有游离神经末梢来进行本体感觉，内脏筋膜具有更多的自主神经支配（Stecco 等，2017）。此外，空间分析表明，筋膜不同区域中神经末梢的密度和类型也不同（Stecco 等，2007），并且在同一区域中，筋膜不同子层的神经支配方式也不同（Tesarz 等，2011）。

Martin Grunwald 经详细估算后认为全身筋膜网中约有 1 亿个神经末梢（Grunwald，2017）。该估算仅涉及致密纤维结缔组织的总重量，Tanaka 和 Kawamura（2013）估计，男性体内致密结缔组织的平均总重量为 5kg。然而，也有充分理由认为该计算中包括了疏松结缔组织，不仅因为这些组织是现代"筋膜网"功能定义的一部分（见第 1 章），而且 Tesarz 等人（2011）的研究发现，疏松的皮下结缔组织往往比下面致密的筋膜层的神经支配密度更高。根据 Tanaka 和 Kawamura（2013）的研究，人体纤维结缔组织的重量可增加到 12.5kg（占总体重的 17%）。按照这一推论估计，筋膜网中神经末梢的总量达到了惊人的 2.5 亿个，是 Grunwald 估算结果的 2.5 倍。与皮肤中约有 2 亿个神经末梢（Grunwald，2017）、眼睛中约有 1.26 亿个视觉神经末梢相比，这一新的计算结果表明，全身筋膜网络可能是我们最为丰富的感觉器官。

何为感觉感受器？

我们这些整日面对人体肌肉和组织的人经常会忽略感觉感受器的重要性。大脑是中枢神经系统（central nervous system，CNS）的一部分，是一个非常繁忙的器官，它需要自己的系统不断告知自己，才能以适当的力量创造准确、适时的动作。Kendal 等人（2013）指出，大脑依赖来自肌肉、肌腱、关节和皮肤的感受器输入为它提供所需信息，以指导平稳协调的肌肉运动。因此，对于接受任何运动疗法的人来说，了解人体对这些感觉感受器的潜在影响极为重要。中枢神经系统直接负责所有的整体运动方向，例如抬臂，但必须依靠感觉感受器来获取关于特定肌肉运动的信息。

我们体内有一个躯体感觉系统，该系统包含对我们体表或体内变化做出反应的感觉（传入）神经元。该系统可以调节本体感觉、外部感觉和内部感觉这三种主要功能。由于本章涉及筋膜系统的感觉感受器，所以我们主要探讨本体感觉功能。本体感觉是指我们确定肌肉活动和关节位置的能力。它基于对特定机械感受器的刺激，如肌肉梭形细胞、高尔基腱器、关节囊感受器和对拉伸敏感的游离神经末梢。机械感受器在受到压力、肌肉拉伸或收缩等运动而变形时就会做出反应。这些感受器产生感觉信息并将其发送到大脑，使大脑能够检测到身体及各部位的位置和姿势。肌梭、高尔基腱器和关节感受器等感觉感受器都属于本体感受器。触觉小体和鲁菲尼小体有时也具有本体感觉功能，因为它们也向中枢神经系统报告位置。中枢神经系统整合来自本体感受器和其他感觉系统（如视觉和前庭系统）的信息，以创建身体位置、运动和加速度的整体表征。本体感觉对身体的运动协调至关重要。本体感受器可与运动神经元形成反射回路，以快速反馈关于身体和肢体的位置。这些机械感觉回路对于灵活地保持姿势和平衡非常重要，特别是在运动过程中。

筋膜网中不同类型的感觉感受器

游离神经末梢

在筋膜中，我们可以识别不同类型的感觉感受器，每一种都有其特定的特征（图 15.1）。最具代表性的神经感受器无疑是游离神经末梢（图 15.2）。它们形成了一个网，与筋膜的细胞外基质（提供支持、分隔组织和调节细胞间通信的黏性组织）紧密连接，因此它们对张力或剪切负荷特别敏感。这并不奇怪，因为从形态学和胚胎学的角度来看，筋膜网由结缔组织构成，这些结缔组织结构已经适应了局部张力面非压缩负荷的主导（Schleip 等，2012）。游离神经末梢非常纤细脆弱，对机械刺激敏感。此外，如果细胞外基质发生改变或刺激过于强烈，这些游离神经末梢也可能成为伤害感受器（疼痛感受器）。Taguchi 等人（2013）已证明筋膜游离神经末梢的机械激活阈值是皮肤和肌肉的 2 倍。Schilder 等人（2014）证明，胸腰筋膜内的游离神经末梢对化学刺激的敏感程度比其下的肌肉更甚，并能维持长期的超敏反应。最后，Deising 等人（2012）表明，当筋膜在肌肉收缩之前被“预拉伸”时，刺激筋膜游离神经末梢最有效。对于从事健康工作的人来说，必须认识到并非所有的游离神经末梢都具有疼痛感受功能。其中一部分是热感受神经元，还有一部分为交感神经系统监测肌肉活动，以便对肌肉各部分的血供进行局部特定微调，称为“力学接收器（ergoreception）”。有趣的是，在筋膜组织中，大多数间质（纤维组织之间）神经元被称为多功能感受器，表明它们能够感受多种刺激。虽然它们分布在脊髓后角的突触渴望任何类型的刺激，但如果为这些多功能受体提供足够的本体感受信息，它们似

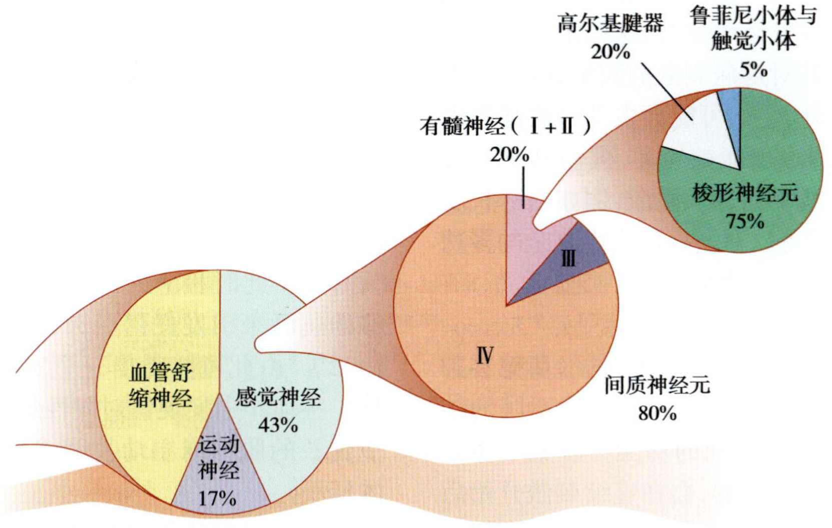

图 15.1　肌肉骨骼结缔组织中的神经元组成。支配猫的外侧腓肠肌和比目鱼肌的神经中各轴突数量的详细分析。虽然少数间质神经元可能会终止于骨内，但其余的神经元都被认为终止于筋膜。甚至被称为肌梭的感觉装置也位于纤维胶原肌内组织中。间质神经元终止于游离神经末梢，其中一些明显具有本体感觉、内感受器或疼痛感受功能。但最新研究表明，筋膜中的大多数间质神经元具有多重功能，表明它们可以接收一种以上感觉类别的刺激。图片来自：offascialnet.com

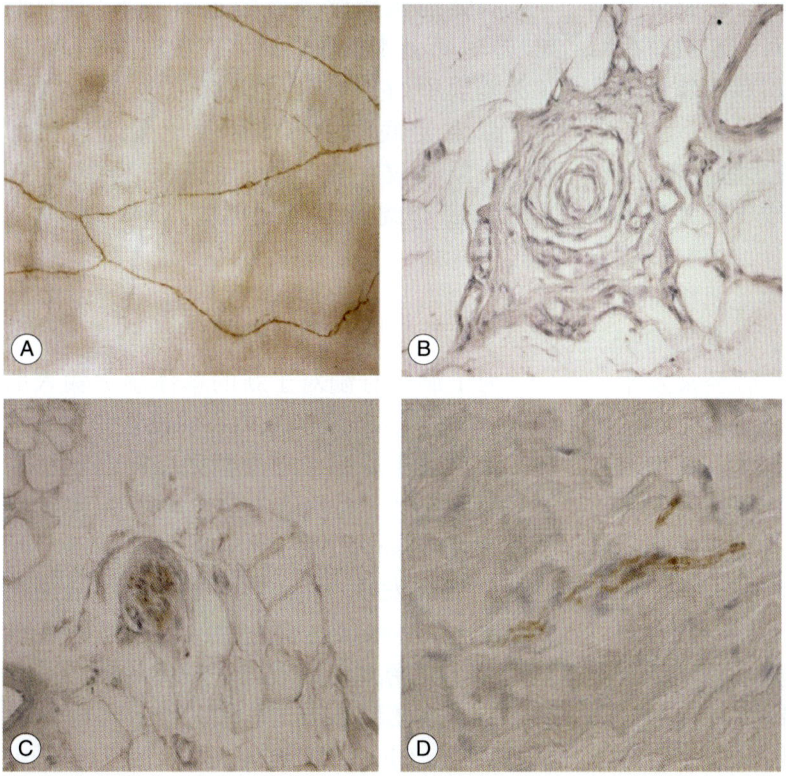

图 15.2　A. 用 S100 抗体对大鼠胸腰筋膜进行免疫染色，可见丰富的神经网络（×20）；B. 人体小腿骨间膜表面的触觉小体，S100（×40）染色；C. 人体小腿骨间膜表面的鲁菲尼小体，S100（×40）染色；D. 人体髋关节囊中的游离神经末梢，PGP9.5（×40）染色。图片来自：Department of Neurosciences, Institute of Human Anatomy, University of Padova

乎很容易得到满足。然而，当各神经末梢周围的结缔组织基质发生改变时，这些游离神经末梢会主动降低其对疼痛刺激的阈值，即表现出疼痛加剧。此外，它们可能会主动释放细胞因子，刺激周围的多功能神经元，促使其感受疼痛。一个看似微小的力学刺激，例如双腿长度仅相差 1mm，就可以在这些筋膜内复杂的多功能感受器网络中产生疼痛反应。

筋膜中有四种特殊的机械感受器（Stecco，2015）：触觉小体、鲁菲尼小体、高尔基腱器和肌梭。每种机械感受器都通过它们不同的结构和激活刺激发挥不同的功能。触觉小体是快速适应型机械感受器，会在连续刺激开始后的几毫秒内降低放电速率直至消失。它们对刺激的变化非常敏感，因此被认为可以调节关节运动的感觉，可能在各类需要突然改变方向的运动中更为重要，例如旋转、换位和抢断（Ergen 等，2007）。

鲁菲尼小体是缓慢适应型机械感受器，在连续刺激下仍然放电。鲁菲尼小体在一定的筋膜张力下受到的刺激最大，因此，它们可以调节身体位置的感觉，但它们也对剪切负荷高度敏感，因而可以感知一个组织层和相邻组织层之间张力负荷的方向差异。

肌梭感受器是一种复杂的梭形感受器，由几种梭内肌纤维组成，由神经纤维支配并被强大的结缔组织包膜包围（Stecco 等，2014）。该包膜与周围肌束的肌束膜相连，因此肌梭可以感知肌束膜内产生的张力。只需 3g 重量的张力就能触发肌梭。这说明在固定后经常发生的肌束膜的微小改变能够改变这些感受器的阈值，从而导致本体感觉和肌肉激活发生改变。事实上，肌梭在本体感觉中起着关键作用，因为它们不断将肌张力、运动及身体部位位置的变化情况报告给中枢神经系统。Mense（2011）坚称，"筋膜的结构紊乱肯定会扭曲纺锤体向中枢神经系统发送的信息，从而干扰正常的协调运动。特别是主要纺锤体传入神经异常敏感，即使肌束膜出现轻微扭曲，也会改变它们的放电频率。"

高尔基腱器是对张力做出反应的缓慢适应型感受器。刺激高尔基腱器往往会导致骨骼肌纤维放松，因为骨骼肌纤维与各自张紧的胶原纤维直接相连。但如果腱性肌外组织被拉伸时，其与放松状态下的肌纤维串联排列，那么相应的大部分延长都会被柔软的肌纤维"吞掉"。此时相应的拉伸可能就无法形成足够的刺激来引发任何肌肉的张力变化（Jami，1992）。由此可能得出一个实用的结论：能够从一些动作中实现针对腱性组织的拉伸，例如使延长的肌纤维主动收缩或暂时性对抗其整体延长。

虽然以前认为高尔基腱器仅存在于腱组织中，但已有两项独立研究证实它们也存在于其他筋膜组织中（Stecco 等，2007；Yahia 等，1992）。高尔基腱器位于肌间隔附近的肌腱连接处，在主动肌和拮抗肌之间发挥协调作用。因此高尔基腱器末梢也能对肌肉的力量和沉重感产生本体感觉。

筋膜内机械感受器的分布并不均匀，例如，鲁菲尼小体和触觉小体位于浅筋膜中；而在深筋膜中，它们只会出现在关节支持带，以及手掌和足底筋膜等本体感觉输入较强的地方。肌梭仅存在于肌肉的肌束膜中，而在胸腰筋膜和阔筋膜等较厚的筋膜中则没有分布。

不是所有筋膜都有相同的神经支配

为了满足脊髓对于新的本体感觉输入的需求，刺激身体筋膜网络的不同位置是否有区别？两项关于筋膜中感受器密度的新见解为这一问题提供了有价值的信息。首先，海德堡大学（University of Heidelberg）Mense 研究小组近期研究发现，在人类和大鼠的腰椎筋膜中，介于真皮和深筋膜之间的浅表组织中的感觉神经元密度要显著高于被称为腰背筋膜的深层组织层（Tesarz 等，2011）。我们在乌尔姆大学（Ulm University）进行的实验研究中也观察到，深筋膜和浅筋膜之间的过渡性剪切区神经密度增加。在健康的身体区域，该区域相对于深层组织来说容易发生侧向的“皮肤滑动”。该区域的结构也决定了皮肤是否可以被拉离身体。这使我们可以假设，日常运动所产生的侧向滑动运动是筋膜本体感觉的重要来源。一个有趣的想法是，运动医学中报道的各种皮肤贴敷技术具有良好疗效，部分原因可能是这些技术扩大了正常关节的皮肤运动。

其次，最新见解是意大利帕多瓦大学（Padua University）的 Stecco 研究小组发现的筋膜网中感觉神经密度增加的区域（Stecco 等，2007）。对人类尸体的上肢和下肢筋膜的组织学检查显示，高尔基腱器、触觉小体和鲁菲尼小体等本体感觉神经末梢的密度存在巨大差异。这些最新数据表明，明显承担力量传递功能的筋膜组织（例如前臂上端的肱二头肌腱膜）几乎没有与肱二头肌筋膜相同的本体感觉末梢。另外，他们观察到部分筋膜结构似乎在力量传递中几乎没有作用，如距小腿关节和腕部周围的支持带。有趣的是，这些更加倾斜走行的筋膜带似乎位于主要关节附近，且含有密度非常高的本体感觉神经末梢（图 15.3）。一些研究人员认为，这些筋膜带的主要功能可能不是生物力学功能，而是它们为中枢神经系统提供细致本体感觉的感觉功能。如果该观点得到证实，就可以表明，无论是皮肤贴敷、瑜伽、拉伸、泡沫轴自我治疗，还是类似连续运动的微运动，每一种增强本体感觉的方法都可以通过刺激本体感觉神经支配密集区域的筋膜组织运动来增强相应的疗效。

浅筋膜也有丰富的神经支配，既有游离神经末梢，也有触觉小体、鲁菲尼小体等小体感受器。小体感受器位于浅层脂肪组织和浅筋膜内，表明这些感受器能够感知施加在浅筋膜上的机械刺激。而深部脂肪组织（deep adipose tissue，DAT）是外部感觉系统（由皮肤、浅层脂肪组织和浅筋膜构成）和本体感觉系统（位于肌肉和深筋膜）之间的分水岭，其神经感受器很少。当深部脂肪组织消失、浅筋膜与深筋膜融合时（如手掌和足底部分），外部感觉和本体感觉系统就会结合起来（Stecco 等，2017）。

在人类和其他灵长类动物的浅筋膜中找到了触觉 C 纤维，这是一项惊人的新发现。这些间质神经元位于我们祖先长着毛发的身体部位（如在手掌或脚底部位缺如），这与灵长类动物的理毛行为有关，是一种社交健康的体现。当受到刺激时，这些筋膜内神经元不会发出任何本体感觉信息（而且大脑无法定位刺激的源头）；但它们会激活岛叶皮质，表达出一种平静的幸福感和社会归属感（McGlone 等，2014）。

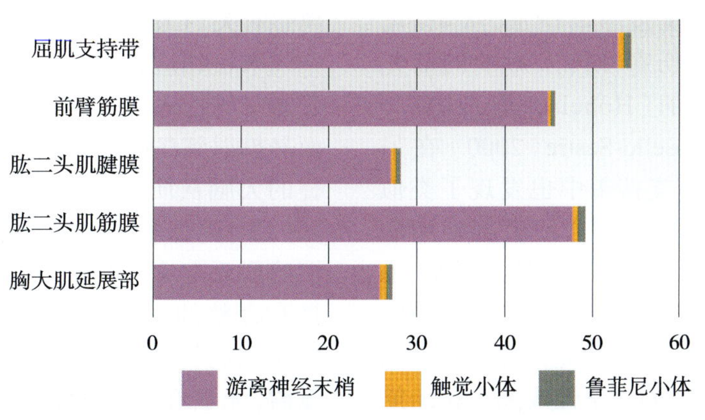

图 15.3 位于上肢不同部位的机械感受器类型的平均数量（数据来自 Stecco 等，2007）

内脏筋膜中的神经支配根据筋膜类型的不同而大不相同。实际上，与各个器官密切相关的筋膜，如脏腹膜、肝包膜和食管外膜都具有很好的神经支配，但只有自主神经成分。相反，壁腹膜、心包囊、肾筋膜及所有嵌入筋膜都有躯体神经支配，与其上覆盖的肌肉完全相同（Stecco 等，2017）。

筋膜与疼痛

胸腰筋膜（thoracolumbar fascia，TLF）是被研究最多的筋膜之一，因为许多研究表明它可以在非特异性腰痛中发挥作用（Langevin 等，2011；Schleip 等，2007；Yahia 等，1992）。TLF 其实是一个神经支配密集的组织，其游离神经末梢可以向腰髓的背角神经元发送疼痛信息（Taguchi 等，2008）。Schilder 等人（2014）的研究清楚地表明，如果深筋膜发生改变，可能会比肌肉和皮下组织更易引发疼痛。向深筋膜注射高渗盐水导致的疼痛，其持续时间和峰值疼痛评级要高于向皮下组织或肌肉进行注射。此外，筋膜注射引起的疼痛辐射和疼痛影响也明显大于肌肉和皮下组织注射。筋膜注射后的疼痛表现为烧灼感、搏动感和刺痛感。在诱导延迟性肌肉酸痛后，筋膜的疼痛阈值明显低于底层肌肉组织（Lau 等，2015）。此外，TLF 的慢性刺激可在脊髓水平诱发敏化现象（Hoheisel 等，2011）。实验诱导 TLF 慢性炎症后，疼痛纤维密度显著增加，从 4% 增加到 15%。此外，受伤害性传入影响的活化组织（metamers）增加（Hoheisel 等，2015）。Sanchis-Alfonso 和 Rosello-Sastre（2000）在另一种筋膜——膝关节支持带中也发现了类似的结果，他们强调了髌股综合征患者中疼痛性、P 物质免疫反应性纤维的增长。Pedersen 等人（1956）发现，用力挤压切除大脑的猫的 TLF 能够引起背部肌肉（主要是同侧），以及腘绳肌和臀肌（同侧腿）的痉挛性收缩。挤压筋膜的反应要比挤压下方肌肉组织的反应强烈得多。在小腿胫骨前筋膜中也获得了类似的结果。Taguchi 等人（2013）挤压大鼠的跖筋膜后发现，脊髓背角的神经激活增加。

在慢性疼痛中，伤害性感受纤维密度的增加表明筋膜可能在外周敏化中发挥了作用。这就增加了传入的敏感性，通常不是疼痛增加，而可能是筋膜组织中游离神经末梢的数量增加或刺激阈值降低。例如，受伤前的筋膜紧张并不引起疼痛，而有助于提供本体感觉信息，但创伤后则会表现为疼痛。受伤后的超敏反应可能是一种避免该区域受到进一步伤害的重要自我保护机制，但如果这种超敏反应持续时间过长则对身体无益。识别患者的外周致敏非常重要，因为如果筋膜组织恢复了正常弹性，游离神经末梢的敏感性就会降低，疼痛强度也会随之降低。

内感受和岛叶皮质

筋膜激活中常被忽视的一点是筋膜中的间质神经元具有内感受功能，而非本体感觉或痛觉功能。刺激这些游离神经末梢可以为大脑提供有关身体状态的信息，使其能够根据生理需求不断维持自身稳态。许多相应的游离神经末梢位于内脏结缔组织中，构成了肠脑的重要部分。但其他内感受间质神经元位于肌内膜和肌束膜内的结缔组织中。其内感知信号与温暖、恶心、饥饿、酸痛、努力、沉重和轻松等感觉有关，也与特殊身体部位的归属感或疏离感有关（Craig，2002）。

来自相应神经末梢的神经刺激并没有沿着通常的传入通路进入大脑的躯体运动中枢，而是投射到岛叶皮质，即位于前脑内部向内折叠的大脑灰质。在这个只有核桃大小的皮质区内，对内部躯体感觉的感知会与情绪偏好和情感联系起来。岛叶功能紊乱的人可能仍然具有完整的生物力学功能，并能在相应测试中达到高智商水平；但他们通常会出现社交障碍，无法在复杂的情况下做出合理的决定（Damasio，1999）。

虽然一些与健康相关的疾病（如腰痛、脊

柱侧弯或复杂性区域疼痛综合征）与本体感觉的灵敏度下降有关，但其他疾病似乎与内感觉处理功能障碍更为相关，包括厌食症、焦虑、抑郁、肠易激综合征、述情障碍（无法识别和表达自己的情绪状态）和可能的纤维肌痛。因此，无论是在瑜伽、普拉提，还是在武术中，运动教练在引导客户进行躯体感觉训练时，都应仔细研究他们的习惯偏好。如“你腰部触地的准确位置是哪里？”这种严重依赖本体感觉的情况，对需要精细训练内感知的客户来说，长期效果并不好。在这些情况下，技术性地培养内脏筋膜的感觉，例如通过特定的瑜伽体势训练，有时可能比经常习惯性地强调肌肉骨骼感觉带来的效果更好（表 15.1）。

表 15.1　与本体感觉紊乱或内感觉功能障碍相关的健康问题

研究证明，一些病理改变与本体感觉功能障碍有关；还有一些则与内感受功能的改变有关。岛叶皮质在内感受通路中起主导作用，其中所有感觉输入均与情感关联。在本体感觉中，躯体运动皮质及其在身体的映射区域至关重要。根据功能障碍的相关途径，筋膜导向治疗的侧重点也有所不同。

本体感觉障碍	内感受失调
腰痛	饮食失调 肠易激综合征
挥鞭伤	创伤后应激障碍
复杂性区域疼痛综合征（complex regional pain syndrome，CRPS）	使用精神活性物质导致的精神障碍
注意缺陷多动障碍（attention deficit hyperactivity disorder，ADHS）	抑郁 惊恐障碍 广泛性焦虑症
脊柱对角链侧弯	孤独症谱系障碍 人格解体 / 现实解体障碍
全身性活动过度	躯体症状障碍 功能障碍
其他肌筋膜疼痛综合征	纤维肌痛 慢性疲劳综合征

临床总结

- 筋膜构成了一个全身的张力网络，是我们感知自身变化的最丰富、最重要的感觉器官。
- 相关感觉神经包括可以清晰传递本体感觉信息的感受器。
- 内脏筋膜主要由自主神经支配，而非躯体感觉神经支配。
- 本体感觉信号会抑制潜在的肌筋膜疼痛感觉，特别是在注意力集中且本体感觉刺激发生在由相同（或附近）脊髓支配的身体区域时。
- 肌筋膜的疼痛感觉和本体感觉之间的相互抑制作用似乎与腰痛的治疗相关性很强。
- 筋膜中其他较小的感受器神经元集中接收内感受或疼痛感受。
- 加强本体感觉刺激的治疗对许多肌筋膜疼痛问题都有效。
- 另外，熟练运用内感受性感知手段，可能通过促进岛叶改善，对治疗一些复杂的躯体功能障碍同样有效。

（燕琪　王朝辉　关玲）

参考文献

Bednar, D.A.1., Orr, F.W. & Simon, G.T. (1995) Observations on the pathomorphology of the thoracolumbar fascia in chronic mechanical back pain. A microscopic study. *Spine*. 20: 1161–1164.

Craig, A.D. (2002) How do you feel? Interoception: the sense of the physiological condition of the body. *Nat Rev Neurosci*. 3: 655–666.

Damasio, A. (1999) *The feeling of what happens: body and emotion in the making of consciousness*. New York, NY: Harcourt-Brace.

Erdemir, A. & Piazza, S.J. (2004) Changes in foot loading following plantar fasciotomy: a computer modeling study. *J Biomech Eng*. 126: 237–243.

Ergen, E. (2007) Proprioception and Coordination, Bülent Ulkar, in *Clinical Sports Medicine*.

Findley T. & Schleip R. (eds) (2007) *Fascia research. Basic science and implications for conventional and complementary health care*. Munich, Germany: Elsevier Urban & Fischer.

Gibson, W., Arendt-Nielsen, L., Taguchi, T., Mizumura, K. & Graven-Nielsen, T. (2009) Increased pain from muscle fascia following eccentric exercise: animal and human findings. *Exp Brain Res*. 194: 299–308.

Grunwald, M. (2017) *Homo hapticus*. Munich, Germany: Droemer Verlag.

Jami, A. (1992) Golgi tendon organs in mammalian skeletal muscles: functional properties and central actions. *Physiol Rev*. 72: 623–666.

Johansson, H., Sjölander, P. & Sojka, P. (1991) A sensory role for the cruciate ligaments. *Clin Orthop Relat Res*. 268: 161–178.

Koike, S., Mukudai, S. & Hisa, Y. (2016) *Muscle Spindles and Intramuscular Ganglia/Neuroanatomy and Neurophysiology of the Larynx*. Tokyo, Japan: Springer, 11–20.

Liptan, G.L. (2010) Fascia: A missing link in our understanding of the pathology of fibromyalgia. *J Bodyw Mov Ther*. 14: 3–12.

McGlone, F., Wessberg, J. & Olausson, H. (2014) Discriminative and affective touch: sensing and feeling. *Neuron*. 82: 737–755.

Mense, S. & Hoheisel, U. (2016) Evidence for the existence of nociceptors in rat thoracolumbar fascia. *J Bodyw Mov Ther*. 20: 623–628.

Mitchell, J.H. & Schmidt, R.F. (1977) Cardiovascular reflex control by afferent fibers from skeletal muscle receptors. In: Shepherd JT et al. (eds) *Handbook of physiology*. Section 2, Vol. III, Part 2: 623–658.

Moseley, G.L.1., Zalucki, N.M. & Wiech, K. (2007) Tactile discrimination, but not tactile stimulation alone, reduces chronic limb pain. *Pain*. 137: 600–608.

Sakada, S. (1974) Mechanoreceptors in fascia, periosteum and periodontal ligament. *Bull Tokyo Med Dent Univ*. 21(Suppl 0): 11–13.

Sandkühler, J. (2009) Models and mechanisms of hyper-algesia and allodynia. *Physiol Rev*. 89: 707–758.

Schilder, A., Hoheisel, U., Magerl, W., Benrath, J., Klein, S. & Treede, R.D. (2014) Sensory findings after stimulation of the thoracolumbar fascia with hypertonic saline suggest its contribution to low back pain. *Pain*. 155: 222–231.

Schleip, R., Jäger, H. & Klingler, W. (2012) What is 'fascia'? A review of different nomenclatures. *J Bodyw Mov Ther*. 16: 496–502.

Schleip, R., Naylor, I.L., Ursu, D., Melzer, W., Zorn, A., Wilke, H.J., Lehmann-Horn, F. & Klingler, W. (2006) *Med Hypotheses*. 66: 66–71.

Standring, S., et al. (2009) *Gray's Anatomy: the Anatomical Basis of Clinical Practice*, 40th edn. Edinburgh, UK: Churchill Livingstone, 1101.

Stecco, C. (2014) *Functional atlas of the human fascial system*. Elsevier Health Sciences.

Stecco, C., Gagey, O., Belloni, A., Pozzuoli, A., Porzionato, A., Macchi, V., Aldegheri, R., De Caro, R. & Delmas, V. (2007) Anatomy of the deep fascia of the upper limb. Second part: study of innervation. *Morphologie*. 91: 38–43.

Stecco, C., Sfriso, M.M., Porzionato, A., et al. (2017) Microscopic anatomy of the visceral fasciae. *J Anat*. 231: 121–128.

Stecco, A., Stecco, C. & Raghavan, P. (2014) Peripheral mechanisms contributing to spasticity and implications for treatment. *Curr Phys Med Rehabil Rep*. 2: 121–127.

Still, A.T. (1902) *The philosophy and mechanical principles of osteopathy*. Kansas City: Hudson-Kimberly, 62.

Stillwell, D.L. (1957) Regional variations in the innervation of deep fasciae and aponeuroses. *Anat Rec*. 127: 635–648.

Tanaka, G. & Kawamura, H. (1992) Reference Man Models Based on Normal Data from Human Populations. Report of the Task Group on Reference Man, The International Commission on Radiological Protection, Nr. 23. http://www.irpa.net/irpa10/cdrom/00602.pdf.

Tesarz, J., Hoheisel, U., Wiedenhöfer, B. & Mense, S. (2011) Sensory innervation of the thoracolumbar fascia in rats and humans. *Neuroscience*. 194: 302–308.

van der Wal, J.C. (1988) The organization of the substrate of proprioception in the elbow region of the rat. PhD thesis. Maastricht, the Netherlands: Maastricht University, Faculty of Medicine.

Yahia, L., Rhalmi, S., Newman, N. & Isler, M. (1992) Sensory innervation of human thoracolumbar fascia. An immunohistochemical study. *Acta Orthop Scand*. 63: 195–197.

第 16 章

筋膜与肌肉骨骼损伤：它们的联系被低估了吗？

Jan Wilke

引言

运动训练中首要的是防治肌肉骨关节损伤。因此，专家学者在鉴别和阐释体育运动中最常见的损伤方面进行了广泛研究。然而，尽管有大量研究详尽报告了肌肉、骨骼、肌腱、韧带或关节囊损伤的发生率和患病率，但深筋膜仍是其中一个被忽视的组织：尽管我们都知道它非常脆弱，但尚不清楚它能被破坏到什么程度。本章列举了筋膜参与肌肉骨骼疾病的发生和症状的两个例子，强调了其在软组织应变损伤和迟发性肌肉酸痛中的潜在作用。

软组织拉伤

肌肉损伤是体育运动中最常见的健康问题之一。根据流行病学调查数据，在体育运动中发生的所有急性损伤中，有 10%~55% 是肌肉拉伤（Chan 等，2012）。这种病理现象在足球、篮球、橄榄球和跑步等运动中尤其普遍（Maffulli 等，2015）。其典型发生位置在下肢，股四头肌、腓肠肌，以及内收肌和腘绳肌（后者在足球运动中尤甚）最为常见（Barroso 和 Thiele，2011；Ekstrand 等，2011）。以上肌肉的易损性可归因于多种特征：其中，高比例的糖酵解快速收缩肌纤维、羽状纤维排列和跨双关节被认为是诱发因素（Maffulli 等，2015）。

软组织拉伤的病理生理学

离心收缩的强力减速需求（见第 26 章）是损伤的主要病理机制（Maffulli 等，2015）。这意味着受影响的组织必须在肌肉活跃工作的状态下抵抗较大的伸长力。虽然弹性的肌肉 - 肌腱复合体可以耐受一定的压力，但重复和累积的刺激可能会超过其承载能力，最终导致断裂。特别是体育比赛的结束阶段对运动员来说是一个危险的时段。在足球比赛中，从开始到全场比赛结束时，伤病的数量几乎会成比例增加（Ekstrand 等，2011），这似乎是疲惫累积所致。动物实验结果表明，在疲劳状态下，引起肌肉衰竭所需的力降低了 3%~7%（Mair 等，1996）。这也与人类运动员的生物力学研究有一定相似性，因为研究表明，离心力量可能是一个关键性保护因素，其会随着上场比赛时间的延长而降低（Grieg 和 Siegler，2009）。

筋膜在软组织拉伤中的作用

尽管传统上的临床诊断和相关治疗都侧重于骨骼肌和肌腱，但它们并不是损伤时唯一被拉伤的结构。从微观和宏观层面上可以观察到，胶原结缔组织与运动系统的主动成分形成了一个功能与结构单元。微观层面可以看到单个纤维与肌内膜的连接，还可以看到另一个惊人的结构特征：在部分肌肉中，只有 1/5 的纤维跨越了从起点到止点的全部距离，其余纤维皆终止于肌腹内，连接在肌内膜上（图 16.1；Hijikata 和 Ishikawa，1997）。因此，结缔组织似乎成了肌肉内传递和分配力的机械枢纽，并

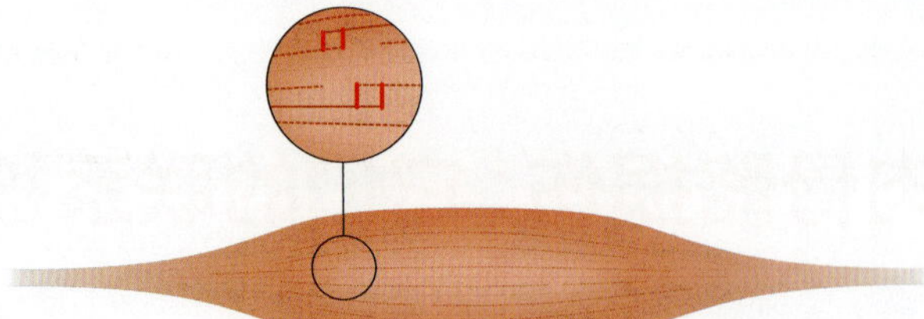

图 16.1 骨骼肌示意图。跨肌纤维（spanning muscle）跨越了从起点到止点的整个距离，而非跨肌纤维（圆圈）仅通过结缔组织（红色竖线）连接

可在离心收缩时被拉伸。除微观结构外，宏观层面还包括肌肉与其深筋膜的紧密连接，以及与邻近结构（如协同肌和拮抗肌）和连续结构（如腓肠肌和腘绳肌）的组织融合（关于肌筋膜连续性的详述见第 12 章）。综上所述，结缔组织与骨骼肌在微观和宏观层面的紧密融合表明，前者通过吸收和抑制爆发性动作（如加速、停止或变向）中产生的峰值应力来辅助后者。因此，深筋膜可能会在运动中受伤的假说似乎有一定道理，值得进一步深思。

最近一项荟萃分析系统评价的结果（Wilke 等，2019）证实了筋膜组织在运动过程中的脆弱性。在分析了 15 项观察研究，共 1 433 处肌肉拉伤后（经磁共振成像和 / 或超声诊断确定），发现 90% 的损伤存在筋膜或肌腱的结构性损伤。深筋膜撕裂的发生率为 32%，肌腱结合部撕裂的发生率高达 68%，从肌腱传递力的功能来看，这是非常合理的。与这些惊人的损伤高发率相比，肌肉的单一性损伤仅有约 1/10（11%）。因此，“肌肉损伤”一词忽略了疾病的形态学基础，最好用“肌筋膜损伤”或“肌胶原损伤”来代替。

肌肉损伤的筋膜特异性防治新方法

理论上讲，在软组织损伤中发现的结缔组织损伤可能会对运动表现及康复过程的时间产生不利影响。事实上，在筋膜切开术（筋膜的纵向切口）后，Garfin 等人（1986）发现狗的腿部肌力下降了 16%。作者认为，力量损失与间室内压明显降低（约 50%）有关。最近的一项研究得出了类似的观察结果：与术前相比，切除野生火鸡翅膀肌肉周围的深筋膜，导致最大输出力降低了 28%（Ruttiman 等，2018）。因此，肌胶原损伤中典型的筋膜破裂的程度，是否足以对运动员产生类似的影响，仍有待阐明。筋膜病变除了会影响力的产生外，也会影响关节活动度。Bishop 等人（2018）研究了 2cm 长的损伤对猪的腰筋膜组织厚度和剪切应变活动性的影响。切口导致筋膜层厚度略高、滑动减少约 15%。这两个因素都可能损害关节活动度（Wilke 等，2018）。有趣的是，如果禁止动物活动达 8 周的话，变化的幅度就更为明显。虽然软组织拉伤后造成运动减少的时间不长，但损伤和缺乏运动的叠加损伤也可能与人类相关。

目前仍无充分数据证明筋膜损伤对康复时间的潜在影响。一些观察性研究表明，筋膜损伤越严重，重返赛场所需的时间就越长（Prakash 等，2018；Werner 等，2017）。其他人的研究（Connell 等，2004；Ekstrand 等，2016；Pedret 等，2015；Pollock 等，2016）比较了肌筋膜和肌腱损伤后的恢复情况。他们发现这两种类型的恢复持续时间多数时候都相似，这似乎在意料之中，因为它们均具有胶原蛋白衰竭的特征。有一项研究虽然没有区分肌腱和筋膜损伤，但调查了肌胶原和纯肌肉软组织拉伤之间的潜在差异。Renoux 等人（2018）证明，在 70 名优秀运动员的样本中，肌胶原病变康复所需的时间比单纯肌肉病变长 3 周（7.6 周 vs. 3.9 周）。虽然该发现尚须通过进一步的研究来证实，但这与结缔组织的转换速率比骨骼肌更高这一事实一致（Heinemeier 等，2013）。

尽管尚缺乏精准数据来描述筋膜组织对重返赛场时间的影响，但为结缔组织提供特定刺激的焦点治疗可以加速其恢复。大体上，有两个因素决定了结缔组织在张力作用下的回弹性：I 型胶原蛋白的相对含量和纤维的排列。为了刺激I 型胶原蛋白产生并诱导最佳的纤维取向（在肌腱中平行，在筋膜中呈网格状），需要应用机械力延长目标组织。例如，可以通过离心训练和拉伸来实现。离心训练已在目前的康复模式中得到了广泛应用。无论是急性训练还是长期训练，都会导致最佳的力量产生角度向更长的肌肉长度的实质性转变（Brockett 等，2001）。拉伸姿势下的机械输出增强可能是一种防止拉伤的保护机制。在设计预防性干预措施时，临床医生应特别考虑离心 - 向心强度比。Croisier 等人（2002）在有受伤史和反复拉伤史的运动员样本中进行了调查。多数研究对象都有明显的双侧离心力量缺陷。经过专门的离心训练后，所有患者均恢复平衡，随访 12 个月未见复发。总体而言，三项荟萃分析检验了离心训练在预防腘绳肌腱拉伤方面的作用。所有研究一致得出结论：如果运动员的依从性高，则具有预防作用（Al Attar 等，2017；Goode 等，2015；Schache，2012）。

目前仍缺乏证据来证明拉伸的效能。基础研究结果基本支持其应用，表明拉伸在调节炎症反应和组织重塑方面具有重要作用。Corey 等人（2012）对已发生炎症的小鼠腰椎筋膜进行每天 2 次拉伸、每次 10 分钟。12 天后，观察到其步长恢复正常，巨噬细胞表达减少，机械敏感性降低。在同一研究小组的随访试验中，我们采用了类似的治疗方案来检查拉伸对急性期的影响（Berrueta 等，2016）。在诱导结缔组织炎症 48 小时后，进行柔韧性运动的大鼠体内炎症病灶厚度减少、中性粒细胞计数减少。虽然炎症期后胶原蛋白生成的增加是功能性愈合的重要组成部分，但其过度合成会导致纤维化、形成瘢痕。有趣的是，研究证明，在小鼠体内进行 20%~30% 的皮下结缔组织拉伸可以降低损伤所致的转化生长因子 β1（transforming growth factor-β1，TGF-β1）和 I 型前胶原的表达。这两种物质的产生会导致纤维化，进而形成粘连，降低组织功能和灵活性。必须重申的是，此类实验中应用的大伸长率，可能很难在人类体内条件下实现：根据生物力学测试，正常的深筋膜会在 12%~15% 的张拉下破裂（Wang 等，2009；Yahia 等，1993）。但是，连续几天逐步实施连续伸长方案，破裂阈值可提高 27%~37%（Wang 等，2009）。另一个问题是康复期拉伸干预的最佳时机，因为其无法从实验数据中推断出来。

尽管拉伸可能有益于组织再生，但仍应谨慎使用。如果运动刺激太过强烈，积极作用可能会消失甚至逆转。Wang 等人（2007）比较了两种拉伸强度后发现，以每天 2mm 的速度拉长兔腿会引起其胶原纤维坏死，而以每天 1mm 的速度拉长则会引起再生变化。此外，较高的拉伸速率也能促进Ⅲ型胶原蛋白的产生（Wang 等，2008）。这种胶原蛋白通常在创伤后合成，并形成临时但不太稳定的组织愈合。正常情况下，深筋膜几乎完全由I 型胶原组成，这与组织的拉伸强度直接相关。因此，向更高的Ⅲ型胶原的转移可能是应变率过度的结果。

只有一项研究调查了拉伸训练对成功重返赛场过程的作用。Malliaropoulos 等人（2004）检查了 80 名患有腘绳肌腱拉伤的优秀运动员的恢复情况。研究对象被随机分为两组：第一组每天拉伸 1 次，第二组每天拉伸 4 次。与拉伸 1 次的对照组相比，拉伸 4 次的治疗方案使患者恢复正常运动度的速度加快了 2 天，重返赛场的时间显著缩短（13.3 天 vs. 15.1

天）。虽然尚需更多的试验来确认拉伸对治疗软组织拉伤的有效性，但它至少可以作为诸多康复计划的一种辅助手段。

与将拉伸用于治疗类似，拉伸也常被用于预防受伤。数篇系统综述清晰表明，拉伸并不能降低损伤的总体发生率（Thacker 等，2004；McHugh 和 Cosgrave，2010；完整综述见第 10 章）。但如果只考虑肌肉损伤的话，似乎效果并不大（McHugh 和 Cosgrave，2010）。更重要的是，现有研究多采用静态拉伸，可能无法产生足够的重复性延长刺激。

总之，针对肌外筋膜量身定制的、内容较丰富的周期性拉伸干预措施（见第 10 章）可为预防肌胶原损伤开辟新的领域。补充营养也可强化肌胶原愈合。研究证明，口服富含维生素 C 的明胶和跳绳运动可增强体内胶原蛋白合成（Shaw 等，2016）。有趣的是，这似乎是一种线性的剂量反应关系，因为摄入 15g 明胶比摄入 5g 引起的反应更强。虽然未发现这对机械稳定性的影响，但一项安慰剂对照试验进一步证明，补充胶原肽（5g）可改善慢性距小腿关节不稳定患者足部自我感知功能的稳定性（Dressler 等，2018）。

延迟性肌肉酸痛

延迟性肌肉酸痛（delayed onset muscle soreness，DOMS）是久坐看电视者和职业运动员在休赛期后重新开始运动时出现的一个众所周知的现象：当训练负荷迅速增加或使用以前不熟悉的新运动刺激时，运动相关的肌肉疼痛可在活动后数天内发生。长期以来，人们一直认为延迟性肌肉酸痛主要源于肌肉。实际上，有令人信服的证据表明，尤其是离心运动会导致肌酸激酶水平升高，而肌酸激酶是肌肉损伤的一种酶标志物。此外，活检研究的结果还揭示了结构变化，如椎间盘损伤和肌纤维断裂（Stauber 等，1990）。综上所述，研究认为这些过程会引发组织炎症、肿胀和疼痛，这些均是延迟性肌肉酸痛的特征（Cleak 和 Eston，1992；Kanda 等，2013）。

尽管已证实剧烈运动或非常规运动会导致肌肉损伤，但最近的研究表明，运动后的延迟性不适感似乎并非源自肌肉，这对传统的延迟性肌肉酸痛发病机制提出了挑战。Gibson 等人（2009）要求受试者进行胫骨前肌离心收缩。1 天后，向肌肉和周围筋膜注射高渗盐水（引起疼痛的溶液）。有趣的是，筋膜注射后，受试者的疼痛评分明显更高，而与未运动的对照组相比，刺激肌肉引起的伤害性反应甚至没有差别。Lau 等人（2015）的一项类似研究证实了这些惊人的发现。在肘关节屈肌区诱发延迟性肌肉酸痛后，用电刺激疼痛阈值来评估不同组织的疼痛反应，它可以识别出第一次疼痛感相应的电流强度。同样证明，周围筋膜的刺激比肌肉的刺激更痛。从 Gibson 等人（2009）和 Lau 等人（2015）的研究数据可以推断，深筋膜（而非肌肉本身）似乎是延迟性肌肉酸痛的痛感来源。这一假设与 Barry 等人（2015）的结论相吻合，他们发现腰椎筋膜的神经密度比背部肌肉高 3 倍。

关于延迟性肌肉酸痛的病理生理学，骨骼肌结构损伤和筋膜疼痛感知的证据，分别支持了两种略有不同的模型（Langevin 和 Sherman，2006；Wilke 等，2017）：首先，假设结构性肌肉损伤是诱因，其周围结缔组织的疼痛感受器可能会受到炎症引起的肌肉肿胀的刺激。与此相关的是，由于筋膜受同一脊柱节段的神经支配，还可以认为肌肉损伤会引发筋膜敏感性增加。其次，即使是触摸或适度的肌肉收缩等轻度刺激也会引起疼痛。另一种理论完全否定了肌肉损伤的致病性，而认为其是训练后重塑 / 适应过程的重要组成部分。在这种情况下，疼痛的起源和表现都可能在结缔组织中。由于筋膜与骨骼肌紧密相连，需要适应其体积和长度的变化，特别是在重负荷离心收缩时，可能会受到损伤（见上文）。迄今为止，尚无确切证据证明深筋膜内存在微破裂。但据报道，在进行 50 次导致延迟性肌肉酸痛的运动的最大离心收缩后，尿羟脯氨酸和羟赖氨酸的排泄增加（Brown 等，1997）。研究认为这两种氨基酸都反映了胶原蛋白的分解，因此也可能反映了肌内或肌外结缔组织的损伤。另一项研究（Crameri 等，2004）对取自人体股外侧肌的样本进行活检。非常规的高强度离心运动导致腱生蛋白（tenascin）C 染色，并在肌束膜和肌外膜中检测到反应性巨噬细胞。腱生蛋白 C 是高负荷和 / 或组织衰竭的替代指标，而巨噬细胞的存在则表明炎症过程。最后，在最近的一项实验中，我们使用超声成像来量化疲劳离心运动后肱二头肌筋膜的厚度（Nosaka 和 Lau，2018）。在延迟性肌肉酸痛发生后的当天，筋膜厚度会增加约 30%。随后几天，厚度会进一步增加，到第 5 天达最大值（增加 104%）。虽然观察到的筋膜增厚有多种深层原因，但它可能是损伤诱发的水肿所致。综上所述，实验结果似乎表明，运动引起的延迟性肌肉酸痛不仅会导致结构性肌肉损伤，还会造成筋膜内的微小病变。因此，我们可以假设，在运动后出现肌肉酸痛时，上述两种假说共同起作用。

临床总结

肌肉骨骼创伤可严重影响骨骼肌的深筋膜。这在软组织拉伤中变得非常明显，主要表现在肌外和肌腱结缔组织。相反，只在极少数情况下才会发生单纯的肌肉形态学损伤。虽然尚未完全确定具体的预防和治疗方法的效果，但针对筋膜干预措施的开发和应用为教练和治疗师带来了有吸引力的机遇。根据现有证据，离心训练和动态拉伸练习似乎能够产生足够的刺激。在延迟性肌肉酸痛中，肌肉周围的结缔组织似乎也起着重要作用，因为患者的疼痛很可能起源于筋膜。虽然仍需进一步研究来确定筋膜微破裂的存在，但应根据新的研究发现量身定制治疗方法，以缓解运动后不适。

（燕琪　王朝辉　关玲）

参考文献

Al Attar, W.S.A., Soomro, N., Sinclair, P.J., Pappas, E. & Sanders, R.H. (2017) Effect of injury prevention programs that include the Nordic hamstring exercise on hamstring injury rates in soccer players: a systematic review and meta-analysis. *Sports Med*. 47: 907–916.

Barroso, C.G. & Thiele, E.S. (2011) Muscle injuries in athletes. *Rev Bras Ortop*. 46: 354–358.

Barry, C.M., Kestell, G., Gillan, M., Haberberger, R.V. & Gibbins, I.L. (2015) Sensory nerve fibers containing calcitonin gene-related peptide in gastrocnemius, latissimus dorsi and erector spinae muscles and thoracolumbar fascia in mice. *Neuroscience* 291: 106–117.

Berrueta, L., Muskaj, I., Olenich, S., Butler, T., Badger, G.J., Colas, R.A., Spite, M., Serhan, C.N., Langevin, H.M. (2016) Stretching impacts inflammation resolution in connective tissue. *J Cell Physiol*. 231(7): 1621–1627.

Bishop, J.H., Fox, J.R., Maple, R., Loretan, C., Badger, G.J., Henry, S.M., Vizzard, M.A. & Langevin, H.M. (2016) Ultrasound evaluation of combined effects of thoracolumbar fascia injury and movement restriction in a porcine model. *PLoS One*. 11: e0147393.

Brockett, C.L., Morgan, D.L. & Proske, U. (2001) Human hamstring muscles adapt to eccentric exercise by changing optimum length. *Med Sci Sports Exerc*. 33: 783–790.

Brown, S.J., Child, R.B., Day, S.H. & Donnelly, A.E. (1997) Indices of skeletal muscle damage and connective tissue breakdown following eccentric muscle contractions. *Eur J Appl Physiol Occup Physiol*. 75: 369–374.

Chan, O., Del Buono, A., Best, T.M. & Maffulli, N. (2012) Acute muscle strain injuries: a proposed new classification system. *Knee Surg Sports Traumatol Arthrosc*. 20: 2356–2362.

Cleak, M.J. & Eston, R.G. (1992) Delayed onset muscle soreness: mechanisms and management. *J Sports Sci*. 10: 325–341.

Connell, D.A., Schneider-Kolsky, M.E., Hoving, J.L., Malara, F., Buchbinder, R., Koulouris, G., Burke, F. & Bass, C. (2004) Longitudinal study comparing sonographic and MRI assessments of acute and healing hamstring injuries. *Am J Roentgenol*. 183: 975–984.

Crameri, R.M., Langberg, H., Teisner, H., Magnusson, P., Schroder H.D., Olsesen, J.L., Jensen, C.H., Koskinen, S., Suetta, C. & Kjaer, M. (2004) Enhanced procollagen processing in skeletal muscle after a single bout of eccentric loading in humans. *Matrix Biol.* 23: 259–264.

Croisier, J.L., Forthomme, B. & Namurois, M.H. (2002) Hamstring muscle strain recurrence and strength performance disorders. *Am J Sports Med.* 30: 199–203.

Dressler, P., Gehring, D., Zdieblik, D., Oesser, S., Gollhofer, A. & König, D. (2018) Improvement of functional ankle properties following supplementation with specific collagen peptides in athletes with chronic ankle instability. *J Sports Sci Med.* 17: 298–304.

Ekstrand, J., Hägglund M. & Waldén, M. (2011) Epidemiology of muscle injuries in professional football (soccer). *Am J Sports Med.* 39:1226–1232.

Garfin, S.R., Tipton, C.M., Mubarak, S.J., Savio, L.Y., Hargens, A.R. & Akeson, W.H. (1981) Role of fascia in maintenance of muscle tension and pressure. *J Appl Physiol Respir Environ Exerc Physiol.* 51: 317–320.

Gibson, W., Arendt-Nielsen, L., Taguchi, T., Mizumura, K. & Graven-Nielsen, T. (2009) Increased pain from muscle fascia following eccentric exercise: animal and human findings. *Exp Brain Res.* 194: 299–308.

Goode, A.P., Reiman, M.P., Harris, L., DeLisa, L., Kauffman, A., Beltramo, D., Poole, C., Ledbetter, L. & Taylor, A.B. (2015) Eccentric training for prevention of hamstring injuries may depend on intervention compliance: a systematic review and meta-analysis. *Br J Sports Med.* 49: 349–356.

Grieg, M. & Siegler, J.C. (2009) Soccer-specific fatigue and eccentric hamstrings muscle strength. *J Athl Train.* 44: 180–188.

Heinemeier, K.M., Schjerling, P., Heinemeier, J., Magnusson, S.P. & Kjaer, M. (2013) Lack of tissue renewal in human adult Achilles tendon is revealed by atomic nuclear bomb 14C. *FASEB J.* 27: 2074–2079.

Hijikata, T. & Ishikawa, H. (1997) Functional morphology of serially linked skeletal muscle fibers. *Acta Anat.* 159: 99–107.

Kanda, K., Sugama, K., Hayashida, H., Sakuma, J., Kawakami, Y., Miura, S., Yoshioka, H., Mori, Y. & Suzuki, K. (2013) Eccentric exercise-induced delayed-onset muscle soreness and changes in markers of muscle damage and inflammation. *Exerc Immunol Rev.* 19: 72–85.

Langevin, H.M. & Sherman, K.J. (2007) Pathophysiological model for chronic low back pain integrating connective tissue and nervous system mechanisms. *Med Hypotheses.* 68: 84–80.

Lau, W.Y., Blazevich, A.J., Newton, M.J., Wu, S.S. & Nosaka, K. (2015) Changes in electrical pain threshold of fascia and muscle after initial and secondary bouts of elbow flexor eccentric exercise. *Eur J Appl Physiol.* 115: 959–968.

Maffulli, N., Del Buono, A., Oliva, F., Giai Via, A., Frizziero, A., Barazzuol, M., Brancaccio, P., Freschi, M., Galletti, S., Lisitano, G., Melegati, G., Nanni, G., Pasta, G., Ramponi, C., Rizzo, D., Testa, V. & Valent, A. (2015) Muscle injuries: a brief guide to classification and management. *Transl Med UniSa.* 12: 14–18.

Mair, S.D., Seaber, A.V., Glisson, R.R. & Garrett, W.E. (1996) The role of fatigue in susceptibility to acute muscle strain injury. *Am J Sports Med.* 24: 137–143.

Malliaropoulos, N., Papalexandris, S., Papalada, A. & Papacostas, E. (2004) The role of stretching in rehabilitation of hamstring injuries: 80 athletes follow-up. *Med Sci Sports Exerc.* 36: 756–759.

McHugh, M.P. & Cosgrave, C.H. (2010) To stretch or not to stretch: the role of stretching in injury prevention and performance. *Scand J Med Sci Sports* 20: 169–181.

Nosaka, K. & Lau, W.Y. (2018) Increases in biceps brachii fascia thickness after eccentric exercise of the elbow flexors. *J Bodyw Mov Ther.* 22: 858.

Pedret, C., Rodas, G., Balius, R., Capdevil, L., Bossy, M., Vernooij, R.W. & Alomar, X. (2015) Return to play after soleus injuries. *Orthop J Sports Med.* 3: doi: 10.1177/2325967115595802

Prakash, A., Entwisle, T., Schneider, M., Brukner, P. & Connell, D. (2018) Connective tissue injury in calf muscle tears and return to play: MRI correlation. *Br J Sports Med.* 52: 929–933.

Renoux, J., Brasseur, J.L., Wagner, M., Frey, A., Folinais, D., Dibie, C., Maiza, D. & Crema, M.D. (2018) Ultrasound-detected connective tissue involvement in elite athletes and return to play: the French National Institute of Sports (INSEP) study. *J Sci Med Sport.* 22: 641–646.

Ruttiman, R.J., Sleboda, D.A. & Roberts, T.J. (2018) Release of fascial compartment boundaries reduces muscle force output. *J Appl Physiol.* 126: 593–598.

Schache, A. (2012) Eccentric hamstring muscle training can prevent hamstring injuries in soccer players. *J Physiother.* 58: 58.

Shaw, G., Lee-Barthel, A., Ross, M.L., Wang, B. & Baar, K. (2017) Vitamin C-enriched gelatin supplementation before intermittent activity augments collagen synthesis. *Am J Clin Nutr.* 105: 136–143.

Stauber, W.T., Clarkson, P.M., Fritz, V.K. & Evans W.J. (1990) Extracellular matrix disruption and pain after eccentric muscle action. *J Appl Physiol.* 69: 868–874.

Thacker, S.B., Gilchrist, J., Stroup, D.F. & Kimsey, C.D. (2004) The impact of stretching on sports injury risk: a systematic review of the literature. *Med Sci Sports Exerc*. 36: 371–378.

Wang, H.Q., Li, X.K., Wu, Z.X., Wei, Y.Y. & Luo, Z.J. (2008) The effect of the extracellular matrix of the deep fascia in response to leg lengthening. *BMC Musculoskelet Disord*. 9: 101.

Wang, H.Q., Li, M.Q., Wu, Z.X. & Zhao, L. (2007) The deep fascia in response to leg lengthening with particular reference to the tension-stress principle. *J Pediatr Orthop*. 27: 41–45.

Wang, H.Q., Wei, Y.Y., Wu, Z.X., Luo, Z.J. (2009) Impact of leg lengthening on viscoelastic properties of the deep fascia. *BMC Musculoskelet Disord*. 10: 105.

Wilke, J., Hespanhol, L. & Behrens, M. (2019) Is it all about the fascia? A systematic review and meta-analysis of the prevalence of connective tissue lesions in muscle strain injury, Volume 7. doi: 10.1177/2325967119888500.

Wilke, J., Macchi, V., De Caro, R. & Stecco, C. (2018) Fascia thickness, aging and flexibility: is there an association? *J Anat*. 234: 43–49.

Wilke, J., Schleip, R., Klingler, W. & Stecco, C. (2017) The lumbodorsal fascia as a potential source of low back pain: a narrative review. *Biomed Res Int*. ePaper, doi: 10.1155/2017/5349620

Yahia, L.H., Pigeon, P., DesRosiers, E.A. (1993) Viscoelastic properties of the human lumbodorsal fascia. *J Biomed Eng*. 15(5): 425–429.

第 17 章

肌肉组织运动损伤的分类

Hans-Wilhelm Müller-Wohlfahrt

运动中的肌肉损伤

运动中的肌肉损伤很常见，约占职业足球运动中所有伤病的 30%（Ekstrand 等，2011）。肌肉损伤一词在此用于表述整个肌肉组织复合体的损伤，包括肌纤维、肌内结缔组织（如肌内膜和肌束膜）、肌肉周围的筋膜（肌外膜）以及肌腱延伸。多数运动性肌肉损伤都会影响下肢。即使在网球和投掷类运动中，上肢受伤的情况也很少见。年龄似乎也是一个重要因素，肌肉损伤在 25 岁后明显增加。结缔组织损伤往往需要经历更长的恢复时间才能重返赛场（Renoux 等，2019）。肌肉损伤会对运动员的运动成绩、重返赛场及运动动力产生严重影响，甚至会给优秀运动员带来经济损失。

运动肌肉损伤治疗的第一步是做出精确诊断，这对良好的预后至关重要。尽管肌肉损伤是最常见的运动损伤之一（见第 16 章），但它们经常被错误地评估和治疗。问题诸多的治疗建议也有很多不确定性，尤其是在目前的临床和影像学诊断不一致，并且尚未进行充分分类的情况下。因此，通常很难对肌肉损伤进行正确评估，并在医生之间进行明确沟通，由此导致的沟通失误会影响康复进程、复发率和并发症发生率。

为了便于诊断、治疗和科学交流，需要对英文的肌肉损伤术语进行准确定义。

经常出现肌肉损伤的肌肉：

- 双关节肌肉（跨越两个关节）
- 构造较复杂的肌肉（如长收肌）
- 进行离心收缩的肌肉
- 主要成分为Ⅱ型快缩型肌纤维的肌肉

运动肌肉损伤的分类

由于运动性肌肉疾病是一组表型各异的肌肉疾病，因此对其进行定义和分类一直都很困难。肌肉的形状和大小各不相同，其功能和解剖组织也很复杂（Armfield 等，2006）。因此，确立通用的肌肉损伤术语及分类的难度很大。

虽然现有文献已经列出了许多不同的分类系统，但几乎没有一致性。以前的分类系统（如 O'donoghue，Ryan，Takebayashi，Peetrons，Stoller）的局限在于缺乏对运动员不同类型肌肉损伤的区分。此外，之前的分类系统也不包括未出现显著结构损伤的肌损伤术语，尽管在职业运动员中，它们和临床的相关性很强（Ekstrand 等，2012）。

为了更好地反映运动员肌肉损伤的类别，并推动以运动肌肉损伤为主题的研讨，表 17.1 提出并介绍了一种新的分类系统。

该分类系统的核心包括间接肌肉疾病 / 损伤和直接肌肉损伤的区别，并且还明确认识到"缺乏宏观证据"（例如 MRI 或超声）的功能性肌肉疾病是运动性肌肉损伤的一种。

表 17.1　急性肌肉疾病与损伤的分类（改编自 Mueller–Wohlfahrt 等，2013。经许可转载。）

A）间接肌肉疾病 / 损伤				B）直接肌肉疾病	
功能性肌肉疾病		结构性肌肉损伤		挫伤	撕裂伤
类型 1：与过度运动相关的肌肉疾病	类型 2：神经性肌肉功能紊乱	类型 3：部分肌肉撕裂	类型 4：（次）全撕裂		
1A 型：疲劳引起的肌肉疾病	2A 型：脊柱相关	3A 型：轻度部分肌肉撕裂	次全或完全肌肉撕裂		
1B 型；延迟性肌肉酸痛（DOMS）	2B 型：肌肉相关	3B 型：中度部分肌肉撕裂	肌腱撕脱		

功能性肌肉疾病

功能性肌肉疾病是指在 MRI 或超声检查中无肉眼可见证据的急性间接肌肉疾病，常伴有不同程度的肌张力增加。

功能性肌肉疾病是间接损伤。该疾病导致了超过 50% 的球员缺席职业足球俱乐部的比赛（Ekstrand 等，2012）；还会导致功能受限。例如，肌肉的张力性疼痛可能会成为结构性损伤的危险因素。但功能性肌肉疾病在诸如 MRI 等成像检查方法中未见结构性损伤的证据，因此不宜用标准诊断方法进行诊断。

可根据疾病的临床起源对功能性肌肉疾病作进一步区分，将其分为“过度运动相关”和“神经肌肉”类肌肉疾病。这种区分很重要，因为它会影响将来选用的治疗途径。

疲劳性肌肉疾病（1A 型）和延迟性肌肉酸痛（1B 型）

研究证明，肌肉僵硬度增加等肌肉疲劳易导致损伤（Opar，2012）。而运动前的热身和保持灵活性可降低肌肉僵硬度，因此建议在每个训练方案中系统地纳入这些练习。

延迟性肌肉酸痛（DOMS）与疲劳引起的肌肉损伤不同。虽然它发生在非习惯性练习的减速运动后的数小时，但在运动过程中也会出现疲劳引起的肌肉疾病。延迟性肌肉酸痛的另一个特征是会引起急性炎症性疼痛、肌肉僵硬无力，以及休息时的疼痛。症状通常会在一周内自行消退。相反，疲劳引起的肌肉疾病会导致肌肉酸痛，并随着活动的持续而增加。如果不加以甄别和治疗，它会持续较长时间，从而造成部分肌肉撕裂等结构性损伤。

脊柱相关（2A 型）和肌肉相关（2B 型）神经肌肉疾病

神经肌肉疾病可以分为两种：①脊柱或脊柱神经相关；②神经肌肉终板相关。

在与脊柱相关的神经肌肉疾病中，功能性或结构性脊柱或腰盆疾病可能导致脊神经根刺激，从而引起肌张力增加。

背部损伤，特别是 L_4/L_5 和 L_5/S_1 的损伤在优秀运动员中很常见。与腰椎相关的病理，如 L_5/S_1 位置的椎间盘突出，可能会出现腘绳肌和 / 或小腿疼痛，以及灵活性受限。这反过来又可能会导致肌肉损伤或出现类似肌损伤的症状（Orchard 等，2004）。各种研究都佐证了这种“腰椎相关”的腘绳肌损伤，尽管这对研究人员来说还有一定争议。

根据上述背景，在腘绳肌损伤与腰椎相关的病例中，仅治疗肌肉肌腱单元是不够的。因此，腘绳肌损伤的评估应包括全面的生物力学评估，特别是对腰椎、骨盆和骶骨的评估（Woods 等，2004）。

通过临床功能检查可诊断脊柱相关神经

肌肉疾病。MRI结果通常为阴性或仅显示肌肉水肿。

第二种类型的神经肌肉疾病与神经肌肉控制紊乱相关,例如交互抑制(图17.1)。

主动肌收缩时,被称为相互抑制的神经反射会引起拮抗肌放松。在神经系统层面,当来自主动肌的感觉信息传递到大脑时,部分信号进入脊髓,刺激相关肌肉的运动神经元。同时,脊髓的中间神经元受抑制性突触的作用,刺激拮抗肌的运动神经元。

当拮抗肌的抑制被破坏,而主动肌过度收缩进行代偿时,正常的肌肉张力会明显受损,引发肌肉疼痛僵硬。这可能会影响运动员参加体育运动。

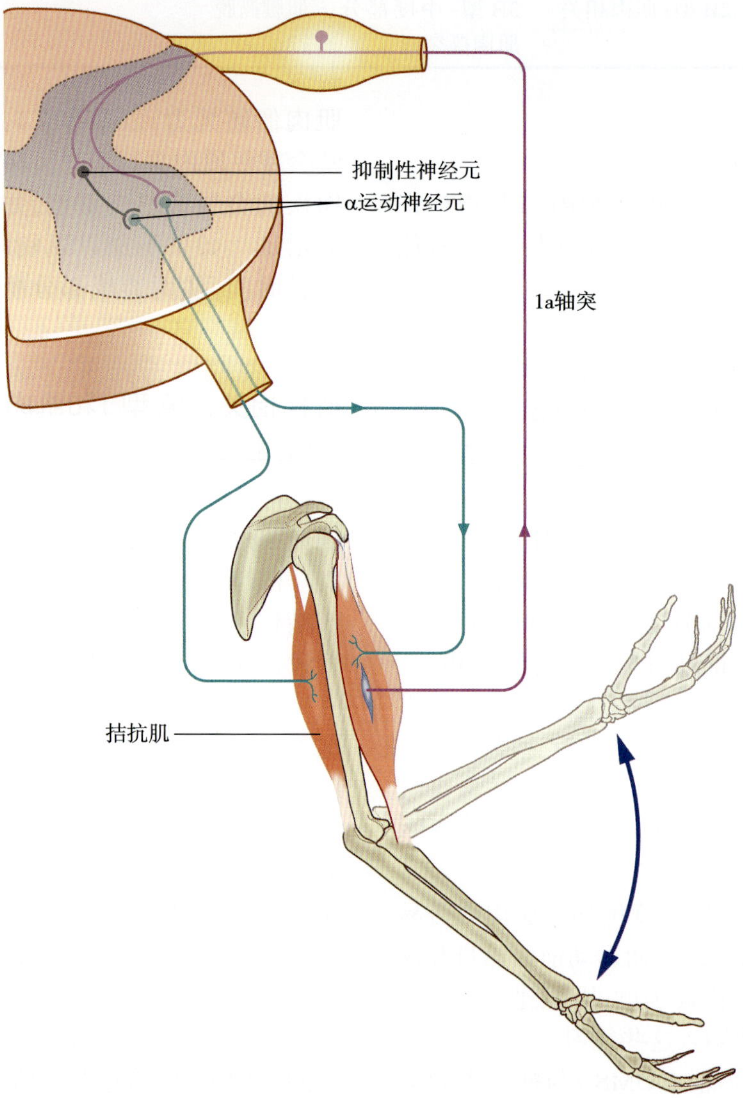

图17.1 相互抑制。当来自主动肌(此处为肱二头肌)的感觉信息被传送到大脑时,传入信号通过主动肌的α运动神经元进入脊髓。与此同时,脊髓中的中间神经元通过拮抗肌(此处为肱三头肌)的α运动神经元的抑制性突触发挥作用

结构性肌肉损伤

结构性肌肉损伤是在 MRI 或超声中“有肉眼可见”肌肉损伤证据的任何急性间接肌肉损伤。

运动员最常见的结构性肌肉损伤是间接损伤，即肌肉在强力收缩（内力）期间突然被迫延长，超过其黏弹性极限而引起的拉伸性损伤（图 17.2）。

虽然理论上撕裂可以发生在肌 - 腱 - 骨链的任何位置，但这些损伤通常发生在肌 - 腱连接处，因为这些区域存在生物力学弱点。由于肌腱结构较大，股四头肌和腘绳肌常会受到影响。

部分肌肉撕裂（3 型）

间接结构损伤以部分肌肉撕裂为主，具体分为轻度和中度部分撕裂。区分这两者可能会对治疗产生影响，并利于恢复运动。轻度部分撕裂的最大直径小于肌束，中度部分撕裂的直径大于肌肉束（图 17.3）。

除直径大小之外，结缔组织参与与否也可用于区分部分肌肉撕裂的程度。肌内膜、肌束膜和肌外膜的筋膜结构可能会受到影响。同时肌外膜的损伤似乎具有特殊作用：出血时，肌外膜在肌肉内具有屏障功能。根据结缔组织结构的损伤，可以辨别出中度和轻度部分肌肉撕裂。轻度的部分肌肉撕裂可伴肌内水肿，中度的部分肌肉撕裂更易伴肌间水肿。

要区分部分肌肉撕裂似乎很困难，因为肌肉的结构可能完全不同。此外，目前的技术能力（MRI 和超声）还不足以准确地评估这些差异。MRI 可能过于灵敏，会高估实际损伤。今后仍需进一步地研究来区分轻度和中度部分肌肉撕裂。

多数肌肉损伤愈合后不会形成瘢痕组织。较大的肌肉撕裂会导致瘢痕形成愈合不良。轻度部分肌肉撕裂通常能够完全愈合，而中度部分肌肉撕裂会导致纤维性瘢痕。

（次）全部肌肉撕裂和肌腱撕脱（4 型）

完全的肌肉撕裂罕见，但次全肌肉撕裂和肌腱撕脱却很常见。50% 以上肌肉直径的次全撕裂愈合时间通常与完全撕裂的愈合时间相同。

从生物力学角度讲，肌腱撕脱等于肌肉的起点或止点完全撕裂。最常累及的部位为股直肌、腘绳肌和长收肌的近端部分，以及半腱肌的远端。

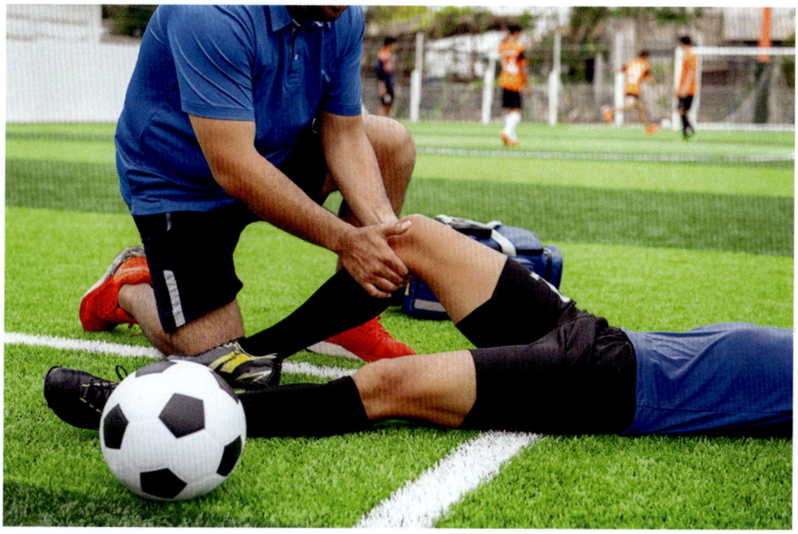

图 17.2　在足球运动中，多数肌肉损伤都会影响下肢的四个主要肌群：腘绳肌、内收肌、股四头肌和小腿肌肉；足球运动中 96% 的肌肉损伤发生在非接触情况下（Ekstrand 等，2011）。©iStock.com/nirat

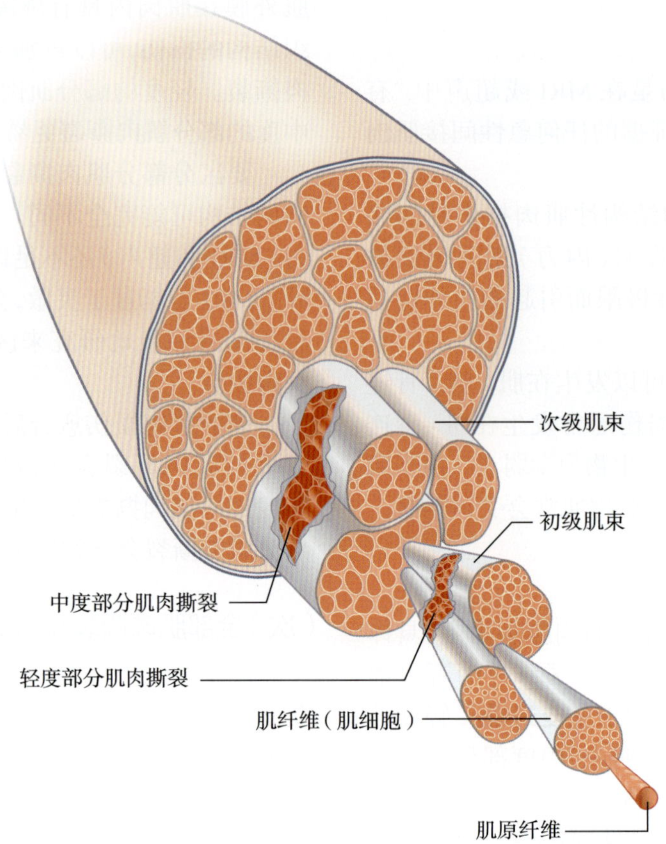

图 17.3 轻、中度部分肌肉撕裂与解剖结构的关系示意图。了解肌肉组织的宏观和显微解剖结构，对正确分类间接结构损伤具有重要意义。单个肌纤维的平均直径为 60μm。通常单个肌纤维的孤立撕裂没有临床意义。次级肌束直径为 2~5mm，撕裂时肉眼可见，经验丰富的医生能触摸到。改编自 Mueller-Wohlfahrt 等，2013，经授权许可

肌肉挫伤

外力会造成间接损伤、撕裂伤或挫伤；这在运动员中很常见，表现为复杂的损伤，常包括明确的肌肉钝性创伤和血肿（Beiner 和 Jokl，2001；Kary，2010）。在临床实践中，经常观察到这种挫伤不伴有任何可识别的肌肉撕裂伤。

影响损伤严重程度的因素包括：受伤瞬间受累肌肉的接触力和收缩状态。挫伤可分为轻度、中度和重度。最常受累的肌肉是股直肌和股中间肌。由于它们位于骨头旁，当受到直接的钝性打击时，它们的活动空间有限，因此容易发生挫伤。有趣的是，据观察，如果治疗不当（例如在血肿期过早负重），股中间肌会出现很强的退行性骨化倾向。

挫伤等直接损伤不一定伴有肌肉组织的结构损伤。如果没有出现结构损伤，即使挫伤再严重，运动员也可以继续比赛很长一段时间。相比之下，当运动员遭受相当小的间接结构损伤时，可能就需要立即停止运动。但是，挫伤也不容小觑。急性筋膜室综合征、活动性出血或大血肿可能都是挫伤的严重并发症。

肌肉损伤的诊断

为了诊断运动性肌肉损伤，建议应了解确切病史。还应注意受伤的情况、症状及既往病史。临床检查应包括视诊、触诊受伤部位、与

未受影响的一侧进行比较和功能性肌肉测试。

触诊需要经验、敏锐度和直觉能力。熟练的临床医生可以通过触诊受累部位得到大量信息。经验丰富的医生可发现更多的浅表大撕裂，尤其是次级肌纤维束（直径约 5mm）撕裂，以及肌周水肿和肌张力增高。

实用技巧

运动员的生理性肌张力差异很大。个体之间有很大差异，并取决于训练负荷、运动类型及其他因素。左右两侧也有差异。

肌肉创伤后早期（伤后 2~48 小时；Peetrons，2002）进行的超声检查，可以获得有关任何肌肉结构紊乱的有用信息。如果临床检查提示有功能障碍但没有结构证据，或有任何血肿，则特别建议进行超声检查。

对于任何可疑的结构性肌肉损伤，都应进行 MRI，有助于确定水肿是否存在及其以何种形式存在。此外，MRI 可以显示结构性病变，包括损伤的大致范围和部位。MRI 也可以检测出可能的肌腱受累（Askling 等，2008）。但仅依靠 MRI 并不足以准确测量肌肉组织的损伤程度。例如，当水肿 / 出血掩盖了结构未受损的肌肉组织时，就无法依靠 MRI 检测出来。

实用技巧

如果场地改变，例如从草皮到室内地面或硬质土地，通过感受器介导的肌张力变化会导致肌肉骨骼系统的需求发生变化。由关节内部结构导致的本体感觉增加会不可避免地导致肌张力增加和过早疲劳。这种反应会阻碍运动肌肉损伤后的恢复（图 17.4）。恢复性训练期间应避免频繁更换训练场地。

对于足球运动员来说，不必要的、不利的训练场地改变的典型例子是在人造草皮上进行热身，以及在人造跑道而非天然草皮上冲刺。

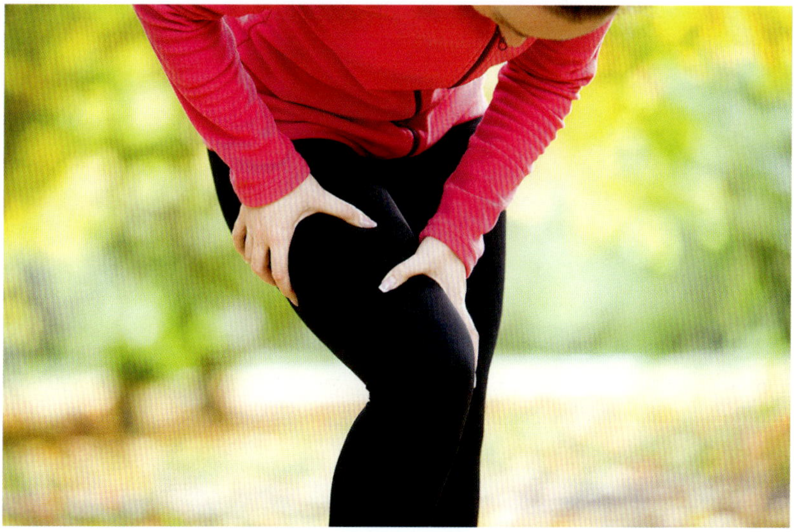

图 17.4　受伤情况有时被低估或忽视。过早地恢复全面训练可能是运动肌肉反复损伤的一个原因。肌肉和其他结缔组织是逐步愈合的。未成熟的结缔组织瘢痕是受损肌肉的最薄弱环节（而成熟的瘢痕比健康的肌肉组织更硬或更强）。恢复受伤组织的全部力量需要时间。损伤的大小和部位在愈合过程中也起着重要作用。© iStock.com/fizkes

（燕琪　王朝辉　关玲）

参考文献

Armfield, D.R., Kim, D.H., Towers, J.D., et al. (2006) Sports-related muscle injury in the lower extremity. *Clin Sports Med*. 25: 803–842.

Askling, C.M., Tengvar, M., Saartok, T., et al. (2007) Acute first-time hamstring strains during high-speed running: a longitudinal study including clinical and magnetic resonance imaging findings. *Am J Sports Med*. 35: 197–206.

Beiner, J.M. & Jokl, P. (2001) Muscle contusion injuries: current treatment options. *J Am Acad Orthop Surg*. 9: 227–237.

Ekstrand, J., Hagglund, M. & Walden, M. (2011) Epidemiology of muscle injuries in professional football (soccer). *Am J Sports Med*. 39: 1226–1232.

Ekstrand, J., Healy, J.C., Walden, M., et al. (2012) Hamstring muscle injuries in professional football: the correlation of MRI findings with return to play. *Br J Sports Med*. 46: 112–117.

Kary, J.M. (2010) Diagnosis and management of quadriceps strains and contusions. *Curr Rev Musculoskelet Med*. 3: 26–31.

Mueller-Wohlfahrt, H.W., Haensel, L., Mithoefer, K., et al. (2013) Terminology and classification of muscle injuries in sport: the Munich consensus statement. *Br J Sports Med*. 47: 342–350.

Opar, D.A., Williams, M.D. & Shield, A.J. (2012) Hamstring strain injuries: factors that lead to injury and re-injury. *Sports Med*. 42: 209–226.

Orchard, J.W., Farhart, P. & Leopold, C. (2004) Lumbar spine region pathology and hamstring and calf injuries in athletes: is there a connection? *Br J Sports Med*. 38: 502–504.

Peetrons P. (2002) Ultrasound of muscles. *Eur Radiol*. 12: 35–43.

Renoux, J., Brasseur, J.L., Wagner, M., Frey, A., Folinais, D., Dibie, C., Maiza, D. & Crema, M.D. (2019) Ultrasound-detected connective tissue involvement in acute muscle injuries in elite athletes and return to play: the French National Institute of Sports (INSEP) study. *J Sci Med Sport*. 22: 641–646.

Woods, C., Hawkins, R.D., Maltby, S., et al. (2004) The Football Association Medical Research Programme: an audit of injuries in professional football—analysis of hamstring injuries. *Br J Sports Med*. 38: 36–41.

第18章

筋膜、运动与肿瘤学

Susan Shockett and Thomas Findley

运动与癌症

筋膜在运动中的作用不可或缺，在运动对癌症、心血管疾病和糖尿病等多种疾病的预防中做出重要贡献。运动可引发一系列生物、代谢和表观遗传变化，对健康产生直接益处，并随着时间的推移而增强（Hojman 等，2018）。癌症是仅次于心血管疾病的第二大死亡原因，已证明运动是降低癌症风险的几种生活方式之一（Thomas 等，2017）。癌症死亡人数占全球总死亡人数的 1/6。根据世界卫生组织 2018 年的数据，缺乏运动、饮食因素、吸烟和饮酒是包括癌症在内的疾病的最大行为危险因素。

运动既有助于预防癌症，也能够减缓癌症扩散（Hofmann，2018），甚至还可以提高抗癌治疗的疗效（Hojman 等，2018）。在癌症患者中，有氧运动与较低的复发率、较高的生存率及生活质量的改善相关（Thomas 等，2017）。2015 年，慢性病死亡人数占全球死亡人数的 71%，癌症以外的其他疾病被认定为癌症发生的重要独立危险因素。在除癌症外的慢性病体征人群中，体育运动与癌症发病率和死亡风险降低 40% 相关。预计未来 20 年全球癌症患者数将增加 70%，因此，充分利用运动的潜力来预防癌症、控制疾病进展和症状似乎至关重要（Tu 等，2018）。

筋膜、运动与适应

当评估运动在疾病预防中的重要性时，如果不考虑筋膜的作用，就无法评估肌肉骨骼和心血管系统的影响（Zügel 等，2018）。筋膜组织贯穿并包围肌肉，并将肌肉（肌腱）和骨骼（韧带）与骨骼连接起来。高胶原含量的致密筋膜组织将张力分布到全身。通过分泌具有润滑作用的透明质酸（例如关节内的滑液），筋膜的不同层可以相互滑动，也可与其他结构相互滑动，以促进功能性运动（Cowman 等，2015）。筋膜包裹着我们身体的血液和淋巴管系统，并包围着每个器官（Langevin 等，2016）。筋膜在大部分生理功能方面都不可或缺，并且随着需求的增加，筋膜参与了许多功能性改善的途径。

随着时间的推移，我们的身体会逐渐适应不断增加的运动强度和持续时间，使运动变得更轻松省力。心肺功能可以因此得到改善，肌肉也变得更强壮（图 18.1 和图 18.2）。在肌肉中，线粒体（我们细胞的“动力源”）的数量增加，促进了更多能量的产生。我们的神经系统连接得到扩展并加强，提供了高效的模式运动（Kenney 等，2012）。反过来，多层筋膜结缔组织系统也能适应新需求（Langevin 等，2016）。

我们身体的毛细血管床会在充分的有氧和抗阻运动后出现扩张，从而使含氧血液、营养物质和免疫细胞更快地输送到关键器官和外周组织，并清除废物。身体中血管网的跨度和范围会随着年龄的增长而缩小，但可随着运动而增加（Kwak 等，2018）。上述只是人体通过体内筋膜网适应运动，预防癌症和改善癌症治疗结果的一部分方式。

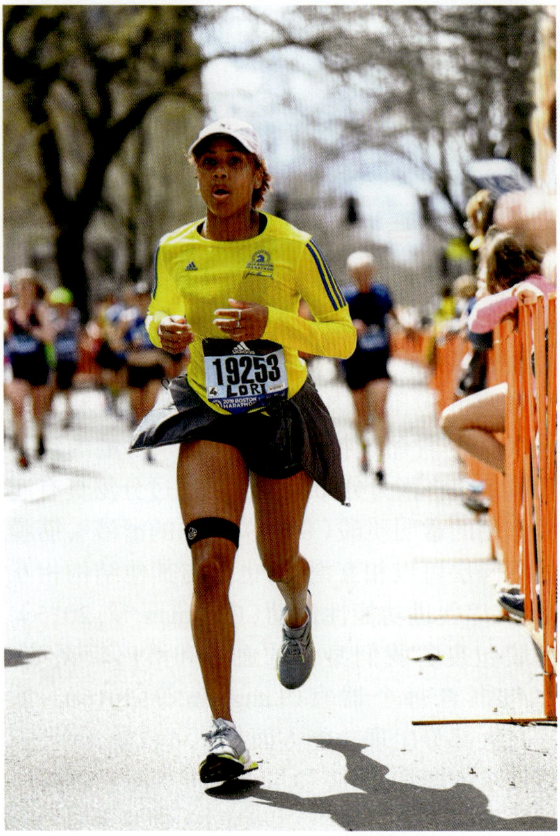

图 18.1 与其说我喜欢跑步，不如说我喜欢它带给我的感觉：自信、健美和健康

运动处方

经常锻炼的人比不爱运动的人更长寿、生活质量更高（Powell 等，2019）。然而，据估计，在美国只有 20% 的成年人和青少年达到了运动的最低建议（Piercy 等，2018），全世界的比例各不相同（世界卫生组织，2018）。不爱运动人群的有氧能力每 10 年下降 5%~10%，且下降速度随着年龄的增长而加快（Gremeaux 等，2012）。幸运的是，开始锻炼恢复健康永远都不晚（Leirós-Rodríguez 等，2018）。

《美国体育活动指南》（*the Physical Activity Guidelines for Americans*）建议（Piercy 等，2018），成人每周最低有氧运动量为中等强度 150~300 分钟（2.5~5 小时），或高强度 75~150 分钟，或两者兼有，理想情况下应每周都进行运动。值得注意的是，与中等强度的运动相比，高强度的运动能够降低死亡率（Samitz 等，2011）。还需要注意的是，每周进行超过指南推荐水平的更多有氧运动可使健康获益更多（Piercy 等，2018）。建议 6~17 岁的儿童和青少年每天进行不少于 60 分钟的中等至剧烈的体育运动（Piercy 等，2018）。

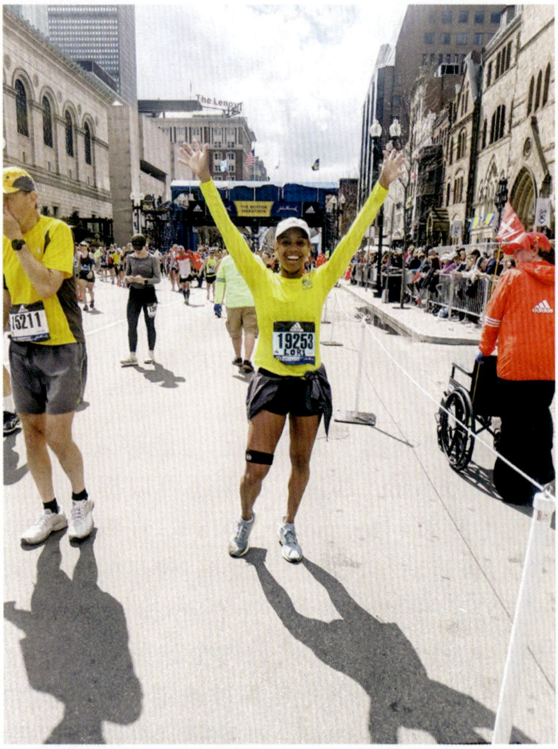

图 18.2 Lori Caldon 完成了她的第 16 次马拉松比赛；波士顿，2019 年

有氧运动（也称为耐力运动或心肺运动）的特点是在一段持续时间内有节奏地使用身体的大块肌肉，引起心率加快和呼吸困难。定义“适度”与“剧烈”有氧运动的标准为，进行

中等强度有氧运动的人能够说话，但无法唱歌；而进行剧烈运动的人通常只能说几个字就要不停地喘气（Samitz 等，2011）。

慢走等低强度的身体活动可能会带来一些好处，这取决于基础健康状况。对于那些能够承受中等强度到剧烈强度运动的人来说，该运动强度对健康的益处最大（Aslan 等，2020）。尤其是在高强度时，有氧运动的短期增量是累加的（即使是 1~2 分钟）。持续时间更长的有氧运动可以带来其他好处。长时间、高强度的运动也能更有效地燃烧脂肪（Kenney 等，2012）。要知道，虽然每周在健身房锻炼 5 小时以上听起来时间很长，但在远足小径、自行车道、舞池、足球场、篮球场或滑雪场上，时间过得很快。

除有氧运动外，建议成年人每周进行不少于 2 天的中等或更大强度的力量训练运动，并涉及所有主要肌肉群。力量训练有助于建立和维持肌肉、结缔组织和骨骼，随着年龄的增长，这一点尤为重要（Leirós-Rodríguez 等，2018）。老年人还应在日常锻炼中加入平衡训练，以降低跌倒的风险（Gremeaux 等，2012）。对于急性或慢性疾病患者或残疾者，建议事先咨询其主管医生和运动生理学家，以优化运动方案和进展（Piercy 等，2018）。

运动对健康好处颇多，包括提高精力、力量、耐力，控制体重、改善情绪、减少焦虑和抑郁，以及改善睡眠等。运动可以降低静息血压和心率（Kenney 等，2012），降低“坏”胆固醇、提高胰岛素敏感性，在长期内增加受益（Thomas 等，2017）。它还具有提升认知的益处，包括提高注意力和记忆力，还可能降低阿尔茨海默病的发生风险并减缓其发展（Cass，2017）。

研究证明，进行足够强度和时间的有氧和抗阻运动也可以有效减轻疼痛。运动可以减轻活动中和活动后的疼痛，使腰痛、神经病变、骨关节炎、纤维肌痛及其他疼痛患者受益（Da Silva Santos 等，2018）。不幸的是，虽然减轻疼痛对我们所有人都很重要，但对那些因疾病及其治疗（包括癌症）而遭受疼痛的人来说尤为重要。考虑到筋膜组织内的高水平神经支配（第 15 章），以及最近在筋膜内发现的内源性大麻素受体（Fede 等，2016），筋膜可能在运动的镇痛（止痛）功效中发挥了关键作用（Zügel 等，2018）。

筋膜、运动与免疫功能

筋膜参与身体对运动的生理反应，从而刺激免疫功能（图 18.3）。充分剧烈运动引发的“斗或逃”激素（儿茶酚胺）可诱导免疫细胞，特别是自然杀伤（natural killer，NK）细胞数量的快速增加（Idorn 和 Hojman，2016）。血管由被称为“基底膜”的柔和、黏性的筋膜鞘包裹，可根据需求变宽以加快血流（Pozzi 等，2017）。随后，当血液在运动过程中为工作肌肉提供氧气和营养时，免疫细胞通过筋膜形成的通道快速分布到全身（Thomas 等，2017）。

一些液体从血管中渗出，并通过毛细血管壁内筋膜的膜过滤到周围疏松的筋膜结缔组织基质（称为“间质”，即间隙）中。除胶原蛋白和弹性蛋白纤维外，细胞外基质还含有一层大的、带负电荷的、高吸收性的分子，称为糖胺聚糖（glycosaminoglycan，GAG）。透明质酸是结缔组织和皮肤中常见的一种糖胺聚糖，有助于提高组织间隙的黏性，更广泛地促进组织水合。从毛细血管过滤出来的液体形成细流，流经更致密的凝胶状间质基质（Scallan 等，2010）。

大多数组织间液被吸收回血液；部分组织间液也被邻近的淋巴毛细血管从细胞外基质中吸收，进行过滤和回收。与血管一样，淋巴管部分内衬中有作为滤器的粘连筋膜（Pozzi 等，2017）。一旦进入淋巴管，组织间液就被称为“淋巴液”（Scallan 等，2010）。虽然液体从血液到间质再到淋巴的流动是持续的，但由于运动时血流量增加，液体流动的速度也急剧加快（McFarlane-Parrott，2018）。

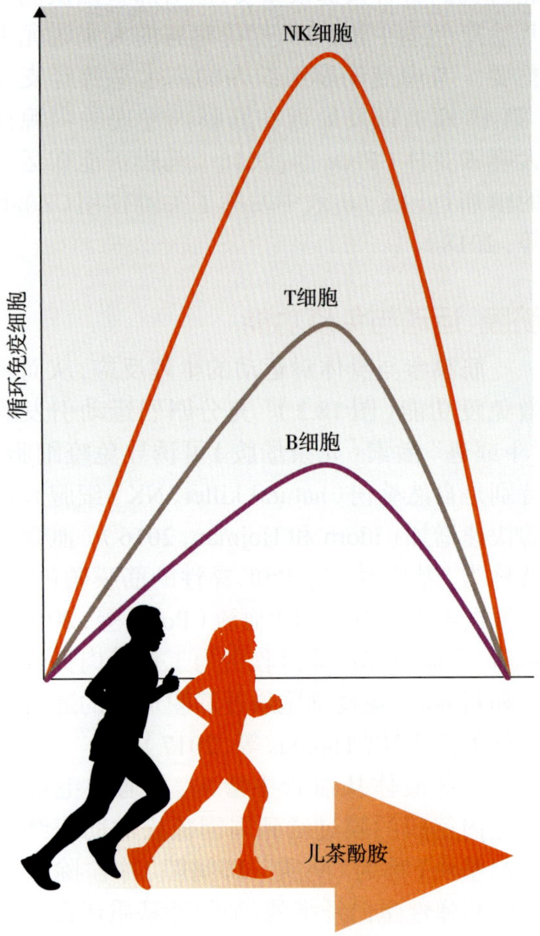

图 18.3 运动激发免疫系统。在有足够强度和持续时间的运动中，血液中的儿茶酚胺（“斗或逃”激素），包括肾上腺素，水平升高。这会引起循环免疫细胞特别是自然杀伤细胞（NK）的浓度增加。改编自：Idorn&Hojman（2016）。Exercise-Dependent Regulation of NK Cells in Cancer Protection. Trends in Molecular Medicine，22（7），565–577，经 Elsevier Science & Technology Journals 授权许可

淋巴液富含抗感染的白细胞，通过淋巴管到达淋巴结，在那里消灭包括癌前细胞和癌细胞在内的病原体。与血液由心脏输送不同，淋巴液主要依靠骨骼肌及其相关筋膜的收缩和运动来加速流动。因此，有氧运动可以快速提高淋巴系统的过滤速度，清除体内毒素和废物，并有助于预防疾病（McFarlane-Parrott，2018）。骨骼肌中发现的转移病灶较少，也许是当氧气和营养物质被输送到工作肌肉中，代谢废物通过筋膜包膜、导管和淋巴管被过滤和清除时，来自循环系统的免疫细胞有一个稳定的循环（Langevin 等，2016）。

炎症、纤维化与癌症

筋膜不仅仅是免疫功能的被动参与者。细胞外的筋膜基质对局部微环境做出反应，在生化和结构上都能适应需求（Langevin 等，2016）。筋膜含有许多生物活性细胞，包括巨噬细胞——存在于所有组织中的清道夫样的免疫细胞。巨噬细胞识别、吞噬并杀死细菌、碎片及任何身体无法判定为健康细胞的物质，包括癌细胞。巨噬细胞在我们的适应性免疫中也发挥着重要作用，它招集额外的免疫细胞，找出不必要的入侵者，交给杀伤 T 细胞破坏（Idorn 和 Hojman，2016）。

损伤后的急性炎症有助于愈合，因为白细胞被迅速派遣到损伤部位，消灭入侵者并促进伤口愈合。但慢性炎症却可能变成病理性的。随着诸如肿瘤坏死因子等促炎性信号分子的持续释放，炎症会长期损害组织并促进癌症发展（Koelwyn 等，2015）。慢性炎症与部分癌症的肿瘤形成有关（Pedersen 等，2016）。

细胞外筋膜基质会在损伤和炎症反应中进行自我保护强化。但结缔组织的过度形成会造成损害，导致僵硬和潜在的纤维化。如果不加以检查，纤维化可能会导致功能受限。筋膜基质硬度也被认为是肿瘤侵袭和发展的决定因素（Multhaupt 等，2016）。幸运的是，运动可以在一定程度上减轻慢性炎症及相关的结缔组织纤维化，因此能减少癌细胞增殖，并有助于预防或延缓其转移（Langevin 等，2016）。

肿瘤形成

肿瘤形成是健康细胞转化为癌细胞的过程。其特征是一系列遗传和细胞变化导致细胞分裂不受控制。癌症不是单一的疾病；不同类型的癌症有不同的危险因素、发展轨迹和治疗方案（世界卫生组织，2018）。新的研究正在探讨筋膜在肿瘤形成和肿瘤发生中的作用。

一般而言，癌症发生似乎是环境和遗传因素的共同作用，以及 DNA 的随机复制错误。细胞分裂率最高的组织罹患癌症的风险最大，这一现象支持了随机复制错误在细胞癌变过程中的作用。正常的人类干细胞每次分裂时，大约会发生三种突变（复制错误）（Tomasetti 等，2017）。

受复制错误影响，与癌症最相关的基因有两大类：癌基因和抑癌基因。癌基因促进癌细胞的恶性特性，抑癌基因抑制癌细胞的分裂和存活。抑癌基因常会因促进癌症发生的基因变化而失效，而癌基因则被激活。癌基因的突变可为癌细胞出现不受控制的分裂提供信号（López-Lázaro，2009）。这些基因在健康细胞中具有正常的生产功能，但当它们以某种方式发生突变或改变时，就会成为促进癌症的基因。

某些病毒被认为能够致癌，因为它们会促进癌症的形成和发展（López-Lázaro，2009）。据估计，全球 12% 的人类癌症都与病毒有关，包括人类免疫缺陷病毒 1 型（human immunodeficiency virus-1，HIV-1）、EB 病毒（Epstein-Barr virus）、乙型和丙型肝炎病毒，以及人乳头瘤病毒（human papilloma virus，HPV）。需要注意的是，虽然 HPV 很常见，但它通常不会导致癌症（National Toxicology Program，2016）。

环境、行为因素与遗传风险、DNA 随机错误共同作用，导致了癌细胞的生长和增殖，最终形成肿瘤。DNA 的频繁损伤最终使其修复过程变得不堪重负。多种基因变化可能会在累积多年后形成癌症。促进肿瘤形成的因素包括吸烟，超重或肥胖，水果和蔬菜摄入不足（导致抗氧化剂水平降低，以及潜在的维生素和矿物质缺乏），食用致癌食品（如红肉），饮酒，暴露于污染环境中，以及缺乏体育锻炼等（Brown 等，2012）。筋膜结缔组织在防止肿瘤失控生长、转移及扩散到新部位方面起着至关重要的作用。

肿瘤的发生与转移

肿瘤要想生长就需要有稳定的能量供应。肿瘤最终需要发展自己的血管系统（血管生成）来作为营养物质进入和废物排出的途径（Kwak 等，2018）。筋膜基底膜作为机械屏障可限制肿瘤形成新血管（Pozzi 等，2017）。

如果肿瘤确实发展出了自己的血管系统，它们最终实际上会变得“爱吃甜食”。所有的癌细胞似乎都有一种独特的代谢适应，无论是否有氧气，它们都可以持续使用葡萄糖作为燃料［瓦尔堡效应（Warburg effect）］。这种适应在所有癌症类型中普遍存在，是癌症研究者关注的焦点（Hofmann，2018）。

有氧气时，健康细胞通常会从依赖葡萄糖（糖酵解）的代谢途径转向不同的代谢途径，使用额外的燃料来源（如脂肪），并产生更多的 ATP（能量）。乳酸是所有细胞进行糖酵解代谢的常规副产物，通常通过肝脏有效地回收转化成葡萄糖，防止其积聚。只有在足够长时间的高强度运动下，乳酸的生成才会超过其可转化的速度，从而提高血乳酸浓度。骨骼肌可以通过定期的耐力锻炼进行适应，从而预防或减少乳酸积聚（Kenney 等，2012）。

癌细胞代谢过程中常会产生大量乳酸。其产生的过量乳酸被转移到周围的组织间隙，可导致邻近组织酸中毒和恶病质（消瘦）。骨骼肌分解是恶病质的特征性症状，而恶病质可由多种疾病引起，包括癌症（Alves 等，2015）和癌症治疗（Hojman 等，2018）。癌症患者的恶病质也可能由其他因素引起，包括肿瘤坏死因子（参与炎症）水平升高，并且与缺乏运动有关(Hofmann,2018)。

肿瘤细胞所具有的灵活性(包括能量利用和生物能量学的变化,以及对氧化应激的恢复能力)使其能够在不利条件下(如饥饿)和癌症治疗(如化疗)期间生存。与那些具有这些特征,能够在险恶的自然选择过程中存活下来的细胞相比,癌细胞积极发展出这些特征的程度似乎还不完全清楚。

筋膜结缔组织是防止癌细胞转移的最后一道防线。周围组织的筋膜作为机械屏障,可以阻止肿瘤的侵袭和扩散。为了浸润血管或淋巴系统,肿瘤必须再次超过其保护性筋膜覆盖层(Pozzi 等,2017)。一个健康且有弹性的筋膜结缔组织系统在我们抵御肿瘤发生和转移的过程中起着关键作用。

努力阻止癌细胞发生、形成肿瘤,并向远处转移这一复杂且潜在致命的进程至关重要。应定期进行癌症筛查,便于及早发现和干预,可以挽救生命。

运动肿瘤学

运动可降低罹患癌症,以及癌症发展和复发的风险(图 18.4),并与适应性和反应性筋膜网络相协调。免疫系统的刺激,以及通过我们筋膜系统的孔隙和隧道传播,是运动抑制肿瘤发生、形成和生长的一种方式。运动对免疫功能有多种影响,在剧烈运动中产生的“斗或逃”激素会加速免疫功能的发挥,如肾上腺素(Pedersen 等,2016)。在剧烈运动中,我们的组织浸润在富含免疫细胞的血液中。随着血管网络的扩张,心脏的力量随着反复有氧运动而增强,这支免疫细胞大军的潜在力量也会随着时间的推移而增强(Kwak 等,2018)。

如前所述,运动会刺激其他免疫细胞中NK 细胞和杀伤 T 细胞的产生和回收利用(Idorn 和 Hojman,2016)。这些对抗细菌和病毒的有效保护者可以被高强度运动激活和动员,以减轻全身炎症。由于炎症发生在包括心血管疾病、糖尿病和肥胖症在内的多种疾病中,运动的这种抗炎作用是降低大多数人患癌风险的关键。运动的抗炎作用对于容易发生系统性炎症并承受着该病负担的老年人尤为重要(Thomas 等,2017)。

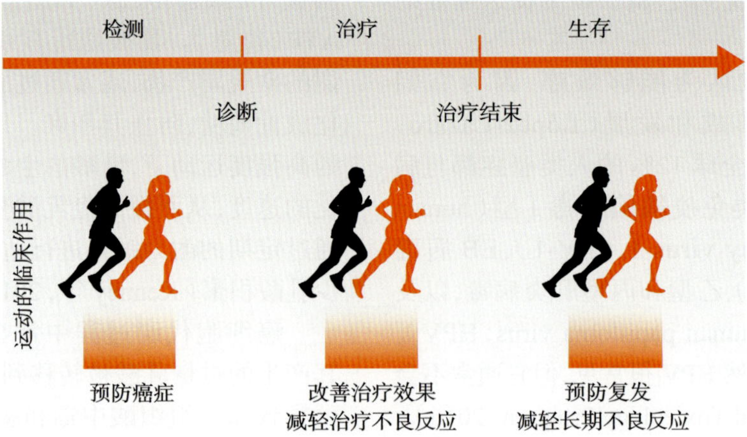

图 18.4 运动的保护作用。有氧运动可降低癌症风险,改善癌症幸存者的预后,提高其生活质量。改编自:Hojman,Gehl,Christensen 和 Pedersen(2018)。运动与癌症预防和治疗之间的分子机制。改编自:Hojman, J., Gehl, J., Christensen, J.F., et al.(2018). Molecular mechanisms linking exercise to cancer preventions and treatment. Cell Metabolism, 27(1): 10-21,经 Elsevier Science & Technology Journals 授权许可

研究证明运动具有表观遗传效应，能够影响基因表达并刺激 DNA 修复过程。它对细胞衰老具有长期保护作用。端粒是我们染色体末端的保护帽，其长度可以反映生物衰老。虽然端粒长度通常会随着年龄的增长而缩短，但经常锻炼的人的端粒要比不锻炼的人更长。减少氧化应激是运动延缓细胞衰老的一种机制。氧化应激也会导致癌症，特别是当与维生素和矿物质缺乏，以及其他危险因素相结合时（Thomas 等，2017）。运动可以让我们保持“年轻”，进而降低患癌风险（Gremeaux 等，2012）。

运动还会通过影响新陈代谢来预防癌症的发生和发展，特别是帮助人们保持健康的体重（世界卫生组织，2018）。高体脂与癌症风险增加有关，部分原因是慢性低度炎症（Hojman 等，2018）。此外，脂肪细胞会分泌雌激素和瘦素（我们的饱腹感激素），这两种激素都与细胞增殖和癌症生长相关性很强，且这两种激素都可通过运动来减少，而不必依赖减肥（Thomas 等，2017）。超重 / 肥胖者的胰岛素水平和与癌症增殖有关的胰岛素样生长因子 -1（insulin-like growth factor-1，IGF-1） 水平较高，这些因子水平也可以通过运动来降低。IGF-1 水平降低与运动较多的癌症患者生存率提高有关（Thomas 等，2017）。运动提高了胰岛素敏感性（Mctiernan，2008），使健康细胞能够更好地获得可用的葡萄糖作为燃料。它还在帮助减少与癌症及心血管疾病有关的内脏脂肪方面发挥了重要作用（Koelwyn 等，2015）。

运动还有一些与癌症预防相关的代谢和激素效应，其中部分效应尚未完全明了。肌肉收缩时会释放出数百种小蛋白质，其中一些具有内分泌（激素）效应。在有氧运动中，肌肉细胞会产生一种被称为鸢尾素（irisin）的蛋白质，其具有抗肿瘤的功效。鸢尾素已被证明能够抑制癌细胞增殖，且有一项研究显示其能在不影响健康细胞的情况下增强化疗效果（Thomas 等，2017）。

足够强度和持续时间的运动也可能导致血液中乳酸积聚过多的肿瘤细胞中毒，减少糖酵解和肿瘤生长所需的燃料。由于反复运动会使肿瘤内部和周围形成新生血管，因此向肿瘤部位注入更多的免疫细胞和富含乳酸的血液，可能会使这种效应和其他效应增加（Hofmann，2018）。如上所述，运动除了可以预防癌症发展，还可以抑制肿瘤生长、延缓转移、提高疗效（图 18.5）。

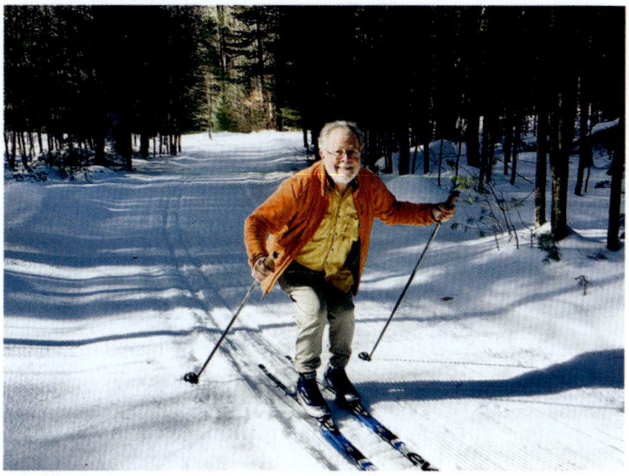

图 18.5　运动是良药。Tom 与 Susan 在滑雪，2018 年

癌症幸存者的运动

根据最近的指南，确诊的癌症患者在治疗期间和治疗后进行运动都是安全的（Campbell 等，2019）。在对癌症患者进行的研究中，很少发现运动的负面影响。建议咨询医学专业人员和运动生理学家，根据任何与疾病或治疗相关的不良反应及时调整运动方案（Segal 等，2017）。根据疾病阶段和治疗类型的不同，一些人最初可能需要少量的运动，然后逐渐增加。

运动可以改善癌症患者的健康和力量，这一点在治疗之前、治疗期间和治疗之后都很重要。研究发现，中等和较高的运动强度对于改善体质最有效（正如预期的那样），并使癌症幸存者的生活质量和健康结果得到更大改善。建议在可耐受的情况下进行较高强度的有氧运动，其可对抵抗癌症、减少复发提供最大的保护作用（Hofmann，2018）。然而，一些人可能更喜欢中等强度的有氧运动，这种运动更可在一生中持续进行，而终身运动正是目标（Segal 等，2017）。

除有氧运动外，抗阻训练也可以提高癌症幸存者的力量和生活质量，建议将其作为常规运动的一部分。接受雄激素剥夺治疗的患者通过抗阻训练能够显著提高力量和耐力。力量训练也可以改善治疗效果（Segal 等，2017）。

化疗期间的运动已被证明对早期乳腺癌患者有益，可提高患者的生活质量和化疗完成率，并可能有助于提高无癌生存率。一项随机研究比较了标准运动指南（每周 3 天，每次 75 分钟的剧烈有氧运动）和将持续时间增加一倍的大运动量方案（每次 50~60 分钟），结果表明大运动量的运动在改善身体功能和健康、减轻疼痛和抑郁，以及改善睡眠质量方面更有效。在没有重大医疗问题（即腋窝或乳房重建术不完整），并且经肿瘤科医生批准参与试验的女性中，大运动量运动的受欢迎程度也远超预期。需要注意，初始健康水平较高的受试者从较大运动量的运动中获益最大；那些没有运动且不适合运动的人在睡眠质量和神经病变方面没有任何改善（Courneya 等，2016）。毫无疑问，早开始锻炼比晚开始更有好处，尽可能让患者在癌症治疗开始时感到强壮和灵活。

对于化疗 4~6 周后无高强度运动禁忌证的癌症患者，有氧训练与抗阻训练相结合、低 - 中等强度和高强度运动方案已被证明可改善身体机能并减轻疲劳。更高强度的运动还具有提高生活质量、减少焦虑等额外功效（Kampshoff 等，2015）。对于不习惯严格体育运动的人，目前尚不清楚在化疗前或化疗后，立即进行推荐的更高强度运动是否安全（Thomas 等，2017）。因此，要慎重地进行运动，如果不清楚新的锻炼方案是否合适则应寻求医疗指导。

鼓励人们自己决定喜欢的运动项目类型，包括有氧运动和抗阻训练（如果可能的话）。特别是对于那些正在接受癌症治疗的人来说，安排充足的运动恢复时间非常重要。在治疗期间和治疗后立即进行较低强度的体育运动可能是最容易控制的，包括慢走、瑜伽和其他恢复性保健运动。然而，尽可能地锻炼身体和力量非常有益，不要低估个人的潜力。参加团体体育运动可以增加社会和心理上的获得感，并能增强积极性和乐趣（Kenney 等，2012）。

运动的心理功效对于癌症患者或其他任何人来说都有一定作用。疲劳是癌症治疗的一种主要症状，可能会使人衰弱。疲劳最初可能会阻碍运动，逐渐增加体育运动就能够改善这一问题。任何运动量的体育运动都是有益的，有就比没有好得多。感觉自己身体上有能力和独立是一种力量。运动可以通过减轻疼痛，改善情绪、信心和认知功能，提高生活质量、间接提高免疫功能、促进健康和长寿（Segal 等，2017）。

显然，运动对不同阶段的癌症患者都具有重要的治疗价值，也对癌症的预防具有重要意义。我们的筋膜系统对于运动预防癌症发生和发展，以及整体健康的保护作用不可或缺。虽然筋膜在运动肿瘤学中的广泛作用尚未得到充分研究，但这是未来研究的一个可能方向。

（燕琪　王朝辉　黎波　关玲）

参考文献

Alves, C.R.R., Da Cuna, T.F., Da Paixão, N.A., et al. (2015) Aerobic exercise training as therapy for cardiac and cancer cachexia. *Life Sciences*. 125: 9–14.

Aslan, D.H., Collette, J.M., & Ortega, J.D. (2020) Bicycling exercise helps maintain a youthful metabolic cost of walking in older adults. *J Aging Phys Act* [published online ahead of print, 2020 Jul 28]:1–7.

Brown, J., Winters-Stone, K., Lee, A., et al. (2012) Cancer, physical activity, and exercise. *Compr Physiol*. 2: 2775–2809.

Campbell, K.L., Winters-Stone, K.M., & Wiskemann, J., et al. (2019) Exercise Guidelines for Cancer Survivors: Consensus Statement from International Multidisciplinary Roundtable. *Med Sci Sports Exerc*. 51(11): 2375–2390.

Cass, S.P. (2017) Alzheimer's disease and exercise: a literature review. *Curr Sports Med Rep*. 16: 19–22.

Courneya, K., Segal, S., Vallerand, R., et al. (2016) Motivation for different types and doses of exercise during breast cancer chemotherapy: a randomized controlled trial. *Ann Behav Med*. 50: 554–563.

Cowman, M.K., Schmidt, T.A., Raghavan, P., et al. (2015) Viscoelastic properties of hyaluronan in physiological conditions. *F1000 Research*. 4: 622.

Da Silva Santos, R., & Galdino, G. (2018) Endogenous systems involved in exercise-induced analgesia. *J Physiol Pharmacol*. 69: 3–13.

Fede, C., Albertin, G., Petrelli, L., et al. (2016) Expression of the endocannabinoid receptors in human fascial tissue. *Eur J Histochem*. 60: 2643.

Gremeaux, V., Gayda, M., Lepers, R., et al. (2012) Exercise and longevity. *Maturitas*. 73: 312–317.

Hofmann, P. (2018) Cancer and exercise: Warburg hypothesis, tumour metabolism and high-intensity anaerobic exercise. *Sports*. 6: 10.

Hojman, J., Gehl, J., Christensen, J.F., et al. (2018) Molecular mechanisms linking exercise to cancer prevention and treatment. *Cell Metab*. 27(1): 10–21.

Idorn, M. & Hojman, P. (2016) Exercise-dependent regulation of NK cells in cancer protection. *Trends Mole Med*. 22: 565–577.

Kampshoff, C., Chinapaw, M., Brug, J., et al. (2015) Randomized controlled trial of the effects of high intensity and low-to-moderate intensity exercise on physical fitness and fatigue in cancer survivors: results of the Resistance and Endurance exercise After ChemoTherapy (REACT) study. *BMC Med*. 13: 275.

Kenney, W.L., Wilmore, J.H., Costill, D.L., et al. (2012) *Physiology of Sport and Exercise*. Champaign, IL: Human Kinetics.

Koelwyn, G.J., Wennerberg, E., Demaria, S., et al. (2015) Exercise in regulation of inflammation-immune axis function in cancer initiation and progression. *Oncology*. 29: 908–922.

Kwak, S., Lee, J., Zhang, D., et al. (2018) Angiogenesis: focusing on the effects of exercise in aging and cancer. *J Exerc Nutrition Biochem*. 22: 21–26.

Langevin, H., Keely, P., Mao, J., et al. (2016) Connecting (T)issues: how research in fascia biology can impact integrative oncology. *Cancer Res*. 76: 6159–6162.

Leirós-Rodríguez, R., Soto-Rodríguez, A., Pérez-Ribao, I., & García-Soidán, J. (2018) Comparisons of the health benefits of strength training, aqua-fitness, and aerobic exercise for the elderly. *Rehabil Res and Pract*. 8: 5230971–5230978.

López-Lázaro, M. (2009) A new view of carcinogenesis and an alternative approach to cancer therapy. *Mole Med*. 16: 144–153.

McFarlane-Parrott, S.C. (2018) Lymphatic System. *The Gale Encyclopedia of Nursing and Allied Health*, 4th ed. Editor: Jacqueline L. Longe. Volume 4, 2124–2128.

Mctiernan, A. (2008) Mechanisms linking physical activity with cancer. *Nat Rev Cancer*. 8: 205–211.

Multhaupt, H., Leitinger, B., Gullberg, D., & Couchman, J. (2016) Extracellular matrix component signaling in cancer. *Adv. Drug Deliv Rev*. 97: 28–40.

National Toxicology Program (2016) *Report on Carcinogens*, 14th edition. Research Triangle Park, NC: U.S. Department of Health and Human Services, Public Health Service. https://ntp.niehs.nih.gov/go/roc14

Pedersen, L., Idorn, M., Olofsson, G., et al. (2016) Voluntary running suppresses tumor growth through epinephrine- and IL-6-dependent NK cell mobilization and redistribution. *Cell Metab*. 23: 554–562.

Piercy, K.L., Troiano, R.P., Ballard, R.M., et al. (2018) The physical activity guidelines for Americans. *JAMA*. 320: 2020–2028.

Powell, K., King, A., Buchner, D. et. al. (2019) The Scientific Foundation for the Physical Activity Guidelines for Americans, 2nd Edition. *J Phys Act Health*. 16(1): 1–11.

Pozzi, A., Yurchenco, P.D., & Iozzo, R.V. (2017) The nature and biology of basement membranes. *Matrix Biol*. 57–58: 1–11.

Samitz, G., Egger, M., & Zwahlen, M. (2011) Domains of physical activity and all-cause mortality: systematic review and dose–response meta-analysis of cohort studies. *Int J Epidemiol*. 40: 1382–1400.

Scallan, J., Huxley, V.H. & Korthuis, R.J. (2010) *Capillary Fluid Exchange: Regulation, Functions, and Pathology.* San Rafael, CA: Morgan & Claypool Life Sciences. Chapter 2, The Interstitium.

Segal, R., Zwaal, C., Green, E., et al. (2017) Exercise for people with cancer: a systematic review. *Curr Oncol*. 24: E290–E315.

Thomas, R.J., Kenfield, S.A. & Jimenez, A. (2017) Exercise-induced biochemical changes and their potential influence on cancer: a scientific review. *Br J Sports Med*. 51: 640–644.

Tomasetti, C., Li, L., & Vogelstein, B. (2017) Stem cell divisions, somatic mutations, cancer etiology, and cancer prevention. *Science* 355(6331): 1330–1334.

Tu, H., Wen, C.P., Tsai, S.P., et al. (2018) Cancer risk associated with chronic diseases and disease markers: prospective cohort study. *BMJ*. 360: K134.

World Health Organization (2018, September 12) Cancer [Fact sheet]. Retrieved from https://www.who.int/news-room/fact-sheets/detail/cancer

Zügel, M., Maganaris, C.N., Wilke, J. et al. (2018) Fascial tissue research in sports medicine: from molecules to tissue adaptation, injury and diagnostics: consensus statement. *Br J Sports Med*. 52: 1497.

延伸阅读

American Cancer Society: ACS Guidelines on Nutrition and Physical Activity for Cancer Prevention. https://www.cancer.org/healthy/eat-healthy-get-active/acs-guidelines-nutrition-physical-activity-cancer-prevention.html

National Cancer Institute: Physical Activity and Cancer. https://www.cancer.gov/about-cancer/causes-prevention/risk/obesity/physical-activity-fact-sheet

National Comprehensive Cancer Network: Exercise During Cancer Treatment. https://www.nccn.org/patients/resources/life_with_cancer/exercise.aspx

American College of Sports Medicine: ACM Guidelines for Exercise and Cancer. https://www.acsm.org/blog-detail/acsm-certified-blog/2019/11/25/acsm-guidelines-exercise-cancer-download

U.S. Department of Health & Human Services: Physical Activity Guidelines for Americans, 2nd Edition. https://health.gov/sites/default/files/2019-09/Physical_Activity_Guidelines_2nd_edition.pdf

第二部分

评估方法

第19章

关节活动度评估

Robert Schleip

活动过度与活动度降低：表型谱的两个极端

Masi 等人（2007）认为，肌筋膜张力是一种多态的人类特征，张力过高或不足都可能导致临床疾病。他们提出，生活在北极气候下的部分人类祖先，在进化中选择了可能有利于增加特定肌筋膜特征的表达，这些特征表现为张力增加和关节活动度降低。相比之下，热带气候的进化条件可能促进了与关节松弛相关的肌筋膜特征。为了佐证这一假设，作者指出，在北欧斯堪的纳维亚地区（Scandinavian）祖先的后代中，强直性脊柱炎（脊柱结构硬化）的患病率增加，对脊柱侧弯的相对免疫力较高；而在关节活动度过大的人群中，脊柱侧弯的发生率增加，对强直性脊柱炎的相对免疫力较高。

事实上，人口学研究表明，广义的关节活动度的个体间差异往往遵循正态分布。年龄增长、男性与身体松弛度降低有关，在家族研究中也观察到家庭的强烈影响。有趣的是，亚洲人的关节活动度与非亚洲人相似，尽管在亚洲人中女性和男性的差异更大（女性更为"松弛"）（Silman 等，1987）。

因此，广义的关节活动过度，可以看作一个连续表型谱的较为松散的一端观察到的自然状态。几十年来，该病一直作为一种独立的医学实体被研究（Graham，1990）。许多关节松弛的人无任何不良反应，享受着无症状的生活。在体操、舞蹈等一些专业领域，它甚至被看作是一种优势（Engelbert 等，2004）。当该疾病与慢性肌肉骨骼疼痛增加有关时，如果患者没有表现出任何神经病变、风湿病、代谢或骨骼病变的迹象，则可诊断为良性关节活动过度。使用"良性关节活动过度综合征"这一术语，是因为与马方综合征或埃勒斯 - 当洛综合征（Ehlers-Danlos syndrome）等与活动过度相关的更严重的结缔组织疾病相比，良性关节活动过度综合征的预后相对较好（见第 7 章）。

据报道，成人和儿童全身关节运动过度的患病率为 10%~25%，似乎与性别、年龄和种族有关（Engelbert 等，2004）。虽然关节活动过度往往与各种疾病的增加倾向相关，越来越多的人已认识到了其在慢性肌筋膜疼痛患者中的频繁发生（Kumar 和 Lenert，2017）。

这个表型谱的另一个端是广义的活动度降低，直到最近它才作为一种新的临床问题被提出，其特定的临床特征往往与结缔组织的僵硬度增加有关，这是胶原蛋白含量和交联的增加所致（Engelbert 等，2014）。研究认为它主要由胶原代谢改变引起，与关节周围致密筋膜组织的僵硬度增加有关，导致几乎所有关节的关节活动度降低。有趣的是，儿童的关节活动度降低往往与习惯性足趾行走的患病率增加、增生性瘢痕的发生，以及小腿、膝关节和 / 或臀部肌肉的运动诱发的疼痛增加有关。活检探针显示胶原含量较高，交联增加。基于这些发现，Engelbert 等人（2004）提出体内其他胶原结缔组织（如骨骼和韧带）中的胶原代谢也存在类似的改变。

将全身性关节活动度降低儿童和关节活动度正常的儿童中有肌骨问题者进行比较，发现两组在以下关节活动度参数方面存在显著差异：肘关节伸展、腕掌屈、腕背屈、髋关节屈曲、髋关节伸展、膝关节屈曲、膝关节伸展、距小腿关节背屈、髋伸的同时踝跖屈和距小腿关节跖屈。相反，两组在屈肩（即手臂向前抬高）、屈肘和屈髋方面无明显差异（Engelbert 等，2004）。同样有趣的是，其他研究表明，儿童的关节活动能力会随着年龄的增长而下降（Al-Rawi 等，1985）。

关节活动度的测量

学界已经确定了多种评估方法。例如，在测量主动和被动颈椎活动范围时，CROM 装置、Spin-T 测角仪和单倾角仪具有"良好"的可靠性和有效性（Williams 等，2010）。最近的一项研究得出结论：使用昂贵的设备（>500 美元）测量非特异性成人颈痛的 ACROM 似乎并不能提高评估的可靠性；侧向弯曲的检查者内部可靠性较低（意为同一检查者在该运动方向上的重复评估结果不一致）（Rondoni 等，2017）。在测量腰椎屈曲的活动度时，指端至地面距离试验和改良 Schober 试验具有良好的检查者间可靠性。但在检测可能出现的最小变化方面不是特别灵敏。这两种评估间的中等相关性表明，它们评估的并不是完全相同的现象，因此应该结合使用（Robinson 和 Mengshoel，2014）。最近的一项研究证明了使用重力测角仪或 iPhone® 应用程序测量腰椎屈伸活动度的良好可靠性和有效性（Pourahmadi 等，2016）。

活动过度的评估工具

专家设计了几种调查问卷来评估一般关节活动过度（Meyer 等，2017；Nicholson 和 Chan，2018）。但在临床实践中，使用关节活动性的体内检查更为常见，如 Beighton 量表（the Beighton Scale，见第 6 章）或 Hospital del Mar 标准（the Hospital del Mar criteria）（Bulbena 等，1990）。一项比较调查法证实，遵循结构化方案时，Beighton 量表和 Hospital del Mar 标准的总分的评定者间和评定者内信度为良好至优秀。然而，后一种方案的部分单一联合测量中，信度为较差至中等，表明这些测试的执行存在困难（Schlager 等，2018）。毫无疑问，Beighton 量表直截了当，在治疗关节活动过度的治疗师中得以继续广泛应用。

活动度降低的测量

与活动过度相比，对关节活动度受限（活动度降低）的评估不太完善。Engelbert 等人（2004）发明了一种通过使用应用于特定解剖标志的标准测角仪来测量主动关节活动度的方法。检查在双侧进行，精确到 5°。测量内容包括肩关节屈曲、肘关节运动（屈曲 / 伸展）、腕关节运动（掌 / 背屈）、髋关节运动（屈曲 / 伸展）、膝关节运动（屈曲 / 伸展）和距小腿关节活动度（足底 / 背屈），总活动度指数为全部测量值的总和。作者提出了一种评分系统，当该关节的活动度低于健康对照组的 –1 倍标准差时，即为局部活动度降低。此外，作者认为，如果下肢和上肢的部分关节存在局部关节活动度降低，则可使用"全身性活动度减少综合征"一词。Engelbert 等人（2004）提供了 284 名健康儿童的平均值和标准差。遗憾的是，目前尚无可进行比较的健康成人数据分布池。

Schleip 和 Buschman（2016）推出了"Viking 测试（Viking Test）"及单独的"交叉测试（Cross Over Test）"，用于关节活动受限的自我评估。与公认的 Beighton 测试（已在第 7 章中阐述）类似，这些免费测试无需任何专业测量设备，旨在相对快速地初步判断一个人是否容易出现一般的活动度减少和 / 或仅对少数典型的关节活动受限进行更选择性的表达。

虽然这两种测试方法都常被用于运动员和非专业人员，且在几乎所有实际管理中都体现出良好的适用性，但迄今为止尚未发表关于健康人群中，不同性别和年龄组测量结果标准化分布的统计数据。这种缺乏科学探索的情况与之前 Engelbert 等人（2004）在成人中进行的活动度降低评估有一定的可比性。

对一般活动度降低的 Viking 测试

据报道，Viking 测试这一名称的灵感来源于筋膜挛缩患病率提高，例如 Morbus Dupuytren（手掌筋膜缩短和僵硬；也称 Viking 病）及北欧祖先后裔的其他纤维化病变（Masi 等，2007）。

在该测试中，个人会因为行动受限而得分。得分越高，活动度就越小。

Viking 测试

	Viking 分：
Beighton 测试得分低于 3 分（见图 7.1） 如果是这样，则记 Viking 分 3 分，并开始测试； 相反，Beighton 得分≥3 分，则 Viking 分为 0 分 （注：如果 Beighton 得分为 0~2 分，则记 Viking 分 3 分。如果 Beighton 得分为 3~9 分，则 Viking 分为 0 分）	
双手伸到背后 如果双手无法在背后相互触碰，且它们之间的最小距离超过 1.5 倍手长（无论在哪一侧）： 记 Viking 分 1 分 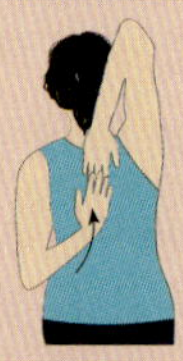	
转体 坐在凳子或椅子上（不要倚靠椅背），尽量向左或向右旋转头部和上身，同时保持双腿和骨盆不动 如果向更轻松的一侧转动无法达到至少 90°： 记 Viking 分 1 分 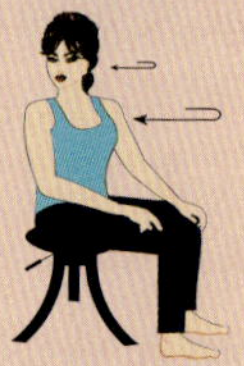	
上半身伸展 坐在凳子或椅子上，一只手放在下腹部，拇指触碰肚脐，另一只手放在胸骨前方 尝试通过伸展整个躯干，包括头部、胸部和骨盆，尽可能地将双手拉开距离。如果未能将双手间距离增加至少一个手宽： 记 Viking 分 1 分 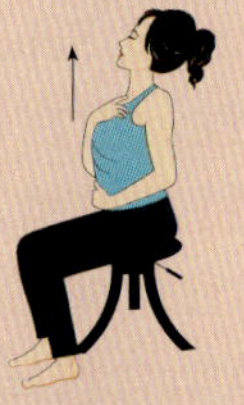	
膝盖抵前额 坐姿，尝试每次用一条腿的膝盖触碰前额 如果两条腿的膝盖都不能触碰到前额： 记 Viking 分 1 分 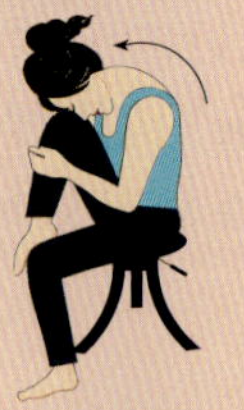	
前屈体 重复前屈测试（前一次 Beighton 测试）。确保膝盖伸展 如果指尖距离地面超过一只手长： 记 Viking 分 1 分 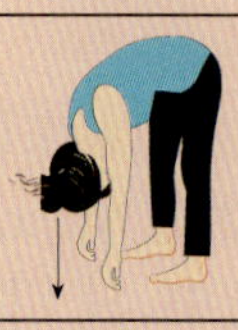	
总分 （最高为 9 分）	

其他年龄和性别的分数值

只能选择一项：

男性年龄 >35 岁：-2 分	
男性年龄≤35 岁：-1 分	
女性年龄 >35 岁：-1 分	
女性年龄≤35 岁：不增减分数	
修正后的最终总分：	

评估：

5~9 分：

你的基因很可能有维京人（Viking，即活动度降低）的体质，为了稳定放弃了部分活动度。

3~4 分：

你的遗传结构并不是决定性因素。你的生活史和训练可能会像基因一样塑造你的组织结构。

1~2 分：

无明显活动度降低体质倾向。

评估“与生活方式相关”的局部运动受限的交叉测试

捷克康复专家 Vladimir Janda（1928—2002）认为该测试可检查一个人的身体在多大程度上表现出运动受限。他观察到西方社会的许多人呈现出特定的姿势和运动模式，其特征是某些肌肉的慢性挛缩，以及其他部位的肌肉无力（Janda，1989；1993）。虽然其著作主要强调的是神经肌肉结构，但一些拥趸也将这一概念扩展到包括肌筋膜结缔组织的张力（Liebenson，2001；Page 等，2009）。

根据这一概念，常见的肌肉（或肌筋膜）失衡模式被定义为“上交叉综合征”，包括上后颈部和胸肌区域的张力和僵硬度增加，伴有前颈和下肩胛骨稳定器张力降低，该姿势的特征是圆肩和向前探头。

“下交叉综合征”的特征是下背部、髋屈肌和小腿后侧肌肉的张力和僵硬度增加，伴有腹肌和臀大肌无力和松弛，习惯性姿势表现为腰椎前凸和骨盆前倾（图 19.1）。

更详细的 Janda 评估（Janda required）需要花费的时间比许多治疗师用于快速评估受试者的时间要长，开发以下简短测试的目的是为受试者的肌筋膜系统在多大程度上（如果有的话），匹配该模型所描述的典型失衡提供初始导向。值得注意的是，Janda 模型的支持者往往认为这些不平衡是生活方式的特征所致，例如特定肌肉的习惯性使用过度和使用不足，往往会改变它们的慢性张力。因此，该测试与遗传的关系较小，而与获得性肌肉骨骼模式的关系更大。在评估中主要强调相关的活动受限，同时将相关的肌肉无力作为次要和支持性参数。

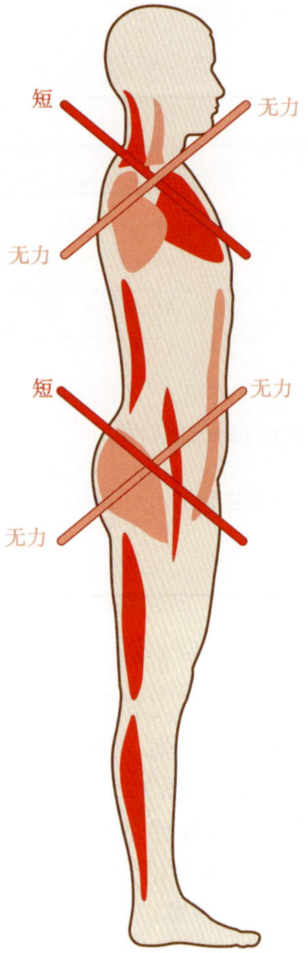

图 19.1 典型的活动度降低模式（称为"短"）与Vladimir Janda在"上交叉综合征"和"下交叉综合征"中描述的肌无力部位对比。这些模式描述了肌肉失衡的高频表达，最常见的原因是日常生活中特定运动模式的习惯性使用过度和使用不足。© fascialnet.com.

交叉测试

在该测试中，受试者还要收集有关活动受限的得分。得分越高，所拥有的特定限制就越多，也就越有可能符合这种类型。每项测试都描述了一个特定的运动探索，以及一个表征各自运动限制的典型"模式描述"。

明显符合所述的模式描述：得2分。

可能符合所述的模式描述：得1分。

明显不符合所述的模式描述：得0分。

描述	得分
下颌到胸部的测试 闭上嘴巴，额头向下倾斜，同时努力用下颌触碰胸骨 模式描述：下颌和胸骨无法互相碰触，最小距离超过两指宽 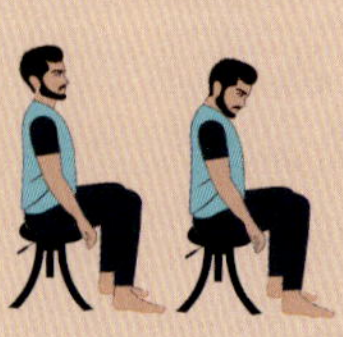	

续表

描述	得分
膝盖到墙壁的测试 立于墙壁、坚固的家具或类似物体前，双手以轻松的高度接触墙壁或家具。将一只脚向前放在地上，使其稍微触到前方墙壁，同时弯曲该膝关节。现在将这只脚在地面上缓慢后滑，同时保持膝盖不离开墙壁 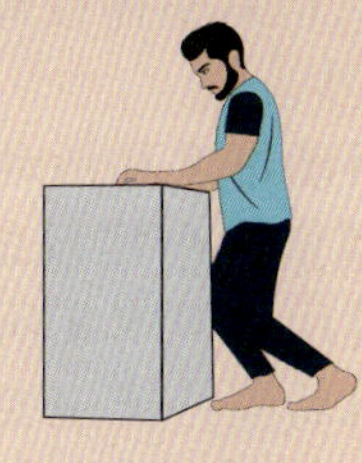	
观察在膝盖离开前面墙壁之前，脚可以向后滑动多远 模式描述：无论用哪条腿进行测试，滑动脚的脚尖和墙壁之间的最大距离也是一手宽或更宽 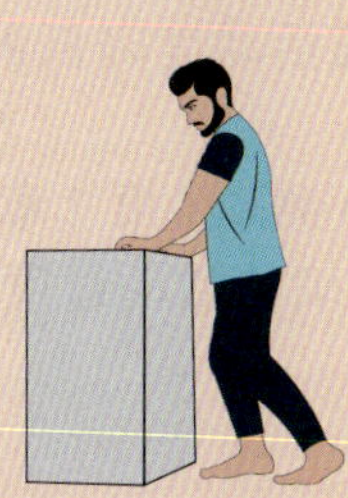	
静止角测试 仰卧，双臂（如果可能的话）与肩关节和肘关节呈90°。在该姿势下，慢慢将上臂向头部滑动，同时保持肘部和小臂不离开地面 在肘部和／或小臂开始离地之前，观察能滑多远 模式描述：无论尝试哪只手臂，都无法将手臂从起始位置外展超过45°（不离开地面） 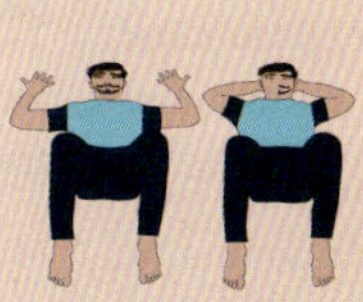	
髋关节伸展测试 俯卧，抬起一条小腿朝向天花板，然后试着将膝盖慢慢抬离地面，同时用一只手检查在不造成骨盆前倾所致脊柱前凸的情况下，膝盖能抬起多高 模式描述：无论用哪条腿进行测试，都无法将膝盖抬离地面超过一只手的距离（骨盆不发生任何倾斜） 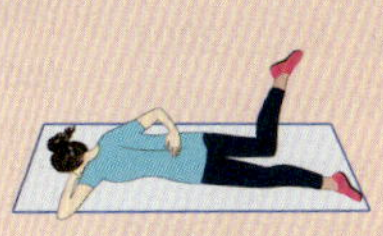	
总分 （最高为8分）	
评估： 总分6~8分：明确交叉类型 总分3~5分：部分为交叉类型 总分0~2分：不是典型的交叉类型	

临床总结

- 虽然对活动过度的评估得到了循证医学检查的支持，但对整体或局部运动受限的评估却很少。
- 虽然全身的活动过度和活动度降低往往代表了表型谱两个相反的极端（因此通常相互排斥），但本文所述的交叉模式表达的肌筋膜特征主要由习惯性生活方式因素形成，因此有时可与全身活动过度或活动度降低的体质倾向共存。
- 如果 Beighton 测试（第 7 章有详细介绍）提示为明确的活动过度，建议向有资质的卫生专业人员寻求更多的意见和建议，特别是当该症状伴有慢性肌筋膜疼痛时。
- 如果相应的运动能力评估提示为明确的维京人模式或交叉模式，且伴有慢性肌筋膜疼痛，也建议向有资质的卫生专业人员咨询。
- 对于许多人来说，在其生理 - 心理 - 社会环境中快乐健康地生活，同时又表现出明显的活动过度或维京模式的情况也很常见。然而，上述检查可能帮助这些人更好地了解其特定肌肉骨骼系统的相对优势和弱点。

（燕琪　王朝辉　关玲）

参考文献

Al-Rawi, Z.S., Al-Aszawi, A.J. & Al-Chalabi, T. (1985) Joint mobility among university students in Iraq. *Br J Rheumatol*. 24: 326–331.

Bulbena, A., Duro, J.C., Porta, M., Faus, S., Vallescar, R. & Martin-Santos, R. (1992) Clinical assessment of hypermobility of joints: assembling criteria. *J Rheumatol*. 19: 115–122.

Engelbert, R.H., Uiterwaal, C.S., van de Putte, E., Helders, P.J., Sakkers, R.J., van Tintelen, P. & Bank, R.A. (2004) Pediatric generalized joint hypomobility and musculoskeletal complaints: a new entity? Clinical, biochemical, and osseal characteristics. *Pediatrics*. 113: 714–719.

Graham, R. (1990) The hypermobility syndrome. *Ann Rheum Dis*. 49: 199–200.

Grahame R. (2009) Joint hypermobility syndrome pain. *Curr Pain Headache Rep*. 13: 427–433.

Janda, V. (1989) Impaired muscle function in children and adolescents. *J Man Med*. 6: 157–160.

Janda V. (1993) *Muscle Function Testing*. London, UK: Butterworths.

Kumar, B. & Lenert, P. (2017) Joint hypermobility syndrome: recognizing a commonly overlooked cause of chronic pain. *Am J Med*. 130: 640–647.

Liebenson, C. (2001) Sensory-motor training. *J Bodyw Movem Ther*. 5: 264–268.

Masi, A.T., Benjamin, M. & Vleeming, A. (2007) Anatomical, biomechanical, and clinical perspectives on sacroiliac joints: an integrative synthesis of biodynamic mechanisms related to ankylosing spondylitis. In: *Movement, Stability and Lumbopelvic Pain*, 2nd edn (eds Vleeming, A., Mooney, V. & Stoeckart, R.), pp. 205–227. Edinburgh, UK: Churchill Livingstone Elsevier.

Meyer, K., Chan, C., Hopper, L. & Nicholson, L. L. (2017) Identifying lower limb specific and generalised joint hypermobility in adults: validation of the Lower Limb Assessment Score. *BMC Musculoskelet Dis*. 18: 1–9.

Nicholson, L.L. & Chan, C. (2018) The Upper Limb Hypermobility Assessment Tool: A novel validated measure of adult joint mobility. *Musculoskelet Sci Pratt*. 35: 38–45.

Page, P., Frank, C.C. & Lardner, R. (2009) *Assessment and Treatment of Muscle Imbalance: The Janda Approach*. Champaign, IL: Human Kinetics.

Pourahmadi, M.R., Taghipour, M., Jannati, E., Mohseni-Bandpei, M.A., Ebrahimi Takamjani, I. & Rajabzadeh, F. (2016) Reliability and validity of an iPhone® application for the measurement of lumbar spine flexion and extension range of motion. *Peer J*. 4: e2355.

Robinson, H.S. & Mengshoel, A.M. (2014) Assessments of lumbar flexion range of motion: intertester reliability and concurrent validity of 2 commonly used clinical tests. *Spine*. 39: E270–E275.

Rondoni, A., Rossettini, G., Ristori, D., Gallo, F., Strobe, M., Giaretta, F., Battistin, A. & Testa, M. (2017) Intrarater and inter-rater reliability of active cervical range of motion in patients with nonspecific neck pain measured with technological and common use devices: a systematic review with meta-regression. *J Manipulative Physiol Ther*. 40: 597–608.

Schlager, A., Ahlqvist, K., Rasmussen-Barr, E., Bjelland, E.K., Pingel, R., Olsson, C., Nilsson-Wikmar, L. & Kristiansson, P. (2018) Inter- and intra-rater reliability for measurement of range of motion in joints included in three hypermobility assessment methods. *BMC Musculoskelet Disord*. 19: 376.

Schleip, R. & Buschmann, B. (2016) *Faszien Krafttraining*. Munich, Germany: Riva Verlag.

Silman, A.J., Day, S.J. & Haskard, D.O. (1987) Factors associated with joint mobility in an adolescent population. *Ann Rheum Dis*. 46: 209–212.

Williams, M.A., McCarthy, C.J., Chorti, A., Cooke, M.W. & Gates, S. (2010) A systematic review of reliability and validity studies of methods for measuring active and passive cervical range of motion. *J Manipulative Physiol Ther*. 33: 138–155.

第20章

超声成像技术

Wolfgang Bauermeister and Frieder Krause

引言

软组织的健康状况可以通过测量其弹性来衡量，因为弹性对组织的运动有影响。用常规超声来检查软组织有助于发现筋膜、肌肉和器官的病变，但无法获得其弹性特性的信息。弹性特性可以使用斑点追踪超声图像中软组织的变形或使用交叉相关技术来测量，这些技术既可以作为直接运动测量，也可以通过弹性成像进行应变评估。发现弹性改变的区域并通过适当治疗使其恢复正常弹性，使得组织运动分析和弹性成像成为治疗决策、监测对不同治疗模式反应的重要诊断特征。

结缔组织运动的体内评估

超声检查是唯一使临床医生可以在无辐射环境下，通过实时的图像分辨评估体内组织运动的方法。录制高清超声视频可用于跟踪结缔组织的运动。一种由 Dilley 等人（2001）在 MATLAB（MathWorks，Natick，MA）中开发的交叉相关（cross-correlation）方法使其成为可能，它基本上是一种斑点或像素跟踪算法，运用视频数据的数字信息来跟踪选定区域的运动。该方法将在下一节进行解释讨论。

交叉相关（cross-correlation）分析

如前所述，交叉相关分析使用高清超声设备录制的视频来跟踪选定区域或组织的运动。第一步，将视频加载到软件中并转换为单个灰度级帧。接下来，可以从视频的第一帧开始选择希望跟踪的任意多个矩形感兴趣区（region of interest，ROI）。在实际分析中，计算相邻两幅图像中所有选定感兴趣区的像素灰度级之间的相关系数。提供最大相关系数的像素位移对应两帧之间的相对运动（Dilley 等，2001）。对所有相邻帧重复此操作，以计算录制期间 ROI 的移动。为了控制背景运动，可以在皮肤或骨骼结构上设置一个额外的 ROI，使其在被跟踪的运动期间保持静态，然后从原始结果中减去背景运动。

该方法最初用于量化体内的神经运动，目前已被广泛使用。可靠性研究显示其有良好效果，因此被认为是一种可靠的方法，组内相关系数（intra-class correlation coefficient，ICC）范围为 0.70~0.99（Boyd 等，2012；Carroll 等，2012；Dilley 等，2001，2007；Ellis 等，2008，2012）。它也被用于研究量化被动运动过程中的结缔组织运动。Langevin 等人（2011）首次展示了非特异性腰背痛患者胸腰筋膜的筋膜剪切应变变化。最近，Griefahn 等人（2017）运用了类似的方法来量化身体背侧进行泡沫轴滚动后胸腰筋膜的筋膜活动度。遗憾的是在这些研究中没有计算可靠性的指标。

我们在实验室中使用交叉相关方法来量化大腿前侧不同层次阔筋膜的运动。其中，浅表运动［$ICC_{(3,1)}=0.88$（0.75~0.95），$P<0.0001$］和深层运动［$ICC_{(3,1)}=0.77$（0.55~0.91），$P<$

0.000 1]显示出良好的可靠性（Krause，2018）。为了更好地理解交叉相关方法，我们将研究方法阐述如下。

为了评估大腿前侧不同筋膜层的运动，每个筋膜层选取 6 个等距 ROI 来稳定评估各层的运动。图 20.1 显示了视频开始时的原始超声信号（图 20.1A）和每个筋膜层的 6 个 ROI（图 20.1B）。所有单个 ROI 在所录视频的中间 5 秒和最后 10 秒的移动分别如图 20.1 C 和图 20.1 D 所示。图 20.1E 显示了所有选定 ROI 的移动结果线形图。

蓝色框为每个筋膜层中选定的 ROI，白色小方块表示所有 12 个 ROI 的平均移动值，而稍大的黄色方块表示单个 ROI 的移动。为了量化每层的移动，我们计算了每个筋膜层的 6 个 ROI 的平均移动值（图 20.2）。

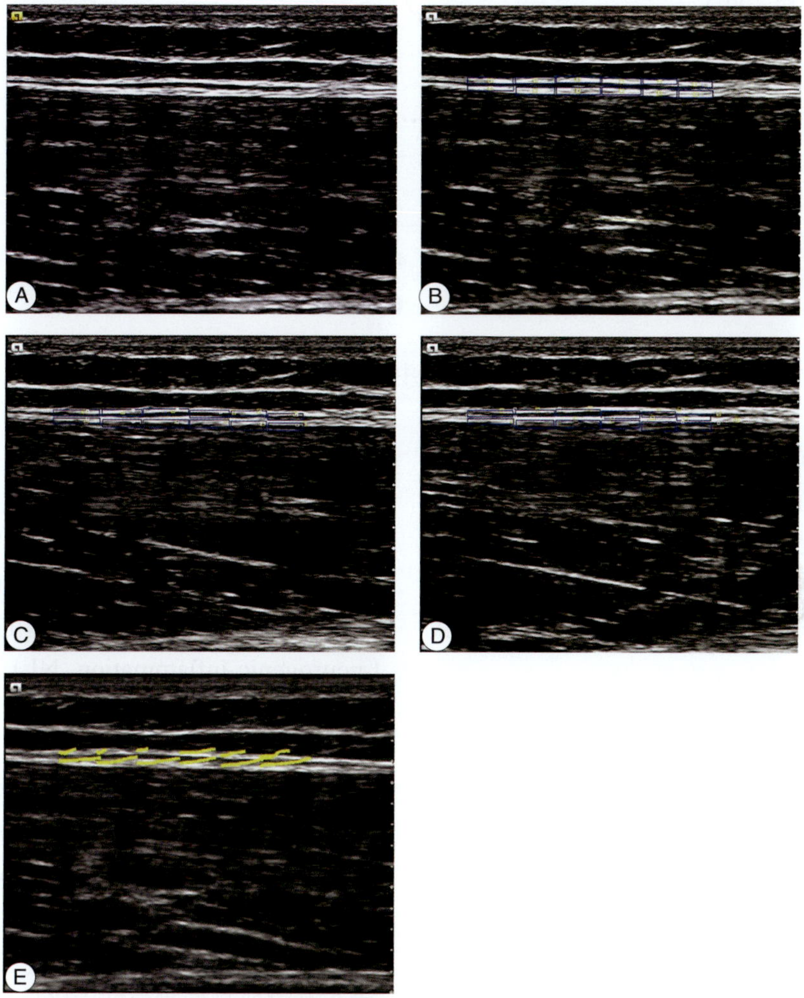

图 20.1　A. 开始录制视频时的原始超声视频信号。结构（从上到下）：皮肤、皮下脂肪、皮下结缔组织、深筋膜浅层、疏松结缔组织（富含透明质酸）、深筋膜深层、股直肌。B. 在第一帧视频中的每个筋膜层选择 6 个等距 ROI。C. 视频录制 5 秒后交叉相关分析的图形结果。D. 视频录制 10 秒后交叉相关分析的图形结果。E. 所有选定 ROI 的运动结果线形图

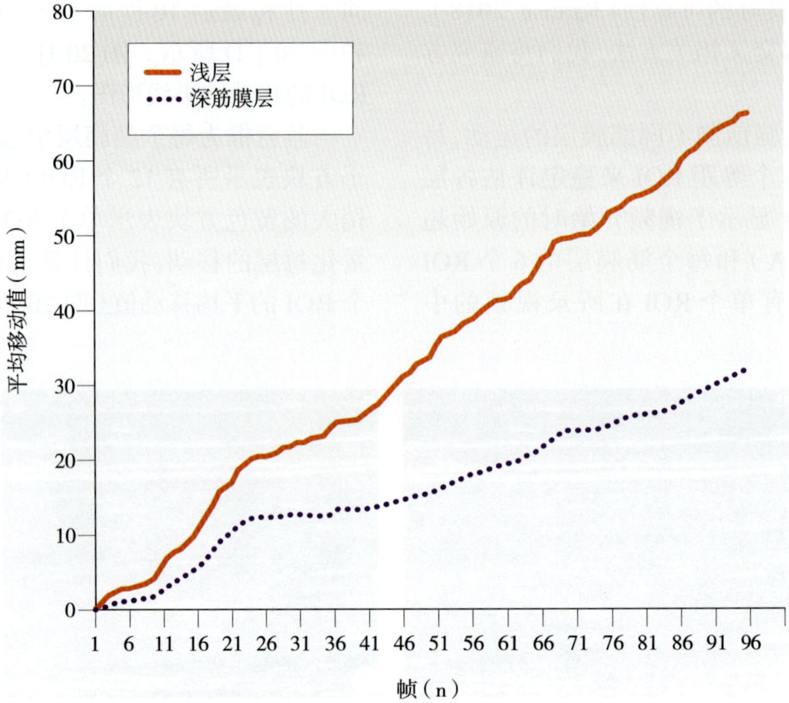

图 20.2 录制的视频序列中浅层和深层筋膜层的运动

超声在传统上已广泛应用于内科、心脏病学和妇科。然而，近年来其在时间和图形分辨率方面的新改进使其在骨科、运动及运动科学研究中的应用得到增加。交叉相关分析是一种从高频超声数据中提取组织运动定量信息的有效方法。

超声弹性成像

引言

触诊是评估软组织病理状态的重要评估方式。其目的是识别结构或功能受损的肌筋膜区域。表面压力可以根据组织应变情况给出反馈，皮肤阻力可以反映剪切应变状况。由于缺乏能够准确量化这些结果的数值，因此很难就这些发现进行沟通。触诊通常局限于与周围区域相比僵硬度较高的较大浅表结构。较小的、僵硬度较低或深层变化的区域却常被忽视，尽管它们在疼痛和功能障碍中起着重要作用。

引起肌筋膜僵硬的疾病

软组织的健康状况可由各种疾病引起的僵硬变化程度来反映；而在运动中，则通常通过任何类型的创伤引起的神经源性炎症（neurogenic inflammation，NI）来反映（Toumi 和 Best，2003）。相反，肌腱可以产生软化反应（react with a softening）（Aubry，2015）。通过体内微分析技术，有可能在活跃的肌筋膜触发点识别与肌筋膜炎症相关的生物化学物质（Shah，2008）。在实验条件下，筋膜僵硬度的增加可能与等长应变和组织水合的变化有关（Schleip 等，2012）。临床上肌筋膜触发点、纤维化和 / 或致密化都可能是筋膜僵硬度增加的原因。

肌筋膜僵硬可对肌电图测量关节活动度、筋膜滑脱、力量、姿势和运动单位募集产生影响。常规的 X 线、MRI、CT 扫描或超声均无法识别僵硬度，而磁共振弹性成像（magnetic resonance elastography，MRE）和超声弹性成像（ultrasonic elastography，UE）可以识别。

超声弹性成像方法

除了专门用于研究的 MRE 外，应变弹性成像（strain elastography，SE）和剪切波弹性成像（shear wave elastography，SWE）也在临床上用于肿瘤检测、肝纤维化分期和肌肉骨骼应用。这两种方法在产生组织运动的施力方式、定量与定性结果的操作者依赖性、穿透深度和感兴趣区（ROI）的大小方面存在差异。

应变弹性成像

Ophir 等人（1991）首次提出了应变弹性成像（SE，同义词为压缩或静态弹性成像）。它需要用超声换能器对组织表面施加有节律的手动压力来产生压缩应变。压缩应变是物体厚度变化 Δl 与初始厚度 l（压缩应变 =Δl/l）的比值（图 20.3），它是无单位的（dimensionless）的数值。

弹性图是用彩色编码的应变来表示的图像。应变在僵硬的组织中较小；在较软的组织中较高（Garra，2007）。SE 产生定性图像，并需要感兴趣区（ROI）内的不同应变区域。结果是，由于缺乏应变差异，ROI 内同样僵硬的组织不会得出结果。可以使用 Image J 软件计算代表硬或软的像素从定性弹性图中获得数

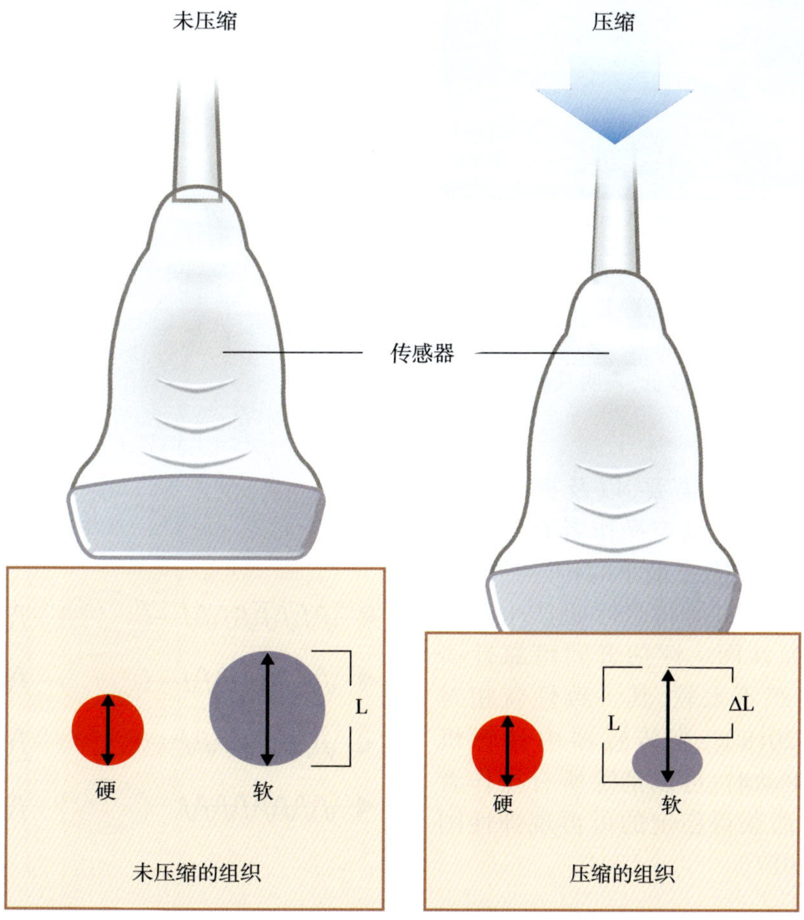

图 20.3　通过对组织进行节律性压缩，回声信号发生了与组织应变成正比的时移

值（Abramoff 等，2004）。SE 可以通过计算两个不同区域的应变比（strain ratio，SR）进行半定量测量。其计算方法是用参考区域的应变除以目标区域的应变，即 *SR*= 参考应变（*B*）/目标应变（*A*）。当目标区域应变较高（较软）时，*SR*>1；当目标区域应变较低（较硬）时，*SR*<1。应变弹性图（图 20.4）显示应变为 0.19% 的筋膜（目标 1A）与应变为 0.50% 的肌肉（参考 2B）间的应变比为 2.59。筋膜的应变值较低，表明其硬度是应变值较高肌肉的 2.59 倍。

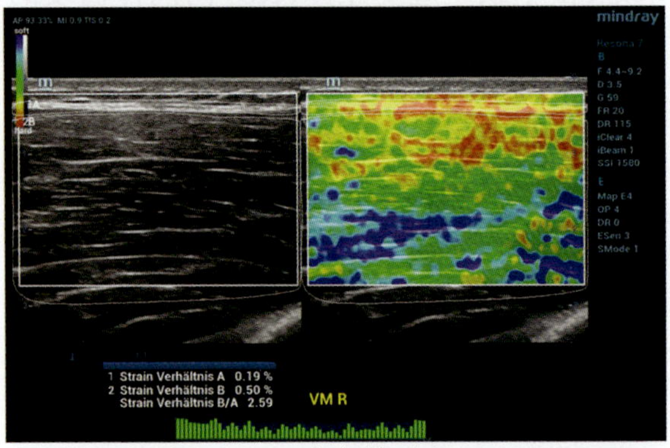

注：strain verhältnis A：应变关系 A；strain verhältnis B——应变关系 B；strain verhältnis B/A——应变关系 B/A。

图 20.4 Mindray Resona 7 应变弹性成像。筋膜（目标 1A）的应变为 0.19%，肌肉（参考 2B）的应变为 0.50%。筋膜的应变值较低，表明其硬度是应变较高肌肉的 2.59 倍

当压缩/减压周期需要，以及振幅达到几毫米时，弹性图的质量与操作者有很大关系。更为先进的技术需要最小的传感器运动来激发，甚至使用通过脉搏或呼吸产生的内部运动来获得弹性图。评估者间可靠性研究表明，只要组织不太软，其一致性就相对较好（Boettner，2018）。当传感器由计算机控制的振荡器驱动时，可以消除所有操作者引起的伪影，从而获得稳定的可再现弹性图（Bauermeister，2017）。

剪切波弹性成像

剪切波弹性成像在 1995 年首次提出（Sarvazyan 等，1995），用于组织僵硬度的定量测量与 SE 的定性评估。与传统的组织位移可达 3mm 的人工按压相比，声脉冲辐射力弹性成像（acoustic radiation force impulse，ARFI）产生的推波束可以形成 10μm 或更高的组织峰值位移（Nightingale 等，2002）。产生的剪切波横向垂直于激发力方向（图 20.5），可由通过产

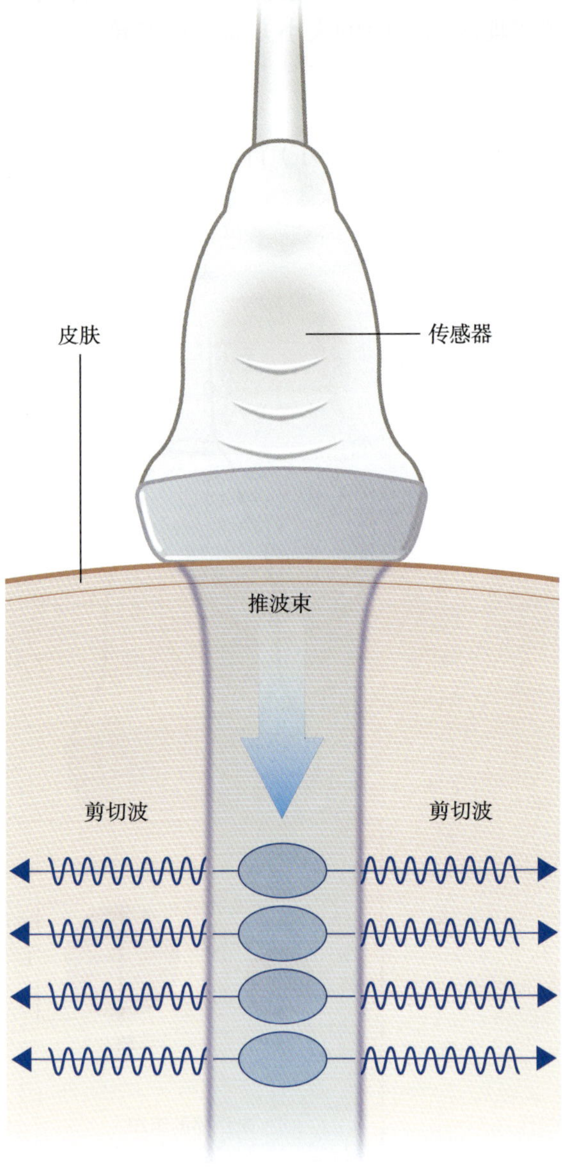

图 20.5 所产生的剪切波横向垂直于推波束方向

生推波束的超声探头的跟踪光束检测到。图 20.6 显示剪切波穿过 ROI。平行线表示可靠的测量值，扭曲的线表示不可靠的测量值。

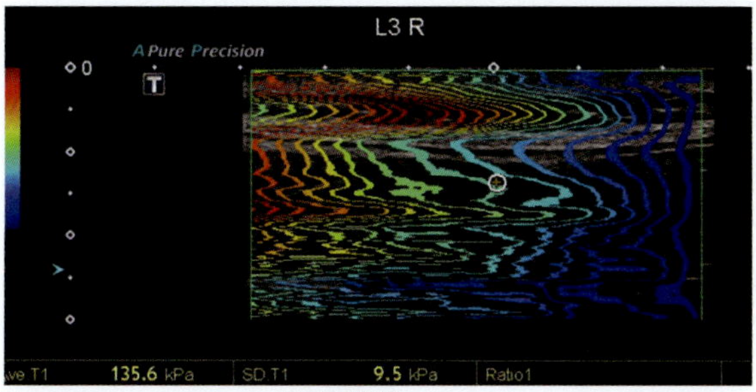

注：a pure precision：纯粹精度。

图 20.6 佳能 Aplio 500。剪切波形图。平行线表示可靠的测量值，扭曲线表示不可靠的测量值

推波束的持续时间不到一微秒，产生的剪切波可持续数毫秒（Sarvazyan 等，1998）。通过测量峰间持续时间，可以推导出以 m/s 表示的剪切波传播速度 ν（nu）。传播速度 ν 在硬组织中较快，在软组织中较慢。根据公式 $E=3G=3\rho\nu^2$，从传播速度 ν 可以推算出剪切模量 G（kPa）或杨氏模量 E（kPa）。该公式中，ρ（rho）为组织的质量密度，假设≈1。图 20.7 为胸腰筋膜（迹线 1）的剪切波弹性图，平均杨氏模量为 226.01kPa，肌肉（迹线 2）的平均杨氏模量为 40.12kPa。

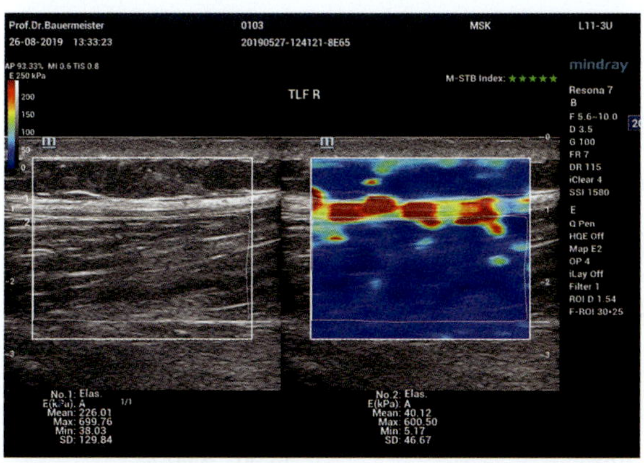

图 20.7 Mindray Resona 7。胸腰筋膜（迹线 1）的剪切波弹性图，平均杨氏模量为 226.01kPa，肌肉（迹线 2）的平均杨氏模量为 40.12kPa

其他的剪切波形式有超音速剪切波成像（supersonic shear wave imaging，SSI）（Bercoff 等，2004），已广泛应用于肌肉研究和声脉冲辐射力弹性成像（ARFI）（Sarvazyan 等，2011）。

肌筋膜超声弹性成像研究及临床应用

肌筋膜超声弹性成像研究的重点是建立肌肉、筋膜和肌腱的标准值。在运动医学中，损伤预防是一个重要问题，早期识别筋膜僵硬度增加可能会起到重要作用。一项针对 20 名平均年龄为 15 岁的青少年足球运动员进行的初步研究显示，股直肌 / 筋膜，以及股内侧肌和大收肌的筋膜（黄色显示）之间差异具有统计学意义（表 20.1）（K. Bauermeister，2021）。表 20.2 列出了 45 名男性的肌肉、胸腰筋膜和足底筋膜的测量值，他们的平均年龄为 35 岁，从事高强度体力劳动，其左 / 右股直肌和足底筋膜差异有统计学意义（黄色显示）。表 20.3 是如何将 SWE 的测量结果转化为治疗方案的示例。通过比较左侧和右侧，患者可以进行自我对照。左侧和右侧之间的显著差异用红色标记。通过对干预后的同一测量点进行重新评估并对比，可以监测治疗干预的效果。

不同制造商的设备检测到的 SWE 结果有很大不同。推波束的产生和频率没有统一的标准。在 ROI 内可进行测量的区域大小差异很大。

它们的范围从几平方毫米到几平方厘米不等。由于这些研究任意选择筋膜或肌肉内的区域，比较其研究结果有一定的困难。测量结果（kPa 值）非常高的区域常会被忽略，因为大多数研究人员不知道如何解释其中的“红色和棕色点”。尤其是这些区域可以为运动和疼痛医学的从业者提供有价值的信息。它们可以表示“疾病”状态，如肌筋膜触发点（MTrPs），过度使用或创伤而引起的神经源性炎症增加。

表 20.1 杨氏模量中位数和平均值的左 / 右比较（显著差异用黄色标出）

区域	左筋膜	右筋膜	左肌	右肌
阔筋膜张肌	43.33（17.75）	43.85（20.06）	30.82（13.65）	32.03（9.63）
股直肌中部	24.19（8.91）	20.46（9.02）	20.62 ± 8.34	17.36 ± 3.56
股直肌远端	22.46（20.35）	22.91（14.12）	26.46（38.98）	29.51（22.73）
股内侧肌	13.73（4.70）	11.53（5.60）	13.67（3.04）	13.43（3.60）
股外侧肌	111.52 ± 37.12	115.84 ± 37.04	28.65（11.03）	30.34（9.52）
胫骨前肌	91.28（34.2）	34.63（6.41）	34.86 ± 5.21	34.63 ± 6.41
腓骨长肌	82.64 ± 27.23	78.56 ± 21.83	27.12（8.57）	27.94（8.57）
臀中肌	23.10（38.73）	17.46（27.66）	21.75 ± 7.81	19.95 ± 7.54
臀大肌	9.38（2.33）	10.28（2.88）	20.33 ± 4.75	20.31 ± 5.60
大收肌	13.98（4.73）	15.86（5.73）	15.79（3.21）	17.24（4.12）
股二头肌	31.99（14.39）	32.57（19.35）	18.41（4.59）	19.35（4.44）
腓肠肌内侧头	33.70（16.04）	38.27（22.14）	20.42 ± 6.24	19.52 ± 4.11
腓肠肌外侧头	42.22 ± 17.55	43.91 ± 14.85	18.92 ± 4.34	19.31 ± 4.91

表 20.2 杨氏模量中位数和均值的左 / 右比较。显著差异用黄色标出

区域	左	右
大收肌	13.91（6.59）	15.1（7.63）
股二头肌中部	12.26（3.95）	12.64（4.95）
竖脊肌 L_4	25.57 ± 4.75	25.8 ± 6.12
腓肠肌外侧头	14.00（4.50）	13.00（5.25）
臀大肌	9.17（5.62）	9.17（3.09）
臀中肌	9.00（3.00）	8.00（3.00）
足底筋膜	27.51 ± 8.67	23.99 ± 6.65
股直肌中部	15.50（6.00）	14.00（5.00）
胫骨前肌	36.00（7.50）	36.00（9.00）
胸腰筋膜（TLF）L_4	58.86 ± 30.18	55.57 ± 29.54
上斜方肌	25.00（17.00）	26.00（11.00）

表 20.3　1 位疼痛患者左右两侧杨氏模量的平均值、最大值和最小值对比。两侧的显著差异用红色标出

区域	E 平均值（左）	E 平均值（右）	E 最大值（左）	E 最大值（右）	E 最小值（左）	E 最小值（右）
上斜方肌直立	42.71	54.93	172.08	228.04	4.84	4.17
上斜方肌仰卧	53.30	32.06	189.80	204.63	5.16	0.17
胸部 1	31.99	37.62	267.38	340.05	4.01	5.45
胸部 2	37.55	33.07	467.69	357.50	3.36	3.60
胸部 3	25.97	24.48	74.89	174.48	0.13	1.34
胸部 4	25.73	17.72	126.78	83.55	6.15	0.02
胸部 5	24.88	19.36	113.96	226.67	4.12	4.48
腰椎 1	22.29	16.96	76.42	83.90	4.43	2.35
腰椎 2	28.59	16.74	125.96	73.93	4.31	3.8
腰椎 3	25.39	20.35	141.70	89.65	0.99	1.31
腰椎 4	27.27	20.09	154.60	167.16	3.64	2.96
骶骨	24.24	25.92	208.97	168.89	0.48	0.00
臀中肌	25.46	12.68	210.19	110.74	3.01	0.00
股二头肌中部	14.53	15.47	94.39	67.77	1.74	3.17
股二头肌远端	27.61	17.66	185.55	99.97	2.70	0.28
股二头肌近端	11.17	14.85	63.13	66.91	2.84	3.02
腓肠肌外侧	32.25	17.94	201.88	105.12	1.48	0.01
腓肠肌内侧	22.90	19.25	161.15	234.21	1.74	0.99
大收肌	17.53	11.01	84.88	55.56	3.68	2.91
比目鱼肌	20.84	28.57	295.90	232.92	3.22	4.53
足底筋膜	25.30	26.79	75.70	59.00	2.15	6.56
股直肌中部	34.76	22.77	323.70	77.14	4.39	6.72
胫骨前肌	38.41	39.04	230.84	147.17	14.94	14.48
阔筋膜张肌	37.55	25.56	124.16	127.69	5.66	2.96

尽管 SE 不能像 SWE 那样获得定量数据，但它在研究和临床应用中也占有一席之地。分析比较左右两侧肌筋膜硬像素的数量，可以为弹性成像提供有价值的信息。这些研究结果的有效性已在几项初步研究中得到证明。僵硬模式与疼痛部位、活动范围（Bauermeister，2012）、压痛阈值和组织压痕测量有关（Bauermeister，2015；Farasyn 和 Lassat，2015）。

结论

软组织疼痛和功能障碍不仅是一个肌筋膜部位的组织僵硬度改变的问题，而且是沿肌筋膜链的组织僵硬度改变的问题，需要从头到脚对整个肌筋膜进行评估。SE是一种定性和半定量方法，甚至可以集成到小型便携式超声设备中。在临床实践中，它可用于识别所有组织层中最硬的肌筋膜区域，为触诊提供辅助。

SWE是一种定量测量剪切波速的方法。为了获得剪切波速的单个值，必须选择ROI内的一个或几个区域进行分析。一些设备可显示剪切波速或杨氏模量在整个ROI的平均值、最大值、最小值和标准差值的即时结果。尚须进行更多的研究来获得肌筋膜所有相关区域的代表性标准值。只要没有标准值，就需要对患者状况进行自我对照。这是目前用于治疗目标领域的最佳方法。

（燕琪　王朝辉　关玲）

参考文献

Abramoff, M.D., Magelhaes, P., Ram, S.J. (2004) Image processing with image. *J Bio-photonics Int.*11: 36–42.

Aubry, S., Nueffer, J.P., Tanter, M.,Becce, F., Vidal, C. & Michel, F. (2015) Viscoelasticity in Achilles tendonopathy: quantitative assessment by using real-time shear-wave elastography. *Radiology*. 274: 821–829.

Bauermeister, W. (2012) Ultraschall-Elastographie zur Diagnose myofaszialer Schmerzsyndrome. Der Deutsche Schmerz- und Palliativtag 2012. Frankfurt, Germany.

Bauermeister, W. (2015) Ultrasound elastography for the evaluation of the elastic properties of fascia and muscle. Fourth International Fascia Research Congress, 2015. Reston, VA, USA.

Bauermeister, W. (2017) Optimierung des Strain-Elastografie durch Computer assistierte Steuerung der Ultraschallsonde. *Ultraschall in Med*. 38: P2.011.

Bauermeister, K. (2021) The role of elastography in sports injury prevention. School of Medicine, Technical University Munich, unpublished.

Böttner, C. (2018) Interrater reliability of ultrasound elastography to examine the stiffness and elasticity of muscles and fascia of the lower extremity in healthy adults. *J Bodyw Mov Ther*. 22(4): 849–850. doi:10.1016/j.jbmt.2018.09.015

Boyd, B.S., Gray, A.T., Dilley, A., et al. (2012) The pattern of tibial nerve excursion with active ankle dorsiflexion is different in older people with diabetes mellitus. *Clin Biomech*. 27: 967–971.

Carroll, M., Yau, J., Rome, K., et al. (2012) Measurement of tibial nerve excursion during ankle joint dorsiflexion in a weight-bearing position with ultrasound imaging. *J Foot Ankle Res*. 5: 1.

Dilley, A., Greening, J., Lynn, B., et al. (2001) The use of cross-correlation analysis between high-frequency ultrasound images to measure longitudinal median nerve movement. *Ultrasound Med Biol*. 27: 1211–1218.

Dilley, A., Summerhayes, C. & Lynn, B. (2007) An in vivo investigation of ulnar nerve sliding during upper limb movements. *Clin Biomech (Bristol, Avon)*. 22(7): 774–779.

Ellis, R., Hing, W., Dilley, A., et al. (2008) Reliability of measuring sciatic and tibial nerve movement with diagnostic ultrasound during a neural mobilisation technique. *Ultrasound Med Biol*. 34: 1209–1216.

Ellis, R.F., Hing, W.A. & McNair, P.J. (2012) Comparison of longitudinal sciatic nerve movement with different mobilization exercises: an in vivo study utilizing ultrasound imaging. *J Orthop Sports Phys Ther*. 42: 667–675.

Farasyn, A. & Lassat, B. (2015) Cross friction algometry (CFA): comparison of pressure pain thresholds between patients with chronic non-specific low back pain and healthy subjects. *J Bodyw Mov Ther*. 20: 224–234.

Garra, B.S. (2007) Imaging and estimation of tissue elasticity by ultrasound. *Ultrasound Q*. 23: 255–268.

Griefahn, A., Oehlmann, J., Zalpour, C., et al. (2017) Do exercises with the foam roller have a short-term impact on the thoracolumbar fascia? A randomized controlled trial. *J Bodyw Mov Ther*. 21: 186–193.

Krause, F. (2018) *Akuteffekte von Self-Myofascial-Release auf Beweglichkeit, passive Gewebesteifigkeit, Dehnwahrnehmung und fasziale Gleitbewegung—Eine randomisierte & kontrollierte Cross-Over Studie*. Inaugural dissertation. Frankfurt am Main, Germany.

Langevin, H.M., Fox, J.R., Koptiuch, C., et al. (2011) Reduced thoracolumbar fascia shear strain in human chronic low back pain. *BMC Musculoskelet Disord*. 12: 203.

Ophir, J., Cespedes, I., Ponnekanti, H., Yazdi, Y. & Li, X. (1991) Elastography: a quantitative method for imaging the elasticity of biological tissues. *Ultrason Imaging*. 13: 111–134.

Sarvazyan, A., Skovoroda, A., Emelianov, S., Fowlkes, J., Pipe, J., Adler, R., Buxton, R., and Carson, P. (1995) Biophysical bases of elasticity imaging. *In: Acoustical imaging*. Springer, pp. 223–240.

Sarvazyan, A., Hall, T.J., Urban, M.W., Fatemi, M., Aglyamov, S.R. & Garra, B.S. (2011) An overview of elastography – an emerging branch of medical imaging. *Curr Med Imaging Rev.* 7: 255–282.

Sarvazyan, A.P., Rudenko, O.V., Swanson, S.D., Fowlkes, J.B. & Emelianov, S.Y. (1998) Shear wave elasticity imaging: a new ultrasonic technology of medical diagnostics. *Ultrasound Med Biol.* 24: 1419–1435.

Shah, J.P., Danoff, J.V., Desai, M.J., Parikh, S., Nakamura, L.Y., Phillips, T.M. & Gerber, L.H. (2008) Biochemicals associated with pain and inflammation are elevated in sites near to and remote from active myofascial trigger points. *Arch Phys Med Rehabil.* 89: 16–23.

Schleip R, Duerselen L, Vleeming A, et al. (2012) Strain hardening of fascia: static stretching of dense fibrous connective tissues can induce a temporary stiffness increase accompanied by enhanced matrix hydration. *J Bodyw Mov Ther.* 16(1): 94–100. doi:10.1016/j.jbmt.2011.09.003

Toumi, H. & T. M. Best (2003) The inflammatory response: friend or enemy for muscle injury? Brit *J Sports Med.* 37: 284–286.

第21章

力学评估

Robert Schleip and Katja Bartsch

引言

研究人员和临床医生对筋膜组织力学特性的变化非常感兴趣。他们用有创和无创的方式对这种变化进行了评估。细胞和分子水平的有创检查方法,包括穿刺活检和免疫组织化学。也有一些无创评估组织生物力学特性的方法用于科研。它们在临床实践中的作用日益重要。

快速发展的检查技术为检查筋膜组织的不同物理生理特性提供了有用的诊断和评估工具。随着筋膜功能相关的诊断方法需求越来越大,对这些方法进行综述有助于更好地理解和评估(Wilke 和 Banzer,2014;Zugel 等,2018)。本章将对当前文献进行综述,描述并评估各种技术,囊括了从触诊等传统且成本低廉的方法到超声弹性成像等相对较新且昂贵的方法(表 21.1)。

表 21.1　检查筋膜组织的诊断方法综述

方法	评估指标	优点	缺点
触诊	硬度、弹性、剪切活动性及其他组织参数	● 成本效益 ● 可能有部分结构差异 ● 社会心理因素	● 主观 / 取决于患者和检查者的经验 ● 结构之间的差异有限 ● 较深层结构触诊困难
问卷调查 / 量表	痛觉	● 成本效益 ● 一般可靠性	● 结构之间的差异有限 ● 主观结果
痛觉计	痛觉	● 半量化结果 ● 可靠	● 结构之间的差异很有限 ● 仅适用于表面结构
探入测量计(indentometry)	僵硬度及弹性	● 量化可能的结果 ● 可靠	● 深度限制 ● 结构之间的差异很有限
肌肉测试仪	僵硬度	● 量化可能的结果 ● 可靠	● 深度限制 ● 无法展示结构之间的差异
生物电阻抗	水合变化	● 高灵敏度	● 缺乏可靠性数据 ● 对于较小的身体区域缺乏有效性

续表

方法	评估指标	优点	缺点
超声	层厚、肌腱伸长、相邻层的相对剪切运动	● 可能有结构差异 ● 可靠 ● 相对经济	● 精确视角的选择缺乏标准化
超声弹性成像	僵硬度	● 可能有结构差异 ● 量化可能的结果 ● 可靠	● 缺乏标准化 ● 频繁出现伪影 ● 获取成本高

评估方法

触诊

通过触摸检查组织的传统方法在临床实践中具有重要作用。对组织僵硬度等性质进行评估是检测癌症、损伤及其他疾病的一种常见(尽管不太精确)工具(Fowlkes 等, 1995)。触诊的成本不高,被医生和理疗师广泛使用。但许多触诊方法(特别是触诊软组织结构时)似乎具有主观性,缺乏可靠性。例如,在识别肌筋膜触发点时,触诊的可重复性研究就出现了相互矛盾的结果(Myburgh 等, 2008)。因此应制订标准化评估及培训方法,以使临床触诊技术更加规范可靠。

了解触诊:评估触诊技能

- 在文献中可以找到各种评估和讲授触诊技能的方法和资料,包括简单自制的工具到更昂贵更高科技的创新改造。
- 例如,触诊不同层数复印纸下的硬币(Kamp 等, 2019)、使用光栅圆顶(Mueller 等, 2014),以及虚拟模拟真实人体组织的力学性能,都有助于触诊诊断教学(Howell 等, 2008)。

问卷调查 / 量表

为了评估筋膜相关治疗的效果,通常使用与疼痛相关的问卷和量表。这些量表反映了患者对干预治疗效果的感知。它们虽然易于使用,但在本质上是一种主观测量工具,无法得出与特定解剖结构相关的结论。广泛使用的量表包括视觉模拟量表(Visual Analogue Scale, VAS)、数值评定量表(Numerical Rating Scale, NRS)及语言评定量表(Verbal Rating Scale, VRS)(图 21.1; Williamson 和 Hoggart, 2005)。

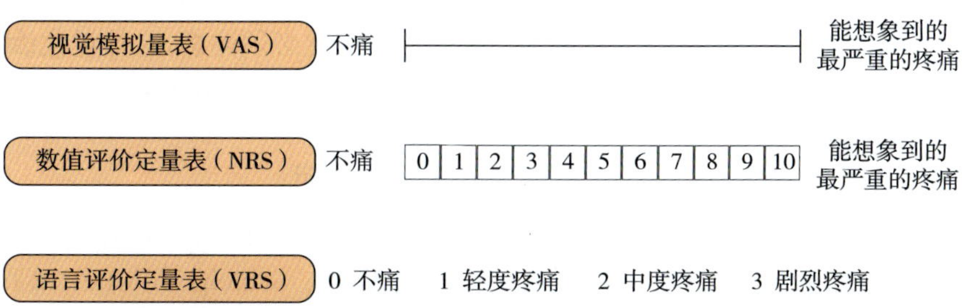

图 21.1 常见的疼痛评定量表(Williamson 和 Hoggart, 2005)

痛觉计

临床医生/培训师利用压力痛觉计(Park等,2011)不仅可以测试组织的敏感性,还可以评估患者特定身体部位的疼痛阈值。临床医生用痛觉计的尖端在特定区域增加按压次数,例如,通过按压触发点(Myburgh等,2008)来掌握患者的疼痛不适情况。通过这种方式,将患者感觉到的疼痛程度分为0~10分,10分为难以忍受的疼痛。随后,在治疗前后,临床医生重复按压问题区域周围的几个点并记录结果。压痛压力的测量单位为磅(lbs,1lbs=4.448 2N),组织穿透的测量单位为毫米(mm)。

探入测量计

探入测量计是一种经济、易于操作的软组织僵硬度评估技术。手持设备有半电子组织顺应性测量仪(semi-electronic tissue compliance meter,STCM)或探入测量计(IndentoPro),后者由改进的痛觉计加探头组成,探头尖可以按压组织直至达到预定的穿透深度或力度,然后以僵硬度作为每个压痕深度的力度标准(例如N/mm)。该方法不仅操作简单,并且研究证实STCM能够得到可靠、有效的测量值。与其他评估模式一样,这些参考值(如不同身体区域或肌肉骨骼疾病)仍需未来的研究加以阐明(Wilke等,2018)。IndentoPro既可用作痛觉计又可用作探入测量计(Chemnitz, University of Technology;图21.2),具有易操作、能够提供数字化测量的优点。

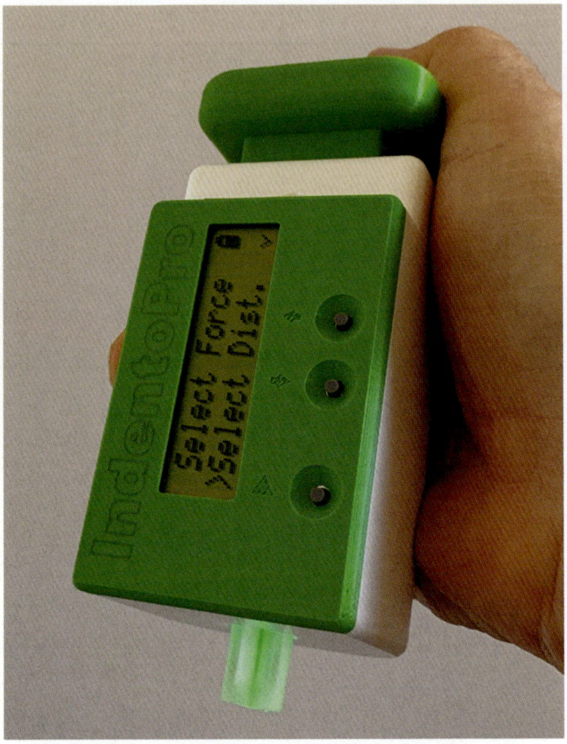

图21.2 IndentoPRO可作为痛觉计(评估压痛敏感性)与探入测量计(评估不同组织深度的硬度)。图片来自:fascialnet.com

肌肉测试仪

手持式肌张力测量计(例如肌张力测量计或MyotonPro)旨在量化肌肉力学特性。将测试探针置于组织表面,使短脉冲在组织中产生振荡。振荡波形反映了组织的黏弹性特性。

MyotonPro是一种肌肉测试仪,可定量反馈组织的生物力学特性,如组织的动态硬度和弹性。测试时将仪器紧贴皮肤(深度为1.5~2cm),通过施加外部机械力来工作。以加速度图的形式记录肌肉反应,随后计算肌肉的张力、弹性和硬度。椎旁肌、腓肠肌或跟腱等各身体部位的可靠性研究指出,MyotonPro能够可靠地评估这些组织的力学性能(Feng等,2018;Hu等,2018)。

虽然MyotonPro(图21.3)已在各种研究中用于评估肌肉组织的生物力学特性,但该设备通常不仅可测试肌肉组织本身,还可评估各种组织层。因此必须注意,这种量化诊断的参数类似于探入测量计的量化参数,是涉及不同组织层的。

生物电阻抗

组织水合作用常被用于解释多种身体治疗的益处。Schleip等人(2012)表明,组织僵硬度的增加可能至少有一部分是暂时性的基质水合改变所致。

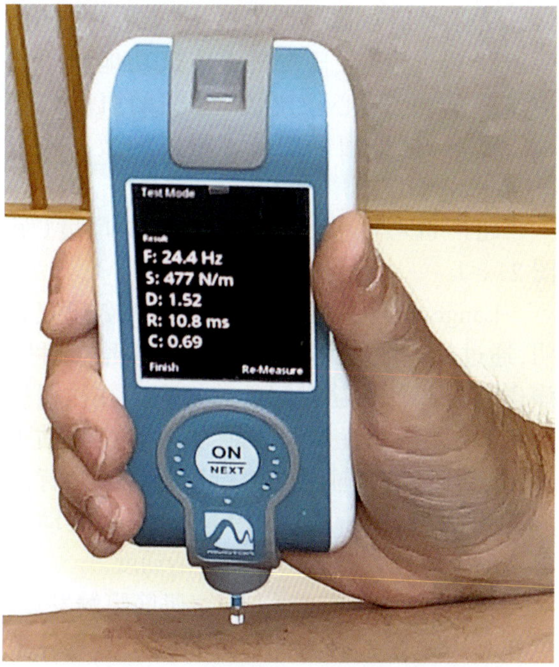

图 21.3 使用 MyotonPRO 测试肌肉

研究重点：太空中的 MyotonPro

2018 年 4 月，MyotonPro 设备被成功带上国际空间站（International Space Station，ISS），用来监测宇航员的肌肉健康和身体状况。这项由欧洲航天局、德国航空航天中心和英国航天局资助的研究被称为“太空中的肌张力”。第一次使太空肌张力评估在技术上成为可能。通过太空训练保持健康，使宇航员能够尽可能顺利地回归地球生活。MyotonPro 是测试太空中肌肉适应能力的关键设备，使用该仪器测量肌肉张力是宇航员的太空日常活动之一。柏林夏里特医学院（Charité-Universitä tsmedizin Berlin）的科学家分析了在国际空间站期间和回到地球之后宇航员肌肉变化的数据。

生物电阻抗法是一种运用便携式设备进行的快速、安全、廉价的方法。该方法已被用于评估营养状况、细胞的健康和完整性，以及身体成分（Martins 等，2020）。运动中的生物电阻抗分析用于确定身体成分和相关水合变化。研究表明，运动表现取决于无脂体重及脂肪的分布与总量等因素。生物阻抗也用于检测治疗前后的水合变化，并帮助确定可能改变液体分布（如姿势）的影响因素。沿胶原带的阻抗较低。沿这些胶原带可能分布着中医所说的经络。因此，用测量工具检测体内液体的分布非常有意义。

测量得到的生物阻抗是体内所有液体的欧姆电阻（称为电阻）与体细胞产生的电容电阻（称为电抗）之和。与肌肉和血液相比，体内骨骼和脂肪的导电性较差。因此，身体中骨骼和脂肪越多，其导电性就越差。

运用不同的频率和数学模型可以得到数种生物电阻抗测量方法。应使用不同频率进行测量，因为需要估计各种参数，如无脂体重或细胞外水分的变化。

全身阻抗测量通常在仰卧位进行，将 4 个表面电极放置于身体一侧。两个电流源电极分别放置在手、足背面，两个检测电极分别放置在腕、距小腿关节背面（Foster 和 Lukaski，1996；Kyle 等，2004）。电流电极与检测电极间至少保持 3cm 距离（图 21.4）。虽然近年来已开展了对身体区域的节段测量，并取得了长足进步，但关于较小身体区域测量的可靠性和有效性数据仍存在争议。例如，节段阻抗分析往往会低估无脂体重，高估脂肪重量（Jaffrin 和 Morel，2008；Ward，2012）。

超声

到目前为止，除医生外，体育和运动治疗领域的临床医生和教练很少使用任何超声设备进行评估。但技术的进步使便携式超声设备成为该领域愈加有用的一种诊断工具（图 21.5）。例如，超声技术已被用于评估肌肉激活、筋膜组织厚度和组织层之间的“剪切应力”。

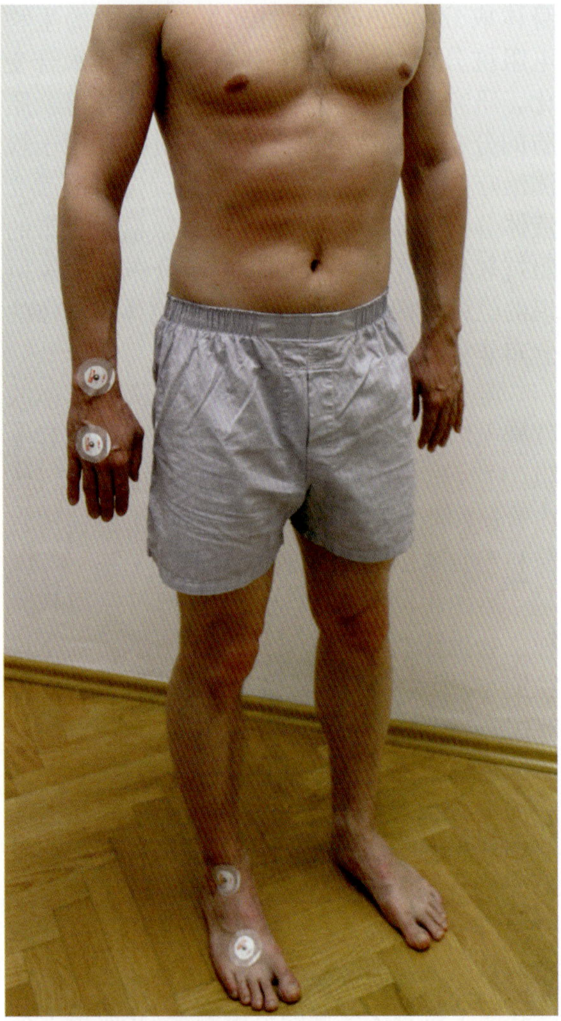

图 21.4 全身阻抗测量的标准电极位置

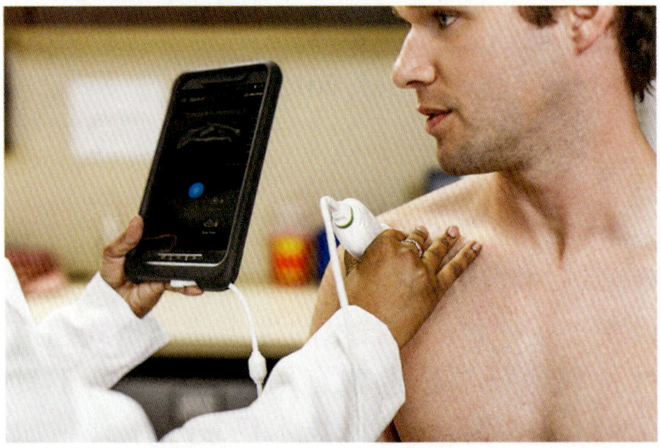

图 21.5 使用超声观察和评估筋膜性能。便携式超声设备可测量各种浅层筋膜的厚度。图片来自：Philips Health System

从业者通过进行肌肉的激活训练来增强节段稳定性，已在日常实践中成功地利用超声来评估与“核心稳定性”相关的肌肉层是否被激活，例如腹横肌或多裂肌的激活状态（Hodges，2003）。

超声也可有效测量筋膜组织的厚度（见图21.5）。

Langevin等人（2011）的一项著名研究表明，通过超声评估，与无痛对照组相比，慢性腰痛患者腰部各层筋膜间的剪切应力往往明显降低（彼此间相互滑动的能力）。该类评估也被用于研究泡沫轴滚动对健康年轻人腰背区域的影响（Frieder等，2019）。泡沫轴滚动显著增加了研究人群的胸腰筋膜活动度。

部分研究使用超声来观察肌筋膜触发点。虽然超声诊断检测激痛点的价值仍然存在争议（Wilke和Banzer，2014），但现有的大多数研究确认它是一种合适的诊断方法，而且利用超声成像测量肌筋膜触发点的新方法仍在不断发展完善（Jafari等，2018）。

研究重点：全身组织厚度

- Stecco等人（2014）在一项临床研究中表明，在慢性颈痛患者中，胸锁乳突肌筋膜的厚度与疼痛和能力缺失的程度有关，也与肌筋膜手法治疗后的改善程度有关。此外，该研究发现1.5mm的筋膜厚度是确定筋膜源性颈痛的可靠切入点。
- Langevin等人（2009）报道了超声评估腰椎区域结缔组织结构的结果。一组慢性或复发性腰痛受试者的结缔组织结构发生了改变。与无腰痛的对照组相比，腰痛组的肌周组织层增厚约25%。年龄、性别、体重指数或活动水平的差异不会影响结果。研究发现的差异可能与遗传因素、异常运动模式或慢性炎症有关。

- Holowka等人（2019）在肯尼亚和美国等地利用便携式超声技术评估了足部胼胝厚度。他们发现，经常赤脚走路的人比经常穿鞋走路的人的脚底胼胝更厚。但这并不会降低他们感知触觉刺激的能力，也不会影响行走时脚底蹬地的力度。

超声弹性成像

超声弹性成像是近年来在骨骼肌肉研究中应用日益广泛的一项新技术。该技术诞生于20世纪90年代，但直到最近才应用于肌肉的软组织成像。这种尖端技术展示了所分析区域的僵硬度图像（Zugel等，2018）。

检测各组织诱发机械振动的谐振频率，可以评估组织僵硬度。筋膜组织越软，其诱发的振动频率就越慢。这种无创技术已经被用于辅助检测肝纤维化、乳腺癌、前列腺癌，以及足底纤维化（Sconfienza等，2013）。此外，实时测量肌肉僵硬度有助于肌肉骨骼损伤和慢性肌筋膜疼痛的诊断和康复，也有助于监测治疗结果（Brandenburg等，2014）。

遗憾的是，新设备的价格仍然比较高昂。然而，相应的技术行业已经开始将理疗师等人作为新的客户群体。因此有必要开发更经济、成像质量更高的产品，以便用于较小规模的治疗场所。

除了购置成本外，该技术还有一些局限性。需要仔细选择和规范施加于组织的压力值、探针与组织之间的距离，以及感兴趣区的大小，因为这些因素都可能影响结果及其解读。弹性图的边缘和薄结构的边界处可能会出现波动变化等伪影。熟悉这些伪影对于解读结果非常重要。此外，目前还有多种不同的技术和处理算法用于成像。因此，研究结果和伪影可能高度依赖于所采用的技术（Drakonaki等，2012）。

了解超声弹性成像：应力与剪切波弹性成像

- 应力式弹性成像：检查者用手将超声换能器按压于体表（如肌肉）。较软组织比较硬组织产生的变形更大（因此能承受更大的应力）。这会在弹性图中显示出来并且代表定性评估。将其转化为量化指标具有一定难度。一种半定量方法是应变率比值。弹性成像软件首先计算正常区域的平均应变，然后除以病变区域（如肌筋膜触发点）的平均应变。但这些方法其实并非定量评估，而是对组织僵硬度的相对评估。
- 剪切波弹性成像：该技术利用剪切波来评估组织僵硬度。剪切波沿粒子运动方向垂直穿过组织，其速度会随着底层组织僵硬度的增加而提高。观察剪切波弹性成像研究时，需要注意杨氏模量和剪切模量都可用于报告结果，但后者的测量更为精确。这两种测量方法的理论假设略有不同，但彼此表现出良好的一致性。杨氏模量除以3即可转换为剪切模量（Brandenburg等，2014）。

应用及益处

在治疗或训练前后测量组织的生物力学质量有许多好处。最明显的优势是能够跟踪患者的进展。从业者或培训师可以借此向患者展示治疗进展的客观证据，以便更好地与之沟通。这意味着人们更少依赖患者的主观陈述（或缺少陈述），而更多依靠测量各种参数的客观评估工具。

客观评估能够监测治疗的质量和效果。临床医生可通过自我评估来提高治疗水平，从而推动健康领域及治疗手段的更大发展进步。

同所有快速进步的技术领域一样，基于证据的临床应用建议将在未来几年内得到发展和完善。同时，热情的临床医生应结合方法，谨慎解读结果，并应考虑到操作者的经验或测量技术等因素可能会影响结果。

（燕琪 王朝辉 关玲）

参考文献

Brandenburg, J.E., et al. (2014) Ultrasound elastography: the new frontier in direct measurement of muscle stiffness. *Arch Phys Med Rehabil.* 95: 2207–2219.

Drakonaki, E.E., Allen, G.M. & Wilson, D.J. (2012) Ultrasound elastography for musculoskeletal applications. *Brit J Radiol.* 85: 1435–1445.

Feng, Y.N., et al. (2018) Assessing the elastic properties of skeletal muscle and tendon using shearwave ultrasound elastography and MyotonPRO. *Sci Rep.* 8: 17064.

Foster, K.R. & Lukaski, H.C. (1996) Whole-body impedance—What does it measure? *Am J Clin Nutr.* 64: S388–S396.

Fowlkes, J.B., et al. (1995) Magnetic-resonance imaging techniques for detection of elasticity variation. *Med Phys.* 22: 1771–1778.

Griefahn, A. et al. (2017) Do exercises with the Foam Roller have a short-term impact on the thoracolumbar fascia? - A randomized controlled trial. *J Bodyw Mov Ther.* 21(1): 186–193.

Hodges, P.W., et al. (2003) Measurement of muscle contraction with ultrasound imaging. *Muscle Nerve.* 27: 682–692.

Holowka, N.B., et al. (2019) Foot callus thickness does not trade off protection for tactile sensitivity during walking. *Nature.* 571: 261–264.

Howell, J.N., et al. (2008) The virtual haptic back: a simulation for training in palpatory diagnosis. *BMC Med Educ.* 8: 14.

Hu, X., et al. (2018) Quantifying paraspinal muscle tone and stiffness in young adults with chronic low back pain: a reliability study. *Sci Rep.* 8: 14343.

Jafari, M., et al. (2018) Novel method to measure active myofascial trigger point stiffness using ultrasound imaging. *J Bodyw Mov Ther.* 22: 374–378.

Jaffrin, M.Y. & Morel, H. (2008) Body fluid volumes measurements by impedance: A review of bioimpedance spectroscopy (BIS) and bioimpedance analysis (BIA) methods. *Med Eng Phys.* 30: 1257–1269.

Kamp, R., Moltner, A. & Harendza, S. (2019) "Princess and the pea" – an assessment tool for palpation skills in postgraduate education. *BMC Med Educ.* 19: 177.

Krause, F., et al. (2019). Acute effects of foam rolling on passive stiffness, stretch sensation and fascial sliding: a randomized controlled trial. *Hum Mov Sci.* 67: 102514.

Kyle, U.G., et al. (2004) Bioelectrical impedance analysis—Part I: Review of principles and methods. *Clin Nutr.* 23: 1226–1243.

Langevin, H.M., et al. (2009) Ultrasound evidence of altered lumbar connective tissue structure in human subjects with chronic low back pain. *BMC Musculoskelet Disord.* 10: 151.

Langevin, H.M., et al. (2011) Reduced thoracolumbar fascia shear strain in human chronic low back pain. *BMC Musculoskelet Disord.* 12: 203.

Martins, P.C., Moraes, M.S. & Silva, D.A.S. (2020) Cell integrity indicators assessed by bioelectrical impedance: a systematic review of studies involving athletes. *J Bodyw Mov Ther.* 24(1): 154–164.

Mueller, S., et al. (2014) Occupation-related long-term sensory training enhances roughness discrimination but not tactile acuity. *Exp Brain Res.* 232: 1905–1914.

Myburgh, C., Larsen, A.H. & Hartvigsen, J. (2008) A systematic, critical review of manual palpation for identifying myofascial trigger points: evidence and clinical significance. *Arch Phys Med Rehabil.* 89: 1169–1176.

Park, G., et al. (2011) Reliability and usefulness of the pressure pain threshold measurement in patients with myofascial pain. *Ann Rehab Med.* 35: 412–417.

Schleip, R., et al. (2012) Strain hardening of fascia: static stretching of dense fibrous connective tissues can induce a temporary stiffness increase accompanied by enhanced matrix hydration. *J Bodyw Mov Ther.* 16: 94–100.

Sconfienza, L.M., et al. (2013) Real-time sonoelastography of the plantar fascia: comparison between patients with plantar fasciitis and healthy control subjects. *Radiology.* 267: 195–200.

Stecco, A., et al. (2014) Ultrasonography in myofascial neck pain: randomized clinical trial for diagnosis and follow-up. *Surg Radiol Anat.* 36: 243–253.

Ward, L.C. (2012) Segmental bioelectrical impedance analysis: an update. *Curr Opin Clin Nutr Metab Care.* 15: 424–429.

Wilke, J., et al. (2018) Reliability and validity of a semi-electronic tissue compliance meter to assess muscle stiffness. *J Back Musculoskelet Rehabil.* 31: 991–997.

Wilke, J. & Banzer, W. (2014) Non-invasive screening of fascial tissues—a narrative review. *Physikalische Medizin Rehabilitationsmedizin Kurortmedizin*. 24: 117–124.

Williamson, A. & Hoggart, B. (2005) Pain: a review of three commonly used pain rating scales. *J Clin Nursing*. 14: 798–804.

Zugel, M., et al. (2018) Fascial tissue research in sports medicine: from molecules to tissue adaptation, injury and diagnostics: consensus statement. *Brit J Sports Med*. 52: 1497.

延伸阅读

Huang, Y.-P. & Yong-Ping, Z. (2019) *Measurement of Soft Tissue Elasticity in Vivo: Techniques and Applications*. Boca Raton, FL: CRC Press Taylor & Francis Group.

第22章

筋膜相关功能障碍的触诊及功能性评估方法

Leon Chaitow

引言

筋膜形成了身体硬组织和软组织间的结构和功能连续体。它是一种无处不在的、柔软而有弹性的感觉组件，覆盖、支持、区分、连接、分割、包裹身体的其他部分并组成结构和发挥功能，同时能够滑动，且在结构间的力学传递中具有重要作用（第1章）。至少在筋膜健康和功能健全时具有以上作用。实际上，由于年龄、创伤或炎症，不同身体组织层之间的筋膜可能会缩短，变得疼痛、受限，无法在力传递过程中保持无痛、流畅地相互滑动（Langevin，2009）。

适应

筋膜相关的功能障碍可随时间逐渐发生，在创伤或炎症后突然发生，或可由不可避免的年龄变化所致，我们可将其视为一种生理或生物力学的适应或代偿。神经 - 肌筋膜组织收缩可能会使原本能够拉伸和相互滑动的筋膜层之间产生不同程度的连接或"粘连"而诱发疼痛，进而可能损害运动功能（第2章）（Grinnel，2009；Fourie 和 Robb，2009）。

这一过程可简单概括为：包括筋膜在内的更柔韧的组织更加"致密化"。这包括干扰复杂的肌筋膜关系、改变肌肉平衡、运动控制和本体感觉（Stecco 和 Stecco，2009）。这些缓慢发展的适应过程可能会逐渐成为习惯性和内置性的。例如，一个人出现慢性姿势改变，包括头部前移、双肩前引、一定程度的背部后凸和腰椎前凸，就会带来一系列软组织活动度改变及纤维化，还有顽固的、习惯性姿势变化等，这些变化通常很难纠正，除非通过运动和/或治疗干预来改变其慢性组织特征。Myers（2009）认为，这种渐进的适应过程是慢性组织负荷导致的"全身软组织保持模式"，在这一过程中，姿势及功能的失衡和不适皆可清晰看到并触到。

这些过程可简要总结为以下原因：

- 过度使用，例如重复性动作。
- 不当使用，例如姿势或人体工程学不科学。
- 缺乏使用，例如缺乏锻炼。
- 错误使用，例如创伤。
- 或以上情形的组合。

无论是单一还是多种影响，最终的结果都会造成结构及功能的改变，从而影响正常的活动，导致不适或疼痛，且当个体试图代偿受限及改变使用方式时，会产生进一步的改变。

评估目标

评估干预措施时，无论是治疗相关还是运动相关的干预，重要的是要确定可能涉及哪些组织、结构、形式和机制。例如，是否有证据能够证明软组织的变化、高张力或纤维化？是否有关节或神经系统受累？组织是否有炎症？或者说，为什么会发生这种情况？哪些原因或维持特征可确定？可以采取哪些有效措施来修正、改善和纠正这种情况？

为了促进康复，在开始时需要确定和评估受限的区域，以促使它们恢复正常。因此，在安全使用手法和 / 或运动疗法或医疗器械治疗之前，如何对病理生理变化进行最佳判断，成为医生面临的关键挑战之一。幸运的是，有许多触诊和评估工具可以帮助医生识别和定位功能紊乱，本章将予以阐述。

收集证据

临床决策需要结合个体独特的病史和特征，并与评估、观察、触诊和检查中收集到的客观和主观信息相结合。这些信息应与现有的证据、研究、经验等联系起来，为不同的治疗选择提供指导。因此，触诊和评估的目的就是收集功能正常和异常的有关证据，以便做出明智的临床决策，而不是依靠猜测。什么太紧了？什么太松了？哪些功能受损？影响到哪些动力和结构链？是何原因？如何纠正或改善这种状况？

有很多功能性评估方法、方案，还有多种触诊方法可以帮助寻找信息和答案。其中一部分已被证实为可靠方法，还有一部分虽无明确的证据支持但也在广泛使用。

这就引出了一个关键的建议：观察、功能测试和评估获得的结果，或触诊中获得的任何结果，都不应单独作为指导临床决策的依据。依靠相互支持的综合证据来确定康复和 / 或治疗方案要安全得多。

治疗选择

当筋膜潜在的滑动 / 滑行降低、疼痛或功能丧失时，恢复正常功能就需要关注那些造成或保持筋膜层功能障碍的因素。本章重点讨论可能导致功能或疼痛症状的筋膜变化的评定、触诊和评估。运用这些发现的目标找到最佳方法以促进正常功能。有很多策略可以改善、纠正或恢复这种功能障碍，但其内在目的可以简要概括如下：

- 降低适应性负荷：例如，纠正过度使用或使用不当，或其他导致问题的特性。
- 增强功能：例如，改善姿势、呼吸功能、营养、睡眠、运动模式，以及组织的局部活动度和稳定性。
- 减轻症状：这可能是一个不佳的、短期的选择，除非适应性需求减少和 / 或功能改善。

姿势评估

对姿势和运动模式的整体评估为有问题的区域提供了线索，它们在运动或功能范围内要么活动过度，要么活动不足。

信息收集

1. 对姿势和运动模式的总体评估，能够概括功能是否正常，以及哪些组织、结构和区域需要进一步研究（见治疗选择）。

2. 测试特定关键肌肉的相对缩短度和功能效率，可对受限的区域进行更集中的评估。

3. 在确定区域内，可通过直接触诊方式单独检查缩短肌肉及局部功能障碍区域（见本章下文 ARTT 注释）。

交叉综合征

上、下交叉综合征（图 22.1）模式等不平衡的模式被解释为伸肌张力过高而腹部屈肌被过度抑制（Janda，1996）。

Greenman（1996）对此解释为："肌肉失衡包括肌群（通常是姿势肌）的缩短和收紧，其他肌群（通常是相位肌）的无力，以及由此导致的整体肌肉功能的失控。下交叉综合征包括髂腰肌、股直肌、阔筋膜张肌、大腿短内收肌和竖脊肌群的张力过大和缩短，以及腹肌和臀肌的抑制。这会形成骨盆前倾，导致屈髋和腰

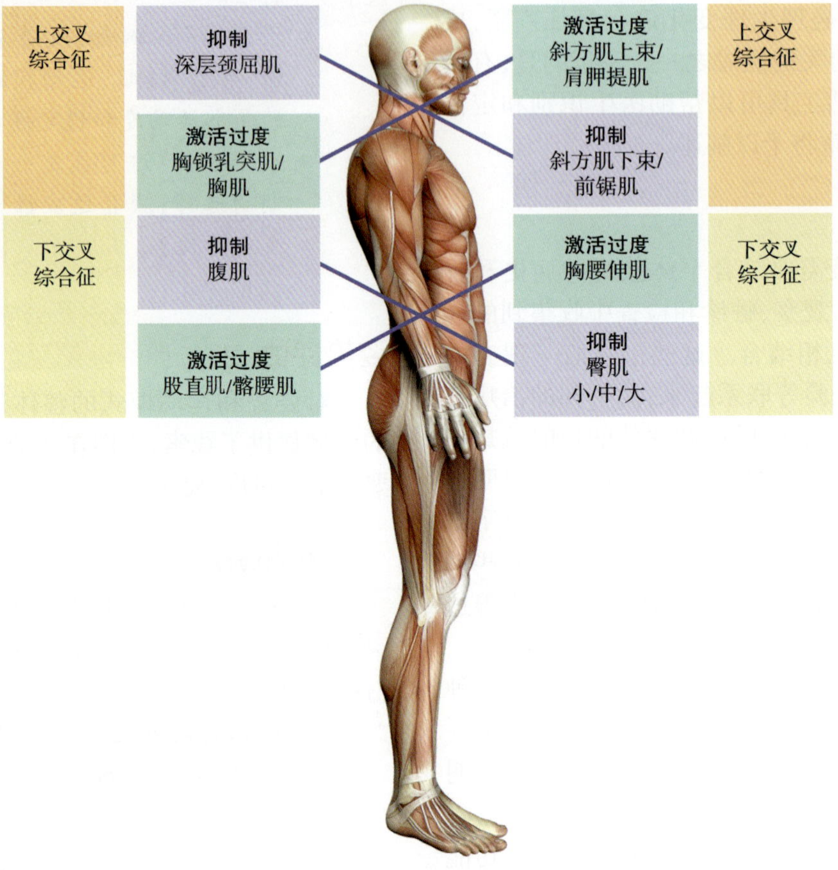

图 22.1 Janda（1983）所描述的“交叉综合征”姿势模式。

椎生理曲度变大。”此外，腰方肌缩短收紧，而臀大肌和臀中肌无力的情况也并不罕见。上交叉综合征包括颈伸肌、斜方肌上束、胸肌、胸段竖脊肌张力过大，深层颈屈肌和肩部下方稳定肌受到抑制。

Key 等人（2010）认为这种模式可能会有“骨盆后移与前倾”，伴胸部和头部前移。这种情况可能会导致膈肌控制和盆底肌功能的改变。

整体姿势的视觉评估（非诊断）

被评估者站姿（图 22.2）。

静态评估

1. 后视图

注意：①肩膀和肩胛骨的对称和水平，以及任何翼状肩、头部位置、脊柱曲度、椎旁肌肉饱满度、骨盆位置、腰部与髋部的皮褶表现；②膝、足、踝、跟腱、手臂的对称性及位置；③瘢痕或瘀伤等任何明显的形态不对称。

2. 侧视图

注意：①膝关节状态：放松或伸膝锁定。②脊柱曲度：放大或反之。③头部位置：前引或平衡。④腹部下垂或瘢痕或瘀伤等任何明显的形态不对称。

3. 正视图

注意：①肩部水平：胸骨中线对称、头部倾斜、锁骨偏斜。②骨盆不对称：髂嵴水平，膝盖对称。③瘢痕或瘀伤等任何明显的形态不对称。

观察到的不平衡是否可能存在受限模式、“交叉综合征”模式结构、旋转、侧移或有部分筋膜链受累？如果有，则应使用触诊和功能评估做深入检查（见下文）。

主动评估

从前、后及侧面观察受试者的行走。在慢速及快速行走时评估步幅、平衡 / 对称、重心转移、异常的运动模式。记录所见发现。观察正常运动的各种明显变化，特别是受试者主诉疼痛或受限的动作，此外，仔细观察“久坐”（图 22.5）或前屈、后仰、上举及呼吸时的动作模式。

思考：

- 如何帮助受试者改善 / 纠正姿势？
- 何处紧、松、旋转、偏离重心、失衡、褶

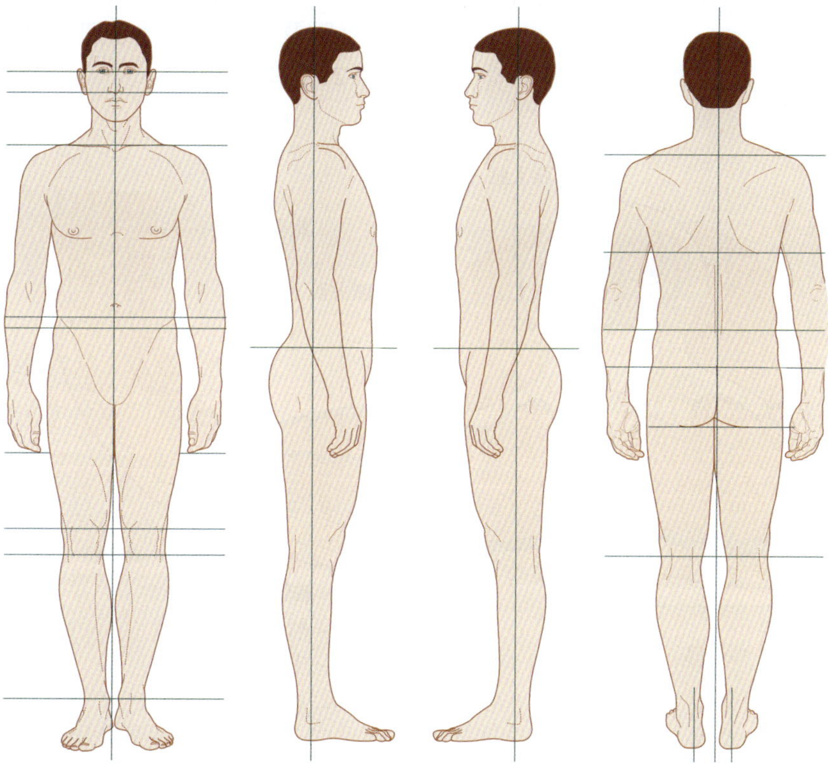

图 22.2　姿势评估记录表

皱、拥挤和/或挤压？何处的受限可能会与此有关？

- 这些受限可能会使哪些筋膜结构受累？如果松解，能否使姿势拉长或展开？

软组织触诊难题：问题不一定是在看似出现的地方！

在交叉综合征的描述中提到了单个肌肉。然而，近年来人们逐渐发现单个肌肉的概念存在明显错误。单个肌肉与其他肌肉之间的多重筋膜连接表明它们的动作并不是孤立的。力向多个方向传递，为肌肉提供了额外的杠杆和功能，且有时会为较远的肌肉增加负荷。被提到的单个肌肉不能再被认为是离散、孤立和单独作用的。Huijing（1999）指出，主动肌和拮抗肌通过连接它们的筋膜在结构和力学上耦合，因此，主动肌产生的力可以在拮抗肌的肌腱中测量到。

Franklyn-Miller 及同事（2009）的研究表明，与腘绳肌的拉力相比，腘绳肌拉伸在髂胫束产生了 240% 的应力、在同侧腰筋膜产生了 145% 的应力。因此，收缩或拉伸过程中的应力（负荷）传递会影响肌肉以外的许多其他组织，这主要是由于筋膜的连接。重要的是，这表明明显的肌肉受限（如“腘绳肌紧绷”）的问题可能不是出自腘绳肌，而是源自其他方面。在腘绳肌受限的情况下，可能存在着阔筋膜张肌或同侧胸腰段筋膜功能障碍，从而产生、促进或维持了腘绳肌的症状。这种筋膜的相互联系遍布全身，随着对身体结构是如何通过筋膜与其他结构相连，以及连接方向相关知识的积累，功能障碍的来源会变得更容易预测到。

触诊、评估及负荷转移：胸腰筋膜

触诊和评估策略需要考虑到这种负荷共享现象。触诊谜题的大小可以从图示中具有大量联系的筋膜结构（胸腰筋膜）中看出来。其将竖脊肌、背阔肌、腰方肌、腰大肌、腹横肌和膈肌及无数的其他小肌肉结构连接在一起（图 22.3 和图 39.4）。

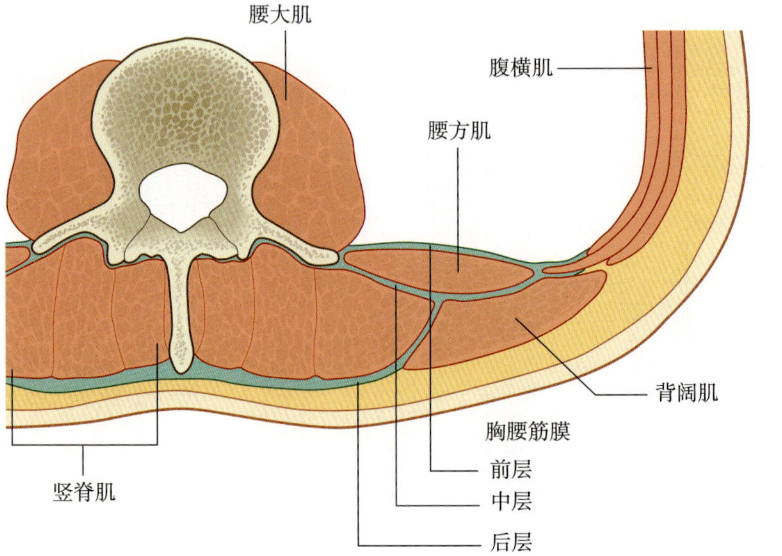

图 22.3 将包括腰方肌、腰大肌、竖脊肌、背阔肌和腹横肌在内的关键肌肉连接在一起的筋膜横截面图（Gray's Anatomy）

解开谜题

在强调对相对短缩的肌肉进行评估的同时，我们也应认识到多个筋膜连接将不同的肌肉连接成了一个张力结构（第 6 章），需要在寻找受限的问题区域时进行区分。应确定受限的位置，例如缩短的腘绳肌及其受限的源头，如前所述，可能在腘绳肌，也可能在胸腰筋膜或其他位置。

测试特定的关键肌肉在整个活动范围的相对受限 / 下降，以及功能效率，可以更有针对性地评估受限区域。以下策略可以帮助确定可能导致功能障碍的区域：

1. 总体观察：例如正常姿势和运动，如上文所述的站立和行走。

2. 功能性动作或姿势的观察：例如步行（第 17 章）、久坐（图 22.4）、弯腰，以及 Janda（1996）的髋关节外展和伸展测试。

3. 肌肉短缩的专门测试:（表 22.1，姿势肌评估顺序）。

4. 直接手动触诊：见本章下文所述的触诊练习。

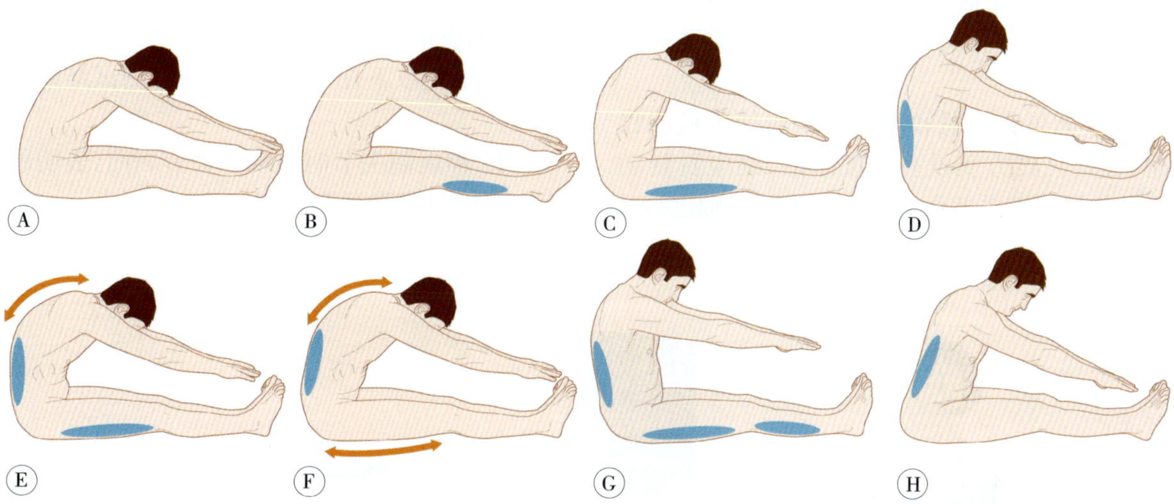

图 22.4 竖脊肌和其他姿势相关性肌肉缩短的测试。（A）竖脊肌和大腿后侧肌群长度正常。（B）腓肠肌和比目鱼肌紧张；足背屈无力表明足底屈肌群紧绷。（C）腘绳肌紧张，导致骨盆后倾。（D）腰背竖脊肌紧张。（E）腘绳肌紧张；腰部肌肉轻度紧张，背部肌肉被过度拉伸。（F）腰部肌肉轻度缩短，背部肌肉和腘绳肌轻度拉伸。（G）腰部肌肉、腘绳肌和腓肠肌 / 比目鱼肌紧张。（H）腰部肌肉非常紧张，即使屈曲时腰椎也在前凸位

功能评估：髋关节外展及髋关节伸展测试

有许多功能评估方法可以测试过度使用、抑制、受限和其他功能障碍，以及潜在的不适或疼痛，由于篇幅所限，仅举以下两个示例。

髋关节外展测试

该评估可通过触诊进行，但直接接触被评估的肌肉可能会增加这些肌肉的感觉运动刺激，从而降低结果的可靠性。最初仅需进行观察，随后可进行直接触诊（图 22.5A）。

本测试的目的是检测腰椎骨盆区域的稳定性。患者侧卧，双腿上下叠放，髋关节和膝关节自然弯曲。上面的腿应与躯干保持一条直线。随后要求患者将上面的腿慢慢抬高。正常动作表现应为：腿外展到 20° 时，不会出现该侧髋关节的内旋、外旋或屈曲，且不会出现同侧骨盆侧倾（骨盆向头部方向抬高）。为

了稳定骨盆，开始动作时，应适度收缩腰椎竖脊肌和 / 或腰方肌。但这种收缩不应引发任何明显的肌肉缩短，仅表现为肌张力增加。

若出现下列任何情形，则判定测试结果为阳性：

1. 患侧髋关节 / 腿外旋，表明梨状肌过度激活或短缩。

2. 患侧骨盆外旋，表明梨状肌及其他髋关节外旋肌群过度激活或缩短。

3. 患侧髋关节屈曲，表明髋屈肌群过度激活或缩短，包括腰大肌和 / 或阔筋膜张肌。

4. 患侧骨盆在髋关节外展到 20° 前就已向头部方向抬高，表明腰方肌过度激活或缩短。

5. 如果臀中肌和阔筋膜张肌处于最佳收缩状态，且腰方肌没有过度激活，则应看到动作整体是以髋关节而不是腰部为转动轴进行。

6. 进行外展运动时出现任何疼痛。例如大腿内侧不适可能说明大腿内收肌缩短。

7. 以上各种情况的组合。

髋关节伸展测试

该测试的目的是评估俯卧位髋关节伸展时部分肌肉的协调性（图 22.5B）。患者俯卧于床上，双臂放于身体两侧，双脚超出床尾末端。然后要求患者将一条腿向上抬高。动作开始时胸腰段竖脊肌进行张力性收缩（不伴有肌肉缩短），以在肢体伸展之前稳定躯干，同时通过同侧腘绳肌和臀大肌的协调收缩完成该动作，则为正常动作。

若出现以下任何情形，则判定测试结果为阳性：

1. 伸展髋关节时出现膝关节屈曲，表明腘绳肌可能过度激活和缩短。

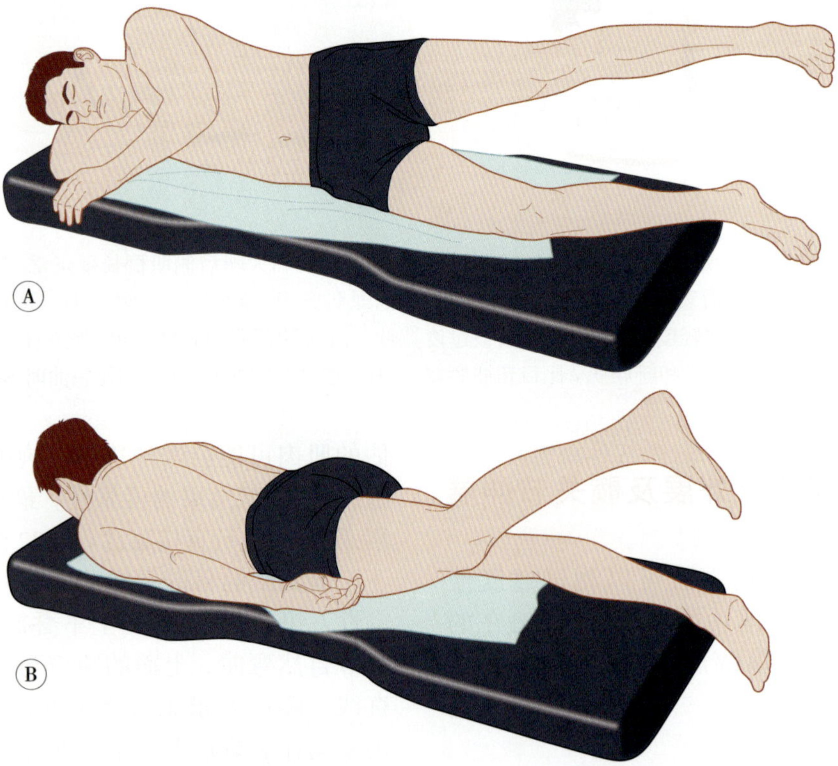

图 22.5 （A）髋关节外展测试；（B）髋关节伸展测试

2. 同侧臀大肌延迟或缺乏激活。在开始伸展时臀大肌没有明显收缩非常重要，因为它是进行该动作的主要原动力肌。其受到抑制可能表明竖脊肌群和/或同侧腘绳肌过度激活。

3. 髋关节伸展启动错误，在开始伸展的前10°内，动作旋转的轴心在腰背部而非髋关节，表明竖脊肌过度激活和臀大肌受抑制。

4. 对侧肩关节周围肌肉组织的提前收缩表明腰部存在功能性不稳定，躯体募集上部肌肉来代偿受抑制的原动力肌。

对姿势和运动模式的观察，以及开展坐位体前屈、髋关节外展和髋关节伸展测试，为哪些肌肉/肌肉群可能过度激活、可能缩短或可能受抑制提供了线索。如表 22.1 所示，这些信息可以通过测试具体的肌肉来进行确认。

在确定了引起局部或远端关节活动度减小的肌肉后，它们可能就是病因。这些可能会很有帮助（见上文关于胸腰筋膜的讨论）。

表 22.1 姿势肌评估顺序

本表列出了身体过度使用、错用（如姿势错误）或滥用（受伤）时容易缩短的主要肌肉（Janda, 1996）
字母 E、L、R 分别表示：E= 双侧共同缩短，L= 左侧缩短，R= 右侧缩短
其他的缩写与缺乏柔韧性有关：LL=low lumbar，腰部；LDJ=lumbodorsal junction，腰背连接；LT=lower thoracic，下胸段；MT=mid-thoracic，中胸段；UT=upper thoracic，上胸段。关于这些肌肉的评估细节可在《触诊和评估技巧》（*Palpation & Assessment Skills*）一书中查到（Chaitow, 2010）
名称：____________________
E+ 为“相等”（如果两侧都缩短，则都画圈）
如果左侧或右侧缩短，则在相应的 L 或 R 上画圈
脊柱位置相关缩写表示：腰部（LL）、腰背连接（LDJ）、下胸段（LT）、中胸段（MT）和上胸段（UT）（竖脊肌缩短使脊柱变平，导致屈曲能力降低）

1. 腓肠肌 E L R	12. 背阔肌 E L R
2. 比目鱼肌 E L R	13. 斜方肌上束 E L R
3. 腘绳肌内侧 E L R	14. 斜角肌 E L R
4. 内收短肌 E L R	15. 胸锁乳突肌 E L R
5. 股直肌 E L R	16. 肩胛提肌 E L R
6. 腰大肌 E L R	17. 冈下肌 E L R
7. 腘绳肌	18. 肩胛下肌 E L R
a）上束纤维 E L R	19. 冈上肌 E L R
b）下束纤维 E L R	20. 上肢屈肌 E L R
8. 阔筋膜张肌 E L R	21. 脊柱变平：
9. 梨状肌 E L R	a）坐位腿伸直 LL LDJ LT MT UT
10. 腰方肌 E L R	b）坐位腿屈曲 LL LDJ LT MT UT
11. 胸大肌 E L R	22. 颈椎屈肌变短？是 否

局部功能障碍的 ARTT 触诊特征

筋膜或常见的肌肉骨骼功能障碍，如疼痛和 / 或受限，通常与一些可预测的特征有关，可用首字母缩写 ARTT 来概括。

- A（asymmetry）代表不对称，因为单侧筋膜功能障碍比双侧更常见。
- R（range of motion）代表活动范围受限。在几乎所有筋膜或一般肌肉骨骼功能障碍的病例中，受累组织的活动性都会降低。
- T（tenderness）代表触痛或敏感 / 疼痛，是一种常见但并不普遍的表现。Fryer 等人（2004）证实，通过深层触诊被确定为"非正常组织手感"的胸椎旁肌肉部位，也比具有功能障碍特征的相邻组织表现出更大的疼痛。筋膜功能障碍通常会伴随移动、收缩或拉伸时特定的刺痛，以及切割或"烧灼"感。
- T（textural or tissue changes）代表结构或组织的变化。功能失调的组织常伴有张力亢进、纤维化、硬结 / 硬化、水肿或其他明显的、不同于正常组织的触诊改变。Fryer 等人（2005）研究认为椎旁组织结构出现的不规则可能是椎旁肌肉横截面变厚所致。但超声诊断（第 24 章）显示情况并非如此。出现功能异常时，筋膜"感觉"的改变被描述为"致密化"：该词精确总结了通常触诊的感觉。Fryer 等人（2007）检测了深层椎旁肌肉的肌电活动，该肌位于椎旁胸肌下方，这些"质地改变"的肌肉也比周围的肌肉更柔软。这表明这些功能异常肌肉的肌电图活动增加，即它们存在张力亢进。

当评估 / 触诊功能失调的组织时，ARTT 的所有四个要素并不总是清晰明显的。但当筋膜功能不佳时，这些要素中一般有至少两种、理想情况下有三种能够被探查到。

ARTT 练习

要求患者面向医生站立，然后开始弯腰，从头部观察椎旁肌肉组织。脊椎一侧的肌肉通常要比另一侧更"隆起"。接着再让患者俯卧，观察这一现象发生的程度。

在该示例中，我们假设其出现在左胸下 / 左腰上部位。此时能够确定 ARTT 中"A"（不对称）是存在的。现在触诊患者背部该区域的左右两侧，评估每一侧的相对张力。本示例中，左边更为厚实，也就理所当然地认为它更严重、张力更亢进。

测试 ARTT 中的"R"要素比较容易，只须轻轻地尝试延长椎旁组织，或轻轻地按压它们，或尝试用拇指、手指或手从侧面屈曲组织。张力亢进、长度缩短一侧的活动范围会减小。

如果感觉到两侧的质感有差异，则须触诊稍深的肌肉组织，触诊时或需略微倾斜角度而不是垂直向下，然后即可感觉到组织结构中出现的明显差异。通常可能会感觉到僵硬度增强，这也许与问题的慢性程度有关，在张力亢进的一侧出现了纤维化成分。若是如此，则构成了 ARTT 中的一个"T"（结构或组织）因素。

给组织施加压力，多数情况下张力亢进的一侧会出现疼痛（形成 ARTT 中的第二个"T"因素）。

将 ARTT 应用于筋膜评估的效果不如将其应用于肌肉或关节评估的效果明显，因为许多筋膜受限位置可能很深，不能直接触摸到。但浅筋膜及松散的网状组织很容易评估，如下文所述。

练习：皮肤与筋膜触诊

理想情况下，以下练习应在"正常"组织，以及明显或怀疑出现功能障碍的区域进行。此外，触诊练习应在覆盖大肌肉的区域、小肌肉之间及下方为骨骼的区域进行。练习触诊的组织种类越多，触诊对象的年龄和身体状况差异越大，触诊的能力水平就会提升越快

(Chaitow, 2010)。

练习 1

皮肤抵抗

- 开始练习之前摘掉手表或首饰等佩戴物。
- 仅用一两个手指的指腹轻轻触碰手表所在区域的皮肤,不要施加任何压力,在皮肤上没有覆盖物的区域来回移动几次。
- 在比较“潮湿”的区域和相对干燥的区域移动时,是否注意到了明显的区别?
- 皮肤水化(出汗)的触诊。使用手法的感觉是“拖拽”。使用拖拽触诊法来确定皮肤湿度的增加,这通常与张力亢进、组织功能障碍和筋膜滑动抵抗有关。
- 当你认识到拖拽的感觉,完全不用力,此时你会感到舒适。可以只用一两个手指指腹进行很轻微的触摸,从不同的方向用最轻的力道抚摸大腿前部的皮肤(出于本练习的目的)。
- 然后在大腿外侧重复同样操作,覆盖髂胫束最密集的部分。
- 尝试灵敏地感知和识别拖拽区域。这些区域远没有手表带下的区域那么明显,但当手指平滑移动时,就会觉察出皮肤上轻微的“粗糙点”。

练习 2

表层筋膜的滑动和滚动

- 用最小的力(仅为几克)将 2~3 个手指的指腹压在大腿前侧的皮肤上,并将其(皮肤连同与其相互联结在一起的浅筋膜)向膝盖滑动,直到感觉到阻力。然后回到原位,将皮肤向髋部滑动。
- 比较在两个方向上移动的容易程度。
- 哪个方向上的抵抗力更强?
- 在执行动作的区域是否有“抵抗”的感觉。
- 在大腿外侧重复同样操作,覆盖髂胫束。与前侧表面或完全自由的活动区域及显示“抵抗”的区域比较一下移动的容易程度。
- 随后在另一条腿及身体其他容易触诊的部位进行同样的评估操作,例如小腿前部和外侧,比较并记住对这些组织进行上推、滑动和滚动操作时的不同感觉。
- 对发现进行比较。与其他部位相比,在某些区域滑动皮肤 / 浅筋膜时其抵抗是否更大?这是否可以判定为筋膜抵抗?
- 腿的表面或侧面是否比其他区域的抵抗更大?与另一侧相比如何?
- 尝试在小肌肉覆盖区域或筋膜层密集的区域(如髂胫束)进行同样操作,感到有何差别?

练习 3

测试皮肤弹性

- 现在用示指和中指轻轻捏起少许皮肤,将拇指放在已经测试过皮肤“滑动能力”的地方,如练习 2 所示。
- 提起皮肤以感受其弹性程度,其在身体的不同部位会有很大的不同。
- 手指捏起的是皮肤和浅筋膜,以及二者之间的一部分脂肪 / 蜂窝 / 疏松结缔组织及其下的深层致密结缔组织。这种“疏松”的组织包含各种细胞和物质,如复合氨基酸蛋白多糖等,它们促进了各层组织间的“滑动能力”(第 3 章)。
- 这些能力降低或丧失,出现功能障碍、活动受限和疼痛等几乎是显而易见的后果。

在大腿的不同部位重复这种轻捏 - 提的练习方法,包括较厚肌肉层、较小肌肉和较多筋膜组织的部位。

- 试试能否用拇指和其他手指“滚动”皮肤和浅筋膜,在不同区域和不同方向均进行测试。

- 观察一下滑动能力降低(练习 2)的部位,皮肤是否不太容易上提 / 拉伸和卷曲?
- 一般来讲,潜在的张力亢进和组织缩短的程度越大,在皮肤 / 浅筋膜的底层结构自由滑动的阻力就越大。
- 许多情况下,筋膜抵抗与滑动能力降低和弹性损失之间有一定关联(第 8 章)。

请注意,该练习展示了 ARTT 中的几个元素。一定程度的压痛也可能出现在有阻力的区域,即滑动和滚动能力降低的区域。筋膜抵抗会在疼痛增加的区域有所提高,筋膜的滑动和滚动能力同时也会降低。滚动组织有时会使组织更加不舒服,反而会增加 ARTT 中最后一项元素(疼痛)。

练习 4

对其他人的腰骶部位进行练习 1、2、3,尝试评估表面组织滑动相对受限的方向。现在开始以你自己的方式训练触诊能力吧。

临床总结

- 通过观察进行整体评估:受限或功能障碍的区域会在静态和运动时表现出某些指征。
- 功能评估有助于识别需要进一步检查的具体结构。
- 直接触诊可以识别出组织改变的区域。

你唯一需要思考的是如何解决已经发现的问题。本书提供了解决这些问题的方案。

(燕琪 王朝辉 关玲)

参考文献

Barker, P.J., Briggs, C.A. & Bogeski, G. (2004) Tensile transmission across the lumbar fasciae in unembalmed cadavers: effects of tension to various muscular attachments. *Spine*. 29(2): 129–138.

Chaitow, L. (2010) *Palpation and assessment skills*. Edinburgh: Churchill Livingstone.

Fourie, W. & Robb, K. (2009) Physiotherapy management of axillary web syndrome following breast cancer treatment: Discussing the use of soft tissue techniques. *Physiotherapy*. 95: 314–320.

Franklyn-Miller, A. et al. (2009) IN: *Fascial Research II: Basic Science and Implications for Conventional and Complementary Health Care Munich:* Elsevier GmbH.

Fryer, G., Morris, T., Gibbons, P. et al. (2007) The activity of thoracic paraspinal muscles identified as abnormal with palpation. *JMPT*. 29(6): 437–447.

Fryer, G., Morris, T. & Gibbons, P. (2004) The relationship between palpation of thoracic paraspinal tissues and pressure sensitivity measured by a digital algometer. *J Ost Med*. 7: 64–69.

Fryer, G., Morris, T. & Gibbons, P. (2005) The relationship between palpation of thoracic tissues and deep paraspinal muscle thickness. *Int J Ost Med*. 8: 22–28.

Greenman, P.E. (1996) *Principles of manual medicine*. 2nd Edition. Maryland: Williams and Wilkins.

Grinnel, F. (2009) *Fibroblast mechanics in three-dimensional collagen Matrices. Fascia Research II: Basic Science Implications for Conventional and Complementary Health Care*. Munich: Elsevier GmbH.

Hammer, W. (1999) Thoracolumbar Fascia and Back Pain. *Dynamic Chiro Canada*. 31(10): 1.

Huijing, P. (1999) Muscular force transmission: a unified, dual or multiple system. *Arch Physiol Biochem*. 107: 292–311.

Janda, V. (1983) Muscle function testing. London: Butterworths.

Janda, V. (1996) Evaluation of muscular balance. In: Liebenson, C. (ed.) *Rehabilitation of the spine*. Baltimore: Williams and Wilkins.

Langevin, H. et al. (2009) Ultrasound evidence of altered lumbar connective tissue structure in human subjects with chronic low back pain. Presentation 2nd Fascia Research Congress.

Myers, T. (2009) *Anatomy Trains*. 2nd edition. Edinburgh: Churchill Livingstone.

Stecco, L. & Stecco, C. (2009) *Fascial Manipulation: Practical Part*. Italy: Piccini.

Willard, F.H., Vleeming, A., Schuenke, M.D. et al. (2012) The thoracolumbar fascia: anatomy, function and clinical considerations. *Jnl Anatomy*. 221(6): 507–536.

第三部分

临床应用

第23章

临床经验和科学证据的整合：医疗健康工作者和学术研究人员之间的对话路线图

Robert Schleip and Jan Wilke

想象一下，你回到了学生时代，急切地等待着老师出现。如果老师没有来，你就会开始查看其他教室，从每个门的钥匙孔向内窥探。有两个房间引起了你的兴趣：坐在第一间教室里的是伟大的爱因斯坦（Albert Einstein）——人类历史上最著名的物理学家之一。他的职业体现了客观性和精确性。在第二间教室里，你看到了Yoda——科幻电影《星球大战》中一个900岁、非常睿智的虚构角色。在银河系电影中，号称绝地大师的Yoda是主角对抗黑暗帝国的得力助手。他可以利用他的精神超能力移动宇宙飞船并制造幻觉：这是纯粹的魔法，尽管还不清楚这是如何做到的。那么你会敲哪扇门（图23.1）？认真思考一下，稍后我们将进一步阐述爱因斯坦和Yoda所代表的角色。

下面的章节专门介绍临床应用。由于其中许多内容由临床医生而非专业科学家撰写，因此有助于展现这两个群体经常使用的不同措辞类型。科学家会使用更为怀疑的措辞，只提出谨慎的建议，不做任何绝对的预测，通常被认为更加可信。这种措辞常用于科学出版和科学辩论，但也常常使局外人感到沮丧，因为比起"我们不知道，还需要进一步研究"的回答，人们更希望科学家给出更具体的答案。

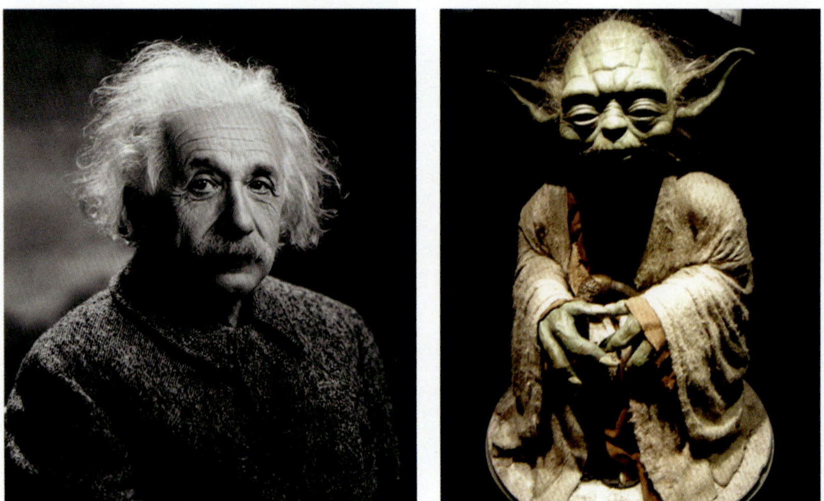

图23.1 图左为物理学家爱因斯坦，图右为Yoda——《星球大战》三部曲中据称已900岁高龄的绝地大师，他们代表了两个看似相反的方向背景，经常用于补充和整合运动疗法。本书编辑们更倾向于有力的科学推理导向，同时也虚心接受来自临床经验的直觉带来的灵感

另一方面，一些私人教练、健身教练和物理治疗师常常会用绝对的和非常积极的预测来形容他们的治疗效果，这也是一种常见做法。这些治疗师们往往会非常热情地阐述他们所采用治疗方式背后的生理机制。即便缜密的循证文献分析还无法做出太多预测和解释，他们往往依然会这样做。不过，大多数专家也认同“患者的积极动力是治疗成功的重要因素”这一观点，而且对于一个好的治疗师来说，治疗效果往往比他们陈述的学术正确性更重要，因此很容易理解他们过于热情的描述。虽然这种热情的言语易于同公众和大多数患者进行良好沟通，但它也确实会妨碍不同治疗理念的从业者之间及科学家和临床医生之间的建设性互动和相互学习的过程。

尽管本书重点聚焦于临床，但作为书籍编辑，我们主要是科学家，因此倾向于使用更为谨慎的语言，这是学术出版物的惯例。但后续章节涉及领域的杰出从业者的丰富经验和反思，也给我们留下了深刻印象。因此，即使这是他们常规的做法和惯例，尽管我们无意贬低他们那些宝贵且了不起的经验和动机，但是也建议对这些表述背后不同程度的证据多做一些谨慎的区分。我们真诚地感谢那些在其章节中加入批判性反思的作者，并且也理解未必人人都能做到如此。我们也想鼓励读者以虚心的求知欲、批判性的怀疑和对学习的渴望来看待这些章节。

“治愈就是真理”这一常见口号在补充和整合治疗领域特别得到认同。就临床疗效而言，这一口号很有道理，即谁取得了长期的治疗效果，谁的做法就正确。但是，我们也会质疑，这是否完全适用于治疗师对相关生理机制的个人解释。一般情况下，当必须解释一种治疗的效果时，有三种可能的途径：首先，治疗者的基础理论可能完全正确；其次，他们可能是错的，其治疗效果只是一种安慰剂效应；最后，他们可能是错的，因为真正的机制与他们最初提出的完全不同。

安慰剂效应是研究人员和临床治疗者在讨论中存在分歧的一个领域。人们认为，安慰剂（placebo）一词最初是随着对希伯来圣经的误译出现的。大约在 14 世纪，“我要在生活之地，在耶和华面前行走”一语在拉丁语中被表述为“我将在生活之地取悦上帝”（“Placebo Domino in regione vivorum”; Aronson, 1999）。虽然关于这个词如何进入医学文献仍存在争议，但安慰剂最初的用途与它在今天所代表的含义相去甚远：它主要用于患者或运动员，通过取悦他们，从而使他们感觉更好或更强。话虽如此，但显然要让患者满意需要满足多种因素：除了实际的治疗效果（即非安慰剂部分）外，还包括治疗师或教练的行为，氛围和环境，态度，患者的信念和期望，以及处置干预治疗的可靠性（Finniss 等，2010）。上述安慰性因素之间可能也有很强的相关性。例如，针灸的可靠性也取决于患者对替代疗法的兴趣。

反对安慰剂效应的人常说它是想象出来的，以此否定安慰剂效应。但是，这种观点不能一概而论。虽然这种疗法确实需要患者的一些想象 / 期望，但观察到的效果却是真实的：研究表明，可靠但没有实际效果的治疗可以诱发阿片类或多巴胺的产生，引起患者大脑活动变化，并影响激素和免疫介质的分泌（如白细胞介素；Finniss 等，2010）。“这只是安慰剂”这句常见的评价掩盖了治疗方法的有效性。但是，为什么治疗师仍然要根据最佳证据进行治疗？第一，他们应该意识到安慰剂也许有害，也就是反安慰剂效应。即某种被认为没有直接疗效的治疗会导致病情恶化，因为其触发的心理 - 生理适应可能同样会产生有害后果（例如，加剧紧张、恐惧）。第二，尽管程度不同，但安慰剂往往具有针对性：因为它取决于医生、患者和具体情况，显然无法被有效复制。然而，一种有效的治疗方法应当适用于大部分治疗师、教练、患者，并适用于多种情形。最后，尽管安慰剂的积极作用深受欢迎，但相比之下，有效治疗产生的真正效果可能要高得多。因此，关于安慰剂是好是坏，还是危险的讨论毫无意义。实际的治疗效果和安慰剂相辅相成：每种疗法都有惰性效应，这种效应可大可小。高可靠性可能会增强这种效应。治疗效果是由干预治疗的真实效果（研究表明这是最重要的部分）加上安慰剂效应决定的。因此，我们的建议可以被分解为一个简单的事情：根据患者的情况，找到最佳的有效证据，并将其应用到最佳环境中。

除了安慰剂，治疗者对疗效机制的理解可能有误的第二个原因是干预治疗有效果，但假设的解释不正确。阿司匹林的历史就是一个很好的例子，能够反映治疗效果与其解释机制之间的差异。尽管早在古埃及之前，这种物质的天然来源（如以柳树提取物的形式）已经被 Hippocrates 成功使用，但现代药理物质乙酰水杨酸最早发明于 1898 年。随后的几十年里，它成为最成功的镇痛药物之一，但对其生理机制却没有任何合理的解释（Miner 和 Hoffhines，2007）。事实上，在阿司匹林使用的最初几十年中，关于其生理机制最为公认的理论是，通过作用于中枢神经系统来缓解疼痛。但后来的研究表明这一假设是错误的，因为该药物主要通过局部抑制疼痛和炎症来发挥作用。直到 1970 年，人们才最终发现了它抑制前列腺素合成这一基本机制，这一重要发现还获得了诺贝尔生理学或医学奖。对其抑制作用的确切途径的进一步阐释，有效推动了其他强效镇痛药物的开发，也拓展了阿司匹林在其他方面的重要应用，目前它不仅是镇痛和抗炎药物，还是心脏疾病用药。

同样，以下章节所阐述的一些治疗方法，很可能在其生理学工作机制尚未被正确理解之前，就已经证明了其临床有效性。对于许多有效的筋膜疗法来说，一旦有了新的科学见解，其创立者的最初解释可能会被医生和科学家奉为“崇高的猜测尝试”。因此，一些临床医生持这样的观点：“为什么要管机制呢？只要治疗有效就足够了。”我们认为，正如阿司匹林的案例所示，科学的解释模型确实可以推动原有疗法的改进和额外应用的开发。如果针灸在距离标定穴位几厘米远的位置同样有效，那么这确实可能有助于在未来几十年推动治疗的进步。如果良好的医患关系是特定治疗模型的基本要素，那么这一观点也应该包含在各自的解释模型中。

科学家寻找更好的解释机制时应遵循“奥卡姆剃刀（Occam's razor）”原则，该原则于 14 世纪由哲学家 William of Ockham 提出。他认为，在相互矛盾的各种假设中，随意性最低的那个更可取。例如，如果一名患者在流行病期间出现流感样症状，他可能就是患了流行性感冒，而不是新型星际脑感染。抑或，就像常对实习医生建议的那样，“当你听到马蹄声时，要想到的是赛马而不是斑马”。

在临床应用的这些章节中，检验不同的解释性模型时，我们建议应用这一原则，虽然不是绝对的，但是应作为第一原则。有一个很好的例子可以解释通常所说的“组织记忆”（Tozzi，2014）：一些患者无法记起过去受伤的细节，直到医生对其受伤的组织进行治疗时，他们有时就会突然看到、听到或嗅到数十年前发生的事情。对于一些治疗者来说，这些事件被用作证明筋膜组织可以通过一些尚未发现的电磁（或量子）信号系统来存储和处理记忆，独立于神经系统。

虽然我们不能完全排除未来会发现并恰当应用这种额外的、奇异的信号系统的可能性，但我们认为，传统心理学中更简单的环境相关或状态相关的记忆模式可能就足够解释了。根据这些公认的原则，在大脑提取记忆时，通常会将一种特定的感官刺激模式作为线索，激起对以前被遗忘的情景事件的回忆。这类刺激可能是身体中的一种特定的气味、声音或组织感觉。类似地，神经系统的特定状态，如酒精的影响或某种特殊的疼痛，可以勾起与该生理状况相关的记忆，而这些记忆以前被认为已经遗忘掉了。换言之，如果未来的研究能证明这种简单而又相当普通的心理学可以解释组织记忆现象，就不大可能获得诺贝尔奖。相比之下，如果未来的研究能够证明这一不同寻常的假设，即筋膜作为一种基于量子动力学的信号系统，能够实现比神经系统更快、更复杂的通信，肯定会引起更多的兴奋和关注。但奥卡姆剃刀原则建议我们把赌注押在前者而不是后者。

爱因斯坦和 Yoda 是否会同意我们的大多数观点还不得而知。本章中，物理学家代表研究人员，而 Yoda 代表临床医生。他们在这个世界上都有自己的一席之地——而且可能会喜欢彼此交流。

（燕琪　王朝辉　黎波　关玲）

参考文献

Aronson, J. (1999) Please, please me. *BMJ*. 318: 716.

Finniss, D.G., Kaptchuk, T.J., Benedetti, F., et al. (2010) Placebo effects: biological, clinical and ethical advances. *Lancet*. 375: 686–695.

Miner, J., & Hoffhines, A. (2007) The discovery of aspirin's antithrombotic effects. *Tex Heart Inst J*. 34: 179–186.

Tozzi, P. (2014) Does fascia hold memories? *J Bodyw Mov Ther*. 18: 259–265.

第24章

筋膜健身

Robert Schleip, Divo G. Müller and Bill Parisi

如何塑造年轻有弹性的筋膜体

舞蹈演员优美的动作，马戏表演家令人难忘的表演，奥运会标枪运动员有力的投掷，不单是肌肉力量、良好的心血管状况、神经肌肉协调性（Jenkins，2005）及优秀基因的作用。根据国际筋膜研究领域的最新发现，被称为肌筋膜的肌肉结缔组织，对"运动中的身体"的作用远超几十年前的认识。最新研究结果表明，全身筋膜网络在力量传递、水合（流体动力）和本体感受中发挥着重要作用（第9、12、13和15章）。

对运动员、舞蹈家、武术学生和以身体为导向的运动倡导者来说，以塑造强壮灵活的筋膜体为重点的特定训练具有重要价值。这也有助于更好地预防运动员损伤遍布全身的筋膜（Wilke等，2019）。最佳的筋膜体兼具弹性和韧性，因而可以有效地应对各种挑战和环境，在很大程度上避免造成损伤（第4~6章）（Kjaer等，2009）。

本章重点研究筋膜健身的一个特定方面，即胶原组织对动能的弹性储存能力。探讨如何激发纤维母细胞，在年轻健康的网络结构中产生新的胶原纤维。以下训练原则所涉及的生理学和生物力学基础已在第1~6章做过阐述。

筋膜健身是一种以筋膜为中心的运动训练方式，其基本原理最初是由一个科学家和临床医生组成的国际小组（包括Thomas Myers, James Earls, Wilbour Kelsick, Stephen Mutch, Markus Rossmann, Stefan Dennenmoser, Carina Trippelsdorf and Simone Lindner，本章作者和其他撰稿人）提出的。筋膜健身出现于2009年筋膜研究大会之后，在会上，Kawakami和Fukunaga（2006）展示了跳跃运动中腱膜筋膜与肌肉肌节长度发生的惊人变化，令人印象深刻。由其创始人制订的筋膜健身训练原则，最初由Müller和Schleip（2011）进行了阐述，并在此后不断演进。

筋膜-肌肉相互作用的三种模式

之前对筋膜健身的描述，包括本书第一版中的相应章节，主要强调能量守恒模式，在该模式下，筋膜元素的张力及随后的回弹得到最大限度的利用，如袋鼠的跳跃（图24.1A）。筋膜-肌肉相互作用的这一重要模式在第8章中有更为详细的描述。

然而，在常规训练中，筋膜成分和肌纤维之间还有另外两种功能性相互作用模式。图24.1B说明了弹振训练（plyometrics）中蛙跳或蹲跳练习使用的能量扩增模式。此时，向心肌肉的快速收缩使筋膜纤维拉长，随后的回缩运动导致身体快速失稳（dislocation）。经常进行这种练习不仅可以增强筋膜硬度，还可以强化快收缩肌纤维。

图24.1C描述了筋膜-肌肉相互作用的第三种模式，在这种模式下，胶原纤维的延长及离心肌肉的收缩会降低动能。这种"能量

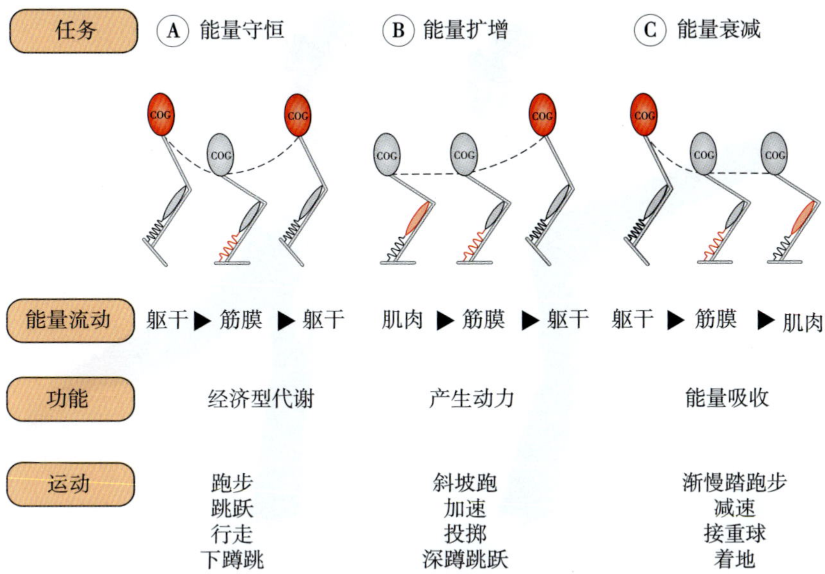

图 24.1 平行纤维筋膜组织（此处主要为肌腱和腱膜）与肌肉之间的三种功能互作模式。A. 能量守恒模式下，重心（center of gravity, COG）上下移动，主要改变筋膜元素的长度和张力，而肌肉纤维参与较少；B. 能量扩增模式下，向心肌肉快速收缩引导该过程，然后拉紧筋膜元素，其随后的回缩作用增强了重心上升的势头；C. 能量扩增模式下，重心降低产生的动能被筋膜延长受限及协调离心肌肉收缩所吸收。红色：当前动能的存储位置（根据重心相对高度的增加，或筋膜纤维暂时拉紧，或主动肌肉收缩）。插图修改经 Roberts 和 Azizi（2011）许可

衰减”模式的例子有：体操运动员或跳跃的猫轻柔而安静地落地，平稳地接住飞行的健身球等。

与其他两种相互作用模式相比，在这种应用模式下，筋膜纤维和肌纤维的快速延长往往会导致这两种组织中发生更频繁的组织微破裂（或刺激），可表现为延迟性肌肉酸痛（delayed onset muscle soreness, DOMS）的发病率更高，以及筋膜内神经末梢的高致敏性。作者对处于加载期间的各种筋膜长度变化的临床观察表明，着重模式 A 的运动员（如跑步者）肌腱卷曲的增加似乎特别明显，而着重模式 B 的运动员（如标枪运动员）肌外膜厚度增加。此外，Wilhelm Bloch 教授（德国科隆大学）尚未发表的研究显示，进行常规下坡跑（模式 C）的人肌内膜厚度增加。但尚需进一步的研究来阐明复杂的结构组织对三种不同筋膜加载模式的适应性。

强化能量节约的实际应用（弹性回缩）

预备性反向运动

为了增强弹性回缩的动力（图 24.1 中的 A 型），在动作开始前先向相反方向预张拉，然后再做实际动作。例如，弓箭手瞄准目标射箭时，会先往反方向拉紧弓弦。单纯靠肌肉力量将箭向前射则达不到相应效果（第 8 章）。

前后摆腿

双脚分开与髋同宽，站直，将重心转移到一条腿上（图 24.2）。刚开始练习时，可以抓住椅背以保持平衡。待动作熟悉流畅后可以离开平衡辅助。

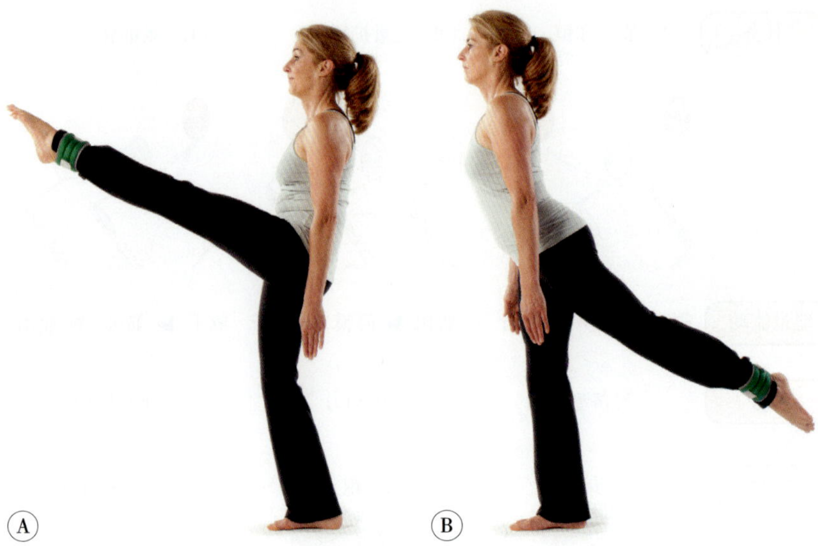

图 24.2 摆腿。A. 先向后伸展腿，形成向前的预拉伸；B. 将储存的张力突然释放，使腿像摆动的钟摆一样向前加速。足背屈位（如图所示）和足跖屈位之间的交替将增加摆动腿不同部位的负荷重心变化

- 自由腿开始轻松摆动，让腿像钟摆一样前后摆动，动能会在这样的摆动中有节奏地储存和释放；不过，动能在摆动腿向下运动期间进行储存，此时筋膜组织尚未拉伸或尚未承受拉伸负荷。
- 通过有意识向相反方向（向后）预拉伸来增加负荷，然后通过向前摆动释放储存的能量。此时动能也被储存和释放，这一储存涉及体内胶原组织的弹性伸长（拉伸）。
- 为进一步提高弹性回缩效果，前后摆腿动作从近端起始，通过预拉伸的腿和脚，从耻骨或胸骨开始，远端迅速跟上。
- 为了更有效地向组织施加负荷，并提高本体感觉的精细程度，可使用脚踝沙袋。

筋膜效应

前后摆腿动作是增加髋关节短屈肌群弹性及腘绳肌长度的最佳方式。

筋膜健身：基础性弹性回缩训练——飞剑

被称为飞剑的筋膜健身训练是弹性回缩训练的核心练习之一，对于腰背部筋膜尤其如此。初学者先练习步骤 1~3，熟练掌握了这些步骤后，即可练习步骤 4 和 5 中更精细的动作。动作的编排非常重要，不需要肌肉用力或紧张，最好能做到快速、流畅而有力。

三个基本步骤

1. 预备性反向运动。
2. 动作力量从近端起始。
3. 身体远端部分随动作进行顺序延迟。

装备

重物、哑铃、壶铃、摆动哑铃。

双脚分开站立，略宽于髋，使重物可以轻松地在两膝之间穿过。

步骤 1：预备性反向运动

双手握住重物，将双臂举过头顶。形成预张力的同时将身体轴线稍稍向后弯曲并向上延伸、

延长（图 24.3A）。这种快速向后反弹的开始动作同时会增加前面筋膜“紧身衣”的弹性张力。

通过上半身和手臂释放预张力把重物放低。这使上半身和手臂可以像灵活的弹弓一样向前、向下弹射，让重物像剑一样在双膝间“飞翔”（图 24.3B 和 C）。

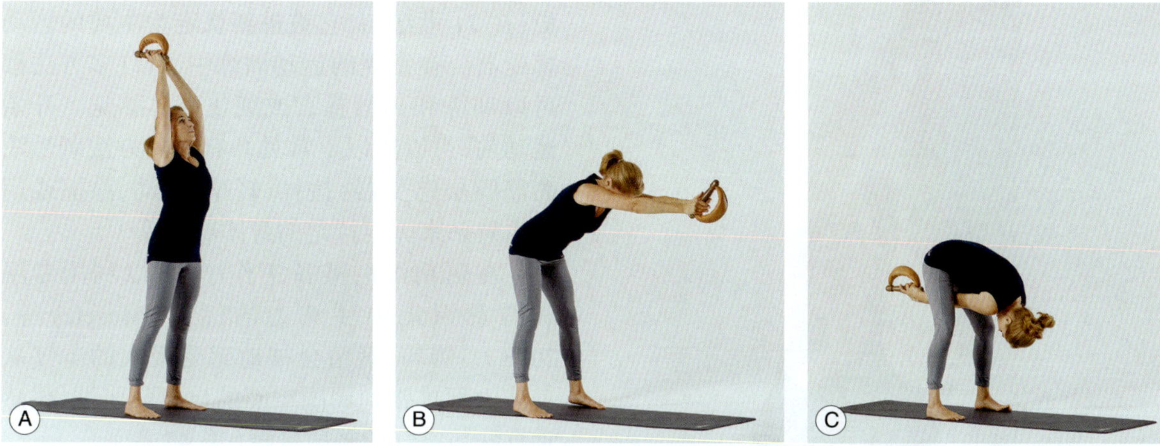

图 24.3 飞剑。A. 预备性反向运动是在向目标方向进行实际运动之前加载筋膜组织的一种有效方法。例如，在本练习中，我们先向相反方向进行预拉伸，稍微向后弯曲。B. 释放：结缔组织中储存的能量使动态末端具有高效运动性能。在此阶段，“飞”下来几乎无需任何肌肉力量，只依靠筋膜储存和释放动能的能力。C. 在转折点：将重物和上半身稍向后拉，形成预备性反向动作。为了增加弹射效应和背部筋膜的负荷，先要短暂地激活身体前面的屈肌，随后将储存的能量释放出来，向上“飞”到起始位置。照片经许可转载

随后反向进行该动作。通过将重物引向更靠后位置，主动预拉伸后筋膜来激活筋膜的回弹能力。从前屈位置开始移动之前，身体前面的屈肌群首先被短暂激活。这会瞬间将身体拉得更向后、向下，同时使身体背部的筋膜形成更大的张力。当上半身回到原来的直立位置时，通过被动回缩效应将储存在筋膜网后侧的动能动态释放。

节奏

节奏感非常重要，以确保个体不是依靠背部肌肉运动，而是依靠筋膜的动态回缩活动及预备性反向运动。这类似于玩溜溜球，需要把握好时机。如果掌握了内在的节奏规律，它就会毫不费力地、流畅地摆动起来（第 8 章）。

步骤 2：运动从近端起始

从预张拉的后屈位置开始，通过胸骨的近端拉动及随后的身体远端部分拉动形成向前的动作（图 24.4）。在该练习中，胸骨或耻骨开始向前、向下释放张力。

步骤 3：更远端的身体部位依此动作顺序延迟

在步骤 2 近端启动后，更远端的身体部分随后顺序延迟。在该练习中，手臂和双手握住重物紧随其后，做出“波浪”状的动作。通过近端起始和远端部分的顺序延迟，进一步增强了身体的预张力、动力和加速度。

增强弹性回缩的两个进阶步骤

掌握了这些回缩动作练习的基本步骤后，可以增加以下两个更高级的步骤来优化动作编排。

在上述三个基本步骤之前，先练习以下两个步骤。

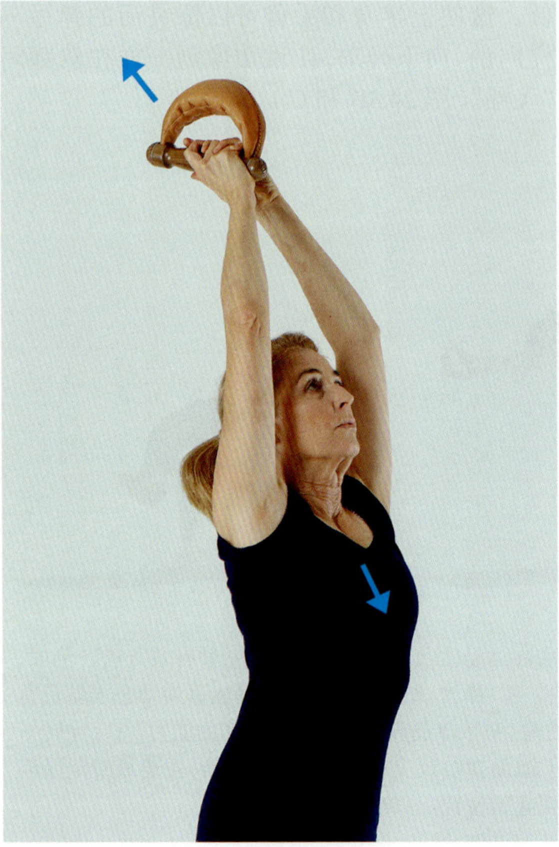

图 24.4 近端起始与远端延迟。为了增加弹性回缩效应及动作的力量，我们通过胸骨近端拉动开始动作，随后是上半身的远端延迟，在该示例中，用手臂和手做出如同甩鞭的动作，从而增强能量的储存和释放

进阶步骤 1：提高感官认识——细化本体感觉

筋膜研究带来的一大惊喜是发现了筋膜含有丰富的感觉神经，包括本体感受器、多模态感受器和痛觉神经末梢。也就是说筋膜是活的（第 15 章）！

组织学研究结果表明，与位于内层的结缔组织相比，身体浅筋膜层分布的感觉神经末梢密度更高（Benetazzo 等，2011；Tesarz 等，2011）。尤其是深筋膜和皮下疏松结缔组织之间的交界带，似乎具有最高的感觉神经支配（Tesarz 等，2011）。密布全身的结缔组织网络无疑是人体最重要的本体感觉器官（Schleip，2003）。

长期以来，本体感觉和筋膜具有同样的历史，在 21 世纪初，它被重新认定为主要的运动感受器。在常规的运动训练中，有许多方法都可以训练和刺激感官或细化本体感觉。开始运动前，可以用以下常见并有效的方法刺激浅表筋膜层感受器：按揉、轻拍、滚动、涂擦或用肌内效贴来固定特定的身体部位等。

在更精细的准备工作中，可以利用专注和有意识集中注意力的优势（Moseley 等，2008）。例如，聚精会神地感受吸入的空气从身体内部扩张到周围空间的自然膨胀波，或感觉皮肤与空气的轻微接触（第 47 章）。

进阶步骤 2：张力性扩张

张力性扩张应用了张拉整体（第 11 章）及筋膜在身体结构健康中的重要作用。不过，在开始动作之前，须先进行一次 360° 的全身扩张。这可以通过对包裹住整个身体的浅筋膜进行全面预张紧来实现。在筋膜健身训练中，浅筋膜被称为“绷紧的皮衣”。研究结果表明，这种张拉整体的预张紧是动物界中公认的“力量姿势”。这种动作通过改变我们的心理状况产生即时的积极影响（Carney 等，2010）。

在飞剑练习中，将注意力放到身体的“两端”，从头顶到脚趾都进行轻微的双向运动；或用筋膜术语表述为，从帽状腱膜到足底筋膜，以及从前向后的扩张。在做向后弯曲动作时也加入这种动作，负荷就会施加于前筋膜链。这时，椎体间的张力扩张得到加强，也拉紧了颈部和腰部，避免了运动受阻。

改善能量扩增的实际应用

根据能量扩增原理（见图 24.1B），运动从向心肌肉的快速收缩开始。一部分传递给肌腱、腱膜和其他筋膜组织的延长张力，随后的弹性回缩作用为整个关节运动增加了额外的动力。理想状态下，筋膜组织的张力（预应力）能正好符合肌肉收缩的预期，即适度的筋膜预应力最适合中度的肌肉收缩，而非常强劲的整体运动可能需要更强的筋膜预应力。

与前文所述的弹性回缩运动相反，这种能量扩增运动不是通过快速预备性反向动作来启动的。在弹振训练领域，有多种形式的“蹲跳”训练变体，都非常符合这种肌肉 - 筋膜相互作用的方式。同样，许多田径投掷技术，如标枪投掷，就非常符合这一基本原则。

蛙跳

以蹲姿开始，膝盖位于脚尖上方。双臂向后伸展，胸部向上 / 向前微微抬起。尝试找到脚踝、膝盖和髋关节的理想弯曲姿势及手臂的最佳姿势，以便能获得最大动力。起跳时，不要先准备向下弹跳，而是要爆发性向上跳跃。

图 24.5 显示了更积极的运动变化，可以用手臂提供助力。也可以使用另外一种不向上摆臂的方式。这种方式中腿部的能量扩增更为突出。

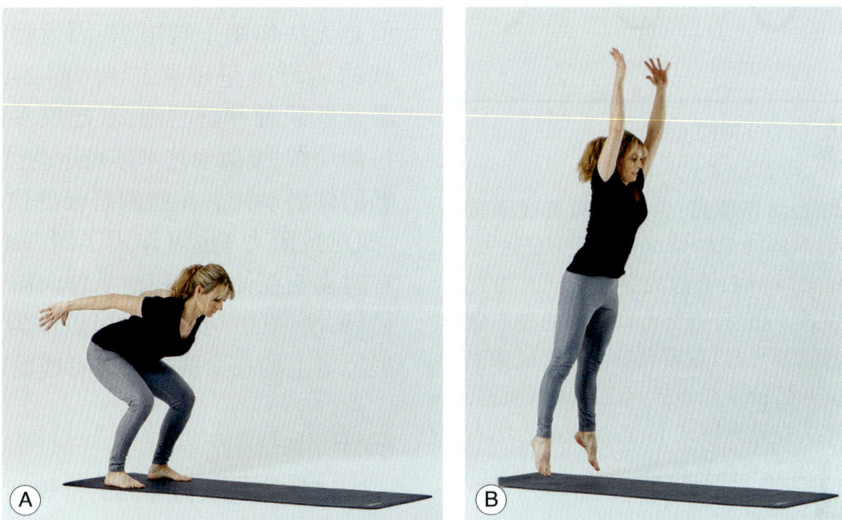

图 24.5 蛙跳练习展示了能量扩增原理的几种选择之一。A. 在蹲姿状态，适当的预张力在全身（包括手臂）进行张力整体分布；B. 在这种预张力释放之后紧接着进行爆发性向上跳跃动作

改善能量衰减的实际应用

日常筋膜训练：楼梯舞

当应用忍者原则（见下文）时，上下楼梯也可以实时锻炼筋膜的回缩能力。用简单的弹性步态踏步，尽量做到不发出声音。“没有声音”是筋膜弹性发挥作用与否的一项有效参考指标：以动作越安静越柔和为好。如果进行该项练习时前足能做到“赤足”般落地则更加有益（第 32 章）。

忍者原则

忍者原则源于对传说中日本武士的比喻，据说他们能像猫一样悄然行动，不留任何痕迹。当运用筋膜元素进行跳跃、跑步或舞蹈等弹性动作时，动作的质量应尽可能平稳安静。动作转向时，应在转折点之前逐渐减速，转折点之后再逐渐加速。任何剧烈、别扭或杂乱的动作都会适得其反。这一做法的优点可能是能够感知流畅、优美和有效的动作，如同猫在狩猎时的灵动跳跃或潜行跟踪一样（图 24.6）。

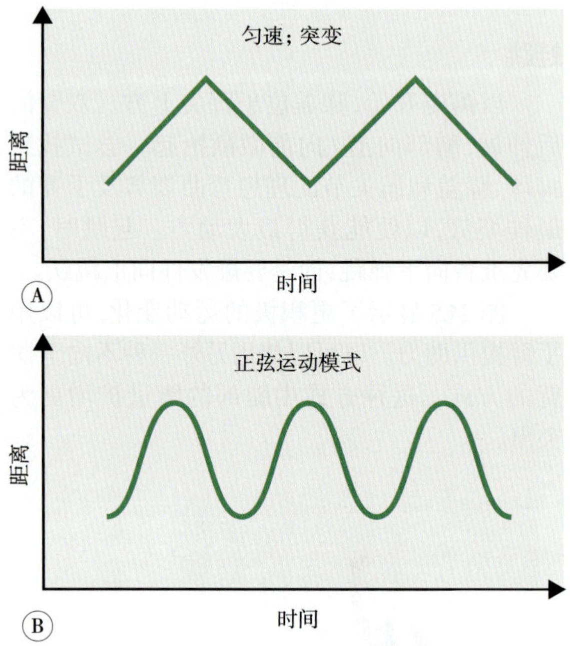

图 24.6 转向时的动作质量：急骤转向与优雅转向。在缺乏精细本体感觉的情况下进行动态手臂运动（如向前和向后）时，会造成突然转向并引发（A）突然加载模式。相反，当努力以优雅的姿态做同样的动作时，则（B）可以观察到动作变得更像正弦曲线运动了。其特征是在转折点之前逐渐减速，然后再逐渐加速。在这种模式下，被加载的组织不太容易受伤，动作看起来优雅流畅

筋膜拉伸

在筋膜健身中，动态拉伸和缓慢拉伸都功不可没。我们的目的不是拉伸孤立的肌肉群，而是找到与身体运动可能相关的最长的肌筋膜链（第 13章）。缓慢的拉伸并非像古典哈他瑜伽的加长姿势或传统的独立肌肉拉伸那样被动等待。人体的筋膜网大部分是膜片状而非细条状，因此在拉伸过程中应进行多方向多角度的尝试。这些尝试可能包括了横向或斜向的运动变化及螺旋旋转。该方法可使大面积的筋膜网络同时参与。

在 20 世纪上半叶，动态拉伸是体育教学的一部分，因此可能被许多读者熟知。近几十年来，人们普遍认为这种弹性拉伸会损伤组织，但最新的研究证实了这种方法的优点。虽然在比赛前突然拉伸（如赛前 30 秒）可能会使顶级运动员的成绩略有下降，但如果操作正确，长期和经常性的动态拉伸可以对结缔组织结构产生积极影响，使其变得更具弹性、更能抵御损伤（Decoster 等，2005；Chaabene 等，2019）。进行动态拉伸时，应先对肌肉和组织进行热身，避免任何猛烈或突然的动作。前文提到的弹性回缩原则，以及本体感受的细化，正弦减速和预备反向运动都可以经常使用。

当拉长的肌纤维处于松弛状态时，缓慢拉伸的方法可以有效作用于许多肌内筋膜组织，但是无法作用于腱组织，因为腱组织与松弛柔软的肌纤维呈串联排列（图 24.7C）。为了刺激这些肌腱和腱膜组织，建议多做动态摆动的拉伸动作，类似于艺术体操运动员展现的优美流畅的伸展动作。在肌肉延长的位置做肌肉激活（如对抗阻力）也可作用于同一组织，就像小猫有时喜欢在伸展时将前爪伸向树干（图 24.7D）。最后，所谓的“小跳”也可以作为肌肉在延长伸展位置上的一个既轻松又有趣的动作。

筋膜训练指南

以结缔组织为导向的常规训练的一个主要目的，是通过特定的训练活动影响基质重塑，参与者可能会在 3~12 个月后产生一种更具弹性的“丝质紧身衣”。这就构成了一个强大而有弹性、同时又兼具柔韧性的纤维网络，使关节可以在更大角度范围内顺畅地滑动。下文列举了一些效果较好的筋膜健身训练指南。

低负荷

包含筋膜反弹和长肌筋膜链的训练，常会使人产生一种好玩、有趣和冒险的感觉，从而提高了训练兴趣。但是，如果控制不好，造成伤病的次数可能会比单调重复的标准肌肉训练时更多。刚开始训练时，使用的负荷和重复次数应该比平时低很多。只有在动作能够保持优雅感，特别是在弹性反弹阶段，才可以增加负荷。

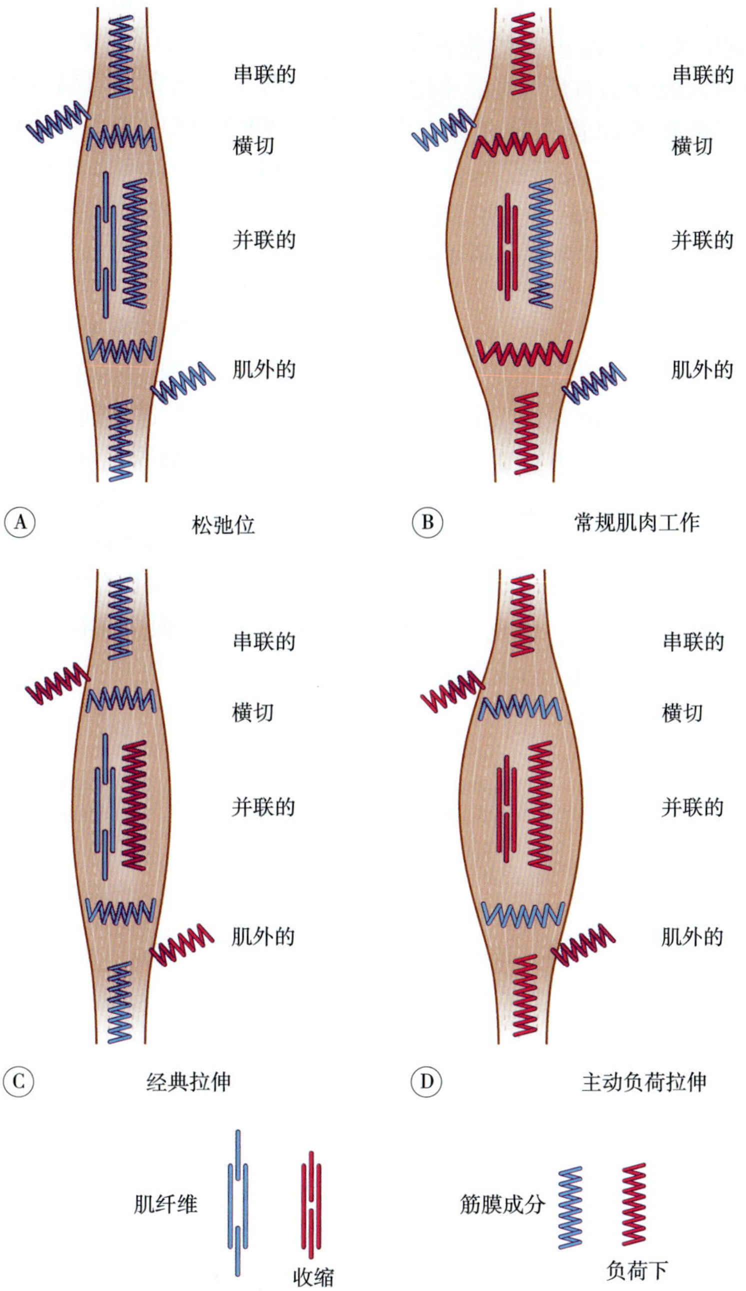

图 24.7　不同筋膜成分的负荷。A. 肌肉松弛状态：肌肉组织长度正常，肌纤维处于放松状态。筋膜成分尚未被拉伸。B. 肌肉正常工作状态：肌肉在正常长度范围内，肌纤维主动收缩。与肌纤维呈串联或横向排列的筋膜组织负荷增加。C. 经典拉伸：肌肉拉长，肌纤维的收缩结构松弛。与肌纤维并联的筋膜组织及肌外结缔组织都被拉伸。但与肌纤维串联排列的筋膜组织未承受太多负荷，因为在串联的力链中，大部分伸长作用都被松弛的肌纤维吸收了。D. 主动负荷拉伸：肌肉在拉长到极限的位置被激活。大多数筋膜成分在这种负荷模式下被拉伸和激发。注意，四种不同筋膜成分之间存在着不同的混合和组合模式。因此，这个简化的抽象图仅可用作基础参考

低频率

对运动后肌腱中胶原代谢进行的检测表明，运动后胶原蛋白合成确实有所增加。但成纤维细胞同时也在破坏胶原蛋白。此外，运动后 24~48 小时内，胶原降解大于胶原合成。48 小时之后这种情况就会逆转。因此，建议每周做 1~2 次这种适当的组织刺激（第 1 章）（Magnusson 等，2010）。

长期效应

肌力训练效果可以在短短几周内得到迅速提高，与之相比，筋膜的更新重建则要慢很多（第 1 章）。筋膜的更新重建在最初几周的改善可能很小，外观效果也不太明显。通常要到 3~9 个月后才能通过外观看出组织重塑的效应，并通过触诊“感觉到”这一变化。肌肉训练会很快达到平台期，想要进一步提高就必须更加努力。但是，筋膜改善具有累积效应，不会很快消失（例如因健康或工作原因停止训练时），因此更具可持续性（第 5 章）（Kjaer 等，2009）。通过 2~3 年的规律性训练，肯定能够得到长期的组织结构提升，即全身筋膜网络的力量和弹性得到有效提高。

临床总结

筋膜健康训练无需与神经肌肉训练或心血管训练一较高下，这两个系统对健康都有非常重要的作用，这是筋膜训练本身无法做到的。相反，建议将筋膜训练作为综合运动训练的间歇或规律的补充。这种训练能够重塑全身筋膜网络，使其在动能储存及本体感觉方面更有效、更精细。在运动医学中，筋膜训练是否能够对抗重复性应力损伤，尚需进一步研究验证。

（燕琪　王朝辉　关玲）

参考文献

Benetazzo, L., Bizzego, A., De Caro, R., Frigo, G., Guidolin, D. & Stecco, C. (2011) 3D reconstruction of the crural and thoracolumbarfasciae. *Surg Radio Anat.* 33: 855–862.

Carney, D.R., Cuddy, A.J. & Yap, A. (2010) Power posing: brief nonverbal displays affect neuroendocrine levels and risk tolerance. *J Psychol Sci.* 21: 1363–1368.

Chaabene, H., Behm, D.G., Negra, Y. & Granacher, U. (2019) Acute effects of static stretching on muscle strength and power: An attempt to clarify previous caveats. *Front Physiol.* 10: 1468.

Decoster, L.C., Cleland, J., Altieri, C. & Russell, P. (2005) The effects of hamstring stretching on range of motion: a systematic literature review. *J Orthopedi Sports Phy Ther.* 35: 377–387.

Jenkins, S. (2005) Sports Science Handbook. In: *The Essential Guide to Kinesiology, Sport & Exercise Science*, volume 1. Essex, UK: Multi-science Publishing.

Kawakami, Y., & Fukunaga, T. (2006) New insights into in vivo human skeletal muscle function. *Exerc Sport Sci Rev.* 34: 16–21.

Kjaer, M., Langberg, H., Heinemeier, K., Bayer, M.L., Hansen, M., Holm, L., Doessing, S., Kongsgaard, M., Krogsgaard, M.R. & Magnusson, S.P. (2009) From mechanical loading to collagen synthesis, structural changes and function in human tendon. *Scand J Med Sci Sports.* 19: 500–510.

Lau, W.Y., Blazevich, A.J, Newton, M.J., Wu, S.S.X. & Nosaka, K. (2015) Changes in electrical pain threshold of fascia and muscle after initial and secondary bouts of elbow flexor eccentric exercise. *Eur J Appl Physiol.* 115: 959–968.

Magnusson, S.P., Langberg, H. & Kjaer, M. (2010) The pathogenesis of tendinopathy: balancing the response to loading. *Nat Rev Rheumatol.* 6: 262–268.

Moseley, G.L., Zalucki, N.M. & Wiech, K. (2008) Tactile discrimination, but not tactile stimulation alone, reduces chronic limb pain. *Pain.* 137: 600–608.

Müller, D.G. & Schleip, R. (2011) Fascial Fitness – Fascia oriented training for bodywork and movement therapies. *Terra Rosa E-Magazine.* 7: 2–11.

Roberts, T.J. & Azizi, E. (2011) Flexible mechanisms: the diverse roles of biological springs in vertebrate movement. *J Experim Biol.* 214: 353–361.

Schleip, R. (2003) Fascial plasticity – a new neurobiological explanation. Part 1. *J Bodyw Mov Ther.* 7: 11–19.

Tesarz, J., Hoheisel, U., Wiedenhofer, B. & Mense, S. (2011) Sensory innervation of the thoracolumbar fascia in rats and humans. *Neuroscience.* 194: 302–308.

Wilke, J., Hespanhol, L. & Behrens, M. (2019) Is it all about the fascia? *Orthop J Sports Med.* 7: 2325967119888500.

第 25 章

快速伸缩复合训练的基本原则

Robert Heiduk

引言

快速伸缩复合训练（plyometric）通常是为了提高力量、运动、速度和 / 或运动的经济性。本章的目的是探究其起源，并回顾其潜在的生理机制。此外，本章还为快速伸缩复合训练的应用和训练设计提供了一些指导原则和前沿进展，以优化训练效能。

快速伸缩复合训练的起源

单词 plyometric 由两个希腊单词组成：plio 意为"更多"，metric 意为"测量"。该词最准确的定义可能是可测量的增长（Chu，1998）。通常把跳跃运动类训练称为快速伸缩复合训练。关于快速伸缩复合训练的最早参考文献见于 Zanon（1989）的一份出版物。20 世纪 60 年代初，苏联田径教练 Yuki Verkhoshansky 采用了高强度的双腿跳跃和单腿跳跃实验，帮助其指导的职业运动员提高爆发力。他发现这种双脚着地和起跳的"深度跳"对提高跳跃能力特别有效，并将这一训练方法命名为"冲击训练法"（shock method），该方法指的是机械冲击刺激可以迫使肌肉产生尽可能大的张力（Verkhoshansky 和 Siff，2009）。Verkhoshansky 的这种新奇的跳跃训练方法很快就在全球体育界流行开来。由 Peter Tschiene 在德国、Mel Siff 在南非、CarmelloBosco 在意大利进行了推广普及（Verkhoshansky 和 Siff，2009）。因此有人认为，20 世纪 70年代东欧国家在田径、举重和体操领域处于领先地位的部分原因就是冲击训练法的应用（Chu,1998）。在美国，这种训练法被称为"快速伸缩复合训练（plyometrics）"，该词最早出现于 1975 年，由 Verkhoshansky 的同事、田径教练 Fred Wilt 提出（Chu,1998）。

牵张 - 缩短循环

步行、跑步、投掷、跳跃、单脚跳、摆动、击打和踢腿等活动都可以使处于离心和向心阶段之间的肌肉 - 肌腱单元（muscle-tendon unit，MTU）在快速缩短之前得到拉长。这被称为牵张 - 缩短循环（stretch-shortening cycle，SSC）（Komi，2000）。不同类型的 SSC 动作模式具有不同的时间特征。Güllich 和 Schmidtbleicher（2000）将 SSC 动作分为短 SSC（<200ms）和长 SSC（>200ms）。短 SSC 的例子包括：短跑的触地时间约为 100~110ms、跳远为 120ms、跳高为 170~180ms（Bührle，1989）。长 SSC 则例如排球扣球起跳的触地时间约为 300~360ms。

与纯粹向心收缩速度相比，如果之前没有离心动作阶段，使用 SSC 可显著增强表现（Komi，2000）。例如，Cavagna（1964）证明 SSC 使跑步效率提高了约 50%，极大地提高了能量利用效率并改善了心肺功能（Spurrs等，2003）。Dean 和 Kuo（2011）观察到在连续跳跃等超等长动作模式中，弹性组织的特性是如何减少收缩肌所需做的功，从而降低能量消耗的。Markovic（2004）发现，在最大性能方面，使用SSC可使垂直跳跃高度增加8%。

生理机制

目前，弹性和收缩机制被认为是SSC能够提高能效的原因（Blazevich, 2011)。每种机制的相对贡献似乎取决于动作的力量和时间特性。此外，个人体质和遗传学也发挥了作用（Sano等，2015）。在肌腱等弹性组织中，能量储存和势能的弹簧式释放意味着MTU缩短的速度超过了肌肉本身的收缩速度（Blazevich, 2011）。

Zatsiorsky和Kraemer（2008）指出，肌腱中弹性能量的储存量在很大程度上取决于肌肉的硬度。如果我们把肌肉和肌腱看作是串联在一起的两个弹簧，就能在同向的弹簧中储存更多的能量。肌肉硬度取决于肌肉所能产生的收缩力水平，而收缩力水平则取决于肌肉大小和神经激活等因素。

反向运动中体现肌肉力量重要性的另一个因素是在离心或屈曲阶段减速的能力。这种特殊的收缩能力似乎是弹性组织回缩机制的一个支持因素。

Kawakami等人（2002）发现，在足底屈曲反向运动的离心阶段，腓肠肌仅以接近等长的状态工作，这说明在此阶段肌纤维长度变化很小。相比之下，由于肌腱明显伸长，SSC不能被视为肌肉相关现象。袋鼠是高效使用SSC的完美例子（Morgan等，1978）。尽管它们的肌肉相对较小，但它们长而柔顺的后肢肌腱能够储存大量动能，以完成极长距离跳跃。虽然肌腱在SSC中的作用已经得到了广泛研究，但迄今为止尚无关于深筋膜的数据。尽管其作用可能较小，但可以推测效果类似。总之，在SSC中观察到的较高功率输出至少有一部分要归因于结缔组织的回缩特性。SSC中的第二个关键因素是离心阶段和向心阶段的时间间隔，这一间隔被称为“缓冲期”（Chu, 1998）。假如缓冲期持续太久，被吸收的能量就会以热能的形式散失（Radcliffe和Farentinos, 1999）。Schmidtbleicher和Gollhofer（1985）发现，训练有素的运动员的缓冲期约为100ms，明显短于未经训练的受试者。其他研究也表明，最佳的缓冲期应为15~25ms（Bosco等，1981）。Chu（1998）将肌肉在缓冲期的特征描述为准等长肌肉收缩，表明缓冲期肌肉长度没有显著变化。

除了弹性回缩和离心-向心缓冲期，另一种增强SSC运动性能的机制表明，离心阶段肌梭受体的快速预拉长会形成牵张反射。由于更多运动单元被激活，因此产生了更有力的肌肉收缩（Komi, 1992）。Rassier和Herzog（2005）提出，力量增幅的大小可能来自三个不同因素：①拉长的程度；②拉长的速率；③拉长的持续时间。离心负荷阶段越快，向心肌收缩就越强（Böhm等，2006）。Bubeck（2002）进一步指出，神经肌肉激活模式会依不同的负荷条件而变化。这表明发生在SSC中的适应具有高度的环境依赖性。一些研究显示，牵张反射并非在所有肌肉中都能发生（Nardone等，1990）：仅跨越一个关节的单关节肌，从牵张反射中的获益要多于多关节肌（Nicol和Komi, 1998）。

不同性别、不同损伤状态和不同运动背景的受试者，其弹性组织的弹簧状特性也不同。这可能是快速伸缩复合训练效果出现差异的一种解释。在快速伸缩复合训练中，弹性组织的性能似乎存在动作和年龄方面的差异（Arampatzis等，2007；Hoffrén等，2007）。

快速伸缩复合训练的先决条件

正确运用快速伸缩复合训练需要做一些预先考虑。一套有效的个人适应性训练计划，在很大程度上依赖于个性化设计。训练开始前应先设定一个明确的训练目标。如同其他运动，训练效果与特定的动作训练密切相关。高尔夫运动员的快速伸缩复合训练方案应区别于短跑、跳远、体操、举重等运动员或康复训练的方案。此外还必须考虑运动员目前的能力水平。初学者需要的训练刺激与中级或顶级运动员有所不同。年龄、体重、技能和既往受伤史，都对计划的制订有着重要影响（Holocom 等，1998）。为了提高效率且避免受伤，在刚开始进行快速伸缩复合训练时，通过正确指导和监督形成正确的动作技术至关重要。

损伤预防是快速伸缩复合训练中的一个关键因素。高冲击力具有严重损伤关节的风险。教练应该意识到，快速伸缩复合训练可能会在未降低骨骼肌能力的情况下造成肌肉损伤和结缔组织的胶原分解（Tofas 等，2008）。因此，风险可能并非源于快速伸缩复合训练本身，而是源于不当或过度训练（Verkhoshanky 和 Siff，2009）。精湛的技术和恰当的进程似乎是预防损伤最重要的因素。另外，教练必须确保受训者在训练前做好适当热身，并选择合适的着地地面（Borkowski，1990）。Wathen（1994）强调，着地地面的质量对开展快速伸缩复合训练具有重要作用。Allerheligen 和 Rogers（1996）建议使用橡胶垫或带弹性的地板，切忌在混凝土或沥青地面上训练。坚实的天然草地也可以作为理想的训练场地。但太软的地面会减弱对身体的机械刺激，削弱快速伸缩复合训练的效果。

研究显示，精心设计整个赛季的快速伸缩复合训练方案，可以使运动员在进行与较大跳跃和侧切等动作密切相关的竞技运动时，降低膝关节损伤的发生率（Hewett 等，1999）。除了提高运动员的运动技能，预防损伤的另一个可能因素是增加肌肉肌腱的硬度（Spurs 等，2003）。

“跳深”是最常见的快速伸缩复合训练形式，但也是对身体结构冲击最大的运动方式（Allerheiligen 和 Rogers，1996）。因此，这种训练只适用于一小部分运动员。跳跃高度是最为关键的因素。体重超过 98kg 的人不建议使用高于 45cm 的跳箱进行跳深训练（Chu，1992）。Ishikawa 等人（2005）指出，跳深训练中不同的落差高度对结缔组织有特定的影响。过高的离心载荷似乎限制了弹射机制的效能（图 25.1）。

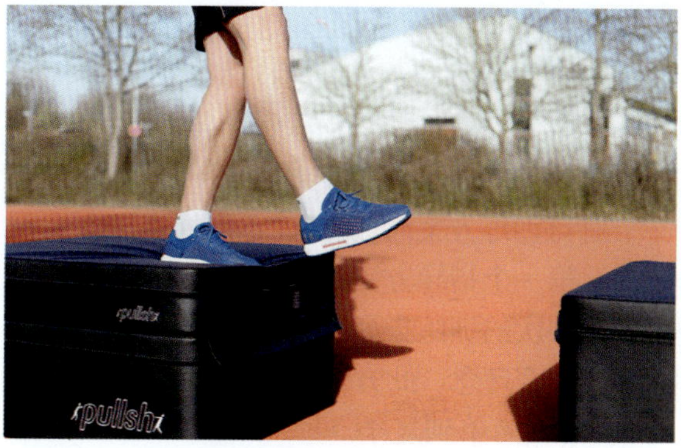

图 25.1 练习跳深需要具备坚实的力量基础和精湛的技术。只有达到适当水平的运动员才可以使用此方法。经 Pullsh，Germany 授权许可

体能训练师不应把快速伸缩复合训练方案当作一个孤立的方案。每名运动员都应该在具备了适当的力量基础后再开始此训练。如果力量不足则会使动作失去稳定性，使冲击力被关节过度吸收，增加受伤的风险。对于跳深等高强度的训练方式，有文献建议，当杠铃深蹲 1-RM（one repetition maximum）达到自身体重的 1.5~2.5 倍时，再开始此训练为宜（Allerheiligen 和 Rogers，1996；Chu，1992；Gambetta，1992）。

这些建议可能不适用于女性运动员，迄今为止还没有针对这一主题的具体研究。日常运动训练的经验表明，对于女性运动员来说，1-RM 杠铃深蹲为体重的 1~1.5 倍比较合适。此外，目前还缺乏关于快速伸缩复合训练对上肢力量的作用研究，以及将该训练手段用于业余运动员的研究。

为了确保快速伸缩复合训练的安全性，还须进行充足的有针对性的柔韧性锻炼（Chu，1992）。Davies 和 Matheson（2001）列举了快速伸缩复合训练的以下禁忌证：炎症、疼痛，韧带和关节囊扭伤，肌肉和肌腱拉伤，关节不稳定、术后结缔组织受限，以及缺少力量基础。

制订训练方案的基本原则

首先要明确，没有哪一种方案能够适用于

所有竞技运动员。故而在此拟定一个具体的训练模式没有意义，因为竞技体育中每个领域的训练需求都需要高度的个性化。不过还是需要掌握一些基本原则。

制订训练方案时，有两种不同的指导方针很有用。第一个指导方针是使用指导原则，它进行了更深层次的训练指导，例如为了达到最佳训练进度的教育理念。此方针中的四个指导原则是：

1. 从简单到复杂。
2. 从轻到重。
3. 技术优先，质量重于数量。
4. 避免疲劳。

这些原则建议系统地增加负荷及动作的复杂程度。此外，还强调动作质量要重于数量，教练必须确保动作正确完成，同时要避免疲劳。在 SSC 中，疲劳绝对会适得其反，它会使神经肌肉活动减少、弹性势能丧失（Komi，2000），从而导致肌肉和关节僵硬，造成损伤。所以一般不建议将快速伸缩复合训练整合到能量系统的训练中。避免疲劳的一个关键因素是保持一种特定的训练间歇比。在康复方面，Chu 和 Cordier（2001）建议采用（1：5）~（1：10）的训练间歇比。即当训练用时 10 秒时，休息 50~100 秒较为合适。进行跳深等真正的冲击训练时，应该休息更长的时间。根据训练强度的不同，建议休息 3~10 分钟为宜（Bubeck，2001；Sialis，2004）。

第二个指导原则用来确定特定负荷。在快速伸缩复合训练中，强度取决于跳跃高度或力度、额外负重大小或运动方式（例如单腿运动或双腿运动）。训练量和频率表明的是数量变化，如一次训练中的做功量、总跳跃数、总组数及重复次数、训练间歇比，以及每周的训练次数。文献表明，充分恢复需要 48~72 小时的时间，也就是说训练频率以每周两次为宜（Chu 和 Cordier，2001）。

多变的分段划分

从生物学的角度看，一般的训练频率建议可能与个体需求相去甚远，因为适应的时间过程并不是线性的，而是不稳定的。即使是同一名运动员，其恢复时间也不总是完全相同的。这是环境变化及体内不同生物系统的不同步反应造成的。

如前所述，真正的快速伸缩复合训练对神经系统来说非常费力，因此，为了获得最佳训练效果，必须在中枢神经系统（central nervous system，CNS）处于最佳状态且无疲劳时进行。评估中枢神经系统功能状态的一种有效可靠的方法是测量大脑直流电（direct current，DC）电位（Morris，2015）。直流电位是一种超低频（<0.5Hz）脑电波，对生物体的短期和长期适应性变化非常敏感（Iliukhina，2011）。

实际上，由于不同训练内容和干预措施会对中枢神经系统产生不同影响，测量 DC电位对于检测中枢神经系统疲劳具有重要价值。掌握了这些额外信息，有助于对个体的适应性做出调整，因为教练可以通过更多的有效信息及长期监测趋势，来推断出个体对于某种形式训练的反应。总之，相比于猜测或一般性建议，采用客观见解更有助于优化训练效果（图 25.2）。

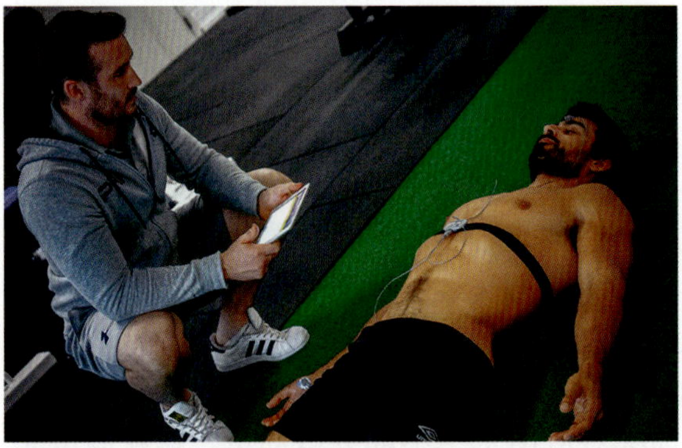

图 25.2 使用移动计算机设备测量大脑的直流电（DC）电位，可以检测人体的适应性变化，并确定运动员当前的可训练性。该装置由一个置于前额的电极、一个置于手掌上的中枢神经系统（CNS）参考电极和一个用于同时测量心脏电活动的胸部装置组成。经 Omegawave, Finland 授权许可

离心超负荷训练

作为综合训练计划的一部分，离心超负荷训练模式具有相当的价值，特别是在 SSC 减速阶段的比强度能力和相关 MTU 组织硬度的重要性方面。当外力大于肌肉所产生的力时，就会发生离心肌肉收缩。

在离心训练的系统中，必须清楚区分离心强化（eccentric emphasis）训练和离心超负荷训练。前者可用于几乎所有的阻力训练，因为其只是一种常规力量训练，在屈曲阶段速度较慢，即 1 秒向心收缩和 3 秒离心收缩。

除 SSC 或离心超负荷中所见的生理变化外，离心强化训练模式还具有不同效果。离心强化训练后，会立即出现显著的激素反应和静息代谢率升高（Hackney 等，2008；Preuß，2010）。而且，从长远来看，该方式有助于准备提高身体负荷，并且也为降低负荷期间的恢复提供了支持。

当外力处于几乎无法进行等长收缩的水平时，即可实现真正的离心超负荷。就 SSC 而言，一个特定的离心超负荷必须超过次极量的慢速离心。这是因为，在离心阶段，负荷可能会高于自发性向心最大负荷（Güllich 和 Schmidtbleicher，2000），而在制动阶段，运动速度相当高。在基于重力和质量的传统力量训练中，离心超负荷也被称为超极量负荷（即 1-RM 的 105%）。

一些基于重力的器械如杠铃、哑铃或壶铃等，并不太适用于安全有效的离心超负荷训练，因为这些器械有可能使身体受到不必要的伤害，而且还总是需要观察员协助保持重量移动，对抗较弱的向心阶段。

因此，在传统的力量和训练方案设计中，很少采用离心超负荷力量训练。此外，使用重力类器械进行的传统重力训练也仅限于正面的垂直动作，而忽略了离心超负荷模式下的大部分水平和横向动作。

飞轮训练已被证明可以弥补传统重力训练和器械训练的不足。在飞轮训练中，阻力并非通过与重力对抗产生，而是通过飞轮的惯性产生，并随肌肉力量加速或减速。决定所需力量大小的是飞轮的惯性水平而非重量。其原理与传统的溜溜球装置相同。得益于技术进步和离心训练研究的不断深入，飞轮训练这一方法正在重回大众视野（图 25.3）。

飞轮原理流行于 20 世纪 80 年代末，当时研究人员开始关注如何在长时间的太空旅行中保持肌肉质量和骨密度（Dudley 等，1991）。大量研究证实，飞轮训练对于提高力量、肌肉膨胀、动力、损伤预防和康复等非常有效（Alfredson，2003；Gonzalo Skok 等，2016）。值得注意的是，近期研究表明，为了提高超等长

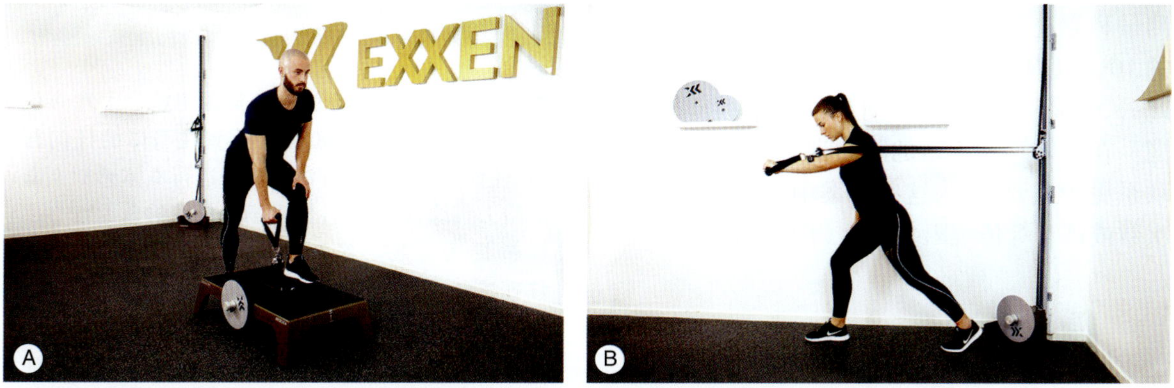

图 25.3 飞轮装置是一种可在任何运动模式下，高速运动中施加离心超负荷的安全有效的方法。经 Exxentric, Sweden 授权许可

收缩效能，采用离心超负荷训练可显著提高制动和推进接触时间（de Hoyo 等，2016）。从实践的角度来看，飞轮训练的最大优势是训练简单，以及可在离心超负荷环境中进行无限的运动变化。最后，最重要的是，使用飞轮装置进行康复训练已被证明是针对肌腱病（Murtaugh 和 Ihm，2013）和老年人（Onambéléet 等，2008）的有效治疗方法。

可穿戴阻抗

随着运动员表现水平的提高，针对性训练对于确保运动员取得成绩至关重要，因为不同运动模式会引起神经肌肉和功能的特定变化。因此，快速伸缩复合训练必须与运动动力学、运动学和运动的代谢需求准确匹配。所以说运动本身才是提高成绩的最有效方式（短跑运动员最有效的快速伸缩复合训练就是短跑）。

遗憾的是在传统的阻力训练中，运动往往由器械而非使用者决定。这意味着使用者成为了器械的附属，器械的特性决定了使用者可以用它做什么。

可穿戴阻抗则恰恰相反，它将阻力器械与运动相匹配。这是通过一种新的服装技术实现的，它可以配备 50g、100g 或 200g 的柔性水滴状配重，用于在身体特定部位增加重量。该训练方案和负荷条件不同于传统的阻力训练。施加的负荷通常以克（而非千克）为单位进行测量和累进，为了将运动速度控制在比赛速度的 10% 以内，总负荷通常不超过体重的 10%。此外，负荷不应干扰运动员的技能性运动范围。在本体感觉丰富的阻力训练中，保持身心联系更为重要，因为这些方案中不太注重重复次数或体重等传统阻力参数（图 25.4）。

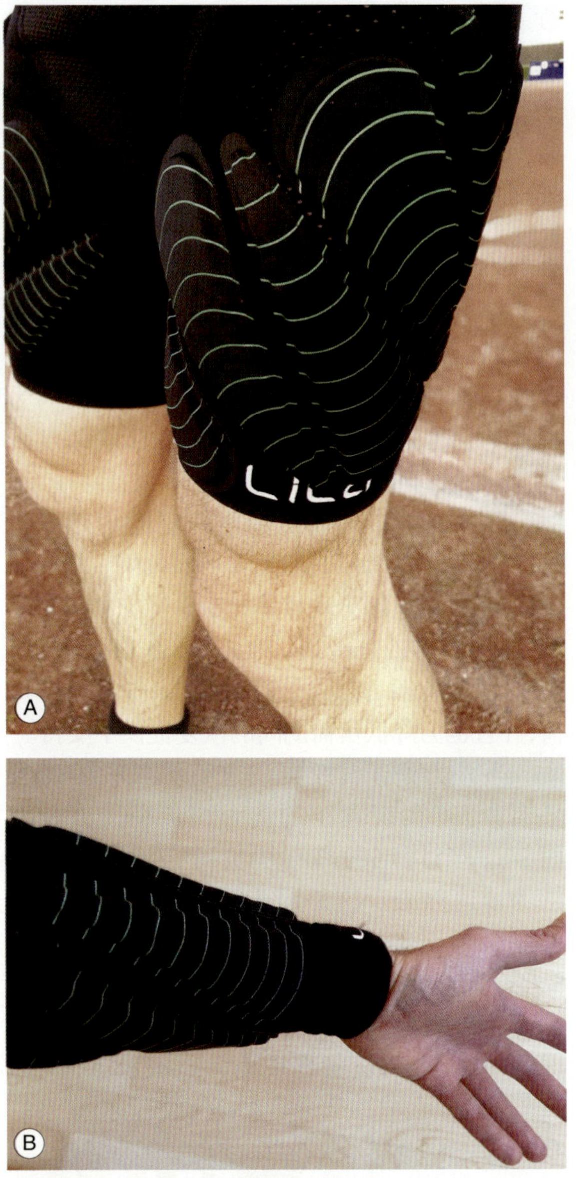

图 25.4 不同身体部位的可穿戴阻抗。柔性滴状配重（50g、100g 和 200g）可放置在身体的任何部位、任何方向。这套方法有助于进行本体感觉丰富的阻力训练，因为柔性配重不像传统的负重背心那样被视为异物。经 Robert Heiduk, Germany 授权许可

结论

回顾快速伸缩复合训练从起源到现在的发展历程，自 20 世纪 80 年代以来几乎没有显著进步。不过，随着新技术的进一步发展，快速伸缩复合训练在补充性和总体性方法方面取得了决定性进展。这些技术的进步为提高训练效率、降低适应成本，以及探索更具体、更以需求为导向的训练方法带来了新的机遇。

（燕琪 王朝辉 关玲）

参考文献

Alfredson, H. (2003) Chronic midportion achilles tendinopathy: An update on research and treatment. *Clin Sports Med*. 22: 727–741.

Allerheiligen, B. & Rogers, R. (1996) Plyometrics program design. National Strength and Conditioning Association (Eds), *Plyometric and Medicine Ball Training*. Colorado Springs: National Strength and Conditioning Association, 3–8.

Arampatzis, A., Karamanidis, K., Morey-Klapsing, G., De Monte, G. & Stafilidis, S. (2007) Mechanical properties of the triceps surae tendon and aponeurosis in relation to intensity of sport activity. *J Biomech*. 40: 1946–1952.

Blazevich, A. (2011) The stretch-shortening cycle (SSC). In: Cardinale, M., Newton, R. & Nosaka, K. (Eds), *Strength and conditioning: Biological principles and practical applications*. Chichester, UK: Wiley-Blackwell, 209–222.

Böhm, H., Cole, G., Brüggemann, G. & Cole, H. (2006) Contribution of muscle series elasticity to maximum performance in drop jumping. *J Appl Biomech*. 22: 3–13.

Borkowski, J. (1990) Prevention of preseason muscle soreness: plyometric exercise. Abstract. *Athletic Training*. 25: 122.

Bosco, C., Komi, P.V. & Ito A. (1981) Prestretch potentiation of human skeletal muscle during ballistic movement. *Acta Physiologica Scandinavica*. 111: 135–140.

Bubeck, D. (2002) Belastungsvariation und funktionelle Anpassungen im Dehnungs-Verkürzungs-Zyklus. PhD Thesis. Fakultät für Geschichts-, Sozial- und Wirtschaftswissenschaften der Universität Stuttgart.

Bührle M. (1989) Maximalkraft-Schnellkraft-Reaktivkraft. *Sportwissenschaft*. 3: 311–325.

Chu, D. (1992) *Jumping into Plyometrics*. Champaign, IL: Human Kinetics.

Chu, D. & Cordier D. (2000) Plyometrics in Rehabilitation. In: Ellenbecker T.S. (Ed), *Knee Ligament Rehabilitation*. New York, NY: Churchill Livingstone, 321–344.

Davies, G.J. & Matheson, J.W. (2001) Shoulder plyometrics. *Sports Med Arthrosc*. 9: 1–18.

Dean, J.C. & Kuo, A.D. (2011) Energetic costs of producing muscle work and force in a cyclical human bouncing task. *J Appl Physiol*. 110: 873–880.

de Hoyo, M., Sanudo, B., Carrasco, L., Mateo-Cortes, J., Dominguez-Cobo, S., Fernandes, O. & Gonzalo-Skok, O. (2016) Effects of 10-week eccentric overload training on kinetic parameters during change of direction in football players. *J Sports Sci*. 34: 1380–1387.

Dudley, G.A., Tesch, P.A., Miller, B.J. & Buchanan, P. (1991) Importance of eccentric actions in performance adaptations to resistance training. *Aviat Space Environ Med*. 62: 543–550.

Gambetta, V. (1992) New plyometric training techniques: designing a more effective plyometric training program. *Coaching Volleyball*. April/May: 26–28.

Gonzalo-Skok, O., Tous-Fajardo, J., Valero-Campo, C., Berzosa, C., Bataller, A.V., Arjol-Serrano, J.L., Mendez-Villanueva, A. (2016) Eccentric overload training in team-sports functional performance: constant bilateral vertical vs. variable unilateral multidirectional movements. *Int J Sports Physiol Perform*. 1–23.

Güllich, A. & Schmidtbleicher, D. (2000) Struktur der Kraftfähigkeiten und ihrer Trainingsmethoden. In: Siewers, M. (Ed.), *Muskelkrafttraining. Band 1: Ausgewählte Themen – Alter, Dehnung, Ernährung, Methodik*. Kiel: Siewers Eigenverlag, 17–71.

Hackney, K.J., Engels, H.J. & Gretebeck, R.J. (2008) Resting energy expenditure and delayed-onset muscle soreness after full-body resistance training with an eccentric concentration. *J Strength Cond Res*. 22: 1602–1609.

Hewett, T.E., Lindenfeld, T.N., Riccobene, J.V. & Noyes, F.R. (1999) The effect of neuromuscular training on the incidence of knee injury in female athletes. *Am J Sports Med*. 27: 699–705.

Hoffrén, M., Ishikawa, M. & Komi, P.V. (2007) Age-related neuromuscular function during drop jumps. *J Appl Physiol*. 103: 276–283.

Iliukhina, V.A. (2011) Continuity and prospects of development of researches in area system-integrativity of psychophysiology of functional state and cognitive activity. *Human Physiol*. 37: 105–123.

Ishikawa, M., Niemalä, E. & Komi, P.V. (2005) Interaction between fascicle and tendinous tissues in short-contact stretch-shortening cycle exercise with varying eccentric intensities. *J Appl Physiol*. 99: 217–223.

Komi, P.V. (1992) Stretch shortening cycle. In: *Strength and Power in Sport*. Oxford, UK: Blackwell Scientific, 169–179.

Komi, P.V. (2000) Stretch-shortening cycle: a powerful model to study normal and fatigued muscle. *J Biomech*. 33: 1197–1206.

Morris, C.W. (2015) The Effect of Fluid Periodization on Athletic Performance Outcomes in American Football Players. PhD dissertation, University of Kentucky. Theses and Dissertations – Kinesiology and Health Promotion. 24.

Murtaugh, B. & Ihm, J.M. (2013) Eccentric training for the treatment of tendinopathies. *Curr Sports Med Rep*. 12: 175–182.

Nardone, A., Corra, T. & Schieppati, M. (1990) Different activations of the soleus and gastrocnemii muscles in response to various types of stance perturbation in man. *Exp Brain Res.* 80: 323–332.

Nicol, C. & Komi, P.V. (1998) Significance of passively induced stretch reflexes on Achilles tendon force enhancement. *Muscle Nerve J.* 21: 1546–1548.

Onambélé, G.L., Maganaris, C.N., Mian, O.S., Tam, E., Rejc, E., McEwan, I.M. & Narici, M.V. (2008) Neuromuscular and balance responses to flywheel inertial versus weight training in older persons. *J Biomech.* 41: 3133–3138.

Preuß, P. (2010) Muskuläre Leistung im Krafttraining: Analyse verschiedener Formen der Bewegungsausführung auf die Maximal- und Schnellkraft nach der Methode der submaximalen Kontraktionen bis zur Erschöpfung unter Berücksichtigung akuter hormoneller Auslenkungen. Dissertation. Köln, Germany.

Radcliffe, J.C. & Farentinos, B.C. (1999) *High-Powered Plyometrics*. Champaign, IL: Human Kinetics.

Rassier, D. & Herzog, W. (2005) Force enhancement and relaxation rates after stretch of activated muscle fibres. *Proc Royal Soc B Biol Sci.* 272: 475–480.

Sano, K., Nicol, C., Akiyama, M. et al. (2015) Can measures of muscle–tendon interaction improve our understanding of the superiority of Kenyan endurance runners? *Eur J Applied Physiol.* 115: 849.

Schmidtbleicher, D. & Gollhofer, A. (1985) Einflussgrößen des reaktiven Bewegungsverhaltens und deren Bedeutung für die Trainingspraxis. In: Bührle, M. (Ed.), *Grundlagen* des Maximal- und *Schnellkrafttrainings*. Schorndorf: Hoffmann, 271–281.

Sialis, J. (2004) Innervationscharakteristik und Trainingsadaptibilitaet im Dehnungs-Verkuerzungs-Zyklus. Stuttgart, Germany: University of Stuttgart.

Spurrs, R.W., Murphy, A.J. & Watsford, M.L. (2003) The effect of plyometric training on distance running performance. *Eur J Appl Physiol.* 89: 1–7.

Tofas, T., Jamurtas, A.Z., Fatouros, I., Nikolaidis, M.G., Koutedakis, Y., Sinouris, E.A., Papageorgakopoulou, N. & Theocharis, D.A. (2008) Plyometric exercise increases serum indices of muscle damage and collagen breakdown. *J Strength Cond Res.* 22: 490–496.

Verkhoshansky, Y. & Siff, M.C. (2009) *Supertraining.* Sixth edition, expanded version. Rome: Verkhoshansky SSTM.

Wathen, D. (1994) Literature review: explosive plyometric exercises. In: National Strength and Conditioning Association (Eds), Position Paper and Literature Review: Explosive Exercises and Training and Explosive Plyometric Exercises, pp.13–16. Colorado Springs: National Strength and Conditioning Association.

Zanon, S. (1989) Plyometrics: past and present. *New Studies in Athletics.* 4: 7–17.

Zatsiorky, V.M. & Kraemer, W.J. (2008) *Krafttraining – Praxis und Wissenschaft.* Third Edition. Aachen: Meyer & Meyer.

第 26 章

离心训练：运动员更强壮、更具适应力的秘诀

Jan Wilke and Håkan Alfredson

在运动和锻炼中，向心收缩通常被认为是肌肉发力的超级英雄：篮球和排球运动员对所达到的跳跃高度感兴趣；短跑运动员关注的是他们腿部的发力速度；而受伤的足球运动员一旦恢复到受伤前的力量水平就可以重返赛场；还有一些其他因素。尽管这些方面的相关性不容置疑，但向心收缩还有一个有趣的"孪生兄弟"——离心收缩，却很少受到关注。离心收缩在预防损伤和提高运动成绩方面起着至关重要的作用。本章将对运动和锻炼的基本机制、相关训练方法和应用领域进行全面实用的阐述。

离心收缩的基本生理学

离心收缩（收缩类型概述见图 26.1）使生活感觉安稳轻松。当我们下楼梯或坐椅子时，不要让自己摔下来，要不然会很痛。相反地，在与地面或物体接触之前，我们会用这种特殊类型的肌肉运动激活体内的制动系统：例如在坐下时，小腿、股四头肌和臀大肌被拉伸并同时发力，以减缓向下的动作。正如"减速"一词所示，肌肉拉长的力量超过肌肉输出的力量是离心肌肉工作的一个标志。中枢神经系统

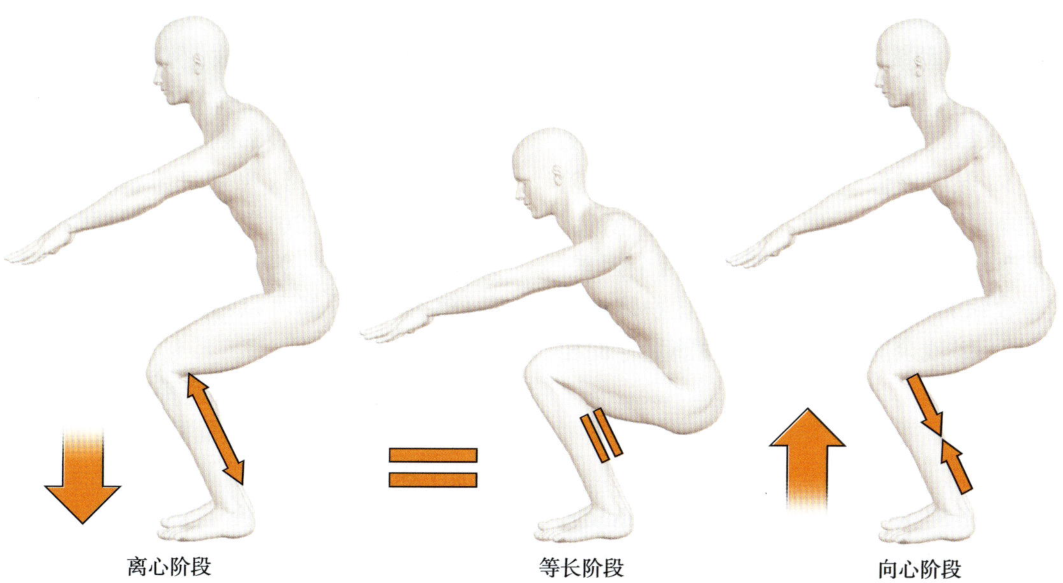

图 26.1 不同收缩类型的示意图。当离心下降到深蹲姿势（图左）时，腓肠肌被拉长。如果深蹲姿势保持几秒钟（图中），则肌肉长度保持不变。当恢复直立姿势时，腓肠肌因向心收缩而缩短（图右）

最重要的任务是利用关节本体感受器（肌梭、高尔基腱器、鲁菲尼小体和触觉小体）的反馈，根据日常生活和运动中各种情况的需要，精心调整所需的收缩水平。因此，更好地理解离心收缩作为一种减震伺服机制的作用，对健康专家和教练非常有益。

在肌节中，离心收缩时产生的拉伸导致肌动蛋白丝和肌球蛋白丝之间的横桥快速分离和重新附着。在更宏观的层面，高级功能单位（肌节、肌原纤维、肌纤维和整个肌肉）被依次拉长。20世纪70年代的实验揭示了一个有趣的现象：在收缩拉伸过程中，可以观测到相当大的力量增加幅度（Edman等，1976）。如果组织延长结束，但肌肉仍保持激活状态（例如在离心运动结束时），这种额外力量就会损失一部分。然而，在相同肌肉长度下，使收缩强于正常的等长收缩的另一部分力会一直保持，直到肌肉放松或恢复到其静息长度。人们进行了大量的研究来确定这种效应的起源，将其称为残余应力增强。尽管尚未完全了解，但人们认为弹簧状肌巨蛋白丝的弹性特性起着关键作用。特别是在主动拉伸或离心收缩时，肌巨蛋白的一个特定部分（PEVK区域）会变硬并储存动能，由此产生的回缩力将肌肉拉回其静息长度，这便是肌力增加的主要原因（Hessel等，2017）。虽然关于这一假说的研究很少，但可以假设，深筋膜在离心运动阶段的拉伸也导致了这种回弹效应。综上所述，离心运动可以承受更大重量取决于两个因素：①这种收缩类型的性质，不是为了让物体加速而是减速；②残余应力增强与弹性能量存储相结合。

离心训练形式

最传统的离心训练（eccentric training，ET）形式是进行长时间离心收缩的身体重量练习。典型的例子有：在下蹲和俯卧撑中尽可能缓慢地降低重心。对于一些肌肉和关节，经过一段时间的训练后，可能需要施加额外重量才能给予足够的离心刺激。除力量训练器械外（由于协调能力有限，大多数情况下不推荐使用），杠铃、哑铃和壶铃也非常合适。如上所述，最大训练重量受到向心力的限制。因此，如果选择的重量超过向心力，则可以请训练助手在肌肉收缩阶段给予帮助，但在动作的重负荷离心阶段则无需帮助。对目标组织施加更高机械应力的可能性无疑代表了这种方法的优势。但在现实生活中，离心运动几乎总是伴随着向心运动，这意味着由向心支撑的锻炼功能性较差。此外，从筋膜角度看，这种技术无法有效利用肌内和肌外结缔组织中储存的弹性能量。近年来，人们设计了一些专门设备来优化ET时的肌肉负荷。飞轮训练是一种日益流行的、借用仪器辅助的惯性ET方式。训练人员通过皮带连接，以向心收缩的方式移动飞轮。在随后的离心运动阶段，则需要降低飞轮转速来抵抗皮带的拉力。

离心训练的形态和机械适应

在进行离心训练的几周内，肌肉会显著增大。虽然向心练习也会产生相似效果，但存在一个有趣的区域特异性：与向心训练相比，离心训练后远端肌肉的增大更为明显，而向心训练主要影响肌肉中部的厚度。离心训练的另一个重要适应是Ⅱx型肌纤维横截面积增加明显（Douglas等，2017）。快速型糖酵解纤维是力量快速增加的关键，因此，所有需要爆发性动作的运动员都可以考虑将离心训练纳入他们的日常锻炼中。

离心训练可极大地影响肌腱的形态和特性（第5章），使其横截面积、硬度和杨氏模量增加（Bohm等，2015）。它能进一步刺激胶原蛋白合成，这也解释了上述观察结果（Kjaer等，2009）。虽然所有这些适应对运动员和患者都有帮助，但必须强调的是，离心和向心训练的效应尺度没有区别。人们普遍认为训练强度（高负荷）比收缩类型更具决定性（Kjaer

等，2009；Bohm 等，2015），但由于离心训练可以使用更大的重量，如果有足够的时间逐渐增加负荷的话，它可能仍然是更合适的选择。

除了形成肌肉和肌腱的适应外，离心训练还会使肌内和肌外结缔组织发生显著变化。在连续几天进行高强度的离心练习直至疲劳后，通过高分辨率超声成像可以检测到深筋膜明显增厚（Nosaka 和 Lau，2018）。其他研究结果也表明，离心训练对肌肉相关的软组织有深远的机械性影响。Raastad 等人（2010）要求参与者进行 300 次膝关节伸肌离心收缩。训练结束后，作者观察到了肌腱蛋白 -C 和Ⅲ型前胶原肽的前肽增加。这些都反映出细胞外基质的高负荷和重构。与向心练习相比，离心训练能更加强烈地刺激肌内Ⅰ型胶原的合成，并导致结缔组织交联增加（Heinemier 等，2007）。虽然离心练习一开始会产生强烈的组织反应，但如果不再逐渐增加负荷，重复训练似乎不会引起同样的适应性。Mackey 等人（2011）分别检测了 1 次急性和第 2 次相同的电离心运动（第 1 次运动后 30 天）后 48 小时的肌腱蛋白 -C 浓度。与第 1 次运动相比，重复训练并不会改变蛋白质的表达，很可能是保护性重塑过程使结缔组织更具弹性。这一假设得到了如下实证：进行了不常做的离心练习后，在相同的重复训练后，不会出现深筋膜的增厚反应（如上所述）（Nosaka 和 Lau，2018）。

离心训练对运动成绩的影响

几项系统研究表明，离心训练可显著增加绝对力量（Roig 等，2009）。在各种不同的方式中，飞轮训练是最有效的锻炼类型（Maroto-Izquierdo 等，2017）。对 15 项研究的再分析显示，向心训练和离心训练的效果相似（Roig 等，2009）。然而，如果专门分析研究离心训练强度大于向心训练的实验组（这是现实的，因为前者可以使用更高的负荷），会发现离心训练的总力量值增加更多。也就是说，如果把发挥最大力量作为主要目标，那么选择采用离心训练时就要选择尽可能大的强度。毫无疑问，除了最大向心力量外，离心训练在产生最大离心力量方面更有效。尽管如此，当运动员或患者需要准备应对与快速减速相关的机械应力时，这种特异性就显得至关重要。

虽然部分研究已经检验了离心训练对最大力量的影响，但关于垂直跳跃高度和冲刺速度的数据较少，而这两项数据在一些运动中极其重要。然而，从现有证据可以推断，离心训练似乎比向心训练更能有效地改善这两项参数，尤其是在高速运动时。Douglas 等（2017）在他们的系统综述中指出，与传统的向心训练相比，离心训练后的牵张 - 缩短循环运动会得到更大改善。Maroto-Izquierdo 等（2017）也报告了类似的研究结果，进一步揭示了飞轮训练相对于传统自由重量或器械 ET 的优越性。

研究表明，下肢离心训练除了能提高力量和爆发力外，还能增强距小腿关节、膝关节和髋关节的灵活性。这种效应的作用程度与静态拉伸干预措施相当（Sullivan 等，2012）。尽管讨论了不同的原因，但 ROM 的增加似乎是由于新肌节的形成。肌节形成已在动物研究中得到证实，这代表了一种优化肌肉长度——张力关系的适应性（Sullivan 等，2012）。

离心训练与肌肉骨骼疾病

虽然从长远来看离心训练可以增加力量，但一次离心收缩并不能使你跑得更快或击球更有力。不过在短期内它对体育运动的影响也不能被高估。基于离心的快速减速是迅速改变方向的关键，更重要的是它还能有效预防损伤。体育赛事中，高达 77% 的非接触性创伤是跳跃落地失败造成的（Woods 等，2003）。降低发病率的一个重要策略是普及以离心收缩为基础的正确落地技巧（Sinsurin 等，2016）。想象一下，在一次深度跳起后采用直膝或屈膝方式落地。直膝落地时，腿部肌肉没有实质性参与减缓冲击。相比之下，膝关节动态屈曲时，由于臀大肌和股四头肌的离心收缩（从伸直到弯曲的膝盖），落地变得柔和。

研究证明，除了提高落地技巧（包括在特定动作中更灵活地使用离心练习），有规律的离心练习能够有效预防（肌筋膜）肌肉损伤。腘绳肌拉伤是体育运动特别是足球运动中常见的疾病（Edouard等，2015；Ernlund和Vieira，2017）。如果定期进行离心训练，可将受伤概率降低65%以上（Goode等，2015）。典型的练习是北欧腘绳肌离心训练（图26.2）。（Nordic Hamstring Lowering）

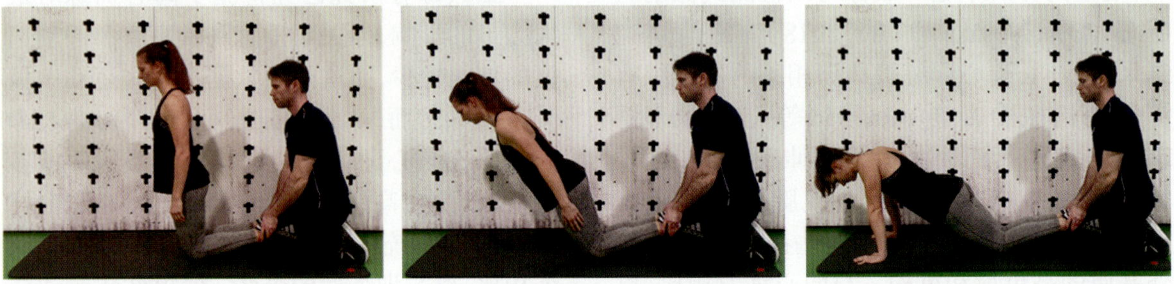

图26.2 北欧腘绳肌练习是增加大腿背侧肌肉离心力量的极佳方法。动作从直立姿（图左）开始。双脚固定（如由教练固定），臀部伸展，身体慢慢地倒向地面（图中）。当身体无法控制动作时，再用手臂支撑以防止摔倒（图右）

离心训练经常用于肌肉骨骼疾病的康复治疗。肱骨外上髁炎主要影响网球运动员，会引起手和肩膀范围的疼痛。与不使用离心训练的干预措施相比，使用离心训练的多模式疗法能更有效地改善疼痛、功能和握力（Cullinane等，2014）。可以用小哑铃（2~5kg）或一个水瓶来进行一个简单的练习。将小臂放在桌子上，手腕伸直（如有必要，可用另一只手支撑），然后慢慢降低到弯曲状态。

另一种常采用离心训练疗法的疾病是肌腱炎。本章末尾对一种典型的跟腱负荷方法进行了扩展阐述。最近的一项荟萃分析认为，尽管离心训练比普通物理治疗更有效，但仍缺乏高质量的数据来最终判断其在跟腱病变中的有效性（Murphy等，2019）。在髌腱病患者中，进行离心训练时结合拉伸和核心稳定训练，可使主观症状评价平均改善61%（Everhardt等，2017）。加强髌腱离心负荷的一项有效训练是使用下蹲板进行单侧或双侧下蹲（图26.3）。

离心训练与肌腱疾病的预防

鉴于离心训练在治疗肌腱病变中的优势，将其作为无症状个体的预防性干预似乎非常合理。但是来自前瞻性研究的现有数据并未显示出其具有损伤预防的作用。因此，根据现有证据，不建议将离心训练用于初级预防（Peters等，2016）。

离心训练中需要考虑的重要问题

- 离心训练对运动系统施加了很大的压力。因此，教练和治疗师应留出充足的时间让组织逐渐适应。在设计训练干预措施时，先从缓慢的向心和等长运动开始，然后再进阶到离心运动。同样，先从身体自重开始，然后逐渐增加外力负荷。
- 如果想要获得更大的力量或增大肌肉，控制单关节运动可能是一个不错的选择。但从功能的角度来看，多关节运动的整合使用对于在目标运动中转化和利用训练引发的适应性改变至关重要。

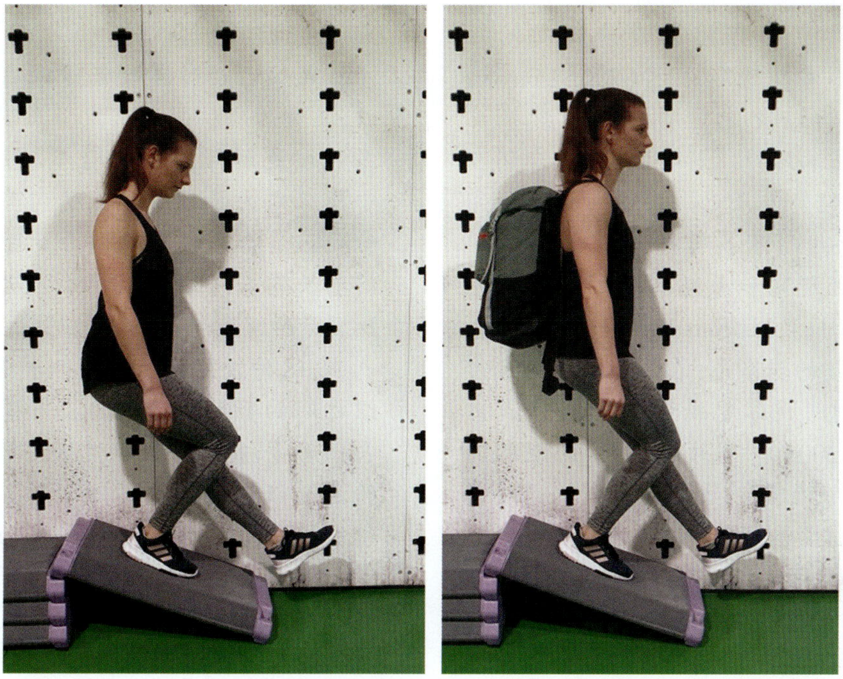

图 26.3　在常规下蹲时，可以使用下蹲板增加股四头肌的离心负荷。保持身体直立，膝盖尽可能逐渐弯曲（图左）。为了增加运动强度，除了用单腿进行锻炼外，还可以背一个负重背包（图右）

- 如果要进行快速离心运动训练，使用重杠铃或哑铃可能不是最佳选择。弹力带可以作为一个可行的解决方案。
- 有许多项目的运动员受益于下肢离心练习（如北欧腘绳肌离心训练、下蹲 / 弓箭步），而投掷运动员也可以有效地提高离心力量。减速投掷练习时，使用不同重量的小球（从轻量开始）指导运动员根据球的方向动态接球。此外，可以用传统的练习（例如卧推）来增加离心力量。

总结

离心运动是引发肌肉、肌腱和肌外结缔组织功能和结构改变的一种非常有效的方法。除了提高运动成绩，它在防治肌肉骨骼疾病方面似乎也有价值，因此，在设计长期训练方案时，始终应将离心训练考虑在内。如果运动员患有肌腱病，它作为一种最佳的标准方法，可以用最少的药物来缓解症状。

专家 Håkan Alfredson 的临床建议

使用离心运动治疗肌腱病变的基本原理

Curwin 和 Stanish（1986）最早提出了将离心运动纳入疼痛性肌腱病变疗法的理论。他们建议，让跟腱中段和髌腱病变的患者进行无痛离心练习，并逐渐加快速度。不过，在科学研究中，尚无关于具体诊断的患者资料。我对自己的跟腱中段慢性疼痛尝试了离心练习后，进行了方法改良，包括痛苦的重度离心负荷和多次慢速重复。这一方法的成功为评估大量患者群体的研究项目奠定了基础，并通过超声验证了跟腱中段病变 / 肌腱病的诊断。

对该方法的科学评价

治疗最初是在我们等候名单上的患者中开展的，当时，他们正在排队等待接受传统的开放式肌腱手术（包括肌腱切开术、肌腱组织切除术及 4~6 个月的术后康复）。

在试点研究中，所有15名患者都对治疗感到满意，不希望进行手术（Alfredson等，1998）。1年后，1名患者再次出现疼痛症状，接受了手术治疗。其余14名患者仍在积极进行跟腱负重活动。在这一试点研究之后，我们还进行了多项关于ET效应的研究，包括随机研究和大样本量的随访研究（Mafi等，2001；Fahlström等，2003）。

一个有趣的现象是：在治疗成功的患者中，均观察到肌腱厚度减少，结构超声正常（Öhberg等，2004）。因此，离心性小腿肌肉训练似乎有可能重塑，也可能促使以前所谓的退行性肌腱再生。

我们了解到，总体上，高负荷离心训练的结果对约80%的病例是有帮助的。但是对于职业运动员，特别是使用钉鞋的短跑运动员和跳高运动员，效果似乎不甚理想。此外，在开始治疗前，对患者进行正确的诊断也至关重要。如果让部分肌腱断裂的患者进行离心练习，则发生全层断裂的风险很高，这种情况很难治疗，并可能导致患者小腿肌肉力量和功能永久性下降。

过去7~8年的观察表明，有一部分跟腱中段病变患者也存在着足底肌腱的病变（Alfredson，2011）。足底肌腱被认为是人类早期用四肢行走阶段的遗留产物（Spang等，2016）。这种细的肌腱偶尔会发生跟腱病变，在跟腱内侧增厚增宽，已被证实与跟腱存在多种不同的位置关系。极少数情况下，它甚至会内陷到跟腱内侧。足底受累患者往往对ET的反应不佳，有时甚至会出现疼痛加重。如果怀疑足底受累，教练和治疗师应该询问疼痛的确切位置，因为患者通常主诉跟腱内侧不适。足底肌腱和跟腱之间的软组织与足底肌一样，具有丰富的神经支配，与跟腱不同的是，这些软组织通常包含多条感觉神经。有研究证明足底肌腱对跟腱内侧有机械性干扰，通常需要手术切除。

生理功能

离心运动对慢性肌腱疼痛具有良好疗效，其背后的机制尚未完全阐明。目前存在多种理论解释，如增加Ⅰ型胶原形成、增加小腿肌肉力量及改变肌腱内剪切力等。尽管胶原蛋白形成和肌肉力量增强所需的时间要长得多，但患者通常会在开始锻炼后的2~4周内感到疼痛缓解。最近的一项理论表明，这种效应是跟腱腹侧和Kager脂肪组织之间的剪切力造成的。当腹侧脂肪组织向相反方向运动时，肌腱从足底屈曲向背屈的运动证明了这种剪切机制。这一理论与组织活检的观察结果相符，因为在这种情况下，导致疼痛的神经位于靠近跟腱腹侧的脂肪组织中。以上理论已经通过在肌腱腹侧外侧的局部麻醉剂注射（暂时完全止痛）和外科刮片手术（永久止痛）得到了证实。

小腿肌肉离心训练治疗跟腱病

做离心练习减轻肌腱疼痛时，以下忠告可能会有所帮助：

- 穿着稳定的鞋子，防止足底筋膜、足中或脚趾关节疼痛。
- 如果膝关节或腰背部疼痛，切勿进行练习。
- 开始时只利用身体自重。如果在运动过程中没有出现肌腱疼痛，可以在背包中增加负重。逐渐增加负荷，以达到"痛苦的离心负荷"的新水平。
- 最简单的练习方法是站在楼梯上，利用扶手保持稳定。如果未来需要更大负荷，可以使用立重机。
- 从脚尖的位置开始，将身体的重量全部放在受伤的一侧，然后慢慢降低脚跟，直到到达底部位置（图26.4）。然后用另一条无症状腿支撑自己回到起始位置。双侧跟腱病变者进行双腿练习。
- 伸直膝关节动作重复3×15次，屈曲膝关节动作重复3×15次。每天进行2轮，共12周。

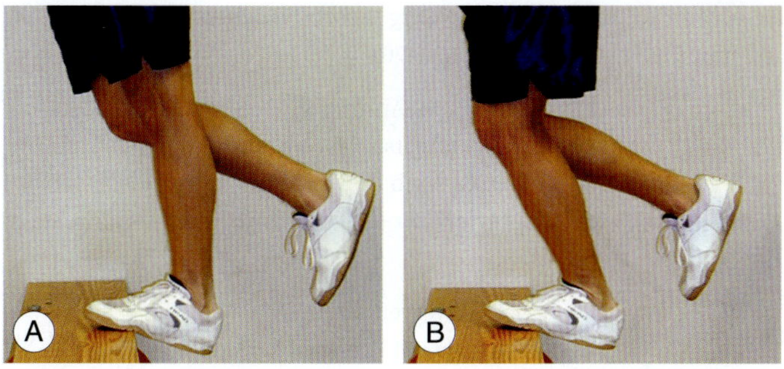

图 26.4　小腿肌肉离心训练。A. 伸直膝关节；B. 屈曲膝关节

（燕琪　王朝辉　关玲）

参考文献

Alfredson, H., Pietilä, T., Jonsson, P. & Lorentzon, R. (1998) Heavy-loaded eccentric calf-muscle training for the treatment of chronic Achilles tendinosis. *Am J Sports Med*. 26: 360–366.

Alfredson, H. (2011) Midportion Achilles tendinosis and the plantaris tendon. *Br J Sports Med*. 45: 1023–1025.

Bohm, S., Mersmann, F. & Arampatzis, A. (2015) Human tendon adaptation in response to mechanical loading: a systematic review and meta-analysis of exercise intervention studies on healthy adults. *Sports Med Open*. 1: 7.

Cullinane, F.L., Boocock, M.G. & Trevelyan, F.C. (2014) Is eccentric exercise an effective treatment for lateral epicondylitis? A systematic review. *Clin Rehabil*. 28: 3–19.

Douglas, J., Pearson, S., Ross, A. & McGuigan, M. (2017) Chronic adaptations to eccentric training: a systematic review. *Sports Med*. 47: 917–941.

Edman, K.A., Mulieri, L.A. & Scubon-Mulieri, B. (1976) Non-hyperbolic force-velocity relationship in single muscle fibres. *Acta Physiol. Scand*. 98: 143–156.

Edouard, P., Branco, P. & Alonso, J.M. (2016) Muscle injury is the principal injury type and hamstring muscle injury is the first injury diagnosis during top-level international athletics championships between 2007 and 2015. *Br J Sports Med*. 50: 619–630.

Ernlund, L. & Vieira, L.A. (2017) Hamstring injuries: update article. *Rev Bras Ortop*. 52: 373–382.

Everhart, J.A., Cole, D., Sojka, J.H., Higgins, J.D., Magnussen, R.A., Schmitt, L.C. & Flanigan, D.C. (2017) Treatment options for patellar tendinopathy: a systematic review. *Arthroscopy*. 33: 861–872.

Fahlström, M., Jonsson, P., Lorentzon, R. & Alfredson, H. (2003) Chronic Achilles tendon pain treated with eccentric calf-muscle training. *Knee Surg Sports Traumatol Arthrosc*. 11: 327–333.

Goode, A.P., Reiman, M.P., Harris, L., DeLisa, L., Kauffman, A., Beltramo, A., Poole, C., Ledbetter, L. & Taylor, A.B. (2015) Eccentric training for prevention of hamstring injuries may depend on intervention compliance: a systematic review and meta-analysis. *Br J Sports Med*. 49: 349–356.

Heinemeier, K.M., Olesen, J.L., Haddad, F., Langberg, H., Kjaer, M., Baldwin, K.M. & Schjerling, P. (2007) Expression of collagen and related growth factors in rat tendon and skeletal muscle in response to specific contraction types. *J Physiol*. 582: 1303–1316.

Hessel, A.L., Lindsted, S.L. & Nishikawa, K.C. (2017) Physiological mechanisms of eccentric contraction and its applications: a role for the giant titin protein. *Front Physiol*. 8: 70.

Kjaer, M., Langberg, H., Heinemeir, K., Bayer, M.L., Holm, L., Doessing, S., Kongsgaard, M., Krogsgaard, M.R. & Magnusson, S.P. (2009) From mechanical loading to collagen synthesis, structural changes and function in human tendon. *Scand J Med Sci Sports*. 19: 500–510.

Mackey, A.L., Brandstetter, S., Schjerling, P., Bojsen-Moller, J., Qvortrup, K., Pedersen, M.M., Doessing, S., Kjaer, M., Magnussion, P. & Langberg, H. (2011) Sequenced response of extracellular matrix deadhesion and fibrotic regulators after muscle damage is involved in protection against future injury in human skeletal muscle. *FASEB J*.

Mafi, N., Lorentzon, R. & Alfredson, H. (2001) Superior results with eccentric calf-muscle training compared to concentric training in a randomized prospective multi-center study on patients with chronic Achilles tendinosis. *Knee Surg Sports Traumatol Arthrosc*. 9: 42–47.

Maroto-Izquierdo, S., García-Lopez, D., Fernandez-Gonzalo, R., Moreira, O.C., González-Gallego, J. & de Paz, J.A. (2017) Skeletal muscle functional and structural adaptations after eccentric overload flywheel resistance training: a systematic review and meta-analysis. *J Sci Med Sport*. 20: 943–951.

Murphy, M.C., Travers, M.J., Chivers, P., Debenham, J.R., Docking, S.I., Rio, E.K. & Gibson, W. (2019) Efficacy of heavy eccentric calf training for treating mid-portion Achilles tendinopathy: a systematic review and meta-analysis. *Br J Sports Med*. 53(17): 1070–1077.

Nosaka, K. & Lau, W.Y. (2018) Increases in biceps brachii fascia thickness after eccentric exercise of the elbow flexors. *J Bodyw Mov Ther*. 22: 858.

Öhberg, L., Lorentzon, R. & Alfredson, H. (2004) Eccentric training in patients with chronic Achilles tendinosis-normalized tendon structure and decreased thickness at follow-up. *Br J Sports Med*. 38: 8–11.

Öhberg, L. & Alfredson, H. (2004) Effect on neovascularisation behind the good results with eccentric training in chronic mid-portion Achilles tendinosis? *Knee Surg Sports Traumatol Arthrosc*. 12: 465–470.

O'Sullivan, K., McAuliffe, S., DeBurca, N. (2012) The effects of eccentric training on lower limb flexibility: a systematic review. *Br J Sports Med*. 46: 838–845.

Peters, J.A., Zwerver, J., Diercks, R.L., Elferink-Gemser, M.T., van den Akker-Scheek, I. (2016) Preventive interventions for tendinopathy: A systematic review. *J Sci Med Sport*. 19(3): 205–211.

Raastad, T., Owe, S.G., Paulsen, G., Enns, D., Overgaard, K., Crameri, R., Kiil, S., Belcastro, A., Bergersen, L.H. & Hallén, J. (2010) Changes in calpain activity, muscle structure, and function after eccentric exercise. *Med Sci Sports Exerc*. 42: 86–95.

Roig, M., O'Brien, K., Murray, R., McKinnon, P., Shadgan, B. & Reid, W.D. (2009) The effects of eccentric versus concentric resistance training on muscle strength and mass in healthy adults: a systematic review with meta-analysis. *Br J Sports Med*. 43: 556–568.

Sinsurin, K., Vachalathi, R., Jalayondeja, W. & Limroongreungrat, W. (2016) Knee muscular control during jump landing in multidirections. *Asian J Sports Med*. 7: e31248.

Spang, C., Alfredson, H., Docking, S.I., Masci, L. & Andersson, G. (2016) The plantaris tendon. A narrative review focusing on anatomical features and clinical importance. *Bone Joint J*. 98: 1312–1319.

Spang, C., Harandi, V.M., Alfredson, H. & Forsgren, S. (2015) Marked innervation but also signs of nerve degeneration between the Achilles and plantaris tendons and presence of innervation within the plantaris tendon in midportion Achilles tendinopthy. *J Mus Skel Neur Interact*. 15: 197–206.

Woods, C., Hawkins, R., Hulse, M. & Hodson, A. (2003) The Football Association Medical Research Programme: an audit of injuries in professional football: an analysis of ankle sprains. *Br J Sports Med*. 37: 233–238.

第27章

泡沫轴滚压和滚轮按摩的作用与机制

David G. Behm

引言

按摩作为一种放松技术已经使用了数千年，它具有减轻肌肉、骨骼和肌筋膜疼痛，缓解或治疗疾病，增加关节活动范围（range of motion，ROM）以及提高运动成绩（Behm，2018）的功效。关于按摩的历史记载，最早出现在中国（著于公元前2700年左右的《黄帝内经》中有记载）、古埃及（公元前2500年左右的埃及墓画上描绘了按摩的医疗方法）、印度（对按摩的记载可追溯至公元前1500—公元前500年）。西方社会采用这些技术的时间相对较晚，19世纪初，瑞典人Per Ling将“手抚摸”纳入了瑞典的运动体系。在过去的20年中，泡沫轴和滚轮按摩器已经成为一种流行的自我按摩治疗设备（图27.1）（MacDonald等，2013；Sullivan等，2013；Halperin等，2014；Macdonald等，2014；Aboodarda等，2015；Bradbury-Squires等，2015；Pearsey等，2015）。

泡沫轴和滚轮按摩器通常被称为“自我肌筋膜松解”设备，能减少或帮助减少（肌）筋膜限制。据报道，损伤、疾病、不活动和炎症会导致这些筋膜限制（Schleip 2003a，b）。通常情况下，当筋膜变得无弹性和脱水时，会贴合在创伤区域周围，导致纤维粘连（Schleip 2003a，b）。这些肌筋膜粘连会产生“超敏压痛点”（也称为触发点）。纤维粘连会引起疼痛，引发肌肉力学异常（即神经肌肉张力过高，力量、耐力和运动协调能力下降），并降低软组织延展性，对ROM和肌肉长度产生不良影响（Schleip 2003a，b）。

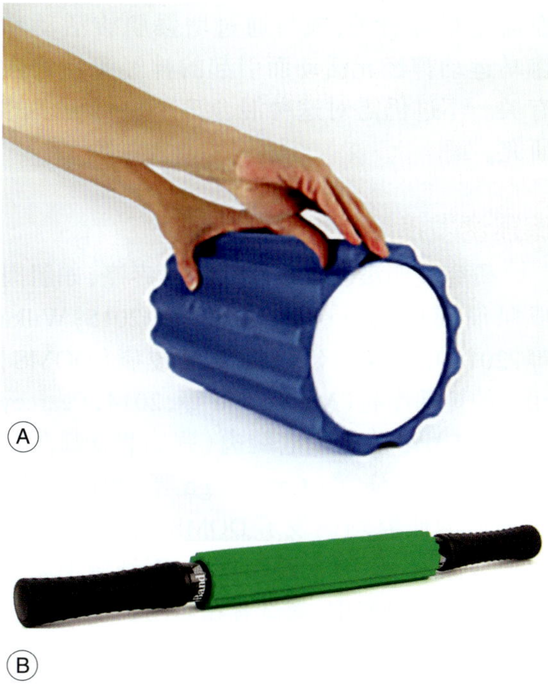

图27.1 A. 泡沫轴；B. 滚轮按摩器示意。经Performance Health授权许可

滚压指的是用高密度泡沫滚轴或滚轴棒（滚轮按摩器）在肌肉和筋膜上，从肌肉的近端往远端，或从远端往近端进行小幅度或大幅度的移动。现在的泡沫滚轴有多种样式，有的由聚氯乙烯内管外包氯丁橡胶泡沫制成，有的

则由闭孔泡沫制成。滚轴棒或滚轮按摩器通常由实心塑料圆筒包裹高密度泡沫制成。它有多种类型,其中一些有脊状设计,可以同时进行表层和深层组织按摩(Sullivan 等,2013;Bradbury-Squires 等,2015)。还有一些有不同大小和硬度的浮点(方形或圆形),近年还改进增加了振动功能。

少数研究显示振动滚压比非振动滚压更有优势,这些优势包括可使疼痛耐受性更大(Cheatham 等,2017;Han 等,2017)、本体感觉错误程度降低(Lee 等,2018)和 ROM 的一些具体改善等(髋关节屈曲和内旋更大,但其伸展和外旋不变;Han 等,2017)。这些效应的潜在机制可能与振动引起的组织温度和血流量增加有关,或与通过增强肌梭活动和伽马运动神经元活动而引起的神经源性增强有关。不过仍需对这种混合滚压进行更多的研究。

滚压诱发疼痛抑制

研究证明滚压可以减轻慢性疼痛,如肌肉或肌筋膜压痛点(Aboodarda 等,2015;Wilke 等,2018),减轻与延迟性肌肉酸痛(DOMS)相关的短期疼痛(Macdonald 等,2014;Pearcey 等,2015),以及高频电肌肉(强直性)刺激引起的急性疼痛等(Cavanaugh 等,2017)。两项类似的研究均诱发了 DOMS,这两项研究要求共做 10 组 10 次蹲起重复,直到做不动为止。第一项研究中,受试者在运动性肌肉损伤 24 小时和 48 小时后接受了检查(Pearcey 等,2015)。第二项研究中的受试者也在蹲起运动后 72 小时进行了测试(MacDonald 等,2014)。在这两项研究中,实验组在测试前会进行滚压,而对照组不做。在运动后 24 小时和 48 小时,滚压使疼痛感分别降低了 18%~24% 和 16%~19%。在肌肉激活、垂直跳跃、冲刺时间和力量耐力等其他 DOMS 的表现测试中,滚压都能够减少损伤。

由于肌肉损伤和炎症反应,运动性肌肉损伤的疼痛可能会持续一周(Behm 等,2001),而肌肉压痛点可能持续数月。研究证明滚压也可以减轻肌肉压痛。Aboodarda 等人(2015)让按摩治疗师查找并确定受试者小腿上最敏感的肌肉压痛点(三头肌/足底屈肌)。然后由治疗师按摩疼痛的小腿,进行或不进行滚压(对照组)。此外对另一侧小腿也进行滚压。滚压或按摩受累小腿的肌肉压痛点可降低疼痛敏感性。奇怪的是,滚压对侧小腿也会降低疼痛敏感性。因此,假如不需要触碰疼痛的小腿就能起效,那么将滚压定义为一种自我肌筋膜松解技术可能就无法解释其所有机制。

在一项类似的研究中,在不操纵患肢的情况下,与电诱导(强直性肌肉收缩)高频刺激相关的疼痛也会减轻。Cavanaugh 等人(2017)通过最大和次最大(70%)强度的高频(50Hz)电刺激(强直)刺激胫神经(激活足底屈肌),诱发剧烈疼痛。与之前的研究类似,对对侧小腿进行滚压,而一组对患腿进行滚压,另一组不滚压(对照组),每刺激肌肉一次,疼痛敏感性增加约 10%。无论对患肢还是对对侧肢体进行滚压,都可以减轻疼痛。显然系统性或整体性的神经反应有助于抑制疼痛。

伤害性感受器(痛觉感受器)广泛分布于肌肉、筋膜和皮肤中(Kosek 等,1995)。即使是轻微的滚压也会增加浅表痛觉感受器的敏感性(Aboodarda 等,2015)。这种传入刺激,无论是应用于患肢还是对侧肢体,都可能与疼痛的闸门控制理论(Melzack 和 Wall,1965;Moayedi 和 Davis,2013)、弥漫性伤害性抑制控制(Mense,2000)及副交感神经系统改变(Weerapong 等,2005)有关。闸门控制理论包括刺激低速、有髓的Ⅲ和Ⅳ组传入神经纤维(通过激活皮肤、筋膜和肌肉机械感受器、代谢感受器和本体感受器),使其通过小直径的 Aδ 纤维将上行痛觉感受器的信号传输到中脑导水管周围的灰质核(Moayedi 和 Davis,2013)。随后激活的Ⅰ型和Ⅱ型(即触觉、压力、振动）高速传入神经可能会阻碍较慢的Ⅲ型和Ⅳ型传入神经（阻断闸门）的传输，从外周引发疼痛抑制。激活阿片受体也可以在椎管上产生镇痛作用，阿片受体可通过 5- 羟色胺和去甲肾上腺素能神经元抑制疼痛（Pud 等，2009）。

第二种镇痛途径是弥漫性伤害抑制性控制（diffuse noxious inhibitory control，DNIC）的作用，它可以通过其他部位的力学刺激，抑制伤害性感受器的激活（当你的脚趾疼时，可以通过刺激你的手以减轻脚趾疼痛）。在 DNIC 中，其他部位（如脚趾受伤就激活手部）感受器的激活被传递到网状背侧皮质亚核中的多感受性、宽动态范围的会聚神经元，此时疼痛传递被单胺能抑制（即去甲肾上腺素和 5- 羟色胺等递质）。随后疼痛敏感性不仅在患部还在远端（非患处）区域被抑制（Mense，2000；Pud 等，2009）。

按摩也能激活副交感神经。疼痛敏感性会因皮质醇、内啡肽、5- 羟色胺和催产素的变化而改变（Weerapong 等，2005）。抑制副交感神经反射可将软组织内平滑肌的压力降至最低，通过减轻肌筋膜组织的压力来抑制疼痛。按摩或滚压可造成急性缺血性压迫，研究表明该方法可减轻上斜方肌（Kostopoulos 等，2008）和颈肩部肌肉的疼痛感（Hanten 等，2000）。

除神经机制外，心理 - 生理因素也可能有助于抑制疼痛。Magnusson 等人（1996）提出，拉伸或疼痛耐受性的提高使拉伸后的 ROM 剧烈或迅速增加。当一个人长时间感到不适或疼痛时（如进行滚压或拉伸），持续这种疼痛或不适，能使他在一定程度上适应这种疼痛或不适感。这可能被视为一种心理 - 生理效应，因为这些机制可能主要是心理作用，或与闸门控制和 DNIC 机制相呼应。

滚压引起的 ROM 增加

滚压可使 ROM 增加（MacDonald 等，2013；Sullivan 等，2013；Halperin 等，2014；MacDonald 等，2014；Aboodarda 等，2015；Bradbury-Squires 等，2015；Markovic，2015；Pearcey 等，2015；Skarabot 等，2015；Vigotsky 等，2015；Murray 等，2016）并持续达 20 分钟（Junker 和 Stoggl，2015；Kelly 和 Beardsley，2016）。即使在仅进行 1~2 组 5~10 秒的滚压后，关节灵活性也会得到改善（4.3%；Sullivan 等，2013）。其他的研究也采用了一系列不同的滚压持续时间，如 15、20、30、60、90 和 120 秒。通常情况下，较长的持续时间比较短的持续时间带来的 ROM 增加更大。例如 Sullivan 等人（2013）的研究中，滚压 10 秒比 5 秒能使坐位体前屈得到更高分数。其他研究也显示，滚压 60 秒 比 20 秒（16% vs. 10%，Bradbury-Squires 等，2015）的柔韧性提高更大，而在泡沫轴滚压（9.8% vs. 30%）和滚轮按摩（11% vs. 21.9%）中，持续 120 秒的效果都超过了 60 秒的效果（Monteiro 等，2017a）。ROM 的增加幅度时大时小（3%~30%）（Grieve 等，2015；Skarabot 等，2015）。滚压具有静态拉伸的一些优点，例如提高柔韧性，且不会发生在长时间单独静态拉伸后出现性能受损的缺点（不包括动态活动；Behm 和 Chaouachi，2011；Behm 等，2016）。大多数研究显示，滚压对肌肉力量、体能和平衡的后续表现没有不利影响（MacDonald 等，2013；Sullivan 等，2013；Halperin 等，2014；Healey 等，2014；Behara 和 Jacobson，2015）。泡沫轴滚压可以降低动脉硬化并改善血管内皮功能，但滚压的这种积极效应，未必会使得 ROM 增加（Okamoto 等，2014）。因此可能还需进一步探索其他健康作用。对性能的影响将在后文详细探究（表 27.1）。

触变效应是滚压引发 ROM 增加的主要因素之一，当液体在搅拌、剪切或受力时，会出现黏性降低或更流体化，这就是触变效应。滚压增加了软组织的剪切和压缩压力，并产生了摩擦。滚压引起的剪切应力和软组织摩擦相关的温度升高，可以降低细胞内和细胞外液体的黏度，从而降低运动阻力。例如，透明质酸是筋膜内的一种糖胺聚糖，具有抗压、润滑和水合作用，并能促进筋膜运动。它是一种高度触变性物质，根据其状态（高黏度或低黏度）不同，可极大地影响筋膜的运动或滑动阻力（Cowman 等，2015；Fede 等，2018）。日常生活中有一个很好的例子：当我们试图从容器/瓶子里倒出一些番茄酱时，通常番茄酱一开始不会快速流出来。但是，如果先把容器捏挤或摇晃一会，然后再打开并挤压，番茄酱就会顺畅地流出来。压力和剪切作用降低了番茄酱的黏度，使其更具液态性，因而更容易流动。同样，在进行滚压后，高黏度流体引发的运动阻力被降低，可使肌筋膜和肌腱组织进一步拉长或延长。

有证据表明，神经抑制也可以促进滚压引起的ROM增加。肌筋膜、肌肉和皮肤受到感觉神经元密集支配（Schleip 2003a，b）。在不同的皮肤层（即表皮和真皮）中，有许多机械感受器，如默克尔感受器（Merkel receptor）、迈斯纳小体（Meissner corpuscle）、鲁菲尼小体（Ruffini cylinder）和触觉小体（Pacinian corpuscle）。这些机械感受器拥有多种不同大小的受体区域，适应速度或慢或快，并对不同的皮肤刺激频率做出反应。例如，默克尔盘（Merkel disk，微小感受）和鲁菲尼小体（较大感受）属于缓慢适应受体，只要有刺激，它们就会做出反应，而迈斯纳小体（微小感受）和触觉小体（较大感受）则适应迅速，在刺激开始和结束时都有强烈反应。它们对从0.3~3Hz（默克尔盘）、3~40Hz（迈斯纳小体）、15~400Hz（鲁菲尼小体）到10~500Hz（触觉小体）的各种刺激频率做出反应。所有这些机械感受器都对缓慢地滚压或按摩有反应，鲁菲尼小体和触觉小体还会对高频振动产生反应。虽然鲁菲尼小体和触觉小体的主要职责是本体感觉，但其也有助于抑制交感神经活动，从而帮助放松肌肉（Wu 等，1999）。鲁菲尼小体对滚动中常见的切向力和侧向拉伸更为敏感。刺激鲁菲尼小体可降低交感神经系统活动性（Wu 等，1999）。Ⅲ型和Ⅳ型间质受体也可以调节交感神经和副交感神经的激活（Mitchell 和 Schmidt，1977）。间质受体来自具有低阈值和高阈值感觉能力的游离神经末梢，可以是薄髓鞘或无髓鞘的。虽然它们可以被疼痛激活，但它们也可以作为机械感受器对紧张和压力做出反应。这种按摩产生的增强放松、降低心率和血压（鲁菲尼小体和触觉小体，Weerapong 等，2005）及血管舒张作用（Mitchell 和 Schmidt，1977），有助于提高灵活性。

按摩（Goldberg 等，1992；Behm 等，2013）和滚轮按摩（Young 等，2018）都能降低霍夫曼反射（H 反射）对肌肉动作电位波（M 波）的反射比率，这表明运动神经元的传入兴奋性减弱。H 反射可以用于测量运动神经元的传入兴奋性。但由于这种反射性肌电图（electromyogram，EMG）信号可能会受到肌膜动作电位的影响，故而无法确定是否所有变化都是由反射弧的变化（运动神经元的肌梭传入反射活动的变化）或肌膜兴奋性的变化引起的。因此，通过将 H 反射与 M 波进行标准化或比较，可以评估变化是在外周（肌膜）还是中枢（运动神经元的传入反射）。当 H 反射标准化为 M 波时，α 运动神经元兴奋性的降低和/或突触前抑制的增加，抑制了脊髓反射兴奋性。在这些研究中，按摩可以抑制 40%~90% 的 H 反射（Goldberg 等，1992；Behm 等，2013，Young 等，2018）。

高尔基腱器（Golgi tendon organ，GTO，Ⅰb 型传入）对肌腱张力和强拉伸可产生抑制。Huang 等人（2010）发现，在腘绳肌腱连接处进行一次短时间（10 秒或 30 秒）按摩可以提高 ROM，但不会增加被动肌肉张力或肌电活动。30 秒的肌肉肌腱按摩会比 10 秒增加更多灵活性。可以假设施加在肌腱上的张力会激活 GTO 的抑制反应，使肌肉更加放松。但是在压力源停止后，GTO 效应仅能持续 60

毫秒（Trajano 等，2017）。这些研究（Huang 等，2010；Trajano 等，2017）发现，按摩后相应 ROM 立即增加了 5.8%~11.3%，可能并不是 GTO 抑制所致。

进一步的证据表明神经系统对 ROM 增加的影响是滚压的交叉或远端效应。与上述对侧肢体的疼痛抑制类似（Aboodarda 等，2015；Cavanaugh 等，2017），据报道，未滚压的肢体在滚压后 ROM 也有所增加。Kelly 和 Beardsley（2016）进行了足底屈肌单侧滚压（3×30 秒），发现在滚压后 10 分钟，对侧距小腿关节的背屈 ROM 增加（1.9%~5.5%）。同样，Killen 等人（2018）让受试者进行 10 次 30 秒的单侧腘绳肌泡沫轴滚压，发现对侧髋屈肌 ROM 有小幅度（效应大小 =0.2）增加。此外，在拉伸状态下，对侧膝关节屈曲最大自主等长收缩（maximal voluntary isometric contraction，MVIC）力会受到损伤，但在滚压后受损不再明显。Monteiro 等人（2018）在最近的一项研究中，对比了 60 秒和 120 秒泡沫轴滚压对股四头肌和腘绳肌的本体感觉神经肌肉易化拉伸。作者发现，在所有方案（主要是作用时间）中，对下肢进行滚压后，干预即刻到干预后 10 分钟内，肩部屈伸 ROM 显著增加。但并非所有的研究都能完全证明这种效果。Grabow 等人（2017）对足底表面进行滚压，并未发现对坐位体前屈评分或平衡有任何非局部影响。因此，大量证据强调了肌腱肌筋膜滚压诱发的全身或系统性传入神经抑制效应可能会导致反射诱发的全身肌肉张力降低。这也许表明，滚压身体任何部位引发的一般或强烈的不适转化为整体疼痛或拉伸耐受效应，可使个人在滚压部位之外的其他部位获得更大的 ROM。

因此，通过按摩和滚压增加 ROM 可归因于触变因素、神经反射抑制、副交感神经放松，以及拉伸或疼痛耐受性提高。但是，用于描述泡沫轴和滚轴按摩器的标签或术语“自我肌筋膜松解技术”，意指泡沫轴或滚轮按摩的主要机制是物理消除肌筋膜限制（或触发点），是有争议的。Schleip（2003a，b）提出，解除筋膜粘连所需的力量可能超过生理限制。因此，按摩师的体重对泡沫轴的压力，或用手臂对滚轮按摩器施加的力，可能不足以解开这些粘连。关于这一可能机制尚须进行更多研究。

关于 ROM 的滚压建议

研究证明，只要滚压 5~10 秒，关节活动范围（ROM）就能得到改善，且 10 秒的改善幅度明显大于 5 秒（Sullivan 等，2013）。大多数研究使用多组 30~60 秒的滚压，尽管这些研究并没有对不同持续时间做直接比较，但 60 秒滚压往往会使 ROM 增加更多（MacDonald 等，2013；Halperin 等，2014；MacDonald 等，2014；Bradbury-Squires 等，2015；Pearcey 等，2015）。而且 Monteiro 和 Neto（2016）报告了滚压 120 秒比 60 秒增加的 ROM 更大。滚压的强度或不适感无需很高，Grabow 等人（2018）证明，在视觉模拟疼痛量表上，滚压无论是以 5、7 还是 9/10 的程度进行，每种情况下 ROM 的增加幅度都相似。Curran 等人（2008）的一项早期研究表明，多级刚性滚轮对皮肤施加的压力比生物泡沫滚轮更大，作者认为更坚硬的滚轮可能更有益。然而，Grabow 等人 2018 年的研究认为，要获得更高的 ROM 结果，并不需要更大压力。因此，更硬、更坚韧、可能更疼痛的滚轮未必会更有益。另外，比如小球等其他设备也可以作为替代设施，为组织提供刺激（图 27.2）。

在典型的热身后（5 分钟有氧运动、静态和动态拉伸以及特定运动的活动），每隔 10 分钟进行滚压，增加的 ROM 能保持 30 分钟（Hodgson 等，2017）。这一结果对于开赛前纯粹坐着等待 10~30 分钟的运动员来说很有价值。坐在长凳上时，继续间歇性地滚压肌肉可以维持热身的一些成果。

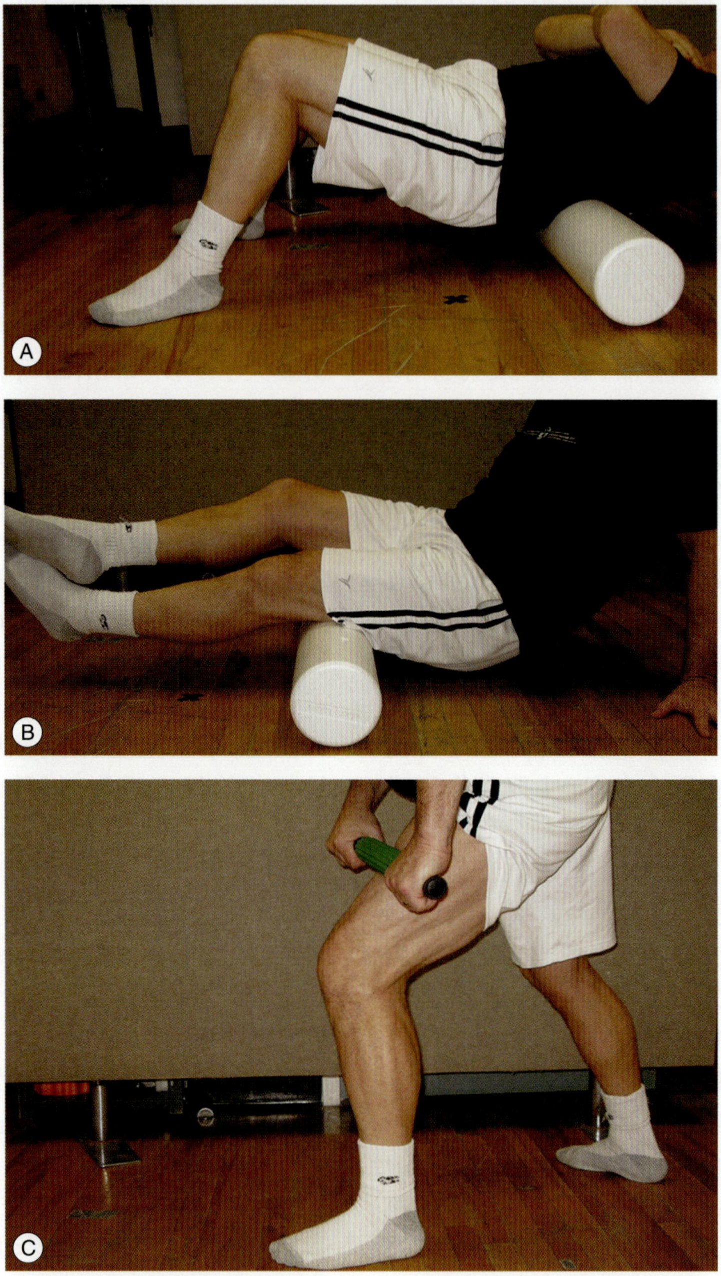

图 27.2 使用泡沫轴和滚轮按摩器进行滚动练习的示意图。A. 下背部；B. 腘绳肌；C. 股四头肌（滚轮按摩器）

滚压对运动表现的影响

与长时间静态拉伸相比，滚压的优点之一是后续运动损伤发生率较低。表 27.1 表明，在 17 项研究中，有 6 项报告显示滚压对后续的运动表现没有作用（MacDonald 等，2013；Halperin 等，2014；Behara 和 Jacobson，2015；Jones 等，2015；Aune 等，2018；Smith 等，2018），有 5 项滚压测试显示性能有所改善（即垂直跳跃测量、MVIC 力、神经肌肉效率、较短的机械延迟）（Macdonald 等，2014；Peacock 等，2014；Bradbury-Squires 等，2015；Monteiro 等，2017b；MacGregor 等，2018）；有 3 组显示与对照组相比，滚压能减轻疲劳引起的性能损伤（Healey 等，2014；Fleckenstein 等，2017；Madoni 等，2018）。只有两项研究报告了滚压诱发的损伤。Monteiro 等人（2017c）在 4 组膝关节伸展动作之间分别进行了 60、90 和 120 秒的滚压。120 秒的滚压使膝关节伸展重复次数减少了 14%，90 秒和 60 秒的滚压也使重复次数减少了 8%~9%（Monteiro 等，2017c）。Cavanaugh 等人（2016）让受试者以视觉模拟疼痛量表上的 7/10 在足底屈肌上重复进行 3 次 30 秒的滚轮按摩，发现伸膝 MVIC（F200）的前 200 毫秒产生的力在测试后即刻和测试后 5 分钟分别下降了 9.5% 和 19.1%。

表 27.1 泡沫轴滚压（foam rolling，FR）和滚轮按摩（roller massage，RM）对运动关节活动范围（ROM）和运动性能表现的影响

参考文献	采用方法	ROM 变化	性能变化
Aune 等，2018	FR：腓肠肌 3×60 秒，4 周时间	↑ 9% 急剧 ↑ 7% 经过训练	PF 扭矩或跳深 RSI 无变化
Behara 和 Jacobson，2015	FR：股四头肌、腘绳肌、臀肌及腓肠肌各 1 分钟	↑ 15.6% 髋关节屈曲 ROM	VJ、KE、KF 扭矩无明显变化
Bradbury-Squires 等，2015	RM：股四头肌 5×20 秒、5×60 秒	5×20 秒：↑ 10% 5×60 秒：↑ 16%	弓步神经肌肉效率 ↑ 3%~7%
Cavanaugh 等，2016	RM：以 7/10 VAS 在 PF 上 3×30 秒	未测量	F200 于试验后和试验后 5 分钟分别 ↓ 9.5% 和 19.1%
Fleckenstein 等，2017	FR：疲劳前后：股四头肌、腘绳肌、内收肌、PF 和髂胫束各 30 秒	未测量	↓ KE MVIC 中疲劳引起的损失。疲劳后 FR 比疲劳前有更大的 ES
Halperin 等，2014	RM：3×30 秒	↑ 4% 距小腿关节	↑ 8.2% MVIC
Healey 等，2014	FR：股四头肌、腘绳肌、背阔肌和菱形肌各 30 秒	未测量	与平板相比，FR 后 VJ、MVIC 和敏捷性的疲劳损伤较小
Jones 等，2015	FR：股四头肌、腘绳肌、腓肠肌和臀肌各 30 秒	未测量	对 VJ 测量无影响
MacDonald 等，2013	FR：股四头肌 2×60 秒	膝关节 ROM10.3%~12.7% ↑	自愿性（MVIC）或诱发性（抽搐和强直）肌肉特性无变化

续表

参考文献	采用方法	ROM 变化	性能变化
MacDonald 等，2013	FR：EIMD（10× 10 次深蹲）后 20 分钟、24 小时和 48 小时后	48 小时和 72 小时后股四头肌 ↑ 11%~13% 72 小时后腘绳肌 ↑ 3%	24 小时和 48 小时后 EMD（有益效果）↓ 1%~2% VJ 损伤减小 ↑ 1% 诱发收缩功能受损
MacGregor 等，2018	FR：每天 2 分钟，连续 3 天	未测量	↑ MVIC 力、↓ MVC、EMG 及 ↑ 50%KE MVIC 的 NME
Madoni 等，2018	FR：腘绳肌 3 × 30 秒	↑ 2.6% 腘绳肌	腘绳肌 PT ↓ 3.4%~6.1%，但降幅小于对照组
Monteiro 等，2017b	FR：大腿外侧分别 30、60、90、120 秒	未测量	90 秒 FR 架空深蹲表现与 30、60 或 120 秒相比
Monteiro 等，2017c	FR：4 组动态 KE 之间的股四头肌 60、90 和 120 秒	未测量	↓ KE 重复次数数目减少 8.6%~13.8%
Peacock 等，2014	动态热身与 FR 动态热身：背部、臀肌、股四头肌、腘绳肌、小腿和胸肌各拍打 5 次 ×30 秒	动态热身和组合热身没有区别	↑ 组合热身的体能、敏捷、强度和速度表现
Smith 等，2018	FR：股四头肌，腘绳肌和臀肌各 3 × 30 秒	FR：↑ 9%~13.8% DS/FR 组合：↑ 7.2%~15.4%	组合 VJ ↑ 高于 FR VJ，FR VJ 无变化
Sullivan 等，2013	RM：1~2 组，每组 5 + 10 秒	4.3% 坐位体前屈	MVC 力或肌电图无变化

注：DS，动态拉伸；EIMD，运动性肌肉损伤；EMD，肌电延迟；EMG，肌电图；F200，前 200 毫秒产生的力；KE，膝关节伸肌；KF，膝关节屈肌；MVIC，最大自主等长收缩；NME，神经肌肉效率；PF，足底屈肌；RSI，反应强度指数；VAS，视觉模拟疼痛量表；VJ，垂直跳跃；↑，增加；↓，减少。

总结

尽管按摩术已经使用了几千年，但泡沫轴和滚轮按摩器近年才开始流行。滚压可使 ROM 增加持续约 20 分钟，之后通常不会出现副作用［两项研究除外（Cavanaugh 等，2016，Fleckenstein 等，2017）］。这些提高 ROM 的机制可能与触变效应（黏弹性降低）、滚压引起的交感神经活动和运动神经元兴奋性降低，以及拉伸 / 疼痛耐受性增加有关。研究证明滚压可以降低急性和长期不适的疼痛压力阈值（即肌筋膜、肌肉压痛点及延迟性肌肉酸痛）。建议在最大疼痛耐受性（50%~90%）以下进行多组 30~120 秒滚压。滚压可与静态拉伸相结合，以进一步提高 ROM，也可在热身后每隔 10 分钟进行 1 次，以保持热身时增加的灵活性（滚动效果综述见图 27.3）。

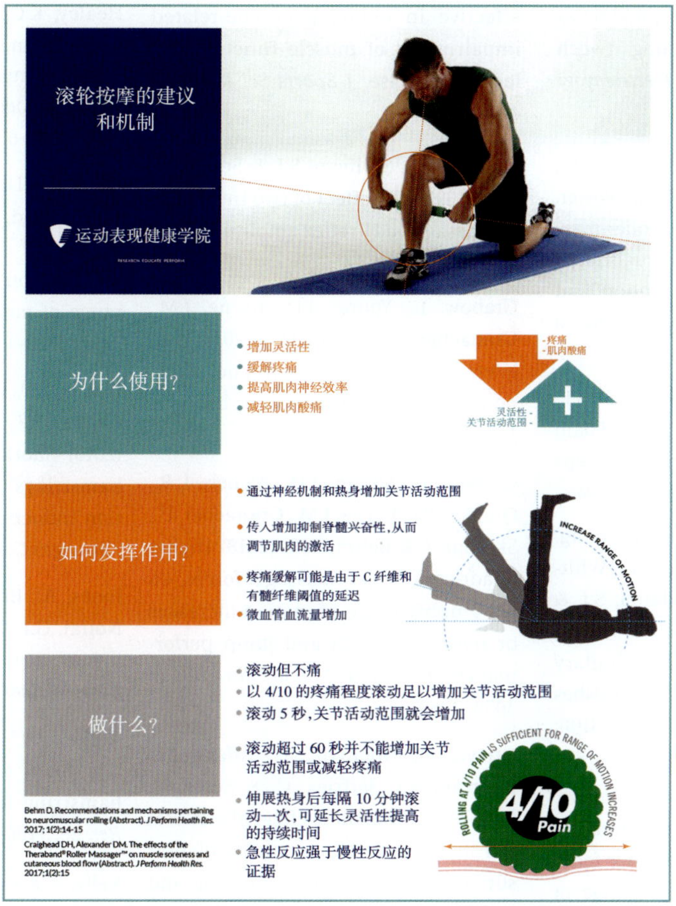

图 27.3 滚动效果和建议的图表综述 经 Performance Health 许可

（燕琪 王朝辉 关玲）

参考文献

Aboodarda, S.J., Spence, A.J. & Button, D.C. (2015) Pain pressure threshold of a muscle tender spot increases following local and non-local rolling massage. *BMC Musculoskelet Disord*. 16: 265.

Aune, A.A.G., Bishop, C., Turner, A.N., Papadopoulos, K., Budd, S., Richardson, M. & Maloney, S.J. (2018) Acute and chronic effects of foam rolling vs eccentric exercise on ROM and force output of the plantar flexors. *J Sports Sci*. 37(2): 138–145.

Behara, B. & Jacobson, B.H. (2017) The acute effects of deep tissue foam rolling and dynamic stretching on muscular strength, power, and flexibility in division I linemen. *J Strength Cond Res*. 31(4): 888–892.

Behm, D.G. (2018) *The Science and Physiology of Flexibility and Stretching: Implications and Applications in Sport Performance and Health*. London, UK: Routledge Publishers.

Behm, D.G., Baker, K.M., Kelland, R. & Lomond, J. (2001) The effect of muscle damage on strength and fatigue deficits. *J Strength Cond Res*. 15: 255–263.

Behm, D.G., Blazevich, A.J., Kay, A.D. & McHugh, M. (2016) Acute effects of muscle stretching on physical performance, range of motion, and injury incidence in healthy active individuals: a systematic review. *Appl Physiol Nutr Metab*. 41: 1–11.

Behm, D.G. & Chaouachi, A. (2011) A review of the acute effects of static and dynamic stretching on performance. *Eur J Appl Physiol*. 111: 2633–2651.

Behm, D.G., Peach, A., Maddigan, M., Aboodarda, S.J., DiSanto, M.C., Button, D.C. & Maffiuletti, N.A. (2013) Massage and stretching reduce spinal reflex excitability without affecting twitch contractile properties. *J Electromyogr Kinesiol*. 23: 1215–1221.

Bradbury-Squires, D.J., Noftall, J.C., Sullivan, K.M., Behm, D.G., Power, K.E. & Button, D.C. (2015) Roller-massager application to the quadriceps and knee-joint range of motion and neuromuscular efficiency during a lunge. *J Athl Train*. 50: 133–140.

Cavanaugh, M.T., Aboodarda, S.J., Hodgson, D. & Behm, D.G. (2016) Foam rolling of quadriceps decreases biceps femoris activation. *J Strength Cond Res*.

Cavanaugh, M.T., Doweling, A., Young, J.D., Quigley, P.J., Hodgson, D.D., Whitten, J.H., Reid, J.C., Aboodarda, S.J. & Behm, D.G. (2017) An acute session of roller massage prolongs voluntary torque development and diminishes evoked pain. *Eur J Appl Physiol*. 31(8): 2238–2245.

Cheatham, S.W., Stull, K.R. & Kolber, M.J. (2018) Comparison of a vibrating foam roller and a non-vibrating foam roller intervention on knee range of motion and pressure pain threshold: a randomized controlled trial. *J Sport Rehabil*. doi: 10.1123/jsr.2017-0164.

Cowman, M.K., Schmidt, T.A., Raghavan, P. & Stecco, A. (2015) Viscoelastic properties of hyaluronan in physiological conditions. *F1000Res*. 4: 622.

Curran, P.F., Fiore, R.D. & Crisco, J.J. (2008) A comparison of the pressure exerted on soft tissue by 2 myofascial rollers. *J Sport Rehabil*. 17: 432–442.

Fede, C., Angelini, A., Stern, R., Macchi, V., Porzionato, A., Ruggieri, P., De Caro, R., & Stecco, C. (2018) Quantification of hyaluronan in human fasciae: variations with function and anatomical site. *J Anat*. 233: 552–556.

Fleckenstein, J., Wilke, J., Vogt, L. & Banzer, W. (2017) Preventive and regenerative foam rolling are equally effective in reducing fatigue-related impairments of muscle function following exercise. *J Sports Sci Med*. 16: 474–479.

Goldberg, J., Sullivan, S.J. & Seaborne, D.E. (1992) The effect of two intensities of massage on H-reflex amplitude. *Phys Ther*. 72: 449–457.

Grabow, L., Young, J.D., Byrne, J.M., Granacher, U. & Behm, D.G. (2017) Unilateral rolling of the foot did not affect non-local range of motion or balance. *J Sports Sci Med*. 16: 209–218.

Grabow, L., Young, J.D., Alcock, L.R., Quigley, P.J., Byrne, J.M., Granacher, U., Skrabot, J. & Behm, D.G. (2018) Higher quadriceps roller massage forces do not amplify range-of-motion increases or impair strength and jump performance. *J Strength Cond Res*. 32(11): 3059–3069.

Grieve, R., Goodwin, F., Alfaki, M., Bourton, A.J., Jeffries, C. & Scott, H. (2015) The immediate effect of bilateral self myofascial release on the plantar surface of the feet on hamstring and lumbar spine flexibility: A pilot randomised controlled trial. *J Bodyw Mov Ther*. 19: 544–552.

Halperin, I., Aboodarda, S.J., Button, D.C., Andersen, L.L. & Behm, D.G. (2014) Roller massager improves range of motion of plantar flexor muscles without subsequent decreases in force parameters. *Int J Sports Phys Ther*. 9: 92–102.

Han, S.W., Lee, Y.S. & Lee, D.J. (2017) The influence of the vibration form roller exercise on the pains in the muscles around the hip joint and the joint performance. *J Phys Ther Sci*. 29: 1844–1847.

Hanten, W.P., Olson, S.L., Butts, N.L. & Nowicki, A.L. (2000) Effectiveness of a home program of ischemic pressure followed by sustained stretch for treatment of myofascial trigger points. *Phys Ther*. 80: 997–1003.

Healey, K.C., Hatfield, D.L., Blanpied, P., Dorfman, L.R. & Riebe, D. (2014) The effects of myofascial release with foam rolling on performance. *J Strength Cond Res*. 28: 61–68.

Hodgson, D.D., Quigley, P.J., Whitten, J.H.D., Reid, J.C. & Behm, D.G. (2017) Impact of 10-minute interval roller massage on performance and active range of motion. *J Strength Cond Res*. 33(6): 1512–1523.

Huang, S.Y., Di Santo, M., Wadden, K.P., Cappa, D.F., Alkanani, T. & Behm, D.G. (2010) Short-duration massage at the hamstrings musculotendinous junction induces greater range of motion. *J Strength Cond Res*. 24: 1917–1924.

Jones, A., Brown, L.E, Coburn, J.W. & Noffal, G.J. (2015) Effects of foam rolling on vertical jump performance. *Int J Kinesiol Sport Sci*. 3: 38–42.

Junker, D.H. & Stoggl, T.L. (2015) The foam roll as a tool to improve hamstring flexibility. *J Strength Cond Res*. 29: 3480–3485.

Kelly, S. & Beardsley, C. (2016) Specific and cross-over effects of foam rolling on ankle dorsiflexion range of motion. *Int J Sports Phys Ther*. 11: 544–551.

Killen, B.S., Zelizney, K.L. & Ye, X. (2018) Crossover effects of unilateral static stretching and foam rolling on contralateral hamstring flexibility and strength. *J Sport Rehabil*. 28(6): 533–539.

Kosek, E., Ekholm, J. & Hansson, P. (1995) Increased pressure pain sensibility in fibromyalgia patients is located deep to the skin but not restricted to muscle tissue. *Pain*. 63: 335–339.

Kostopoulos, D.N., Arthur, J., Ingber, R.S. & Larkin, R.W. (2008) Reduction of spontaneous electrical activity and pain perception of trigger points in the upper trapezius muscle through trigger point compression and passive stretching. *J Musculoskelet Pain*. 16: 266–278.

Lee, C.L., Chu, I.H., Lyu, B.J., Chang, W.D. & Chang, N.J. (2018) Comparison of vibration rolling, nonvibration rolling, and static stretching as a warm-up exercise on flexibility, joint proprioception, muscle strength, and balance in young adults. *J Sports Sci*. 36: 2575–2582.

Macdonald, G.Z., Button, D.C., Drinkwater, E.J. & Behm, D.G. (2014) Foam rolling as a recovery tool after an intense bout of physical activity. *Med Sci Sports Exerc*. 46: 131–142.

MacDonald, G.Z., Penney, M.D., Mullaley, M.E., Cuconato, A.L., Drake, C.D., Behm, D.G. & Button, D.C. (2013) An acute bout of self-myofascial release increases range of motion without a subsequent decrease in muscle activation or force. *J Strength Cond Res*. 27: 812–821.

MacGregor, L.J., Fairweather, M.M., Bennett, R.M. & Hunter, A.M. (2018) The effect of foam rolling for three consecutive days on muscular efficiency and range of motion. *Sports Med Open*. 4: 26.

Madoni, S.N., Costa, P.B., Coburn, J.W. & Galpin, A.J. (2018) Effects of foam rolling on range of motion, peak torque, muscle activation, and the hamstrings-to-quadriceps strength ratios. *J Strength Cond Res*. 32: 1821–1830.

Magnusson, S.P., Simonsen, E.B., Aagaard, P., Sorensen, H. & Kjaer, M. (1996) A mechanism for altered flexibility in human skeletal muscle. *J Physiol*. 497: 291–298.

Markovic, G. (2015) Acute effects of instrument assisted soft tissue mobilization vs. foam rolling on knee andhiprangeofmotioninsoccerplayers. *J Bodyw Mov Ther*. 19: 690–696.

Melzack, R. & Wall, P.D. (1965) Pain mechanisms: a new theory. *Science*. 150: 971–979.

Mense, S. (2000) Neurobiological concepts of fibromyalgia – the possible role of descending spinal tracts. *Scand J Rheumatol*. 113 (suppl.): 24–29.

Mitchell, J.H. & Schmidt, R.F. (1977) *Cardiovascular reflex control by afferent fibers from skeletal muscle receptors*. Bethesda, MA: American Physiological Society.

Moayedi, M. & Davis, K.D. (2013) Theories of pain: from specificity to gate control. *J Neurophysiol*. 109: 5–12.

Monteiro, E.R., Cavanaugh, M.T., Frost, D.M. & Novaes, J.D. (2017a) Is self-massage an effective joint range-of-motion strategy? A pilot study. *J Bodyw Mov Ther*. 21: 223–226.

Monteiro, E.R. & Neto, V.G. (2016) Effect of different foam rolling volumes on knee extension fatigue. *Int J Sports Phys Ther*. 11: 1076–1081.

Monteiro, E.R., Skarabot, J., Vigotsky, A.D., Brown, A.F., Gomes, T.M. & Novaes, J.D. (2017b) Acute effects of different self-massage volumes on the FMS overhead deep squat performance. *Int J Sports Phys Ther*. 12: 94–104.

Monteiro, E.R., del Melo Fuiza, A.G.F., de Oliviera Muniz Cunha, J.C., da Silva Novaes, G., Vianna, J.M., Behm, D.G. & da Silva Novaes, J. (2018) Quadriceps and hamstrings foam rolling and stretching increases passive shoulder range-of-motion. *J Perform Health Res*. 2: 14.

Monteiro, E.R.V.A., Skarabot, J., Brown, A.F., del Melo Fiuza, A.G.F., Gomes, T.M., Halperin, I., da Silva Novaes, J. 2017c Acute effects of different foam rolling volumes in the interset rest period on maximum repetition performance. *Hong Kong Physiother J*. 36: 57–62.

Murray, A.M., Jones, T.W., Horobeanu, C., Turner, A.P. & Sproule, J. (2016) Sixty seconds of foam rolling does not affect functional flexibility or change muscle temperature in adolescent athletes. *Int J Sports Phys Ther*. 11: 765–776.

Okamoto, T., Masuhara, M. & Ikuta. K. (2014) Acute effects of self-myofascial release using a foam roller on arterial function. *J Strength Cond Res*. 28: 69–73.

Peacock, C.A., Krein, D.D., Silver, T.A., Sanders, G.J. & Carlowitz, KA. (2014) An acute bout of self-myofascial release in the form of foam rolling improves performance testing. *Int J Exerc Sci*. 7: 202–211.

Pearcey, G.E., Bradbury-Squires, D.J., Kawamoto, J.E., Drinkwater, E.J., Behm, D.G. & Button, D.C. (2015) Foam rolling for delayed-onset muscle soreness and recovery of dynamic performance measures. *J Athl Train*. 50: 5–13.

Pud, D., Granovsky, Y. & Yarnitsky, D. (2009) The methodology of experimentally induced diffuse noxious inhibitory control (DNIC)-like effect in humans. *Pain*. 144: 16–19.

Schleip, R. (2003a) Fascial plasticity - a new neurobiological explanation: Part 2. *J Bodyw Mov Ther*. 7: 104–116.

Schleip, R. (2003b) Fascial plasticity - a new neurobiological explanation: Part I. *J Bodyw Mov Ther*. 7: 11–19.

Skarabot, J., Beardsley, C. & Stirn, I. (2015) Comparing the effects of self-myofascial release with static stretching on ankle range-of-motion in adolescent athletes. *Int J Sports Phys Ther*. 10: 203–212.

Smith, J.C., Pridgeon, B. & Hall, M.C. (2018) Acute effect of foam rolling and dynamic stretching on flexibility and jump height. *J Strength Cond Res*. 32: 2209–2215.

Sullivan, K.M., Silvey, D.B., Button, D.C. & Behm, D.G. (2013) Roller-massager application to the hamstrings increases sit-and-reach range of motion within five to ten seconds without performance impairments. *Int J Sports Phys Ther*. 8: 228–236.

Trajano, G.S., Nosaka, K. & Blazevich, A.J. (2017) Neurophysiological mechanisms underpinning stretch-induced force loss. *Sports Med*. 47(8): 1531–1541.

Vigotsky, A.D., Lehman, G.J., Contreras, B., Beardsley, C., Chung, B. & Feser, E.H. (2015) Acute effects of anterior thigh foam rolling on hip angle, knee angle, and rectus femoris length in the modified Thomas test. *Peer J*. 3: e1281.

Wilke, J., Vogt, L. & Banzer W. (2018) Immediate effects of self-myofascial release on latent trigger point sensitivity: a randomized, placebo-controlled trial. *Biol Sport*. 35: 349–354.

Weerapong, P., Hume, P.A. & Kolt, G.S. (2005) The mechanisms of massage and effects on performance, muscle recovery and injury prevention. *Sports Med*. 35: 235–256.

Wu, G., Ekedahl, R., Stark, B., Carlstedt, T., Nilsson, B. & Hallin, R.G. (1999) Clustering of Pacinian corpuscle afferent fibres in the human median nerve. *Exp Brain Res*. 126: 399–409.

Young, J.D., Spence, A.J. & Behm, D.G. (2018) Roller massage decreases spinal excitability to the soleus. *J Appl Physiol*. 124: 950–959.

第28章

筋膜拉伸

Ann Frederick, Frieder Krause and Chris Frederick

引言

拉伸是运动员、健身爱好者和各类运动参加者在训练或参加比赛之前、比赛期间和之后可能进行的多种活动之一。它可以一个人独立进行、与合作伙伴或团队一起进行，也可在教练或治疗师的协助下进行。拉伸有几种概念和方法，例如从被动的、静态的孤立肌肉拉伸到多关节运动中的动态或弹震式拉伸等。过去20年的研究表明，大多数拉伸方法能够提高灵活性和ROM（Harvey等，2002；Decoster等，2005；Thomas等，2018）。但过长时间的静态拉伸似乎会妨碍神经肌肉功能，而动态和主动拉伸方式会提高其功能（Behm和Chaouachi，2011；Kay和Blazevich，2012；Opplert和Babault，2018）。

本章介绍并详述了一种被称为筋膜拉伸的全面而具体的方法。将该方法融入复杂的训练方案中，有助于提高活动能力和运动状态，同时能加快恢复速度，降低受伤风险（Schleip和Müller，2013）。我们认为，筋膜拉伸与手法和运动疗法一起应用于创伤或术后康复治疗，可以缓解常见的疼痛、酸痛、僵硬和紧绷等主观症状。

拉伸与筋膜系统

长期以来，灵活性仅被视为肌肉延展性。然而，我们对灵活性的现代理解还包括神经生理学因素（Weppler和Magnusson，2010），以及其他非肌肉成分，如周围神经和筋膜系统（Wilke等，2016；Nordez等，2017）。筋膜拉伸法的原则和理念，与所有类型的筋膜定向训练有相同的理论基础。众所周知，相比于孤立地关注单个肌肉和身体部位，全身参与能较大改善动作、体育运动及健身的功能性结果。

筋膜拉伸被认为是帮助建立、修复和维持结缔组织健康，以及达到最佳运动能力所必需的四个基本要素之一（Schleip和Müller，2013）。拉伸能产生必要的刺激，影响结缔组织的组织重塑（Benhardt和CosgriffHernandez，2009），从而改善筋膜的力学性能，还能帮助肌肉有效收缩、拉长和扩张。动态拉伸既可以在心理上、也可以在身体上“预热”整个神经肌筋膜系统，为即将进行的运动做好准备。尽管对静态拉伸宣称的许多效果还存在疑问，但在传统上，其仍然被用于帮助镇静、修复运动造成的压力、紧张和损伤，并恢复正常功能（Herbert和Gabriel，2002；McHugh和Cosgrave，2010；Herbert等，2011）。

以功能为基础的拉伸

正如本文所指，为了展现为运动员和患者制订个性化参数的广泛深入的可能性，需要对应用拉伸进行更多研究。在考虑如何将拉伸参数应用于组织或团队中常见的各种灵活性变化时，这一挑战将会倍增。

因此，如果不考虑个人的运动类型，仅依靠任务参与的、基于功能性的拉伸就缺少了一个重要的组成部分。除了体质形态或遗传性肌肉纤维组成等一些其他因素外，灵活性的程度也往往决定了运动员应从事何种运动或健身活动。例如，我们会看到瘦削的人参加攀岩，而强壮的人从事举重。

如果我们以“人类灵活性”范围的两个极端为例，来说明如何运用拉伸来改善结缔组织的功能和健康状况，就会得出所谓的维京（Viking）模式和舞者（dancer）模式（Schleip 和 Bayer，2017）。简单地说，维京模式者可谓是最不灵活但最强壮的人。他们身材高大、体态宽阔，更注重稳定性而非灵活性，喜欢参加凸显他们体型和力量优势的运动和项目（如举重和铅球、链球等田径项目）。

另一个极端是舞者模式，他们非常灵活，移动自如。当然，这两种极端类型在拉伸时所采取的方法必定不同，这取决于其：①倾向于更少或更多地移动；②功能。其他的重点考虑因素是，维京模式者不会以牺牲其功能稳定性为代价来增加灵活性，否则他们可能会失去体能和力量。同样，舞者也不会让关节僵硬或肌筋膜紧绷，这会降低他们进行空中劈叉时的功能灵活性。

虽然这种处于灵活性范围两个极端的维京模式和舞者模式都很常见，但更多的人则介于两者之间。有些人可能是一半维京模式特质、一半舞者特质，有些人是上半身具有一种特质，而下半身刚好相反！

拉伸范围

拉伸的方法、技术、参数和应用种类繁多。由于篇幅所限，我们仅讨论用于运动前热身和运动后恢复的主动拉伸。

运动准备（热身）

根据个人需求和所进行的运动所需，一般建议热身应包括一段时间的有氧运动，随后是动态拉伸，最后是一段与即将进行的运动类似的动作（McGowan 等，2015）。

美国国家体能协会（The National Strength and Conditioning Association）把热身分为两个基本阶段（Sands 等，2012）。第一阶段是一般热身阶段。在体育运动中，该阶段可能包括五分钟的缓慢有氧活动，如慢跑、跳绳或骑自行车。第二阶段是激活和调动，类似于经典热身的拉伸部分。该阶段注重运动能力，或在一系列动作中主动移动，需要结合运动控制、稳定性和灵活性，并与运动员将要进行的动作要求密切相关。这一阶段通常持续 10~20 分钟，更多时候时间较短（Sands 等，2012）。

运动恢复

运动后恢复的目的是让运动员恢复到运动前的最佳表现水平。运动恢复的日常实践中运用了大量方法，包括睡眠和营养策略、轻度有氧运动或拉伸等主动恢复方法（Nédélec 等，2013；Calleja González 等，2016）。尽管科学数据表明拉伸对减轻肌肉酸痛没有效果（Herbert 等，2011），但它仍然被广泛用作运动后的恢复动作。

The Great 8 Stretch to Win® 方案

“Great 8”拉伸（图 28.1）是筋膜拉伸整体核心运动方案的一个例子，它可与运动员和健身爱好者在运动前通常进行的核心动态稳定性方案很好地结合。

我们认为，在进行稳定性训练之前，在身体核心区域达到平衡的移动会取得更好的效果。这是因为该方案也是一种运动员的自我评估，使运动员能够自我纠正其发现的任何不平衡状况，有望降低局部应变或应力累积等微创伤的风险。

该方案分为下肢 4 个核心和上半身 4 个核心，以及位于筋膜长链或筋膜网内和周围的目标组织（见图 28.1）。与肌筋膜链的其他既有方法相比，我们选择使用术语“筋膜网”（Frederick 和 Frederick，2017）。

例如，背部力量网（后对角线）包括臀肌和对侧背阔肌之间的连接。

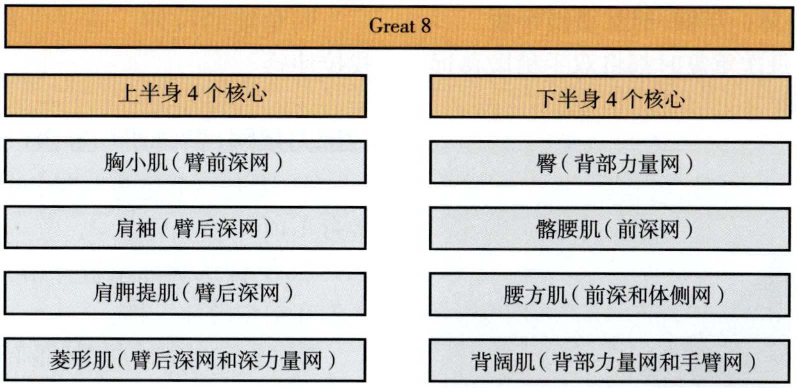

图 28.1 Great 8 的结构及组成

虽然每次拉伸都旨在调动和拉伸一个特定的筋膜网，但它也与一个关键的局部肌筋膜单元有关（根据我们与运动员交往的经验），该单元直接负责改善功能性运动。

本章的重点是 Great 8 下半身的 4 个核心，因为许多体育运动和健身活动都需要这些筋膜网来产生能量以达到最佳状态。

本章所谓的下半身 4 个核心在解剖学上包括腰椎 - 骨盆 - 髋关节区域。就肌肉而言，即腰背部或胸腰筋膜、腹横肌、斜肌、深层和浅层背部伸肌、髂腰肌、臀大肌和髋关节深层旋转肌区域的所有核心肌肉和筋膜。我们重点探讨四个关键的肌筋膜区域，旨在提高职业运动员的灵活性：

- 在前深网内的髂腰肌。
- 在背部力量网内的臀肌。
- 在前深网、外侧和螺旋网内的腰方肌（quadratus lumborum，QL）。
- 在背部力量网内的背阔肌。

侧向和背部力量网：臀肌复合体（图 28.2）

1. 坐在地板上，双膝弯曲，一条腿在前，一条腿在后。

2. 尽可能将前足向内移动，直到触碰到后腿膝盖。

3. 将重心放在前腿臀大肌上，为保证舒适可做必要调整。

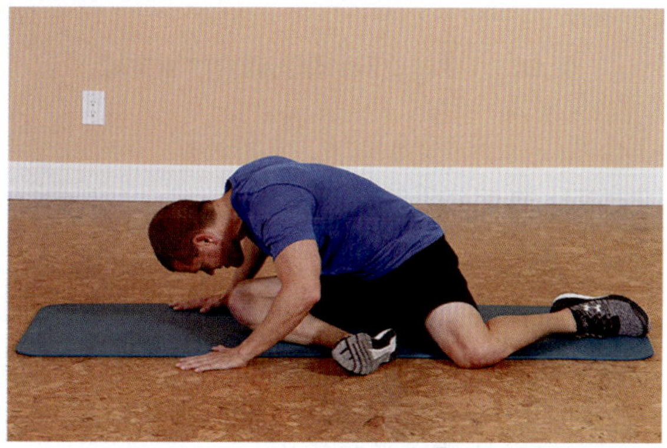

图 28.2 在背部力量网内的臀肌复合体

4. 开始时双手放在前方，呈俯卧撑姿势，手臂伸直。

5. 吸气时从头顶拉伸整个脊柱。呼气时将躯干置于膝盖上方，向下向前伸展，保持脊柱拉长。

6. 弯曲，通过脊柱向上滚动到直立的起始位置。重复，针对不同的臀肌纤维，以不同的角度将躯干向前移到膝盖的左右两侧。

7. 小贴士：深呼吸，反复拉伸，直到感觉组织放松。身体向下靠近地面，左右移动。

螺旋网和侧向网：腰方肌（图 28.3）

1. 伸展臀大肌，双手开始向后移，直到感觉背部、臀部或腿部有轻微拉伸感。

2. 保持双手不动，身体前倾，吸气。

3. 呼气时身体向后倾，肘部微微弯曲。

4. 小贴士：每次重复时都将双手稍微移远一点，以促进拉伸。

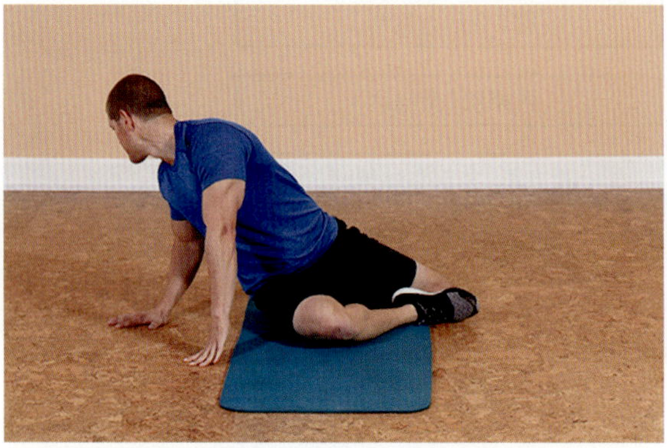

图 28.3 在螺旋网和侧向网内的腰方肌

深前网：髋屈肌（图 28.4）

1. 从上一个姿势开始，将小臂放回地面，找到一个稳定的姿势来保持平衡，使手臂能承受全部重量。

2. 当背部开始拱起时，将前臂向后滑动，直到有轻微拉伸感觉时停止。

3. 双手微微前倾（图中未显示），吸气。

4. 呼气时挺胸后仰，抬头看向天花板。重复。

5. 小贴士：进一步后倾身体以促进拉伸。将胸部先朝向地面，然后转向天花板，进行不同角度的拉伸。通过拱背而非扭转来寻找拉伸感。

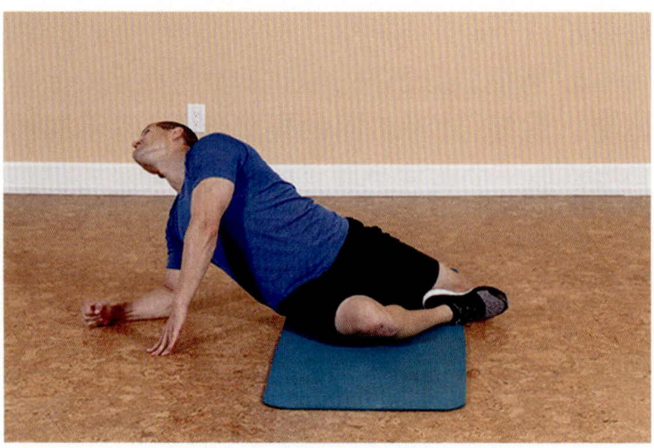

图 28.4 在深前网内的髋屈肌

背部力量网：背阔肌（图 28.5）

1. 从上一个姿势开始，吸气，然后将手臂举过头顶。

2. 手臂从髋部位置伸出，向上伸到头顶，就像在空中游泳一样。

3. 呼气，同时将胸部转向地面，伸出手臂。

4. 手臂向下旋转，然后回到头顶，重复以上动作。

5. 小贴士：在整个伸展过程中保持手臂伸直，以达到最佳效果。每次重复时都尝试让胸部与地面尽可能平行。

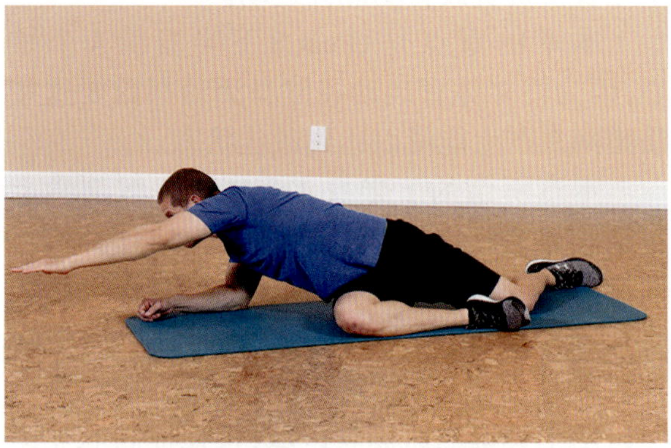

图 28.5 在背部力量网内的背阔肌

筋膜拉伸技术

传统的、孤立的肌肉拉伸和筋膜拉伸在技术上的差异可以概括为一个术语：The Stretch Wave™，它包含以下原则：

- 通过眼球运动来开始和结束身体运动。
- 伸展时呼气，回缩时吸气。
- 通过呼吸量和持续时间来引导拉伸，而不是计时。
- 运用与训练阶段相匹配的拉伸动作节奏。
- 在筋膜网中做波浪运动（undulate）。

- 在相邻筋膜网之间有节奏地摆动（oscillate）。
- 通过延展筋膜网的运动方向来训练弹性回缩力。

以眼球运动开始和结束身体运动，可以促使眼肌中的机械感受器充分参与神经肌筋膜活动。它们通过帽状腱膜和颈部浅筋膜与颈深肌相连（Stecco 和 Hammer，2014）。这种筋膜连接可能会使得眼球运动对颈肩部肌肉产生影响，并强烈推荐将其纳入整体拉伸和训练方案。

伸展时呼气，回缩时吸气，通过动作与动作准备来协调适当呼吸。

通过呼吸量和持续时间来引导伸展，而不是计时。这会鼓励运动员体验更深、更内源性的时间感。它在运动中使用呼吸，而不仅仅是计算时间。因此，当运动员以较慢的呼吸配合较慢的拉伸动作时，有助于将神经系统转换为副交感神经系统模式，以便更好恢复。相比之下，更快、更有活力的动作伴随着更快的呼吸，能让运动员更好地为即将到来的运动做好相应准备。

根据呼吸量和持续时间，进行与训练阶段相匹配的拉伸动作节奏，与上文描述的引导拉伸类似，不须计时。在根据所需的运动来模拟动作的节奏和幅度时，拉伸可以作为最佳热身方式来提高运动表现。

通过筋膜网的波浪运动（undulate）确保筋膜与网的移动部分完全啮合，并向外传播。

通过相邻筋膜网的有节奏的摆动（oscillate），可确保肌筋膜间沿着肌间隔和其他连接的相邻网络都被纳入，从而获得完整的筋膜网体验。

通过延展筋膜网的运动方向来训练弹性回缩力，旨在鼓励运动员将特定动作的幅度最大化，有助于锻炼筋膜在运动中储存势能和释放动能的效率。这是在活动的特定范围内进行的，以避免任何不必要的拉伸或过度拉伸。它还结合了之前的所有方法。

下面是一则如何使用上述筋膜拉伸原理的示例。它在提高或保持最大的功能灵活性潜能方面特别有效。注意力集中在移动一个附着点的关键肌筋膜区域，放松，然后再将注意力集中到另一个附着点。将两个附着点结合成一个完整的筋膜网进行拉伸，直到该动作的运动范围不再增加为止。然后按照教练或医生的指示，或根据自己的自我评估，转换到相邻的网。

下面的图片及说明是腿部后侧网筋膜拉伸的示例，主要针对关键肌肉、腘绳肌和腓肠肌：

注意力集中在近端网（图 28.6）

- 充分利用长凳、桌子或地板来协助保持身体姿势，而不会对目标组织产生张力或拉伸。脚在地面站稳，脚踝处于中立位置，准备开始。
- 吸气，准备，然后呼气，同时骨盆轻微前倾，直到感觉到近端附着区域有轻微拉伸。避免通过臀部或脊柱进行任何移动。结束拉伸后吸气，然后呼气，重复这一动作，直到无法进一步移动为止。

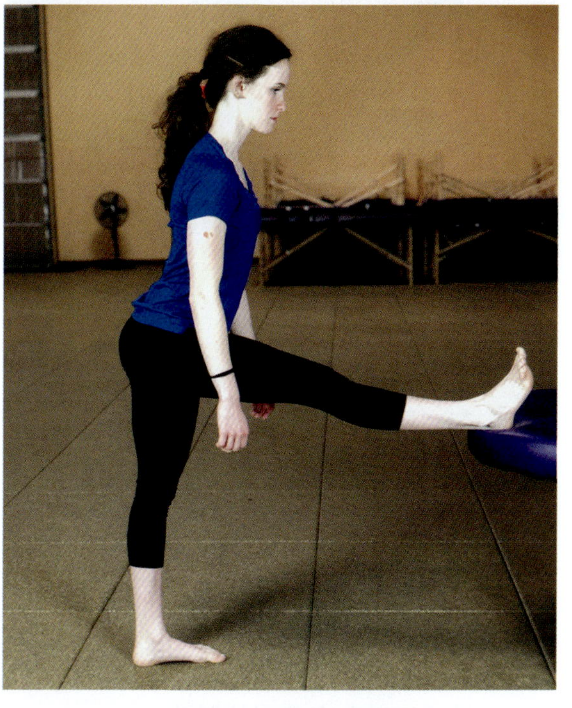

图 28.6 近端网拉伸重点

注意力集中在远端网(图 28.7)

- 吸气,准备,然后呼气,身体前倾,让骨盆被动放松,形成骨盆后倾,弯曲脊柱和髋部,并将头部朝膝盖方向降低,直到感觉到轻微拉伸。结束拉伸后吸气,然后呼气,重复这一动作,直到无法进一步移动为止。

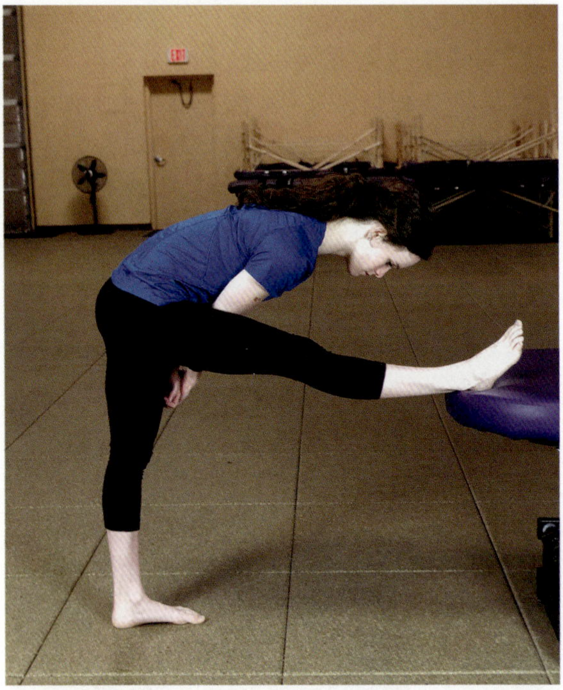

图 28.7 远端网拉伸重点

关注整个网(图 28.8)

- 把之前的近端和远端拉伸轻柔地结合起来同时进行。完成拉伸动作后吸气,然后呼气,重复动作,直到无法进一步移动为止。

延展拉伸并增加相邻的网。

- 延展拉伸以接触更多的目标组织,包括连接肌筋膜的相邻肌间隔:采用轻柔的、微小的三个平面运动,连带圆形的波浪运动和有节奏的摆动。
- 依次加入足-距小腿关节背屈和/或头颈屈曲,或组合使用,以实现更全面的筋膜拉伸(注意:虽然这种更极端的伸展可能适用于体操运动员,但对大多数运动员来说是忌用或不必要的,因为这不是他们功能性运动模式的一部分。坐骨神经痛或任何椎间盘病变都是禁忌证)。

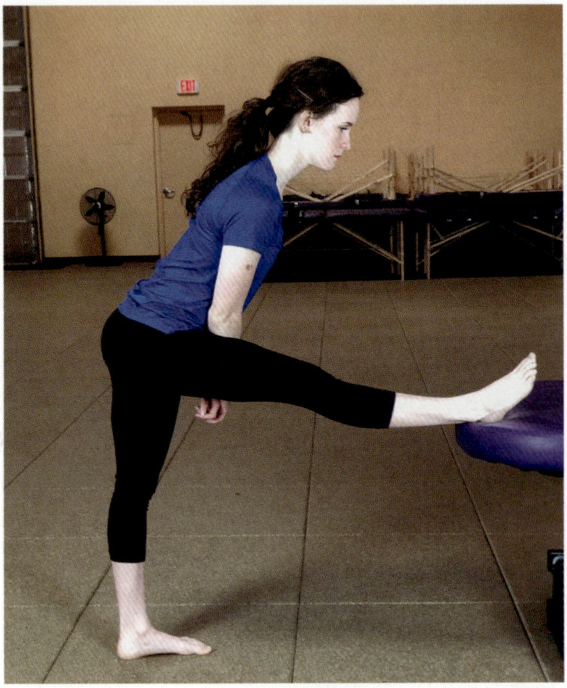

图 28.8 全网拉伸

根据需要或指示,对4个核心或 Great 8 计划中的所有关键肌肉网重复上述步骤。

其他重要原则和概念

- 体验缓慢而不会感到疼痛的拉伸感。与运动前的动态拉伸相比,这种感觉在慢速恢复阶段拉伸时更为明显。
- 在恢复期拉伸时,通过牵引关节来增加一点额外的空间,能提高并延长拉伸效果。在直接进入拉伸之前,可以轻轻抬起,伸直和/或向外扩展。
- 尽可能多地反复拉伸,直到再也感觉不到运动前或功能性运动中的增加。不然就尝试对每个姿势进行 3~6 次渐进式重复。拉伸感会两侧各异，或每次拉伸都不同。

- 如果出现任何不平衡，如单侧（单边）活动受限，建议进行更多重复和/或持续拉伸动作予以纠正，直到重新评估显示不平衡得到解决为止（详见下文）。

如何纠正筋膜网的功能失衡

拉伸无法永久改变肌肉或结缔组织的长度。但是，由于慢性拉伸使拉伸耐受性增加，可以解决功能灵活性不对称的问题。通常可以快速轻松地纠正身体运动或伸展时发现的不平衡。我们发现，最简单快捷的方法之一是先测试每一侧的拉伸程度，以确定是否一侧的活动性差。然后从较差的一端开始和结束，这样就形成了 2∶1 的比例。也就是说，对更紧的一侧给予双倍的量。随着时间推移，当评估到两侧的活动能力相同时，可以回到 1∶1 的拉伸比例进行保持。

如果不平衡持续存在，则增加拉伸的时间。例如，如果你正在使用缓慢的拉伸节奏，就转换到更为缓慢的拉伸节奏，这样就能在拉伸过程中用更多时间使受限放松。

此外，谨记，筋膜拉伸时，有时问题的根源不是在本处，比如你感到某处疼痛或受限，但问题根源可能是在远端或对侧。

持续的不平衡还表明，在评估需要集中关注之处后，可以增加自我肌筋膜松解，比如泡沫轴滚动。第 27 章对此进行了更为详细的描述。表 28.1 列出了自我拉伸方案的参数，以帮助读者设计和整合运动各阶段的需求。

表 28.1 自我拉伸方案参数

拉伸方案	方法	速度	强度	持续时间	重复次数	组数	频率	说明
准备	拉伸节奏快	中速	轻到中等	短呼气（1~2 次）	3 次	1 组	训练前	● 根据需要调整任何参数 ● 重复次数和组数依每侧或整个身体而定 ● 根据当天身体情况调整方案 ● 自助方案参见第 7 章，辅助方案参见第 8 章
恢复和保持	拉伸节奏慢	较缓慢	中等	长呼气（3 次）	3 次或直到活动性不再提高	1 组	训练前	● 根据需要调整任何参数 ● 重复次数和组数依每侧或整个身体而定 ● 根据当天身体情况调整方案 ● 自助方案参见第 6 章，辅助方案参见第 8 章
恢复和矫正	拉伸节奏非常慢	非常慢	中等	长呼气（3 次）	3 次或直到活动性不再提高	1 组	每天进行，直到达到活动性功能目标	● 重复次数和组数依身体部位而定 ● 根据当天身体情况调整方案 ● 如果拉伸增加了疼痛，尝试拉伸相同或附近筋膜网的其他区域，然后重新评估 ● 如果拉伸增加了触痛感，则降低所有参数，轻轻移动，然后重新评估

经 A. Frederick and C. Frederick, Stretch to Win, 2nd ed. Champaign, IL: Human Kinetics, 2017, 91 许可转载

（燕琪 王朝辉 关玲）

参考文献

Behm, D.G. & Chaouachi, A. (2011) A review of the acute effects of static and dynamic stretching on performance. *Eur J Appl Physiol*. 111: 2633–2651.

Benhardt, H.A. & Cosgriff-Hernandez, E.M. (2009) The role of mechanical loading in ligament tissue engineering. *Tissue Eng Part B Rev*. 15: 467–475.

Calleja-González, J., Terrados, N., Mielgo-Ayuso, J., Delextrat, A., Jukic, I., Vaquera, A., et al. (2016) Evidence-based post-exercise recovery strategies in basketball. *Phys Sportsmed*. 44: 74–78.

Decoster, L.C., Cleland, J., Altieri, C. & Russell, P. (2005) The effects of hamstring stretching on range of motion: a systematic literature review. *J Orthop Sports Phys Ther*. 35: 377–387.

Frederick, A. & Frederick, C. (2017) *Stretch to Win*, 2nd edition. Champaign, IL: Human Kinetics.

Harvey, L., Herbert, R. & Crosbie, J. (2002) Does stretching induce lasting increases in joint ROM? A systematic review. *Physiother Res Int*. 7: 1–13.

Herbert, R.D. & Gabriel, M. (2002) Effects of stretching before and after exercising on muscle soreness and risk of injury: systematic review. *BMJ*. 325(7362): 468.

Herbert, R.D., de Noronha, M. & Kamper, S.J. (2011) Stretching to prevent or reduce muscle soreness after exercise. *Cochrane Database Syst Rev*. 7: CD004577.

Kay, A.D. & Blazevich, A.J. (2012) Effect of acute static stretch on maximal muscle performance: a systematic review. *Med Sci Sports Exer*. 44: 154–164.

McGowan, C.J., Pyne, D.B., Thompson, K.G. & Rattray, B. (2015) Warm-up strategies for sport and exercise: mechanisms and applications. *Sports Med*. 45: 1523–1546.

McHugh, M.P. & Cosgrave, C.H. (2010) To stretch or not to stretch: the role of stretching in injury prevention and performance. *Scand J Med Sci Sports*. 20: 169–181.

Nédélec, M., McCall, A., Carling, C., Legall, F., Berthoin, S. & Dupont, G. (2013) Recovery in soccer. *Sports Med*. 43: 9–22.

Nordez, A., Gross, R., Andrade, R., Le Sant, G., Freitas, S., Ellis, R., et al. (2017) Non-muscular structures can limit the maximal joint range of motion during stretching. *Sports Med*. 47: 1925–1929.

Opplert, J. & Babault, N. (2018) Acute effects of dynamic stretching on muscle flexibility and performance: an analysis of the current literature. *Sports Med*. 48: 299–325.

Sands, W., Wurth, J. & Hewit, J. (2012) The National Strength and Conditioning Association's (NSCA) Basics of Strength and Conditioning Manual. NCSA. https://www.nsca.com/contentassets/116c55d64e1343d2b264e05aaf158a91/basics_of_strength_and_conditioning_manual.pdf.

Schleip, R. & Bayer, J. (2017) *Fascial fitness. How to be resilient, elegant and dynamic in everyday life and sport*. Chichester, UK: Lotus Publishing.

Schleip, R. & Müller, D.G. (2013) Training principles for fascial connective tissues: scientific foundation and suggested practical applications. *J Bodyw Mov Ther*. 17: 103–115.

Stecco, C. & Hammer, W.I. (2014) *Functional Atlas of the Human Fascial System*. E-Book: Elsevier Health Sciences. https://books.google.de/books?id=8eDTBQAAQBAJ.

Thomas, E., Bianco, A., Paoli, A. & Palma, A. (2018) The relation between stretching typology and stretching duration: the effects on range of motion. *Int J Sports Med*. 39: 243–254.

Weppler, C.H. & Magnusson, S.P. (2010) Increasing muscle extensibility: a matter of increasing length or modifying sensation? *Phys Ther*. 90: 438–449.

Wilke, J., Niederer, D., Vogt, L. & Banzer, W. (2016) Remote effects of lower limb stretching: preliminary evidence for myofascial connectivity? *J Sports Sci*. 34: 2145–2148.

第29章

筋膜的食物：分子生化过程

Kurt Mosetter

如何理解筋膜

在活性肌筋膜系统中，有些部分在不停退化，而有些则一直在重建。除了固有的遗传和结构模式外，环境状况也会对其产生巨大影响。诸如食物和营养，剪切力和机械性超负荷等因素，都会对组织构成的质量和微调产生很大影响。

软组织的特性是根据个人的需求来调节的。外部刺激有助于创建特定调整和需求综合的结构细节。还有许多更深入的点，例如所有核心建造材料的可用性，合成工作所需的足够能量，重组和分解的转换，以及应激轴的活动对转录后表观遗传微调的信号影响。

组织的调节能力、弹性、应力、剪切耐受能力、变形能力、恢复能力、炎症状态、体内平衡、动态互惠、再循环能力和新合成能力等，都是人类健康的关键因素。它们也是每个治疗师、医生、教练、健美运动员和舞者在这个动态难题中设计方案、取得成功的主要标准，因此与疼痛、运动系统、再生和免疫反应有关。

人体内部结构的详细生化特性使我们对筋膜的功能、质量和失调有了更深入的理解。这一背景也为结缔组织结构生理性营养的差异化概念发展指明了方向。

根据解剖学和生物化学原理，可以很容易地理解高性能筋膜的基本成分。人体内的任何组织基本都由两个主要成分组成：细胞和细胞外基质（ECM）。虽然细胞负责 ECM 的合成，但 ECM 本身由纤维（提供拉伸强度）、水和基质（ground substance）组成。基质由水、半乳糖、甘露糖、葡萄糖胺、ω-3 和氨基酸组成。

胶原蛋白家族的合成需要几种特定的氨基酸。另外还需要维生素 B、C、D，以及镁、钙、锰、锌、硒、铜、硫、硅、磷等矿物质，还有次生植物物质。

基质

基质及其环境是生命存在的必要条件，涉及营养、控制、信号活动和细胞过程的基本性质，包括生理学和病理学过程。因此，细胞外的过程通过与细胞表面、配体和生化引物（pacemaker）的联系来影响和控制细胞本身。细胞间质是了解细菌和病毒感染、癌变和转移途径、炎症过程和神经退行性改变的关键因素。从中枢神经系统的早期发育阶段开始，细胞外基质的结构对于成熟、生长、迁移、细胞控制、神经元和胶质细胞的分化，以及结缔组织和筋膜的构成就至关重要。

此外，神经细胞生长因子、靶区依赖的生长因子和胶原生长因子的活性和复杂调节功能，都离不开细胞外基质中物质的基本功能。

细胞外空间的特征

基质（ground substance）是一种胶状物

质,它将细胞凝聚在一起,并为营养物质、信号载体、氧气及信使物质的扩散和运输提供通路。它由蛋白质与单糖交织而成的网络组成,称为蛋白多糖和糖胺聚糖(Lindahl等,2017)。

从其总体构造和微观结构来看,这些物质呈海绵状,由许多分支组成,看起来好像蕨类植物或冷杉的树枝。它们富含水、氢键和矿物质。可以抵抗不同类型的压缩力、剪切力、减震性、弹力,以及撕扯力。这些特性由单糖与蛋白质相互连接交织而成的特殊网络来保证。典型的例子包括蛋白,如胶原蛋白、弹性蛋白、纤维连接蛋白、黏结蛋白聚糖和糖萼等蛋白质。糖萼是所有细胞的磨砂状表面。

这些糖-氨基-糖分子(糖胺聚糖和蛋白聚糖)的所有合成途径都依赖半乳糖(Lehninger等,2005)。半乳糖作为一种单糖,是基质中所有化合物表面天线的关键物质,是建筑用砖,是动态黏合剂和关键之谜,为所有细胞表面提供信号特性(图29.1)。细胞表面可被视为微天线的接口和场,对细胞间的所有通信过程都至关重要(Bibb和Nestler,2006)。

单糖相互结合的过程类似于把一块一块的拼图拼在一起,这个过程被称为糖基化。该合成途径也是一种重要的生化遗传调控机制。这一过程涉及细胞内外大量的必需底物、激素、酶、信使物质、受体及维持生命的成分。半乳糖等单糖与信号传递和细胞识别分子相结合,在细胞黏附、细胞信号级联、免疫调节、神经再生和神经生化过程中发挥重要作用。

除半乳糖外,硫酸盐基团和含硫氨基酸(如半胱氨酸和甲硫氨酸)也是关键因素。

软组织中的三维(three-dimensional,3D)网络旨在调节代谢性酸中毒并平衡pH水平。

糖胺聚糖的典型例子包括透明质酸,它是关节滑膜液中的润滑剂。此外,它们与细胞外基质相互作用,确保软骨、肌腱和结缔组织的拉伸强度和弹性。

硫酸软骨素可以确保软骨、肌腱和结缔组

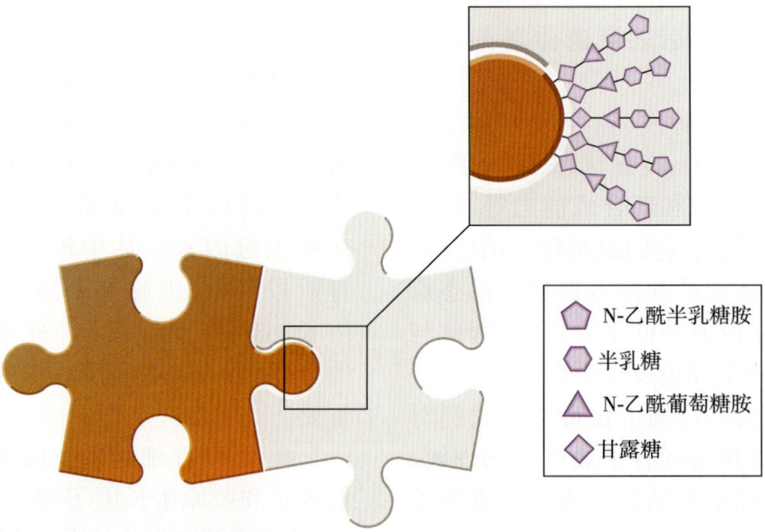

图29.1 在这幅拼图中,我们讨论的是拼图碎片的臂和手。半乳糖和甘露糖的生化代谢途径显示了所有异聚糖或拼图块的末端成分是如何代表细胞生物合成的底物的。它们在基质的细胞间空间中发挥代谢、功能性细胞间锚定和通信器作用

织的拉伸强度。硫酸皮肤素确保皮肤、血管和心脏瓣膜的柔韧性。硫酸角蛋白存在于软骨、骨骼、角膜和指甲中。在细胞外基质中，蛋白聚糖和糖胺聚糖网络逐渐形成一系列功能性小分子细胞因子、生长因子和趋化因子。它们存在于细胞外基质中，构成细胞的三维空间结构，同时也在黏结蛋白聚糖的蛋白多糖受体中充当备用储库。这些成分是高度动态的，可依据供需规则变化，并可以通过功能变化和请求进行调节。整骨疗法、瑜伽和肌肉反射疗法领域的治疗师，以及普拉提、太极和气功大师，均声称可通过激活基质中的调节过程来观察这些领域的变化。

这些结构保证了超快速的信息处理，以及对基质的精细调节和细胞反应的内分泌控制。

糖基化辅助决定几乎所有活体组织的精细结构和功能。糖基化蛋白质和脂质是细胞膜的基本结构成分，有助于形成细胞间的相互作用。因此，糖基化展现出了强大的生物储存能力，远远超过了核酸和蛋白质等传统信息载体。

不间断的生物糖基化可确保生理性折叠、功能性蛋白质构象、无缝的细胞内运输（蛋白质靶向）和胞外分泌，脂质和蛋白质的稳定性，对结合伙伴（如胰岛素受体）的亲和性，并防止蛋白水解分解。

> “细胞外基质和细胞共同形成一个黏弹性系统，在受到外力冲击时保持自我稳定结构（张拉整体）。因此，细胞外基质是所有外部和内部作用力的吸引器，类似于耦合弹簧，小诱因会产生很大的影响。”（Heine，2005）

在构建基质的糖 - 氨基 - 糖分子的谜题中，成纤维细胞生长因子（fibroblast growth factor，FGF）家族是拼图的线索（Landreth，2006）。营养因素和运动是了解成纤维细胞的活性并平衡其生理活动的关键因素。

基质中还含有细胞因子家族。在这种基质中“睡眠”的有肌原细胞、成纤维细胞、胶质细胞、成软骨细胞、成骨细胞和肥大细胞，所有这些细胞都会根据需要被激活、运输及调节，从而构成一幅有序的画面。情境导向的组织重组是一种复杂的平衡，一方面是强效炎症物质，另一方面是包括转化生长因子 -β（transforming growth factor β，TGF-β）和神经生长因子在内的生长因子。

大量 TGF-β 能调节基质蛋白的合成，刺激骨骼、结缔组织、肌肉和皮肤的分解。它们对骨基质的稳定性及伤口愈合至关重要。

由垃圾食品引发的制动和炎症可能导致生长受损、骨骼生长障碍、慢性炎症和感染，甚至会引发细胞恶性转化。

这种情况下，促炎信使物质，如前列腺素、组胺、蛋白酶和白三烯，成为了解多种疾病状态的关键因素。这些过程可以通过训练和运动来平衡。

基质与信号控制

整合素的功能类似多向节点，其会在软组织内调整对接行为。事实上，它们看起来就像潜艇上的望远镜，在各个方向上都能进行积极地交流：它们能像手机一样接收、发送和调制信息，并且在身体网络中保持随时在线。

细胞及其表面结构与细胞外空间成分的相互作用，对单个细胞的发育和行为有着深远的影响。

与机械压力和外部负担相关的信号，形成了基质的生存世界。根据不同的信号性质，可以合成各种不同形式和类型的结缔组织。根据使用和激活情况，这些信号将诱导胶原蛋白和弹性蛋白的产生或肌成纤维细胞的合成。因此，即使是那些看起来更坚固、更独立的结构，如骨骼和关节，也高度依赖于细胞层面的功能。即使在严重的发育受限及发育不良的情况下，它们在晚期仍然是可塑形和改变的。多年的治疗经验和临床进步表明，肌筋膜背痛通常与胸腰筋膜水肿、肿胀增厚及炎症等改变有关。由主动抗阻拉伸训练引起的不同功能需求（Mosetter 和 Mosetter，2016；Mosetter 2017，2018），通过广谱糖蛋白转导诱导不同的信号。它们能够调节胶原蛋白的合成，降低炎症水平，恢复弹性。在系统性硬化病、硬皮病和红斑狼疮中，拉伸能激发抗炎活性，改变软组织的组成（Berrueta 等，2016；Xiong 等，2017）。在成骨不全中，使用 KiD 的主动拉伸和在振动平台（Galileo）上的高强度训练，可通过软组织和骨重塑中的糖蛋白信号进行转译。甚至骨骼的内部结构在三维构型中也发生了变化（Sa Caputo 等，2017）。皮质的密度几乎降低到正常状态，内部结构的内部稳定性被打开。皮肤和软组织的重塑和恢复也可以通过这些相互作用来实现。

单个细胞的形态、发育、生长、极化、运动，有时也包括其性质和功能，都反映了细胞环境中相应的变化。

糖胺聚糖和蛋白聚糖之间的相互作用和水合作用也会产生电荷、电和化学梯度的波动，从而打开信息桥梁和传输路径。基质的这种流动性有助于维持结缔组织、筋膜、细胞骨架和生化通信级联的正常组织架构。

结缔组织的合成

胶原蛋白的合成需要通过一系列细胞内和细胞外步骤（图 29.2）。

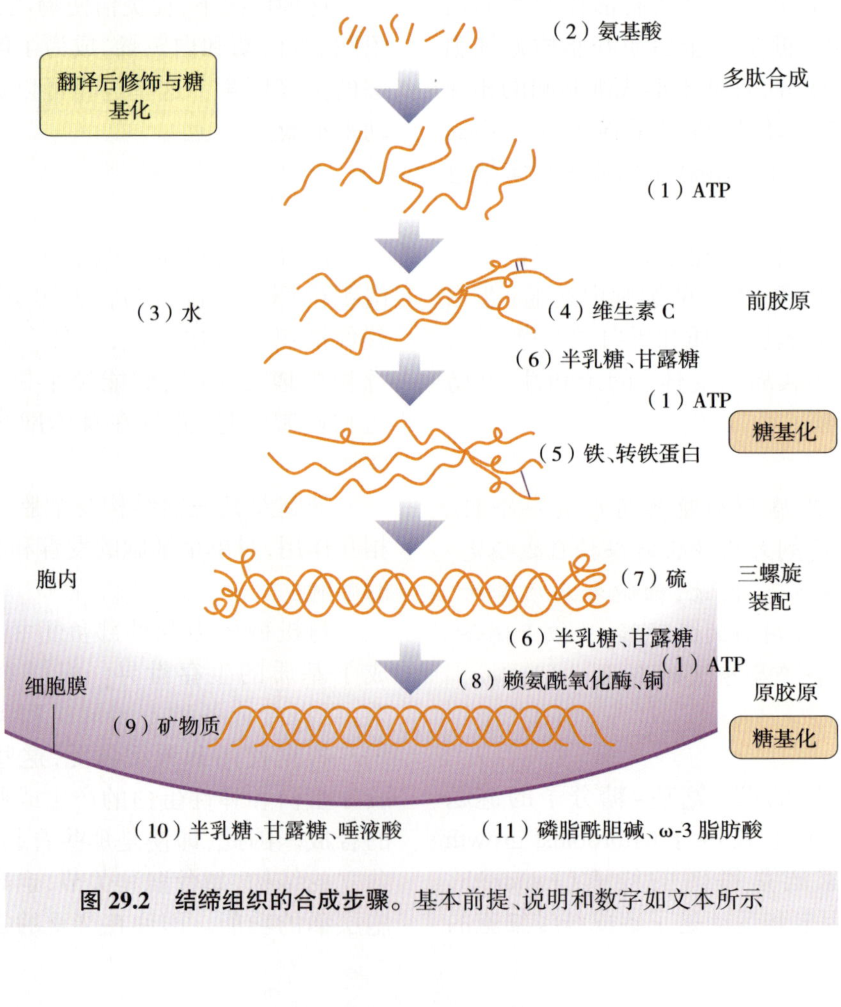

图 29.2 结缔组织的合成步骤。基本前提、说明和数字如文本所示

基本前提

1. ATP　在胶原蛋白合成的每个步骤中，转换和修复都依赖于线粒体中产生的以 ATP 形式储存的能量。线粒体的功能越经济，ATP 的可用性就越高，代谢性酸中毒、氧化应激和炎症信号对修复和再生过程的干扰就越少。

2. 氨基酸和蛋白质　氨基酸是所有胶原蛋白和蛋白多糖的必需物质。特别是对于赖氨酸、脯氨酸、羟脯氨酸、甘氨酸、谷氨酰胺、γ 氨基丁酸（GABA）、ß- 亮氨酸和精氨酸尤为重要。氨基酸供应不足会损害生理合成过程。

单个氨基酸就像珍珠一样排列成一条链。消耗 ATP 进行折叠从而形成三维形状、螺旋形和个性化配置的复杂螺旋形结构。通过氨基酸键的特定电荷及交联的吸引力和排斥力，这些前胶原蛋白被硬化，获得拉伸强度，稳定成坚硬或有弹性的纤维。

3. 水和氢键　水分子是这一网络系统的重要组成部分，有着特殊的晶格结构，通过氢键相互连接，并与离子和矿物质形成桥。其最佳营养来源是水（但水中的二氧化碳可能会干扰该过程，因为有机酸会导致代谢性酸中毒）。

4. 维生素 C　脯氨酸和赖氨酸在维生素 C 的帮助下羟基化为羟脯氨酸和羟赖氨酸，从而形成纤维性胶原蛋白 1，该蛋白负责增强骨骼、软骨、肌腱、韧带、筋膜、真皮、巩膜、角膜和牙本质的强度。浆果、柠檬、杏、成熟苹果和木瓜等低葡萄糖、低果糖、高纤维的水果中，维生素 C 含量较高。

5. 铁和转铁蛋白　铁可以确保脯氨酸羟基化，对原胶原螺旋和三螺旋的稳定至关重要。未经加工的有机红肉、鱼、全麦产品、可可、坚果、杏仁、芝麻和罂粟籽等食品中均富含高浓度的铁。

6. 半乳糖和甘露糖　赖氨酸的羟基化是以下重要步骤的前提：通过单糖的黏附，信号天线根据任务特异性进行配置，例如寿命、接触行为及三维结构等。这一关键过程被称为糖基化。通过糖基转移酶构建、拆卸和重新配置这些小成分来实现微调。

在微调胶原蛋白以适应微环境的环境条件这一步骤中，胶原由氨基酸类化合物天冬酰胺、丝氨酸、赖氨酸、苏氨酸及单糖（如甘露糖和半乳糖）调节。

在细胞内的最后一步是通过几个螺旋的聚集，由二硫键形成复杂的三螺旋结构。

扁豆、黑莓和蔬菜中含有大量的半乳糖和甘露糖。

7. 含硫氨基酸　在合成的下一步，通过硫的附属物（脱硫酸基），开始分泌到细胞外空间。分泌后，前肽被小剪刀（肽酶）分离，从而产生不溶于水的原胶原蛋白。不同原胶原蛋白单元串联形成微纤维，并最终通过纤维胶原形成原纤维（Lindahl 等，2017）。

鸡蛋、鱼、有机红肉、腰果、杏仁、豆类、鹰嘴豆、扁豆、羊乳干酪和小米都是很好的食物来源。

8. 铜　赖氨酰氧化酶（lysyl oxidase，LOX）是一种铜依赖性酶，可触发基质中弹性蛋白、纤维连接蛋白及胶原蛋白的连接和交联。LOX 活性可通过次生植物物质、绿茶、维生素 D、β- 胡萝卜素、维生素 B_6 和金盏花进行调节（Kothapalli 和 Ramamurthi，2009）。

优质食物来源包括洋蓟、豆芽、可可、腰果、扁豆、豆类和鹰嘴豆。

9. 矿物质　镁、锰、铜、铁和锌等矿物质总是以离子胶体形式在凝胶状电荷网络中发挥作用；事实上，这也是它们唯一可以被人体利用的形式。

钙和镁对骨骼的形成尤其重要，但磷酸盐、砷酸盐、钒酸盐和硅酸盐也构成了相应的胶原结构。

沙拉、香草、芹菜、蔬菜、红米、黑米、坚果、豌豆、扁豆、燕麦、芝麻和全麦都是很好的食物来源。

10. 硫、半乳糖、甘露糖为糖胺聚糖充电 细胞外蛋白通常以糖基化的形式存在。聚糖通常具有亲水性，由于带负电荷的唾液酸呈酸性，对蛋白质的水溶性作用巨大。

鸡蛋、鱼和有机红肉都含有硫。不流动的水、蔓越莓、枸杞和扁豆有助于这些过程。

11. ω-3脂肪酸和磷脂酰胆碱 跨细胞膜动态边界层的细胞内运输途径（扩散、主动运输、囊泡、小管和筏）和细胞骨架的正常接触行为（黏附、变形）需要几种额外的物质，主要是 ω-3 脂肪酸、维生素 D 和磷脂酰胆碱 / 丝氨酸。

优质食物来源有深海野生鱼类、海藻、奇亚籽、大麻油、亚麻籽油和鱼肝油。

损伤基质的元凶

机械超负荷与疼痛

筋膜中不对称的肌肉生物力学杠杆效应，导致相应的慢性超负荷。随着非生理力量的作用，会导致结缔组织的代谢、机械和分子重组并丧失功能，从而引发疼痛（Eekhoff 等，2018）。

筋膜的基质含有糖胺聚糖，充满了游离的神经末梢，并具有 P 物质的特定伤害性感受器，此外，还受到交感神经系统分支连接的广泛支配。

随之而来的问题包括肌筋膜触发点、肌肉硬化和筋膜结构密度增加，以及弹性丧失。成纤维细胞是一种特别灵敏的细胞类型，会对机械、分子和代谢应激产生水肿反应，合成少量弹性胶原 1 和大量功能失调性胶原 3，以及一系列炎症介质，包括 TGF-ß1、IL-1ß、IL-6 和 TNF-α，进而导致纤维化。在剪切应力作用下，小血管和神经丛出现在筋膜交叉点内。血管收缩、缺血、痛觉信使物质的激活，以及交感系统对神经痛觉过敏的过度反应，都会加剧这种危机。胰岛素抵抗、代谢性酸中毒和辅酶 Q10、NADH、维生素 B_3 和 ATP 等水平低的情况都可能损害胶原结缔组织和糖胺聚糖的合成速度和最终质量。

动态张拉整体结构的灵活性及其平衡的张力带系统逐渐减弱。随着时间的推移，炎症、酸度过高、失水、结渣（废物沉积后的反应残留、破坏 ECM 海绵的炎症蛋白质）、矿物质和氨基酸缺乏，会导致组织粗糙的炎性增厚、纤维化，晚期糖基化终末产物（advanced glycation end product，AGE）的沉积伴随着病理性糖化、氧化应激及产生疼痛的过量氨，通过结缔组织基质扩散。

糖的过度摄入

现在人们普遍认为，对结缔组织破坏性最大的物质是糖、短链碳水化合物和反式脂肪（DiMauro 和 De Vino，2006）。在美拉德反应过程中，糖的非生理性过量会使糖与蛋白质一起燃烧，导致 AGE 和自由基的产生增加，从而抵消蛋白质的合成，使甘氨酸、脯氨酸、赖氨酸、谷氨酰胺、GABA 和乙酰胆碱的水平下降。

作为导致可恶的“衰老”和人类社会疾病的致病因素，一个重要的机制是在 1912 年就已经被发现了的生化反应。当糖与蛋白质发生反应时，就会产生所谓的“糖基化”产物。生物化学家 Louis Maillard 描述了糖和牛奶蛋白在烹饪锅中焦糖化并燃烧的精确过程。血液中过多的糖会粘在一起，不仅会使红细胞中的血红蛋白焦糖化，还会使神经，血管，必需脂肪，信使物质，信号蛋白和激素及其对接位点、核酸、细胞外基质和结缔组织的焦糖化。

焦糖化糖基化产物产生得越多，高级、复杂的 AGE 燃烧就越广泛。这种可预防的、不断升级的代谢过程对整个身体及所有细胞来说都是一场灾难（Ott 等，2014）。

损害甚至会更严重。AGE 的增加导致相应的 AGE 结合位点和受体增加，即 RAGE。通过这些受体，破坏信号在细胞内部开始串联，异常的细胞核被激活，产生的生物学后果包括氧化应激、线粒体功能障碍、自噬体紊乱和退化过程等（Chen 等，2017；Peng 等，2018）。

AGE 显著诱导巨噬细胞表达 IL-6 和 TNF-α。M1 型巨噬细胞标志物如 iNOS 和表面标志物显著上调（而 M2 型巨噬细胞标志物如 Arg1 和 CD206 在 AGE 刺激后保持不变）。AGE 显著增加巨噬细胞中 RAGE 的表达，并激活 NF-κB 通路。与 mTOR 信号一样，细胞因子 TGF-1ß、IL-1ß、IL-6 和 TNF-α 均慢性上调（Derk 等，2018）。翻译后修饰和糖基化被 AGE 严重破坏！

过度摄入短链碳水化合物和糖，与 AGE 相关的高血糖状态，氧化应激的胰岛素抵抗状况，ATP 缺乏，能量不足，代谢性酸中毒，毒性分解产物，氨过量，慢性炎症变化，以及危机依赖性胰岛素和 AGE/RAGE 信号级联，都会导致结缔组织及相关细胞群的退化（Bierhaus，2004；Chang 等，2014；Serban 等，2015）。

同时，能量代谢、应激代谢的中断和紧急状态，会导致所有再生代谢途径的中断。筋膜、结缔组织、皮肤和神经元修复的修复合成途径均受到抑制。进一步造成筋膜、韧带、肌肉和关节损伤。肌肉、筋膜疼痛、关节疼痛、结缔组织炎性肿胀、纤维变性、条纹、应力性骨折、风湿性疾病、骨质疏松症和骨膜疼痛，都可能是营养不良和饮食不足的后遗症。位于细胞外基质和肌筋膜结缔组织末端的交感神经系统的慢性激活，会加剧疼痛和炎症的恶性循环。TNF-α、TGF-1ß、IL-1ß 和 IL-6 水平的升高都会导致退行性变化。

胰岛素抵抗和高血糖也会抑制生理性糖基化，此外，还会使软组织暴露于应激相关的修饰（O- 糖苷乙酰化，O-GlcNac）中。这些过程为退化和阻断自然自噬体奠定了基础（Zhu 等，2018）。

正确做法概述

通过自然饮食，特别是糖原计划（Mosetter，2018）和生酮饮食（Wilson 等，2017）等方式，进行毒性过载的消除及营养医疗的保健，可以为再生创造转折点。加强能量代谢，特别是在 ATP 代谢中枢线粒体中，可以促进胶原蛋白合成、快速同步蛋白质折叠和功能多样性，在此情形下，它们的定期分解、经济消化和特定再循环等至关重要。

用 NADH、辅酶 Q10、核糖和肌酸进行必要的替代治疗，为机体的新开始做好准备。它们既能促进废物的消除和消化，同时也能促进修复过程和新合成的开始。氨基葡萄糖和半乳糖是修复工具箱中的急救工具，可提供关键帮助。

内源性解毒

应激代谢过程中产生的不可逆氨合成，会对离子通道、受体和神经细胞造成损害，可以沿着另一种代谢途径重新定向（Butterworth，2006）。

氨基酸是由有毒代谢物和氨，以及氨当量的半乳糖形成的。在此过程中，解毒以内源性解毒的形式进行，具有循环特性。此外，正常大脑功能所需的介质可以由氨基酸合成（Mosetter，2018）。通过所谓的泵糖蛋白的结构、识别及 ATP 的依赖性能，身体的内源性解毒步骤可以受益于半乳糖的广泛活动。

合成代谢

蛋白质分解代谢及氨基酸损失的情形可以直接转移到构造性合成代谢途径中。

在氨和氨当量的代谢中，部分半乳糖产生氨基酸。这一过程会吸收应激生物体（在应激代谢中）产生的有毒氨，通过这一简单的保护途径实现解毒。以这种方式形成的氨基酸可以用于形成有价值的蛋白质。半乳糖通过代谢氨来确保 α- 酮戊二酸、谷氨酸、谷氨酸盐和天冬氨酸的合成（Yudkoff，2006）。在胰岛素抵抗的情况下，半乳糖可以诱导成骨细胞的活性。

补充锌、硒、镁、硫辛酸、核糖和谷胱甘肽的抗氧化保护计划更能有助于这一过程。

磷脂酰胆碱和 ω-3 脂肪酸用于细胞膜的再生过程。

利用种类繁多的必需氨基酸（甘氨酸、脯氨酸、亮氨酸、赖氨酸、谷氨酰胺、GABA）对氨基酸水平不足进行个体化再平衡，为将要进行的新合成提供原料。

含硫氨基酸甲硫氨酸和半胱氨酸具有抗氧化性能，而硫酸基也是胶原蛋白合成的辅助因子。

维生素 C、维生素 D、基本矿物质和金属，特别是铁、铜、锌、镁、硒、锰、钙、硅和磷，可确保为筋膜提供良好的营养和能量，也确保它们不会缠结。

提供单糖、半乳糖、甘露糖和唾液酸及葡萄糖胺能够促进糖基化的基本代谢途径（见上文）。

ω-3 脂肪酸和 ω-3 脂肪酸家族也发挥了所谓的"解决因素"的作用（Zhang 等，2017）。

2016 年诺贝尔生理学或医学奖强调了线粒体对成功的自噬过程的重要作用，并证明线粒体激活、间歇性禁食、生酮饮食、糖原自然饮食和适度训练可以从根本上促进这一过程。

肌细胞因子大家族能够调节成纤维细胞，以及结缔组织的结构。因此，基质、软骨和骨代谢可能被重新设定为修复功能。成纤维细胞生长因子-21（fibroblast growth factor-21，FGF-21）、BDNF、IL-15、IL-6 和 IL-1β 与软组织修复增加有关（Kaji，2018；Guo 等，2017）。

成功修复的重要驱动器通过肠道和微生物组被激活。

利用益生元和益生菌，通过膳食纤维和超级食品的成功代谢，同步化良好的肠道细菌可以合成短链脂肪酸，而短链脂肪酸是肠道健康、免疫系统及筋膜代谢的关键物质。特别是健康的普拉梭菌（*Faecalbacterium prausnitzii*）和嗜黏蛋白阿克曼菌（*Akkermansia muciniphila*）能够支持各种组织修复，在 ECM（细胞外基质）中尤其如此。这些因素包括丁酸、叶酸、生物素、维生素 B_3、丙酸和醋酸盐。

2016 年、2017 年和 2018 年的诺贝尔生理学或医学奖都强调了通过内在身体修复机制实现自愈的潜力，即线粒体在成功自噬、激活内部节律（意念），以及免疫和再生代谢的修复能力中的重要作用。间歇性禁食、生酮饮食、含糖计划的自然饮食、营养补充、KiD（通过拉伸训练增强力量）和适度训练都可以从根本上促进所有修复过程。

主要的保护性抗炎因子也可以通过阻力、肌肉筋膜长度训练（Bouffard 等，2008；Berrueta 等，2018；Guzzoni 等，2018）和主动的抗阻拉伸训练（Mosetter 和 Mosetter，2016；Mosetter 2017，2018）来激活。

筋膜研究领域开拓者的这些最新见解有助于证实有关瑜伽、太极、气功、普拉提和主动抗阻拉伸训练的经验、概念和假设。形式服从功能，运动得越好，炎症就越少。

（燕琪　王朝辉　关玲）

参考文献

Berrueta, L., Bergholz, J., Munoz, D., Muskaj, I., Badger, G.J., Shukla, A., Kim, H.J., Zhao, J.J. & Langevin, H.M. (2018) Stretching reduces tumor growth in a mouse breast cancer model. *Sci Rep.* 8: 7864.

Berrueta, L., Muskaj, I., Olenich, S., Butler, T., Badger, G.J., Colas, R.A., Spite, M., Serhan, C.N. & Langevin, H.M. (2016) Stretching impacts inflammation resolution in connective tissue. *J Cell Physiol.* 231: 1621–1627.

Bibb, J.A. & Nestler, E.J. (2006) Serine and Threonine Phosphorylation/Intercellular signalling. In: Siegel, U.A. (Hrsg.), *Basic Neurochemistry.* Amsterdam, the Netherlands: Elsevier, 391–413.

Bierhaus, A. (2014) RAGE - Das Geheimnis des Alterns. UGB-Forum 6/04, 296–299.

Bouffard, N.A., Cutroneo, K.R., Badger, G.J., White, S.L., Buttolph, T.R., Ehrlich, H.P., Stevens-Tuttle, D. & Langevin, H.M. (2008) Tissue stretch decreases soluble TGF-beta1 and type-1 procollagen in mouse subcutaneous connective tissue: evidence from ex vivo and in vivo models. *J Cell Physio*l. 214: 389–395.

Butterworth, R.F. (2006) Metabolic Encephalopathies. In: Siegel, G.J., Albers, R.W., Scott, T.B. & Price, D.L. (Eds), *Basic Neurochemistry. Molecular, cellular and medical aspects* (seventh edition). Amsterdam, the Netherlands: Elsevier, 593–602.

Chang, P.C., Tsai, S.C., Jheng, Y.H., Lin, Y.F. & Chen, C.C. (2014) Soft-tissue wound healing by anti-advanced glycation end-products agents. *J Dent Res*. 93: 388–393.

Chen, Y.S., Wang, X.J., Feng, W. & Hua, K.Q. (2017) Advanced glycation end products decrease collagen I levels in fibroblasts from the vaginal wall of patients with POP via the RAGE, MAPK and NF-kappaB pathways. *Int J Mol Med*. 40: 987–998.

Cretoiu, D., Xu, J., Xiao, J. & Cretoiu, S.M. (2016) Telocytes and their extracellular vesicles - evidence and hypotheses. *Int J Mol Sci*. 17: 8.

Derk, J., et al. (2018) The receptor for advanced glycation endproducts (RAGE) and mediation of inflammatory neurodegeneration. *J Alzheimers Dis Parkinsonism*. 8(1): 421.

DiMauro, S. & De Vino, D.C. (2006) Diseases of Carbohydrate, Fatty Acid and Mitochondrial Metabolism. In: Siegel, U.A. (Ed.), *Basic Neurochemistry*. Amsterdam, the Netherlands: Elsevier, 695–712.

Eekhoff, J.D., Fang, F. & Lake, S.P. (2018) Multiscale mechanical effects of native collagen cross-linking in tendon. *Connect Tissue Res*. 59: 410–422.

Guo, B., Zhang, Z.K., Liang, C., Li, J., Liu, J., Lu, A., Zhang, B.T. & Zhang, G. (2017) Molecular communication from skeletal muscle to bone: a review for muscle-derived myokines regulating bone metabolism. *Calcif Tissue Int*. 100: 184–192.

Guzzoni, V., Ribeiro, M.B.T., Lopes, G.N., de Cassia Marqueti, R., de Andrade, R.V., Selistre-de-Araujo, H.S. & Durigan, J.L.Q. (2018) Effect of resistance training on extracellular matrix adaptations in skeletal muscle of older rats. *Front Physiol*. 9: 374.

Heine, H. (2005) Die extrazelluläre Matrix als Attraktor für Verschlackungsphänomene. [The extracellular matrix as an attractor for slagging phenomena.] *Ärztezeitschrift für Naturheilverfahren*. 46: 236–266.

Ibba-Manneschi, L, Rosa, I. & Manetti, M. (2016) Telocytes in chronic inflammatory and fibrotic diseases. *Adv Exp Med Biol*. 913: 51–76.

Kaji, H. (2018) Body weight and bone/calcium metabolism. Muscle, myokines and bone/calcium metabolism. *Clin Calcium*. 28: 919–926.

Kothapalli, C.R. & Ramamurthi, A. (2009) Lysyl oxidase enhances elastin synthesis and matrix formation by vascular smooth muscle cells. *J Tissue Eng Regen Med*. 3: 655–661.

Landreth, G.E. (2006) Growth Factors. In: Siegel, U.A. (Ed.), *Basic Neurochemistry*. Amsterdam, the Netherlands: Elsevier, 471–484.

Lehninger, A.L., Nelson, D.L. & Cox, M. (2005) *Biochemie*. (3. Auflage). Berlin, Heidelberg, New York: Springer.

Lindahl, U., et al. (2017) *Proteoglycans and Sulfated Glycosaminoglycans*. https://www.ncbi.nlm.nih.gov/books/NBK453033/.

Mosetter, K. (2017) Fascias are creating a furore. *Sport Medicine* newspaper, 8–9.

Mosetter, K. (2018) *Myoreflex Therapy – experienced biography*. Konstanz: Vesalius.

Mosetter, K. & Mosetter, R. (2016) Schneller schmerzfrei mit der KiD-Methode. Beweglich in Muskeln und Faszien. [2008, überarbeitete Neuausgabe.] Ostfildern: Patmos.

Ott, C., et al. (2014) Role of advanced glycation end products in cellular signaling. *Redox Biol*. 2: 411–429.

Peng, Y., Kim, J.M., Park, H.S., Yang, A., Islam, C., Lakatta, E.G. & Lin, L. (2016) AGE-RAGE signal generates a specific NF-kappaB RelA "barcode" that directs collagen I expression. *Sci Rep*. 6: 18822.

Sa-Caputo, D.C., Dionello, C.D.F., Frederico, E., Paineiras-Domingos, L.L., Sousa-Goncalves, C.R., Morel, D.S., Moreira-Marconi, E., Unger, M. & Bernardo-Filho, M. (2017) Whole-body vibration exercise improves functional parameters in patients with osteogenesis imperfecta: a systematic review with a suitable approach. *Afr J Tradit Complement Altern Med*. 14: 199–208.

Serban, A.I., Stanca, L., Geicu, O.I., Munteanu, M.C., Costache, M. & Dinischiotu, A. (2015) Extracellular matrix is modulated in advanced glycation end products milieu via a RAGE receptor dependent pathway boosted by transforming growth factor-beta1 RAGE. *J Diabetes*. 7: 114–124.

Wilson, J.M., Lowery, R.P., Roberts, M.D., Sharp, M.H., Joy, J.M., Shields, K.A., Partl, J., Volek, J.S. & D'Agostino, D. (2017) The effects of ketogenic dieting on body composition, strength, power, and hormonal profiles in resistance training males. *J Strength Cond Res*.

Xiong, Y., Berrueta, L., Urso, K., Olenich, S., Muskaj, I., Badger, G.J., Aliprantis, A., Lafyatis, R. & Langevin, H.M. (2017) Stretching reduces skin thickness and improves subcutaneous tissue mobility in a murine model of systemic sclerosis. *Front Immunol.* 8: 124.

Yudkoff, M. (2006) Disorders of Amino Acid Metabolism. In: Siegel, G.J., Albers, R.W., Scott, T.B. & Price, D.L. (Eds), *Basic Neurochemistry. Molecular, cellular and medical aspects* (seventh edition). Amsterdam, the Netherlands: Elsevier, 667–683.

Zhang, Q., Zhu, B. & Li, Y. (2017) Resolution of cancer-promoting inflammation: a new approach for anticancer therapy. *Front Immunol.* 8: 71.

Zhu, Y., Shan, X., Safarpour, F., Erro Go, N., Li, N., Shan, A., Huang, M.C., Deen, M., Holicek, V., Ashmus, R., Madden, Z., Gorski, S., Silverman, M.A. & Vocadlo, D.J. (2018) Pharmacological inhibition of O-GlcNAcase enhances autophagy in brain through an mTOR-independent pathway. *ACS Chem Neurosci.* 9: 1366–1379.

第30章

行走：双腿行走的优势

James Earls

引言

许多古生物学家对直立行走的重要性有共识，他们认为直立行走是智人谱系进化的主要推动力（Lieberman，2012）。专有的两足行走是最重要的进化发展之一，因为运动经济效应能够将新陈代谢资源转移到“更有价值的组织”——如大脑中。然而，尽管发现了新的化石，比较解剖学也日益清晰，相关研究也越来越全面，但两足行走的起源仍然没有被完全阐明（Osborn，1928；Lieberman，2012；Pontzer，2017）。化石记录表明，两足动物的适应可能始于600~700万年前（million years ago，MYA），但通过一系列解剖学改进发现，直到大约200万年前，运动效率才得到充分发展（Pontzer，2017）。

本章将把比较解剖学和功能解剖学与古生物学研究相结合，对我们的祖先为何及如何从某种形式的四足运动，转变为我们独特的直立两足行走做出统一阐述。这种方法应该能更好地理解全身力学及各种组织类型的形态和功能间复杂的相互作用。最后，本章旨在说明关于运动功能障碍和各种病理学临床推理的一些新观点。

效率

人们普遍认为直立行走的代谢成本比四肢触地更低（图30.1）。在当时那个以卡路里为唯一标准的世界里，能够以尽可能低的代谢成本在食物来源、庇护所、交配潜力和安全性之间切换，会带来显著的进化优势。Sockol等人（2007）比较了一些黑猩猩和人类个体的行动成本（图30.1）。在每一种情况下，无论黑猩猩是用两肢还是四肢行走，人类的步态都明显更有效率。相比之下，人类两足行走的成本降低了75%。

人体的筋膜组织无疑在直立行走中发挥了作用，并促进了成本经济化，但我们必须首先探索一些其他的促进其利用的影响因素。

骨骼变化

将重心与我们的脚对齐并不只是站立那么简单。我们的垂直稳定性也有赖于腰椎前凸和坐骨结节后伸，即使在髋关节伸展时也能为腘绳肌提供杠杆作用。如图30.1所示，黑猩猩采用双足行走姿势时，下肢无法完全伸直，不得不保持膝盖和臀部弯曲。黑猩猩直立时的下肢屈曲不是因为髋关节或膝关节的活动范围受限，而是由于坐骨结节下移限制了腰椎的伸展，降低了腘绳肌的支撑力，因此必须要屈曲下肢。

有限的空间使我们无法更全面地探索每个平面和步态的细微差别，但我们至少应该承认展肌对冠状面稳定性的作用。与我们的灵长类远亲不同，我们的髂骨侧面使臀肌在单腿支撑时能够提供冠状面稳定性。确保单腿站立时能够支撑重心，躯干不会左右摇晃，这样就能够更平稳地前进。在骨盆的进化中，通过

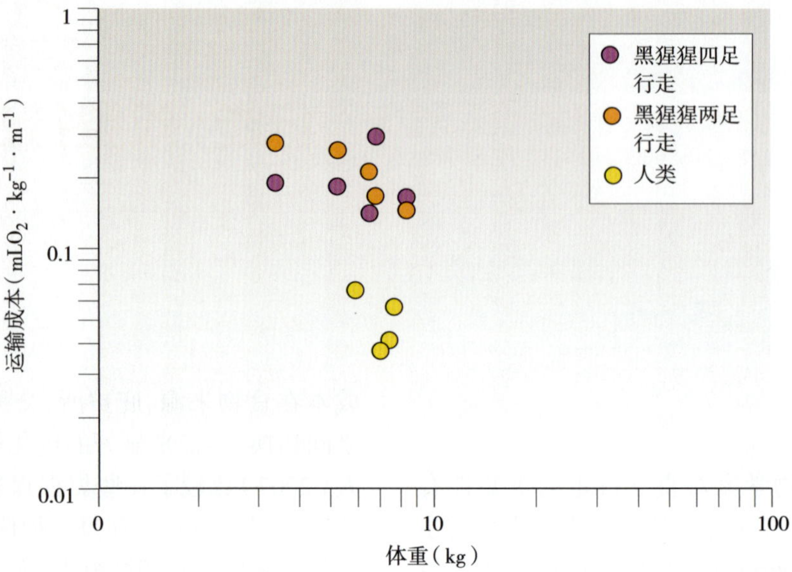

图 30.1 黑猩猩四足行走（紫色）、黑猩猩两足行走（橙色）和人类行走（黄色）的净运输成本（$mLO_2 \cdot kg^{-1} \cdot m^{-1}$）。 改编自 Sockol 等（2007）

改变髂骨的方向将臀肌从后伸肌转变为侧向稳定肌，这种显著的形状变化使得臀肌能够提供冠状面支撑。

侧向稳定性和直立姿势有助于实现更长的步幅，但只有在距小腿关节和脚趾的旁矢状面范围内才可以。用较少的步数走完一段距离是一种进步，并且足部也发生了许多适应性改变。脚从一种攀爬工具进化成了一个具有适应性的刚性杠杆，可以帮助人类高效行走。为了有利于大步幅行走，大脚趾从内收抓握位置发生改变，脚趾在每个跖趾关节（metatarsalphalangeal joint，MTP）的伸长都有增加。姆趾对齐和 MTP 延长增加等变化，也同时伴随着足弓的形成。脚部复杂的多关节布局建立了一个运动基础，在脚跟触地时可以保持稳定，了解并适应地面，同时在站立阶段吸收地面的反作用力。

在步态周期中，人的脚会经历两个地面反作用力的高峰值，一个是脚跟触地，另一个是脚趾离地。在这些节点上有一只骨骼稳定的脚，另一只可移动的脚似乎是有利的，这使得一些力被足底组织吸收，并促进脚适应地面。人类的足弓呈半球形，可以使脚从更稳定的状态（旋后）转变为相对可动的状态（旋前），并恢复到稳定的旋后状态，准备为脚趾离地释放能量（图 30.2A）（McKeon 等，2014）。

MTP 延长可增强脚趾离地前的足部再旋（Fernández等，2018）。当脚趾伸展时，足底组织（足底筋膜、趾长屈肌和趾短屈肌）被拉紧，将足部的许多骨骼拉到一起。足底组织的张力构成了"锚机机制"的一部分，使脚绷紧，并为脚趾离地做准备推力（Holowka 和 Lieberman，2018）。后旋的足部由足部的旁矢状面运动形成，并为能量释放提供了稳定的平台；偏向任何一侧都会对旋后产生负面影响。

上文讨论的姆趾内收和脚趾伸展变化促进了足部的旁矢状面运动。在其他灵长类动物的步态模式中，我们没有观察到这两个反作用力的峰值（图 30.3）。我们的类人猿近亲缺乏适应性强的刚性杠杆、内收的大脚趾和增强的脚趾伸展等功能组合，因此，在站立阶段绕道进入了其他位面。

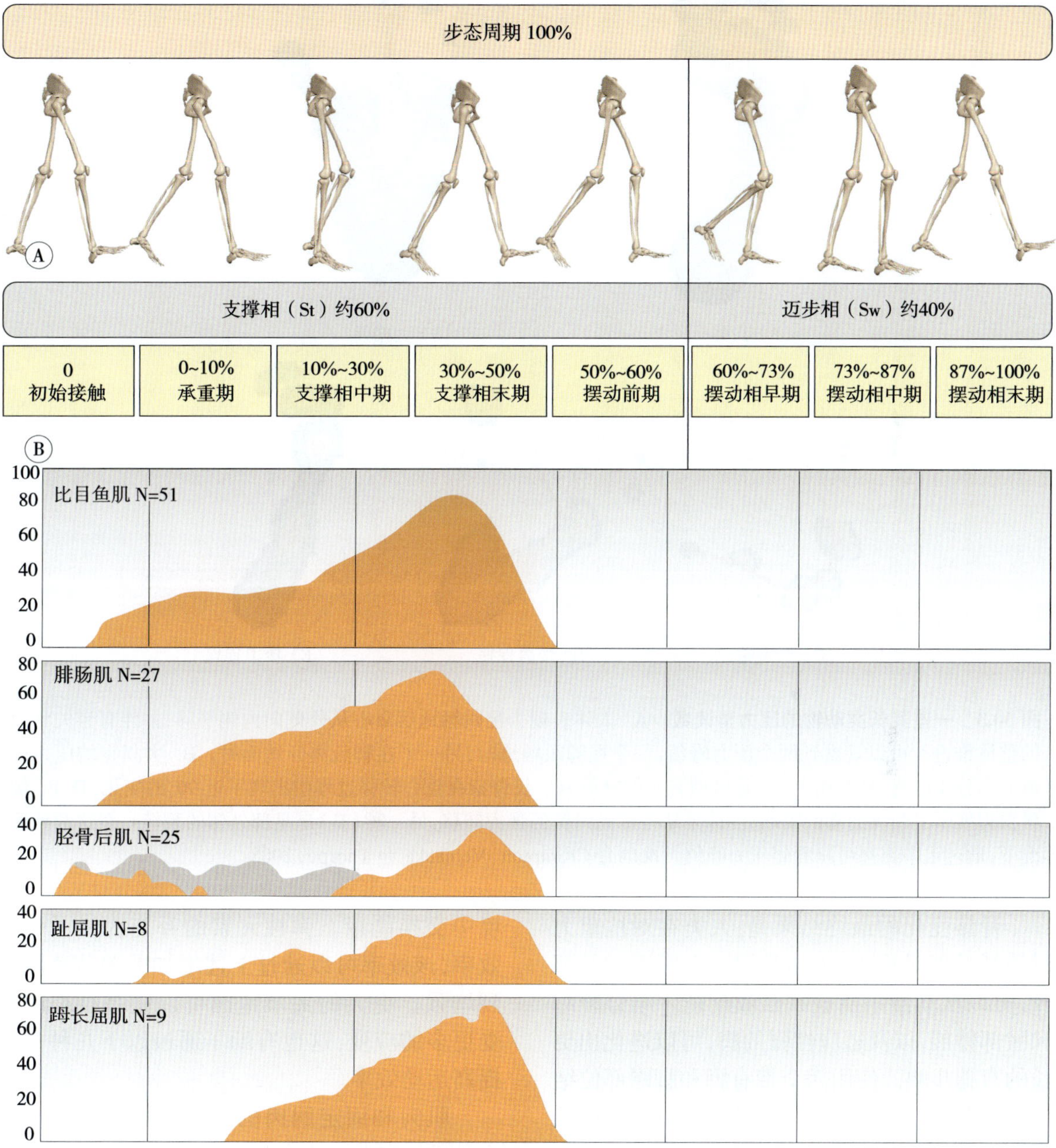

图 30.2 A. 步态周期阶段及其所占比例。脚跟触地表示为“初始接触”，出现在 0 和 100% 时，而脚趾离地出现在 60% 时。B. 量化的肌电图读数显示为最大肌肉人工测试值的百分比（阴影部分），并与步态的相关阶段一致

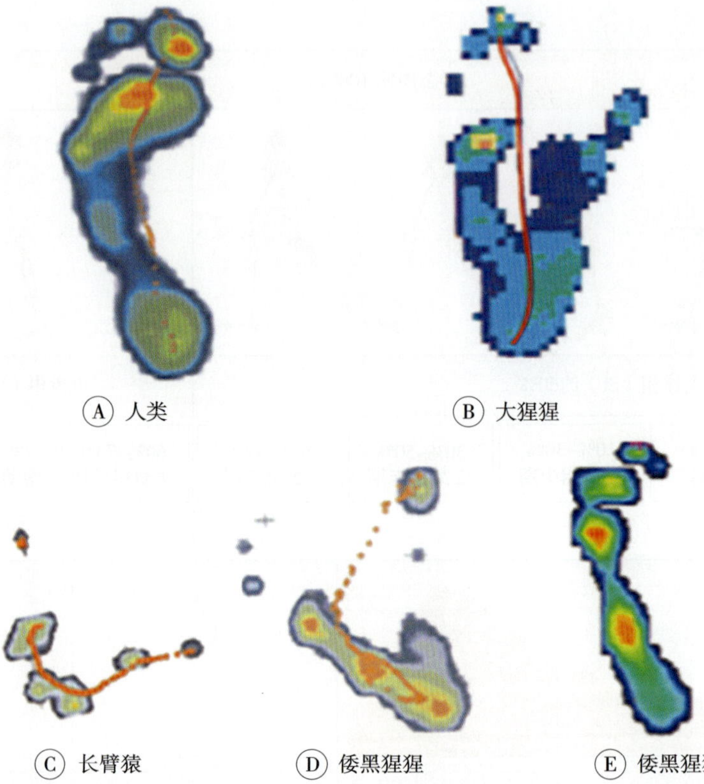

图 30.3 一些灵长类动物的压力垫读数。A. 人体表现为足跟触地后重心从外侧向内侧平移，并伴有旁矢状面的整体推进。可以观察到两个压力峰值，一个在脚跟触地时，另一个在脚趾离开地面时。B. 大猩猩的压力读数显示分布广泛，只有在中 / 前足区域有小的峰值。C. 长臂猿在重心转移过程中出现了近 90°的变化。D、E. 倭黑猩猩展示了两种通常的策略，一种是从外侧到内侧的强力转移，另一种（E）是足部外侧的翻转。在这两种情况下，通过足中部都可以看到压力峰值。改编自 Crompton、Vereecke 和 Thorpe，2008

骨骼变化的最终结果是，人类在对抗重力时消耗的能量更少，正如我们下文所探讨的那样，可以从动量中捕获并回收动能。结合髋部和腰部伸展，以及适应性强的脚，可以进化出更长的直腿步幅。使用四个带有脚和脚踝部位结构的摇杆——包括脚跟、脚踝、前脚和脚趾，让直腿的脚跟触地，然后让躯干从动态反应的脚上跃过去。新的骨骼排列和关节范围减少了肌肉抵抗重力和应对冲击力的需要，而且为人类（智人）如何使用软组织带来了新的可能。

软组织力学

该运动系统包含弹性软组织元素，可在环境中交换能量。弹性元素的补充提供了一种效率，该效率可以通过上述增加的关节范围得到增强。更大的关节范围可以使弹性组织承受更多的应变，这也有助于通过以下几种机制提高运动效率。

肌肉和固定肌肉的深筋膜形成了一种共生关系，可以在运动中提高效率。许多研究人员已经证明，进行重复的节律性运动时，串联和平行的胶原组织与收缩组织之间的相互作用，以及系统如何优化以减少离心、向心和向心肌肉收缩（Fukunaga 等，2002；Sawicki 等，2009）。例如，足底屈肌群的串联肌腱，利用身体从脚上方“跳跃”时的动量，纠正足部内旋（起锚机效应），同时肌腱拉长，肌肉等距收缩。虽然有必要了解不同硬度的组织之间的性质，以及由此产生的相互作用（Fukunaga 等，2002），但这样做极其困难，因为很难划分一个组织和另一个组织的能量贡献（Roberts，2016）。

如上所述，脚趾伸展通过张紧足底组织和脚趾屈肌，来促进脚的起锚机机制。在站姿阶段后期，随着脚踝背屈肌和脚趾的伸展，足底屈肌和脚趾屈肌受到神经性张紧和拉伸（见图 30.2A 和 B，中后期）。身体的前进动力必须通过具有羽状肌肉（pennate muscle）形态的足底软组织来减速。通过以一定角度排列的较短的肌肉纤维，羽状（羽毛状）肌肉结构以最小的体积产生最大的力量。

羽状化是四肢远端肌肉的一个重要特征，因为它可以在不影响潜在力量输出的情况下减小肌肉的体积。在运动过程中，脚和腿移动得最远，表明羽状化能够减少惯性，从而形成另一种节能的设计（McNeill Alexander，2002；Biewener，2016；Roberts，2016）。有趣的是，在我们的祖先中，羽状化可能纯粹被当做一种减重装置（Biewener，2016），但其他灵长类动物似乎并没有充分发挥这种装置的弹性潜力。

弹性能量的利用得益于许多解剖学特征，并通过正确的肌筋膜结构——具有长串肌腱的羽状肌得到增强。同时还必须有足够的动量使肌腱产生适度张力，但又不能大到肌肉无法控制。进行肌腱拉伸还要求相关关节有一定的运动范围，以实现组织伸长，因此，大步幅的进化及其相关的关节伸展非常重要。

肌肉通过离心方式来控制运动，通常与所列的“动作”方向相反。我们将其视为起锚机机制的一部分：足底和脚趾屈肌通过背屈和脚趾伸展来拉紧。这种明显的功能逆转最初可能会使肌电图读数混乱，但在图 30.2A 和 B 中，我们可以看到，在脚趾离地之前，从触地中期到触地后期，背屈的脚底屈肌受到刺激，以控制小腿。

肌肉力量与动量相结合会拉长或拉紧肌腱，而正是这种张力提供了捕捉、储存和释放动能的机制。肌腱可拉伸至 5%；据说，张力达到 7%~12% 时会出现问题（尽管它通常会经历更多），并且可以恢复 97% 的用于拉伸的力量（McNeill Alexander，2002）。当你走在冰面或沙地上时，有时会感受到这种能量积聚。脚在伸展时失去的摩擦力会使捕获的能量提前释放，而且脚会在脚尖离地前迅速向后蹬。

作者认为，由于脚和地面之间的摩擦，在步态过程中捕获的能量被保存在系统内，当身体越过脚部进行一系列延伸时，就会形成一个弹射器式机制。弹射器和触发机制在动物界广为人知，尤其是对于像跳蚤这样的弹射捕食者和跳高者，但它们通常都有一个明显的锁定机制，可以通过肌肉张力的累积来拉长弹性弹簧（Vogel和 DeFerrari，2013）。动物界的弹射捕食者和运动跳跃者通过松开锁扣来释放能量，我认为我们翻转脚趾也能达到同样的目的。

当胶原弹性组织获取能量时，与任何肌腱相关的肌肉都可以离心、向心或等距收缩，这取决于相关的力量和肌腱固有的硬度。例如，如果肌腱更柔顺且动量更高，则肌肉可能需要缩短以控制动作；反之，如果肌腱僵硬，则肌肉需要延长以获得适当的运动范围。小腿肌肉组织的有效负荷需要距小腿关节和脚趾关节有足够的活动范围，但想要迈出足够长的步幅来促进伸展，还需要同侧膝关节、髋关节和腰椎的活动范围（Whittington 等，2008）。

任何一个关节（脚趾、距小腿关节、膝关节、髋关节或腰椎）失去伸展性都会影响其他关节的伸展和 / 或排列。有一个简单的实验，即在其中一个关节受限的条件下行走，可再次证明身体中重要的相互关系：我们必须能够同时将每个关节的伸展连接起来，以最大限度地提高肌筋膜系统的效率。在进行实验时，人们经常会感觉到臀部和腰部周围的肌肉组织承受了额外的负荷。延伸范围的缩小会导致对更积极的向心正功的需求。

在髋关节伸展过程中，随着肢体进入脚趾离地的后期姿势，髋屈肌张紧，以进行减速和动作控制,同时也向髋关节前部区域加载弹性应变(图 30.3)。虽然髋关节没有像足部和距小腿关节那样的可用的长肌腱集合,但据计算,伸展过程中多达 40% 的净负功是由被动弹性组织(单关节肌肉、双关节肌肉、关节囊、韧带和皮肤;Silder 等,2007)完成的,在脚趾离地时的髋屈肌力量爆发中,它们提供了约 50% 的净正功(Whittington 等,2008)。

要达到理想的脚趾离地姿势(如图 30.3 所示,步态周期为 60%),需要多个关节范围和组织张力之间的相互作用。脚趾离地前,脚趾、膝盖、髋部和腰椎都要伸展。每个关节增加的活动范围将大量的能量加载到筋膜组织中,并准备在脚趾离地时释放。产生的被动能量数量很难计算,文献中的数据也各不相同。关于跟腱的作用有很多估算,但在如此复杂的系统中,个体的作用几乎毫无意义,因为许多筋膜组织都有助于提高人类步态的效率。

肌肉力量和时机

正如步态中关节的运动范围相互依赖一样,肌肉和筋膜组织长度间的相互作用也是如此。Rubenson 等人(2012)对肌肉 - 肌腱力学进行了研究,发现在力量 - 长度曲线上升段的一个狭窄范围内,肌纤维长度可被最大限度利用,为步行和跑步提供力量。Rubenson 等人得出结论,肌肉张力可能由肌腱的拉伸来调节。

Sawicki 等人(2009)的研究也得出了类似的结论,他们指出,在一个优化力量产生的复杂系统中,弹性组织应变似乎与肌纤维长度相协调。这种关系非常重要,因为当肌肉纤维从缩短和延长的位置收缩时,力的输出会减少,并且存在一个中间范围,在这个范围内,肌球蛋白和肌动蛋白原纤维以最佳方式排列以产生力量。保持弹性组织和收缩组织的恰当长度将最大限度地降低代谢成本,并优化力量输出。

肌肉力量的输出也受收缩速度的影响,较慢的速度通常会产生更大的力量。众所周知,弹性负荷可以减缓负荷被释放时的肌肉收缩(Vogel,2013)。运动的初始动量是由筋膜组织释放的弹性能量产生的,然后肌肉才能迅速收缩,使其力量 - 速度关系最大化,也就是说,快速收缩的肌肉不太可能为运动产生力。弹性回缩不仅能直接促进运动,而且还能提高相关肌肉的效率。

因此,智人的大步幅进一步增加了另外两种肌肉动力:力量 - 长度比和力量 - 速度比,二者都因弹性组织的拉伸而得到增强。如果我们现在将大步幅与我们的灵长类近亲弯曲膝盖和臀部的步态模式进行对比,运动的代谢成本差距就会变得更加明显。人类步态的效率源于多种因素,包括更好地与重心保持一致和大步幅,适应性强的足部能够使脚跟触地、脚趾离地,臀部和腰椎有利于伸展;每个运动范围都有助于在一系列弹性组织中同时加载和释放动能,反过来也能优化肌肉力量的输出。

循环运动,如行走等,为人体运动系统提供了一系列能量效率。许多肌肉,尤其是那些羽状肌,都受益于拉伸缩短的收缩周期(Biewener,2016)。组织的延长激活了肌肉肌腱单元,可以增强力量的发展,并用于弹性捕获和储存,以增加做功输出的潜力,同时降低代谢能量消耗。因此,我们必须假设,取消牵张 - 缩短循环会降低这些优势,而带来的损失必须通过向心肌肉工作来补偿。未来的研究可能会进一步深入了解由代偿性过度使用导致的肌筋膜疼痛和功能障碍。

效率与耐力

由于近年来人们对长跑运动的关注,效率与耐力间的差异及其在步态中的作用值得探讨。就运动策略而言,步行在长距离移动中更有效率,而且比跑步的代谢成本更低。耐力跑的新陈代谢成本很高,但可能有助于创造新的、更成功的狩猎策略,从而形成热量盈余。

耐力跑的能力无疑是一种进化优势,但它需要一些如脱发和出汗等生理调节来控制热量。尽管耐力跑可能会使用一些节能机制，但按体重比较，人类跑步的效率实际上要比其他物种低一些。

与行走相比，跑步的大量额外成本是由减少冲击负荷而需要弯曲的膝盖和臀部引起的。关节屈曲时地面冲击削弱了这些关节的机械优势，增加了肌肉负荷。虽然通过正确的跑步力学和节奏仍然可以实现弹性效率，但从弹性辅助的直腿跳跃行走到弹性辅助的弯曲髋关节和膝关节跑步的转变是代谢成本的飞跃。

跑步的低效性并没有降低任何耐力跑的价值，而是强调需要理解在动量和组织动力学的背景下，关节和地面反作用力之间复杂的相互作用。进化论的一个重要内容是，耐力跑产生的热量供给的净增加，使昂贵的脑组织得以发育。重要的是，我们看到了许多解剖学上的变化，提高了运动效率和耐力，这些变化发生在约 200 万年前，这与颅容量的扩大和向更现代的人体结构的过渡相吻合（Pontzer，2017）。

弹性行走——使用者指南

已故的 Leon Chaitow 将软组织功能障碍的原因总结为“过用、误用、失用和滥用”（Chaitow 和 DeLany，2008）。他认为，我们已经创造了许多有效的方法来评估和治疗软组织功能障碍，但仍未充分了解正确使用软组织的复杂性。例如，如上所述，我们需要探索脚趾伸展受限或偏移对髋屈肌的影响，以及身体在运动中产生的许多其他类似的相互依赖关系，其中一部分运动范围的丧失会影响另一个区域的潜在效率。在本文的第一版中，Adjo Zorn 概述了自己对“弹性行走”优点的看法。通过遵循其中一些建议，我们希望能够找到软组织的正确使用方法，以尽量减少“过度使用、误用、不用或滥用”的机会。

通过一系列提示，Zorn 概述了几种方法，使我们可以最大限度地提高步态弹性。以下是其中一部分：

1. 直腿行走 自然的方式是在直腿的状态下脚跟触地，但这要求前腿脚跟触地并伸展后腿。我们的跟骨已经适应了吸收震动时的冲力，骨小梁的合理排布和脚跟的自然曲线有利于前脚掌触地，能增强前进的动力。然后，我们利用弹力和肌肉力量的组合，跨越脚部的其他摇杆。

2. 迈大步走 伸直腿脚跟触地的能力使人能够迈大步走，大步走则需要将动能转移到弹性组织中。拉伸可以拉紧肌腱，帮助肌肉输出力量。不过有许多因素可能会缩短步幅。如果一个人无法使前腿的脚跟触地、脚踝背屈，或伸展后肢一侧的脚趾、膝盖、臀部或腰部，步幅就会缩短，并丧失部分牵张 - 缩短循环的优势。此外，如果失去了旁矢状面范围，也可以使用另一种不太理想的运动策略来弥补。这通常会增加并扩大另一个平面的运动，可能会影响前部髋关节、骨盆和腰椎前伸的向量。

步幅必须与每个关节的伸展能力相匹配。如果只是一味地大步前进，很可能导致代偿。例如，脚趾伸展不足会降低髋关节前部的负荷，但如果试图迈大步，脚很可能会旋转，最终会把动力转移到髋关节内侧，而不是前方。这种情况下，如果脚趾伸展无法恢复，可以用某种形式的辅助脚趾摇杆，如增强型脚趾弹簧或定制矫形器，它们会接受髋屈肌的负荷。

如果步幅受到质疑，我就无法用生物力学决定论来说明疼痛和功能障碍的可能性，但在临床上，当遇到看似局部的问题时，可能需要考虑整个四肢的功能范围。预测组织效率会降低是在科学上更为合理的结论。影响效率的程度可能是变化的，可能与年龄、组织健康，以及运动代偿的程度或方式有关。

3. 用脚掌按压 Adjo Zorn 和我对此持不同意见。Zorn 建议用脚掌按压地面，为脚趾离地做准备。如果是要加速或上坡的话，我完全同意。

在本章中，我特意提到了脚趾离地，而不是更常见的“蹬离”。如上所述，如果我们在正常步调的平地行走中正确地运用了力学原理，就可以采用一种主要的弹性策略来摆动双腿。蹬的主动提示会产生向心收缩，从而导致代谢损失，我认为这是由压力读数引起的误解，如图30.3所示。脚掌下压时读数的增加被自然地解释为蹬离的一部分，但其实这也可能是足部和距小腿关节复合体的伸展使足底屈肌张紧的自然结果。

为了说明这一点，试着把双手手掌放在身体前面，就像在祈祷一样。接下来，把一侧手肘抬高，伸展手腕，并感受对侧手指的反应。伸展手腕和手指屈肌的简单动作在抬起的肘部一侧产生了屈曲力。如果你的被动手代表地面，伸展的手腕代表你的脚，希望你能感受到距骨滑轮周围的足底屈肌腱产生的推力。

对于那些第一跖列（first rays）过度活动或缺乏旋后功能的人来说，主动蹬离可能是一种有用的干预，但也可能会干扰髋关节前部的时机。主动蹬离可能会抑制跖趾关节的完全伸展，从而阻止髋关节的完全伸展。因此，主动蹬离可能会削弱但弥补髋关节前部负荷的不足。

4. 骨盆运动 Zorn主张通过腹部组织的张力从上方支撑骨盆。解剖学的遗憾之处在于，我们不得不谈论单个关节和组织，而很少能谈论全面完整的身体形态。我在上文已经提到了髋关节和腰椎伸展的耦合，这会与骨盆的整体前倾相吻合。多重联合反应是通过一个连续且必然相互作用的系统产生的一个个正常反应。我们的组织排列整齐以控制运动，需要足够的力量来促进上文提到的效率机制，但无需太多运动，以免由于组织虚弱和缺乏控制而对其他地方形成冲击。功能性运动是在足够且不太大的范围之间的平衡。有两种动态因素在起作用，一种是骨盆要倾斜到足以刺激腹直肌（rectus abdominis，RA）的程度，另一种是RA在不断变化的灵活性和稳定性之间做出反应的能力，这两种既要足够又不能太多。

当我们呈中间站姿时（见图30.2A），髋部开始伸展，骨盆向前倾斜，腹直肌将拉紧。腹直肌和许多髋屈肌通常被认为是控制骨盆的拮抗肌：腹直肌会使骨盆向后倾斜，屈肌会使其向前倾斜。但是，我认为，在步态中，它们应该被视为共同作用，因为它们都控制着身体的整体伸展，从而在身体前部形成一条弹性线。

在距小腿关节、髋关节前部和腰椎的灵活性与控制这些活动所需的每个相关组织的力量之间取得平衡至关重要。理想情况下，它们应该相互协调，这需要充分的临床研究来证明，例如，脊柱过度前凸是否是腹肌无力或髋关节伸展受限所致。正如Zorn所言，真正的力量不是变硬；而是弹性、适应性和稳定性。其特征是伸缩性（Rolf，1989）。

在人体中有很多这样的二联、三联及更多功能耦合，我希望能将真正的功能解剖学进一步融入临床文献，以提高评估和推理的能力。

5. 其他 弹性呼吸：Zorn建议用横膈呼吸，不要让腹部向前凸出。我赞同并鼓励将整个系统视为一个张力单元；如果一个部位失去紧实和张力，就会影响另一个部位的弹性。充分、正常的呼吸使胸部能够自我支撑，进而支撑周围其他结构的弹性。

6. 上半身运动 关于步态中手臂摆动的作用争议相当大。Perry和Burnfield（2010）将躯干描述为只对其姿势完整性负责的“乘客”。虽然这种完整性对于保持下半身的弹性会有帮助，但并无助于躯干对步态的实际作用。躯干旋转、侧曲和侧伸都会增加弹性，这是一种自然特征，通过拉长软组织可以增加系统的效率。如果我们固定了这种动作，就必须找到其他来源弥补失去的势能。

随着呼吸时胸部的绷紧（但不阻止运动），走路时的侧屈、伸展和旋转会从骨盆向上通过躯干，并拉紧肋间肌、腹部和脊柱组织。Perry

和 Burnfield 指出，身体对通过它的力的自然反应所产生的每一个关节运动和骨骼分离，并不会为其带来更多的工作，但根据下肢组织的工作判断，如果将身体视为一个整体，而不是分成多个单元，实际上应该会提高运动体的效率。

7. 手臂也很重要　对侧手臂摆动是步态中自然反应的一部分，通过旋转起到平衡作用，有助于通过系统产生张力。肩部复合体的反向摆动似乎包含了从骨盆开始的旋转，从而产生一种扭动效应，这种效应似乎指向腹部和肋间的倾斜组织。

Zorn特别感兴趣的是从一个背阔肌穿过胸腰筋膜到对侧臀大肌的更为浅表的关系。通过拉紧这条斜线，他建议我们建立一种悬吊，获取横跨躯干背部和骨盆的能量，并帮助推动其前进。Vleeming 等人（2012）描述的这种“后斜悬吊”是许多长链组织中的一种，在行走过程中可能会被拉紧，从而辅助步态。

如果我们花点时间分析图 30.4 中的女性（Zorn，2015），可以用相当多的时间来绘制一侧伸展、另一侧屈曲所产生的张力和拉伸线。这名女性在前进时充分利用了她的“共振弹性系统”（Snyder 和 Foley，2011 于 Roberts，2016）。

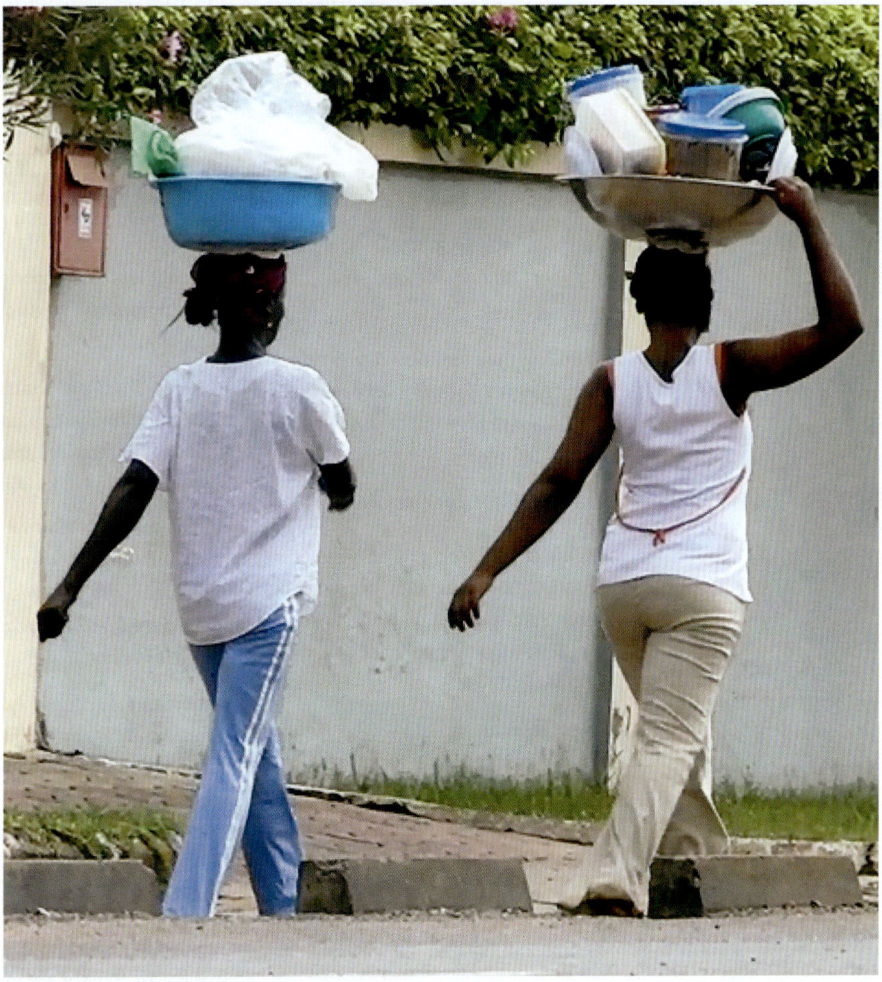

图 30.4　大跨步和对侧手臂摆动有助于以适当的角度拉伸整个身体，以应对脚跟触地后的力（前肢，注意对侧手臂的向前摆动，以帮助拉紧后斜悬吊），并为后下肢的脚趾离地做好准备

总结

我们所看到的全身拉伸，是随着时间的推移，解剖结构发生变化，使得一个关节的运动耦合到了另一个关节。伸直双腿的大步行走是约 700 万年来某些灵长类动物骨骼变化的结果。关节角度的改变使得多个关节可以同时伸展，确保能在脚趾离地前交叉拉伸每个关节的组织，从而促进腿部向前摆动。关节方向和范围的变化带来了代谢效率高的两足动物的进化。智人通过优化筋膜组织来获取动能，从而将热量消耗从运动转移到供给更发达的大脑。

我们关注后面的腿，因为它主要为脚趾离地做准备，但类似地，有少量的动力学研究关注向前的腿，因为它要摆动到脚跟触地阶段。图 30.4 所示的活跃的推进力来自我们人类谱系中形成的关节范围，这些相互关联的范围使我们能够在步态中最有效地拉伸前后腿的弹性和收缩组织，从而最大限度地减少肌肉活动和由此产生的代谢成本。如果过度使用是导致软组织功能障碍的一个原因，那么对于任何治疗师来说，了解最佳加载方式就必不可少，因为他们要努力理解患者的复杂性。

在考虑软组织功能障碍时，拓展对组织和关节相互作用的更广泛认识至关重要。如上所述，为了达到适当的负荷，足部、髋部和脊柱都是相互依赖的。关节间的相互关系在健康运动模式的再训练中尤为重要，特别是在使用矫形器或换鞋等任何形式的环境干预时，在这种情况下，治疗师必须进一步考虑连锁效应。

（燕琪　王朝辉　关玲）

参考文献

Biewener, A. (2016) Locomotion as an emergent property of muscle contractile dynamics. *J Exp Biol*. 219: 285–294.

Chaitow, L. & DeLany, J., 2008 *Clinical Application Of Neuromuscular Techniques*. Edinburgh: Churchill Livingstone Elsevier.

Crompton, R., Vereecke, E. & Thorpe, S. (2008) Locomotion and posture from the common hominoid ancestor to fully modern hominins, with special reference to the last common panin/hominin ancestor. *Journal of Anatomy*. 212(4): 501–543.

Fernández, P., Mongle, C., Leakey, L., Proctor, D., Orr, C., Patel, B., Almécija, S., Tocheri, M. and Jungers, W. (2018) Evolution and function of the hominin forefoot. *Proceedings of the National Academy of Sciences*. 115(35): 8746–8751.

Fukunaga, T., Kawakami, Y., Kubo, K. & Kanehisa, H. (2002) Muscle and tendon interaction during human movements. *Exerc Sport Sci Rev*. 30: 106–110.

Holowka, N. & Lieberman, D. (2018) Rethinking the evolution of the human foot: insights from experimental research. *J Exp Biol*. 221: 1–10

Lieberman, D. (2012) Those feet in ancient times. *Nature*. 483: 550–551.

McKeon, P., Hertel, J., Bramble, D. & Davis, I. (2014) The foot core system: a new paradigm for understanding intrinsic foot muscle function. *Br J Sports Med*. 49: 290.

McNeill Alexander, R. (2002) Tendon elasticity and muscle function. *Comparative Biochemistry and Physiology Part A: Molecular & Integrative Physiology*. 133: 1001–1011.

Osborn, H. (1928) The influence of bodily locomotion in separating man from the monkeys and apes. *Scientific Monthly*, 385–399.

Perry, J. & Burnfield, J. (2010) *Gait Analysis*. Thorofare, NJ: SLACK.

Pontzer, H. (2017) Economy and endurance in human evolution. *Curr Biol*. 27: R613–R621.

Roberts, T. (2016) Contribution of elastic tissues to the mechanics and energetics of muscle function during movement. *J Exp Biol*. 219: 266–275.

Rolf, I.P. (1989) *Rolfing: Reestablishing the natural alignment and structural integration of the human body for vitality and well-being*. Rochester, VT: Healing Arts Press.

Rubenson, J., Pires, N., Loi, H., Pinniger, G. & Shannon, D. (2012) On the ascent: the soleus operating length is conserved to the ascending limb of the force-length curve across gait mechanics in humans. *J Exp Biol*. 215: 3539–3551.

Sawicki, G., Lewis, C. & Ferris, D. (2009) It pays to have a spring in your step. *Exerc Sport Sci Rev*. 37: 130–138.

Silder, A., Whittington, B., Heiderscheit, B. & Thelen, D. (2007) Identification of passive elastic joint moment–angle relationships in the lower extremity. *J Biomech*. 40: 2628–2635.

Vleeming, A., Schuenke, M., Masi, A., Carreiro, J., Danneels, L. & Willard, F. (2012) The sacroiliac joint: an overview of its anatomy, function and potential clinical implications. *Journal of Anatomy*. 221(6): 537–567.

Vogel, S. & DeFerrari, A. (2013) *Comparative biomechanics*. Princeton, NJ: Princeton University Press.

Whittington, B., Silder, A., Heiderscheit, B. & Thelen, D. (2008) The contribution of passive-elastic mechanisms to lower extremity joint kinetics during human walking. *Gait Posture*. 27: 628–634.

Zorn, A. (2015) Elastic Walking. In: Schleip, R. & Baker, A. (eds), *Fascia in Sport and Movement*. Edinburgh, UK: Handspring.

第31章

跑步者肌筋膜系统的功能性训练方法

Wilbour Kelsick

引言

跑步是一项强度比较大的运动，准备工作对这项运动的成功至关重要。过去的 30 年中，专业和业余水平的参与人数都呈指数级增长。跑步者平均每周约跑 11~130km，有时也会遭遇各种伤痛。首先应该明确，跑步是一种复杂的弹性 / 弹簧式运动，涉及整个身体的步态机制。当跑步或行走的步态达到近乎理想的弹性反弹时，可提高运动效率或更加节能（第 8 章）。功能性肌筋膜训练的优点在于，它不仅可以预防损伤，还可以提高跑步效率和肌筋膜组织的抗疲劳能力。

本章重点讨论功能性肌筋膜训练如何解决跑步和行走机制的弹性强度及协调结构等问题（第 30 章）。还将参考生物张拉整体原则（第 11 章和第 36 章），解释跑步过程中的跑步机制和身体组织行为。简单地说，生物张拉整体解释了如何在生物系统中体现张拉整体的原理（第 11 章）：从病毒到生物系统（即植物和动物）的细胞和组织。生物张拉整体整合了复杂的解剖学和生物力学，使生命系统成为一个功能单元。从生物张拉整体的角度来看，任何身体动作运动（包括行走、跑步和短跑）都是身体系统中张力和压缩力的连续的平衡舞蹈（Levin，2002；Scarr，2014）。

跑步损伤与以下因素有关：跑步技术和协调性差，弹性反弹轻微或较差，肌肉（肌筋膜复合体）无力（如髋关节展肌、股四头肌 / 膝关节结构），肌筋膜复合体在跑步姿势中失衡（如盆腔躯干肌筋膜复合体），生物力学缺陷（足内旋过度、膝关节外翻），过度使用造成的微创伤，弹性肌筋膜网训练不充分，对组织疲劳的抵抗力降低，以及相对于冲击循环载荷的身体整体强度下降。所有这些因素都可以相互影响，形成多重复合的跑步损伤的流行病学原因。研究表明，大多数跑步损伤可以归结为胶原组织的微损伤（Stanish，1984；Elliott，1990）。

有充分证据表明，超过 70% 的休闲跑步者会在一年内受伤（Caspersen 等，1984；Rochcongar 等，1995；Ferber 等，2009）。例如，超过八成的跑步损伤发生在膝关节以下，这说明一些共同的机制可能是罪魁祸首（Ferber 等，2009）。基于生物张拉整体模型，证据并不支持某一个节段区域，而是支持肌筋膜骨骼运行结构的整体参与。有充分证据表明过度内旋是造成过劳损伤的一个原因（Clarke 等，1983；Messier 等，1991；Ferber 等，2010）。此外，髋关节和骨盆复杂机制的虚弱和不平衡，或稳定性差，现在被认为是导致下肢跑步损伤的主要原因之一：如髂胫束压迫综合征和髌股综合征（Horton 和 Hall，1989；Livingston，1998；Fredericson 等，2000；Mizuno 等，2001；Witvrouw 等，2000）。上述研究表明，大多数跑步损伤的原因与跑步机制（肌筋膜骨骼系统）结构完整性较低有关，或有一定联系。因此，很明显，对这类损伤的预防、预康复及康复，必须实际关注到这些因素。因而提出了一种从整体角度训练跑步者筋膜的功能性方法。

不过，还必须解决以下问题：

- 跑步的原则是什么，与整体性功能训练有何关系？
- 所谓的功能性训练是什么？
- 跑步者力量训练的目的是什么？
- 所谓的肌筋膜训练是什么？
- 跑步者功能性肌筋膜训练的特殊之处是什么？

跑步的原则是什么，与整体性功能训练有何关系？

行走、跑步和短跑是全身性的、复杂的弹性运动。它们涉及势能和动能之间的循环交换（一种储存和释放机制）。骨骼、肌腱和韧带是人体中最坚硬的弹性体。这些活动中的动作不是渐进的或局部的，而是全身同时参与的整体性行动。因此，跑步者和短跑运动员的训练不能是仅针对部分身体部位的训练（如肌肉群——腘绳肌、小腿或核心肌肉——腹部肌肉力量；即六块腹肌）。有证据表明，这种训练并不能以有效和功能性的方式针对跑步和短跑的真正生物运动。事实上，这种分段训练会造成更多的肌筋膜和生物张拉整体失衡，在身体结构/架构中建立一个平台/环境，使其更容易受伤和表现不佳（Huijing 等，2007；Stecco 等，2013；Myers，2009；Ferber 等，2009）。整体功能训练（global functional training，GFT）的概念旨在解决人体肌筋膜结构中的生物张拉整体问题。由于肌筋膜网渗透全身，其弹性和感觉运动特性对跑步至关重要，因此将整体功能训练方法作为一种有效且高效的方法很有意义（Kramr 和 Dawson，1998；Kubo 等，2003；Schleip，2003；Kjaer 等，2009）。

所谓的功能性训练是什么？

功能性训练是针对想要进行的身体动作而做的训练。

确切地说，功能性训练描述了使用多关节运动（即特定运动练习）的概念，其更接近于重复一项运动的动作模式（以跑步为例），可以调整、改善运动各部分的总和及其所有的生物力学运动模式或生理特征。例如，在跑步时，生物力学模式反映步幅距离或频率，生理特征反映长跑运动员的有氧能力。在功能性训练时，锻炼必须是全面的（即尽可能利用整个身体），而不是针对孤立的身体区域。

总之，功能性训练可以是针对任何运动的活动，使受伤、身体状况不佳或身体功能失调的运动员尽快安全地回归运动或正常活动。

跑步者力量训练的目的是什么？

跑步成绩不仅取决于各种比赛距离中有氧和无氧的结合能力，还取决于上下肢的力量和能量（Hudgens 等，1987），速度和协调性等其他因素。

有文献证明，力量和能量与短距离（如短跑、跨栏）的跑步成绩密切相关（Meylan 和 Malatesta，2008；Kale 等，2009；Mikkola 等，2011）。例如，快速伸缩复合（Meylan 和 Malatesta，2008）抗阻训练（Mikkola 等，2011）和爆发力训练（Spurrs 等，2003；Buchheit 等，2010）能显著提高短跑训练成绩（短跑不仅关乎速度，还关乎力量、耐力、平衡等）。

通过观察，我坚信力量训练有助于提高躯干-骨盆复合体、髋关节及下肢的向心力和离心力，增强身体生物张拉整体结构的完整性，进而提高跑步效率和成绩。

我们认为提高长跑运动员成绩的机制与增强肌肉（Dumke 等，2010；Fletcher 等，2010）、肌腱硬度（Dumke 等，2010）及筋膜网的弹性特性有关（Schleip，2003；Huijing 和 Langevin，2009；Tapale 等，2010；第 7 章）。因此，筋膜组织网及肌肉和肌腱的适应性训练，对于减少和预防跑步损伤，提高跑步效率至关重要。应当注意的是，跑步速度取决于力量和协调的共同作用。

针对跑步的专项运动力量训练必须考虑到感觉运动因素和运动模式行为（即运用

整体方法进行训练设计),以确保训练效果的最大可传递性(Franklin 和 Wolpert, 2011; Smirniotou 等, 2008)。

相比之下,很少有研究(经历过或进行过)表明力量和体力可以提高中长跑成绩。然而,最近一些精心设计的研究表明,爆发力训练可以显著提高中长跑运动员的跑步效率(Mikkola 等, 2007; Kelly 等, 2009; Ferraut 等, 2010),并加强筋膜、肌腱和韧带等弹性单元,使其更强健,能够承受重复负荷和损伤(Arampatazis 等, 2007; Arampatazis 等, 2010; Hrysomallis, 2012; Kubo K 等, 2007)。

肌筋膜训练是什么?

过去,运动员的训练主要侧重于心血管健康、肌肉力量、体力和神经肌肉协调等方面。根据对全身肌筋膜功能的新研究(Schleip, 2003; Desmouliere 等, 2005; Huijing, 2007; Kubo 等, 2006),将身体视为由杠杆连接的独立不同的部分,线性力学概念的经典生物力学传统观点不再可行。人类与其他物种一样,是复杂的生物和生物张拉整体系统(Levin, 2002)。我们不能单独训练身体的各个部位,却希望取得高效的整体效果。

跑步的真实形式主要是一种弹性运动(Bosch 和 Klomp, 2001; Legramandi 等, 2013)。跑步的机制包括:在减速或制动时(脚触地时)储存能量,在地面反作用力(ground reaction force, GRF)推动脚抬离时瞬间释放能量(图 31.1)(Legramandi 等, 2013)。运用弹

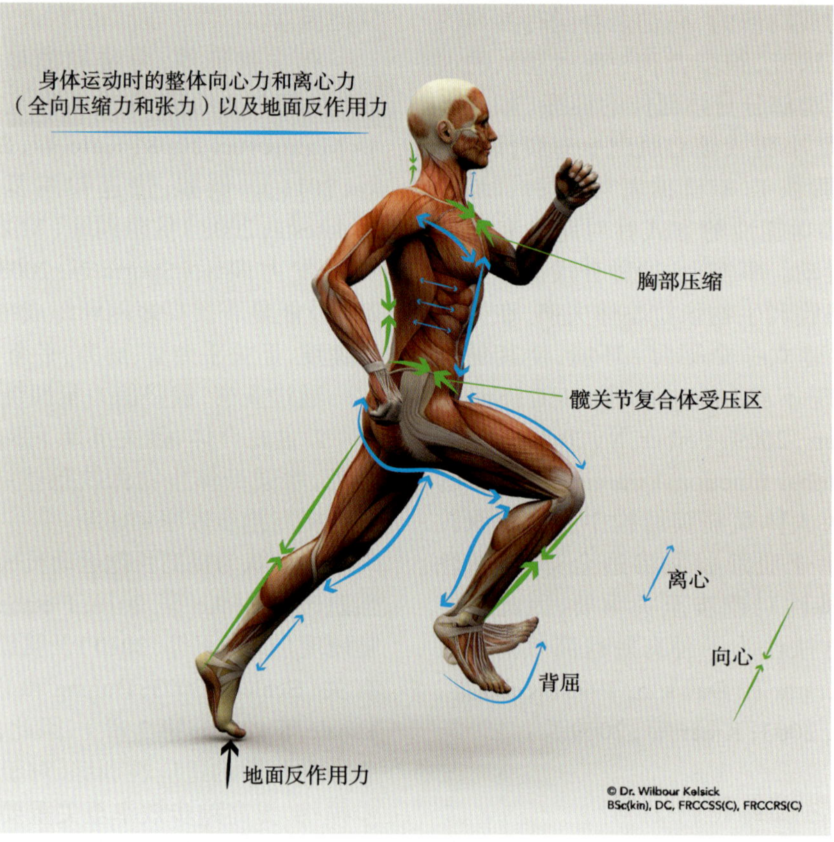

图 31.1 运动体中的一些关键的整体和压缩方向性外力。就生物张拉整体而言,运动中的身体(行走、跑步、攀爬、游泳等)是其整体肌筋膜网与其他支持组织的张拉与压缩之间的一种连续、均衡、和谐的舞蹈

性回缩技术（第 7 章）能提高跑步者的效率，减少肌肉骨骼系统压力，最终降低受伤风险。跑步者的训练必须是有弹性的、功能性的和全面的，要包括整个身体，而不仅仅是下肢或单个肌肉群。其应该被视为针对神经适应、协调、力量和本体感觉模式的综合训练。

有证据表明，不同的负载方式会影响到不同的肌筋膜成分，筋膜在维持肌肉功能方面作用重大（Steven 等，1981；Ingber，2008）。典型的重量训练使肌肉在正常运动范围内负重，所以强化的筋膜组织要与活性肌纤维串联在一起（Mackey 等，2008；McBride 等，2009）。这种负荷对与活动肌纤维和肌外筋膜平行排列的肌内纤维影响最小（Huijing，1999；Latrides 等，2003；Fukashiro 等，2006）。这一证据进一步表明，在跑步者筋膜网的功能性训练中，必须采用有节奏的动态变化负载模式进行练习，才能对身体肌筋膜网的弹性结构和恢复力产生影响。

对跑步者进行全面功能训练的理念就源于这些认识。在这种背景下制订的全面功能训练计划，从整体角度出发探讨跑步机制，训练跑步者的弹性肌筋膜结构，以及肌肉、韧带、骨骼和肌腱。跑步者的功能性肌筋膜练习方案具有一定的节奏和爆发力成分。特别要注意跑步运动特有的动作模式。

为了保持形态或激活结构的完整性，身体能够建立自己的内外部锚来产生所需的动态稳定性，以确保一个部分发力时另一部分保持稳定（Ingber，2008；Kelsick，2006）。从而产生了为跑步而设计的替代运动模式生物学。这种模式被归类为向心 / 离心；是行走和跑步时身体交替运动所需的动态结构稳定性动力 / 生成转换机制（在向心和离心肌筋膜收缩之间，第 30 章）。如前所述，跑步和行走是张拉和压缩之间的同步平衡舞，与全身肌筋膜网和其他支持组织的向心和离心运动模式相协调。基于生物张拉整体原则，这种张拉和压缩机制总是在静态或动态活动中运行（见图 31.1）。此外，人体组织（软物质）表现出增大特性［即，张拉（拉伸）时，它们会扩张而不是收缩 - 缩小］。

针对跑步者的全面功能性筋膜训练是什么？

有文献表明，结缔组织负载方式的快慢将决定组织会变得更有弹性或是更肥大（即体积更大）（Kubo 等，2003；Kjaer 等，2009；第 14 章）。

在自然界中，袋鼠和瞪羚是其运动模式中弹性储存与能量释放的绝佳示例（Kram 和 Dawson，1998；第 8 章）。人类的肌筋膜网似乎在我们日常的行走、跑步或跳跃活动中具有类似的弹性行为（即动能的储存和释放）（Chino 等，2008；Sawicki 等，2009）。这证明使用爆发性、有节奏的运动模式对跑步者肌筋膜网进行全面功能训练是合理的（Fukunaga 等，2002；Kawakami 等，2002）。

功能性筋膜训练理念

人类筋膜的弹性特性已经被证明（Kubo 等，2006；Chino 等，2008）。如行走和跑步等循环运动所示，它能储存能量并迅速回弹（第 29 章；Kubo 等，2006；Chino 等，2008；Legramandi 等，2013）。

弹性跑步消耗的肌肉力量即代谢能量（葡萄糖）越少，组织的弹性筋膜特性发挥就越多，因而能在运动过程中存储和回弹能量。对跑步者筋膜的全面功能训练旨在训练全身的弹性肌筋膜网（即肌肉、肌腱、韧带、骨骼）。锻炼形式包括跳跃、快速伸缩复合运动、预备反运动、单侧运动模式、协调练习及模拟跑步机制的练习（例如单腿跳跃、单腿深蹲等）。该运动方案避免了缓慢、急促型运动模式、重复的单角度运动、单节拍 / 节奏运动、肌肉主导型运动、分段隔离型运动模式，并将恒定负荷降至最低，从而促进运动员身体的可变负荷。研究表明，使用各种向量 / 角度、负荷和节奏，可使筋膜系统得到更好锻炼（Huijing，2007；第 24 章）。

要深入研究这个课题，就必须了解跑步、

协调姿势和技术在提高跑步效率和成绩方面的重要性。例如,在正确的短跑姿势下,运动员在双脚腾空阶段离地面有一定高度,身体要保持恰当的姿势为落地阶段做好准备(这是一个非常重要的身体姿势,可以最大限度地提高在空中的水平距离)。虽然本章不在此讨论跑步技术,但应该注意的是,它是预防跑步损伤和提高成绩的关键因素。

跑步者肌筋膜网的锻炼方案

运动训练方案需要最佳的个性化和针对性,因为即使在同一运动项目中,巅峰表现极限的可变性也非常大。如上所述,适当锻炼的目的是提高感觉运动协调性并增强跑步者肌筋膜网的弹性成分。在运动的离心阶段储存的能量,立即在向心阶段释放出来。练习时先进行离心预拉伸(反向运动,第 24 章)对肌肉、肌腱和筋膜加载,为随后的向心收缩做准备。这种离心 - 向心肌肉收缩的耦合称为牵张 - 收缩循环,生理上涉及结缔组织(筋膜、肌腱)的弹性特性和本体感觉反射(Radcliffe 和 Farentinos, 1985; Tippett 和 Voight, 1995)。事实上结缔组织具有很高的适应性和恢复能力,非常适用于这种变化很大的载荷力、剪切力和应变力训练。当对结缔组织施加特定的功能性应变或负荷时,它具有持续重塑纤维网络的能力(Chen 等, 1997; Langevin 等, 2010; 第 4 章)。

在制订任何运动强化方案时,都必须考虑一些基本的运动处方指南,还要提出几个重要问题:为什么要进行这项活动? 活动的目的是什么? 是为了健身还是比赛? 注意,训练的基本原则也适用于此[即适应性(急性和慢性)、特异性、超负荷、渐进超负荷、应力放松、收缩、控制、协调、上限、维持、对称和过度训练等原则](Kraemer, 1994; Fleck 和 Kraemer, 1997)。我们在此无法涉及所有这些原则,但在关于训练的生理学教材中有关于它们的详细介绍(Fleck 和 Kraemer, 1997)。

首先,运动处方必须考虑方案的总需求,并确保运动量不过量,否则会对最佳的生理适应和成绩产生负面影响。其次,还应考虑运动的动作模式,因为像我们身体这样复杂的系统并不是以线性的方式或模式移动的。

为了确保方案有效(Kraemer 和 Koziris, 1992; Tippet 和 Voight, 1995; Fleck 和 Kraemer, 1997),应考虑以下因素:

- 训练计划周期和训练目标的概念。
- 利用周期性原则制订计划良好的运动恢复和休息方案。
- 了解力量 / 体能(强度)、协调性,以及有氧和无氧(量)训练之间的平衡。

此外,在策划功能性筋膜练习时,应考虑抗阻训练计划的关键组成部分(Kraemer, 1994; Fleck 和 Kraemer, 1997)。这些部分包括:

1. 需求分析 包括肌筋膜网、需要训练的全身节段、所涉能量 / 代谢系统(有氧、无氧)、肌肉动作类型(离心或等长)等内容。而且,身体是一个复杂的、非线性的生物系统。

2. 短期方案变化 包括选择、顺序、组数、组间的休息时间和负荷量(强度)。

3. 长期方案运作 包括阶段性原则,它是设计长期计划的一种手段。

4. 管理问题 涉及健身房的设备需求(自由力量式器械、机器辅助性力量器械、跳台等)。

锻炼姿势

考虑到转移训练和运动特异性的理念,这些练习更适合中距离和休闲跑步者。通过锻炼一种动作模式来提高另一种动作模式效率的方式被称为“训练转移”。例如,跑步者从高强度的坐姿划船中几乎得不到什么好处。而进行类似于跑步动作模式的分腿蹲或弓步前行练习更加有益。锻炼的动作模式相似,这一原则被称为“运动特异性”。特异性在竞技或任何类型的训练中至关重要,是实现训练转移的主要保证(Franklin 和 Wolpert, 2011)。由于篇幅有限,本章仅列举了八个练习。

所有练习均以“闭锁式动力链”姿势进行，以增加关节压缩力、改善关节一致性和肌筋膜共同收缩 / 激活，虽然涉及全身（整体方法），但能全面提高身体部位的动态稳定性（由 Lefever 修订，2011）。要将训练转移和运动特异性考虑在内。足部的正确位置非常重要。距小腿关节应处于背屈达到的“锁定”位置。这使僵硬但背屈的脚掌能够接触地面，将地面反作用力瞬间传递到运动链上。足部这种适时的、协调的动作使下肢链绷紧，以产生反应性力量来接收地面反作用力（Winkler，未发表的数据）。这种动作确保了小腿的预拉伸和弹性部分的接合。对躯干、骨盆、盆底和下肢的神经肌肉成分的接合 / 激活也很重要。这些练习针对的是全身的跑步动作模式，而不是局部部分。

锻炼方式

所有练习都按照节拍 / 节奏，有爆发力地快速反复进行，以增强肌肉和筋膜组织的弹性。

运动前准备

准备时间约为 15 分钟，包括以下内容，以增强身体的整体灵活性、距小腿关节和足部对地面的反应性：

- 慢跑 3~5 分钟。
- 上半身交替手臂动作（模拟跑步时的手臂动作），有节奏地呼吸。
- 踝 / 足小幅弹跳，在起跳时主动背屈，落地时跖屈。
- 站立姿势，下肢从臀部开始摆动。
- 弓步快走。
- 横向剪刀跑——下肢交叉。
- 足背屈双踝跳和单踝跳，落地时脚掌着地。
- 髋关节活动练习——髋关节屈伸摆动。

功能训练

其中一些练习是与 Gary Winckler 教练合作开展的。这些练习旨在针对和利用筋膜网、肌肉和肌腱组织的弹性结构。做动作必须要有爆发力、节奏感和反应性。要特别重视全身姿势和技术执行才能充分受益。

1. 手臂抗阻伸展举过头顶　强化腹直肌和前间室的离心力量（图 31.2）

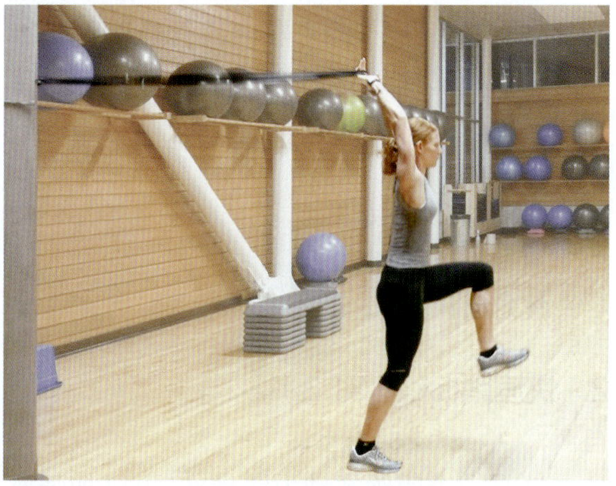

图 31.2　头顶牵拉：前侧腹肌 / 躯干的离心阻力

目的

加强腹部和侧壁肌肉群（横斜肌、内斜肌和外斜肌）在腹腔前壁的固定，传递来自身体后部（主要是胸腰筋膜）的力。在该练习的行走动作中，单腿站立姿势时，腹直肌、骨盆和髋关节复合体都通过离心运动来加强平衡性、协调性和力量传递。

位置 / 姿势

直立，使躯干的前后肌群、盆底肌群和髋部肌群均衡受力。双手举过头顶，肘部伸展。

开始姿势

背对弹力索或滑轮重力索站立，其固定在前臂向头上方伸展的高度。或者也可以请助手（作为锚点）抓住重力索。

动作要领

- 屈曲一侧髋关节及膝关节（如跑步姿势），大腿保持在身体中线，骨盆水平。

- 检视身体排列情况，开始行走或对抗上方的阻力行走。
- 挺胸抬头，微微向上看，感受前腹壁复合体的张力。
- 加快步伐，从步行到慢跑，始终保持弹性索的张力。

重点是要尽可能保持直立，尽量不要过度伸展脊柱/躯干，但要在向前行进时保持弹力绳的良好张力。也可以使用重力索进行本练习。

运动量

运动组数：3~6组。
重复次数：10~20 次。
休息时间：1~2 分钟。

2. 快速踏板（图 31.3）

目的

这是一个闭锁式动力链动作，可以加强躯干、骨盆、髋、膝、脚踝和脚部在单腿站立时的协调和平衡。

位置/姿势

直立，使前后躯干肌群、盆底肌群和髋部肌群均衡受力。

开始姿势

面对台阶或箱子站立。

动作要领

- 前腿站在台阶/箱子上（高 30~36cm），大腿位于身体中线，骨盆水平，后腿站在地上。
- 调整姿势，然后后腿迅速蹬离地面，将身体垂直向上推。
- 将原先蹬在箱子上的腿放下来。
- 双腿重复交替练习。
- 重点是让后腿/腿蹬地，而不是依靠前腿/腿踩箱子。

运动量

运动组数：3~6 组。
重复次数：10~20 次。
休息时间：1~2 分钟。

3. 双腿低振幅跳栏（图 31.4）

目的

这是一项促进下肢牵张-收缩短循环的快速伸缩复合训练。有助于增强小腿和骨盆，尤其是臀肌、腘绳肌、股四头肌和腓肠肌-距小腿关节结构的弹力、速度和爆发力。增强躯干、骨盆、髋关节、膝关节、距小腿关节和足部的弹性筋膜结构。

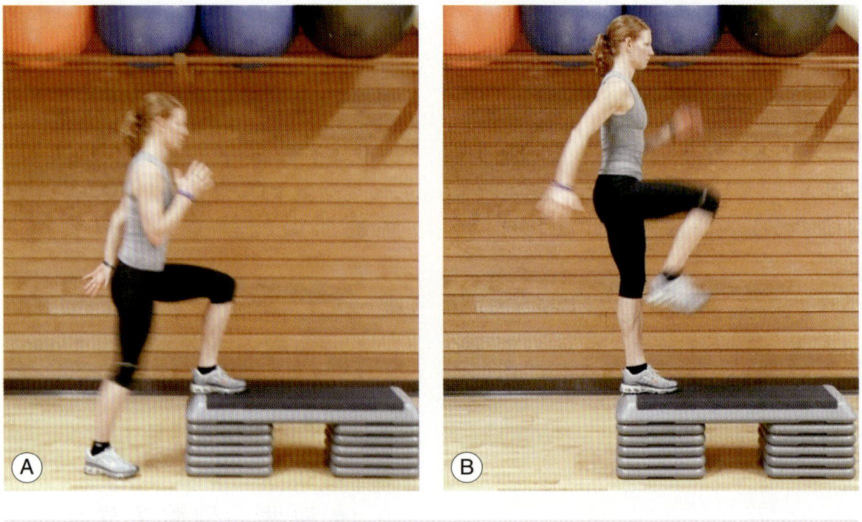

图 31.3 A. 快速蹬踏；B. 步行踏步

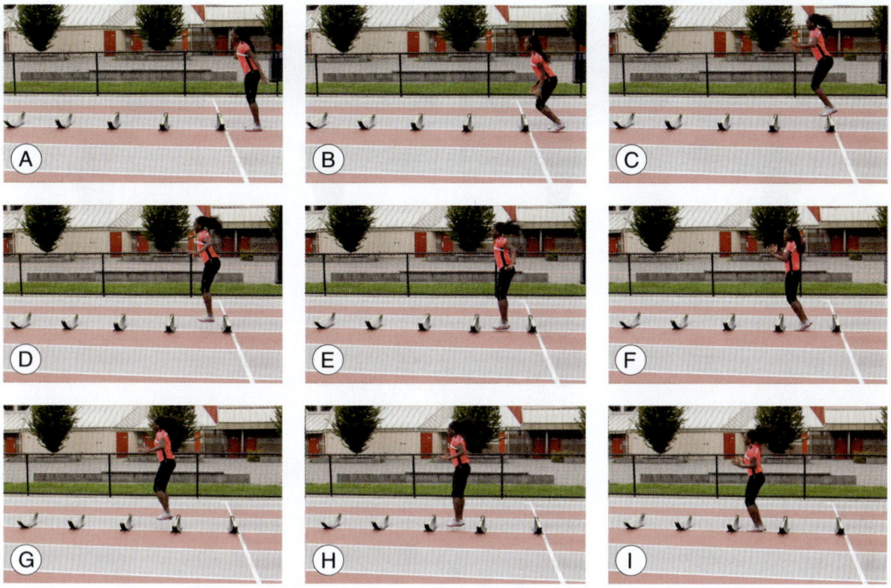

图 31.4　A~I. 双腿跳跃过小跨栏

位置 / 姿势

直立，使前后躯干肌群、盆底肌群和髋部肌群均衡受力。摆放两个 15~30cm 高的小跨栏，间隔大约一个步长。

开始姿势

直立于跨栏前大约半步处，肩膀微微前倾，抬头。肘部应在 90°位置，双手放在身体两侧，拇指向上。

动作要领

- 开始时先将身体往下倾，然后尽可能往高跳，弯曲双腿，使双脚能到达臀部下方。每次跳跃时，膝盖上抬至中等高度并向前，以确保获得最大提升力。
- 落地时，确保脚踝背屈伸。腿和脚以同样的模式再次向前跳。
- 尽可能快地持续动作，始终向前运动。
- 重点是在不影响重复率的情况下保持适当高度和最大距离。

运动量

运动组数：3~6 组。

重复次数：10~20 次。

休息时间：1~2 分钟。

4. 双踝跳（图 31.5）

目的

这是一项促进下肢牵张 - 收缩循环的快速伸缩复合训练。有助于增强小腿和腓肠肌 - 距小腿关节结构的弹力、速度和爆发力。增强膝关节下方、距小腿关节和足部的弹性肌筋膜结构。

位置 / 姿势

直立，使前后躯干肌群、盆底肌群和髋部肌群均衡受力。

开始姿势

双脚着地直立，双手放在身体两侧。

动作要领

蹬离地面时立即背屈距小腿关节。膝盖应该伸直。落地时，确保脚背曲，用前脚掌着地。快速重复上述动作，保持膝盖伸直。动作基本保持在同一个位置。

运动量

运动组数：4 组。

重复次数：15~30 次。

休息时间：2 分钟。

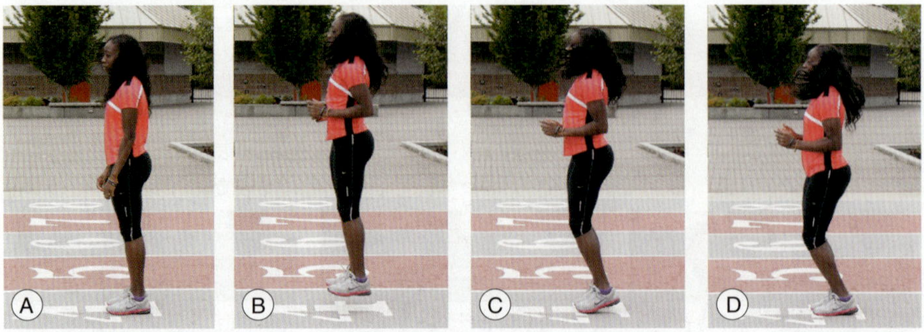

图 31.5 A~D. 双足踝跳

5. 单足踝跳（图 31.6）

目的

这是一项用于启动下肢复合体牵张 - 收缩循环的快速伸缩复合训练。有助于增强小腿和腓肠肌 - 距小腿关节复合体的弹力、速度和力量。增强膝关节下方、脚踝和足部的弹性筋膜结构。

位置 / 姿势

直立，使前后躯干肌群、盆底肌群和髋部肌群均衡受力。

开始姿势

双脚着地直立，双手放在身体两侧。

动作要领

单腿蹬地，仅向前跳跃，立即背屈距小腿关节。努力向前跳一步，前脚掌着地。保持膝盖伸直。落地时确保脚背屈，用起跳侧的脚掌落地。快速重复该动作，保持膝盖伸直，双腿交替进行。

运动量

运动组数：4 组。

重复次数：15~30 次。

休息时间：2 分钟。

6. 双腿原地分腿弓步跳（图 31.7）

目的

这是一项促进髋关节和下肢复合体牵张 - 收缩循环的快速伸缩复合训练。有助于增强小腿和骨盆特别是髋屈肌、臀肌、腘绳肌、股四头肌和腓肠肌 - 距小腿关节复合体的弹性、速度和力量。增强躯干、骨盆、髋关节、膝关节、距小腿关节和足部复合体筋膜结构的弹性强度。目标是达到最大高度。

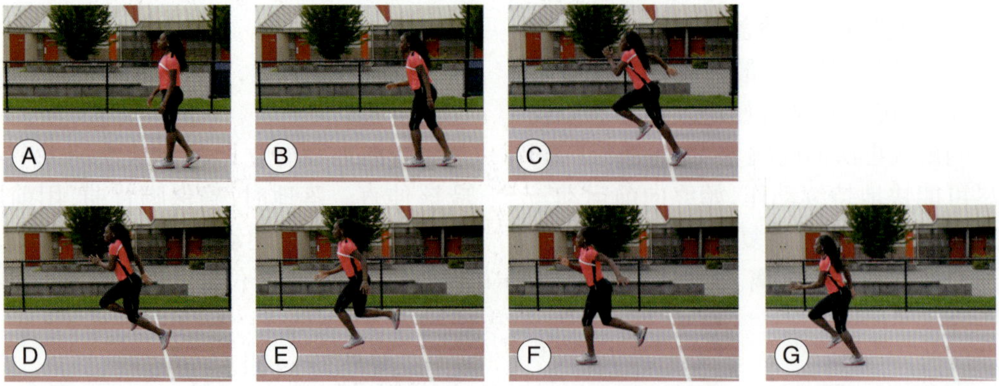

图 31.6 A~G. 单足踝跳

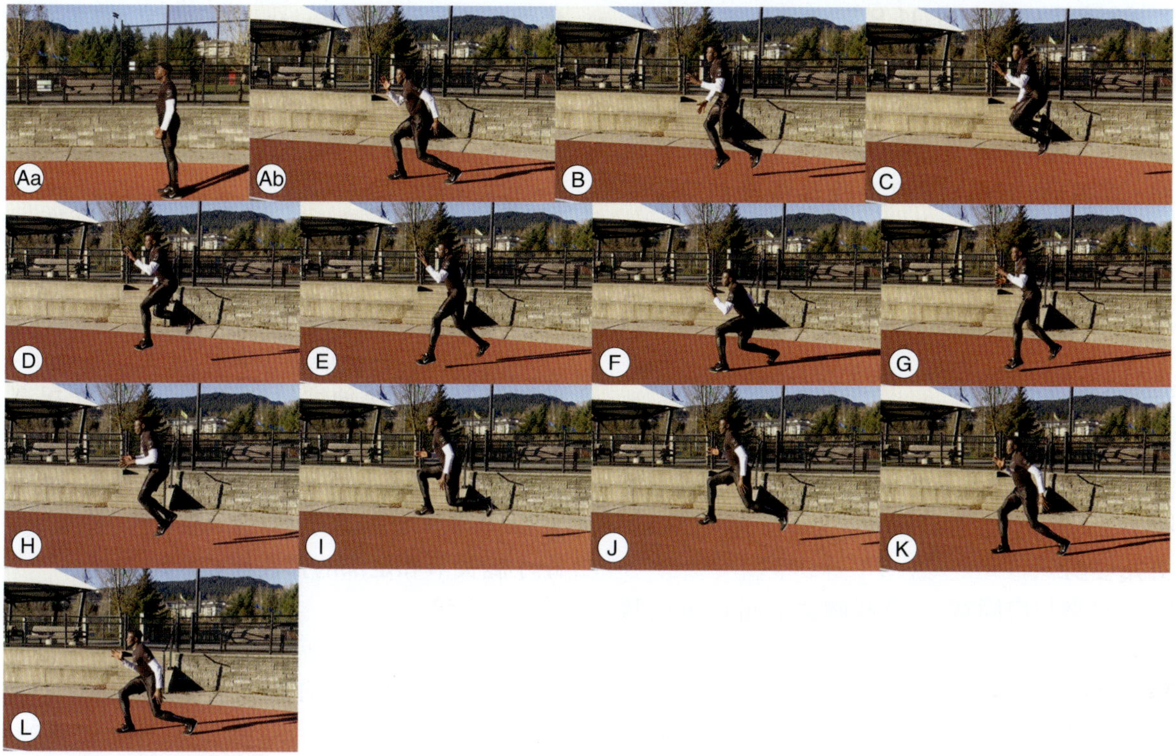

图 31.7 A~L. 双腿原地分腿弓步跳

位置 /姿势

同上面的练习一样，使前后躯干肌群、盆底肌群和髋部肌群均衡受力。

开始姿势

双脚平行站立，与肩同宽，呈弓步姿势。向前迈一步，右腿膝关节弯曲 45° ~90°，髋关节弯曲 45° ~90°，髋关节弯曲度大致相同，同时左髋关节伸展（达到舒适的接近最大的运动范围），左腿膝关节也弯曲 45° ~90°。在此姿势中要保持躯干和骨盆的直立与接合。手臂的位置也很重要。后面腿（髋关节伸展）外侧的手臂（左）应该在肩部和肘部弯曲 90°。前面腿（髋关节弯曲）同一侧的手臂（右）应伸展约 50° ~60°，肘部弯曲 90°（大致应为跑步姿势）。

动作要领

目标是跳跃到下一个弓步姿势，通过蹬后腿，爆发性地把身体抬到空中，然后再次以弓步姿势落在相同的区域 / 地点。使用反向动作技巧，下蹲成弓步姿势并停止，随后交叉双腿猛然向上跳。注意，在空中时要交叉双腿。在再次以弓步姿势落地前，迅速将屈曲的右髋关节伸展、伸展的左髋关节屈曲，但这次是左髋关节（屈曲的左髋关节）和腿在前面，右髋关节（伸展的右髋关节）和腿在后面。连续重复这种交叉动作（前后交替腿姿势），达到所需次数。需要强调，在落地（应该是脚掌）和蹬离时，距小腿关节结构要尽量保持背屈。该练习可以通过向前移动不断前进来完成，但对所需重复次数的要求更高（如快速弓步下蹲）。

运动量

运动组数：4 组。

重复次数：5~10 次。

休息时间：2 分钟。

7. 快速弓步走（图31.8）

目的

这是一种下肢复合体的闭锁式动力链动作。有助于增强小腿和骨盆，尤其是髋屈肌、臀肌、腘绳肌、股四头肌和腓肠肌-脚踝复合结构的弹力、速度和力量。增强躯干、骨盆、髋关节、膝关节、距小腿关节和足部肌筋膜成分的弹性强度。目的是形成良好的节奏。

位置/姿势

同上面的练习一样，站直，使躯干前后的肌肉组织、骨盆底部肌群、髋部肌群结构均衡受力。

开始姿势

双脚与肩同宽，一条腿髋关节屈曲90°、膝盖屈曲90°，做出类似跑步姿势。

动作要领

用非支撑腿快速向前弓步。一经接触地面就立即屈回，并重复弓步动作。着地时脚/踝背屈，以分腿弓箭步姿势前脚掌着地，并立即重复这一动作，前腿开始蹬离地面，推动身体向前。前进大约30~40m。

运动量

运动组数：4组。

重复次数：15~30次（30~40米）。

休息时间：2分钟。

8. 换腿跳盒（图31.9）

目的

这是一项促进髋关节和下肢复合体牵张-收缩循环的快速伸缩复合训练。有助于提高下肢和骨盆，尤其是髋屈肌、臀肌、腘绳肌、股四头肌和腓肠肌-脚踝复合结构的弹力、速度和爆发力。增强躯干、骨盆、髋关节、膝关节、距小腿关节和足部的弹性筋膜结构。

位置/姿势

站直，使躯干前后的肌肉组织、骨盆底部肌群、髋部肌群结构均衡受力。

开始姿势

单腿直立，一条腿在前，好像在迈步一样。肩部略微向前，抬头。手臂放在两侧。

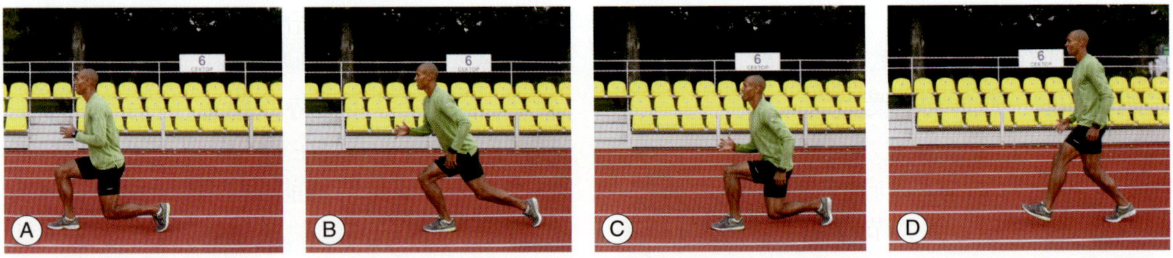

图31.8 A~D. 快速弓步走

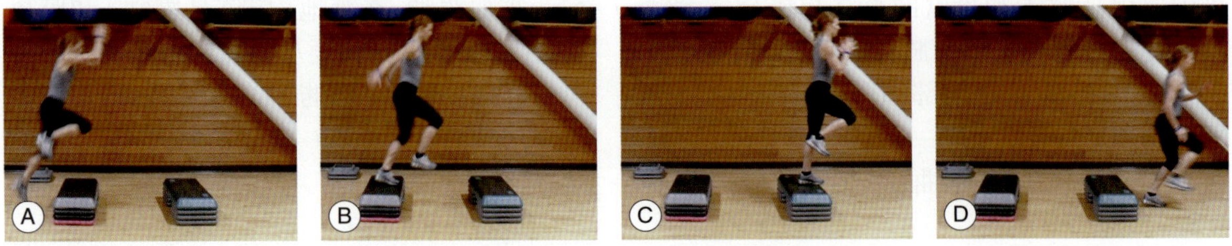

图31.9 A~D. 换腿跳盒

动作要领

后腿蹬地，将膝盖抬高贴近胸部，以达到最大高度和距离。落地前快速向外伸展发力的脚。使对侧手臂在空中绕圈以保持平衡。重复上述动作，双腿交替落地。

运动量

运动组数：2~4 组。

重复次数：8~12 次（40 米）。

休息时间：2 分钟。

总结

速度是力量和协调性的综合体现。行走、跑步和冲刺是复杂的生物系统运动，运动过程中生物张拉整体原理（内部全方位力、张力和持续压力）在平衡和谐的舞蹈中发挥作用，保持着身体结构系统的完整性。此外，这些内力使身体的闭合式动力链系统能够吸收、传递和产生来自外部地面反冲力的动作。对跑步者来说，有效训练必须解决类似于跑步的复杂整体运动模式，而不是单个的肌肉群。锻炼肌筋膜网可以增强跑步者身体系统生物张拉整体结构的强度和弹性，也可以相应提高跑步的经济性和效率，并减少跑步损伤。

（燕琪　王朝辉　关玲）

参考文献

Arampatziz, A., Karamanidis, K., Albracht, K. (2007) Adaptational responses of the human achilles tendon by modulation of the applied cyclic strain magnitude. *J Exp Biol*. 210: 2743–2753.

Arampatzis, A., Peper, A., Bierbaum, S., Albracht K. (2010) Plasticicty of human Achilles tendon mechanical and morphological properties in response to cyclic strain. *J Biomech*. 43(16): 3073–3079.

Bosch, F. & Klomp, R. (2001) *Running-Biomechanics and exercise physiology in practice*. Churchill Livingstone.

Buchheit, M., Mendez-Villanueva, A., Delhomel, G., Brughelli, M. & Ahmaidi, S. (2010) Improving repeated sprint ability in young elite soccer players: Repeated shuttle sprints vs. explosive strength training. *J Strength Cond Res*. 24: 266–271.

Caspersen, C.J., Powell, K.F., Koplan, J.P., Shirley, R.W., Cambell, C.C. & Sikes, R.K. (1984) The incidence of injuries and hazards in recreational and fitness runners. *Med Sci Sports Exerc*. 16: 113–114.

Chen, C.S., Mrksich, M., Huang, S., Whitesides, G., Ingber, D. (1997) Geometric control of cell life and death. *Science*. 276: 1425–1428.

Chino, K. Oda, T., Kurihara, T., Nagayoshi, T. (2008) In vivo fascicle behaviour of synergistic muscles on concentric and eccentric plantar flexion in humans. *J Electromy Kines*. 18: 79–88.

Clarke, T.E., Frederick, E.C. & Hamill, C.L. (1983) The effects of shoe design parameters on rearfoot control in running. *Med Sci Sports Exerc*. 15: 376–381.

Desmouliere, A., Chapponier, C. & Gabbiani, G. (2005) Tissue repair, contraction, and the myofibroblast. *Wound Repair Regen*. 13: 7–12.

Dumke, C.l., Pfaffenroth, C.M., McBride, J.M. & McCauley, G.O. (2010) Relationship between muscle strength, power and stiffness and running economy in trained male runners. *Int J Sports Physiol Perform*. 5: 249–261.

Elliott, B.C. (1990) Adolescent overuse sporting injuries: a biomechanical review. *Aust Sports Commission Program*. 23: 1–9.

Ferber, R., Davis, I.S., Noehren, B. & Hamill. J. (2010) Competitive female runners with a history of iliotibial band syndrome demonstrate atypical hip and knee kinematics. *Journal of Orthopaedic & Sports Physical Therapy*. 40 (2): 52–58.

Ferber, R., Hreljac, A. & Kendall, K. (2009) Suspected mechanisms in the cause of overuse running injuries: a clinical review. *Sports Health*. 3: 242–246.

Ferrauti, A., Bergerman, M. & Fernandez-Fernandez, J. (2010) Effects of a concurrent strength and endurance training on running performance and running economy in recreational marathon runners. *J Strength Cond Res*. 24: 2770–2778.

Fleck, J., & Kraemer, W.J. (1997) Designing resistance training programs. *Library of Congress Cataloging-in Publication Data*. 4: 88–106.

Fletcher, J.R., Esau, S.P. & Macintosh, B.R. (2010) Changes in tendon stiffness and running economy in highly trained distance runners. *Eur J Appl Physiol*. 110: 1037–1046.

Franklin, D.W. & Wolpert, D.M. (2011) Computational mechanism of sensorimotor control. Review Article. *Nueron*. 72: 425–442.

Fredericson, M., Cookingham, C.L., Chaudhari, A.M., Dowdell, B.C.,

Oestreicher, N. & Sahrmann, S.A. (2000) Hip abductor weakness in distance runners with iliotibial band syndrome. *Clin J Sport Med*. 10: 169–175.

Fukashiro, S., Hay, D.C. & Nagano, A. (2006) Biomechanical behavior of muscle-tendon complex during dynamic human movements. *J Appl Biomech*. 22: 131–147.

Fukunaga, T., Kawakami, Y., Kubo, K. & Kanehisa, H. (2002) Muscle and tendon interaction during human movements. *Exerc Sport Sci Rev*. 30: 106–110.

Horton, M.G. & Hall, T.L. (1989) Quadriceps femoris muscle angle: normal values and relationships with gender and selected skeletal measures. *Phys Ther*. 69: 897–901.

Hudgens, B., Scharafenberg, J., Travis Triplett, N., & McBride, J.M. (1987) Relationship between jumping ability and running performance in events of varying distance. *J Strength Cond Res*. 27: 563–567.

Huijing, P.A. (1999) Muscle as a collagen fiber reinforced composite: a review of force transmission in muscle and whole limb. *J Biomech*. 32: 329–345.

Huijing, P. (2007) Epimuscular myofascial force transmission between antagonistic and synergistic muscles can explain movement limitation in spastic paresis. *J Biomech*. 17: 708–724.

Huijing, P.A., & Langevin, H. (2009) Communicating about fascia: history, pitfalls and recommendations. In: P.A. Huijing, Hollander, P., Findley, T. (Eds) *Fascia Research II: Basic Science and Implications for Conventional and Complementary Health Care*. Munich, Germany: Elsevier GmbH.

Ingber, D. (2008) Tensegrity and mechanotransduction. *J Bodyw Mov Ther*. 12: 198–200.

Hrysomallis, C. (2012) The effectiveness of resisted movement training on sprinting and jumping performance. *J Strength Cond Res*. 26: 299–306.

Kale, M., Alper, A., Co¸skun, B. & Caner, A. (2009) Relationship among jumping performance and sprint parameters during maximum speed phase in sprinters. *J Strength Con Res*. 23: 2272–2279.

Kawakami, Y., Muraoka, T., Ito, S., Kanehisa, H. & Fukunaga, T. (2002) In vivo muscle fibre behaviour during countermovement exercise in humans reveals a significant role for tendon elasticity. *J Physiol*. 540: 635–646.

Kelly, C.M., Burnett, A.F. & Newton, M.J. (2010) The effects of strength training on three-kilometer performance in recreational women endurance runners. *J Strength Cond Res*. 23: 1633–1636.

Kjaer, M., Langberg, H., Heinemeier, K., Bayer, M.L., Hansen, M., Holm, L., Doessing, S., Konsgaard, M., Krogsgaard, M.R. & Magnusson, S.P. (2009) From mechanical loading to collagen synthesis, structural changes and function in human tendon. *Scand J Med Sci Sports*. 19: 500–510.

Kraemer, W.J. (1994) *The physiological basis for strength training in mid-life. In sports and exercise in midlife*. In S.L. Gordon (Ed), 413–433. Park Ridge, IL: American Academy of Orthopaedic Surgeons.

Kraemer, W.J. & Koziris, L.P. (1992) Muscle strength training. Techniques and considerations. *Phys Ther Pract*. 2: 54–68.

Kram, R. & Dawson, T.J. (1998) Energetics and biomechanics of locomotion by red kangaroos *(Macropus rufus)*. *Comp Biochem Physiol B*. 120: 41–49.

Kubo, K., Kanehisa, H., Miyatani, M., Tachi, M. & Fukunaga, T. (2003) Effect of low-load resistance training on the tendon properties in middle-aged and elderly women. *Acta Physiol Scand*. 178: 25–32.

Kubo, K., Ohgo, K., Takeishi, R., Yoshinaga, K., Tsunoda, N., Kanehisa, H., Fukunaga, T. (2006) Effects of series elasticity on the human knee extension torque-angle relationship in vivo. *Res Q Exercise Sport*. 77(4): 408–416.

Kubo, K., Marimoto, M., Komuro T., (2007) Effects of plyometric and weight training on muscle-tendon complex and jump performance. *Med Sci Sports Exerc*. 39: 1801–1810.

Langevin, H. et al. (2010) Fibroblast cytoskeletal remodeling contributes to connective tissue tension. *J Cell Physiol. E-pub ahead of publication*. Oct. 13, 2010.

Latrides, J. et al. (2003) Subcutaneous tissue mechanical behavior is linear and viscoelastic under uniaxial tension. *Connect Tissue Res*. 44: 208–217.

Hall, C. (1999) *Therapeutic Exercise – Moving Toward Function*. Lippincott William & Wilkins. 18: 313–317.

Legramandi, M.A., Schepens, B. & Cavagna, G.A. (2013) Running humans attain optimal elastic bounce in their teens. *Sci. Rep*. 3: 1310.

Levin, S.M. (2002) The tensegrity-truss as a model for spine mechanics: biotensegrity. *J Mech Med Biol*. 2: 375–388.

Livingston, L.A. (1998) The quadriceps angle: a review of literature. *J Orthop Sports Phys Ther*. 28: 105–109.

Mackey, A.L., Heinmeier, K.M., Koskinen, S.O. & Kjaer, M. (2008) Dynamic adaptation of tendon and muscle connective tissue to mechanical loading. *Connect Tissue Res*. 49: 165–168.

McBride, J.M., Blow, D., Kirby, T.J., Haines, T.L., Dayne, A.M. & Triplett, N.T. (2009) Relationship between maximal squats strength and five, ten and forty yard sprint time. *J Strength Cond Res*. 23: 1633–1636.

Messier, S.P, Davis, S.E. & Curl, W.W. (1991) Etiologic factors associated with patellofemoral pain in runners. *Med Sci Sports Exerc*. 23: 1008–1015.

Meylan, C. & Malatesta, D. (2008) Effects of in-season plyometric training within soccer practice on explosive actions in young players. *J Strength Cond Res*. 23: 369–403.

Mikkola, J., Rusko, H., Nummela, A., Pollari, T. & Hakkinen, K. (2007) Concurrent endurance and explosive type strength training improves neuromuscular and anaerobic characteristics in young distance runners. *Int J Sports Med*. 28: 602–611.

Mikkola, J., Vesterinen, V., Taipale, R., Capostango, B., Hakkinen, K. & Nummela, A. (2011) Effect of resistance training regimens on treadmill running and neuromuscular performance in recreational endurance runners. *J Sports Sci*. 29: 359–1371.

Mizuno, Y., Kumagai, M. & Mattessich, S.M. (2001) Q-angle influences tibiofemoral and patellofemoral kinematics. *J Orthop Res*. 19: 834–840.

Myers, T. (2009) *Anatomy Trains: Myofascial Meridians for manual and movement Therapists*. New York: Churchill-Livingston.

Radcliffe, J. & Farentinos, R. (1985) Plyometrics: Explosive power training. *Library of Congress Cataloguing-inPublication Data*. 5: 30–72.

Rochcongar, P., Pernes, J. & Carre, F. (1995) Occurrence of running injuries: a survey among 1153 runners. *Sci Sports*. 10: 15–19.

Sawicki, G.S., Lewis, C.L. & Ferris, D.P. (2009) It pays to have a spring in your step. *Exerc Sport Sci Rev*. 37: 130–138.

Scarr, G. (2014) *Biotensegrity: The Structural Basis of Life*. Pencaitland, UK: Handspring Publishing.

Schleip, R. (2003) Fascial plasticity – a new neurobiological explanation. *J Bodyw Mov Ther*. 7(1): 11–19, 7(2): 104–116.

Schleip, R. & Klingler, W. (2007) Fascial strain hardening correlates with matrix hydration changes. In: Findley, T.W. & Schleip, R. (Eds), *Fascia Research – Basic science and implications to conventional and complementary health care*. Munich: Elsevier GmbH. 51.

Smirniotou, A., Katsikas, C., Paradisis, G., Argeitaki, P., Zacharogiannis, E. & Tziortzis, S. (2008) Strength-power parameters as predictors of sprinting performance. *J Sports Me Phys Fitness*. 48: 447–454.

Spurrs, R.W., Murphy, A.J. & Watsford, M.L. (2003) The effect of plyometric training on distance running performance. *Eur J Appl Physiol*. 89: 1–7.

Stanish, W.D. (1984) Overuse injuries in athletes: a prospective. *Med Sci. Sports Exerc*. 16: 1–7.

Stecco, A., Gilliar, W., Hill, R., Fullerton, B. & Stecco, C. (2013) The anatomical and functional relation between gluteus maximus and fascia lata. *J Bodyw Mov Ther*. 17(4): 512–517.

Steven, R. et al. (1981) Role of fascia in maintaining muscle tension and pressure. *Appl Physiol: Respirat Environ Exercise Physiol*. 51: 317–320.

Tapale, R.S., Mikkola, J., Nummela, A., Vesterinen, V., Capostango, B., Walker, S., Gitonga, D., Kraemer, W.J. & Hakkinen, K. (2010) Strength training in endurance runners. *Int J Sports Med*. 3: 468–476.

Tippett, S. & Voight, M.L. (1995) Functional progressions for sports rehabilitation. *Library of Congress Cataloging inPublication Data*. 6: 74–75.

Witvrouw, E., Lysens, R., Bellemans, J., Peers, K. & Vanderstraeten, G. (2000) Open versus closed kinetic chain exercises for patellofemoral pain: a prospective, randomized study. *Am J Sports Med*. 28: 687–694.

延伸阅读

Bissas, A. & Havenetidis, K. (2008) The use of various strength-power tests as predictors of sprint running performance. *J Sports Med Phys Fitness*. 48: 49–54.

Chaudhry, H., Schleip, R., Ji, Z., Bukiet, B., Maney, M. & Findley, T. (2008) Three-dimensional mathematical model for deformation of human fasciae in manual therapy. *J Am Osteopath Assoc*. 108: 379–390.

Cichanowski, H.R., Schmitt, J.S., Johnson, R.J & Niemuth, P.E. (2007) Hip strength in collegiate female athletes with patellofemoral pain. *Med Sci Sports Exerc*. 39: 1227–1232.

Duffey, M.J., Martin, D.F., Cannon, D.W., Craven, T. & Messier, S.P. (2000) Etiologic factors associated with anterior knee pain in distance runners. *Med Sci Sports Exerc*. 11: 1825–1832.

Fagan, V. & Delahunt, E. (2009) Patellofemoral pain syndrome: a review on the associated neuromuscular deficits and current treatment options. *Br J Sports Med*. 43(4): 310–311.

Ferber, R. & Kendall, K.D. (2007) Biomechanical approach to rehabilitation of lower extremity musculoskeletal injuries in runners. *J Athl Train*. 42: S114.

Hennessy, L. & Kilty, J. (2001) Relationship of the stretch shortening cycle to sprint performance in trained female athlete. *J Strength Cond Res*. 15: 326–331.

Hunter, J.P., Marshall, R.N. & McNair, P.J. (2005) Relationship between ground reaction force impulse and kinematics of sprint-running acceleration. *J Appl Biomech*. 21: 31–43.

Grinnell, F. (2008) Fibroblast mechanics in three dimensional collagen matrices. *J Bodyw Mov Ther*. 12: 191–193.

Grinnell, F. & Petroll, W. (2010) Cell motility and mechanics in three-dimensional collagen matrices. *Ann Rev Cell Dev Biol*. 26: 335–361.

Hrysomallis, C. (2012) The effectiveness of resisted movement training on sprinting and jumping performance. *J Strength Cond Res*. 26: 299–306.

Hudgens, B., Scharafenberg. J., Travis Triplett, N. & McBride, J.M. (2013) Relationship between jumping ability and running performance in events of varying distance. *J Strength Cond Res.* 27: 563–567.

Kraemer, W.J. (1982) Weight training: what you don't know will hurt you. *Wyoming Journal of Health, Physical Education, Recreation and Dance.* 5: 8–11.

Langevin, H. (2006) Connective tissue: A body-wide signaling network? *Med Hypo.* 66: 1074–1077.

Myers, T.W. (1997) The Anatomy Trains. *J Bodyw Mov Ther.* 1: 91–101.

第32章

鞋类对运动和锻炼的影响：下肢筋膜结构的训练潜力

Thorsten Sterzing and Torsten Brauner

引言

运动时应该穿“普通”运动鞋，添加了材料部件的鞋，减少了材料部件的鞋，还是根本不穿鞋？——这是体育运动界最具争议、最生动的话题之一。虽然人们通常认为穿鞋可以增加一定的功能，但根据脚部复杂的解剖结构，穿鞋也可能会阻止双足充分发挥其自然潜能。此外，穿鞋甚至可能会妨碍足部获得增强其功能能力的有益训练刺激。本章重点介绍在运动和锻炼过程中穿鞋与否的影响。目前，这些研究已与运动动力学和运动学及肌肉活动等方面广泛联系在一起。然而，现有研究尚未与下肢筋膜网络或个别筋膜的结构配置，或功能表现相关联。随着筋膜对人类运动表现和健康的作用越来越受到关注，更需要了解在日常生活、运动训练或物理治疗活动中，不同类型的鞋（或不穿鞋）对下肢筋膜组织的影响。以下是关于普通人、运动员和患者如何在运动和运动训练方案中对下肢筋膜组织进行特定刺激的建议。感兴趣的个人、教练和治疗师可以考虑将其作为他们的训练或康复方案中一个有价值的组成部分。

为何要穿运动鞋

鞋在脚和地面之间形成了一个人工结合层。因此，它们会对人们走路、跑步或进行其他类型运动和锻炼的方式产生影响。重要的是，不仅是鞋，在运动和锻炼过程中地面也是多种多样的。自然环境中的地面就是多样的，确定的运动条件和治疗环境中也是多样的。整个身体，尤其是足部和下肢，都受到鞋与地面的共同影响。这决定了普通人、运动员和患者在运动和锻炼过程中触地时所面临的功能环境。虽然鞋和地面可以轻松变换，但足部和下肢及其形成的解剖结构和功能特征则需要经过较长时间的训练。生物正向刺激最终可形成更高的结构和功能水平，而生物负向刺激则由于急性或累积的超负荷，最终会造成创伤或过度使用损伤。

对于许多运动或学科来说，鞋是一种固有的必需品，或许会为运动功能和相关表现带来明显的优势。例如冰球、足球或田径短跑。然而，在不是必须要穿鞋的运动中，为什么人们更喜欢穿鞋踩地而不是光脚直接踩地呢？

我们从舒适度、性能、损伤预防和训练这四个核心功能方面，总结了运动和锻炼时穿运动鞋的主要原因（图 32.1）。虽然舒适度和性能可以为个人带来即时的好处，但损伤预防一方面拥有短期作用，用以防止创伤性损伤，另一方面拥有长期作用，用以防止过劳损伤。此外，某些鞋被视为特定的训练设备，其设计目的是给穿着者的肌肉骨骼系统的良性发展提供加强刺激，而普通运动鞋则没有这种功效。就这一意义而言，赤足，也可以被视为一种训练的选项。

当把运动鞋作为训练设备时，有两个经

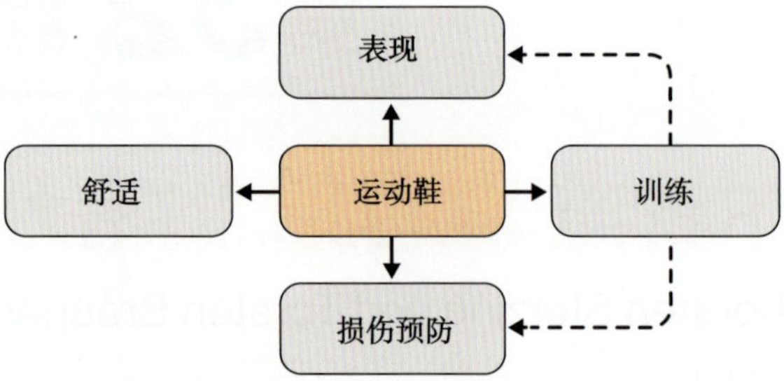

图 32.1 由 Sterzing（2015）强化的运动鞋核心功能，强调了训练功能对表现和损伤预防功能的影响

过充分研究并广泛推广的概念：鞋类极简化（Sinclair，2014）和鞋类不稳定性（图 32.2 和图 32.3）（Apps 等，2017）。鞋类不稳定性的概念通常包括增加或改变鞋的中层底和外层底结构，或重塑中层底和外层底的几何形状，从而在运动和锻炼的站立阶段形成功能性不稳定性。因此，可以直观地看出，与普通运动鞋相比，穿稳定性较差的鞋会使运动表现下降，进而增强训练刺激。鞋类极简化概念通常是减少鞋面和鞋底部分的材料。这会减轻鞋的重量，但因为缓冲减少，舒适度也会降低。另一方面也会使足部更贴近地面，从而缩短横向杠杆臂，提高横向稳定性。此外，鞋类极简化的概念在一定程度上解放了双足，使各足段能更独立地活动，明显提高抓地力。从这个意义上说，我们的鞋越“简约”，就越能让足部充分发挥其复杂的自然潜能，进而改善其功能。

目前关于穿运动鞋是否有益的争论主要包括运动和锻炼过程中的直接生物力学效应。它还探讨了在功能训练意义方面，这种生物力学适应是否，以及如何在中长期影响足部和下肢的解剖和生理结构。至于穿鞋对训练效果的影响、筋膜组织的结构和功能特征等迄今为止一直都在被忽视。

赤足、极简鞋和不稳定运动的生物力学效应

为了深入研究鞋和地面类型对下肢筋膜组织生物力学适应的潜在影响，我们需要说明赤足、穿极简鞋和不稳定性鞋运动和锻炼时产生的主要生物力学变化。与穿着普通运动鞋

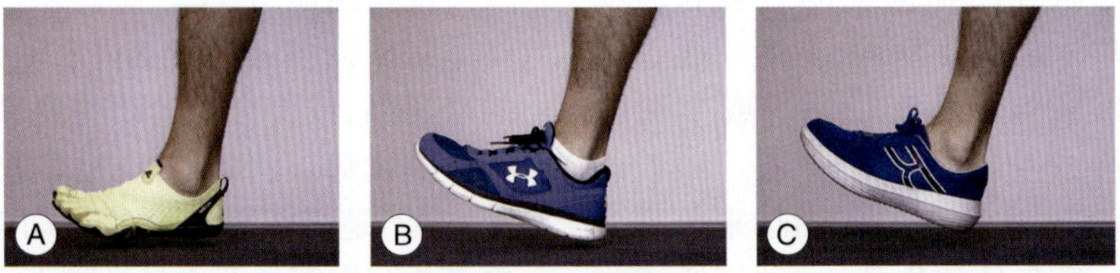

图 32.2 跑步过程中，不同品牌不同概念的鞋款在触地前约 20~30 毫秒的示例：A. 极简鞋款；B. 常规跑步鞋款；C. 弹性不稳定鞋款

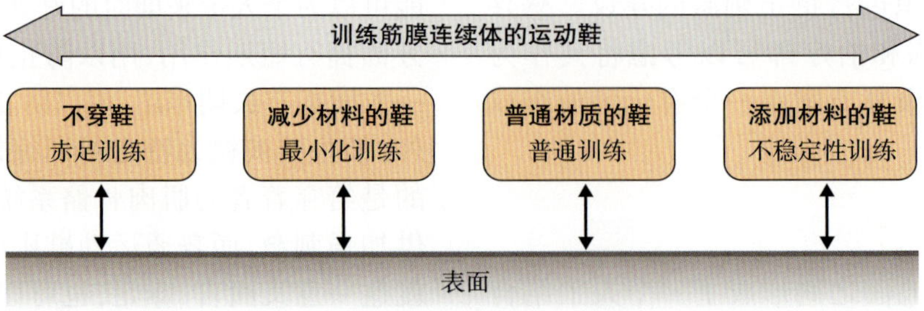

图 32.3 从训练鞋连续体的角度看运动鞋的材料方面

的运动和锻炼相比，这种效应得到了解释，因为普通运动鞋类似于“习惯性”标准。虽然大多数可用的见解都与行走和跑步的分析有关，但也应考虑体育课或舞蹈动作，因为它们通常包括了各种各样的行走和跑步，如弓步或向不同方向的踏步及跳跃。

赤足和极简鞋的运动和锻炼

在穿鞋行走和穿鞋耐力跑中，绝大多数足部落地方式都是后脚着地。在行走中，无论是哪种鞋或地面类型，普遍都采用后脚着地，因为这样力量和区域压力相对较低，不适和疼痛程度在大多数情况下都可以承受（Fong Yan 等，2013），尽管据报道它们接近个人疼痛阈值（Wear 等，2014）。跑步过程中，后脚着地通常会更为温和，在赤足跑步或穿极简鞋跑步时，甚至往往会变为足中或前脚掌着地，因为后脚着地的力量和区域压力是前脚掌着地的两倍（Shih 等，2013）。在赤足跑步或穿极简鞋跑步时，采用足中或前脚掌着地方式被认为是避免脚后跟高压和承受更高能量消耗之间的平衡。因此，一般人在赤足或穿极简鞋跑步时，很少能一直前脚掌着地。图 32.4 显示了穿鞋和不穿鞋跑步时地面压力的差异，可以直观地看到赤足和穿普通鞋中速跑步时的地面接触发展变化情况。

为了避免在赤足跑步或穿极简鞋跑步时造成不适感和疼痛，跑者们会自行调整其脚部着地方式。有些人用更温和的后脚着地，有些人用足中着地，而有些人则用前脚掌着地。虽然这些术语在本质上似乎是离散的，但我们应该意识到，在明确的后脚着地和明确的前脚掌着地范围之间，不同的跑者可能会有许多不同的着地类型变化。有趣的是，足部着地方式的改变也可以是纯粹出于改变训练方案的目的而自愿进行的，这对旨在诱导下肢筋膜网络刺激的某些训练非常重要。由于所采用的着地类型，从地面传递到脚、再传递到下肢的力改

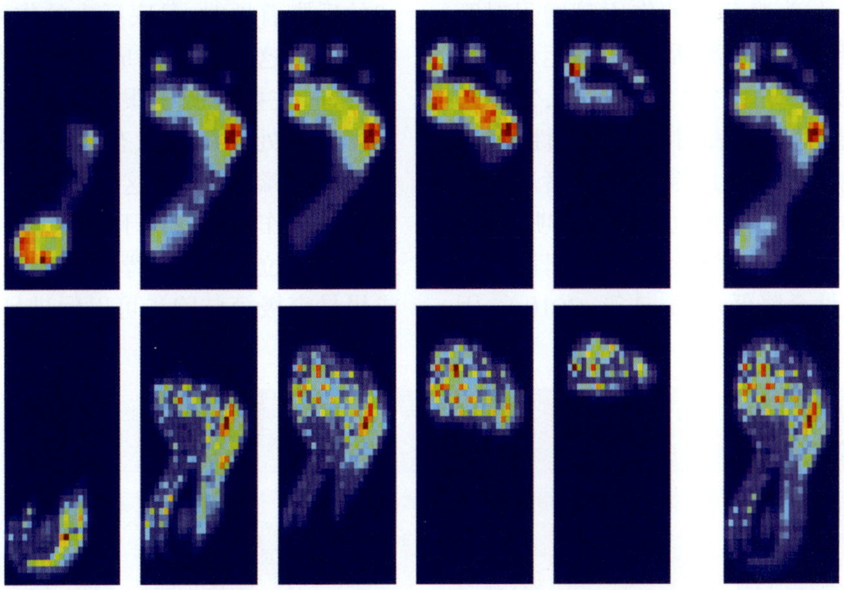

图 32.4　赤足（上）和穿鞋（下）在硬地面上以 10%、30%、50%、70% 和 90% 的姿态中速耐力跑时的地面压力（左），以及交叉站姿的峰值压力（右）。赤足跑步显示出一种不太明显的、较为温和的后脚着地及站立时较早的脚掌着地，同时由于没有鞋来保护脚部解剖结构，足底显示出很高的局部峰值压力。穿鞋跑步时的地面压力分布在整个鞋底，因而很平稳

变了其性质，影响了各自对肌肉骨骼系统及下肢筋膜网络的作用。无论是触地产生的冲击力，还是推进力，需要通过足部传递时，这些原理都是成立的，因为它们会对腿部组织产生类似的后果，因此也会对筋膜网络产生类似的后果（图 32.5）。了解了这些原理，个人、教练和治疗师就可以将着地类型的变化系统地应用于训练方案中。

不稳定性运动与练习

不稳定性运动和锻炼，可以通过在日常运动和运动训练中穿不稳定鞋来完成，也可以通过在不稳定的表面上进行这些动作来实现。因此，诱发的不稳定性可以有不同的形式。其基本形式称为恒定不稳定性。它可由不会改变其不稳定特性的鞋引起，例如那些具有弧形大底或软大底衬垫的鞋，以及软垫或沙子等具有一致特性的表面。其高级形式可以称为变化的或随机的不稳定性。这也可能是由鞋、人造跑步机表面或自然表面（如步道）引起的。不稳定鞋的一个普遍公认的作用是增强对距小腿关节周围小肌肉的激活，以应对运动中引起的距小腿关节不稳定（Landry 等，2010）。频繁使用不稳定鞋，也表明动作变异性增加：这被视作有益因素，因为它需要穿着者适应不同类型的运动动作。但是也有研究表明，随着穿着者越来越熟悉这种持续的不稳定性刺激，这种运动可变性会降低（Stöggl 等，2010）。因此，通过推荐随机不稳定鞋，或通过在人工或自然不稳表面（如特别改装的跑步机或步道）上进行运动，来确保各种不稳定运动。这意味着个体不会对诱发的不稳定刺激逐渐熟悉（Apps 等，2017）。

筋膜刺激和筋膜反应的机制

在谈及赤足运动和锻炼（在运动和锻炼时穿着极简或不稳定鞋，以及在不稳定表面上进行运动和锻炼时）的影响时，可能需要考虑的潜在机制是：

- 足部触地时足底反力的远端移位，引起筋膜刺激增加。
- 足部各部分活动增加，引起肌肉、肌腱和筋膜刺激增加。
- 距小腿关节不稳定性增加，引起肌肉、肌腱和筋膜刺激增加。

足底反力的远端移位

如图 32.5 所示，在明显的后脚着地和温和的后脚着地时，足底反力的作用位置在脚后跟下方。这一动作形成了主要依靠骨骼的力量传递，主要起源于跟骨，使下肢筋膜网在一定程度上处于静止状态。当足底力矢量作用位置向远端移动时，这种情况会发生改变，足中着地时作用位置位于足中下方，或前脚掌着地时作用位置位于脚掌下方。这时，赤足运动或尽量穿极简鞋跑步可以促进足底肌肉、肌腱

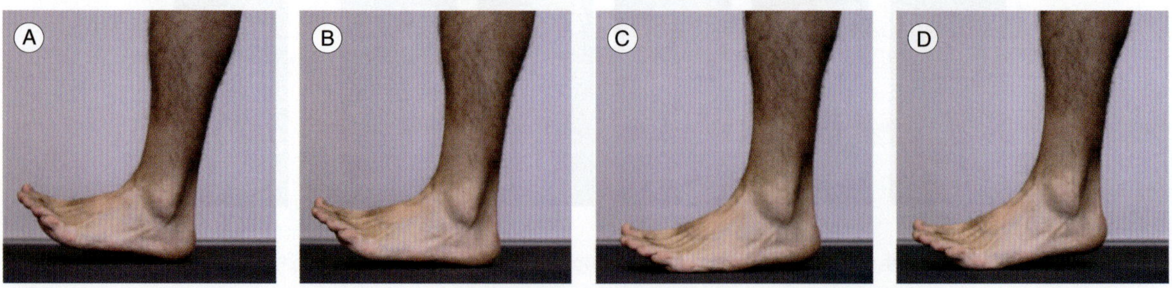

图 32.5 赤足跑步时不同脚部位置着地方式的初始触地，以说明在（A）明显的后脚着地；（B）适度的后脚着地；（C）足中着地及；（D）前脚掌着地时，地面反作用力的主要作用位置

和筋膜，以及小腿后侧和膝盖伸肌的负荷和拉伸增加。在这些区域，足部着地时的较高应力需要被肌肉、肌腱和筋膜吸收，因此，可以认为是对这些结构的离心训练。这时，由于外部高负荷，肌筋膜结构在离心收缩时延长。相比之下，穿鞋跑步主要促进后脚或适度后脚着地，这样负荷主要通过骨骼转移，并被距小腿关节和膝关节内的软骨吸收。由此得出，当足底力矢量作用位置从后脚转移到足中或前脚掌时，足部蹬地位置的转移会改变筋膜网络的刺激。在穿极简鞋或赤足进行运动和锻炼时，这种转移可能会更频繁地发生。

增加足部活动

赤足和穿极简鞋的运动增加了单个足节的灵活性，进而增加了足节间肌肉和结缔组织的活动性。虽然这种节段间的活动性，在整个站立阶段会导致这些结构的额外活动，但其在站立最后阶段直到蹬离地面期间尤为重要。在此期间，产生了向前和向上的推进力。为了传递这种产生于距小腿关节并传递到前脚掌区域的力，足部需要变得坚硬。赤足运动时，这种硬度主要由足部的内在肌肉和足底筋膜产生，而穿鞋运动时，脚 / 鞋单元的部分硬度则由鞋提供。人们认为，鞋的结构越硬，足部结构需要产生的硬度就越小，从而减少了肌肉和筋膜组织大量参与的生理刺激。因此，可以得出结论，长期穿鞋行走和跑步无法像赤足运动那样训练足部的内在肌肉和结缔组织，因而对足弓的功能结构也没有太大的益处（Hollander 等，2017）。

增加距小腿关节不稳定性

在站立、行走和跑步过程中，肌肉肌腱复合体对距小腿关节稳定性和相关肌肉、肌腱和筋膜刺激的变化已经得到深入研究（Apps 等，2017）。由此得出，穿不稳定性鞋引起的距小腿关节稳定性降低，有利于刺激距小腿关节和小腿周围的筋膜网络，以及前文提及的对距小腿关节周围下肢小肌肉的刺激。

穿鞋训练对一般筋膜网和特定筋膜的影响

与所有训练一样，运动和锻炼引发的骨骼和肌肉骨骼系统的结构和功能适应需要时间发展，潜在的结构和功能筋膜适应也同样如此。对筋膜网络的一般影响将在下面详述，然后是对特定筋膜结构的影响。在这一点上，这种适应只被认为是潜在的，因为明显的适应尚无可靠的科学证据。

鞋类对一般筋膜网络的影响

下面我们将分析穿鞋或赤足对筋膜结构和功能的影响。不同负荷情况下的生物力学适应效应对于骨骼、韧带、肌肉和肌腱的影响已经得到充分研究。两项综合研究（Guadalupe-Grau 等，2009；Karlsson 等，2008）表明，高强度的体育锻炼比低强度的体育锻炼（如游泳），具有更高的成骨（骨骼构建）效果。虽然研究较少，但由于筋膜网络遍及上述结构，筋膜组织也会受到这些适应的影响似乎是合理的：筋膜中胶原纤维的数量及其方向具有很强的适应性，并直接对施加的负荷做出反应。因此，在经常处于增加负荷的筋膜中，沿着负荷轴的胶原纤维数量会有所增加，其方向也与主要施加的力矢量更好地对齐。而相对于运动中预测的最重要的力矢量，活动较少的筋膜的纤维显示出明显不规则的方向（Stecco，2015）。尽管对筋膜结构和功能有了一定认识，但筋膜网络的复杂性和筋膜组织的广泛变化阻碍了关于生理筋膜结构与所施加负荷之间关系的可靠科学证据。

鞋类对特定筋膜的影响

除了对一般筋膜网络的影响外，还可以进一步探讨针对特定筋膜结构的潜在影响。特别是由于运动和锻炼是预防和康复方案的重要组成部分，能使特定筋膜损伤问题得以解决。虽然这样的方案通常会考虑患者的个人情况，并据此确定治疗运动项目和数量，但很少会关注在进行此类预防和康复时所穿的鞋的类型。

足底筋膜

足底筋膜分为浅筋膜和深筋膜这两种不同的筋膜类型。足部和小腿的深筋膜网在功能上特别重要。足底筋膜（足底腱膜）类似于浅筋膜层和深筋膜层的融合。这两层的结合使筋膜结构表现出高硬度，这是由于深层纤维在足部纵向方向上的功能性排列，以及由于其与浅层纤维的皮肤连接而产生的高本体感受能力。足底筋膜是一个关键的结构，它横跨足部整个底面，连接足跟骨（跟骨）粗隆和跖骨头（脚掌）。从这个意义上说，足底筋膜受到足部着地和蹬离时感受到的地面反作用力的强烈冲击。

足底筋膜具有多种功能。其主要作用是通过吸收和分配沿着足纵轴的荷载来稳定足底纵弓。Hicks（1954）将其形容为梁和桁架，因为它会在前行过程中发生弯曲，并在落地和一般站立时吸收能量（Benjamin，2009）。前掌着地的模式利用足底筋膜的这种负荷吸收和推进机制，通过足部纵轴转移负荷。有研究表明，处于高负荷下的足底筋膜的硬度会增加，强化足部的纵向足弓。因此，我们假设，通过培养足中或前脚掌着地的方式，赤脚或穿极简鞋跑步会使足底筋膜变硬，稳定足部纵弓。一项研究比较了 425 名习惯穿鞋儿童和 385 名习惯赤脚儿童的足弓，通过观察发现习惯赤脚儿童的足弓更高，该结论支持了这一假设（Hollander 等，2017）。

据报道，跖筋膜炎是运动员常见的炎症病理，通常发生在足底筋膜和跟骨的过渡区，足底筋膜的高负荷和延长刺激对治疗跖筋膜炎具有生物积极作用。这在赤足跑步和穿鞋跑步的对比中非常有趣，因为赤足跑步或穿鞋跑步时主动运用的前脚掌着地方式与内在足部肌肉和足底筋膜的离心训练相对应。然而，对于赤足跑步是否可以用于治疗跖筋膜炎仍存在争议，并存在两方面的极端观点。传统观点认为患有跖筋膜炎的人应避免在硬质表面上赤足行走和跑步，因为高负荷可能会增加炎症反应，而赤足运动者则认为足弓的强化最终会减少足底筋膜的压力，并引用传闻证据来证明赤足跑步者的受伤情况有所减少（Lieberman 等，2010）。因此需要进一步的前瞻性调查来为此提供可靠建议。

跟腱

在讨论潜在的鞋类影响时，还需要提及足底筋膜的另一个方面。有令人信服的证据表明，足底筋膜与跟腱是连续的，它不仅在后脚和前脚掌之间传递应力和负荷，而且还参与距小腿关节内的运动（Stecco，2015）。这一点很有意义，因为它可以证明跟腱的病理不应被孤立看待，而应结合足底筋膜的分布情况。因此，必须对跟腱疾病患者足底筋膜的紧实度进行评估，并在必要时进行治疗（第 14 章）。高离心负荷被认为是治疗跟腱疾病的黄金标准，如前所述，它是一种由赤足跑步所促进的前脚掌着地带来的直接影响。因此，赤足运动引起的生物力学适应被认为对跟腱疾病的治疗有积极作用。

髌骨肌腱

膝关节是另一个承受高轴向负荷的区域，尤其是髌骨肌腱，因为它承载着股四头肌产生的高负荷，对运动中的力量分布具有重要作用。有趣的是，髌骨肌腱被复杂的筋膜组织网络所包围。在动物尸体研究中发现，有 15%~20% 膝关节纵向力不是通过髌骨肌腱传递，而是通过周围的筋膜网进行传递（Yousefi 等，2013）。这一发现引起了人们对鞋的关注，因为鞋不仅改变了距小腿关节的运动方式，也改变了膝关节区域的运动方式，并对膝关节周围筋膜网产生了强烈影响。Sinclair（2014）在赤足跑步对膝关节生物力学影响的研究中得出结论，负荷反应的变化可能会降低与跑步相关的膝关节损伤风险。

肌外筋膜

除了这些明显的局部筋膜结构受到影响外，整个复杂的筋膜网，特别是肌外筋膜，也可能会受到影响。肌外筋膜包围并遍布肌肉，被认为对肌肉内部和肌肉之间的负荷转移起主要作用（Zügel 等，2018）。肌外筋膜的功能与足底筋膜类似，可以纵向地分布和传递负荷。这一点对于足部、小腿和大腿非常重要，因为在运动过程中，高负荷会沿着腿的长轴传递。如前所述，前脚掌着地方式产生的较高离心负荷必须由足部和小腿的肌肉吸收，因此也被肌外筋膜吸收。最近的研究结果表明，通常在进行离心训练刺激后，肌外筋膜的微撕裂和游离神经末梢的出现可能会使肌肉酸痛延迟发作（第 16 章）。不过对这些机制的研究尚处于早期阶段，有望在不久的将来取得进一步突破。

肌间隔

除了上述有助于纵向负荷分布的筋膜外，还存在着坚硬的腱膜筋膜组织（隔膜），其主要功能是分离、连接和塑造肌肉及肌肉群（图 32.6）。即小腿骨间膜、前肌间隔、横向肌间隔和后肌间隔，将小腿肌肉分为前室、外侧室、后侧深室、后侧浅室。特别是对于小腿，这些隔室需要纳入训练的注意事项中，因为已知的运动变化会对它们产生影响。

虽然所穿鞋的类型可能不会或只会非常轻微地影响这些隔膜，但它们的作用非常重要，因为突然换鞋可能会造成痛苦的后果。前脚掌着地引起的小腿肌肉的高离心负荷形成了有效的训练刺激，致使肌肉肥大，肌肉厚度增加。肌肉肥大是一种快速发生的机制，其速度超过了隔膜筋膜组织的调节速度。因此，隔膜内生长的肌肉会产生压迫力，影响隔膜内的

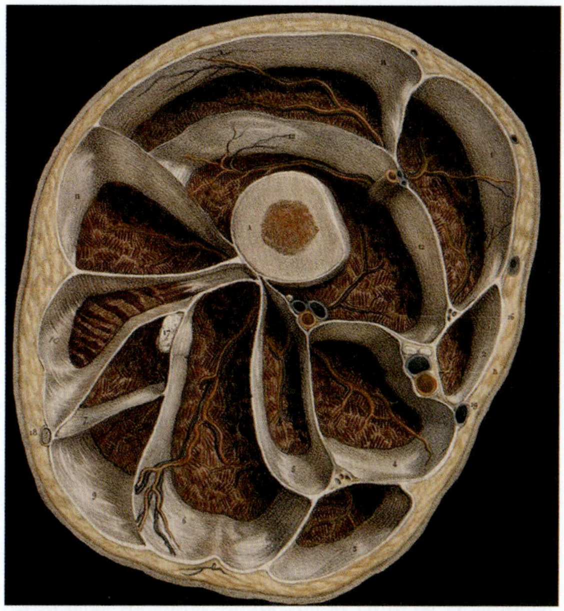

图 32.6 大腿的肌间隔形成了肌肉间室（Bourgery，1832）

血管和神经。该现象被称为慢性筋膜室综合征，会由于神经刺激和肌肉组织供氧不足而产生疼痛感。为了避免因换成赤足或穿极简鞋而引发慢性筋膜室综合征，建议从普通鞋缓慢过渡到赤足或极简鞋。这种缓慢的过渡能使隔膜的筋膜组织有足够的时间来适应不断增大的肌肉体积。

运动协调能力

除了提到的生物力学方面，以及与力吸收和力传递有关的方面，生理感觉和主观感知方面也很值得研究。目前还缺少专门针对鞋类及其对筋膜组织内生理感觉和主观感知影响的研究。但在某些情况下，穿鞋或不穿鞋可能会改变主观感知。一般情况下，筋膜组织有高度的神经支配，因其内有各种游离的、被包裹的神经末梢，包括鲁菲尼小体和触觉小体。尤其是肌外筋膜和包围跟腱与髌腱的筋膜网，可能有助于对身体姿势和运动协调的主观感知。赤足或穿极简鞋跑步时，足部着地时的负荷吸收会从骨骼组织转移到筋膜组织，以及足部和

小腿的肌腱与肌肉。所以力的吸收与这些组织的张力直接相关，而更高的冲击力会形成更高的张力。因此，高度神经支配的筋膜网络可能有助于提高对负荷情况和关节角度位置变化的认识，并有助于运动协调控制（Altman 和 Davis，2012）。据称赤足跑步时身体感觉和控制能力会增强。

对个人、教练和治疗师的建议

虽然我们已经阐明了对筋膜网络和单个筋膜的有益训练效果，但也应当明白，任何训练都不能神奇地改变身体结构，使其从虚弱变为强壮，或从疼痛变为无痛。对筋膜网或单个筋膜的刺激也是一样。此外，虽然个人、运动员和患者通常对骨骼、韧带、肌肉和肌腱的配置有着深刻的感知，但对其筋膜网络的感官认识却知之甚少。虽然他们能清晰地感觉到与肌肉核心收缩部位相关的肌肉力量更强，但这不同于肌肉活动时拉伸筋膜的部分。因此，由于不确定的主观感知及缺乏切实可行的客观措施，健康的普通人和运动员筋膜训练的成败难以预料。这一点对于患者群体则有所不同，他们在接受治疗时已经在主观上出现了炎症和 / 或筋膜网或单个筋膜硬化，并通常伴有可感知的不适或疼痛。这种不适或疼痛的消失标志着治疗成功，也形成了客观上可测量的更有效的运动，同时恢复了参与标准体育锻炼的实际能力。

关于训练效果，需要考虑用于个人、运动员和患者的刺激量。虽然低于某个阈值的量不会导致生物正性筋膜组织适应，但高于某个阈值的量可能会导致筋膜组织负荷过大进而受损，这与更显著的被动（骨骼、软骨和韧带）和主动（肌肉和肌腱）的人体骨骼结构类似。在这方面，一般的训练建议是缓慢增加训练刺激，并且适应的组织应当产生一定反应。一项针对 509 名跑步者进行的研究发现（Hryvniak 等，2014），当满足这些一般建议时，发生新的持续性损伤的可能性相对较小（低于 3%）。此外，在进一步梳理有益效果后发现，同一研究中 69% 的跑步者报告说，他们以前的损伤在改为赤足跑步后消失了。研究还需要验证筋膜网络在多大程度上适应上述训练机制，并了解区分生物正向和生物负向筋膜组织适应的阈值水平。

归根结底，这并不是要简单回答穿鞋（或不穿鞋）是否会对筋膜网络产生有益的结构和功能影响。而是需要考虑哪种鞋有哪种效果。应根据个人、运动员或患者的训练或治疗目标，分别进行相应治疗，并穿上或脱掉特定的鞋。实践中，建议使用不稳定性鞋来刺激下肢筋膜网，尤其是围绕、交叉或插入距小腿关节区域的筋膜网。相比之下，不稳定性鞋有时会因为在中底和大底添加了材料而显得笨重，不会过度刺激足内筋膜组织。因此，对于后者，建议尽量穿极简鞋或赤足运动，这可以通过在柔软的地面上运动来补充。

最后，虽然很容易观察到穿了哪种类型的鞋或进行了哪种类型的地面运动和练习，但这并不足以让我们判断所进行的体育锻炼是否为筋膜网络增加了结构或功能性刺激。此类评估需要根据行走、跑步或其他训练练习的实际完成情况来进行。只有当足部着地动作发生显著变化且采用足中或前足着地时，穿极简鞋或赤脚运动才会额外刺激筋膜网络，否则力量作用位置仍保留在跟骨区域。从这个意义上说，穿极简鞋和赤足运动可以触发有益于筋膜组织的着地类型；但这并不是其本身的目的和效果。研究表明，赤足时，人们通常仍会用后脚着地，只是方式比较温和（Sterzing 等，2010）。

总结与展望

本章介绍了运动和运动适应的三种机制，认为其有利于生物正向刺激下肢筋膜网络和单个筋膜。这些机制是通过穿不同类型的鞋或根本不穿鞋形成的。也就是说，它们是：①在行走和跑步过程中，由穿极简鞋或赤足运动引发的脚部着地位置的远端移位；② 在赤足运动时内在肌肉和筋膜组织活动的增加；③ 穿不稳定的鞋引发的距小腿关节运动的增加。本章以鞋类来刺激筋膜网络训练的课题具有创新性，因此具有衍生性。需要结合未来的实践经验和科学研究来验证所提出的机制，此外，在纳入训练方案时，要主观和客观地量化其对筋膜网络及单个筋膜的结构性和功能性影响。为了对个人、运动员和患者，以及他们的私人教练和治疗师进行循证指导，以促使相关鞋类对筋膜组织产生积极影响，需要以下信息：鞋的类型、运动的类型、刺激的时间段，以及个体的某些特征。迄今为止，仍缺乏可靠的科学证据来填充以上大部分信息。

赤足跑步，特别是足中和前脚掌着地的跑步方式对肌肉和肌腱的影响已经为人所知（Altman 和 Davis，2012）。这些影响可能会转移到其结构周围的筋膜网络上。因此，通常由赤足运动诱发的，由足中和前脚掌着地方式产生的离心训练刺激会使腿部筋膜组织，尤其是足部和小腿后侧处于高负荷应力下。这似乎为筋膜组织提供了必要的刺激，以增加胶原纤维的数量，并调整其对施加的力矢量的排列。这两种适应都会增加筋膜结构的硬度，可能有助于足弓稳定及足底筋膜，跟腱病变和膝前疼痛等各种疾病的治疗。虽然我们看到了这些潜在的积极影响，至少促进了偶尔（如果不是普遍的话）将赤足或极简鞋运动纳入运动员和体力活动人士的训练体系，必须指出的是，该领域的研究尚处于起步阶段，未来的研究必须为治疗师和教练提供标准化应用所需的信息。

（燕琪　王朝辉　关玲）

参考文献

Altman, A. & Davis, I. (2012) Barefoot running: biomechanics and implications for running injuries. *Curr Sports Med Rep*. 11: 244–250.

Apps, C., Sterzing, T., O'Brien, T., Ding, R. & Lake, M. (2017) Biomechanical locomotion adaptations on uneven surfaces can be simulated with a randomly deforming shoe midsole. *Footwear Sci*. 9: 65–77.

Benjamin, M. (2009) The fascia of the limbs and back-a review. *J Anat*. 214: 1–18.

Bourgery, J.M (1832) Anatomie Descriptive Ou Physiologique -Traite Complet de L Anatomie de L Homme. In C. Delaunay (Ed.), Tome 1-2: *Anatomie Descriptive Et Physiologique*.

Fong Yan, A., Sinclair, P.J., Hiller, C., Wegener, C. & Smith, R.M. (2013) Impact attenuation during weight bearing activities in barefoot vs. shod conditions: a systematic review. *Gait Posture*. 38: 175–186.

Guadalupe-Grau, A., Fuentes, T., Guerra, B. & Calbet, A.L. (2009) Exercise and bone mass in adults. *Sports Med*. 39: 439–468.

Hicks, J.H. (1954) The mechanics of the foot: II. The plantar aponeurosis and the arch. *J Anat*. 88: 25–30.

Hollander, K., Villiers, J. E. de, Sehner, S., Wegscheider, K., Braumann, K.-M., Venter, R. & Zech, A. (2017) Growing-up (habitually) barefoot influences the development of foot and arch morphology in children and adolescents. *Sci Rep*. 7: 8079.

Hryvniak, D., Dicharry, J. & Wilder, R. (2014) Barefoot running survey: evidence from the field. *J Sport Health Sci*. 3: 131–136.

Karlsson, M.K., Nordqvist, A. & Karlsson, C. (2008) Physical activity increases bone mass during growth. *Food Nutr* Res. 52.

Landry, S.C., Nigg, B.M. & Tecante, K.E. (2010) Standing in an unstable shoe increases postural sway and muscle activity of selected smaller extrinsic foot muscles. *Gait Posture*. 32: 215–219.

Lieberman, D.E., Venkadesan, M., Werbel, W.A., Daoud, A. I., D'Andrea, S., Davis, I.S., Mang'Eni, R. O. & Pitsiladis, Y. (2010) Foot strike patterns and collision forces in habitually barefoot versus shod runners. *Nature*. 463: 531–535.

Shih, Y., Lin, K.-L. & Shiang, T.-Y. (2013) Is the foot striking pattern more important than barefoot or shod conditions in running? *Gait Posture*. 38: 490–494.

Sinclair, J. (2014) Effects of barefoot and barefoot inspired footwear on knee and ankle loading during running. *Clin Biomech*. 29: 395–399.

Stecco, C. (2015) *Functional atlas of the human fascial system*. Edinburgh, UK: Churchill Livingstone.

Sterzing, T., Brauner, T. & Milani, T.L. (2010) Laufen: Barfuß vs. Schuh – Kinetische und kinematische Adaptationen der unteren Extremität, Biomechanik – Grundlagenforschung und Anwendung, dvs Schriften der

Deutschen Vereinigung für Sportwissenschaft, Edition Czwalina. Hamburg, Germany: Feldhaus Verlag, 26–32.

Sterzing, T. (2015) Athletic footwear research: Effects of shoe construction and relationships of evaluation parameters. Habilitation Thesis, Faculty of Educational Sciences, University of Duisburg-Essen, Essen, Germany.

Stöggl, T., Haudum, A., Birklbauer, J., Murrer, M. & Mueller, E. (2010) Short and long term adaptation of variability during walking using unstable (Mbt) shoes. *Clin Biomech*. 25: 816–822.

Wearing, S.C., Hooper, S.L., Dubois, P., Smeathers, J.E. & Dietze, A. (2014) Force–deformation properties of the human heel pad during barefoot walking. *Med Sci Sports Exer.* 46: 1588–1594.

Yousefi, H., Baniasadi, M. & Rostami, M. (2013) The role of fascia around the patellar tendon in force transmission: an experimental study on sheep stifle joint. *Biomed Eng Res*. 71–78.

Zügel, M., Maganaris, C.N., Wilke, J., Jurkat-Rott, K., Klingler, W., Wearing, S. C., Findley, T., Barbe, M.F., Steinacker, J.M., Vleeming, A., Bloch, W., Schleip, R. & Hodges, P.W. (2018) Fascial tissue research in sports medicine: from molecules to tissue adaptation, injury and diagnostics: consensus statement. *Brit J Sports Med*. 52: 1497.

延伸阅读

Bramble, D.M. & Lieberman, D.E. (2004) Endurance running and the evolution of Homo. *Nature*. 432: 345–352.

Nigg, B.M. (2010) *Biomechanics of sport shoes*. Calgary, Alta: University of Calgary.

第33章

人类过肩投掷

Christian Puta, Thomas Steidten and Martin S. Fischer

进化方面

过肩投掷是一种从足部踇趾尖到手部示指尖几乎所有肌肉和筋膜都参与的单一协调运动。投掷是一个有个性特征的运动：没有两个人能用完全相同的方式投掷。这是个天赋问题，即使是顶尖的投掷运动员也只能提高10%的成绩（Thomas Röhler，个人交流）。投掷在动作表现上也显示出了最大的性别差异。

过肩投掷一直是一种有效的远程武器，可以让捕食者与天敌保持距离或击伤可能的猎物。已知最古老的标枪只有约40万年的历史（Thieme，1997）。所谓的Schöninger标枪长约2.20m，直径3~5cm，非常尖，重量在600~800g之间。经验丰富的标枪运动员可以用这些最古老标枪的复制品投掷长达100m的距离（Milks等，2019）。这些标枪带有矛头，其穿透深度与现代标枪相似，最佳投掷距离为15~25m。为什么这些进化方面这么重要？它们让我们了解到，从进化的角度来看，这种变化发生的时间相对较短，它重塑了人类的身体，从而产生了新的过肩投掷动作。

投掷的性别差异

由于过肩投掷一直是人类狩猎的基本方式，因而对生存至关重要，了解这种运动中可能存在的性别差异非常有趣。青春期前的人在两足运动（短跑、马拉松和行走）方面不存在性别差异，青春期后随着时间产生的差异仅为6%~10%（Bhambani和Singh，1985）。相比之下，男孩和女孩在过肩投掷方面的差异已经非常显著，青春期后的男性和女性中则增加到30%（Young，2009）。4岁的男孩可以将网球加速到42km/h，而女孩只能达到20km/h（–30%）。13岁男孩的平均加速度为85km/h，而同龄女孩只有61km/h（–30%），土著女孩除外（–22%）（Thomas等，2010）。没有其他动作能比过肩投掷显示出更大的性别差异。

过肩投掷的生物力学

对于有经验的标枪运动员，从对侧脚落地到标枪离开指尖需要大约150毫秒（Valeala，2012）。标枪被加速到100km/h以上。手臂内旋产生的最大脉冲仅持续几毫秒，是人体已知最快的动作。有经验的投掷者进行定向投掷的时间约为3毫秒，而经验不足的投掷者要用10毫秒。我们将非运动员的投掷动作分为三个阶段。首先，对侧脚着地。抬臂时，臀部开始旋转，随后肩膀旋转。最后，手臂像鞭子一样将物体送出（在加速阶段结束时）。图33.1A展示了标枪过肩投掷时的抬臂和加速阶段。图33.1B的一系列照片展示了一个近乎完美的标枪投掷的抬臂和加速阶段。

女性投掷运动员通常从同侧脚开始，这样可以防止身体旋转，动作主要来自手臂。

除了躯干在腰部的旋转外，完美的过肩投

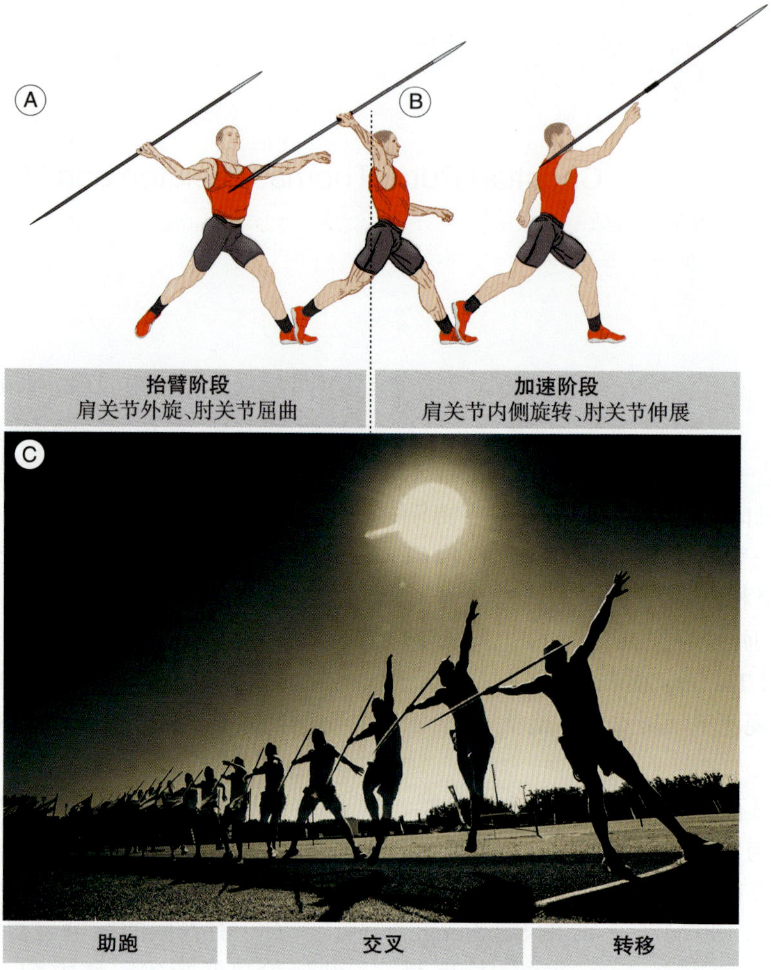

图 33.1 A、B. 过肩投掷时的手臂抬起和加速阶段，抬起动作的相对时间(A)，反向加速运动的相对发生率(B)，由(Roach 等，2013)改编。C. 助跑后，交叉和转移(C)，抬臂阶段(A)和加速阶段(B)紧随其后。2016 年奥运会冠军 Thomas Röhler 近乎完美的投掷

掷的解剖学前提是双肩宽度(两个肩胛盂的)更接近骨盆宽度(双髋臼宽度)，以及指向一侧的肩胛盂的重新定向(这样就可能有更大的外展)，不再像类人猿那样在冠状面上。最后，人类肱骨的扭转度比类人猿低 10°~20°。这三个因素使得人类可以达到更大的射程和动力。

从蹈趾到手指尖的每个关节都会产生扭矩，伴随增加节段的重量，创造角度运动。围绕肱骨长轴的内部(内侧)旋转对抛射速度的贡献最大，在所有速度条件下，是人类肩关节内旋、肘关节伸展、手腕屈曲中已知的最快的动作(Hirashima 等，2007)，研究对象调整了这四个动作的角速度，以三种不同的速度投球。我们还运用最近研发的"非正交扭矩分解"方法分析了三维多关节运动的动力学，该方法可以明确关节坐标轴的角加速度(例如肩内旋)。不过这并非即时肌肉动作的结果，而是由弹性能量回缩而产生功率放大的结果(Roach 等，2013)。按照作者观点，能量储存发生于抬臂

阶段，从投掷前步态就已开始：“此时肩部和肘部的姿势增加了围绕肱骨长轴的质量惯性矩，使小臂和手落于正在加速的躯干之后。此外，在抬起阶段屈曲的肘部能够使被动惯性力向外反向旋转手臂，拉伸穿过肩部的短而平行的肌腱、韧带和肌肉的弹性成分，潜在地将弹性能量储存在这些结构的大总横截面积中。当肱二头肌停止活动、肘部开始伸展时，手臂的转动惯量减小，使这些被拉伸的部分回缩，释放能量，并帮助推动肱骨快速内旋”（Roach 等，2013）。弹性能量的储存关系到结缔组织，尤其是呈密集网状结构的筋膜。

投掷的软组织方面

人们低估了筋膜软组织在运动表现中的作用。它不仅是一种能储存弹性能量的被动组织，还含有收缩细胞、游离神经末梢和机械感受器，在本体感觉和力学中发挥着积极作用（Wilke 等，2016）。

如前所述，过肩投掷涉及整个身体产生的扭矩。因此能量是利用筋膜组织的硬度来储存的。虽然看起来筋膜组织应当非常僵硬，但过度僵硬会抑制关节活动，影响手臂的抬起和加速阶段，致使加速距离和投掷能力下降。扭矩的产生并非单独发生在每一块肌肉或肌肉 - 软组织复合体中。其由肌筋膜链产生并传递（见第 13 章），涉及全身的肌肉和软组织（Wilke 等，2016）。Myers（2014）根据两块肌肉之间直接线性连接的连续性原理，勾勒出 11 条肌筋膜链。最近的一项综述（Wilke 等，2016）阐述了关于肌筋膜链的循证研究结果，表明并非所有肌筋膜链都能被“认可”。该研究分析了 6 条肌筋膜经络（即：后表线、前表线、后功能线、前功能线、螺旋线和体侧线）后发现，只有后表线、后功能线和前功能线显示出较强的证据。此外螺旋线和体侧线也有一定证据。这表明筋膜和肌肉遍布于全身网络，具有传递疼痛感知、调节僵硬和传递扭矩的能力。关于过肩投掷，前功能线（长收肌、腹直肌、胸大肌）特别重要（Tittel，2012）。前功能线的每个转移（长收肌 - 腹直肌和腹直肌 - 胸大肌）都可以通过两项具有高度一致性的研究得到证实。除前功能线外，螺旋线对过肩投掷也很重要。只有髂嵴以上的头向转换（腹内斜肌、腹外斜肌、前锯肌、大菱形肌、小菱形肌、头夹肌）的证据，但没有发现尾向转换的证据。为了在过肩投掷中取得优异成绩，这些功能系统的收缩和伸展能力非常重要。这些肌筋膜网络的紊乱会导致功能障碍，如胸廓出口综合征，这是“投掷运动员”中一个常见的问题。

过肩投掷中的胸廓出口综合征

胸廓出口在解剖学上被定义为神经和血管结构从颈部到腋窝的区域。Adson 和 Coffey（1927）最初将该疾病表述为前斜角肌综合征。胸廓出口综合征（thoracic outlet syndrome，TOS）是一种卡压综合征，其特征是神经、静脉或动脉压迫（Archie 和 Rigberg，2017）。神经源性 TOS（neurogenic TOS，nTOS）是最常见的诊断，占所有 TOS 的 95%（Weaver 和 Lum，2017）。臂丛神经受压可发生在两个关键部位，即锁骨上方（肩胛肌孔）和锁骨下方（罕见）区域，累及胸小肌（Sanders 和 Annest，2017）。对 nTOS 的诊断具有主观性，其有效性仍存在争议（Weaver 和 Lum，2017）。nTOS 的初步诊断标准是：至少已出现 12 周，但无法被有效解释为其他疾病，症状不同于单个颈神经根或周围神经的分布，且在五个类别的四个中至少有一种症状（表 33.1）。

计算机断层扫描（CT）和磁共振成像作为进一步的辅助诊断技术，可以识别可能导致 nTOS 的骨骼或纤维肌肉异常。另一种评估手术效果的技术是以斜角肌注射作为预测工具。但目前尚不清楚 nTOS 是否存在遗传易感性（Weaver 和 Lum，2017）。其他形式的 TOS，如静脉 TOS 和动脉 TOS 的受压，也可能存在于 nTOS 患者中，在外展姿势时影响手臂

表 33.1 根据 Weaver 和 Lum(2017)报道的神经源性胸廓出口综合征(nTOS)的症状

类别	症状
主要症状	(1A)颈部、上背部、肩部、手臂和 / 或手疼痛 (1B)手臂、手或手指麻木、感觉异常和 / 或无力
症状特征	(2A)抬高手臂会加剧疼痛 / 感觉异常 / 无力 (2B)因长时间或重复使用手臂 / 手,或因长时间使用键盘或其他重复性劳损使疼痛 / 感觉异常 / 无力感加重 (2C)疼痛 / 感觉异常从锁骨上或锁骨下间隙向下辐射到手臂
临床病史	(3A)头部、颈部或上肢受到职业性、娱乐性或意外伤害后开始出现症状,包括重复性上肢劳损或过度使用活动 (3B)既往锁骨或第一根肋骨骨折或已知颈肋(s) (3C)既往无颈椎或周围神经手术史持续改善 (3D)TOS 既往保守治疗或手术治疗
体格检查	(4A)斜角三角或喙突下间隙触诊时局部压痛 (4B)斜角三角或喙突下间隙触诊时手臂 / 手 / 手指感觉异常 (4C)握力弱,内在肌肉或 5 指,或鱼际 / 小鱼际萎缩
激发测试	(5A)上肢张力试验呈阳性 (5B)1 或 3 分钟抬臂应力试验呈阳性

(Orlando 等,2016)。尤其是在过肩投掷中,这是诊断的一个关键方面,必须与 nTOS 的症状一起进行检查。

治疗范围:从外科治疗到药物治疗

尽管药物治疗的成功率高,并发症少,但该治疗只对约 70% 的 nTOS 患者有效(Weaver 和 Lum,2017)。除了用于诊断目的外,前斜角肌注射也可用于 nTOS 的治疗,对症状持续时间较短的患者效果更好(Lee 等,2011)。在患有 nTOS 的运动员中,有 1/3 的运动员仅靠物理治疗就能恢复全部功能(Chandra 等,2014)。

功能治疗方面:翼状肩胛

一般来说,人出生后一年内就能克服重力直立起来,与上肢不再用于支撑爬行的姿势功能有关。这一功能性过程增强了手的抓握功能和上肢操作的灵活性。从多个触地点(如爬行)到两个主要触地点(两足动物)的转变使手和肩带的固定点和移动点发生逆转。例如,在爬行或攀爬时,手是固定点(如在攀爬时触摸地面或抓固定把手),肩带是移动点(如向前移动胸部)。反之,当手直立进行操作(如抓握)时,肩带充当固定点,以确保手的操作功能(移动点)。当固定点在肩带时,手的抓握功能必须是姿势性的,肩带起固定点的作用。手拥有这种自由功能的重要基础与肩胛骨位置的肌筋膜控制有关。

这对人类的过肩投掷有何意义?例如图 33.1 中,投掷标枪需要“从近端到远端”(下肢和躯干稳定时,上肢加速)产生高效扭矩,以达到最佳性能和损伤预防效果(von Laßberg 和 Rapp,2015)。这一概念被称为“固定点 - 移动点模式”:“固定点”被定义为固定在旋转轴上的身体部位,“移动点”被定义为距离旋转轴最远的身体自由部位。从临床角度来看,固定在旋转轴上的身体部位(例如投标枪时的肩带和肩胛骨)的肌筋膜控制不足往往与 nTOS 的症状有关。肩胛骨姿势稳定性不足的另一个临床症状是所谓的“翼状肩胛”(图 33.2)。以下功能变化通常与翼状肩胛有关:肩部拉长,胸大肌、胸小肌和颈部肌肉紧绷疼痛,头部前倾。这种功能失调常与胸骨联合综合征有关(Brügger, 1986)。人类的过肩投掷需要以最佳的肩胛骨肌筋膜功能位置作为加速过肩投掷的先决条件。

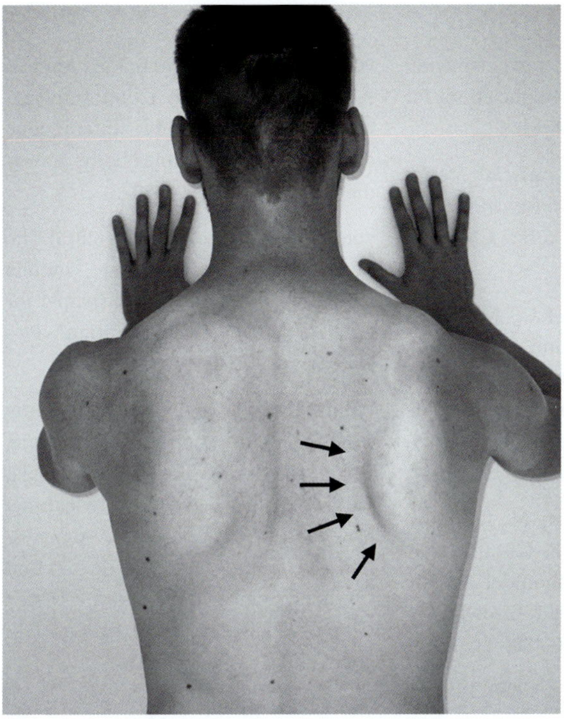

图 33.2 右肩关节撞击综合征的临床表现。注:箭头表示右侧肩胛骨固定不足(翼状肩胛)。图片来自:Christian Puta

过肩投掷的特点是单侧屈肌、内收肌和内旋肌在加速阶段活动强烈,造成过度紧张,例如胸小肌和胸大肌。相比之下,伸肌、展肌和外旋肌功能被抑制。图 33.3 列举了四种相关的肌筋膜和肌肉连接(Benninghoff, 2008):①头尾向连接(斜方肌提升段 - 肩胛提肌);②横向连接(前锯肌分叉段和上部 - 斜方肌横段);③上斜连接(斜方肌下降段 - 胸小肌);④下斜连接(前锯肌会聚部 - 菱形肌)。如图 33.3 所示,胸小肌过度紧张会导致斜方肌下降段肩部凹陷和反射性紧张。因此,颈椎被迫侧屈和旋转,抑制其稳定肌肉(斜角肌和头夹肌)。由于肩部的快速牵拉、颈椎的高加速力,以及对肩部和脊柱稳定性的相关需求,胸小肌、前锯肌和斜颈肌等肌肉是与过肩投掷运动员的功能性损伤有关的关键因素(图 33.3)。

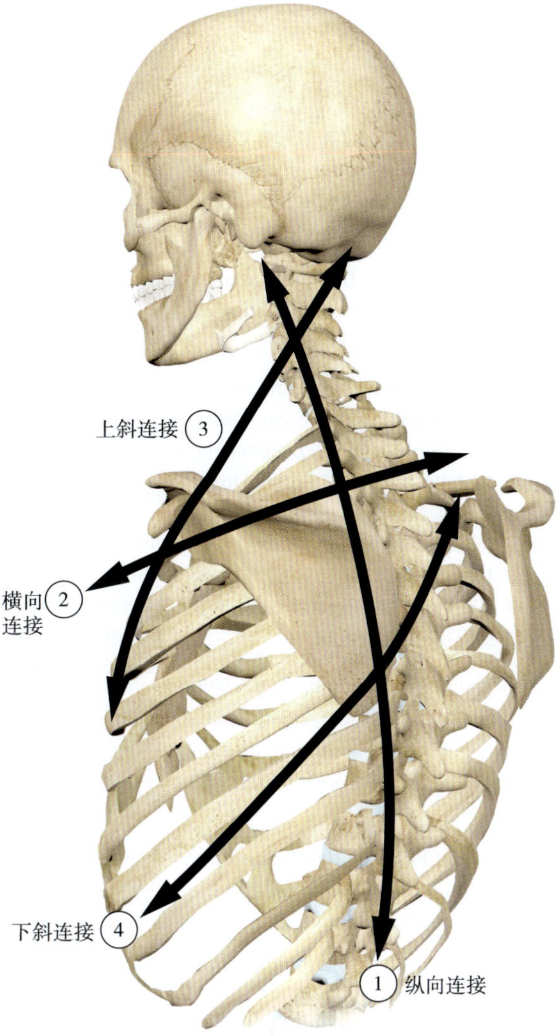

图 33.3 肩带的功能性肌肉连接(改编自 Benninghoff, 2008)。①头尾向连接(斜方肌提升段 - 肩胛提肌);②横向连接(前锯肌分叉段和上部 - 斜方肌横段);③上斜连接(斜方肌下降段 - 胸小肌);④下斜连接(前锯肌会聚部 - 菱形肌)

此外,前锯肌抑制也会影响肩关节的稳定性。因此,建议采用 2:1 的比例进行伸肌、展肌和外旋肌对其拮抗肌的练习,以防止人体在过肩投掷时出现功能性紊乱。由于前锯肌对肩部稳定性的重要性,应特别重视将其作为肩胛骨的一个主要功能“定位器”的神经肌肉训练。如前所述，前功能线和螺旋线通过拉伸和收缩参与过肩投掷。为了恢复肌筋膜功能，预防或治疗 TOS，建议使用肌筋膜松解技术来减少这些肌筋膜链的紊乱。

（燕琪 王朝辉 关玲）

参考文献

Adson, A.W. & Coffey, J.R. (1927) Cervical rib: a method of anterior approach for relief of symptoms by division of the scalenus anticus. *Ann Surg*. 85: 839–857.

Archie, M. & Rigberg, D. (2017) Vascular TOS—creating a protocol and sticking to it. *Diagnostics*. 7(2): 34.

Benninghoff, Drenckhahn, Anatomie (2008) Makroskopische Anatomie, Histologie, Embryologie, Zellbiologie. Band 1: Zelle, Gewebe, Entwicklung, Skelett- und Muskelsystem, Atemsystem, Verdauungssystem, Harn- und Genitalsystem. Drenckhahn, Detlev (Herausgeber). 17. Auflage. Urban & Fischer Verlag/Elsevier GmbH.

Bhambhani, Y. & Singh, M. (1985) Metabolic and cinematographic analysis of walking and running in men and women. *Med Sci Sports Exerc*. 17: 131–137.

Brügger, A. (1986) *Die Erkrankungen des Bewegungsapparates und seines Nervensystems*. Urban & Fischer Verlag.

Chandra, V., Little, C. & Lee, J.T. (2014) Thoracic outlet syndrome in high-performance athletes. *J Vasc Surg*. 60(4): 1012–1017.

Hirashima, M., Kudo, K., Watarai, K. & Ohtsuki, T. (2007) Control of 3D limb dynamics in unconstrained overarm throws of different speeds performed by skilled baseball players. *J Neurophysiol*. 97(1): 680–691.

Lee, G.W., Kwon, Y.H., Jeong, J.H. & Kim, J.W. (2011). The efficacy of scalene injection in thoracic outlet syndrome. *J Korean Neurosurg Soc*. 50(1): 36–39.

Milks, A., Parker, D. & Pope, M. (2019) External ballistics of Pleistocene hand-thrown spears: experimental performance data and implic ations for human evolution. *Sci Rep*. 9.

Myers, T.W. (2014). *Myofascial Meridians for Manual and Movement Therapists*. 3rd ed. New York: Churchill Livingstone.

Orlando, M.S., Likes, K.C., Mirza, S., Cao, Y., Cohen, A., Lum, Y.W., et al. (2016) Preoperative duplex scanning is a helpful diagnostic tool in neurogenic thoracic outlet syndrome. *Vasc Endovascular Surg*. 50(1): 29–32.

Roach, N.T., Venkadesan, M., Rainbow, M.J. & Lieberman, D.E. (2013) Elastic energy storage in the shoulder and the evolution of high-speed throwing in Homo. *Nature*. 498: 483–486.

Sanders, R.J. & Annest, S.J. (2017) Pectoralis minor syndrome: subclavicular brachial plexus compression. *Diagnostics*. 7(3): 46.

Thieme, H. (1997) Lower Palaeolithic hunting spears from Germany. *Nature*. 385: 807–810.

Thomas, J.R., Alderson, J.A., Thomas, K.T., Campbell, A.C. & Elliott, B.C. (2010) Developmental gender differences for overhand throwing in Aboriginal Australian children. *Res Q Exercise Sport*. 81: 432–441.

Tittel, K. (2012) Das Ganzheitssystem in der körperlichen Bewegung. *Beschreibende und funktionelle Anatomie*. Munich, Germany: Kiener, 245–279.

Valleala, R. (2012) Biomechanics in Javelin Throwing. KIHU Research Institute for Olympic Sports Jyvaskyla, 2nd World Javelin Conference, Kuortane, Finland, 7-9 November, 2012. www.kihu.fi/tuotostiedostot/julkinen/2012_val_biomechani_sel72_42228.pdf.

von Laßberg, C., Beykirch, K.A., Mohler, B.J. & Bülthoff, H.H. (2014) Intersegmental eye-head-body interactions during complex whole body movements. *Plos One*. 9: e95450.

von Laßberg, C. & Rapp, W. (2015) The punctum fixum-punctum mobile model: a neuromuscular principle for efficient movement generation? *Plos One*. 10: e0120193.

Benninghoff, Drenckhahn, Anatomie (2008) Makroskopische Anatomie, Histologie, Embryologie, Zellbiologie. Band 1: Zelle, Gewebe, Entwicklung, Skelett- und Muskelsystem, Atemsystem, Verdauungssystem, Harn- und Genitalsystem. Drenckhahn, Detlev (Herausgeber). 17. Auflage. Urban & Fischer Verlag/Elsevier GmbH.

von Laßberg, C., Rapp, W. & Krug, J. (2014) Patterns of anterior and posterior muscle chain interactions during high performance long-hang elements in gymnastics. *J Electromyogr Kines*. 24: 359–366.

Weaver, M. & Lum, Y. (2017) New diagnostic and treatment modalities for neurogenic thoracic outlet syndrome. *Diagnostics*. 7(2): 28.

Wilke, J., Krause, F., Vogt, L. & Banzer, W. (2016) What is evidence-based about myofascial chains: a systematic review. *Arch Phys Med Rehabil*. 97: 454–461.

Wilke, J., Krause, F. (2019) Myofascial chains of the upper limb: a systematic review of anatomical studies. *Clinical Anatomy*. 32: 934–940.

Young, R.W. (2009) The ontogeny of throwing and striking. *Hum Ontogenet*. 3: 19–31.

第34章

肌筋膜：武术修习密钥

Sol Petersen

引言

我们身处两个世界之中，一个是体内的世界，另一个是体外的世界。忍者或狩猎的野猫能够生存，就是有赖于它们对这两个世界的警惕和感觉。文中的术语“身体意识”即身体的认知和活力。它既是一种状态，也是一种亟待发展的技能。对身体的认知是第一步，是学习武术的入门基础。身体意识是一种平静、警觉、开放的状态，是对当时身体内外体验的感知，包括感官刺激，如压力、触摸、拉伸、温度、疼痛、刺痛、肢体动作、空间位置、视觉、听觉、味觉和嗅觉，甚至还包括我们的内部器官和直觉。完善这一意识所需的谨慎和好奇心必然会引起对心灵及其内在复杂性的更深层思考。

武术中对终极力量和意识的追求由来已久。在两千年前，少林和太极大师训练肌腱力量时的一些直觉认知，直到最近才被科学证实。大师们认为适当调节和强化筋膜、结缔组织对我们生发和固守身体之气（生命力）至关重要。他们认为：宇宙之气和个体之气本为一体，我们可以直接从宇宙之源为自身补充所需之气。大师们不仅培养肉体力量，还引导气在三个丹田（头部、心脏、肠道中心）中流畅循环。他们摸索出了通过触觉传递、草药混合物和针灸来强身健体的治疗智慧。当今科学将这三个丹田称为我们的三个大脑（图34.1）。

直到最近，人们才认识到筋膜的收缩特性和弹性潜能，以及它作为全身连接体和感官感知组织的重要作用。研究已经证实，人体中广泛分布的筋膜网络是由适当拉伸的筋膜片、管、膜、包裹物和纤细有力的索组成的，它不仅是功能框架的主要连接部分，还是我们身体在静止和运动中保持形态、感觉，以及实现功能的“方式”。它既是身体的组织架构，在许多方面也是我们内心和自我感知的家园。

由于大多数肌肉骨骼损伤是筋膜和结缔组织（而非肌肉本身）的不当承载造成的，因此，应将筋膜视为进行训练、最佳表现和康复的重要因素。

现代筋膜研究人员对筋膜的定义比传统上更为广泛。他们认为筋膜如同一个相互连接的、有张力的网络，遍布整个人体，其包括了肌腱、韧带、关节和器官外膜、细胞膜、致密片状结构及柔软的胶原层（第1章）。新的筋膜训练理念强调弹性训练，认为筋膜组织具有压力响应特性、张力完整性和在一定应力负荷下调节和保持筋膜水分的特性，以及本体感受和内感受特性（第15章）。

本章探讨了目前关于筋膜在武术训练中作用的一些观点。筋膜的新感官属性，提升了这一以前不被重视的组织在我们全身认知中的重要作用，并阐释了为什么筋膜意识是武术大师取得成功和人们身体素质提高的秘诀之一。

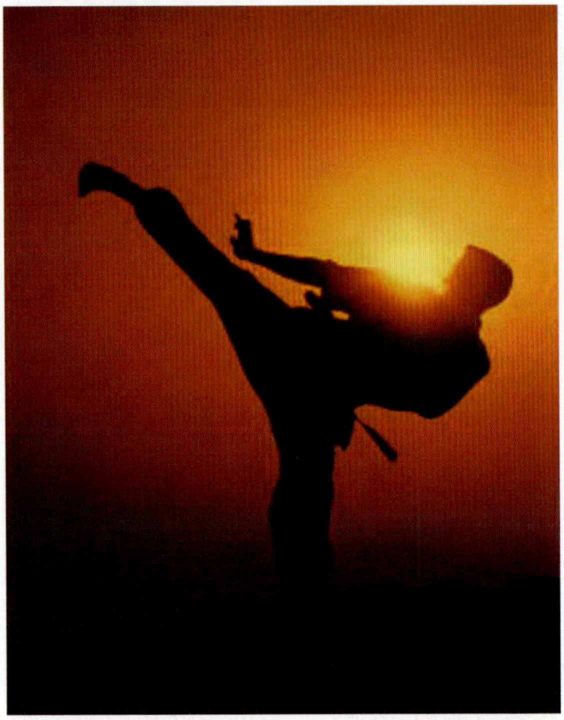

图 34.1 少林功夫训练培养筋膜力量。SiFu Pierre Yves Roqueferre.

专注的心和正确的技术

Chia 教授的理论表明，练习武术时生发的气紧随我们心灵最深处的意念和我们的筋膜层而动。“筋膜在铁布衫气功中非常重要；筋膜作为最普遍的组织，被认为是气沿着针灸经络分布运行的通道”（Chia，1988）。

我们如何解释一个身材苗条的女人为了救她的孩子而举起汽车这种事情？是她内心的震惊和绝望使她有了超常的能力。她的肌肉并不强壮，抬不起汽车。但她却是如何做到的？或许就像袋鼠一样，它无法依靠足够的肌肉力量跳出太远，但可以凭借肌腱和筋膜的力量弹出很远（第8章），她的勇敢和肌腱的力量，使她能够做出超乎我们想象的壮举。

世界重量级拳击手 David Tua 的前教练 Lee Parore 认为意识是首要的：“技术是取得好成绩的关键，但我们却常常陷入错误的技术中。利用机械训练或肌肉扩张不是关键。首先应该是意识，然后是自我意识。它是我们内心的一团火，唤起了肚脐下方的下丹田能量中心的力量。下腹部肌肉组织是双层的，因为它是全部‘气’能量的主操控器。这种生命力充盈了全身所有的传导性筋膜通道，使其充满活力和新生。”（Parore，2013）（图 34.2）

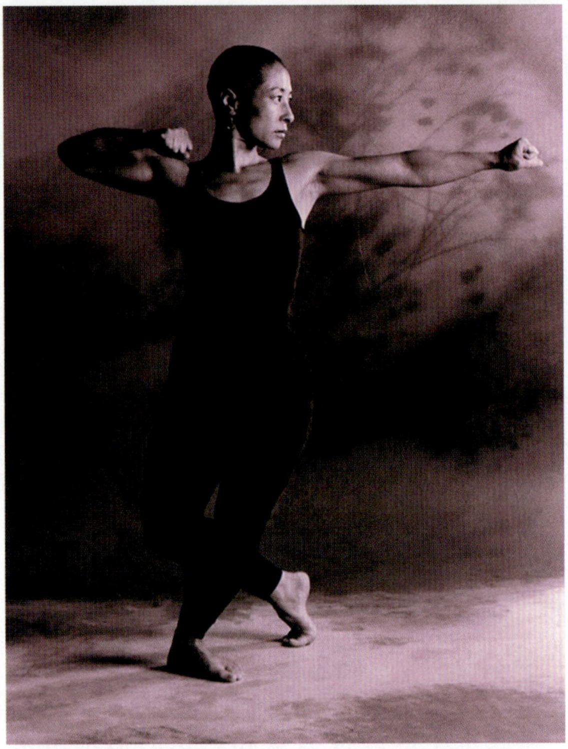

图 34.2 气随心意而动。Harumi Tribble，舞蹈家和编舞家

筋膜意识——筋膜能感觉到肌肉吗？

Schleip 认为结缔组织是整个身体的连接网络，是全身的监听系统：“现代科学已经认识到这个由丰富神经支配的全身筋膜网是我们内感、外感、运动觉和本体感觉之源，也是我们身体体验的感觉基础”（Schleip，2013）。事实上，筋膜的神经支配要比肌肉丰富六倍。因此，当我们说肌肉酸痛时，可能是我们感觉到

了筋膜酸痛或是筋膜感觉到了肌肉酸痛（第 15 章）。

Cirque du Soleil 杂技演员 Marie Laure 表示，在与搭档演出时，精准的身体意识甚至比核心力量和耐力更为重要。有人可能会认为她令人赞叹的肌肉力量会转化为筋膜和肌肉组织的硬度。相反，作为一名治疗师，我发现她的肌筋膜组织出奇得柔软，而且身材一点也不胖。McGill 认为，“一名优秀运动员的特征是能够快速收缩和放松肌肉，并能训练放松速率”（McGill，2004）。

“衡量一名顶级综合格斗选手时，出手最狠的人并不是肌肉最发达的人。肌肉收缩时会产生力量和硬度，而硬度会减缓运动和速度。力量强大的运动员，会熟练使用技巧性的肌肉脉冲来获得最快的速度和最有效的力量。这些脉冲随着弹力在筋膜系统中的战略性存储和恢复而增强。调节良好的筋膜系统对于优秀表现至关重要。肌肉发达的拳击手用力‘挥’拳时对自身冲击较小。”（McGill，2018）

筋膜意识使武术高手能够自我调节肌肉和筋膜，使其对内部和外部世界保持高度警觉。武术是一种全身感知的行为，武术家能够感知到他人身体平衡中的细微差别，然后操纵或转移对方外放的能量作为己用。

Huang Sheng Shyan 以擅长太极剑的弹力而闻名。他的训练方法包括密切关注肌肉、肌腱和筋膜的内部变化。太极老师兼作家 Patrick Kelly 说，这种内部放松意识指的是体内的每一块肌肉都在压力下变长并积极延伸，而不是在张紧的抗压中痉挛和缩短（或保持不变）。“我们可以说秘诀的基础是：太极剑因意（意念）而起，由气驱动，从根发出，并通过伸展肌肉的波动传至全身。”（Kelly，2007）没有融入自我意识的高强度体育锻炼不会产生最佳效果。有许多关于大师们仅用意念就能击败对手的故事。这是一种内功。如果不加强我们对内在及外在的感知，我们就无法感觉我们周围的空间、对手或手中的剑。很简单，筋膜是运动和武术训练中一个重要的感觉器官。

塑造筋膜弹性及筋膜网络

铁布衫是一种古老的功夫，它充分利用了骨骼和筋膜的应力响应特性。沃尔夫定律表明，健康的人或动物的骨骼能适应其所承受的负荷。如果负荷增加，骨骼会随着时间的推移自我重塑，并且更加强壮。铁布衫功夫通过直接及逐渐对其增压的方式，来增强肌肉、肌腱、筋膜鞘和骨骼。其中重要的是“逐渐增加”。需将内部能量可视化与呼吸和身体调节相结合来炼气。“生发的气储存在筋膜层中，像缓冲垫一样保护着器官”（Chia，1988）。

“气存在于组织层之间”这一概念有助于解释 1981 年我遇到一位新加坡太极大师时的经历。我在桌旁等候，想问问能不能随他学习。他走过来，微笑着伸出手，用拇指和示指捏着我前臂的皮肤，在不同的地方来回揉了大约 10 秒钟。“可以”他说，“看得出来你练过一段时间的太极。良好的训练能使组织层之间产生弹性。”Lau Chin-Wah 是 Huang 师父的老学生。我在马来西亚的古晋（Kuching）跟随他学习。我们主要练习塑形、推手和白鹤快拳。有时候，Chin-Wah 会把他的胳膊像甩一块巨大的湿抹布或绳子一样抡到石墙上，显然根本不怕伤到自己。他说，诀窍在于完全放松手臂的肌肉和筋膜，并通过与同伴相互撞击前臂和小腿的训练方式，将骨骼变得钢铁般坚硬。起初会非常疼痛，但逐渐就变得容易了，这种训练甚至可能会改变骨髓、骨骼及软组织（Chia，1988）。Chin-Wah 说，他体内修炼的气，会下意识地自发聚集起来抵挡敌人的攻击。当他集中意念、形神一体时，他的筋膜、骨骼和软组织就变得如同一套牢不可破的盔甲，使他可以用头击碎沉重的屋瓦而安然无恙。我们的筋膜系统对精确的、渐增的负荷有很强的适应能力。

筋膜力量训练关键

速度训练取决于放松的能力

在拳击训练中，拳击手必须是能放松肌肉张力的专家。一个真正放松的系统无须克服紧张就能唤醒自己的即时反应。“拳击比赛中决定真正的速度和力量的并非肌肉的大小，而是像蜘蛛侠一样有弹性的筋膜。”（Parore，2013）在太极推手练习中，队员要学会使用弹性的筋膜力量而不是单纯以肌肉力量对抗外力，才不容易被推倒。Huang 师父全身处于十分放松又完全稳定的状态。推他时感觉好像无处使力，随后就被他顺势牵引甩出去了。

著名功夫大师李小龙的身材并不高大。他身高仅 1.7 米，体重 68kg，但他经常击败比他更高大、更强壮的对手。一天，他向一个持怀疑态度的魁梧男性展示他的寸拳，这个人惊讶地发现自己被击飞 5m 远，落入了泳池。对此，McGill 教授认为，李小龙并非只是用一只拳头在击打对手，而是将整个身体硬化成为一体再出击，筋膜使他可以用 68kg 的重量击中对手（McGill，2018）。

当李小龙被问及如何做到这一点时，他说：“要产生强大的力量，首先必须完全放松，积聚力量，然后集中精力和所有力量攻向目标。”（Hyams，1982）

身体意念可改变近体空间

神经学家将身体周围的空间称为近体空间（Rizzolatti 等，1997）。我的第一位太极大师曾对我说：“你必须把你的感觉功能扩展到身体周围。当你在空间中舞剑时，要用心去感觉其长度和剑尖所指，就好像它是你身体的一部分一样”。最近，这一现象通过脑电图得到了证实（Mak Ying Po，1976）。同样，Blakeslees 在 *The Body Has a Mind of Its Own* 一书中说道，“人的自我意识并不会随着肉体终结而消散，而是在这个世界里弥漫融合，其他生命也是如此。因此，当你自信而熟练地骑马时，你的身体意识和马的身体意识会在共享空间中融合。”（Blakeslee 和 Blakeslee，2007）自由搏击运动员和功夫大师都依赖全身筋膜网络的感知机制来感知自己和他人。这使他们能够毫不迟疑地对近体空间的任何细微变化做出反应。正如 Huang 师父所说，“如果危险来临了你再思考，那就晚了”（Huang Sheng Shyan，1980）。最深入持久的训练能使我们超越思维，成为一种新的自然反应。

张拉整体力量：稳定肌筋膜系统

筋膜矩阵的研究将身体视为一个生物张拉整体结构，一种张力完整的活体结构。与一堆砖头不同，我们的骨骼由软骨或软组织隔开，彼此并不接触，骨骼之间的关系由肌筋膜系统整体结构的张力和跨度维持，类似于帐篷。将压力和张力分散到全身的观点，可能揭示了赤足跑步者比穿着防护鞋的跑步者更不易患外胫夹的原因（Warburton，2001）。与穿传统跑鞋的跑步者相比，赤足跑步者前脚掌着地更多、落地更轻。这会减少应力向胫骨和关节的传递，并将其分散到整个筋膜和骨骼框架中，作为弹性能量存储于此（第 32 章）。松弛索、平衡板、瑞士球、攀岩等平衡练习，都可以挑战并锻炼我们的筋膜和内力，提高张拉整体的自发适应能力。

我发现 Cirque du Soleil 的杂技演员们通过模仿动物的伸展和玩耍动作来保持核心稳定，他们通过持续的技艺训练，以及加强对屈肌、伸肌、侧躯肌和臀部肌肉的特定练习，确保所有三个功能层面上的肌筋膜张力平衡。他们似乎很少用器械训练。这种核心稳定和核心坚固，对于运动频繁的杂技演员避免受伤至关重要。对于武术家来说，具有弹性且可移动的身体稳定能力尤为重要。

寸拳：最敏锐的反击准备

在拳击和咏春拳训练中，像高尔夫的挥

杆一样，我们看到了弹性加载和预张拉对挥出爆发性一拳的作用。在对战中，不让对手察觉我们的意图十分重要。也许拳手的警觉姿态可以被视为筋膜网络的持续预拉伸，此时肌肉会阻止回弹力的释放，直至完美出拳的那一刻（第 8 章）。

合气道老师 Alan Roberts 说，“在合气道、正信（Cheng Hsin）和柔道中，许多内在训练的主要目的都是培养快速有力的攻击能力。这在剑术中尤为重要，在剑术中，效率、速度、准确性和意外事件都要被高度重视。”（Roberts，2013）

Huang 在中国武术界大名鼎鼎，因为他能毫不费力地将对手扔出数米远。他不仅没有伸出手臂，而且当对手飞出时，他反而似乎在后退，好似触电一样。在太极中，当重心转移时，马步、凝神呼吸及运气于下丹田，都是一个系统性的弹性加载，随时准备爆发出攻击力。

Peter Ralston——*The Principles of Effortless Power*（1989）一书的作者，当被问及李小龙的“寸拳”时，把手放在提问者的胸前说：“都不需要一寸”，然后几乎看不出他做了什么动作，就把我打出 6m 远。

积极拉伸筋膜

拉伸常被视为训练的重要组成部分。但是如何才能进行最好的拉伸？我们在强壮的灵长类动物或其他动物身上，观察不到这种经典的长时间被动拉伸动作。动物自然而然地打滚，主动在地面或树木上伸展、抓挠、推动并摩擦它们的软组织和关节，可以抵消累积的压力，并尽可能以此滋养补充它们的肌筋膜系统（Bertolucci，2011）。有趣的是，野生的其他大型灵长类动物似乎不像现代人类那样容易患骨关节炎或类风湿关节炎。

我们的身体是为主动负载、行走、奔跑、搬运、挖掘、攀登等而设计的。“为了生存、快乐、实现自我和最佳功能，我们天生就会活动。身体有一个固有的动作模式，它与大脑的发育同步自然发展，并熟练地协调配合。我称之为基本动作和姿势。在有些文化中，人们自然而然地下蹲、盘腿坐下、不时赤足走路，也因此锻炼了他们的内在力量和筋膜灵活性，这种能力会持续到老年。另一方面，许多西方人即使是孩童时期，还有些人是在长大后，就很难平足蹲下及端坐在地。在以坐椅子为主要姿势的时代，这种基本姿势、动作及健康筋膜功能的丧失表现得愈发明显。”（Petersen，2009）

我们的运动技能受困于呼吸模式的肌筋膜机制。每一次呼吸都是一次对整个筋膜网络的物理和能量的刺激（第 8 章）。在武术中，腹式呼吸、逆腹式呼吸和有意识呼吸是训练中不可或缺的一个组成部分。大师认为我们被宇宙所“呼吸”，而与宇宙的呼吸融为一体则是所有冥想方法中一个共同的重要途径。要使手臂、躯干和腿部的肌筋膜链在做踢、打、封挡和躲避动作时变得强壮有力，就要在身体的核心（内在力量的动力）、这三条肌筋膜链的延长和整个呼吸机制中增强核心肌筋膜的弹性和张力。

许多教练建议在进行高强度运动前不要马上拉伸，而应先热身并活动关节和组织。经验表明，在许多正确的踢、打动作中发生的快速、动态拉伸都有益于筋膜：应该让软组织热起来，避免突然的动作。在极限范围内有节奏地控制弹跳也可能有效，但仅是对于弹性回缩而非肌肉而言（第 8 章）。

“筋膜研究强调组织的被动和主动融合。调节这些组织的相互作用比简单的拉伸更为重要。其可以使力量、速度和爆发力达到最佳，同时减少损伤性应力积聚。以跳跃为例：如果腘绳肌被过度拉伸，就只有肌肉的活跃部分才能产生力量。但优秀的跳高运动员的腘绳肌往往更紧，他们可以控制肌肉回缩与筋膜和结缔组织的弹性回缩，产生更大的合力。因此过多拉伸并不是办法。完成这些动作需要

有足够的移动度，但也无需太多。肌肉产生力量，同时也调整筋膜。因而能取得更佳效果。”（McGill，2013）

以 Kata 或 Forms 训练筋膜，实现整体战斗力的提高

黑带八段大师 Lance Strong 说：“要备战混合格斗或真正的战斗，就必须要认识到，功能性力量只有通过锻炼主要肌肉群、提升筋膜的状况和灵活性才能得到提高。Kata 或 Forms 训练对增强筋膜力量及在多个方向上运用力量的能力有重要作用，同时仍能保持身体的重心和平衡。除了 Kata、太极或瑜伽，以及一些交叉训练练习，几乎再没有哪种锻炼能够培养这种能力。”（Strong，2013）（图 34.3）

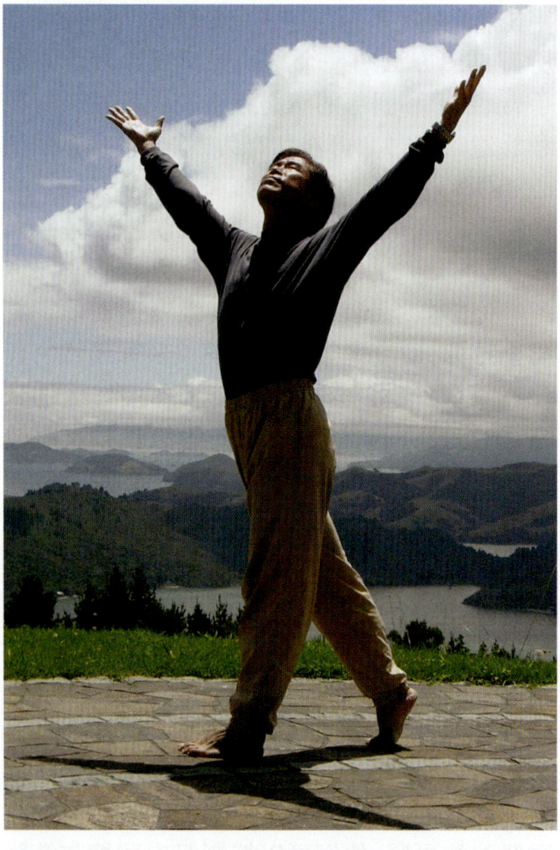

图 34.3 气在长前肌筋膜链中运行的演示。Master Li Jun Feng

调节筋膜

建立筋膜弹性需要时间：“需要两到三年的时间才能将一名合气道者的身体打造得灵活有力，满足训练所需。大多数损伤都发生于肌腱和韧带，这是过早过度训练或进行过于粗略且不太合适的练习动作造成的”（Roberts，2013）。

少林寺僧侣们都知道，为了取得更佳效果并避免受伤，他们只能每隔 2~3 天进行 1 次高强度的骨骼训练。现在我们知道胶原蛋白的更新周期较慢，半衰期约为 1 年。筋膜组织，特别是肌腱的更新周期非常缓慢。最初我们可能看不出变化，但 6~12 个月后会有明显效果（第 1 章）。在筋膜训练中，适当增加负荷，尤其是离心负荷，可能比简单的重复训练更为重要。可以使用自由重量或壶铃（第 22 章），中等重量用于训练筋膜，较重的重量用于训练肌肉。

为了取得最佳效果，筋膜训练限定在每周 2~3 次。另外，日常锻炼对我们的大脑、肌肉和心血管系统都非常有益。我们要格外当心短期的高强度训练，因为这往往会引发隔室综合征和筋膜炎。我们逐渐进化成了身体活跃的耐力运动员。我们对筋膜在运动和锻炼中的作用有了新的认识，不能忽视训练肌肉的重要性和绝对必要性。筋膜和肌肉合为一体，完全相连。为了能够发挥身体潜能，我们需要终身锻炼整个肌筋膜网络，以支持整个身体。

如果关节能耐受，训练应该包括一个 100% 的神经驱动肌肉部分。这常以速度训练来实现。实际的静态负荷不需要太大。所有运动中的正确姿势都能促进关节的保护，但所有肌肉骨骼连接必然被最大程度拉伸（McGill，2013）。McGill 举例说：将缓慢仰卧推举与从站立位倒向俯卧撑的体位相比较，双手放在低箱子上，然后立即爆发回位、恢复站立。箱高被调整到几乎无法完成这个动作的高度。神经驱动很特殊，因为它能够协调筋

膜、被动的组织和主动的肌肉。

探寻损伤修复体系

McGill 在 *Gift of Injury* 一书中记录了一个事例：一位举重冠军因脊椎和骶骨受伤而陷入绝望，是他运用重塑原则为该运动员修复了骨骼和肌筋膜系统，使其重回世界巅峰。许多人都认识到了评估对指导适当培训的重要性。当系统因疾病或受伤而削弱时，就需要新的动力和新的训练体系。

找到刺激和压力的最佳度（强度、持续时间、重复频率及休息）至关重要。过小的刺激没有任何效果，过多的刺激又会产生压力，使细胞受损。“优秀的临床医生会掌握训练的艺术技巧，为各级运动员创造最佳的适应性”（McGill，2018）。“意念练习与减轻疼痛高度相关，成为康复和创伤恢复的一项重要技能”（Schleip，2018）。

健康身体的健康筋膜

筋膜网可以为动能的存储和释放提供空间，而肌肉做不到（第 10 章）。它控制着腿部、手臂、脊柱链、内脏及整个系统的弹性承载联动机制。良好的筋膜需要良好的营养和水分来供应。

“要想取得优异成绩，健康是基础。因此，在对运动员进行认真训练之前，我会测试他们的肝脏、心脏、血液和免疫反应，以及正确摄取营养的情况，这样才能使气在体内运行。筋膜是一种压电导电型胶原网络，与水结合时就成为人体的能量电池。在大脑、心脏和肠道内免疫系统这三个经典的丹田能量中心里，线粒体 DNA 的浓度最高。线粒体 DNA 是细胞的动力源，细胞核 DNA 则是细胞的‘总设计师’。”（Parore，2013）

身体的酸 / 碱平衡、荷尔蒙影响、淋巴和血流量都会对筋膜产生强烈影响，也会影响我们的健康。要通过适当的休息对筋膜进行再水合，以便恢复组织和黏弹性。维生素 C 对于胶原形成非常重要。坏血病是一种结缔组织疾病，当缺乏维生素 C 时就会发生。与久坐不动的生活方式相比，积极的生活和清淡的饮食对筋膜和肌肉更加有益。过度食用富含饱和脂肪的红肉和精制糖产品，可能会出现应激激素和慢性炎症。

筋膜的弹性限制和瘢痕会影响武术练习（第 2 章）。在自我保养和损伤修复时，泡沫轴、按摩球和自我按摩有助于解除可能损害我们功能的限制。一些治疗师使用石制按摩工具或强大的草药搽剂来减少筋膜瘢痕。一些新的干预措施，如注射医用臭氧、维生素混合物和增生疗法等，都有助于筋膜强化和修复。应用整骨疗法、针灸、整体水疗法和结构整合等综合性肌筋膜方式也可以缓解粘连。

身体觉悟——生活态度的训练

终极战士之路是一条为我们的社会提供认知、服务、关爱和保护之路。我们要探求战士最深层的品质：专心、精力、坚毅及奉献超越。这种信心和精神是武术内在力量的本质。对于达到巅峰表现、恢复伤病或提高应对生活挑战的应变能力至关重要。佛陀说，“觉悟是通往自由的唯一途径。”（Goldstein，1976）他概述了觉悟修行的四大支柱。前两个支柱主要关注的是身体的觉悟和筋膜，现在被视为我们本体感觉、运动感觉、外部感觉和内部感觉的手段。后两个支柱是心灵的觉悟：我们将功能性思维定义为“我”，并要努力超越“我”，以达到真正的太极中的神形合一。

当代西方文化和媒体的引导使我们远离了更深层的身体意识。而持之以恒的武术练习则是一种自我回归。真正的大师是极少数能够获得形神圆满并因此达到筋膜觉知和心境空灵的人。这是他们终其一生将技巧完全融入生活，经过艰苦训练逐步形成的。正如 Huang 所说，“吃、睡、练太极”（Huang Sheng Shyan，1980）。

不要把身体觉悟当成苦差事。可以把扩

展肌筋膜系统当作弹性游戏。并将这种新的创造性态度,应用于武术练习和简单的日常活动中,如单腿站立刷牙、舒适地坐在地上、向猫学习拉伸和经常练习平足下蹲。只要开始训练,永远不晚。我的学生 Stella 在 85 岁才开始练太极。刚开始时她需要艰难地爬上楼梯,进入练习室,完成基本动作。到 88 岁时,她的动作已经行云流水,平衡能力也显著提高。93 岁时,她已不断取得成功。这也提醒我们,即使到了老年,神经肌筋膜体仍有适应性。

总之,将意识融入筋膜,我们就会变得更注重当下、更注重身体觉悟。这种注意力的基础自然地引导我们对自己的心理、情感和精神自我有更多的认知。在武术练习中培养身体觉悟可以带来新鲜的活力、饱满的弹性能量和慷慨的自我保健理念:这些都是我们保持健康长寿所需。

(燕琪 王朝辉 关玲)

参考文献

Bertolucci, L. (2011) Pandiculation: nature's way of maintaining the functional integrity of the myofascial system? *J Bodyw Mov Ther.* 15(3): 268–280.

Blakeslee, S. & Blakeslee, M. (2007) *The Body Has a Mind of its Own*. New York: Random House.

Chia, M. (1988) Bone Marrow *Nei Kung*. Thailand: Universal Tao Publications, 32.

Goldstein, J. (1976) *The Experience of Insight*. Boulder, CO: Shambala Press.

Huang Sheng Shyan (1980) Personal interview.

Hyams, J. (1982) *Zen in the Martial Arts*. New York: Bantam.

Kelly, P. (2005) *Spiritual Reality*. New Zealand: Taiji Books.

Kelly, P. (2007) *Infinite Dao*. New Zealand: Taiji Books.

Mak Ying Po (1976) Personal interview.

McGill, S. (2004) *Ultimate Back Fitness and Performance*. Waterloo, Canada: Wabuno.

McGill, S. (2013) Personal interview.

McGill, S. (2018) Personal interview.

Parore, L. (2013) Personal interview.

Petersen, S. (2006) *How Do I Listen?* Missoula, Montana: The Yearbook of IASI.

Petersen, S. (2009) *Cultivating Body-Mindfulness*. Missoula, MT: The IASI.

Ralston, P. (1989) *Cheng Hsin: The Principles of Effortless Power*. Berkeley, CA: North Atlantic Books.

Roberts, A. (2013) Personal interview.

Schleip, R, (2013) Personal interview.

Strong, L. (2013) Personal interview.

第35章

让世界成为游乐场：忍者和跑酷训练

Robert Heiduk

引言

通过体育活动，人们对于结缔组织愈发关注，也因此带来了一个意外之喜，即19世纪德国体操中的摆动和跳跃运动等传统运动重新回归。回顾历史文献，不同运动模式的重现，揭示出仅是社会文化框架发生了变化：新事物都只是旧事物的新赋值。为了理解全局，我们必须重新审视作为一种复杂的社会文化结构的“体育”一词（Heinemann，2007）。

过去的几十年甚至几个世纪里，我们身体的社会互动已经发生了巨大变化，这些变化深植于社会的文化背景中。许多运动文化源于战士的准备和宗教仪式。19世纪现代体育的发展和分化有了新的目的，如促进健康，兼具社会、政治和经济功能，取代了古老的运动文化（Scheid和Prohl，2012）。

例如，目前一个国际体育娱乐电视节目中推出了忍者武士的主题，节目中，100名选手尝试完成四个阶段的障碍赛程。忍者武士出现在体育娱乐电视节目中符合我们的社会经济和娱乐导向。忍者武士主题的另一个重新发现体现在跑酷运动文化中。这种城市亚文化的特点是，只利用身体的技能，以最有效、最直接的方式从A点到达B点。在此背景下，克服一切障碍是跑酷的一个主要特征，它与忍者武士主题的特征有共同之处。这两种运动文化有一个共同点，即使用和训练结缔组织，以最大限度地提高运动效率。

与体育娱乐电视节目和其他障碍赛等大众赛事的经济导向不同，跑酷运动是对我们这个以盈利为导向的高度技术化社会的一种非商业性对抗，无关体能，它使我们身体分离并脱离实体。值得一提的是，其他现代运动文化（如硬核健身）也可以取代缺失的体力劳动（Klaeber，2014）。从历史体育科学的角度来看，忍者训练与攀岩等运动及街头亚文化（如健美操）有所重叠，与经典的体操分支及Georges Hébert的自然体操（Méthode Naturelle）也有重叠。

本章的目的是使用自下而上的方法来确定忍者式训练中对筋膜友好的运动模式，并阐明结缔组织的参与是如何提高运动效率的。

基本构想

忍者训练或跑酷使我们重新解读我们的环境。不必依赖健身房，只需要利用好环境所提供的东西。与体操、瑜伽和普拉提等标准化的动作不同，忍者的动作必须适应不断变化的环境。根据障碍物的尺寸、表面和形状，每个动作阶段极其多变。因此，没有精确的标准化，而且克服障碍的方法永远不会只有一种。创造力具有重要作用，但其范围在很大程度上取决于个人技能、力量、身体意识、对环境的感知、反思自己行为的意愿，以及对自己能力的充分估计。轻而易举地克服障碍的魅力是有意练习的结果。除了长期的心理和力量训练外，动作的内化对于它能在不同的情况下无意识地进行，也起着至关重要的作用。从运动学习的角度来看,更好的协调性运动训练不仅有助于动作的内化,也会带来用力减少、效率提高、流动性增加和控制力增强等好处(Hirtz 等,2003)。从生物力学的角度来看,如果用力减少,就必须使用更多的弹性储能,例如肯尼亚耐力跑者(Sano 等,2015)或袋鼠这样优秀的动物运动家,他们会利用肌腱来节省能量,只需要较少的肌肉工作。

以下各节展示了一些基本提示,说明如何利用筋膜结缔组织的特性成为一个高效的运动者。在开始对某些运动模式进行实际分析之前,要遵循一些非常重要的基本指导原则:

(1)安全性:运动控制至关重要。永远不要超出自己的能力。

(2)持续性:应采用小的步法来避免关节和肌筋膜组织的损伤和长期超负荷。有时后退一步就是向前。一个动作完成一次并不能代表掌握。练习两侧的动作以防止失衡。训练软弱或不自然的一面,以一种新的方式来挑战张力整体网络和运动控制,非常值得。

(3)无竞争:我们的社会和许多体育运动都教育我们从小就要有竞争力。这忽略了每个人的个体基础、学习和适应曲线。无竞争的理念是为了防止破坏性行为。

(4)效率:目的是降低完成移动任务所需的资源投入。效率与效益形成鲜明对比,效率是指你投入所有可用资源来达到目的。

(5)控制:运动控制与安全密切相关。受控的动作应当流畅、平稳、无声。

忍者动作模式

忍者的动作可分为跳跃、落地、坠落、悬吊、支撑、拉起、地面翻滚、摆动、转身、平衡、双手交叉移动、滑动和四足运动。这些动作涵盖了所有可能的人类运动,并常常在忍者训练中使用。下面的例子是忍者跑酷训练综合运动安排中的一小部分。选择的重点是在一定程度上可以纳入常规筋膜健身计划的轻度到中等技能。

平衡

平衡是所有忍者技能的前提。这是贯穿整个忍者动作的基础。不同的情况需要不同的平衡技巧:为了提高平衡能力,许多结构和方法都大有裨益。但是与传统的平衡技巧(如马戏团里的绳索艺术家)相比,它还是有区别的。这些艺术家通常把脚跟向内。如果你要在轨道或类似结构上保持平衡,则不建议这样做,因为后续的动作会受到距小腿关节的限制。速度的提高可以在短期内增加平衡度,但会以牺牲控制为代价。

平衡生理学是基于视觉、前庭和本体感觉系统输入的整合。通过观察不同的人及他们的平衡方式可以得出结论,这些系统的相对贡献似乎非常个性化。如果一个人视力不佳,可以通过使用更多本体感觉进行一定程度的补偿。如果牢记筋膜是我们本体感觉最重要的器官之一(Findley 和 Schleip,2007),那么平衡技能的训练也可以视为将筋膜当作感觉器官的训练(图 35.1)。

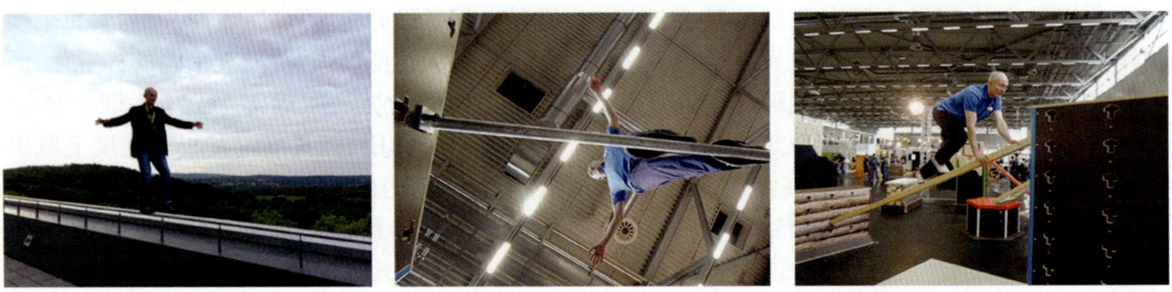

图 35.1 以双手或双手双脚在栏杆上保持平衡是一项很有价值的练习,可以培养本体感知

跳下

为了克服障碍，跑酷忍者必须能够跳下并跳出较远距离。这种情况下，非常基本的生物力学就开始发挥作用。利用反向运动可以显著增加跳跃距离。本书第 25 章对利用反向运动提高性能背后的假定生理机制，进行了更为详细的介绍。

在实验前进行热身，然后从站立的位置跳下三次。第一次尝试时只微屈膝关节（图 35.2A），第二次尝试时从深蹲姿势开始跳（图 35.2C），第三次尝试时从半蹲姿势开始跳（图 35.2B）。你会发现中间姿势（图 35.2B）能够获得最佳的跳跃距离。在实践中，必须要找到加速度路径和关节角度的最佳交互，当其感觉良好时就是正确的。这也取决于个人下肢的人体测量和肌肉纤维组成。单个动作阶段和身体部位的流畅协调，会有助于增加跳跃距离，就像完美整合的手臂摆动一样。如果双臂摆动的时机不当，那么与不使用双臂摆动的跳跃相比，也无法增加跳跃距离。

着地和坠落

坠落意味着身体在向下运动，最后以撞击结束。在学会如何着地之前，不要跳跃。根据任务的不同，跑酷忍者必须能够在任何他们想要的位置轻巧落地。这在精准跳跃中非常重要，必须在不失去平衡的情况下尽可能准确地落在非常小的着地面上。未经训练的人在精准跳跃时身体的机械应力非常高（图 35.3），因

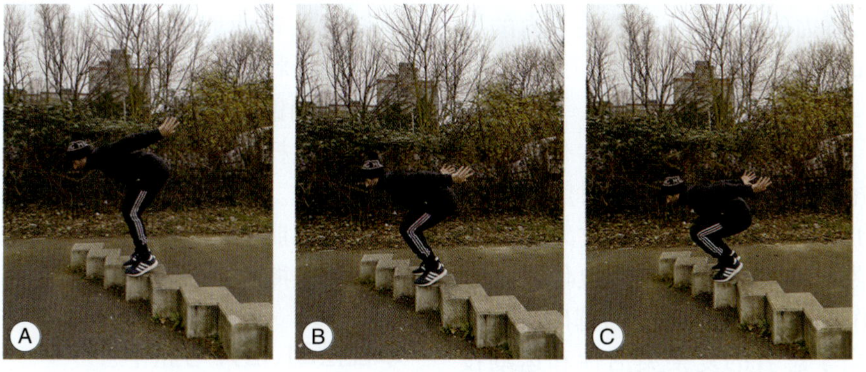

图 35.2 不同反向运动长度的跳跃。每个人都有一个能得到最优跳跃成绩的最佳角度

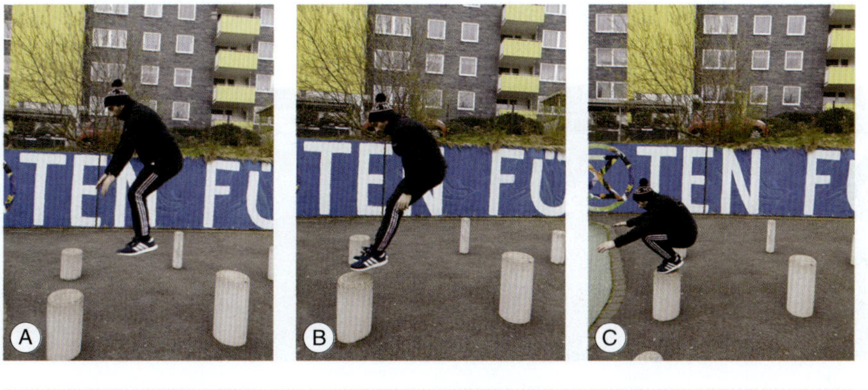

图 35.3 精准跳上小的落地面，用脚掌着地

为落地是以深蹲姿势、脚掌着地完成的。落地时的声音强度精确反映了落地质量。

筋膜健康的一个衍生目的是在不同的表面上进行短距离的赤足精准跳跃。除力学特性外，这种锻炼形式还能促进本体感觉反馈与身体的差异化互动。

为了防止伤害，控制坠落的目的（如深度跳跃后）是缓冲身体加速的能量。着地技术对于将向下运动转化为向前运动非常重要。有不同的展开和弹跳着地技术来控制这一动作任务。例如，弹跳着地的冲击（图 35.4）通过身体重心的移动和手臂与腿部的分配得到缓冲。利用反作用力（第 25 章）可以将垂直能量转化为移动运动。注意，当利用结缔组织的弹性特性时，触地时间必须非常短才能避免脚跟触地。由于不利的关节角度，长时间的"坐下"姿势会阻碍力的分布，并导致关节内的力峰值较高（Luksch，2009）。

悬吊

所有悬吊动作都可以被视为对筋膜有益的练习，因为在每个悬吊姿势中，重力都会对全身产生强烈的拉伸刺激。它们也代表了非常基本的动作模式，是许多技能的基础。这些附加技能提高了忍者的复杂灵活性和运动技能。当我们关注筋膜的健康方面时，没有哪种悬吊方式绝对正确。此时无限自由度是基本原则。所以你可以反复改变身体角度，以定位所需的筋膜组织区域。例如，采取深蹲姿势挂在栏杆上（图 35.5）。当你保持上半身的张力时，开始以这个姿势弹跳。在忍者跑酷行进中，这是猫扑或胳膊跃迁动作（即通过助跑跳到墙上）的入门。

攀吊架

当像猴子一样从一根杠荡到另一根杠时，握力成为掌握这项技能的限制因素。有一个忍者秘笈是利用倒立钟摆的原理做偏移运动：如果屈曲上臂，就切断了全身的力量传递，使用了不必要的上臂肌肉，所以是在浪费力量。应该考虑以单手摆动的方式进行杆到杆之间的动作。观察一下长臂猿在树枝间优雅的摇荡；它们在水平位移运动中几乎不会屈曲肘部。操场上的孩子们也是如此。他们能够一根接一根地抓住杠杆，但由于上臂力量不足，他们无法弯曲肘部。但是，为了训练筋膜，肯定需要强壮的肌肉。这提示我们，肌肉力量训练是正确锻炼筋膜结缔组织的重要基础。当使用猿式杆间摆动时，这些肌肉以准等长收缩模式工作。有趣的是，在其他运动模式中也可以观察到肌肉的等长收缩模式，其中筋膜的弹性特性发挥着主要作用（第 25 章）。

单杠摆动、松开与抓牢

在单杠摆动这一经典体操动作中，动量为结缔组织带来了额外的力学刺激。对忍者而言，这是进入其他杠上练习前的基础阶段。通过摆动，可以松开并抓住另一根单杠（图 35.6）。

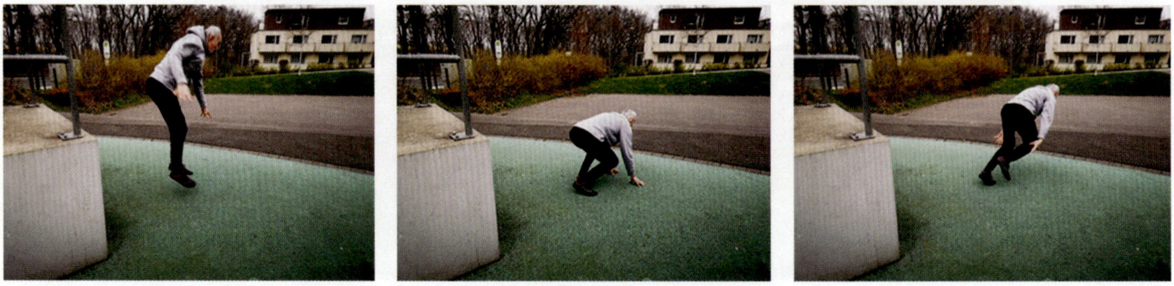

图 35.4 将缓冲转化为向前移动的弹跳着地技术示例

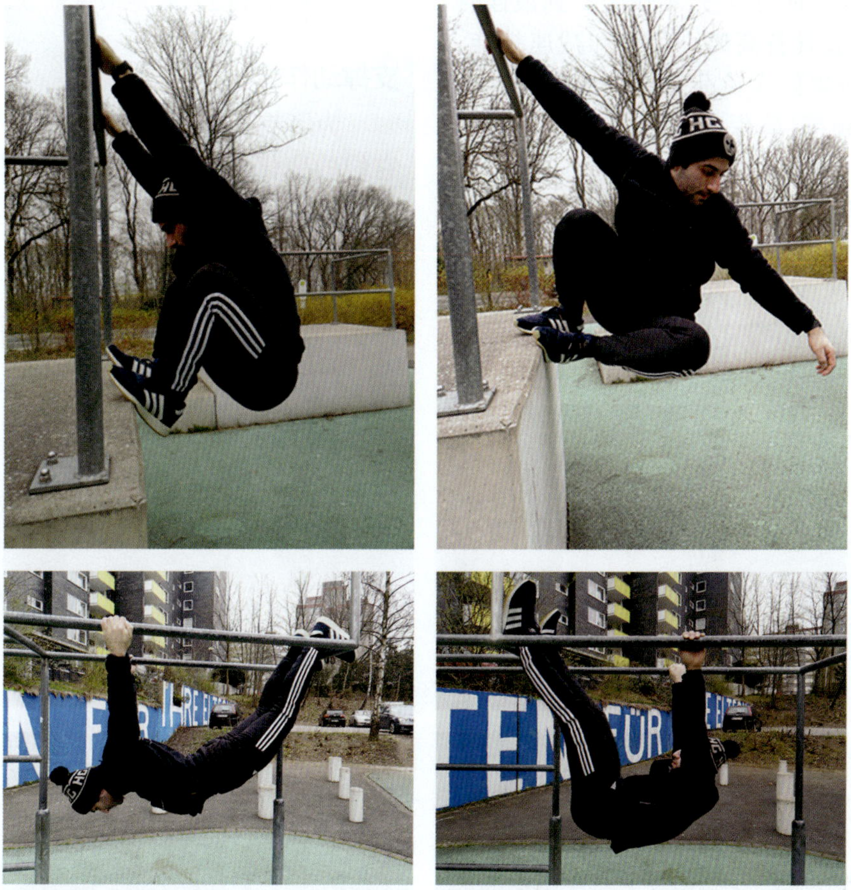

图 35.5　悬吊练习示例

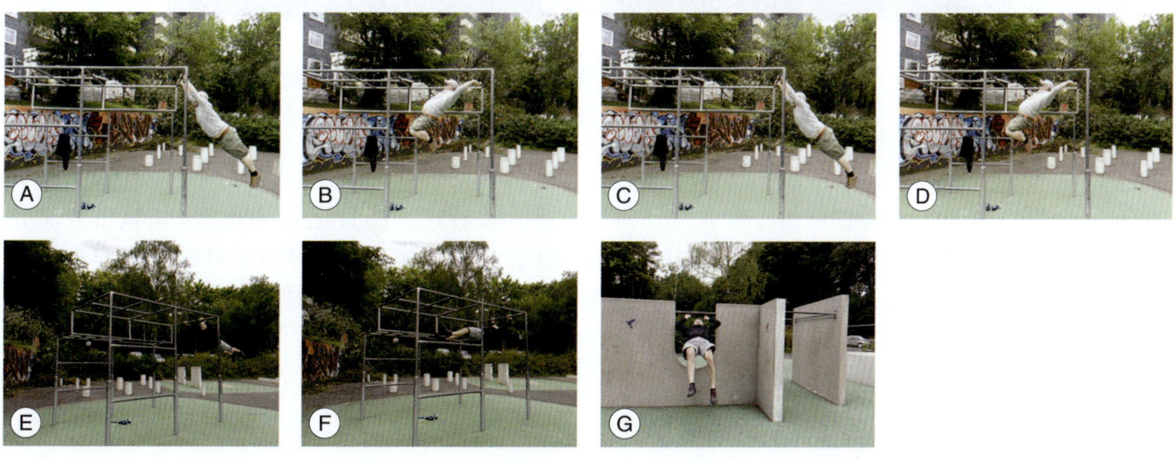

图 35.6　A、B. 即使超重的人也能掌握从一个单杠跃到另一个单杠的技能；C、D. 与能力更强的个体相比，差异在于运动动力学和运动范围，这是由于力量 - 体重比更高；E、F、G. 在突破性训练时可使用保护垫（underwing）

这一技术需要花时间学习，不仅要找到最佳时机，还要让上肢具备高离心负荷和减速技能，这会给组织带来巨大负荷。建议慎重选择训练量和训练频率，确保充分恢复，预防损伤。开始时应重点学习如何控制离心阶段的减速。这可以通过离心练习来完成，比如从单杠上垂下身体。从 10~20cm 的小跳跃距离开始，然后逐渐增加距离。掌握这项技能需要有强大的握力和肩部力量，一个明显的例子是，首先需要有强壮的肌肉才能有效地锻炼筋膜结缔组织。

支撑动作

为了克服障碍，支撑动作必不可少，而且它们的变化非常丰富。图 35.7 展示了猴跳或金刚跳的创造性变体。我们可以观察到桌子上的三个支撑触点，可以使身体 180° 旋转，向后落地。起跳后，支撑触点从桌子的前 1/3 处开始，形成短促的手部步行式动作。

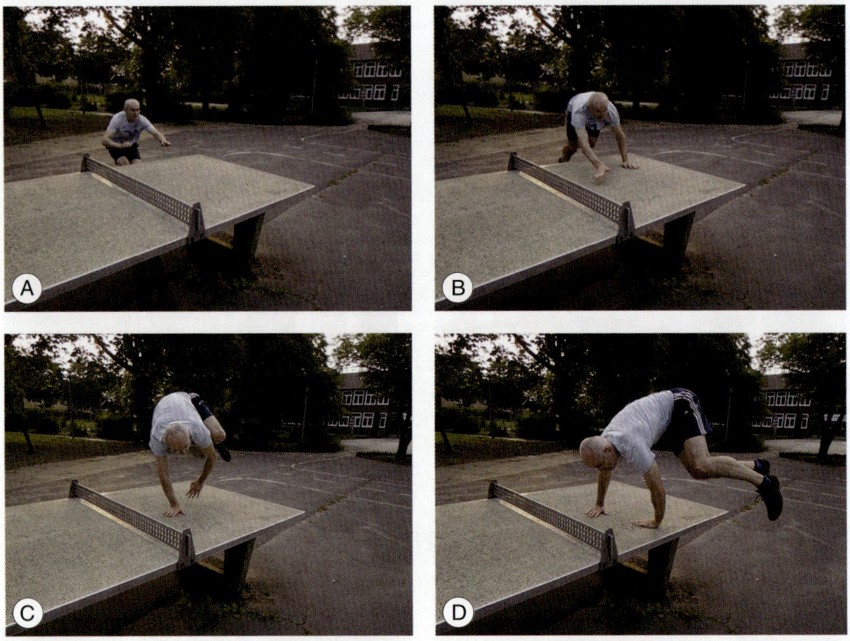

图 35.7 A~D. 乒乓球台上有三个手部支撑触点的障碍跳跃的创造性变体

总结

本章中的归纳法表明，筋膜的锻炼和健康可以有多种形式。虽然尚无科学研究阐明其在这方面的有效性，但忍者式或跑酷训练包含了许多可能会触发筋膜结缔组织重要适应的部分。从这个意义上说，跑酷运动的高扩展性和高可变性可以使其成为一种真正的筋膜健身运动形式。尽管迄今为止，这些城市亚文化似乎对青少年更具吸引力，但对于想要打破常规运动模式和习惯的成年人来说，这可能也是一种有益的尝试。

（燕琪　王朝辉　关玲）

参考文献

Findley T.W, Schleip R. (eds) (2007) *Fascia Research: Basic Science and Implications for Conventional and Complementary Health Care.* Munich, Germany: Elsevier Urban & Fischer.

Heinemann, K. (2007) *Introduction to the Sociology of Sport: Basics for Studies, Training and Work.* Schorndorf, Germany: Hofmann-Verlag GmbH & Co.

Hirtz, P. (2003) Koordinationstraining. In: Schnabel G., Harre, D., Krug, J., *Trainingswissenschaft: Leistung – Training – Wettkampf.* Germany: Meyer + Meyer Fachverlag.

Kläber, M. (2014) *Modern Muscle Cult: On the Social History of Bodybuilding.* Bielefeld, Germany: transcript Verlag.

Luksch, M. (2009) *Tracers Blackbook: Techniken im Parkour Training.* Germany: ParkourONE.

Sano, K., Kunimasa, Y., Oda, T., Nicol, C., Komi, P.V., Locatelli, E., Ito, A., Ishikawa, M. (2014) Achilles tendon moment arm for Kenyan runners. *Scand J Med Sci Sports.* 24: e269–e274.

Scheid, V., Prohl, R. (2012) *Sport and Society.* 7. Wiebelsheim, Germany: korrigierte Auflage.

第 36 章

运动中的解剖列车

Thomas Myers

引言

对于 Schleip 所称的“神经 - 肌肉 - 筋膜网络”（Schleip，2003，第 1 章）的新认识，使我们对功能性肌筋膜链即“肌筋膜经线”或“解剖列车”开始加以关注，并探索其对运动训练的影响（Myers 2001，2009，2013，2020）。

单一肌肉理论的局限性

在过去的 400 年里，“单一肌肉”理论一直是我们理解动作的指导思想（Vesalius，1548）。动作被认为是两种力间的相互作用：即周围宇宙中的力（重力、惯性力、摩擦力、动量）和约 600 块肌肉产生的力间的相互作用。这些肌肉在受到骨骼形状和韧带限制的关节上进行向心、离心或静力收缩（Hamilton 等，2011）。肌肉动作主要是依据其在骨骼上的附着点进行界定的（Muskolino，2002）。

更系统地思考一下，根据最近的研究（Barker 等，2004；Vleeming 和 Stoeckart，2007），肌肉只会将其两端拉在一起的概念似乎仅是一个比喻而已：这些观点虽然有用，但已经过时了，需要做一些注解说明。例如，现在已经明确，相邻的肌肉间存在相互连接（Huijing，2007）。目前正在探究其对力传递和肌肉力学的深远影响（Maas，2009）。肌腱等大的连接结构的弹性使我们对力传递和高效运动方面进行了新的思考（Kawakami 等，2002）。肌肉也与附近的韧带相连并对其产生影响（Van der Wal，2009）。肌外膜还与进入肌肉组织的神经和神经血管束相连（Shacklock，2005）。

因此，肌肉活动从起始到连接的标准理论忽略了需要我们深思的以下四点（至少）：

1. 力通过肌间筋膜传递到相邻的肌肉。
2. 肌肉张力能强化相邻韧带。
3. 对相邻神经血管束的拉力。
4. 力通过跨关节的筋膜连接，沿节段传递（Tietze，1921；Franklyn-Miller 等，2009）。

筋膜神经学

在神经方面，神经系统对筋膜间质中变化的感知似乎是对肌肉自身变化感知的 6 倍（Van der Wal，2009；Grunwald，2017）。换言之，由于每一个肌梭都能感知肌肉长度变化，筋膜中有多达指数级的拉伸感受器，根据它们的不同排列形式，可以感受到负荷、拉伸、振动、压力、剪切或传递疼痛。

此外，在大脑的感觉皮质或运动皮质中均未发现独立肌肉的表征区。神经系统以控制或自我调节的形式工作，管控单个神经运动单元，一个神经运动单元在肌肉中控制 10~100 个肌细胞（Williams，1995）。大脑通过协调这些单独的神经运动单元来组织动作，而不是像解剖学书中说的通过单一肌肉来组织。这说明任何运动，都需要局部肌束膜内肌纤维（肌周）收缩与筋膜及肌肉间（肌间隔）的相互配合，这比我们之前假设的“单一肌肉”理论要复杂得多（Fukunaga 等，2010）。

生物张拉整体结构

当前我们思维的另一个局限是“生物张拉整体”模型，其已被应用于整个身体（Fuller，1975；Levin，2003；Myers，2009；Scarr，2008）、细胞结构和细胞周围的力传导（Ingber，1998；Horowitz，1999）。这一工程学模型使我们能够超越通常的牛顿定律，来思考肌肉对关节的作用力和向量，并使我们能够观察到我们全身的 70 万亿个细胞是如何连接在一起，成为一个有机体的（Zaidel Bar 等，2007；Zamir 和 Geiger，2001），以及“神经肌筋膜网”如何作为一个自我调节的整体来适应运动。“解剖列车”描绘了体壁肌筋膜中的一系列结缔组织，它们从根本上形成了外部张力网络，拉紧骨骼以帮助其保持直立和直立期间正确的相互关系（否则会造成功能障碍）。

> 总之，从筋膜、神经学或生物力学的观点来看，“明显的肌肉”仅是我们运用常规解剖方法的产物，既不是生物力学、也不是神经学的真实反映。这一理念有待于运用到康复或训练方案中。

一旦我们摒弃了旧观点，所有这些新发现的意义可以用一个词来概括：回弹性。上述所有因素都构成了人体组织的回弹力，并能促进拉力的整体和局部快速分布，以及人体的差异反应。曾占主导地位的“孤立肌肉理论”限制了我们对身体“弹性”的认知，这对回弹力至关重要。

解剖列车

解剖列车肌筋膜经线仅仅是这一宏观构图中的一小部分，与单一筋膜织网内连续的纵向连接相关。它假设，至少在动作稳定和姿势代偿方面，肌筋膜力是沿着这些经线从一个肌筋膜单元传递到另一个肌筋膜单元的。为了构建解剖列车图谱，我们寻找了连续的纤维方向和筋膜平面。据此列出了 12 条肌筋膜经线，每条至少有 3 组肌肉（图 36.1~图 36.7）。

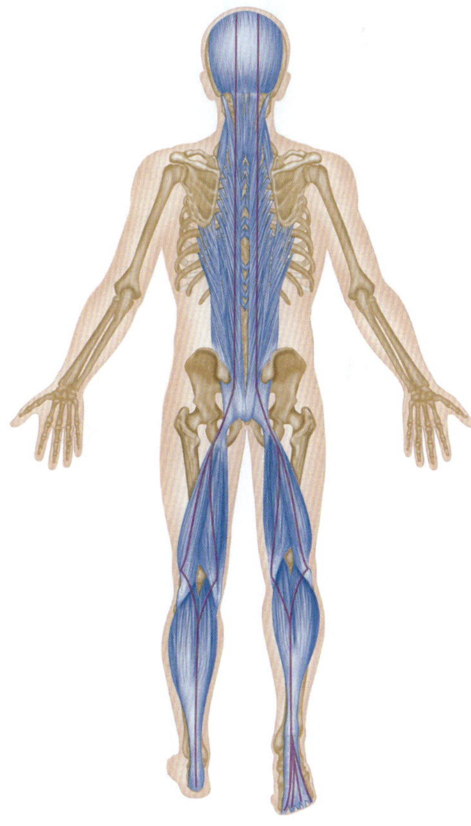

图 36.1　后表线。后表线覆盖在身体后部，从脚趾到鼻子，它能使我们的双眼抬至能满足我们好奇心的位置，使身体直立并保持姿势稳定

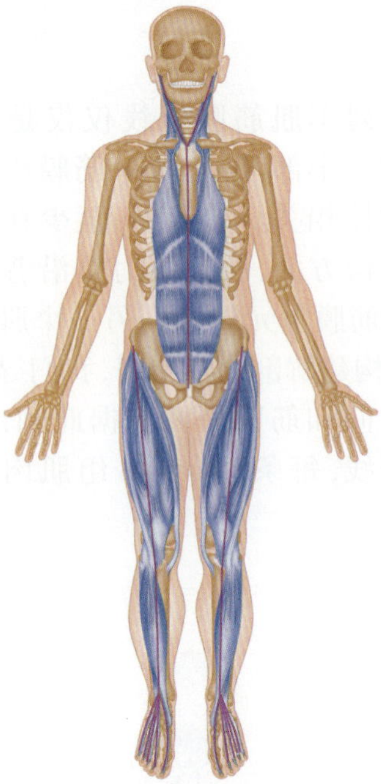

图 36.2 前表线。前表线覆盖在身体前表面,保护腹侧腔,因而与惊吓反应有关,并通过腿部伸展带动躯干屈曲

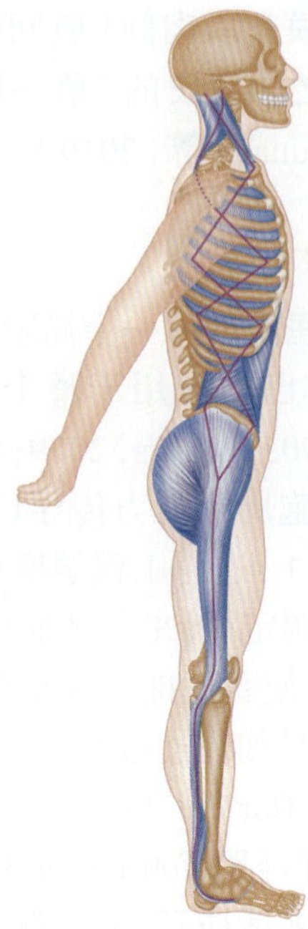

图 36.3 体侧线。体侧线从外足弓到耳侧,作用是形成侧弯或防止对侧屈曲。因而体侧线具有保持运动过程中稳定性的功能

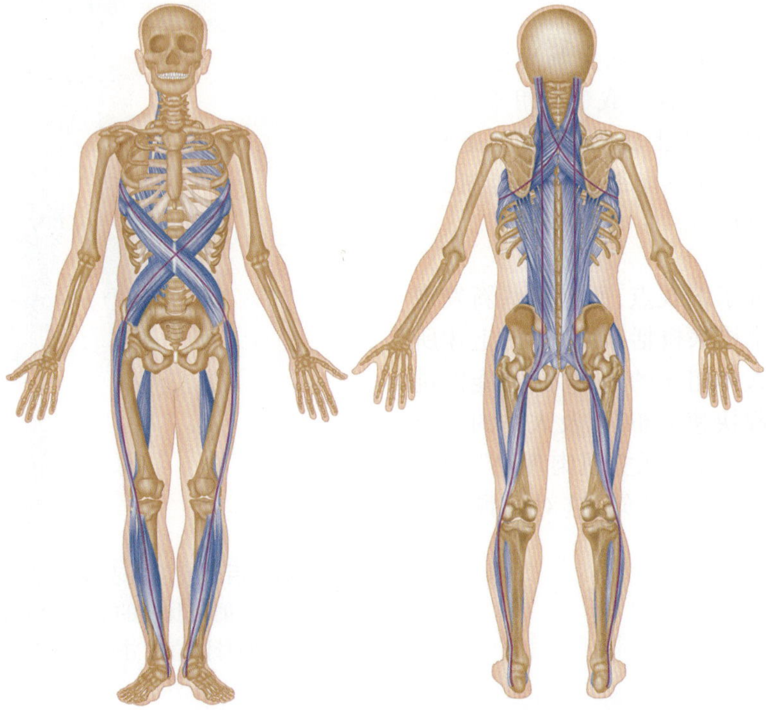

图 36.4 螺旋线(前后视图)。螺旋线穿过上述三条主线围绕身体,在步态和运动中形成并调节旋转和斜向动作

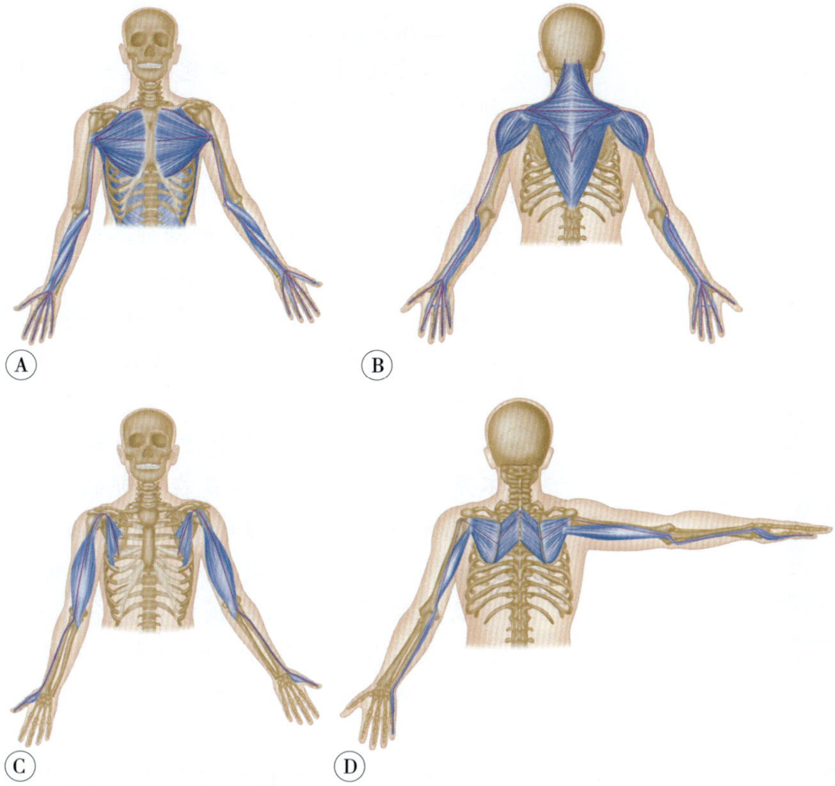

图 36.5 手臂线。 四条手臂线的作用是通过其大范围运动来稳定及移动手臂和肩膀

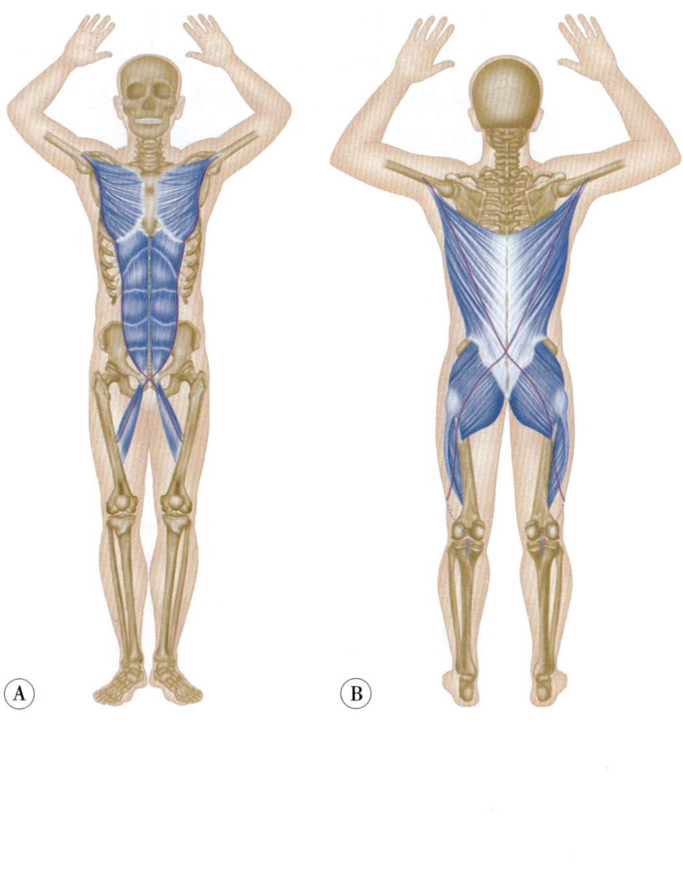

图 36.6 功能线。 三条功能线的作用是保持肩部到对侧及同侧腿部间的稳定，通过躯干延伸四肢的杠杆作用

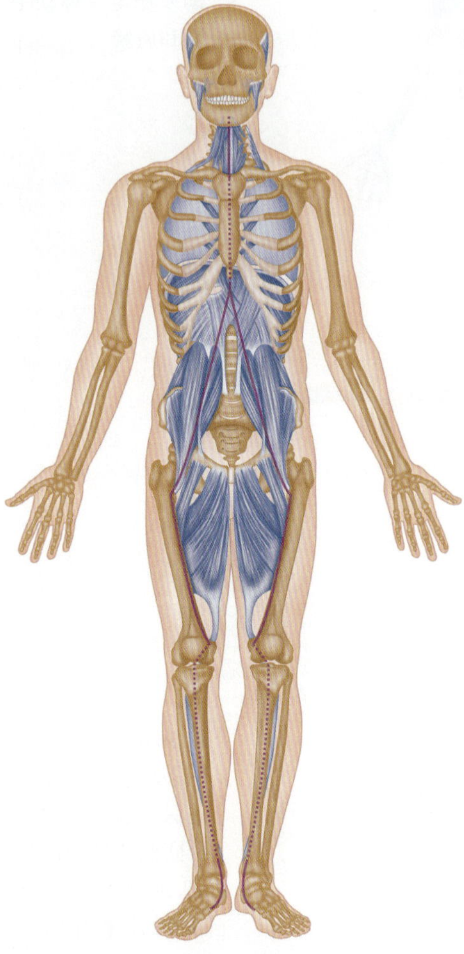

图 36.7 前深线。前深线从内侧足弓延伸至颅骨下方，包括所有可以被称为身体核心的区域，在所有的动作中支撑着躯体稳定性和轴向四肢伸展

三角伸展式

尽管从图片上看，会觉得这一虽常见但却很复杂的三角伸展式（或三角体式）瑜伽姿势很难，但通过分析后，让我们将解剖列车图谱付诸实践动作中（图 36.8）。好的动作分析不但要看左右两侧动作姿势，还要观察从右到左的差异。图 36.8 中可以看到腿部形态良好，左侧的体侧线从外踝到髋关节被均匀拉长，右侧的深前线从右腿的内后方一直向上延伸到盆底。

在上半身可以看到更多的动作代偿，不是在上部的侧线，而是在上部的螺旋线。从她的右髂前上棘（anterior superior iliac spine，ASIS）开始，腹内斜肌、对侧腹外斜肌及左胸廓附着的前锯肌被充分缩短，向前拉动左胸廓，使胸骨朝向地面。颈部需要有额外的扭转作为动作补偿以阻挡左肩向前。

相反，从左侧的髂前上棘向下，从她的右胸廓到右肩胛骨，再到头部左侧的左侧螺旋线，可能被认为太过薄弱，需要加强力量，以使右侧肋骨进一步向前移动，并使躯干旋转到中立位。可以确定，如果螺旋线不平衡，这个姿势在另一侧看起来会有很大的不同。

也许这一假设是错误的，躯干无法旋转不是因为螺旋线不平衡，而是脊柱附近的旋转肌群，或是前侧的腰肌复合体，或背部的多裂肌复合体造成的。我们可以用触诊或运动评估来进行测试，以甄别出受限原因是出现在神经动作模式上，还是出现在与螺旋线、浅背线或深前线相连的筋膜上。这些因素中的任何一个都可能造成这种明显的运动受限。当然，这种代偿可能是由于脊柱内部的结构异常，我们可以通过运动评估中的“终末端感觉”来检测。

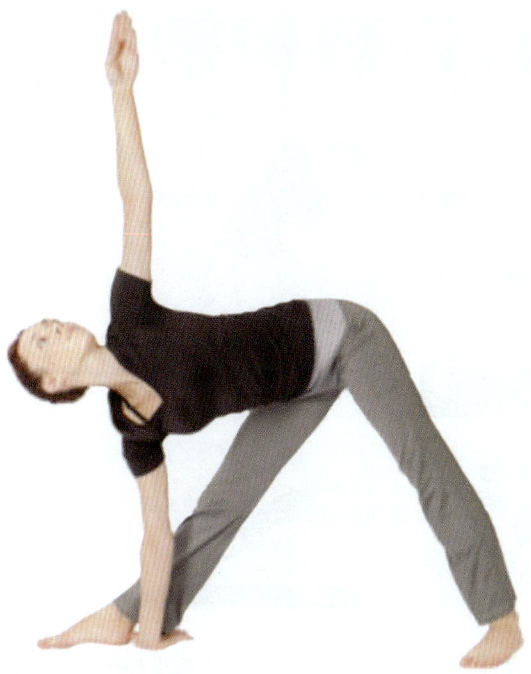

图 36.8 瑜伽姿势分析。将手放在胸衣线两侧正下方，并带动胸腔向左旋转，可以发现哪些组织在阻碍运动，就可以运用特定和适当的运动或手法治疗来平衡筋膜线沿线的张力

笔者不会认为解剖列车训练是唯一的方法。首先，那些严重脊柱侧凸或由于外伤引起改变的患者，其结构明显异于健康人的正常结构，可能会形成自己的筋膜“传输线”。其次，一些文献（Vleeming 和 Stoeckart，2007；Franklin Miller 等，2009）强烈指出沿肌筋膜经线存在力传递的事实，但尚未得到科学研究的证实。笔者相信这种特性终将会被证明，但同时告诫读者要谨慎。

均衡运动

解剖列车训练有助于提高人体运动的稳定性 / 不稳定性（刚度 / 控制）模式。其差异的关键可概括为“均衡运动”（图 36.9）。

所有的生物结构都有一点点“弹性”。即使是活体骨骼也表现出了弹性，尽管它会随着年龄的增长而降低。每个软体组织，无论软骨、韧带、肌腱、筋膜、神经，还是其他的已知组织，在被撕裂或破坏前都会或多或少地出现弯曲、拉伸或变形。

在运动中，组织通常会从静息状态转变为拉伸状态。拉伸作用存在于沿着这条线所有组织的细胞，以及细胞间的纤维和胶质中（Ingber，2006；Langevin 等，2006）。

假设骨骼之间的关节点时刻都充当着这种组织拉伸的支点，施加在组织上的外力是在该组织能承受并能保持完整性的范围内，那么我们可以断定，最大的运动会发生在皮肤附近，距离轴向点最远。就像车轮轮缘的活动幅度大于轮毂一样。因此，皮肤的感觉神经末梢对起始运动最为敏感。

同样，如果我们接受身体会在横向和纵向上分配这种张力的观点，那么关节周围的组织就一定要有轻微的“弹性”或韧性。

在传统理论中，这些组织被称为“肌肉附属装置”，或普遍被称作“关节周围组织”。在“解剖列车”中我们称之为“站”，表明即使这些区域的结缔组织黏附在下面的关节囊或骨膜上，但两者间的结缔组织纤维基本都是连通的，而且常常延伸到不同的肌肉上（图 36.10）。

弹力

以弹力为例，螺旋线与小腿前室的胫骨前肌和髂胫束的前部连接，反过来又连接到阔筋膜张肌和髂前上棘上。

体侧线显示从腓骨肌肉（腓骨长肌）穿过外侧室上端的腓骨头到髂胫束中部，再向上通过臀中肌腱膜在髂嵴上形成广泛附着。这条线的深部是外侧副韧带（lateral collateral ligament，LCL），在关节囊表面连接腓骨小头和股骨外侧髁。外侧副韧带的内部就是关节囊，囊内有交叉韧带。

虽然这些筋膜结构是各自独立的，但膝盖外侧从皮肤到骨头的筋膜是连续的，因此所有这些筋膜结构都是相连的，在组织中没有间断（Guimberteau，2004）。所以出现了以下问题：

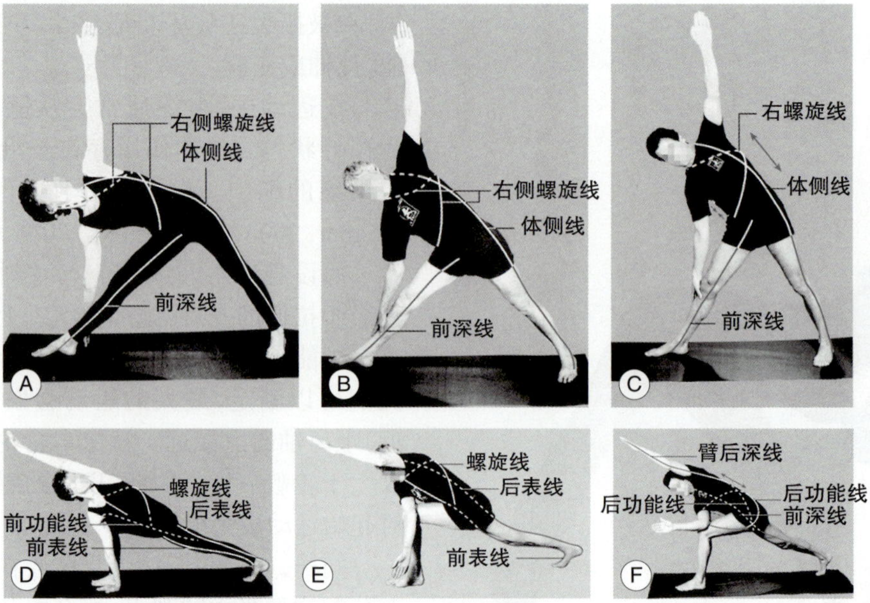

图 36.9 解剖列车中的瑜伽图片。在本图中，可以看到一位老师、一位有经验的学生和一个新手都在做同样的姿势。我们能很容易地观察到，随着练习的进行，筋膜线是如何变得更直，张力是如何分布得更均匀的。这种双向性是拉伸与平衡姿势、稳定功能性运动的标志，同时提供了沿着并深入到筋膜线的最大弹性。经 Thomas Myers 授权

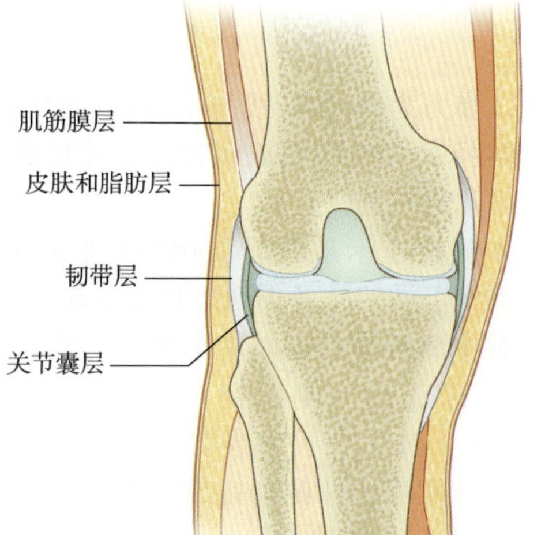

图 36.10 组织弹性

在日常的功能性运动中，或在体育运动、舞蹈中，或会引发损伤的更剧烈的高性能运动中，组织的“伸展性”是否足以将力量分布得更广泛，还是会将所有力量都集中在一个特定结构上，哪种情况更容易失败？

显然，这些结构的伸展性过强会造成关节不稳定，而那些“韧带松弛”的患者很容易出现关节半脱位或排列错乱（Milhorat 等，2007）。但是，结构太僵硬则说明更多的应力已经局部化，可能会导致 LCL、内侧副韧带或前交叉韧带等局部结构部位被拉至撕裂。

理想的情况应是介于两者之间：既有足够的伸展性来分散应力，同时又不会造成过多的关节内活动。理想的设定值取决于个体内部筋膜形成的遗传倾向及他们的训练和表现要求。

如果我们在一个健康的活体内，进行从皮肤到膝关节囊外侧的切片，就会观察到从表皮

到几乎不可移动的骨与骨的层面间，每一个连续层都能在其下一层中移动。进行运动时，把双手放在膝盖内外两侧可以感知到这种弹性是充足还是缺乏。通过对多个不同的受试者进行这样的测试，可以很容易地发现哪些结构韧性太强、顺应性低，致使附近较弱的组织撕裂损伤，抑或结构太过柔软、过度顺应，从而导致关节移位。

如果结构过于坚韧，就需要进行特定的持续精确拉伸或手法操作，来提高这些解剖列车站点间连接关节的肌肉弹性。如果结构过度顺应，则需要增加肌筋膜轨道上的肌肉张力，来支持这些站点，这时展肌和腓骨肌得到延伸。这只是整个身体运行过程中的一个例子。我们可以想象一下从臀大肌到骶结节韧带最深处向前弯曲的俯视图，或常见的瑜伽体式——下犬式。我们认为：

- 臀肌很容易放松，易于弹性拉伸。
- 骶结节韧带的表浅部连接并分配从腘绳肌到胸腰筋膜的张力。
- 深部用以维持骶骨和坐骨间的必要关系，仅能使骶髂关节稍微放松以达到运动所需。

在这条连接链的任意位置，过度的慢性肌肉紧张或筋膜粘连都会扭曲这些力的分布，形成受伤、姿势补偿（被教练称为“不良姿势”）或组织的长期过度使用等隐患，导致炎症和疼痛。

再举一个例子，身体侧弯时，你能否看到或摸到，从腹斜肌外侧穿过腰髂肋肌外侧边缘，以及通过腰方肌外侧到横突间肌、再到脊柱两侧横突间韧带的渐进式运动？这些结构中任何一个缺乏弹性都会造成功能异常。有经验的医生会对这些需要更多弹性或张力的精确结构进行手法治疗或运动治疗。

微小运动

深部组织产生的小运动，会使得接近体表的部位产生较大的运动。颅骨病中常见的硬脑膜运动（Sutherland，1990）或内脏手术操作中能评估的器官移动（Barrall 和 Mercier，1988），都是其他微小深部运动的常见示例，如果这些特性消失或异常，会对较大的外部运动产生严重影响。

头顶部肌筋膜是解剖列车的一个领域，大多数培训师、物理治疗师和手法治疗师都观察到，在骶髂关节进行的微小调整会对整个身体的较大运动产生广泛影响。由于骶髂关节运动过少，步态中出现了较大的代偿模式，因此，可能会将问题反映到腰椎上。当骶髂关节松弛且运动过度时，身体外部就会试图通过使用外部肌筋膜作为约束带，补偿过度的内部运动。

纵观我们的整个身体，从脊柱到四肢，以及所有的解剖训练线，我们都在寻找那种“恰到好处”的“合适”感觉。这种不同取决于个体间的自然筋膜张力。需要对如何准确触诊解剖列车的各站点进行专业培训，使其外部结构的运动能够与内部结构的运动相互协调。

回到上文的膝关节示例，足球运动员在准备用一只脚踢足球时，需要保持另一条着地腿的内外侧稳定。当踢球脚触地时，球员想要保持稳定，就必须根据草皮的不同或自己的角度，在足部、脚踝、膝关节和髋关节处进行瞬时调整。

有一个方法可以测试膝盖的可调节性和弹性，让运动员站在你面前，你跪着并双手握住他一条腿的膝盖内侧和外侧，覆盖外侧的侧线组织和内侧的前深线组织（从鹅足到内侧副韧带）。让运动员用另一只脚或一只手抓住扶手保持平衡，同时确保被握的脚着地，从左向右缓慢平移骨盆。这会自然地形成髋关节外展和内收，以及脚踝处距下关节的内翻和外翻（图 36.11）。

据推测，膝盖只是在上下关节两个侧向运动时保持伸展状态。但是在做这一动作时，你感觉一下膝盖内外侧之间有什么变化？在一个有弹性的身体里，你会感觉到被手握住的组

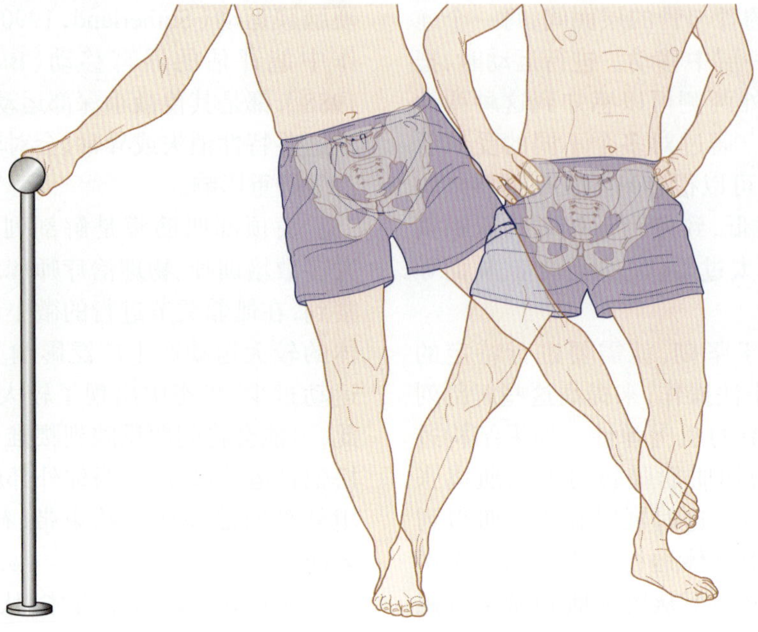

图 36.11 双手置于膝上。 为了测试肌筋膜弹性，将你的手放在运动员膝盖的内侧和外侧（本例中是运动员的右腿），当运动员双脚站稳左右摇摆时，感受一下你的手和关节中部之间各层的弹性。在十几到上百个人身上进行这项测试，可以清楚地发现哪些组织在抵抗或松弛状态下存在缺陷

织有轻微的弯曲。在健康的机体中，皮肤运动最多，解剖列车的深层组织（体壁肌筋膜）会有一些弯曲，韧带层面也可以感觉到非常轻微的伸展。只要稍加练习就能判断出哪些组织的弹性大，哪些的弹性小。通过强化练习，还能够进一步辨别出大腿内的哪一层组织与其他部分不协调，然后用自己的治疗方式来治疗它们。

临床总结

对筋膜组织特性、神经可塑性的控制性质，以及软组织和骨组织之间实际工程关系的生物张拉整体模型的最新研究都表明，需要建立整体训练模型，用以补充过去几个世纪一直沿用的个体结构模型。解剖列车肌筋膜经线图提供了一个模型，可以测量弹性和全身参与的运动，使身体保持长期健康。学会测量弹性并识别出哪些组织没有“伸展”，能够使训练者在远离压力或疼痛部位的地方做出调整，以最小的损伤换取最佳的表现。

（燕琪　王朝辉　关玲）

参考文献

Barker, P.J., Briggs, C.A. & Bogeski, G. (2004) Tensile transmission across the lumbar fascia in unembalmed cadavers: effects of tension to various muscular attachments. *Spine*. 29: 129–138.

Barrall, J.P. & Mercier, P. (1988) *Visceral Manipulation*. Seattle, WA: Eastland Press.

Earls, J. & Myers, T. (2010) *Fascial Release for Structural Balance*. Chichester, UK: Lotus Publishing.

Franklyn-Miller, A., et al. (2009) The Strain Patterns of the Deep fascia of the Lower Limb. In: Schleip, R., Huijing, P.A., Hollander, P. & Findley, T.W. (Eds), *Fascial Research II: Basic Science and Implications for Conventional and Complementary Health Care*. Munich, Germany: Elsevier.

Fukunaga, T., Kawakami, Y., Kubo, K. & Kanehisa, H. (2002) Muscle and tendon interaction during human movements. *Exerc Sport Sci Rev*. 30: 106–110.

Fuller, B. (1975) *Synergetics*. New York, NY: Macmillian, Chapter 7.

Grunwald M. (2017) *Homo hapticus:* Why we cannot live without a sense of touch. Munich: Droemer.

Guimberteau, J.C. (2004) *Strolling under the skin*. Paris, France: Elsevier.

Hamilton, N., Weimar, W. & Luttgens, K. (2011) *Kine-siology: Scientific Basis of Human Motion*, 12th ed. NY: McGraw-Hill.

Horwitz, A. (1997) Integrins and health. *Scientific American*. May: 68–75.

Huijing, P. (2007) Epimuscular myofascial force transmission between antagonistic and synergistic muscles can explain movement limitation in spastic paresis. *J Biomech*. 17: 708–724.

Ingber, D. (1998) The architecture of life. *Scientific American*. January: 48–57.

Ingber, D. (2006) Mechanical control of tissue morphogenesis during embryological development. *Int J Dev Biol*. 50: 255–266.

Kawakami, Y., Muraoka, T., Ito, S., Kanehisa, H. & Fukunaga, T. (2002) In vivo muscle fibre behaviour during counter-movement exercise in humans reveals a significant role for tendon elasticity. *J Physiol*. 540: 635–646.

Langevin, H.M., Bouffard, N.A. & Badger, G.J. (2006) Subcutaneous tissue fibroblast cytoskeletal remodeling induced by acupuncture: evidence for a mechanotransduction-based mechanism. *J Cell Biol*. 207: 767–744.

Levin, S. (2003) The tensegrity-truss as a model for spine mechanics. *J Mech Med Biol*. 2: 374–388.

Maas, H. & Huijing, P. (2009) Synergistic and antagonistic interaction in the rat forelimb: acute after-effects of coactivation. *J Appl Physiol*. 107: 1453–1462.

Milhorat, T.H., Bolognese, P.A., Nishikawa, M., McDonnell, N.B. & Francomano, C.A. (2007) Syndrome of occipitoatlantoaxial hypermobility, cranial settling, and chiari malformation type I in patients with hereditary disorders of connective tissue. *J Neurosurg Spine*. 7: 601–609.

Muscolino, J. (2002) *The muscular system manual*. Redding, CT: JEM.

Myers, T. (2001, 2009, 2013) *Anatomy Trains*. Edinburgh, UK: Churchill Livingstone.

Scarr, G. (2008) A model of the cranial vault as a tensegrity structure, and its significance to normal and abnormal cranial development. *Int J Osteopath Med*. 11: 80–89.

Schleip, R. (2003) Fascial plasticity: a new neurobiological explanation. *J Bodyw Mov Ther*. 7(1): 11–19; 7(2): 104–116.

Shacklock, M. (2005) *Clinical Neurodynamics*. Burlington, MA: Butterworth-Heinemann.

Sutherland, W.G. (1990) *Teachings in the Science of Osteopathy*. Portland, OR: Rudra Press.

Tietze, A. (1921) Concerning the architectural structure of the connective tissues of the human sole. *Bruns' Beitrage zur Klinischen Chirurgie*. 123: 493–506.

Van der Wal, J. (2009) The architecture of connective tissue in the musculoskeletal system. In Schleip, R., Huijing, P.A., Hollander, P. & Findley, T.W. (Eds), *Fascia Research II, Basic Science and Implications for Conventional and Complementary Health Care*. Munich, Germany: Elsevier.

Vesalius, A. (1548) De fabrici corporis humani pub in 1973. NY: Dover Publications.

Vleeming, A. & Stoeckart, R. (2007) The role of the pelvic girdle in coupling the spine and the legs: a clinical-anatomical perspective on pelvic anatomy. In Vleeming, A., Mooney, V. & Stoeckart, R. (Eds), Chapter 8, *Movement, stability and lumbo-pelvic pain*. Edinburgh, UK: Elsevier.

Williams, P. (Ed.) (1995) The Anatomical Basis of Medicine and Surgery. In *Gray's Anatomy*, 38th ed. Edinburgh, UK: Churchill Livingstone, 753.

Zaidel-Bar, R., Itzkovitz, S., Ma'ayan, A., Iyengar, R. & Geiger, B. (2007) Functional atlas of the integrin adhesome. *Nat Cell Biol*. 9: 858–867.

Zamir, E. & Geiger, B. (2001) Molecular complexity and dynamics of cell-matrix adhesions. *J Cell Sci*. 114: 3583–3590.

第37章

筋膜和瑜伽

Joanne Avison

引言

瑜伽不是拉伸（第9章），是协调身体长度和张力关系平衡的一种训练方法。该方法保留了筋膜网络最有价值的弹性特征。拉伸只是提高弹性的一个方面。本质上，人体是为了储存潜在的弹性势能而设计的（第7章）。而实际上，拉伸并不是总能做到这一点。

对于某些身体类型或经历而言，为了增加长度而进行拉伸，是这些人所需要的最后一种干预手段。那种仅是简单拉长组织的拉伸方式（Richards，2012）可能会对整个身体的完整性带来隐患。瑜伽和筋膜都设计精美，旨在展示每个人管理运动力量的能力，而非强制运动。

真正的弹性是筋膜网络的几项基本原则之一，可以通过适当的瑜伽练习得到极大增强。它包含了一种相互关系，如张拉和压缩的平衡（第11章）（图37.1）。随着我们对筋膜张力网络理解的不断加深，就更加理解了瑜伽对健康和生命活力的深层意义。过度伸展可能会对组织的张力整体优化，包括整个身体和软组织结构造成损害，正如适当类型的拉伸能激活和加强它一样。

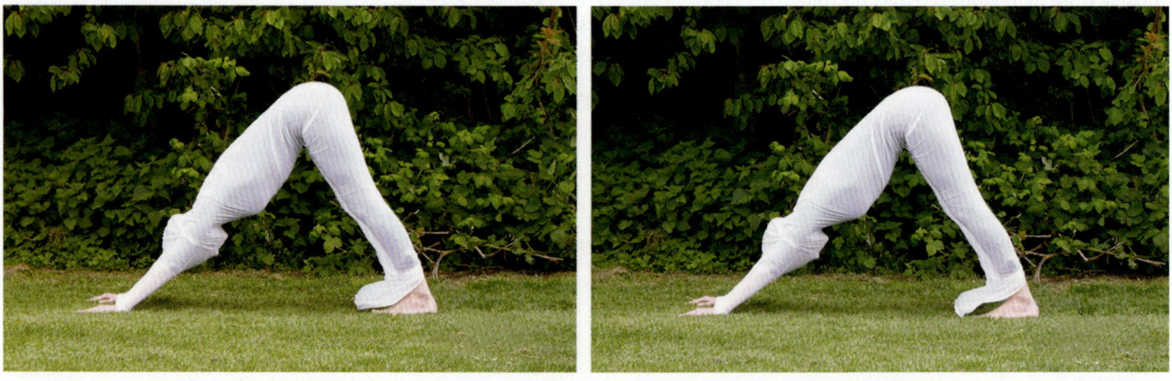

图37.1　张拉整体或生物张拉整体，表示一个全面的整体。强迫一个部分超过其弹性极限（即通过拉伸超出"生物张拉范围"）会损害另一部分。无论采取什么姿势，我们所构成的筋膜形态都使整个身体充满活力。因此，无论姿势如何，我们都需要采取一种全面的、确保整体完整性的方式来增强每个人的弹性回缩潜力。这两张图片的区别在于，图左为吸气，图右为呼气。这是一种微妙的、整体的效应。以管道作比，表示没有强制拉伸的整体变化，通过呼吸和形态之间的关系促进内部平衡（经：模特，Helen Eadie；摄影师，Amy Very；管设计/造型，Joanne Avison许可转载）

合一的体验

瑜伽并不是按照笛卡尔还原论的经典理论发展的，这一理论已经主导西方解剖学、生理学、生物力学和心理学达几个世纪。作为一门艺术和科学，瑜伽建立在精神、身体和生命合一体验的基础上。这一古老的智慧并没有将“人”和“人的行为”分开对待。

如果把“人的行为”（无论瑜伽还是其他运动方式）简化为肌肉、骨骼、神经和生物力学杠杆线性理论的功能和动作，就会违背我们在瑜伽垫上充满活力和本能的体验。筋膜作为一个无处不在的组织感知张力网络，遍及整个身体，能使我们完美地体验合一的感觉。在许多方面，它会被认为是对拉伸和收缩合二为一的生物张拉整体结构（第 11 章）的完美表达；是在各种运动中，对上述合一性的体现。

如果我们能清晰地认识张拉整体，那么瑜伽姿势（体式）中形式多样的形态和姿势，范围和力度都可视作一种探索平衡和恢复组织能量的手段。其中蕴含着能量的包容、自然的弹性及我们人体的活力。即使在摊尸式（Shivasana）中，身体也处于一种预张拉的状态（Van der Wal，2009）。当我们不活动时，也不会变成垫子上的一滩软泥，也不会呈瑜伽姿势状。

“结缔组织的一个公认特征是其强大的适应性。当它处于规律性的、逐步增加的生理应力下时，其结构性能就会改变，以满足不断增长的需求。”

Schleip（2011）

我们能够在组织上施加超过它自然需求的力。但如果我们完全不对组织施加应力，那么这种惰性的需求将导致身体进入一种“缺少”张力的模式。这时可能就需要拉紧张力网络，而不是拉伸已经没有张力的网络。这并不是说某些拉伸对身体所有部位都没有价值。仔细想一下，我们本能的伸展或打哈欠（Bertolucci，2011）也可以唤醒久坐的组织、缓解组织紧张。但它不同于颇负盛名的瑜伽伸展，后者纯粹为了拉伸到最大长度，以“完成”一种姿势。

一些瑜伽练习注重长序列动作，这也适合弹性动量的发展。但有关筋膜学的张拉整体理念也有一个警示（第 11 章）：如果一个动态序列仅在一个应力方向上非常规律且频繁地重复，例如，更多屈曲，就可能会产生累积效应，潜在地激起某种特殊的张力模式，从而导致长期的弹性损失。不过，如果经常做一系列反向平衡的动作，如更多伸展，则这一模式就可以得到平衡，并且对整个身体更加有益。筋膜网络是一个精妙的力传递系统（Langevin，2006），会根据通过它的力做出反应（Schleip，2011，见上述引文）。

一个精确的、平衡的力量能够优化身体的弹性能力和回缩结构（第 11 章），并且不会造成特定方向的过度紧张。一旦理解了其中涉及的极性和弹性，我们就可以在全身系统中逐渐积累弹性、顺应性和弹性负荷量等，从中获益。它使我们以自然本能的速度在任何时刻、任何动作中都保持平衡，这既适用于个体，也适用于组织（Avison，2015）。

三个要点

在瑜伽练习中，有三个要点有助于理解筋膜的弹性和拉伸。

1. 术语 弹性究竟是什么？

2. 张拉整体结构 如何在整个身体中发挥作用？

3. 能量储存能力 如何在实践中优化？

一旦理清这些观点，我们就可以把弹性基础看作整个组织基质的重要属性。这种优势就可以顺利地从哈他瑜伽的各种衍生体式中获得（Ashtanga，Restorative，Vinyasa Flow，Kria，Iyengar 等）。

术语

弹性 使材料在外力作用下改变形状（变

形),并在内部阻力共同作用下再恢复原有形状(复原)的能力。它代表着刚性(抵抗变形)和弹性回归(复原)的差别。

在教学中有一种普遍误解:①只有弹性的东西(如松紧带)才能表现出弹性;②当我们松开松紧带或弹力织物时,它们会静止,我们的身体在休息状态时也是这样。以上两种观点都不准确。

刚性 抵抗变形的能力。与较弱的弹簧(如弹簧玩具)相比,硬质弹簧(如汽车零件)更有弹性,因为它们可以储存更多的能量并且能更有效反弹。硬钢滚珠轴承的负载的反弹能力比橡胶球要强(Levin, 2013)。不是只有弹性材料才能显示出弹性或能够储存弹性能量。

我们的骨骼和软组织的结构设计使我们在休息时也处于预紧张或预刚性的状态,它们在身体中是合为一体的。我们的"弹性"指的不仅是我们可以拉伸的量,也指恢复形状变化的能力或量。这是在刚性(即抵抗形变)和弹性(即变回或恢复原来形状的能力)间的一种适当平衡。当我们放松时就会处于这两个极端姿态之间。当我们做出一个瑜伽体式时,身体姿势的形状(变形)恰好可以匹配放松所需,就无须另外加力。如果强制进行拉伸,那么组织恢复(复原)的能力可能会受到影响。

问题在于这两种状态之间的平衡,而不是专注于最大的柔韧性的体式本身(第 19 章)。要适当注意反向姿势和弹性极限,以使整个运动达到整体平衡。

当你拉开弹力带或弹性织物,就是在测量它的刚性或变形能力。松开弹力带时,它立即恢复原始形状的程度,就是衡量其弹性(恢复能力)。事实上,我们的组织休息时也处于预刚性或预张力状态,为运动做好了准备。如果超过了弹性极限,它就变成了另一种不同的状态:塑性。

塑性 超过了弹性的临界点,形状就无法再恢复。在这里所谓的拉伸并不可逆转。松手时材料不会回弹,并会一直保持变形时的形状。在该点之间,弹性极限和断裂或撕裂点称为塑性:新的形状会保留下来,随后的变化可根据顺应度、延展性(malleability and ductility)或脆性(brittleness)来区分,所有这些都是不同类型材料的特性。

黏弹性 生物体的一种特征:介于固体和液体之间。

> "黏弹性是所有张拉结构的一种特性,是一种非线性的,与时间相关的形变。它之所以被称为'黏弹性',是因为材料在受到压力时,首先表现为类似一种液态,然后表现为弹性固体,并不是说它由这两种状态组成。应力消除后,材料变形会恢复,像溅落一样(软着陆)。"
>
> Levin(2013)

无论哪种瑜伽体式,刚柔的不同特性具有不同的价值或属性,其在组织内部结合,在遍及整体结构的整个筋膜形式中形成各种张力。汽车弹簧上有"阻尼器",可以减慢回弹(或恢复,见上文)速度。组织中的液体有点类似减震器,并具有所谓的"黏弹性特性",能够调节阻力和恢复的速度(Richards, 2012)。

在每一个细节层次上,都有一种刚性和弹性的平衡,以响应身体对它们的加载或使用,聪明睿智地积累有益的适应性,改变那些不太好的情况(例如,当身体还没有准备好,无法与之对抗时强制拉伸)。总之,这个精细的细胞外基质根据以往累积的负荷和时间 / 频率形成胶原基质。习惯性或有意识的应变模式会深刻地影响组织的形态和流动性。如果没有反向平衡或没有足够的刚性来优化弹性,强制拉伸就会损害组织原有的回弹能力。这种能力在垫子上表现为个人在适当的刚性、长度,以及灵活性或顺应性间的平衡。

张拉整体

人体运动结构平衡的一个主要特征就是

生物张拉整体的结构性原则（Levin，2012）。这是我们空间架构的基础。与放在桌子上的松紧带（未拉紧）不同，我们时刻都保持着张力，以包围和占据空间。按照生物张拉整体的基本原则，一举一动都影响着整体并通过其进行传递。

"张拉整体结构具有全方位、与重力无关、荷载分散、节能、分层和自生等特点。一旦你明白了要寻找什么，就会发现它们在自然界中也无处不在。"（图 37.2）

Levin（2009）

作为生物张拉整体（基于活体的张拉整体）结构，我们除了能够将结构和组织作为一个整体进行全方位的拉伸、膨胀或扩张之外，还能进行挤压和牵引，例如膀胱或肺的填充和排空。筋膜纤维、骨骼、肌筋膜、器官、关节、血管和结构空腔同为一体，辩证地同时连在一起而又同时分离（图 37.3）。按照生物张拉整体结构的张力 / 压力原理，它们在全身是一个整体（Levin，1990；Ingber，1998；Flemons，2006；Martin 和 Levin，2012）。

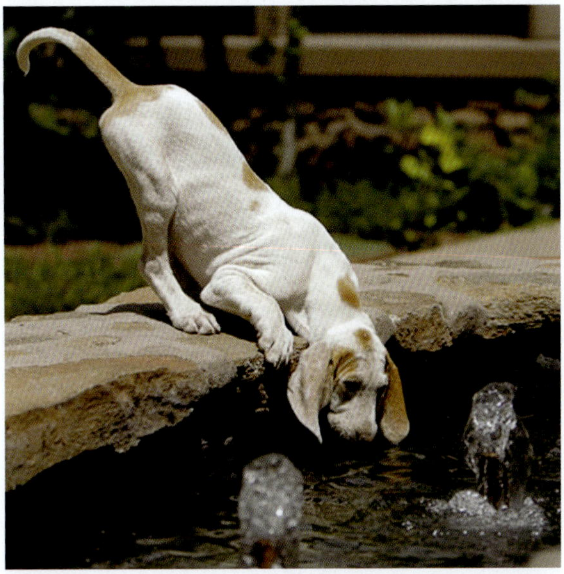

图 37.2　可以看到这只小狗的整个身体为了保持平衡而形成了张拉整体。为了喝到池中的水，小狗从鼻尖到尾尖都在伸展，作为整个身体平衡动作的一部分，它将张拉整体结构延伸到了舌尖（经 Shane McDermott，www.wildearthilluminations.com 许可转载）

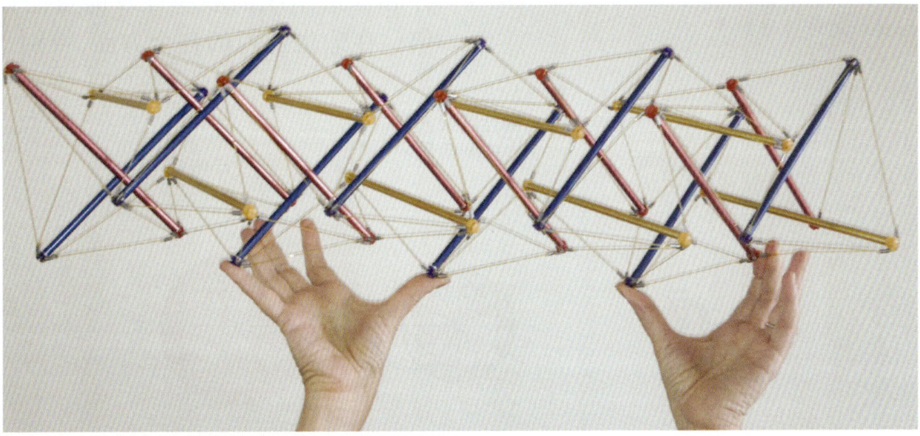

图 37.3　张力整体桅杆，最初是由 Kenneth Snelson 提出的一种称为"漂浮的压力（floating compression）"的系统，后由 Buckminster Fuller 根据词组"张力性整体（tensional integrity）"创造出"张拉整体结构（tensegrity）"，然后又经由 Stephen Levin 博士发展成为"生物张拉整体结构（biotensegrity）"（参见后面内容）。它是一种弹性结构，可以平衡刚性和弹性。可以反弹并对抗变形，保持其三维形态（模型由 Bruce Hamilton 制作——参见后面内容）

这是“原始生物结构”的基础(Levin, 1990)。其目的是通过平衡整个架构上每个尺度的刚性和弹性来存储能量。这是人类的一项基本原则,也是在实际生活中,我们从宏观上自然地探索每一个瑜伽姿势(体位)时所遵循的原则(图 37.4)。从根本上来说,我们力求保持和提升全身的弹性张拉整体结构。

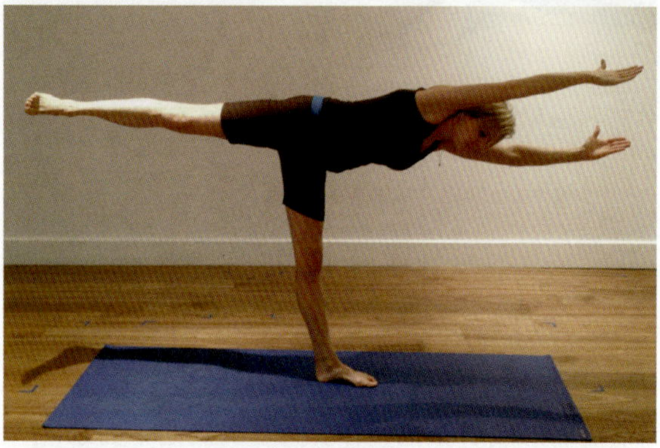

图 37.4 经典的脊柱模型可能使人们认为脊柱是一个堆叠起来的柱子。如果真的是这样,就无法完成这种姿势。Katie 的动作力量并非来自她站立脚的肌肉力量。她保持和调整这种姿势的能力来自平衡的张拉整体;或“能量储存能力”即弹性,是相互张力/压力平衡的完美平衡(经 Katie Courts, www.yoga-nutco.uk 许可转载)

能量存储能力

我们经常在弹性范围的三个阶段而非一个阶段内工作。我们可以拉伸和释放,挤压和释放,也可以在一种预张力状态下休息(既不挤压也不释放)。呼吸是第一个以这一规律运行的运动。我们按照吸/呼的节奏来吸气和呼气。而且我们可以呼出更多的气来排空或挤压,吸入更多的气来释放。这是一个三阶段的过程,中间有一个停顿点,瑜伽的目的之一就是保持这种平衡。动态序列、缓慢恢复练习及静坐冥想都旨在探索这一范围,并在整个身体中积累能量储存能力。进行大量的瑜伽呼吸练习可以增强这一能力。

对于整个身体,无论任何运动,过分强调软化、硬化或拉伸都未必能获得最佳弹性(第 8 章)。瑜伽的重点是沿着静息张力范围的任意一边进行精细的过渡和连续,以恢复整体的长度——张力平衡阶段(图 37.5)。

虽然这一陈述似乎像图表那样显而易见,但在实际应用中却不好理解。即便是在瑜伽课上,人们也常常意识不到呼吸练习对于保存和促进组织的顺应性及能量储存能力的价值。在瑜伽练习的各个方面,特别是在鼓励全

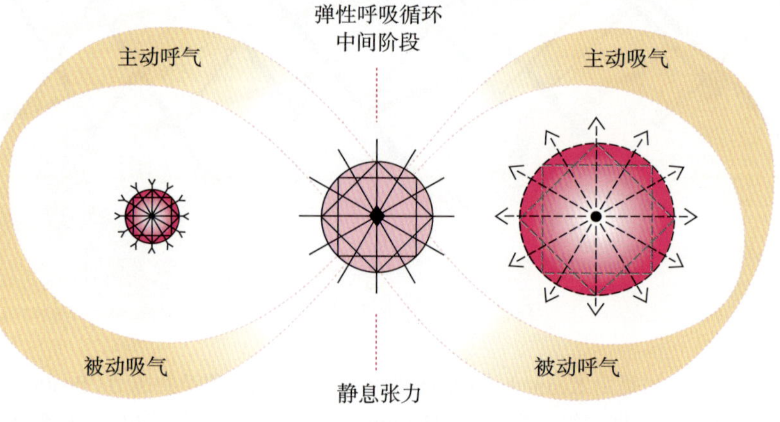

图 37.5 静息张力是呼吸之间的中间时相。吸气时拉伸伸展身体,呼气时恢复静息张力。“深呼吸”是挤压和控制呼吸的能力,通过吸气来恢复静息张力(Avison, 2014)(经当代瑜伽艺术股份有限公司许可转载)

面采用“呼吸模式”的情况下，呼吸具有在整个筋膜形式中积累和微调弹性的整体性作用（Avison，2015）。

如果仅在一个方面训练身体，如仅挤压（变硬）、仅拉伸、仅软化（释放），或在一个方向或平面（如仅屈曲），就可能会损害整体的弹性完整性。如果我们用反向姿势和对抗动作来保持张力平衡，就需要时常给组织加载，以获得最佳的张拉整体结构和活动范围。此时，拉伸成为平衡和适当控制的一种特征，而不是原本的目的。

本能伸展

这种拉伸方式似乎不会损害组织，还能自然地调节全身过度伸展的危险。动物们可以给我们带来一些提示。

以猎豹为例。野猫和家猫等猫科动物可以休息和放松，在合适的时间伸展身体，快速移动，猛扑猎物。休息时，它们会变得慵懒而平静。休息过后，它们常常用哈欠式的全身伸展来唤醒已休息了一段时间的组织。这种特殊的拉伸被称为伸体呵欠（pandiculation）（Bertolucci，2011），也就是我们所说的瑜伽中的“伸长状态下收缩”。这是自然界中有目的运动的一个特征，即组织在休息后重新被激活，或唤醒内部的结合和体液流动，为下一步活动做好准备（第 9 章）。

当猎豹发现猎物（高峰动作表现）时，做的最后一件事就是拉伸（图 37.6）。它们通过“挤压”或加力来提醒组织，使肌肉做好充分准备：悄悄跟踪猎物。随时准备猛扑或冲刺，通过张拉全身的组织网络来最大程度地发挥其弹射能力。也许是因为它们对捕猎特别敏感，甚至连它们的毛都竖起来了。和许多其他哺乳动物一样，猎豹会在全身聚焦和激发组织，使其达到目的要求。这种拉伸有时间、地点、拉伸量和程度的要求。

专家在不列颠哥伦比亚省开展了一项研究（参见更多信息），主题是冬眠的熊是如何做到在冬天数月不动、却没有患骨质疏松症或影

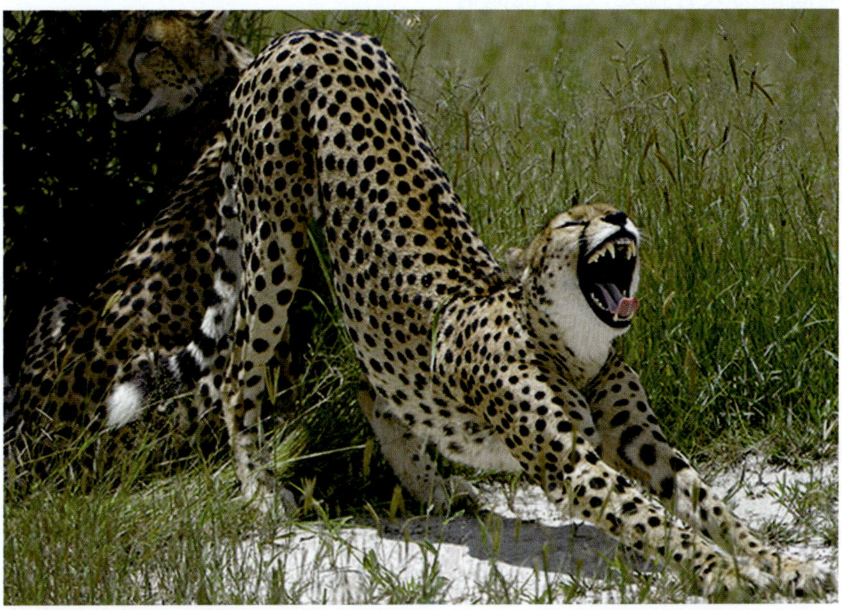

图 37.6 打哈欠伸懒腰或伸体哈欠。摆出上下犬式的野生猎豹，这是它自己 Adho-Urdhva Muhka Svanasana 体式的样子。注意观察背景中那只猎豹的美丽侧屈（经 Shane McDermott，www.wildearthilluminations.com 许可转载）

响肌肉的退行性疾病的，研究中发现了一个有趣的本能习惯。熊大约在每天中午起来，进行20~40分钟的自然活动。它们会用温和的瑜伽式动作朝各个方向伸展、打哈欠、扭动、踱步，使身体组织恢复活力，在接下来的24小时里继续躺下冬眠。

“伸展是我们天性的一部分，特别是打哈欠的时候，能‘感觉’系统的张力和压力，或张拉整体。它能帮助我们同时拉伸-挤压组织，天然地自我调节组织。”

Bertolucci（2011）

回忆一下我们在坐飞机、火车和汽车时所花费的时间，还有坐在办公室里所耗费的大量时间，我们会不会记得在休息后打个哈欠、伸个懒腰呢？我们用打哈欠的方式做反向平衡了吗？猫、狗或熊在休息一段时间之后都不会忘记这样做，这是许多动物的本能。另外，我们不能将身体强制拉伸到一个最不寻常的形状，并以此当作瑜伽的目的。

在身体中建立一个累积“查询”和“平衡”的指令表，对提高活力大有益处，还可能具有显著的治疗作用（Broad，2012）。研究显示，在很多退行性疾病中，组织惰性发挥着重要作用（Henson等，2013）。然而，伸展是一种最本能方式的最佳使用，去探索特定个体的特定形态，并保持它们在增强真正弹性（回弹能力）方面的价值。假如有的人身体特别柔韧或特别柔软，那么他们可能会通过提高张紧度或变硬来强化身体网络的弹性，而不是通过通常的拉伸。

动作分析：犬式

与其强制拉伸，不如先花时间收紧（变硬）身体、保持并聚集（即挤压），以找到地面或支撑面。让脚跟在犬式动作中（Urdhva Muhka Svanasana；图37.7）感觉整个身体背部带来的紧张感，并引导它们向地面运动，而不是强迫或伸手去接近地面，仿佛“拉伸”成了目标。这有利于膝盖自然打开，而不会将其向后推或过度伸展（图37.7）。

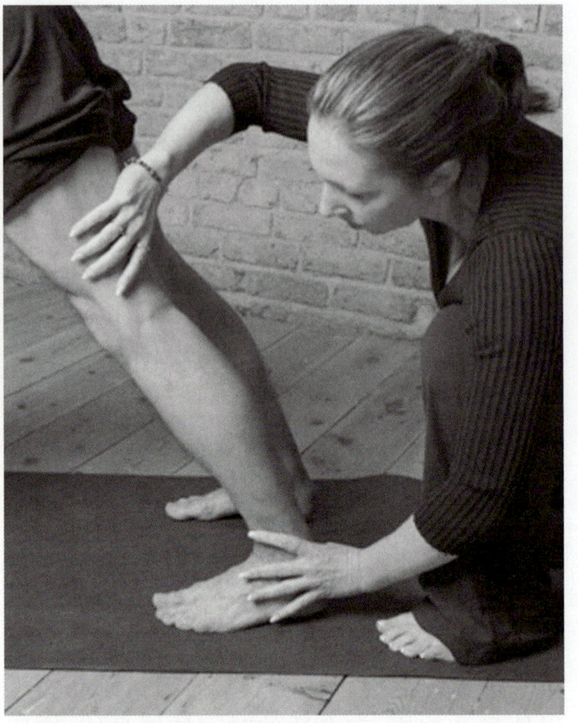

图37.7 Alexander曾是一名首席芭蕾舞演员，他可以用犬式完全“拉伸”身体，脚跟着地。但是，为了优化弹性，每个关节在整体的张力平衡中都有其相应作用。这包括从后到前的关系、整个纵向组织的连续性，从指尖到脚及从尾骨到头顶（模特：Alexander Filmer-Lorch。经Charlie Carter摄影许可转载）

这种“倾听的方式”确保了折叠发生在髋部且不会将骨盆拉向后倾，进而累及腰椎（脊柱前弯）。要“做到”这个姿势，就要拉伸到肩膀或颈部，也会使Alexander式的紧张得到伸展（图37.8）。

平衡张力结构包括整个身体的所有关节，它们聚集在张力基质的连续张拉整体结构中。其自然地促进了Alexander挤压/保持整个结构的能力，然后通过主动加载拉伸（或伸长收缩，第33章）在360°内都“填满”姿势，而不是通过牵拉筋膜后表线的任何特定部分来产生应变（第35章）（Myers，2009）。这样，他可以全身“生物张拉整体结构”的整体姿态或表现，睿智地探索自己的弹性（或生物张拉整体）

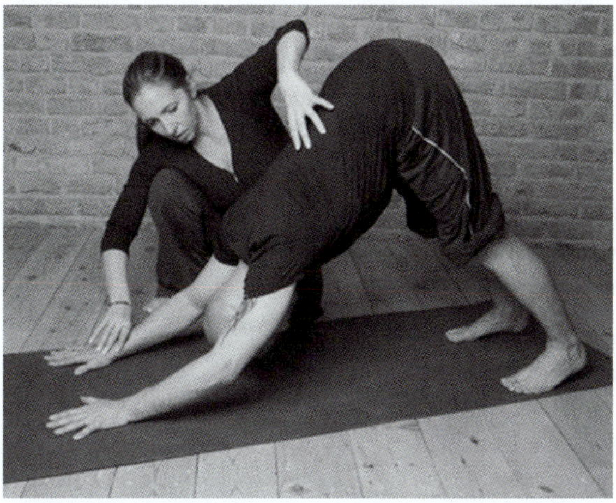

图 37.8 细微的调整通过反馈来调整姿势的张力，使每个关节都保持适当平衡，吸气时尽可能长的伸展，但不强迫拉伸（经 Charlie Carter 摄影许可转载）

极限（第 10 章）（Avison，2015）。这与强迫脚跟往下或推动膝关节“伸展成这个姿势”的所谓拉伸完全不同，它需要利用自然弹性（见前文）。

这种体式或其他体式的关键在于呼吸的放松和流动，以及通过整个身体和姿势来有节奏地传输精妙的呼吸运动。即前文提到的扩展、释放、挤压、释放这一周期循环，是生物张拉整体结构所固有的（第 11 章）。当这一点不受影响时，就不需要额外的，不必要的绷紧、松懈或拉紧，只需要对整体进行适当控制，来移动或保持一个体式或任何瑜伽体式。

为了进行更有活力的练习，就要保持可控性，从而促进弹性负荷下的张力或潜能：即为下一个姿势存储能量的能力（第 10 章）。这样，组织就能毫不费力地以多种速度在不同瑜伽体式中转换。通过这种全身筋膜网络的有意识扩张和增强，无论我们想做什么瑜伽体式的变形和练习，都可以通过培养拉伸的弹性来丰富负荷的内涵。在任何瑜伽体式中，我们都能适应不同风格的速度和转换。这引发我们去探寻“稳定和甜蜜”（sthiram and sukham）背后的瑜伽原则，如果我们在多方向（或全方位）的整体上形成张力和压缩之间的平衡，就会达到“稳定和甜蜜”之间的平衡。我们在弹性回弹势能和寻求“稳定和甜蜜”的姿势中，以及整体练习中积累平衡。这就需要从速度到静止直至超越，开始积累平衡、平静和适应性。

结论

瑜伽练习是在多层面上对平衡和整合的探索。我们的筋膜形态处于被称为“放松”的中性势能中，尽管筋膜组织是由生物张拉整体控制的，但它始终在为潜在的运动做准备。作为一个具有先天弹性特性的力量传递系统，筋膜基质（及其传递的力）和瑜伽在它们的多样性和可能性中可以互相表达并彼此增强，这取决于我们如何使用身体并尊重这个统一的特征。

（燕琪　王朝辉　关玲）

参考文献

Avison, J. (2015) *YOGA: Fascia, Form & Functional Movement*. Edinburgh, UK: Handspring.

Bertolucci, L.F. (2011) Pandiculation: nature's way of maintaining the functional integrity of the myofascial system? *J Bodyw Mov Ther*. 15: 268–280.

Broad, W.J. (2012) *The Science of Yoga*. New York, NY: Simon & Schuster.

Flemons, T. (2006) *The Geometry of Anatomy*. www.intensiondesigns.com.

Henson, J.J., Yates, T., Biddle, S.J.H., Edwardson, C.L., Khunti, K., Wilmot, E.G., Gray, L.J., Gorely, T., Nimmo, M.A. & Davies, M.J. (2013) Associations of objectively measured sedentary behaviour and physical activity with markers of cardiometabolic health. *Diabetolgia*. 56: 1012–1020.

Ingber, D.E. (2006) The Architecture of Life. *Scientific American*, January 1998. http://time.arts.ucla.edu/Talks/ Barcelona/Arch_Life.htm.

Langevin, H.M. (2006) Connective tissue: a body-wide signaling network? *Med Hypotheses* 66: 1074–1077.

Levin, S. M. (1990) The primordial structure. In: Banathy, B.H. & Banathy, B.B. (Eds), *Proceedings of the 34th Annual Meeting of The International Society for the Systems Sciences*. Portland, vol.

II, 716–720. [This article explores the icosahedron as the primordial biologic structure, from viruses to vertebrates, including their systems and sub-systems; www.biotensegrity.com.]

Levin, S.M. (1995) The importance of soft tissues for structural support of the body. *Spine*. 9: 357–363.

Levin, S. (2006) Tensegrity, the New Biomechanics. In: Hutson, M. & Ellis, R. (Eds), *Textbook of Musculoskeletal Medicine*. Oxford, UK: Oxford University Press. Updated http://www.biotensegrity.com/tensegrity_new_biome- chanics.php.

Levin, S.M. (2012) Comments on Fascia Talkshow, Episode 7, Biotensegrity (Avison) www.bodyworkcpd.co.uk (19.09.12 webinar). [See Further information below.]

Levin, S. (2013) Comments on biotensegrity and elasticity. Personal correspondence. [See Further Information below.]

Martin, D.C. & Levin, S.M. (2012) Biotensegrity: the mechanics of fascia. Chapter 3.5. In: Schleip, R., Findlay, T.W., Chaitow, L. & Huijing, P.A. (Eds). *Fascia: The Tensional Network of the Human Body*. Edinburgh, UK: Elsevier. [See Further information below.]

Myers, T.W. (2009) The Superficial Back Line. *Anatomy Trains*. Chapter 3. Edinburgh, UK: Elsevier.

Richards, D. (2012) University of Toronto, Assistant Professor Medical Director, David L. MacIntosh Sport Medicine Clinic: Doug Richards on Stretching: *The Truth*.

Schleip, R. (2003) Fascial plasticity – a new neuro-biological explanation; Part 1. *J Bodyw Mov Ther*. 7: 11–19.

Schleip, R. (2011) Principles of Fascia Fitness. Issue 7. www.terra-rosa.com.au.

van der Wal, J. (2009) The architecture of the connective tissue in the musculoskeletal system-an often overlooked functional parameter as to proprioception in the locomotor apparatus. *Int J Ther Massage Bodywork*. 2: 9–23.

更多信息

格劳斯山的熊

At Grouse Mountain in Vancouver (http://www. grousemountain.com/wildlife-refuge) there is a BearCam facility and it is possible to watch Coola and Grinder in hibernation. Researchers and rangers in the park run a blog and films about the bears (and other wildlife at the reserve) and their hibernating habits.

Carter, C., photography.

延伸阅读

Courts, K. see www.yoga-nut.co.uk.

Eadie, H. see www.heleneadieyoga.com.

Filmer-Lorch, A. (2012) *Inside Meditation*. Leicester, UK: Troubador Publishing.

Guimberteau, J. see handspringpublishing.com and http://www.guimberteau-jc-md.com/en/.

Hamilton, B. see www.tensegrity.com for tensegrity models.

Ingber, D.E. (1993) Cellular tensegrity; defining new rules of biological design that govern the cytoskeleton. *J Cell Sci*. 104: 613–627.

Jager, H. & Klinger, W. (2012) Fascia is alive. In: Schleip, R., Findlay, T.W., Chaitow, L. & Huijing, P.A. (Eds), *Fascia: The Tensional Network of the Human Body*. Chapter 4.2. Edinburgh, UK: Elsevier.

Levin, S. see www.biotensegrity.com for a variety of articles and papers and instructional video material.

McDermott, S. see *Wildlife Conservation Photography* at www.shanemcdermottphotography.com for images of animal behavior and movement in their natural habitat.

Schmidli, S. see www.samirayoga.co.uk

Snelson, K. see http://kennethsnelson.net/articles/. TheArtOfTensegrityArticle.pdf.

Very, A. see http://amyvery.com for photography.

第 38 章

阴瑜伽：针对筋膜的练习

Paul Grilley

引言

在现代作品中，作者使用"要点"来突出其作品的逻辑结构。古印度的要点是简洁易记的语句。每条语句都被称为"经"。在本章中，我们为训练计划加入了略作修改的阴瑜伽经。

所有形式的瑜伽都旨在增加灵活性和释放肌肉紧张。阳瑜伽也强调力量和耐力。练习阳瑜伽时，肌肉收缩，姿势重复进行，通常保持 10~30 秒。

阴瑜伽强调放松包括韧带、关节囊和椎间盘在内的筋膜挛缩。因此，阴瑜伽的姿势可以让肌肉放松并保持几分钟。阴瑜伽的姿势主要是地板式。

阴瑜伽经

瑜伽的目的是协调气在经络中的流动。它是通过对 14 个骨骼节段（skeletal segment）和 10 个肌筋膜群（myofascial group）施加应力来实现的。

14 个骨骼节段（skeletal segment）分别是：脚趾、脚踝、膝盖、臀部、骨盆、腰椎、胸椎、颈椎、手指、手腕、桡骨、尺骨、肱骨和肩锁关节（scavicle）（注：肩胛骨 + 锁骨 = 肩锁关节）。

10 个肌筋膜群分别为：腹股沟肌、股四头肌、髋屈肌、臀肌、腘绳肌、腹直肌、斜肌、胸腰肌、颈肌和肩胛肌。

两个基本的应力是拉伸和压缩。

应力是由七个瑜伽体式原型创造的。这些原型分别是鞋带、马鞍、毛毛虫、蜻蜓、扭结、狗和龙。这七个原型应该适合每位学员的柔韧性和骨骼能力（skeletability）。柔韧性是指软组织肌筋膜、关节囊和椎间盘的伸展性。骨骼能力是指关节各节段（joint segment）的潜在活动范围，即骨骼受压停止活动前的运动范围。最大限度地发掘骨骼能力并不太可取。每个人身体中的每一块骨头都不相同，所以对于一个人的骨骼来讲是很容易的事，对于另一个人的骨骼来说可能就无法完成。每个瑜伽修行者都有自己独特的骨骼能力。因此并没有所谓的"完美姿势"。如果你能有效地对目标部位施加压力，那么你的姿势就是正确的。每一只手和脚的位置都能帮助或限制你给目标部位施加压力。最有效的方法是因人而异的。

感受反弹。在阴瑜伽中，反弹是体内能量运动的主观体验。它伴随着身体上的舒适、精神上的宁静和情绪上的平静带来的愉悦感。练习一个姿势几分钟后，可在任何舒适的位置上放松，感受反弹。

骨骼关节和骨骼节段（skeletal segment）

两块骨头相接触形成一个关节。人体大约有 206 块骨头，它们之间的各种接触形成了 300 多个关节。但按照功能组群来分的话，只有 14 个关节节段（joint segment），如果包括双臂和双腿，则是 24 个。

在阴瑜伽中，关节节段标有简单的助记名称，可以包括多个关节。例如："腰椎节段"包括 5 个腰椎的 10 个小关节和 5 个椎间盘。

练习瑜伽时，无法单独针对某一个节段内的关节。例如，不可能只扭转、弯曲或拉伸一节腰椎。瑜伽修行者必须能够承受所有腰椎的压力。有时可以对一个节段中的一个特定部分施压，但该节段中的所有关节仍会受到瑜伽姿势的影响（图 38.1）。

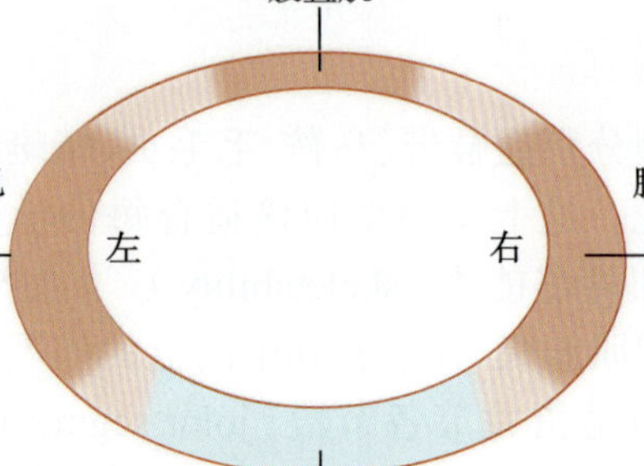

图 38.1 躯干两侧的三个肌筋膜群可以如上所示。如果瑜伽练习者在指定的目标区域感受到瑜伽体式的压力，那么就表明他（她）做出了正确的瑜伽体式

肌肉和肌筋膜群

人体有 600 多块肌肉，但对于瑜伽练习者来说，只需将身体的肌肉分成 10 个肌筋膜群就够了（如果算上左右两侧，则为 20 个）。每群均由一个共享的筋膜结构或筋膜间室（fascial compartment）组成。

前 8 个肌筋膜群参与了绝大多数的阴瑜伽姿势。这 8 个群可分为躯干两侧各 3 个肌筋膜群、大腿两侧各 5 个肌筋膜群。每个群均由筋膜间室清晰地划分出来（Grant，1948；Schuenke 等，2006）。

同样，不可能在一组肌肉中只单独针对一块肌肉。例如，一个瑜伽练习者不可能在做前屈时，仅拉伸被胸腰筋膜覆盖的一块肌肉。他必须拉伸该组内的所有肌肉。有时可能对一块肌肉施压，但该组内所有的肌肉都会受到瑜伽体式的影响（图 38.2）。

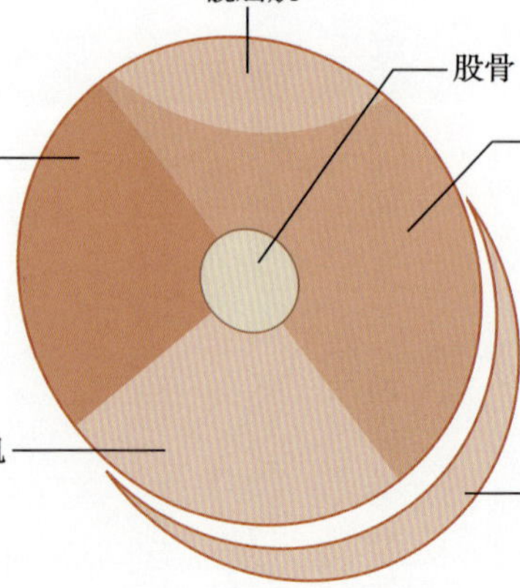

图 38.2 右大腿的五个肌筋膜群可以如上所示。如果瑜伽练习者在指定的目标区域感受到瑜伽体式的压力，那么就表明他（她）做出了正确的瑜伽体式

瑜伽练习为特定的目标领域加压

将瑜伽作为一种旨在强调关节节段和肌筋膜群的练习，可以让我们抛开瑜伽世界中各种各样的“排列规则”，用一种看起来更简单、更安全、更有效的系统取而代之。这种简化可以通过肌肉的筋膜分隔来实现。

六步方案

这是确定每个瑜伽体式应该如何发展的方案：

1. 选择一个要施加压力的目标部位。
2. 选择给该部位施压的体式原型。
3. 选择适合自身骨骼能力的原型变体。
4. 练习这个姿势 3~5 分钟。
5. 确保不要使骨骼或肌筋膜组织过度紧张。
6. 恢复 1 或 2 分钟。

该方案的前三个步骤如下所示。

按压臀肌群：前三个步骤（图 38.3~图 38.7）

第一步

选择目标部位。本例中的目标部位是臀部肌筋膜群，包括 10 块肌肉和髂胫束。肌肉分别是臀小肌、臀中肌、臀大肌、六块深层旋转肌及阔筋膜张肌。虽然所有这些肌肉不太可能全部受到作用，但它们都是潜在的作用目标。这种情况因人而异。

第二步

选择按压臀肌群的瑜伽体式原型。本例中应用的是鞋带式。鞋带式原型的所有变体都需要不同程度的股骨外旋、外展和屈曲。这些动作的组合按压了臀肌群。

第三步

选择适合自己骨骼能力的原型变体。为了进行这一演示，两位模特都选择了睡天鹅式。骨骼能力是指由骨骼形状决定的活动范围。在睡天鹅式中，相关的骨骼是髋臼和股骨。

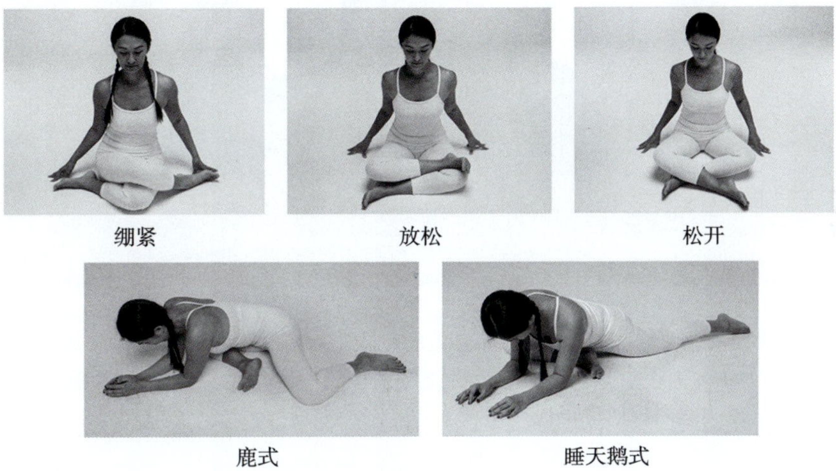

图 38.3　这些姿势都是鞋带式的变体。每个变体都在外旋、外展和屈曲股骨。这些动作的组合按压了臀肌筋膜群。每个变体都强调了这三个动作的略有不同的组合。学员应当仔细测试并确定适合其身体的变化。在该演示中，每位模特都选择了睡天鹅式

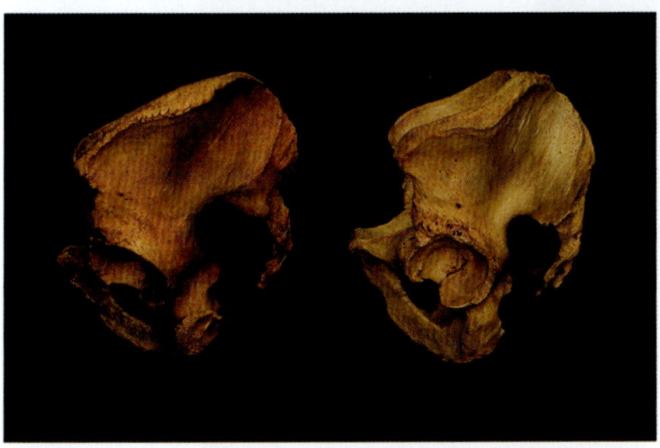

图 38.4　这是两个骨盆的左视图。左侧骨盆的髋臼向前向下，右侧骨盆的髋臼朝向镜头，几乎水平。如果不详细说明，希望读者能意识到，对于这些截然不同的髋臼，外旋、外展和屈曲的幅度会明显不同。同时要牢记，股骨的差异也同样巨大

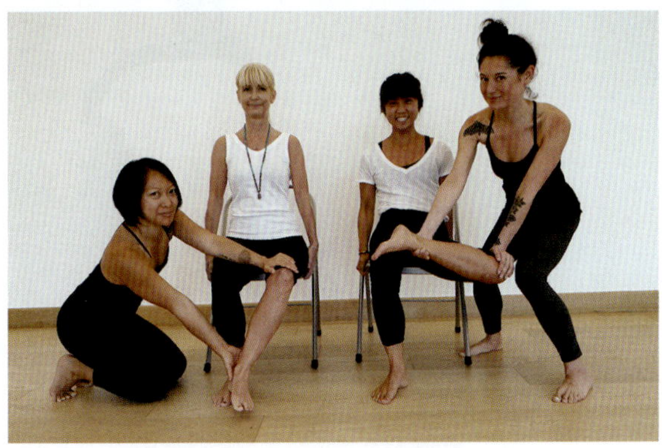

图 38.5　坐在椅子上的模特让同伴旋转她们的左股骨。每个模特都展示了她们外展及外旋股骨的能力极限。他们每个人都在经历着股骨对髋臼边缘的压迫。不过这种压迫并不痛苦，因此她们能够保持微笑

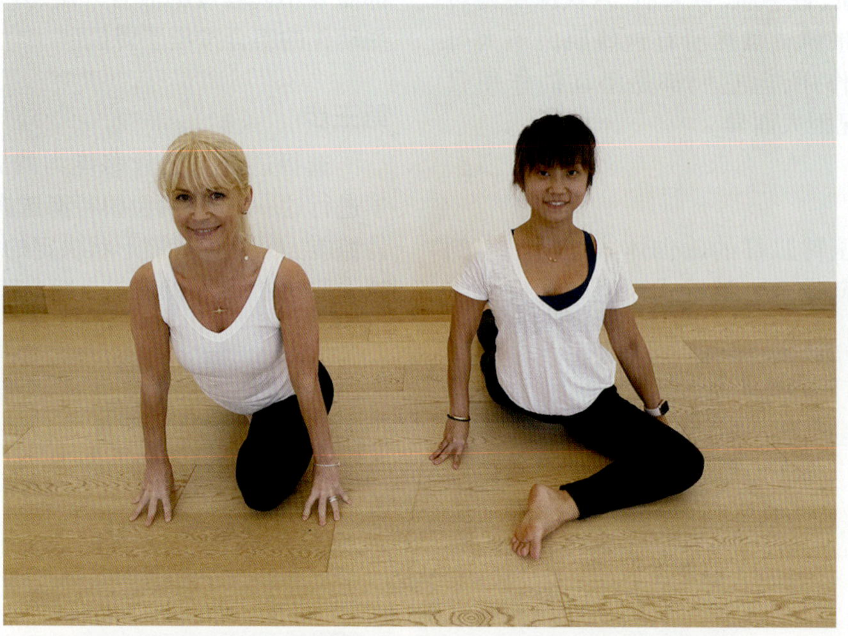

图 38.6 这两位模特展示了她们更喜爱的左脚和膝盖的位置。左侧的模特尽量减少外旋和外展的程度；右侧的模特则使其最大化。如果左侧的模特将脚向前移，把膝盖伸到一侧，可能就会伤到膝盖。如果让右侧的模特把脚放下去，收回膝盖，就不会对臀肌群形成压力

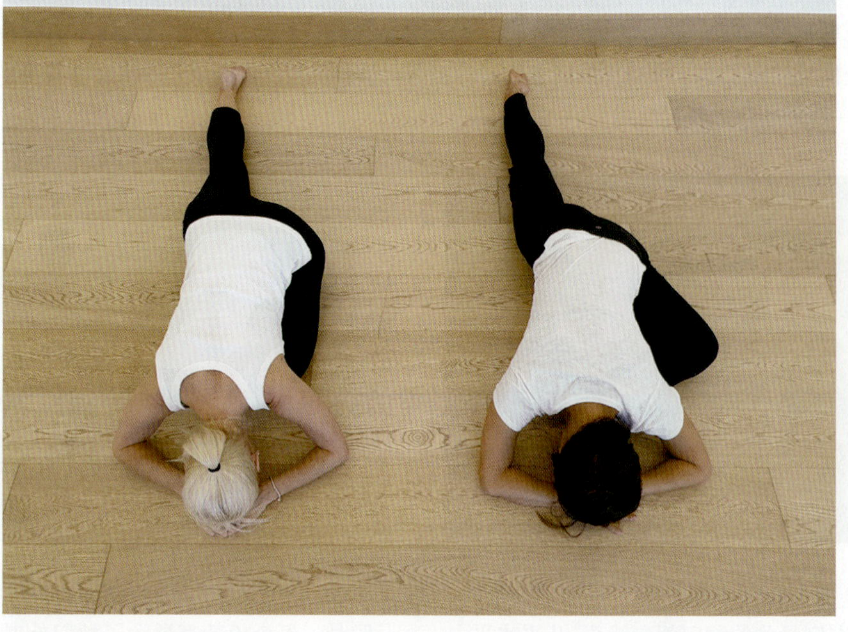

图 38.7 这两位模特现在都俯卧在左腿上。这两种睡天鹅式的变体都能有效地按压臀肌筋膜群。没有哪种完美的或最好的变体能对这二人同样有效

按压下半身关节节段：前三个步骤（图 38.8~ 图 38.14）

第一步

选择目标部位。本例中的目标部位是下半身的骨骼节段：脚趾、脚踝、膝盖、臀部、骨盆和腰椎。在我们久坐的现代社会中，这些关节段特别容易僵硬和退化。

第二步

选择按压这些节段的瑜伽体式原型。本例中应用的是鞍式。鞍式还会按压股四头肌和髋屈肌这两个肌筋膜群。但本次分析将集中于关节节段。

第三步

选择适合自身骨骼能力的原型变体。本例中的变化在足部位置。不同的足部位置，需要不同程度的髋关节内旋和胫骨外旋。本例将集中分析髋关节内旋。

阴瑜伽常常会用到道具。它们可以降低软组织的张力或减轻对骨骼和椎间盘的压迫。鞍式是一种经常需要使用道具的典型姿势，因为很多关节节段都受到了压力。

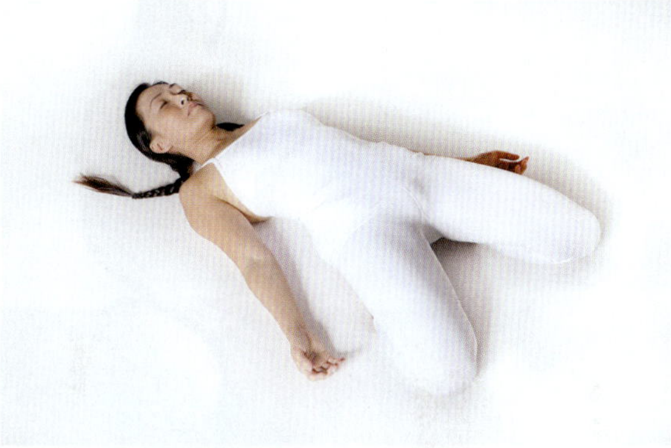

图 38.8 这是鞍式（Saddle）的原型。学员坐在脚上，适度地外展股骨并后倾躺下。下半身的所有关节，以及股四头肌和臀屈肌筋膜群都受压

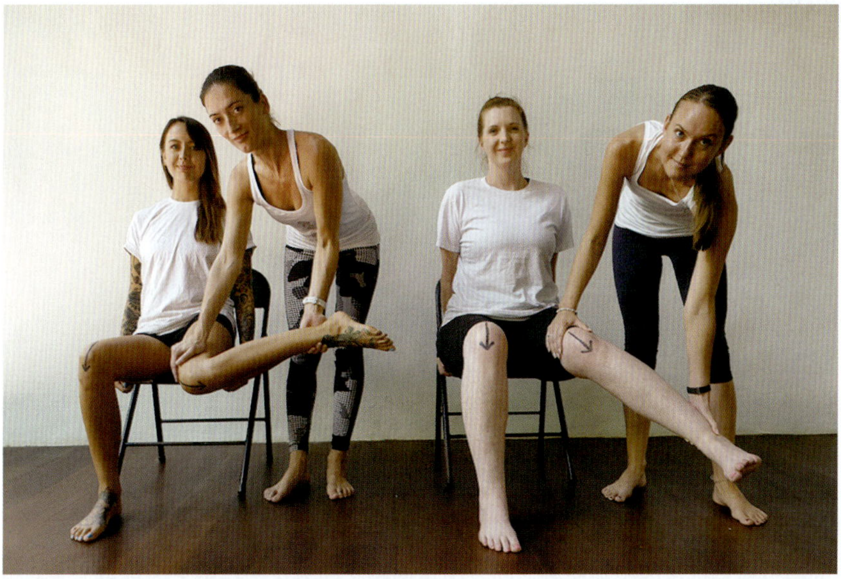

图 38.9 坐在椅子上的模特让同伴旋转她们的左股骨。每位模特都展示了她们内旋股骨的能力极限。他们每个人都经历着股骨对髋臼边缘的压迫。这种压迫并不痛苦，因此她们能够保持微笑

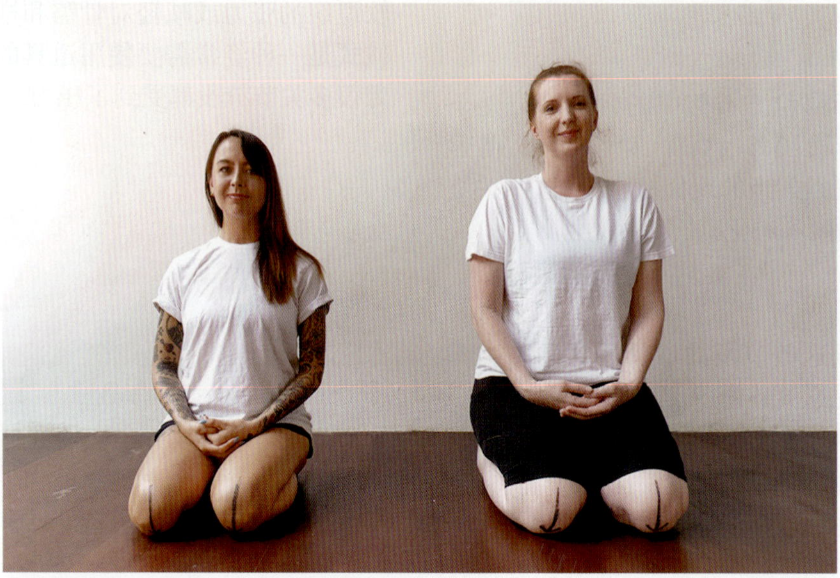

图 38.10 模特坐在脚上。都画了一条线来表示膝盖的方向。这条线大致分隔了股骨的髁突；仅供参考

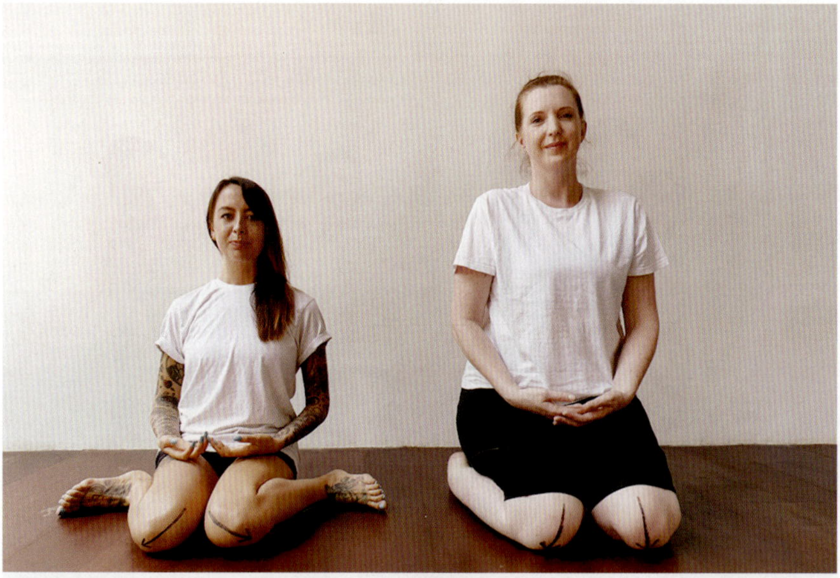

图 38.11 图中的两位模特都试图坐在两脚之间。坐在两脚之间要比坐在脚上内旋更大。右侧的模特内旋很小，可以看出她腿上垂直线的变化很小。所以她的双脚只是稍微分开了一点。左侧的模特内旋幅度很大，可以看到垂直线变成接近水平

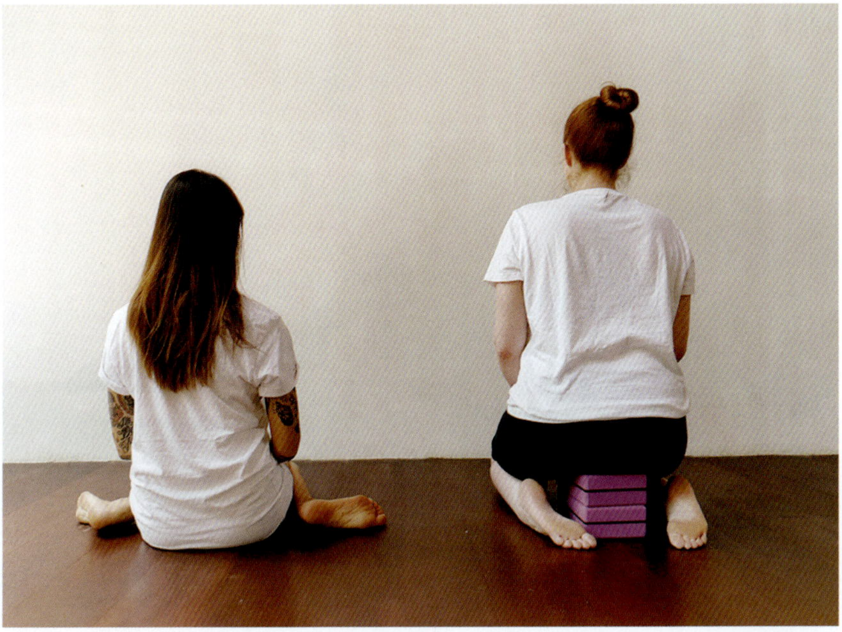

图 38.12　右侧的模特坐在垫子上，保持双脚与髋同宽，尽量减少股骨旋转。左侧的模特则坐在两脚之间，距小腿关节背屈，将股骨旋转最大化。很多内旋的学员往往更喜欢这个姿势，因为它能更有效地按压股四头肌和髋屈肌

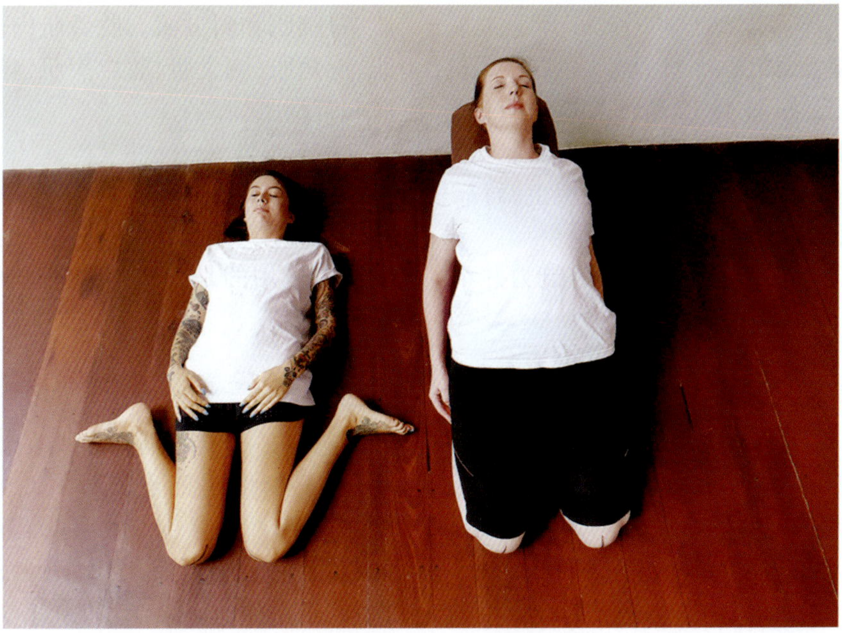

图 38.13　这两位模特都展示了她们喜爱的鞍式变体。右侧的模特坐在垫子上，防止膝盖拉伤。她还将上半身靠在垫子上，以减少骨盆和腰椎的伸展

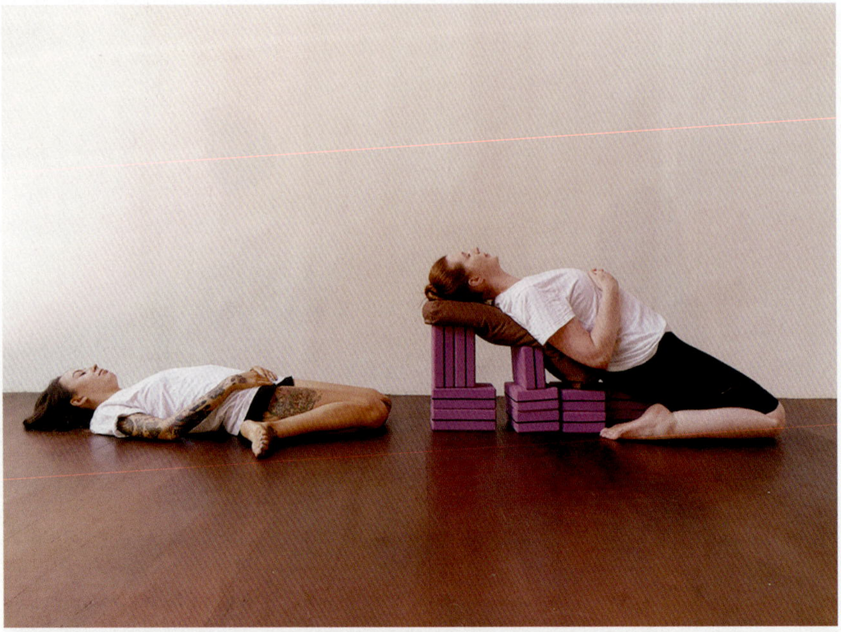

图 38.14 两位模特都展示了她们喜爱的鞍式变体。右侧的模特坐在垫子上，防止膝盖拉伤。她还将上半身靠在垫子上，以减少骨盆和腰椎的伸展

并非每个学员都有可用的道具或使用的技能，如图 38.14 所示。在这种情况下，有两种可能的选项：

1. 坐在脚上，如图 38.11 所示。或将双脚分开，使用垫子，如图 38.12 所示。这对脚趾、脚踝、膝盖和股四头肌有益。

2. 如果在家里练习，则跪在地板上，背靠沙发来确保稳定和有效。

谨记：提升关节节段的最大骨骼能力并不太可取。

按压上半身肌肉和关节：前三个步骤（图 38.15~ 图 38.19）

第一步

选择目标部位。本例中的目标部位是上半身的骨骼节段和肌肉。骨骼节段包括手指、手腕、桡骨、尺骨、肱骨和肩锁关节（肩胛骨 + 锁骨）。肌筋膜群是肩胛骨群。该群肌肉包括移动和稳定肩锁关节和肱骨的肌肉。肩锁关节（scavicle）肌肉包括菱形肌、肩胛提肌、胸小肌、背阔肌和斜方肌。肱骨肌肉包括四块肩袖肌、三角肌、胸大肌、肱二头肌、喙肱肌、肱三头肌和背阔肌。

第二步

选择按压这些目标部位的瑜伽体式原型。本例中应用的是犬式。犬式的识别特征是用手臂承重。

第三步

选择适合自身骨骼能力的原型变体。在本例中，变体是四点支撑式（chaturanga），一种俯卧撑。上半身的所有关节都会对这种姿势造成一定影响，但有三个最为重要：肩胛骨、肱骨和尺骨。本例将集中分析肱骨的扭转。

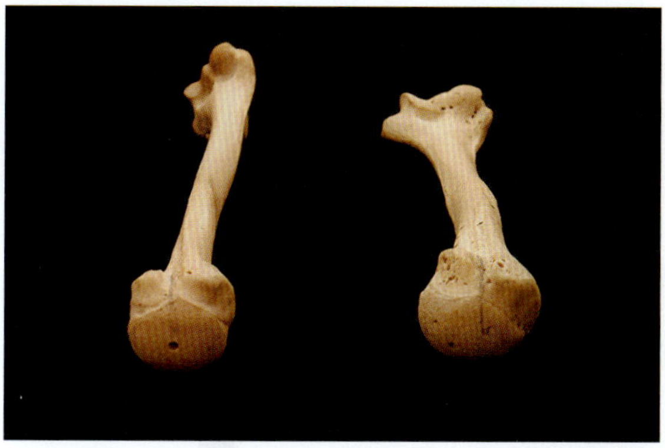

图 38.15 这是从右臂俯视的视角看到的两根右肱骨的图片。肱骨的圆形近端与肩胛骨关节相连形成肩关节。远端与尺骨关节相连形成肘关节。身体的长骨有扭转力，它们呈螺旋状，但没有两根长骨是相同的。为了证明这一点，我们画了一条线，通过每个标本的肱二头肌沟，这些线是垂直的。我们可以说，左标本的肘关节相对于右标本被“转动”了

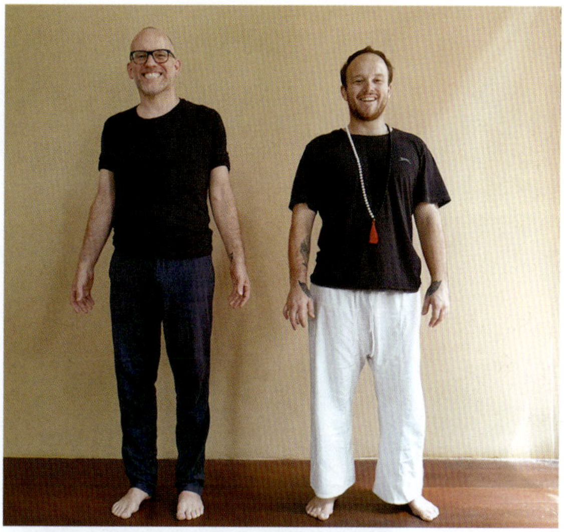

图 38.16 这两位模特的站姿很放松。左侧模特肘关节的内侧折痕向外翻转，右侧模特肘关节的内侧折痕向内翻转。表明他们有不同的肱骨扭曲

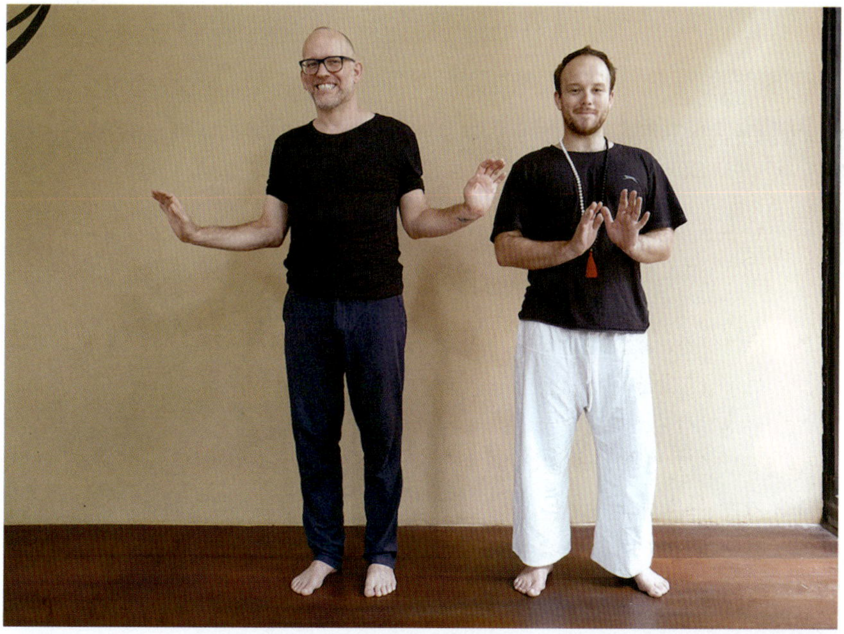

图 38.17 弯曲肘部会使手臂和手与躯干呈非常不同的方向。练习四点支撑式时，左侧的模特必须内旋肱骨才能把手掌撑在地板上。右边的模特则必须外旋肱骨才能把手掌撑到地板上。当他们练习四点支撑式时，关节囊、肩袖和三角肌的压力全然不同

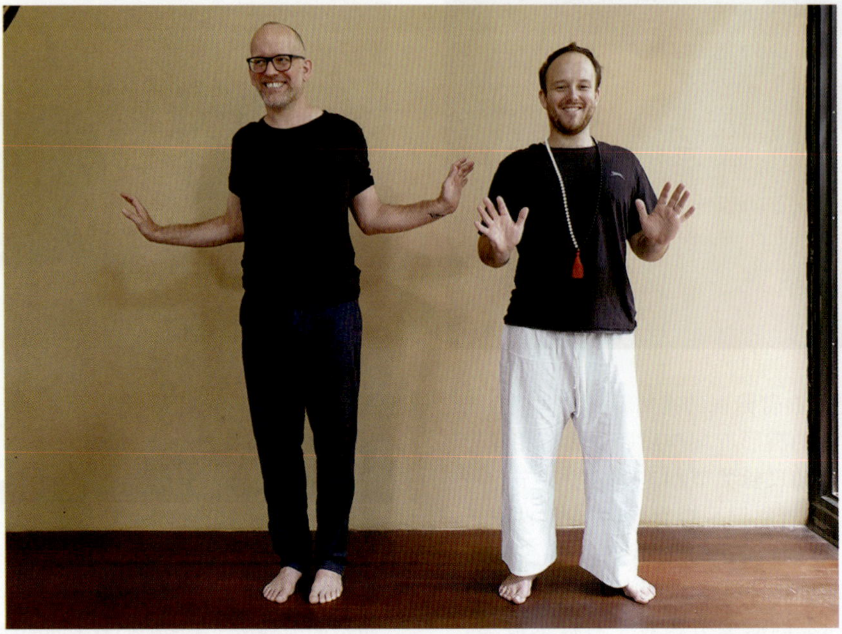

图 38.18 四点支撑式中常见的“对齐提示”是“将肩胛骨挤在一起”。本图中，两位模特都收回了肩胛骨。左侧的模特现在将手臂放在了一个更加不便的位置上。他必须内旋 70°才能把手掌放在地板上。但是右侧的模特现在的手臂位置非常完美，根本不需要旋转肱骨

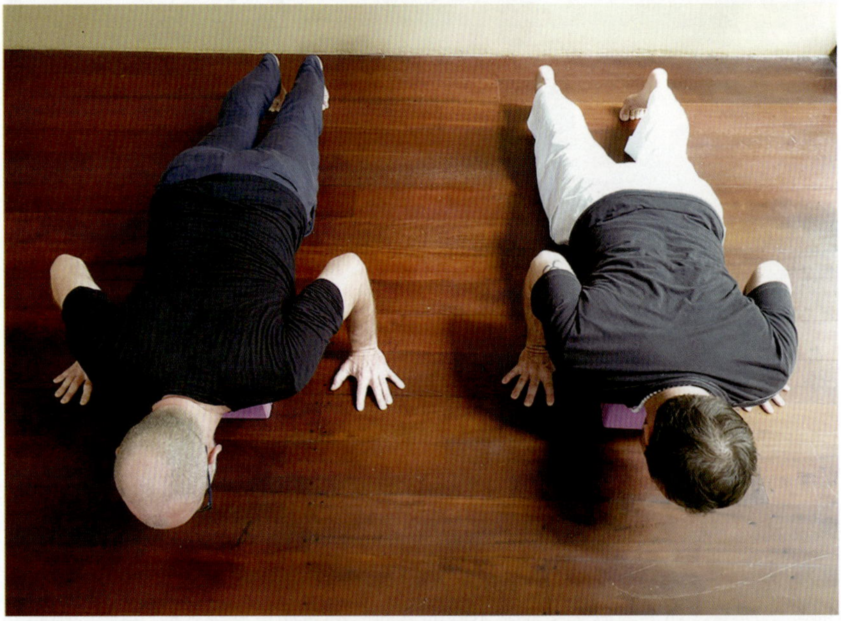

图 38.19 四点支撑式中另一个常见的“对齐提示”是“肘部挤压肋骨”。由于左侧的模特需要内旋肱骨 70°，如果把手肘抵在肋骨上，就会感到肩关节不舒服，所以他的肱骨与身体形成了一个角度

一个原型的多个变体

我不想使读者产生这样的认知：对每个学员来说，一个原型有且只有一个最好的变体。瑜伽师可以练习一个原型的多个变体，只要每个变体都能有效地按压目标部位。

在第一个示例中，我们用睡天鹅式对完成相同变体的两个不同的骨骼进行比较。但每位模特也许喜欢练习鞋带式的其他变体。鞋带式按压臀肌群。鞋带式的每一种变体都会改变股骨外展、外旋和屈曲。这些变体几乎都会突出这个大的肌筋膜群中略有不同的部分。要探索原型的所有变体，就必须确定哪些是有效的、哪些是无效的臀肌群压力源。每一种有效的变体都应该保留在练习项目中。

在第二个示例中，可以看到股骨内旋良好的模特很舒服地坐在双脚之间。但有这种骨骼能力的人可能也喜欢坐在脚上。坐在双脚上会提升他们的骨盆。可能会使腰椎得到理想的伸展，这是坐在双脚之间无法做到的。坐在脚上时臀部屈肌也可能会得到更好的拉伸。

在第三个示例中，可以看到右侧的模特在练习四点支撑式时，可以很轻松地将肘部抵在肋骨上。但他可能会选择肱骨的几个不同的外展角度，来突出肩胛骨组中的不同肌肉。手臂外展突出胸肌和三角肌，手臂内收突出肱三头肌。

现代经络理论

引发我对筋膜产生兴趣的人是我的老师 Hiroshi Motoyama 博士，他拥有哲学和生理心理学的博士学位。他从 20 世纪 70 年代开始对经络进行科学研究。1987 年，他在一次给学生的讲话中说：

“现代西医还不了解经络系统。这是因为经络位于结缔组织（筋膜）内的富水相位。人死后，这一层就会干涸。由于经络通道没有像血管那样的壁，因此它们无法被目前的医学技术检测到。但实际上，这些富含水分的通道在全身纵横交错。”

Motoyama（2003）

西医不了解经络系统的时代已经过去了。而今许多方面的科学研究似乎正在接近经络系统。现代筋膜研究的两个发现与瑜伽练习者最为相关：筋膜收缩和放松的能力，以及筋膜吸收、结合和释放水分的能力。

复苏和补水（再水合）

研究表明，缓慢、有压力的按摩动作会暂时将水分挤出肌筋膜组织，当组织恢复时，含水量会比以前还要高。研究还表明，长时间静态拉伸后的放松，可以增强筋膜的水合作用（Schleip 等，2012）。这种含水量的超级补偿，恰当地反映了做完瑜伽姿势后反弹的主观体验。

在练习一个姿势几分钟后，阴瑜伽师会休息一两分钟，关注她的目标部位的感受。这段平静的内省时期被称为“复苏”（rebound）。复苏过程中，瑜伽师通常会感受到流体运动和热扩散或振动的感觉，令人感到非常愉快和放松。

经络传导能量

Motoyama 博士证实了筋膜中的富水通道具有导电性。他还证实，这些通道的电流传播速度与神经系统不同，传导途径与神经系统不同，经络对电刺激的局部反应与神经系统的反应相反（正与负）。他也证实了水性筋膜通道的路径与古代针灸文献中所述的路径非常接近（Motoyama，1997）。

如果这些发现也被其他研究人员证实的话，将会对针灸理论、瑜伽理论和现代医学产生重大影响。如果实验能证实间隙环境在电容和传导方面具有可塑性，那么口头语“我今天无精打采”就可以在医学上通过测试来确认。

Motoyama 指出，他称为“极化作用前”电流的某种电响应，在筋膜中体液流动良好的健康人群中较高，而在老年人、重病或身体虚弱等筋膜体液流动较差的人群中较低（Motoyama，1997）。

我希望有一天，以下陈述能得到科学证实：

“瑜伽姿势产生的一些机械应力会在经络中被转化为更大的电容和电导。它会影响各种细胞通过筋膜/间质的迁移、物质在细胞内外的运动，并改变细胞的表达。这就是为什么练习带来的治疗效果远不止灵活性和松弛感。”

复苏不仅是身体上的

在复苏过程中，瑜伽师也会经历情感满足和精神平静。简单的筋膜补液理论并不能解释情感和精神反应的深度。瑜伽师认为这是气在身体中协调流动的结果。

气是中国古代对生命力的称谓。100多年前，关于生命力的理论争论激烈并被现代医学摒弃，但生命力的概念是针灸理论和瑜伽练习的核心。Motoyama博士说，气是一种独特的能量形式，不能被简单地还原为电或化学。

古代的“气”理论和现代的“经络”理论是对瑜伽主观体验的准确反映。我相信存在着水性经络通道，其渗透和支撑着身体的所有组织，包括骨骼、关节、内脏和脑脊髓液。瑜伽的目的是协调气在经络中的流动。

（燕琪 王朝辉 关玲）

参考文献

Grant, J.C.B. (1948) *A Method of Anatomy*, 4th edn. Baltimore, MD: Williams and Wilkins, 386.

Motoyama, H. (1997) *Measurements of Ki Energy: Diagnosis and Treatment*. Tokyo, Japan: Human Sciences Press, 3–5.

Motoyama, H. (2003) *Awakening the Chakras and Emancipation*. Tokyo, Japan: Human Science Press, 194.

Schleip, R., Duerslen, L. & Vleeming, A. et al. (2012) Strain hardening of fascia: static stretching of dense fibrous connective tissues can induce a temporary stiffness increase accompanied by enhanced matrix hydration. *J Bodyw Mov Ther.* 16: 94–100.

Schuenke, M., Schulte, E. & Schumacher, U. (2006) General Anatomy and Musculoskeletal System. In: *THIEME Atlas of Anatomy*. Stuttgart, Germany: Thieme, 128–129.

其他资源

California Institute for Human Science
On the web: CIHS.edu
701 Garden View Court
Encinitas, CA 92024.

Clark, Bernie (2016)

Your Body Your Yoga

Wild Strawberry Productions

Clark, Bernie (2018)

Your Spine Your Yoga

Wild Strawberry Productions

Muscolino.
Youtube: Piriformis Muscle Medially Rotates with Dr. Joe Muscolino.
https://www.youtube.com/watch?v=vGZPw6ARj0s.

鸣谢

Our thanks to Dr. Tyler Maltman for the term “skeletability”.

Our thanks to Jo Phee and Joe Barnett for directing the photo shoots of the various poses.

More thanks to Jo Phee for her images of Sleeping Swan and Saddle.

Our thanks to Annette Pauli and Iris Tan for modeling Sleeping Swan.

Our thanks to Jaclyn Philpott and Hellè Weston for modeling Saddle.

Our thanks to Joe Barnett and Robert John for modeling Chaturanga.

第 39 章

聚焦筋膜的普拉提训练

Elizabeth Larkam

引言

普拉提运动项目是由 Joseph Hubertus Pilates（1880—1967）在 1914 年创立的。时值第一次世界大战爆发，当时他正在英格兰 Lancaster 的战俘营任教，为帮助伤残的战俘，J. H. Pilates 以弹簧床中的弹簧为原料，制造了最早的康复设备（Pilates Method Alliance, 2013）。

有报道称，在不到一个世纪的时间里，普拉提运动已成为美国参与者人数增长最快的运动，2009 年美国有 860 万人参与（Sporting Goods Manufacturers Association, 2010）。2000—2009 年间，普拉提训练参与人数增加了 456%（Rovell, 2010），全世界有数百万计的人都在练习普拉提。2015 年的统计数据表明，美国 6 岁及以上的普拉提训练参与人数约为 860 万（Statista, 2015）。

普拉提训练计划遵循筋膜导向原则（Müller & Schleip, 2011，第 24 章，表 39.1），已被证明可以改善从伊拉克和阿富汗战场归来的具有截肢（Moore, 2009）、外伤、创伤性应激、脑损伤和前庭功能障碍（larkam, 2013）等多种创伤的美国军人的站立平衡、坐姿平衡和近端步态控制。来自丹麦、以色列和美国的军人展示了以肌筋膜的连续结构为目标的“聚焦筋膜的普拉提项目”（Myers, 2020, 第 36 章）（Pilates Method Alliance Video, 2013）。

普拉提的历史

Joseph Pilates 和他的妻子 Clara 于 1926 年从德国移民到纽约后，普拉提运动就一直在美国持续开展。2010 年，美国有 865.3 万名普拉提运动参与者（Sporting Goods Manufacturers Association, 2010），全世界有数百万人都在进行普拉提运动。40 多年来，J. H. Pilates 创造并形成了一个综合性运动体系，折射出他所处时代的体育训练和体育文化。他年轻时曾尝试使用各种物理疗法来治疗儿童佝偻病、哮喘和风湿热。Joseph Pilates 创立的运动系统受到了他所练习的健美、体操、滑雪、跳水、武术和拳击等运动项目的影响。他没有任何临床或医学资格证书（PMA, 2013），完全依靠运动实践、观察和读书自学成才。大众普遍认为最佳的脊柱组织结构应为颈椎和腰椎前凸、胸部后凸，而他关于脊柱排列的观点（Pilates, 1934）明显不同于大众。他设计了一套运动系统来拉直脊柱曲线，也反映出他的观点：“正常的脊柱应该是直的，才能按照自然规律，特别是万有引力定律来正常工作……正确的脊柱姿态是预防腹部肥胖、呼吸气促、哮喘、高血压、低血压，以及各种心脏病的唯一天然措施。可以肯定地说，在脊柱的曲度得到矫正之前，这些疾病都无法治愈。”（Pilates, 1934）

表 39.1 介绍聚焦筋膜的普拉提运动的出版物

出版物（按姓氏字母顺序排列）	学科
Ⅰ：运动模式方面	
Beach, P.（2010）Muscles and Meridians: the manipulation of shape. Edinburgh, UK: Churchill Livingstone.	整骨疗法，中医
Martin, D.-C.（2016）Living biotensegrity: interplay of tension and compression in the body. Munich, Germany: Keiner	物理治疗，中国运动艺术
Scarr, G.（2018）Biotensegrity: the structural basis of life, 2nd edn. Edinburgh, UK: Handspring. Stephen Levin introduced the term biotensegrity in 1975.	整骨疗法
Ⅱ：筋膜的结构与解剖方面	
Guimberteau, J.-C. & Armstrong, C.（2015）Architecture of human living fascia: the extracellular matrix and cells revealed through endoscopy. Edinburgh, UK: Handspring.	全科医学，外科
Stecco, C.（2015）Functional atlas of the human fascial system. Edinburgh, UK: Churchill Livingstone.	全科医学，骨科手术，人体解剖学
Stecco, A., et al.（2016）Fascial disorders: implications for treatment. American Academy of Physical Medicine & Rehabilitation Journal 8（2）: 161–168.	全科医学（以物理治疗为主）
Van der Wal, J.（2009）The architecture of the connective tissue in the musculoskeletal system—an often overlooked functional parameter as to proprioception in the locomotor apparatus. International Journal of Therapeutic Massage & Bodywork 2（4）: 9-23.	全科医学的实验室筋膜研究
Ⅲ：筋膜相关的手法治疗方面	
Chaitow, L.（2018）Fascial dysfunction: manual therapy approaches. Edinburgh, UK: Handspring.	整骨疗法
Myers, T. W.（2020）Anatomy trains®: myofascial meridians for manual & movement therapists（3rd ed.）. Edinburgh, UK: Elsevier.	结构整合
Schwind, P.（2006）Fascial and membrane technique. Edinburgh, UK: Churchill Livingstone. Schwind studied with Jean-Pierre Barral.	罗尔夫按摩疗法（Rolfing®）
Stecco, L. & Stecco, C.（2014）Fascial manipulation® for internal dysfunctions. Stuttgart, Germany: Schattauer GmbH.	物理治疗、全科医学、人体解剖学
Ⅳ：筋膜理论与运动应用方面	
Avision, J. S.（2015）Yoga: fascia anatomy and movement. Edinburgh, UK: Handspring.	瑜伽结构整合
Schleip, R.（2015）Fascia in sport and movement. Edinburgh, UK: Handspring. Robert Schleip and Thomas W. Myers coined the term "Fascial Fitness®"	筋膜研究，罗尔夫按摩疗法（Rolfing®）

表 39.2　普拉提运动原则与聚焦筋膜的训练原则

普拉提方法的八项运动原则（Lessen，2013）与建议的聚焦筋膜型训练原则密切相关（Larkam，2017）

普拉提原则	聚焦筋膜的运动原则
全身运动	全身运动同时涉及大面积的神经肌筋膜系统 全身连续性 ——躯干与四肢连接，四肢与躯干连接 ——深层结构与表层结构连接，表层结构与深层结构连接
核心	运动起始——近端结构与远端结构连接，远端结构与近端结构连接
精确	动觉敏锐度——动觉（动态本体感觉）能够感知四肢及躯干的位置和运动
控制	本体感觉细化——本体感觉与位置、肌腱和肌肉感觉有关
专注	内感受——筋膜的间质神经具有内感受功能，而非本体感受或痛觉功能。刺激这些游离神经末梢可以掌握相关的身体状况信息，以寻求与生理需求相关的内稳态。内感受信号与温暖、恶心、饥饿、疼痛、努力、沉重或轻松等感觉有关。对内部躯体感觉的感知与情绪偏好和感觉有关（Schleip，2015）
呼吸	流畅的运动顺序
平衡肌肉发展（神经肌筋膜系统的最佳激活）	角度略有变化的多向运动
节奏	预备反向运动 动态拉伸——节奏的快慢变化
以下聚焦筋膜的运动原则与特定的普拉提原则无关。但是聚焦筋膜的普拉提运动可能会涉及	
	在三维神经肌筋膜系统内形成滑动 力 / 负荷转移——通过神经肌筋膜系统分配力量 / 负荷的运动 促进组织水合作用 通过卷曲产生规则网格 形成弹性回缩 促进组织恢复 增强组织弹性 运动是可持续的，可以改善运动控制和胶原蛋白重塑 以最佳顺序访问所有适当的肌筋膜连续体，以满足患者需求 运动鼓励对应用生物张拉整体结构的认识和体现

精选的垫上练习和改良练习为普拉提原则提供范例（表 39.3）

本章探讨了原始普拉提方法对完善聚焦筋膜的训练原则的有效性和局限性。

这张照片（图 39.1）表明，原始普拉提方法独特的运动顺序和设备为普拉提的现代化创造了基础，可以用于训练筋膜。本章列举了一个例子，说明 J. H. 普拉提垫上练习——单腿前拉，如何为当代普拉提滑动床运动提供基础，四足跳如何符合筋膜导向训练的原则。《普拉提方法联盟普拉提认证考试学习指南》（*The Pilates Method Alliance Pilates Certification Exam Study Guide*，PMA，2013）对普拉提运动原则做了说明："身体从**中心**开始组织运动。**均衡的肌肉发展**能够使运动更有效，关节力学更恰当。要充分改善身体就需要持续保持精神**集中**。**精确**，即精准、确定、特

表 39.3 所选的垫子和床练习为普拉提原则提供实例

普拉提原则	普拉提垫上练习	滑动床练习
节奏	单腿伸展，膝盖伸展[Pilates Anytime Mat 训练（2016）#2507]	跳板弹性反冲训练
呼吸	长躯席卷（图 39.2 A2）	站姿侧分腿
节奏	锯式（图 39.2 E2）	膝盖伸展连续站立 / 膝盖收回
节奏	快速：单腿踢（图 39.2 C2） 缓慢：双腿分开超越卷动（两侧，图 39.2 B1）	快速：腹部按摩 缓慢：侧伸展
全身运动	侧弯扭转（图 39.2 F3）	长伸展
平衡肌肉发展（神经肌筋膜系统的最佳激活）	开瓶器（图 39.2 E1）	脚固定
核心	T 式挑战（图 39.2 A6）	短箱高级腹部练习
专注控制	拉腿（后支撑，图 39.2 F2）	控制背部（面向天花板）
精准	直臂转腰（图 39.2 E4）	正面分腿——举手
这些筋膜导向的训练原则与具体的普拉提原则没有关联；但聚焦筋膜的普拉提运动可以获得这些益处	脊椎伸展（图 39.2 A5） 脊柱扭转（图 39.2 E3） 垫上练习每周 2 次，每次 20 分钟，持续 7 个月 ~2 年	整脊推拿 埃及艳后式（Cleopatra） 滑动床练习每周 2 次，每次 20 分钟，持续 7 个月 ~2 年

如果你能像 *Return to Life* 一书中所讲的那样，每周进行 4 次控制练习，持续 3 个月，你会发现你的身体状态近乎理想，同时精力恢复、精神焕发。Joseph H. Pilates（1945—2010）

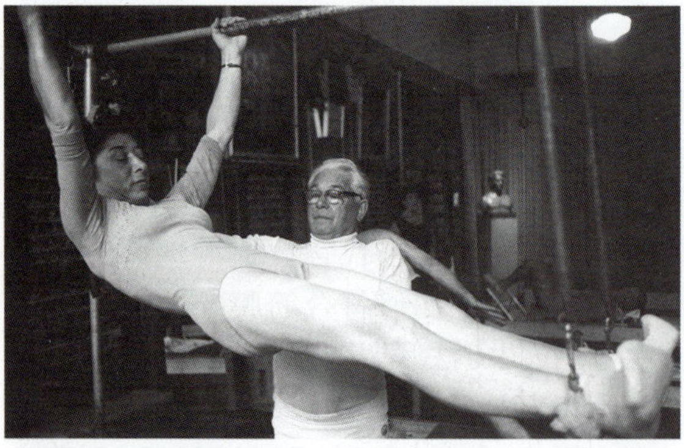

图 39.1 1961 年 10 月，位于纽约第八大道工作室的 Joe's 体育馆，Joseph H. Pilates 指导患者在他的秋千架上做吊拉动作。背景中可以看到万能滑动床。版权所有：I. C. Rapoport

定，有意识的运动对于正确的运动形式十分重要。每项练习只重复几次即可，这样每次重复都能够得到最好的**控制**，每个动作只需使用必要的肌肉和力量。**呼吸**可以促进自然的运动和**节奏**，并能激发肌肉更加活跃。普拉提练习成功的原因在于总是使用**整个身体**。”

垫上练习是普拉提练习方法的基础

34 种垫上练习构成了普拉提运动体系的基础，Joseph Pilates 将其称为“控制术”。Joseph Pilates 在他 1945 年出版的 *Return to Life* 一书中阐述了他的哲学：“不懈地进行控制练习，每周只做四次，坚持三个月……你会发现你的身体变化到接近理想的状态，同时精力恢复、精神焕发”（Pilates，1945）。在认真研究垫上练习后发现，尽管特定的普拉提垫上练习可以满足聚焦筋膜训练标准的“角度略有变化的多向运动”（表 39.2），但鉴于其单一平面方向的特性，大多数练习都做不到这一点。在 *Return to Life Through Contrology* 一书中的垫上练习插图中，有 15 种是在矢状面屈曲。只有 8 种练习强调了矢状面伸展。有 2 种脊柱侧屈练习。有 3 种练习结合了弯曲和旋转。脊柱旋转是指脊柱扭转。Joseph Pilates 拟将其余 5 个练习用于骨盆后倾和腰椎屈曲，以使腰椎前凸变平。不过这些练习也可以在中立骨盆和中立腰椎位进行。

鉴于 29 项垫上练习是下肢的开链动作，这些垫上练习并不是完全负重时增强弹性回缩的最佳手段。只有 4 种练习是含上肢和下肢的闭链动作。Joseph Pilates 在许多垫上练习的动作最终范围都运用了相当有力的弹性反弹（Pilates，1932—1945），因此即使是他的开链练习也可以提高弹性回缩（第 8 章）。

Joseph Pilates 是位高产的运动器械发明家

在 Joe's 体育馆工作的 40 年中，Joseph Pilates 继续完善他的运动体系，发明了超过 14 种运动器械，为垫上练习提供所需帮助、抗阻和综合训练。这些设备框架上有许多可以连接弹簧或绳索的地方，形成了支持各种向量的运动环境，使其能够满足表 39.2 中所列的所有聚焦筋膜的训练标准。Joseph Pilates 为他的每项发明都创造了独特的动作曲目（表 39.4~表 39.6）。

表 39.4 肌筋膜连续体[a] 和 J. H. Pilates 垫

运用该普拉提垫上聚焦筋膜的训练指南，来规划你的垫上练习和个人完全的筋膜训练。每项运动至少培养一个聚焦筋膜的运动标准，并激活一条主要的和若干条次要的肌筋膜连续体

<table>
<tr><td>聚焦筋膜的运动标准</td><td colspan="7"></td></tr>
<tr><td>运动要求</td><td colspan="7">生物张拉整体结构模型</td></tr>
<tr><td rowspan="3">1. 运动是可持续的，以改善运动控制和胶原蛋白重塑
2. 运动鼓励对生物张拉整体结构模型的认识和体现</td><td colspan="7">“张拉整体结构对局部机械应力产生整体反应。其结果是在一定程度上不受重力的影响。如果没有张拉整体结构模型，我们的纤维结构会在重力作用下崩溃。在张拉整体结构模型中，我们的结构通过将荷载扩散到整个网络（包括外围结构）来吸收和分散压缩”（Guimberteau 和 Armstrong，2015）
“张拉整体结构模型的价值并不在于它一定会改变某种特定的治疗方法，而是在于根据对功能解剖学的新理解，它提供了一种更好的方法使身体力学可视化”（Scarr，2018）</td></tr>
<tr><td colspan="7">肌筋膜连续体[a]</td></tr>
<tr><td>后表线</td><td>功能</td><td>侧面</td><td>螺旋</td><td>前深线</td><td>手臂</td><td>前表线</td></tr>
<tr><td>3. 以最佳顺序进入所有合适的肌筋膜连续体区域</td><td>天鹅潜水（图 39.2 C1）</td><td>分腿滚动（图 39.2 B2）</td><td>侧弯（图 39.2 F3）</td><td>脊柱旋转（图 39.2 E3）</td><td>背部卷动（图 39.2 B5）</td><td>拉腿（图 39.2 F2）</td><td>脚踏车（图 39.2 C5）</td></tr>
<tr><td>运动目的</td><td></td><td></td><td></td><td></td><td></td><td></td><td></td></tr>
<tr><td colspan="8">4. 内感受——筋膜间质神经具有内感受功能，而非本体感受或痛觉功能。刺激这些游离神经末梢可以获得有关身体状况的信息，以寻求与生理需求相关的内稳态。内感知信号与温暖、恶心、饥饿、疼痛、努力、沉重或轻松等感觉有关。内部躯体感觉的感知与情绪偏好和感受有关（Schleip，2015）</td></tr>
</table>

续表

聚焦筋膜的运动标准							
5. 本体感觉细化——本体感觉与位置、肌腱和肌肉感觉有关	拉腿（图39.2 F2）	折刀（图39.2 B3）	分腿滚动（图39.2 B2）	开瓶器（图39.2 E1）	T式挑战（图39.2 A6）	单腿前拉（图39.2 F1）	长躯席卷（图39.2 A2）
6. 动觉敏锐度——动觉（动态本体感觉），能够感知四肢和躯干的位置和运动	游泳（图39.2 C7）	背部卷动（图39.2 B5）	跪姿侧踢（图39.2 D3）	伸臂转动髋关节（图39.2 E）	双腿伸展（图39.2 A4）	侧弯（图39.2 F3）	单腿伸展（图39.2 A3）
7. 同时涉及大面积神经肌筋膜系统的全身运动	肩桥（图39.2 C6）	单腿后踢（图39.2 C2）	侧弯（图39.2 F3）	开瓶器式（图39.2 E1）	引颈前伸（图39.2 A8）	俯卧撑（图39.2 F4）	螃蟹（图39.2 B8）
8. 全身连续性——躯干和四肢，四肢和躯干的连接——深层结构与表层结构，表层结构与深层结构的连接	游泳（图39.2 C7）	拉腿（图39.2 F2）	侧踢（图39.2 D1、2）	伸臂转动髋关节（图39.2 E4）	剪刀（图39.2 C4）	侧弯（图39.2 F3）	双腿伸展（图39.2 A4）
9. 运动开始——近端结构与远端结构，远端结构与近端结构的连接	摇摆（图39.2 C8）	游泳（图39.2 C7）	侧踢（图39.2 D1、2）	开瓶器（图39.2 E1）	分腿滚动（图39.2 B2）	回力棒（图39.2 B6）	海豹（图39.2 B7）
10. 流畅的运动顺序	天鹅潜水（图39.2 C1）	单腿前拉（图39.2 F1）	跪姿侧踢（图39.2 D3）	锯式（图39.2 E2）	折刀（图39.2 B3）	游泳（图39.2 C7）	背部卷动（图39.2 B5）
11. 角度略有变化的多向运动	脚踏车（图39.2 C5）	单腿划圈（双向，图39.2 E 5~8）	伸臂转动髋关节（图39.2 E4）	开瓶器式（图39.2 E1）	伸臂转动髋关节（图39.2 E4）	伸臂转动髋关节（图39.2 E4）	单腿划圈（双向，图39.2 E5~8）
12. 力/负荷转移——通过神经肌筋膜系统分配力量/负荷的运动	摇摆（图39.2 C8）	摇摆（图39.2 C8）	侧踢（图39.2 D1、2）	伸臂转动髋关节（图39.2 E4）	海豹（图39.2 B7）	侧弯（图39.2 F3）	海豹（图39.2 B7）
	天鹅潜水（图39.2 C1）	单腿前拉（图39.2 F1）	分腿滚动（图39.2 B2）	开瓶器（图39.2 E1）	俯卧撑（图39.2 F4）	俯卧撑（图39.2 F4）	螃蟹（图3.3H）

续表

聚焦筋膜的运动标准							
13. 预备性反向运动	双腿后踢（图 39.2 C3）	跪姿侧踢（图 39.2 D3）	侧踢（图 39.2 D1、2）	脊柱旋转（图 39.2 E3）	肩桥（图 39.2 C6）	脊柱旋转（图 39.2 E3）	脚踏车（图 39.2 C5）
14. 促进组织水合作用	水约占筋膜组织体积的 2/3。在施加机械载荷的过程中，无论是通过拉伸还是通过局部压缩，大量的水分都会从受力较大的区域中被挤出。应用筋膜组织的外部负荷可以恢复水合作用，改善黏弹性组织特性（Schleip and Baker，2015，p. 8）						
15. 在三维神经肌筋膜系统内形成滑动	胶原蛋白层之间的正常滑动可能会受到积累了各种废弃物的疏松结缔组织的阻碍。过度使用综合征、创伤和手术会导致疏松结缔组织滑动失败。局部温度升高有助于筋膜滑动。当温度升高到 40℃以上时，透明质酸链的三维上层结构会逐渐分解。这会降低深筋膜和肌肉内部，以及下方疏松结缔组织的透明质酸黏度。可以通过按摩、运动或洗热水澡来暂时提高体温。睡眠期间的活动受限可能会导致透明质酸黏度增加，从而导致深筋膜和肌肉僵硬（Stecco，2015，p. 60，p. 64）						
16. 用卷曲产生规则网络	胶原纤维的微观结构显示出被称为卷曲的波动，使人想到弹性弹簧。当人们逐渐衰老或筋膜纤维被固定时，纤维的结构会出现松弛卷曲和弹性。定期适当锻炼筋膜纤维的承载，会形成具有波浪状纤维的更年轻的胶原蛋白结构，并增加弹性储存容量（Schleip and Baker，2015，p. 7）						
17. 形成弹性回缩							
18. 促进组织恢复	全身筋膜网络的恢复速度相当慢，半衰期在数月到数年之间，而不是数天或数周。在适当练习承载后的前 3 小时内，胶原蛋白合成有所增加。不过胶原蛋白的降解也增加了。在练习承载后的最初一天半内，胶原蛋白降解超过合成。运动后 48 小时，胶原蛋白生成的净合成变为正值（Schleip and Baker，2015，pp. 8-9） 可移动、适应性强、含有交叉纤维的纤维网络形成了一种机械和谐，当健康组织受损时，这种和谐就会消失。身体的修复机制无法将受损区域的纤维网络恢复到其原始状态。替代组织质量较差，但可通过手法治疗早期活动损伤区域来改善，以增强瘢痕组织的灵活性（Guimberteau and Armstrong，2015，p. 162）						
19. 增加组织弹性	根据生物张拉整体结构模型，神经肌筋膜系统作为一个自我调节的整体来调节运动。肌筋膜经线描绘了一组结缔组织，这些结缔组织形成了牵引骨骼的外部张力网络。“孤立的肌肉理论”主导了我们的思考，限制了我们对全身“弹力”的认知，这是弹性的关键（Myers，p. 46；Ch. 6 in Schleip and Baker，2015）						

[a]Thomas W. Myers（2015）在《解剖列车》一书中引入了肌筋膜经线这一术语。在本章中，我将“经线”替换为“连续体”

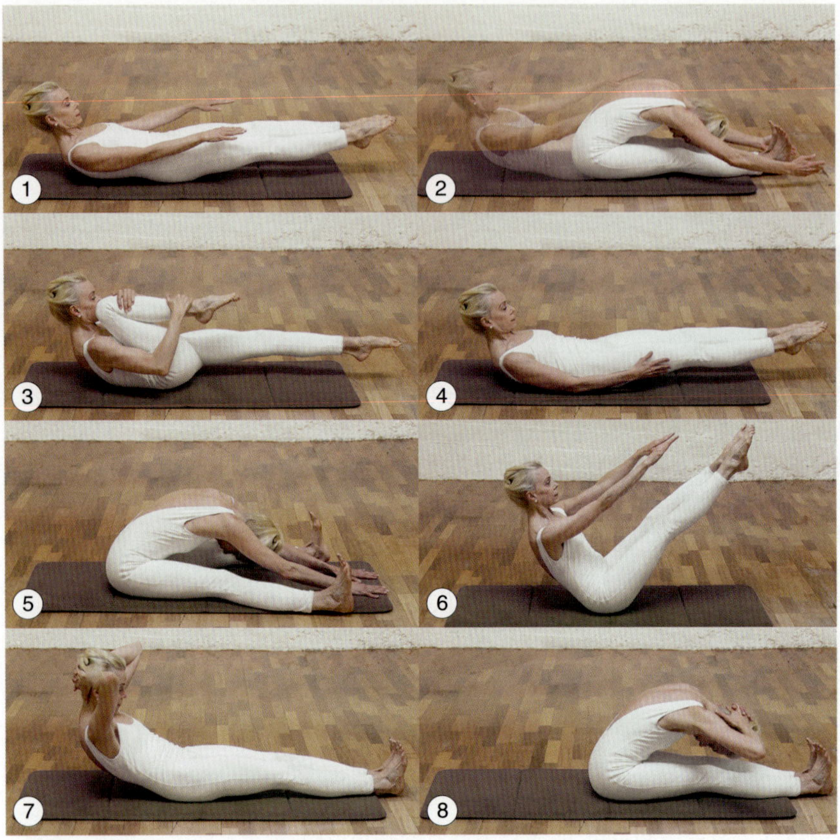

图 39.2A 这七个普拉提垫上练习展示了仰卧和坐姿时的脊柱屈曲。这些动作强调对前深线(图 36.7)和前表线(图 36.2)肌筋膜连续体的激活。从左上到右下分别为:①百次呼吸;②长躯席卷;③单腿伸展;④双腿伸展;⑤脊椎伸展;⑥T 式挑战;⑦、⑧引颈前伸

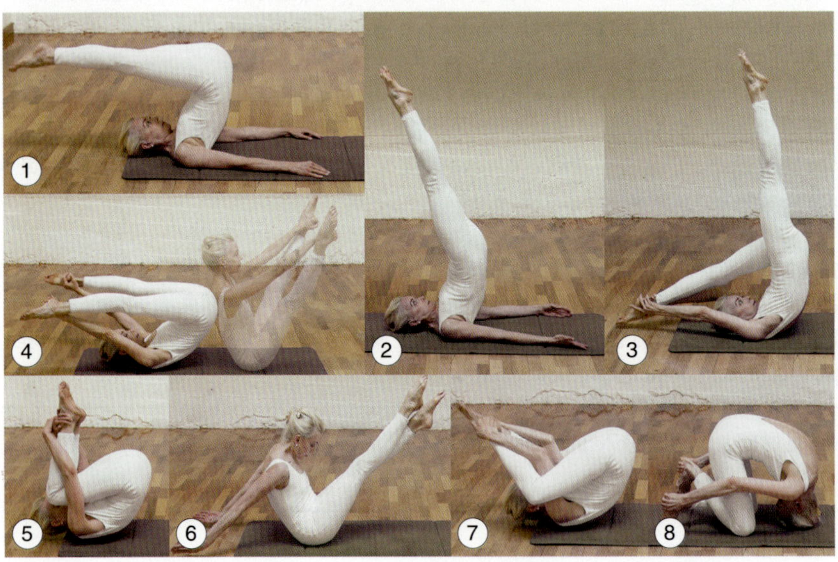

图 39.2B 这八个普拉提垫上练习展示了上胸廓区域负重时的脊柱屈曲。这些动作强调前表线(图 36.2)和后表线(图 36.1)肌筋膜连续体的协同激活。从左上到右下分别为:①超越卷动;②分腿滚动;③折刀;④控制平衡;⑤背部卷动;⑥回力棒;⑦海豹;⑧螃蟹

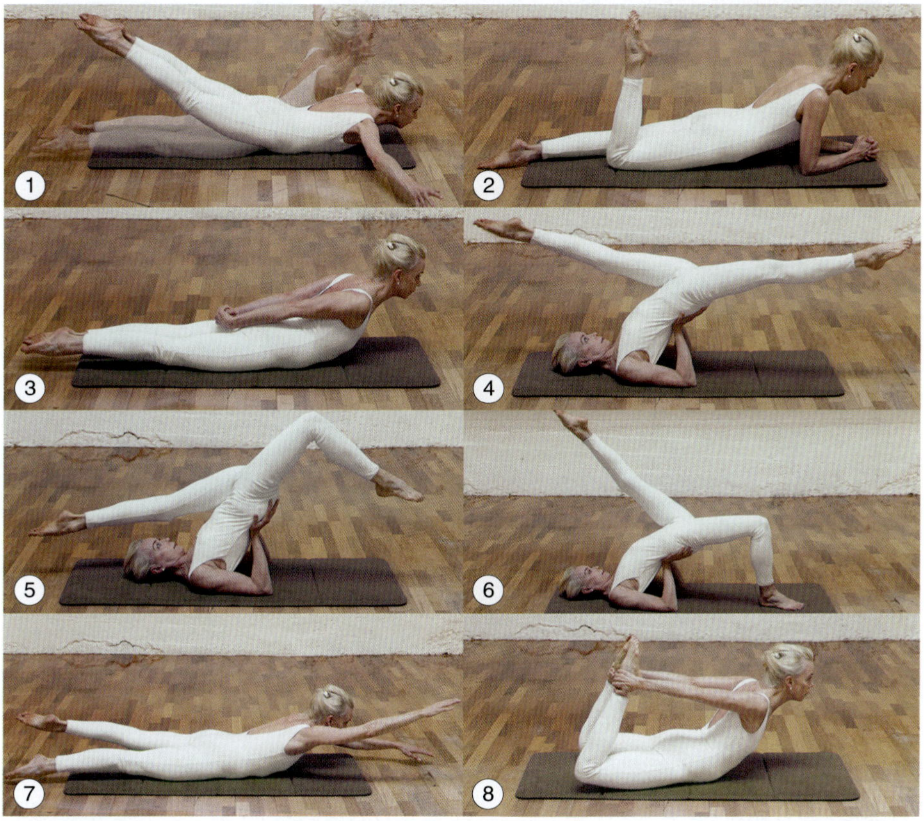

图 39.2C　这八个普拉提垫上练习展示了脊柱伸展。这些动作强调后表线（图 36.1）与前深线（图 36.7）肌筋膜连续体的协同激活。从左上到右下分别是：①天鹅潜水；②单腿后踢；③双腿后踢；④剪刀；⑤脚踏车；⑥肩桥；⑦游泳；⑧摇摆

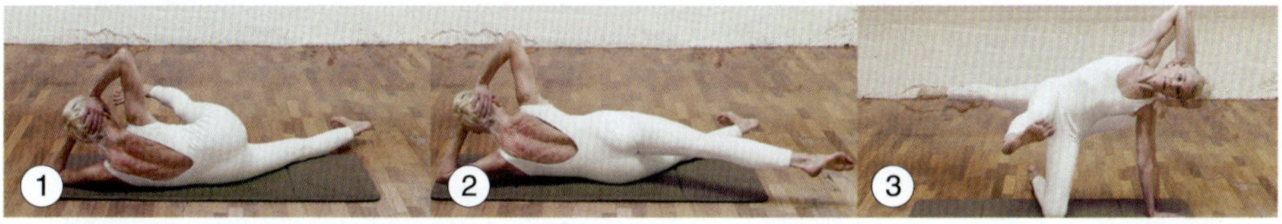

图 39.2D　这两个普拉提垫上练习展示了脊柱的侧屈。这些动作强调体侧线肌筋膜连续体的激活（图 36.3）。从左到右为：①、②侧踢；③跪姿侧踢

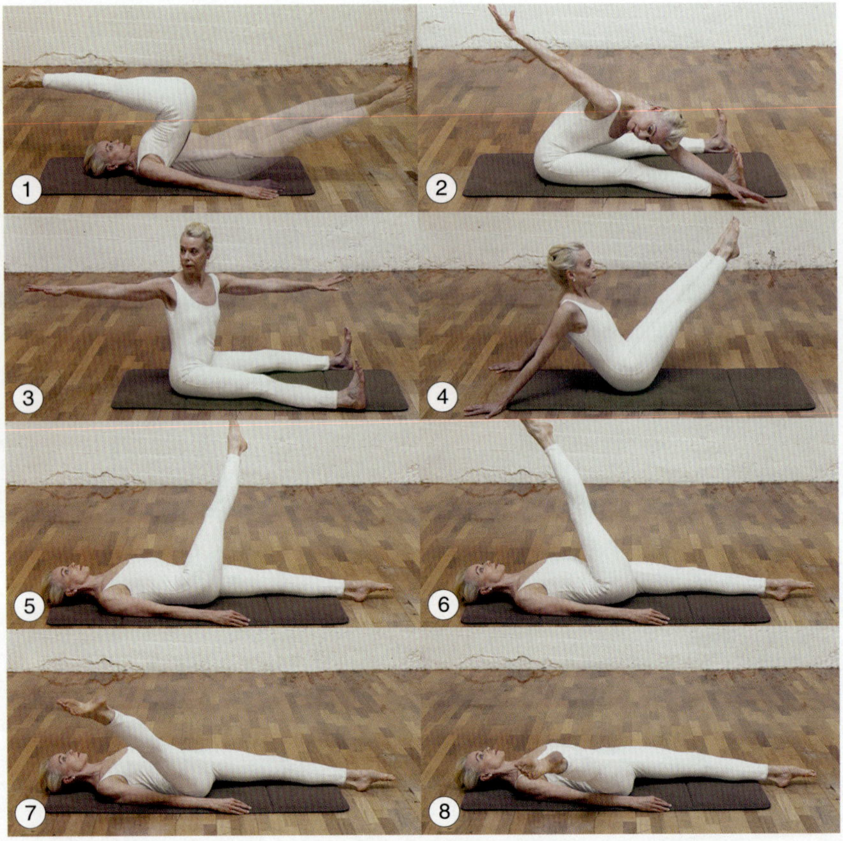

图 39.2E 这五个普拉提垫上练习展示了脊柱旋转。这些动作强调螺旋线肌筋膜连续体的激活（图 36.4）。从左上到右下分别是：①开瓶器式；②锯式；③脊椎旋转；④伸臂转动髋关节；⑤~⑧单腿划圈（双向）

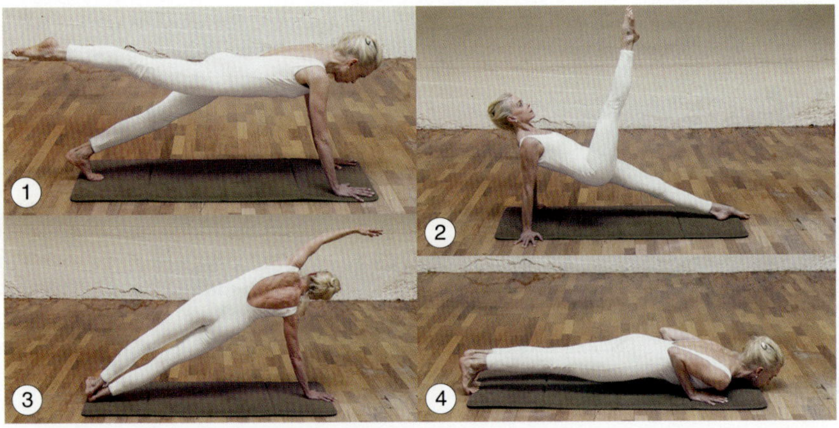

图 39.2F 这四个普拉提垫上练习展示了手和脚与垫子的闭链接触。这些动作激活了整个神经肌筋膜系统（图 36.1 和 36.7）。从左上到右下分别是：①单腿前拉；②拉腿；③侧弯；④俯卧撑

表 39.5 肌筋膜连续体[a] 和 J. H. Pilates 床

运用该普拉提床类聚焦筋膜的训练指南，来规划你的垫上练习和个人完全的筋膜训练。每项运动至少培养一个聚焦筋膜的运动标准，并激活一条主要的和若干条次要的肌筋膜连续体

聚焦筋膜的运动标准							
运动要求	生物张拉整体结构模型						
1. 运动是可持续的，以改善运动控制和胶原蛋白重塑 2. 运动鼓励对生物张拉整体结构模型的认识和体现	“张拉整体结构对局部机械应力产生整体反应。其结果是在一定程度上不受重力的影响。如果没有张拉整体结构模型，我们的纤维结构会在重力作用下崩溃。在张拉整体结构模型中，我们的结构通过将荷载扩散到整个网络（包括外围结构）来吸收和分散压缩”（Guimberteau and Armstrong，2015） “张拉整体结构模型的价值并不在于它一定会改变某种特定的治疗方法，而是在于根据对功能解剖学的新理解，它提供了一种更好的方法使身体力学可视化”（Scarr，2018）						
	肌筋膜连续体[a]						
	后表线	功能线	体侧线	螺旋线	前深线	手臂线	前表线
3. 以最佳顺序进入所有合适的肌筋膜连续体区域	大腿伸展	平衡控制 3	游泳——仰泳	马背式 2	控制伸展	长伸展	平衡控制 4
运动目的							
4. 内感受——筋膜间质神经具有内感受功能，而非本体感受或痛觉功能。刺激这些游离神经末梢可以获得有关身体状况的信息，以寻求与生理需求相关的内稳态。内感知信号与温暖、恶心、饥饿、疼痛、努力、沉重或轻松等感觉有关。内部躯体感觉的感知与情绪偏好和感觉有关（Schleip，2015）							
5. 本体感觉细化——本体感觉与位置、肌腱和肌肉感觉有关	蛙泳	马背式 1	控制拉伸——提升	马背式 1	长伸展	划船——倒退	整脊推拿
6. 动觉敏锐度——动觉（动态本体感觉），能够感知四肢和躯干的位置与运动	长 - 后伸展	后弯 3	控制伸展——屈曲	扩胸	马背式 2、3	划船前进	上下半圆
运动属性							
7. 同时涉及大面积神经肌筋膜系统的全身运动	天鹅潜水	俄罗斯伸展 2	侧向伸展与控制伸展	旋转	旋转	长 - 后伸展	俄罗斯伸展 1

续表

聚焦筋膜的运动标准							
8. 全身连续性——躯干和四肢，四肢和躯干的连接——深层结构与表层结构，表层结构与深层结构的连接	摇摆	俄罗斯伸展1	长脊柱伸展	开瓶器	后屈2	肌腱拉伸	仰泳
9. 运动开始——近端结构与远端结构，远端结构与近端结构的连接	摇摆与拉伸	平衡控制1	侧向伸展与控制伸展	扩胸	腹部按摩	平衡控制1	划船前进
10. 流畅的运动顺序	后屈1	俄罗斯伸展1、2	仰泳	旋转	后屈3	肱三头肌	肱三头肌
11. 角度略有变化的多向运动	游泳	开瓶器式	侧向伸展与控制伸展	开瓶器	开瓶器	旋转	开瓶器
12. 力/负荷转移——通过神经肌筋膜系统分配力量/负荷的运动	举起	平衡控制1	长脊柱伸展	马背式3	头顶	侧向伸展与控制伸展	拱桥（步法）
	向下拉伸	旋转	侧向伸展与控制伸展	俄罗斯伸展2	肌腱伸展	平衡控制3	整脊推拿
13. 预备性反向运动	天鹅潜水	游泳	控制伸展——屈曲	马背式2	脚，膝盖（步法）	天鹅潜水	虎式伸展
14. 动态拉伸——节奏的快慢变化	向下拉伸	侧向伸展与控制伸展	侧向伸展与控制伸展	开瓶器	虎式伸展	马背式3	上下半圆
运动效果							
15. 促进组织水合作用	水约占筋膜组织体积的2/3。在施加机械载荷的过程中，无论是通过拉伸还是通过局部压缩，大量的水分会从受力较大的区域中被挤出。应用筋膜组织的外部负荷可以恢复水合，改善黏弹性组织特性（Schleip and Baker，2015，p. 8）						
16. 在三维神经肌筋膜系统内形成滑动	胶原蛋白层之间的正常滑动可能会受到积累了各种废弃物的疏松结缔组织的阻碍。过度使用综合征、创伤和手术会导致疏松结缔组织滑动失败。局部温度升高有助于筋膜滑动。当温度升高到40℃以上时，透明质酸链的三维上层结构会逐渐分解。这会降低深筋膜和肌肉内部，以及下方疏松结缔组织的透明质酸黏度。可以通过按摩、运动或洗热水澡来暂时提高体温。睡眠期间的活动受限可能会导致透明质酸黏度增加，从而导致深筋膜和肌肉僵硬（Stecco，2015，p. 60，p. 64）						

续表

聚焦筋膜的运动标准	
17. 用卷曲产生规则网络	胶原纤维的微观结构显示出被称为卷曲的波动，使人想到弹性弹簧。当人们逐渐衰老或筋膜纤维被固定时，纤维的结构会出现松弛卷曲和弹性。定期适当锻炼筋膜纤维的承载，会形成具有波浪状纤维的更年轻的胶原蛋白结构，并增加弹性储存容量（Schleip & Baker，2015，p. 7）
18. 形成弹性回缩	
19. 促进组织恢复	全身筋膜网络的恢复速度相当慢，半衰期在数月到数年之间，而不是数天或数周。在适当练习承载后的前 3 小时内，胶原蛋白合成有所增加。不过胶原蛋白的降解也增加了。在练习承载后的最初一天半内，胶原蛋白降解超过胶原蛋白合成。运动后 48 小时，胶原蛋白生成的净合成变为正值（Schleip and Baker，2015，pp. 8-9）。可移动、适应性强、含有交叉纤维的纤维网络形成了一种机械和谐，当健康组织受损时，这种和谐就会消失。身体的修复机制无法将受损区域的纤维网络恢复到其原始状态。替代组织质量较差，但可通过手工治疗早期活动损伤区域来改善，以增强瘢痕组织的灵活性（Guimberteau and Armstrong，2015，p. 162）
20. 增加组织弹性	根据生物张拉整体结构模型，神经肌筋膜系统作为一个可自我调节的整体来调节运动。肌筋膜经线描绘了一组结缔组织，这些结缔组织形成了牵引骨骼的外部张力网络。“孤立的肌肉理论”主导了我们的思考，限制了我们对全身“弹力”的认知，这是弹性的关键（Myers，p. 46；Ch. 6 in Schleip & Baker，2015）

[a]Thomas W. Myers（2020）在《解剖列车》一书中引入了肌筋膜经线这一术语。在本章中，我将“经线”替换为“连续体”

表 39.6　肌筋膜连续体[a]和聚焦筋膜的滑动床练习

运用该普拉提床类聚焦筋膜的训练指南，来规划你的垫上练习和个人完全的筋膜训练。每项运动至少培养一个聚焦筋膜的运动标准，并激活一条主要的和若干条次要的肌筋膜连续体

聚焦筋膜的运动标准	
运动要求	生物张拉整体结构模型
1. 运动是可持续的，以改善运动控制和胶原蛋白重塑 2. 运动鼓励对生物张拉整体结构模型的认识和体现	“张拉整体结构对局部机械应力产生整体反应。其结果是在一定程度上不受重力的影响。如果没有张拉整体结构模型，我们的纤维结构会在重力作用下崩溃。在张拉整体结构模型中，我们的结构通过将荷载扩散到整个网络（包括外围结构）来吸收和分散压缩”（Guimberteau and Armstrong，2015） “张拉整体结构模型的价值并不在于它一定会改变某种特定的治疗方法，而在于根据对功能解剖学的新理解，它提供了一种更好的方法使身体力学可视化”（Scarr，2018）

续表

聚焦筋膜的运动标准							
3. 以最佳顺序进入所有合适的肌筋膜连续性区域	肌筋膜连续体[a]						
	后表线	功能线	体侧线	螺旋线	前深线	手臂线	前表线
	上下半圆，髋关节内外旋转	髋关节活动，仰卧位腿外展/内收	坐姿胸廓侧屈及旋转（高级美人鱼）	髋关节活动，站姿弓箭步髋关节外/内旋	四足式髋关节屈曲，强调前斜肌吊带系统	坐姿胸廓侧屈及旋转（高级美人鱼）	在摇杆床上进行四足式髋关节伸展和侧向平移
运动目的							
4. 内感受——筋膜间质神经具有内感受功能，而非本体感受或痛觉功能。刺激这些游离神经末梢可以获得有关身体状况的信息，以寻求与生理需求相关的内稳态。内感知信号与温暖、恶心、饥饿、疼痛、努力、沉重或轻松等感觉有关。内部躯体感觉的感知与情绪偏好和感觉有关（Schleip，2015）							
5. 本体感觉细化——本体感觉与位置、肌腱和肌肉感觉有关	胸部旋转，横向平移，双手放在肩上，站立	仰卧位横向平移（所有三种变体）	四足横向平移	旋转桥接	摇杆床上带有横向平移的长拉伸	胸部旋转，横向平移，双手放在肩上，站立	髋关节活动，仰卧股骨绕圈
6. 动觉敏锐度——动觉（动态本体感觉），能够感知四肢和躯干的位置与运动	四足式髋关节伸展，脚放在脚踏板上，强调前斜肌吊带系统	四足横向平移	胸部旋转，横向平移，双手放在肩上，四足式站立	坐姿胸廓侧屈及旋转（高级美人鱼）	弹性回缩四足式臂跳跃	弹性回缩四足式臂跳跃	髋关节活动，站立位内侧髋关节滑动
运动属性							
7. 同时涉及大面积神经肌筋膜系统的全身运动	站立辅助，蹲立于弹簧对角线的支架上，旋转胸椎和颈椎	髋关节活动，站立内侧髋关节滑动	脚踩在踏板上的跪姿侧踢	站立辅助，蹲立于弹簧对角轴的支架上，旋转胸椎	髋关节伸展，弹性回缩四足单腿跳跃	骨盆和腰椎旋转，上下画半圆，髋关节内外旋转	脊椎按摩用单绳对着相反的脚
8. 全身连续性——躯干和四肢，四肢和躯干的连接——深层结构与表层结构，表层结构与深层结构的连接	俯卧于长箱上，双脚放在踏板上，髋关节和膝关节伸展，胸部伸展	髋关节内外旋转，上下画半圆	站立于弹簧对角线的一侧，胸部侧屈	脊柱旋转，站在对角线轴线上，背对踏板，手持魔术圈	双膝伸展，弹性回缩跳，仰卧式踝跳	站立辅助，蹲立于弹簧对角轴的支架上，旋转胸椎和颈椎	四足横向平移

续表

聚焦筋膜的运动标准							
9. 运动开始——近端结构与远端结构，远端结构与近端结构的连接	髋关节伸展，弹性回缩四足单腿跳跃	仰卧位横向平移（所有三种变体）	弹性回缩四足式臂跳跃	桥接与旋转	髋关节活动，仰卧股骨绕圈	弹性回缩四足式臂跳跃	弹性回缩四足下肢跳跃
10. 流畅的运动顺序	桥接与旋转	摇杆床上带有横向平移的长拉伸	脚在踏板上的跪姿侧踢，髋关节伸展，胸部旋转	骨盆和腰椎旋转，上下画半圆	髋关节内外旋转，上下画半圆	坐姿胸侧屈和旋转（高级美人鱼）	脊椎按摩用单绳对着相反的脚
11. 角度略有变化的多向运动	髋关节伸展，弹性回缩四足单腿跳（所有落地变化）	脚在踏板上的四足式髋关节伸展（所有变化）	弹性回缩侧卧单腿跳（所有落地变化）	脚在踏板上的跪姿侧踢，髋关节伸展，胸部旋转	双膝伸直，弹性回缩仰卧式踝跳	弹性回缩四足式臂跳跃	摇杆床上带有横向平移的四足髋关节伸展
12. 力/负荷转移——通过神经肌筋膜系统分配力量/负荷的运动	站立辅助，蹲站在地板上，与弹簧成对角线	脚踩在踏板上跪姿侧踢（所有变化）	弹性回缩臂跳，坐在单臂上	胸部旋转，横向平移，双手放在肩上，四足式站立	髋关节伸展，弹性回缩四足单腿跳	分化脊柱旋转，站在对角线轴线上，面向踏板，不持魔术圈	脊椎按摩用单绳对着相反的脚
	弹性回缩四足臂跳	站立辅助，蹲立于弹簧对角轴的支架上，旋转胸椎和颈椎	胸部旋转，横向平移，双手放在肩上，站立	站立辅助，蹲立于弹簧对角轴的支架上，旋转胸椎和颈椎	脊椎按摩用单绳对着相反的脚	弹性回缩臂跳，坐在单臂上	弹性回缩四足单腿跳
13. 预备性反向运动	脊椎按摩用单绳对着相反的脚	髋关节伸展，弹性回缩四足单腿跳	弹性回缩侧卧单腿跳	躯干旋转，弹性回缩臂跳跃	弹性回缩四足式臂跳跃	躯干旋转，弹性回缩臂跳跃	双膝伸直，弹性回缩仰卧式踝跳

续表

聚焦筋膜的运动标准							
14. 动态拉伸——节奏的快慢变化	站立于弹簧对角线的一侧	站立于弹簧对角线的一侧，胸部旋转	站立于弹簧对角线的一侧	站立于弹簧对角线的一侧	髋关节活动，站立弓步髋关节外/内旋	坐姿胸侧屈和旋转（高级美人鱼）	髋关节活动，站立弓步髋关节外/内旋
运动效果							
15. 促进组织水合作用	水约占筋膜组织体积的 2/3。在施加机械载荷的过程中，无论是通过拉伸还是通过局部压缩，大量的水分会从受力较大的区域中被挤出。应用筋膜组织的外部负荷可以恢复水合，改善黏弹性组织特性（Schleip and Baker，2015，p. 8）						
16. 在三维神经肌筋膜系统内形成滑动	胶原蛋白层之间的正常滑动可能会受到积累了各种废弃物的疏松结缔组织的阻碍。过度使用综合征、创伤和手术会导致疏松结缔组织滑动失败。局部温度升高有助于筋膜滑动。当温度升高到 40℃以上时，透明质酸链的三维上层结构会逐渐分解。这会降低深筋膜和肌肉内部，以及下方疏松结缔组织的透明质酸黏度。可以通过按摩、运动或洗热水澡来暂时提高体温。睡眠期间的活动受限可能会导致透明质酸黏度增加，从而导致深筋膜和肌肉僵硬（Stecco，2015，p. 60，p. 64）						
17. 用卷曲产生规则网络	胶原纤维的微观结构显示出被称为卷曲的波动，使人想到弹性弹簧。当人们逐渐衰老或筋膜纤维被固定时，纤维的结构会出现松弛卷曲和弹性。定期适当锻炼筋膜纤维的承载，会形成具有波浪状纤维的更年轻的胶原蛋白结构，并增加弹性储存容量（Schleip & Baker，2015，p. 7）						
18. 形成弹性回缩	四足弹性反冲腿跳跃，四足下肢跳	四足弹性反冲臂跳跃	脚在踏板上跪姿侧踢，脚在跳板上屈髋跳	躯干旋转，弹性反冲臂跳跃	双膝伸直，弹性反冲仰卧式踝跳	四足弹性反冲臂跳跃	四足弹性反冲腿跳跃，四足下肢跳
19. 促进组织恢复	全身筋膜网络的恢复速度相当慢，半衰期在数月到数年之间，而不是数天或数周。在适当练习承载后的前 3 小时内，胶原蛋白合成有所增加。不过胶原蛋白的降解也增加。在练习承载后的最初一天半内，胶原蛋白降解超过合成。运动后 48 小时，胶原蛋白生成的净合成变为正值（Schleip and Baker，2015，pp. 8-9） 可移动、适应性强、含有交叉纤维的纤维网络形成了一种机械和谐，当健康组织受损时，这种和谐就会消失。身体的修复机制无法将受损区域的纤维网络恢复到其原始状态。替代组织质量较差，但可通过手工治疗早期活动损伤区域来改善，以增强瘢痕组织的灵活性（Guimberteau and Armstrong，2015，p. 162）						
20. 增加组织弹性	根据生物张拉整体结构模型，神经肌筋膜系统作为一个自我调节的整体来调节运动。肌筋膜经线描绘了一组结缔组织，这些结缔组织形成了牵引骨骼的外部张力网络。“孤立的肌肉理论”主导了我们的思考，限制了我们对全身“弹力”的认知，这是弹性的关键（Myers，p 46；Ch. 6 in Schleip and Baker，2015）						

[a]Thomas W. Myers（2015）在《解剖列车》一书中引入了肌筋膜经线这一术语。在本章中，我将“经线”替换为连续体

当代普拉提方法的演变发展及服务患者的多样性

一个世纪前，Joseph Pilates 在纽约的拳击训练馆工作，为不同的客户授课。随着普拉提技术的不断提升，其应用范围扩大到了诊断、训练及成绩目标等更多方面。对神经肌筋膜系统特性和功能的研究，以及筋膜健身法的诞生（第 24 章），激发了人们对于在普拉提运动中训练筋膜的兴趣。

筋膜训练推动了普拉提教学方法的发展

虽然普拉提运动原则与聚焦筋膜的训练原则有关，但当代的筋膜训练计划需要增加虑及普拉提计划设计的所有元素。神经肌筋膜系统的研究为运动顺序提出了新标准，如运动速度和节奏的选择，不同语言的提示，以及触觉的性质和方向的说明。

普拉提筋膜训练的做法受到了 Thomas W. Myers 著作（Myers，2020）（第 36 章）的启发。普拉提教师试图通过多学科研究扩大其运动教育，将 Myers 所列举的 11 条肌筋膜链（循证综述，见第 36 章）应用到普拉提垫上和器械练习中，并开始从“孤立肌肉理论”向“纵向解剖学”模式转变（Myers，2020）。图 39.3 展示了在普拉提垫上和器械练习时绘制的 11 条肌筋膜链，说明该运动方案对聚焦筋膜训练的有效性。表 39.7 为图 39.3 提供了关键要素，按照 Myers 在《解剖列车》中详细阐释的模型来命名每条肌筋膜链。

表 39.7 图 39.3 的关键点。图 39.3 中的每个模特进行的普拉提练习都能激活多个肌筋膜连续体。主要肌筋膜连续体与运动名称和器械的确定均由 J. H. Pilates 的发明演变而来

在普拉提垫和器械上体现的肌筋膜连续体*	普拉提练习	普拉提器械
1. 前深肌筋膜连续体	形悬体反转	克拉拉阶梯桶
2. 后表肌筋膜连续体	长脊柱按摩——高级版	改良长带
3. 前表肌筋膜连续体	脊柱左旋伸展的大腿拉伸	改良的扶杆高塔推
4. 体侧肌筋膜连续体	美人鱼——高级版	改良短箱
5. 螺旋肌筋膜连续体前部	天鹅潜水旋转	梯桶和手持定位销
6. 螺旋肌筋膜连续体后部	大腿拉伸——高级版，脊柱伸展右旋	改良短带
7. 前功能性肌筋膜连续体	重量转移的侧弓步——高级版	组合椅和右脚下的旋转盘
8. 手臂肌筋膜连续体 左 - 臂前深肌筋膜连续体 右 - 臂后表肌筋膜连续体	跪姿手臂锻炼和大腿拉伸——脊柱伸展和右旋的高级版	改良短带
9. 前深肌筋膜连续体	桥接——高级版	推杆式秋千台
10. 后表肌筋膜连续体	踏板上四足式跳跃	改良的踏板（踏板隐藏在模式 6 后方）
11. 螺旋肌筋膜连续体前部	站立 / 斜侧劈	改良的平台
12. 后功能性肌筋膜连续体	腿前举	垫

* 本章中使用的连续体一词是 Myers（2020）使用的“肌筋膜经线”的同义词。在本章中，我将“经线”替换为“连续体”

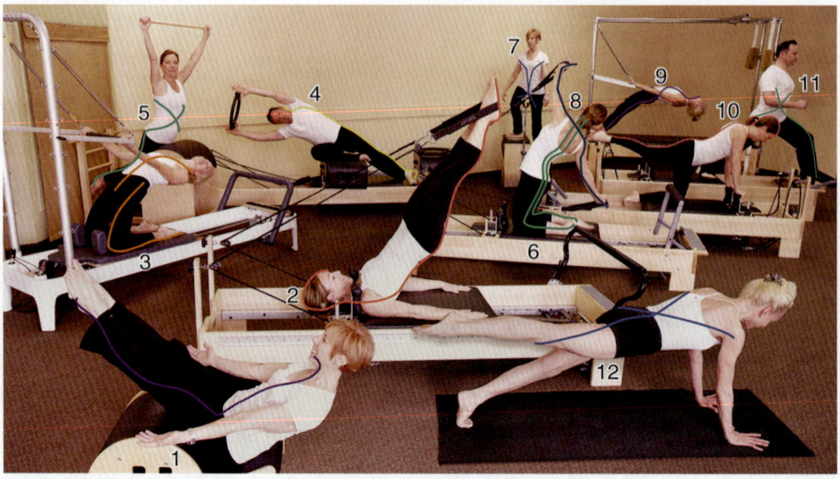

图 39.3 在普拉提垫上和器械练习中绘制的肌筋膜连线说明了聚焦筋膜训练运动系统的效果。表 39.7 根据 J. H. Pilates 的原始设计命名了每条肌筋膜线、每项练习和器械（版权所有：2013，Elizabeth Larkam）

Phillip Beach 提出了动作的收缩区域模式（Beach，2010）。"将运动视为沿着功能途径进化的整体有机的区域收缩，为我们评估和治疗运动的身体提供了新的方法……收缩性的核心模式与类似区域的动作相结合，为理解人类运动提供了新的方式。"（Beach，2010）收缩区域理论尚未对普拉提中聚焦筋膜的训练产生重大影响。部分原因可能是由于他的理论较为复杂，而且他对肌肉和经线的阐述也不如《解剖列车》丰富。2012 年出版的 *Fascia：The Tensional Network of The Human Body*（Schleip 等，2012）启发了作者对神经肌筋膜系统的属性和功能进行多学科研究，并将该研究应用到当代普拉提运动教育中。

普拉提的精确、控制、核心、流畅和全身运动等运动原则都与聚焦筋膜的本体感觉细化和动觉敏锐度的训练原则相关（表 39.8~表 39.13）。Jaap van der Wal（2009）关于本体感觉的论述（Schleip 等，2012）可能会为那些寻求清晰运动感知的普拉提教师提供指导。"为了更好地了解筋膜在连接、传递应力和本体感觉方面，在发挥作用时的机械和功能环境，就必须明白，了解结缔组织和肌肉组织的结构要比仅了解普通的解剖顺序或位置更为重要。"（Schleip，2012）

深化神经肌筋膜系统结构及功能认识，重新定义普拉提概念

在以筋膜为导向的训练中，一项练习的身体动作要与可能最长的肌筋膜链相协调（Müller 和 Schleip，2011）。这也与普拉提的全身运动原则相一致。从胚胎发育的第二周开始，筋膜网络就形成了一个统一的整体，从出生到死亡，一直是一个单一、统一和沟通内外的网络（Earls 和 Myers，2010）。通过对筋膜特性和功能的研究，形成了聚焦筋膜的训练，强化了普拉提的全身运动练习。J. H. Pilates（Pilates，1945）的"动力室"和核心控制的内部单元（Lee，2012）可以通过理解前深线肌筋膜链（Myers，2020，第 36 章）来理解全身连续性。

通过对源于"生物学""张拉"和"完整性"的生物张拉整体结构的认识，可以进一步理解腰骼稳定性的概念和普拉提平衡肌肉发展的原则（Scarr，2018）。拉伸和压缩的内部平衡支持着结构的完整性。任何变形都会产生分布于全身的拉力。任何损伤都会迅速在体内

成为一种应力分布模式，需要进行全身评估和全身治疗。普拉提教师必须从生物张拉整体结构的角度看待整个身体，以便设计出连贯的运动程序来强化神经肌肉筋膜系统，并强化运动控制来支持功能性运动。

聚焦筋膜的训练中的近端开始标准与普拉提的核心原则有关。J. H. Pilates 使用“动力室”一词来特指骨盆顶部与胸腔底部之间负责核心或近端起始的力量带。当代普拉提教师的理念受到了 Diane Lee（2011）的影响，他说，核心控制的内部单元是高效、优雅、平衡运动的关键（St. John，2013）。

表 39.8 聚焦筋膜的运动标准和 J. H. 普拉提高背椅及稳踏（Wunda）椅示例

聚焦筋膜的运动标准		
运动要求	生物张拉整体结构模型	
1. 运动是可持续的，以改善运动控制和胶原蛋白重塑 2. 运动鼓励对生物张拉整体结构模型的认识和体现	*“张拉整体结构对局部机械应力产生整体反应。其结果是在一定程度上不受重力的影响。如果没有张拉整体模型，我们的纤维结构会在重力作用下崩溃。在张拉整体模型中，我们的结构通过将荷载扩散到整个网络（包括外围结构）来吸收和分散压缩”（Guimberteau and Armstrong，2015） “张拉整体模型的价值并不在于它一定会改变某种特定的治疗方法，而是在于根据对功能解剖学的新理解，它提供了一种更好的方法使身体力学可视化”（Scarr，2018）	
	普拉提原则	J. H. Pilates 高背椅及稳踏椅示例
3. 以最佳顺序进入所有合适的肌筋膜连续体区域	全身运动	反向天鹅 / 躯干压坐（仰卧在椅子上）
运动目的		
4. 内感受——筋膜间质神经具有内感受功能，而非本体感受或痛觉功能。刺激这些游离神经末梢可以获得有关身体状况的信息，以寻求与生理需求相关的内稳态。内感知信号与温暖、恶心、饥饿、疼痛、努力、沉重或轻松等感觉有关。内部躯体感觉的感知与情绪偏好和感觉有关（Schleip，2015）	呼吸	内感受对每个人来说都是独一无二的
5. 本体感觉细化——本体感觉与位置、肌腱和肌肉感觉有关	集中 控制	坐姿腿运动
6. 动觉敏锐度——动觉（动态本体感觉），能够感知四肢和躯干的位置与运动	精确	钢琴课后（外旋蹲回椅子）
运动属性		
7. 同时涉及大面积神经肌筋膜系统的全身运动	全身运动呼吸	侧臂扭转（坐在椅子上）

续表

聚焦筋膜的运动标准		
8. 全身连续体——躯干和四肢，四肢和躯干的连接 ——深层结构与表层结构、表层结构与深层结构的连接	全身运动	猫式（跪在椅子上）
9. 运动开始——近端结构与远端结构，远端结构与近端结构的连接	核心 呼吸	在地板上呈矛式/T字挑战式（坐在椅子前面的地板上）
10. 流畅的运动顺序	呼吸	单腿肌腱拉伸
11. 角度略有变化的多向运动	平衡肌肉发展（神经肌筋膜系统的最佳激活）	在地板上呈折刀式和开瓶器式
12. 力/负荷转移——通过神经肌筋膜系统分配力量/负荷的运动		椅子上的洗衣女（站在椅子后面） 手心向内俯卧撑
13. 预备性反向运动	节奏	天鹅式前胸按压（俯卧在椅子上）
14. 动态拉伸——节奏的快慢变化	节奏	美人鱼坐姿/侧臂坐姿
运动效果		
15. 促进组织水合作用		
16. 在三维神经肌筋膜系统内形成滑动		
17. 用卷曲产生规则网络		
18. 形成弹性回缩	J. H. Pilates 高背椅和稳踏椅练习不会产生神经肌筋膜系统的弹性回缩	
19. 促进组织恢复		
20. 增加组织弹性		

表 39.9 聚焦筋膜的运动标准和聚焦筋膜的组合椅示例

聚焦筋膜的运动标准			
运动要求	生物张拉整体结构模型		
1. 运动是可持续的，以改善运动控制和胶原蛋白重塑 2. 运动鼓励对生物张拉整体结构模型的认识和体现*	*"张拉整体结构对局部机械应力产生整体反应。其结果是在一定程度上不受重力的影响。如果没有张拉整体模型，我们的纤维结构会在重力作用下崩溃。在张拉整体模型中，我们的结构通过将荷载扩散到整个网络（包括外围结构）来吸收和分散压缩"（Guimberteau and Armstrong, 2015） "张拉整体模型的价值并不在于它一定会改变某种特定的治疗方法，而在于根据对功能解剖学的新理解，它提供了一种更好的方法使身体力学可视化"（Scarr, 2018）		
	普拉提原则	J. H. 普拉提高背椅及稳踏椅示例	聚焦筋膜的组合椅示例

续表

聚焦筋膜的运动标准			
3. 以最佳顺序进入所有合适的肌筋膜连续体区域	全身运动	反向天鹅 / 躯干压坐（仰卧在椅子上）	站在旋转盘上，每只手抓一个踏板，旋转胸椎及颈椎
运动目的			
4. 内感受——筋膜间质神经具有内感受功能，而非本体感受或痛觉功能。刺激这些游离神经末梢可以获得有关身体状况的信息，以寻求与生理需求相关的内稳态。内感知信号与温暖、恶心、饥饿、疼痛、努力、沉重或轻松等感觉有关。内部躯体感觉的感知与情绪偏好和感觉有关（Schleip，2015）	呼吸	内感受对每个人来说都是独一无二的	
5. 本体感觉细化——本体感觉与位置、肌腱和肌肉感觉有关	集中控制	坐姿腿运动	站立时距小腿关节跖屈 / 背屈髋中立位外旋 / 内旋
6. 动觉敏锐度——动觉（动态本体感觉），能够感知四肢和躯干的位置与运动	精确	钢琴课背（外旋蹲回椅子）	侧对椅子，每只脚踩一个踏板，内侧脚朝前，双手按放在椅子顶部的七个不同位置
运动属性			
7. 同时涉及大面积神经肌筋膜系统的全身运动	全身运动呼吸	侧臂扭转（坐在椅子上）	站立时骨盆不水平，伴有距小腿关节跖屈及胸廓侧屈旋转
聚焦筋膜的运动标准			
8. 全身连续体 ——躯干和四肢，四肢和躯干的连接 ——深层结构与表层结构，表层结构与深层结构的连接	全身运动	猫式（跪在椅子上）	侧对椅子，每只脚踩一个踏板，外侧脚朝前，双手按放在椅子顶部的七个不同位置
9. 运动开始——近端结构与远端结构，远端结构与近端结构的连接	核心呼吸	在地板上呈矛式 /T 字挑战式（坐在椅子前面的地板上）	坐姿脊柱伸展旋转
10. 流畅的运动顺序	呼吸	单腿肌腱拉伸	坐姿脊柱侧屈旋转
11. 角度略有变化的多向运动	平衡肌肉发展（神经肌筋膜系统的最佳激活）	在地板上呈折刀式和开瓶器式	面向椅子，一只脚踩一个踏板，双手放在摆动板上。变体一：膝关节屈曲时转向腿部；变体二：膝关节屈曲时远离腿部

续表

聚焦筋膜的运动标准			
12. 力 / 负荷转移——通过神经肌筋膜系统分配力量 / 负荷的运动		椅子上的浣女（站在椅子后面） 手心向内俯卧撑	一只手放在旋转盘上，一只手放在椅子踏板上，面向椅子单腿支撑，每只脚踩一个踏板，双手放在椅子顶部的七个不同位置
13. 预备性反向运动	节奏	天鹅式前胸按压（俯卧在椅子上）	坐姿脊柱侧屈旋转（向踏板侧屈之前先从踏板侧屈）
14. 动态拉伸——节奏的快慢变化	节奏	美人鱼坐姿 / 侧臂坐姿	坐姿脊柱伸展旋转
运动效果			
15. 促进组织水合作用			
16. 在三维神经肌筋膜系统内形成滑动			
17. 用卷曲产生规则网络			
18. 形成弹性回缩		高背椅和稳踏椅不支持弹性回缩训练	组合椅不支持弹性回缩训练
19. 促进组织恢复			
20. 增加组织弹性			

表 39.10 聚焦筋膜的运动标准和 J. H. 普拉提秋千台示例

聚焦筋膜的运动标准		
运动要求	生物张拉整体结构模型	
1. 运动是可持续的，以改善运动控制和胶原蛋白重塑 2. 运动鼓励对生物张拉整体结构模型的认识和体现 *	* “张拉整体结构对局部机械应力产生整体反应。其结果是在一定程度上不受重力的影响。如果没有张拉整体模型，我们的纤维结构会在重力作用下崩溃。在张拉整体模型中，我们的结构通过将荷载扩散到整个网络（包括外围结构）来吸收和分散压缩”（Guimberteau and Armstrong，2015） “张拉整体模型的价值并不在于它一定会改变某种特定的治疗方法，而在于根据对功能解剖学的新理解，它提供了一种更好的方法使身体力学可视化”（Scarr，2018）	
	普拉提原则	J. H. 普拉提秋千台示例
3. 以最佳顺序进入所有合适的肌筋膜连续体区域	全身运动	卷入及打开

续表

聚焦筋膜的运动标准		
运动目的		
4. 内感受——筋膜间质神经具有内感受功能，而非本体感受或痛觉功能。刺激这些游离神经末梢可以获得有关身体状况的信息，以寻求与生理需求相关的内稳态。内感知信号与温暖、恶心、饥饿、疼痛、努力、沉重或轻松等感觉有关。内部躯体感觉的感知与情绪偏好和感觉有关（Schleip, 2015）	呼吸	内感受对每个人来说都是独一无二的
5. 本体感觉细化——本体感觉与位置、肌腱和肌肉感觉有关	集中 控制	大腿伸展
6. 动觉敏锐度——动觉（动态本体感觉），能够感知四肢和躯干的位置与运动	精确	魔术师
运动属性		
7. 同时涉及大面积神经肌筋膜系统的全身运动	全身运动 呼吸	悬吊
8. 全身连续性——躯干和四肢，四肢和躯干的连接 ——深层结构与表层结构，表层结构与深层结构的连接	全身运动	长尾鹦鹉
9. 运动开始——近端结构与远端结构、远端结构与近端结构的连接	核心 呼吸	通过坐回推动
10. 流畅的运动顺序	呼吸	老鹰展翅
11. 角度略有变化的多向运动	平衡肌肉发展（神经肌筋膜系统的最佳激活）	蝴蝶
12. 力 / 负荷转移——通过神经肌筋膜系统分配力量 / 负荷的运动		塔 吊拉
13. 预备性反向运动	节奏	侧卧骑脚踏车
14. 动态拉伸——节奏的快慢变化	节奏	美人鱼
运动效果		
15. 促进组织水合作用		
16. 在三维神经肌筋膜系统内形成滑动		
17. 用卷曲产生规则网络		
18. 形成弹性回缩	J. H. Pilates 秋千练习不会产生神经肌筋膜系统的弹性回缩	
19. 促进组织恢复		
20. 增加组织弹性		

表 39.11 聚焦筋膜的运动标准和聚焦筋膜的秋千台示例

聚焦筋膜的运动标准			
运动要求	生物张拉整体结构模型		
1. 运动是可持续的，以改善运动控制和胶原蛋白重塑 2. 运动鼓励对生物张拉整体结构模型的认识和体现*	*“张拉整体结构对局部机械应力产生整体反应。其结果是在一定程度上不受重力的影响。如果没有张拉整体模型，我们的纤维结构会在重力作用下崩溃。在张拉整体模型中，我们的结构通过将荷载扩散到整个网络（包括外围结构）来吸收和分散压缩”（Guimberteau and Armstrong, 2015） “张拉整体模型的价值并不在于它一定会改变某种特定的治疗方法，而在于根据对功能解剖学的新理解，它提供了一种更好的方法使身体力学可视化”（Scarr, 2018）		
	普拉提原则	J. H. 普拉提秋千台示例	聚焦筋膜的秋千台示例
3. 以最佳顺序进入所有合适的肌筋膜连续体区域	全身运动	卷入及打开	俯卧肩胛骨模式
4. 运动目的			
5. 感受——筋膜间质神经具有内感受功能，而非本体感受或痛觉功能。刺激这些游离神经末梢可以获得有关身体状况的信息，以寻求与生理需求相关的内稳态。内感知信号与温暖、恶心、饥饿、疼痛、努力、沉重或轻松等感觉有关。内部躯体感觉的感知与情绪偏好和感觉有关（Schleip, 2015）	呼吸	内感受对每个人来说都是独一无二的	
6. 本体感觉细化——本体感觉与位置、肌腱和肌肉感觉有关	集中控制	大腿伸展	坐在旋转盘上，肩胛骨凹陷，肘关节屈曲，手臂外旋
7. 动觉敏锐度——动觉（动态本体感觉），能够感知四肢和躯干的位置与运动	精确	魔术师	从仰卧位到侧卧位辅助躯干旋转，手臂内、外旋转
8. 运动属性			
9. 同时涉及大面积神经肌筋膜系统的全身运动	全身运动的呼吸	悬吊	坐姿“圆锯式”
10. 全身连续性——躯干和四肢，四肢和躯干的连接 ——深层结构与表层结构，表层结构与深层结构的连接	全身运动	长尾鹦鹉	单髋屈曲的长尾鹦鹉
11. 运动开始——近端结构与远端结构，远端结构与近端结构的连接	核心呼吸	通过坐回推动	仰卧位辅助脊柱伸展，双臂交叉外旋

续表

聚焦筋膜的运动标准			
12. 流畅的运动顺序	呼吸	老鹰展翅	伸膝桥接
13. 角度略有变化的多向运动	平衡肌肉发展（神经肌筋膜系统的最佳激活）	蝴蝶	坐在旋转盘上，肩胛骨凹陷，肘部屈曲，手臂外旋
14. 力 / 负荷转移——通过神经肌筋膜系统分配力量 / 负荷的运动		塔 吊拉	俯卧肩胛骨模式 双膝屈伸长尾鹦鹉
15. 预备性反向运动	节奏	侧卧骑脚踏车	从仰卧位到侧卧位辅助躯干旋转，手臂内、外旋转
16. 动态拉伸——节奏的快慢变化	节奏	美人鱼	坐姿“圆锯式”
17. 运动效果			
18. 促进组织水合作用			
19. 在三维神经肌筋膜系统内形成滑动			
20. 用卷曲产生规则网络			
21. 形成弹性回缩		秋千台不支持弹性回缩训练	
22. 促进组织恢复			
23. 增加组织弹性			

表 39.12　聚焦筋膜的运动标准和 J. H. Pilates 脊柱矫正器示例

聚焦筋膜的运动标准		
运动要求	生物张拉整体结构模型	
1. 运动是可持续的，以改善运动控制和胶原蛋白重塑 2. 运动鼓励对生物张拉整体结构模型的认识和体现*	*“张拉整体结构对局部机械应力产生整体反应。其结果是在一定程度上不受重力的影响。如果没有张拉整体模型，我们的纤维结构会在重力作用下崩溃。在张拉整体模型中，我们的结构通过将荷载扩散到整个网络（包括外围结构）来吸收和分散压缩”（Guimberteau 和 Armstrong，2015） “张拉整体模型的价值并不在于它一定会改变某种特定的治疗方法，而在于根据对功能解剖学的新理解，它提供了一种更好的方法使身体力学可视化”（Scarr，2018）	
	普拉提原则	J. H. Pilates 脊柱矫正器示例
3. 以最佳顺序进入所有合适的肌筋膜连续体区域，以满足客户需求	全身运动	后拱桥接

续表

聚焦筋膜的运动标准		
运动目的		
4. 内感受——筋膜间质神经具有内感受功能，而非本体感受或痛觉功能。刺激这些游离神经末梢可以获得有关身体状况的信息，以寻求与生理需求相关的内稳态。内感知信号与温暖、恶心、饥饿、疼痛、努力、沉重或轻松等感觉有关。内部躯体感觉的感知与情绪偏好和感觉有关（Schleip，2015）	呼吸	内感受对每个人来说都是独一无二的
5. 本体感觉细化——本体感觉与位置、肌腱和肌肉感觉有关	集中 控制	平衡
6. 动觉敏锐度——动觉（动态本体感觉），能够感知四肢和躯干的位置与运动	精确	游泳
运动属性		
7. 同时涉及大面积神经肌筋膜系统的全身运动	全身运动呼吸	T 字挑战式
8. 全身连续性——躯干和四肢，四肢和躯干的连接 ——深层结构与表层结构，表层结构与深层结构的连接	全身运动	直升飞机
9. 运动开始——近端结构与远端结构，远端结构与近端结构的连接	核心呼吸	天鹅
10. 流畅的运动顺序	呼吸	卷入及打开
11. 角度略有变化的多向运动	平衡肌肉发展（神经肌筋膜系统的最佳激活）	开瓶器
12. 力 / 负荷转移——通过神经肌筋膜系统分配力量 / 负荷的运动		双腿展开侧翻（双向） 蚱蜢
13. 预备性反向运动	节奏	低桥接
14. 动态拉伸——节奏的快慢变化	节奏	交叉
运动效果		
15. 促进组织水合作用		
16. 在三维神经肌筋膜系统内形成滑动		
17. 用卷曲产生规则网络		
18. 形成弹性回缩	J. H. Pilates 脊柱矫正练习不会产生神经肌筋膜系统的弹性回缩	
19. 促进组织恢复		
20. 增加组织弹性		

表 39.13　聚焦筋膜的运动标准和 J. H. Pilates 梯桶示例

<table>
<tr><td colspan="3">聚焦筋膜的运动标准</td></tr>
<tr><td>运动要求</td><td colspan="2">生物张拉整体结构模型</td></tr>
<tr><td rowspan="2">1. 运动是可持续的，以改善运动控制和胶原蛋白重塑
2. 运动鼓励对生物张拉整体结构模型的认识和体现*</td><td colspan="2">*“张拉整体结构对局部机械应力产生整体反应。其结果是在一定程度上不受重力的影响。如果没有张拉整体模型，我们的纤维结构会在重力作用下崩溃。在张拉整体模型中，我们的结构通过将荷载扩散到整个网络（包括外围结构）来吸收和分散压缩”（Guimberteau and Armstrong，2015）
“张拉整体模型的价值并不在于它一定会改变某种特定的治疗方法，而在于根据对功能解剖学的新理解，它提供了一种更好的方法使身体力学可视化”（Scarr，2018）</td></tr>
<tr><td>普拉提原则</td><td>J. H. Pilates 梯桶示例</td></tr>
<tr><td>3. 以最佳顺序进入所有合适的肌筋膜连续体区域</td><td>全身运动</td><td>马背</td></tr>
<tr><td colspan="3">运动目的</td></tr>
<tr><td>4. 内感受——筋膜间质神经具有内感受功能，而非本体感受或痛觉功能。刺激这些游离神经末梢可以获得有关身体状况的信息，以寻求与生理需求相关的内稳态。内感知信号与温暖、恶心、饥饿、疼痛、努力、沉重或轻松等感觉有关。对内部躯体感觉的感知与情绪偏好和感觉有关（Schleip，2015）</td><td>呼吸</td><td>内感受对每个人来说都是独一无二的</td></tr>
<tr><td>5. 本体感觉细化——本体感觉与位置、肌腱和肌肉感觉有关</td><td>集中
控制</td><td>侧仰卧起坐</td></tr>
<tr><td>6. 动觉敏锐度——动觉（动态本体感觉），能够感知四肢和躯干的位置与运动</td><td>精确</td><td>旋转</td></tr>
<tr><td colspan="3">运动属性</td></tr>
<tr><td>7. 同时涉及大面积神经肌筋膜系统的全身运动</td><td>全身运动呼吸</td><td>天鹅潜水</td></tr>
<tr><td>8. 全身连续性——躯干和四肢，四肢和躯干的连接
——深层结构与表层结构，表层结构与深层结构的连接</td><td>全身运动</td><td>蚱蜢</td></tr>
<tr><td>9. 运动开始——近端结构与远端结构，远端结构与近端结构的连接</td><td>核心呼吸</td><td>脚踏车</td></tr>
<tr><td>10. 流畅的运动顺序</td><td>呼吸</td><td>爬树</td></tr>
<tr><td>11. 角度略有变化的多向运动</td><td>平衡肌肉发展（神经肌筋膜系统的最佳激活）</td><td>直升飞机</td></tr>
<tr><td>12. 力 / 负荷转移——通过神经肌筋膜系统分配力量 / 负荷的运动</td><td></td><td>马背
腹部跳跃</td></tr>
</table>

续表

聚焦筋膜的运动标准		
13. 预备性反向运动	节奏	交叉
14. 动态拉伸——节奏的快慢变化	节奏	从后屈到前屈
运动效果		
15. 促进组织水合作用		
16. 在三维神经肌筋膜系统内形成滑动		
17. 用卷曲产生规则网络		
18. 形成弹性回缩	J. H. Pilates 梯桶练习不会产生神经肌筋膜系统的弹性回缩	
19. 促进组织恢复		
20. 增加组织弹性		

胸腰筋膜对腰椎的稳定性和骶髂关节的力闭合至关重要

胸腰筋膜（thoracolumbar fascia，TLF）是一种三维环带结构，由多个腱膜和筋膜层组成，将椎旁肌与后腹壁肌分开（图 39.4）。一些肌肉附着在 TLF 及其复合体上，该复合体与后髂上棘和骶结节韧带相连。胸腰椎复合体有助于保持下腰椎和骶髂关节的完整性。背阔肌、臀大肌和腹肌，主要是腹横肌，与 TLF 相连。这些肌肉，尤其是腹横肌施加的张力，可以通过 TLF 来加强腰椎，形成稳定，并增加骶髂关节的闭合力。脊柱屈曲会拉伸 TLF，减小其横向尺寸。腹部肌肉对 TLF 横向收缩的阻力会使该组织变硬，并增加对腰部屈曲的阻力。椎旁肌的收缩会增加椎间室内压力，并有助于支撑腰椎的液压放大器效应。腰椎多裂肌张力的增加，会增加胸腰椎复合体在两个后髂上棘之间产生的张力。这种增加的向内的张力会导致骶髂关节的压力闭合，进而稳定骨盆（Willard 等，2012）。

随着普拉提教师不断推进跨学科教育，将普拉提运动原理和实践与运动学习、神经科学和聚焦筋膜运动的最新发现相结合，由 J. H. Pilates 创立的这一运动形式很可能会继续吸

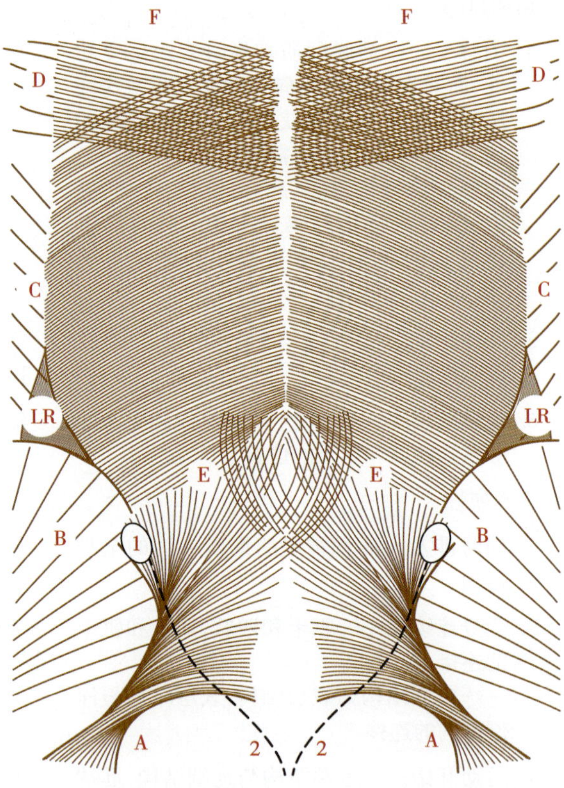

图 39.4 胸腰筋膜深层及不同纤维方向的附着：A. 连接到腘绳肌的骶结节韧带；B. 臀中肌筋膜；C. 内斜肌筋膜；D. 下后锯肌；E. 竖脊肌；① 髂后上棘；② 骶骨；LR. 外侧中缝。经 Schleip, R. 和 Baker, A.（Eds, 2015）授权转载。Fascia in Sport and Movement. © Handspring Publishing

引全世界的从业者（Larkam，2017）。

通过筋膜放松增强聚焦筋膜的普拉提训练，实现结构平衡

聚焦筋膜的普拉提训练可以与手法治疗或筋膜放松相结合，来实现结构平衡。如果一位从业人员同时掌握了这两种技能，患者将有幸得到聚焦筋膜的运动控制和运动教育，并配合筋膜放松来实现结构平衡。如果从业人员只有一种技能，患者就需要寻找两名技术互补的从业人员。准确地说，全身运动对于训练筋膜十分必要，但可能也无法完全地促进高效运动。身体作为一个生物张拉整体结构系统，围绕所有轴线进行收缩和回缩，对损伤做出反应（Earls 和 Myers，2010）。当保持结构平衡的筋膜放松在一个维度打开身体时，似乎在所有维度都有反应。

利用触觉导引加强聚焦筋膜的普拉提训练

Joseph Pilates 在其电影（Pilates，1932—1945）中设计的触觉提示展示了一种强烈的接触，有时会有力地将患者推到预定位置。聚焦筋膜的训练通过浅筋膜中的剪切、滑动和张拉运动来细化感知（第 24 章）（Müller 和 Schleip，2011）。这得益于浅筋膜层比深筋膜层分布着更为密集的机械感受性神经末梢这一发现（第 15 章）（Stecco 等，2014）。虽然建议在运动方面进行这种精细感知，但将这一发现应用于塑造聚焦筋膜的普拉提训练中的触觉线索，似乎非常合理。通过在浅筋膜层中应用精确的向量，将肌筋膜连续性传递到骨性标志或器官，可以确定一个清晰的方向。例如图 39.3 中的练习 12，所需的胸部后凸已经消失。普拉提教师把四个手指的指腹放在肩胛骨之间胸椎的后棘突上，可以精确地加强脊柱组织。指导患者从手掌后部小指一侧向垫子增加压力，在脊柱的方向将胸骨向上，使棘突凸向天花板。

另一个聚焦筋膜的训练中触觉导引的示例是图 39.3 中的练习 10。胸腰椎连接处失去支撑，致使 T_{11}、T_{12} 和 L_1 区域受压。教师将手掌放在患者下部肋骨的前外侧，引导其肋骨朝向胸廓背部，要求患者将下部肋骨向内拉并向上朝向天花板。慎重地使用触觉提示，告知或鼓励，而非强制或压制。在聚焦筋膜的普拉提训练中，患者是具有主观能动性的主体，有能力塑造动作，而不是被动地接受教师的动作。

聚焦筋膜的普拉提训练是一个迅速发展的新兴领域

聚焦筋膜的普拉提训练从 2001年才开始走向国际化。它尚未得到科学的评估。聚焦筋膜的训练原则可以指导普拉提项目设计的所有元素，包括所有运动平面的利用、运动顺序、节奏、持续时间、频率、阻力选择、语言提示和触觉提示。

普拉提教师团队正在世界各地的普拉提工作室之间进行国际合作，不断发展完善聚焦筋膜的普拉提训练领域。普拉提教师们在这些运动实验室中进行跨学科的研究与合作，提高使用者在日常生活、运动和表演活动中的功能性和优雅感。

实践应用

J. H. Pilates 垫上练习重点是强化肌肉功能，在重组动作顺序后即可刺激筋膜组织，满足聚焦筋膜的训练原则。图 39.3 的练习 12 展示了单腿前拉。该 J. H. Pilates 垫上练习需要整合所有的肌筋膜链（第 36 章）（Myers，2020）。但是，单腿前拉不符合聚焦筋膜的训练标准（表 39.2）（第 24 章）。这种高难度的垫上练习对于预备反向运动、流畅的动作顺序、节奏变化和多向运动等来说优势并不明显，轻微的角度变化不足以促进组织的水合作用和恢复。单腿前拉不体现弹性回缩（第 8 章）。对比单腿前拉的聚焦筋膜的普拉提床练习，如图 39.3 中的练习

10所示。四足式跳上踏板时，需要运用前拉腿来整合所有肌筋膜链的完整动作（踏板或跳板，被正在进行练习6的人遮挡）。改良的箱体经由一个蓝色的弹簧连接到框架上。除了满足聚焦筋膜的训练对肌筋膜链的要求外，练习10还满足了许多聚焦筋膜的训练标准。每次跳跃时，练习者都要小下蹲或屈膝，为距小腿关节跖屈和膝关节伸展做好准备。这就是预备性反向运动（第24章）。每次跳跃落地时都需要通过整个下运动链和强化了张力的长筋膜链来共同减速，该长筋膜链将双脚与骨盆带、脊柱、胸廓、肩带、手臂和手连接起来，形成了一个流畅的运动顺序。跳跃可以是快速而小幅的，也可以是慢速而大幅的。这就是节奏变化。跳跃的腿可以根据髋关节中立位旋转、外旋或内旋来控制方向，完成角度略有变化的多向运动。脊椎动物的弹性回缩特性会对本体感觉细化和动觉敏锐度产生额外刺激，可以促进组织的水合作用和组织恢复。

（燕琪　王朝辉　关玲）

参考文献

Avision, J (2015) *Yoga: fascia anatomy and movement*. Edinburgh, UK: Handspring.

Beach, P. (2018) *Muscles and Meridians*. Churchill Livingstone Elsevier.

Chaitow, L (2018) *Fascial dysfunction: manual therapy approaches*. Edinburgh, UK: Handspring.

Earls, J. (2014) *Born to Walk: Myofascial Efficiency and the Body in Movement*. Lotus Publishing.

Earls, J. & Myers, T. (2010) *Fascial Release for Structural Balance*. Chichester, UK: Lotus Publishing.

Guimberteau, J.-C. & Armstrong, C. (2015) *Architecture of human living fascia: the extracellular matrix and cells revealed through endoscopy*. Edinburgh, UK: Handspring.

Larkam, E. (2013) *Heroes in Motion*. 9 minutes 31 seconds. Available through: Pilates Method Alliance: https://www.heroesinmotion.org; https://www.youtube.com/watch?v=YdsTMB61dBo.

Larkam, E. (2017) *Fascia in Motion: Fascia-focused movement* for Pilates. Edinburgh, UK: Handspring.

Lee, D. (2011) *The Pelvic Girdle*. 4th ed. Churchill Livingstone Elsevier.

Lessen, D. (2013) *The PMA Pilates Certification Exam Study Guide*, 3rd edn. Miami, FL: Pilates Method Alliance Inc.

Martin, D.-C. (2016) *Living biotensegrity: interplay of tension and compression in the body*. Munich, Germany: Keiner.

Moore, J. (2009) MPT, OCS, ATC, CSCS *Physical Therapist*. Lower Extremity Amputation: Early Management Considerations. Naval Medical Center San Diego Military Amputees Advanced Skills Training (MAAST) Workshop July 28–30. Comprehensive Combat and Complex Casualty Care Naval Medical Center, San Diego.

Muller, M.G. & Schleip, R. (2011) Fascial Fitness: Fascia oriented training for bodywork and movement therapies. *IASI Yearbook* 2011: 68–76.

Myers, T.W. (2020) *Anatomy Trains Myofascial Meridians for Manual and Movement Therapists*. Elsevier.

Myers, T. (2011) *Fascial Fitness: Training in the Neuromyofascial Web*. Available through: IDEA http://www.ideafit.com/fitness-library/fascial-fitness.

Pilates, J.H. (1932–1945) *Joe and Clara Historic Video*. DVD 70 minutes. Available through Mary Bowen at www.pilatesmarybowen.com/videos/video.html.

Pilates, J.H. & Miller, W.R. (1945) *Return to Life Through Contrology*. Reprinted 2003. Presentation Dynamics Inc.

Pilates, J.H. (1934) *Your Health*. Reprinted 1998. Presentation Dynamics Inc.

Scarr, G. (2018) *Biotensegrity: the structural basis of life*, 2nd ed. Edinburgh, UK: Handspring.

Schleip, R. (2015) *Fascia in sport and movement*. Edinburgh, UK: Handspring.

Schleip, R., Findley, T.W., Chaitow, L. & Huijing, P.A. (2012) *Fascia: The Tensional Network of the Human Body*. Churchill Livingstone Elsevier.

Schwind, P. (2006) *Fascial and membrane technique*. Edinburgh, UK: Churchill Livingstone.

Sporting Goods Manufacturers Association (2010) *Single Sport Report – 2010 Pilates*. sgmaresearch@sgma.com; www.sgma.com.

St. John, N. (2013) *Pilates Instructor Training Manual Reformer 1*. Balanced Body University.

Stecco, A., et al. (2016) Fascial disorders: implications for treatment. *American Academy of Physical Medicine & Rehabilitation Journal*. 8: 161–168.

Stecco, C. (2015) *Functional atlas of the human fascial system*. Edinburgh, UK: Churchill Livingstone.

Stecco, L. & Stecco, C. (2014) *Fascial Manipulation for Internal Dysfunction*. Piccin Nuova Libraria S.p.A.

Turvey, M.T. & Fonseca, S.T. (2014) The medium of haptic perception: a tensegrity hypothesis. *J Mot Behav*. 46: 143–187.

van der Wal, J. (2009) The architecture of the connective tissue in the musculoskeletal system—an often overlooked functional parameter as to proprioception in the locomotor apparatus. *Int J Ther Massage Bodywork*. 2: 9–23.

延伸阅读

Note: Elizabeth Larkam has produced a compilation of short videos to help you gain a deeper understanding. Watch these videos free of charge at www.pilatesanytime.com/fascia. To redeem your free access use code FASCIA

These short videos were compiled as a companion to her book *Fascia in Motion: Fascia-focused Movement for Pilates* (Handspring, 2017).

Blom, M.-J. (2012) Pilates and Fascia: The art of 'working in'. *Fascia: The Tensional Network of The Human Body*. 7 (22): 451–456. Churchill Livingstone Elsevier.

These five contemporary Pilates classes reflect the influence of Fascia-focused training and the myofascial continuities discussed in the chapter. Viewers have a 30-day free trial on the Pilates Anytime website with the Code: LARKAM.

Larkam, E. (2012) *#1014: Reformer Workout Level 2 90 minutes*. http://www.pilatesanytime.com/class-view/1014/video/Elizabeth-Larkam-Pilates-Pilates-Class-by-Elizabeth-Larkam

Larkam, E. (2012) *#889: Reformer Workout Level 2/3 75 minutes*. http://www.pilatesanytime.com/class-view889/video/Elizabeth-Larkam-Pilates-Pilates-Class-by-Elizabeth-Larkam

Larkam, E. (2012) *#866: Wunda Chair Workout Level 2/3 60 minutes*. http://www.pilatesanytime.com/class-view/866/video/Elizabeth-Larkam-Pilates-Pilates-Class-by-Elizabeth-Larkam

Larkam, E. (2012) *#863: Mat Workout Level 2 50 minutes*. http://www.pilatesanytime.com/class-view/863/video/Elizabeth-Larkam-Pilates-Pilates-Class-by-Elizabeth-Larkam

Larkam, E. (2012) *#829: Pilates Arc Workout Level 2 60 minutes*. http://www.pilatesanytime.com/class-view829/video/Elizabeth-Larkam-Pilates-Pilates-Class-by-Elizabeth-Larkam

St. John, N. (2013) *Pilates Instructor Training Manual Mat* 1. 2nd ed. Balanced Body University.

St. John, N. (2013) *Pilates Instructor Training Manual Mat* 2. 2nd ed. Balanced Body University.

St. John, N. (2013) *Pilates Instructor Training Reformer* 2. 2nd ed. Balanced Body University.

St. John, N. (2013) *Pilates Instructor Training Reformer* 3. 2nd ed. Balanced Body University.

St. John, N. (2013) *Pilates Instructor Training Pilates Chair*. 2nd ed. Balanced Body University.

St. John, N. (2013) *Pilates Instructor Training Trapeze Table*. 2nd ed. Balanced Body University.

St. John, N. (2013) *Pilates Instructor Training Barrels*. 2nd ed. Balanced Body University.

第 40 章

三维筋膜导向训练

Stefan Dennenmoser

引言

筋膜是一种普遍存在的三维立体网络结构，依据所受负荷性质的不同而呈现不同的形态（Stecco 等，2007；Schleip 等，2012）。这种变化的结构并不是"天生的"，而是由人体运动神经发展的独特张力形成的（Blasi 等，2015；Wilke 等，2016）。人们可以观察到的发展模式通常为：从总体运动到目标运动，从实验运动到运动模式，以及从反复防摔到运动。新生儿对抗重力时，其脊柱特有的后凸曲线会发生变化，呈现出沿矢状面延伸的 S 形曲线。婴儿爬行时首先产生横向屈曲，然后脊柱旋转，形成左右运动功能。婴儿时期的运动完全由神经肌肉的活动来驱动，因为他们尚未发育形成成年人体内的强韧肌筋膜（Schultz 等，1996）。只有在经年累月的反复使用和相关的拉伸负荷下，组织才能变得更加致密强壮，并根据身体活动水平和运动习惯，融入个人的运动动态。

例如，先天瘫痪患者与受到高度重复或单侧拉伤的人之间可能会存在很大的差异：对于坐在轮椅上的人，阔筋膜作为一种强化结构并不易被察觉，而在运动员身上，阔筋膜非常明显；对于每天骑在马上的牛仔，可以在大腿内侧发现相应的组织强化（Otsuka 等，2018）。

肌筋膜协调与筋膜触发机制

强化的筋膜可以减轻肌肉组织的压力，因为在离心运动（第 26 章）和缓慢或几乎静止的运动中，肌肉组织承担了绝大部分负荷。此外，它还通过其基本的张力水平来塑造身体的姿势。因此，筋膜和受累肌肉组织之间协调的相互作用是正常功能系统的特征（Holleran 等，1995）。如果身体感觉到疼痛，那么这种相互作用就会有障碍，造成肌肉组织张力持续增加，导致酸中毒、纤维化和筋膜粘连，如果不能尽快解决，就可能转变为慢性疾病（Pavan 等，2014）。

在此，必须牢记肌筋膜协调的概念，因为肌肉系统和筋膜系统显然是不可分割的，并且彼此都依赖于对方的功能。

这种联系在快速或弹性运动中表现得尤为明显。这时，它不是张力的逐渐转移，而是使用筋膜恢复力；跟腱就是一个例子。对于短暂触地的双足重复跳跃，似乎可以通过拉伸跟腱来获得跳跃所需的大量能量（Kawakami 等，2002）。在这一运动中，小腿肌肉组织只具有等长功能：必须使跟腱在准备跳跃时处于适当的张力水平，从而产生"弹射效应"（Sugisaki 等，2011）。通过对运动员的反复研究发现，筋膜和肌肉预张力之间的相互作用是可以训练的（Fouré 等，2012；Hirayama 等，2017），显然，在大多数运动中，运动员的弹性运动质量也越来越高。

除了这些肌肉和筋膜张力的并联和串联机制外，当肌肉厚度随收缩而增加时，可以观察到其空间变形，进而带动向相邻结构传递能量的肌外膜也产生变形（图 40.1）（Findley 等，2015）。

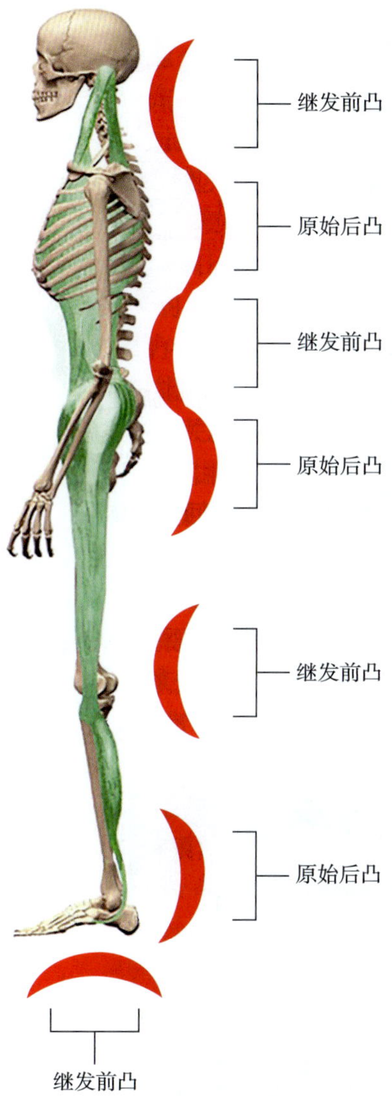

图 40.1 身体的前凸曲线首先源于肌肉张力，然后又被筋膜结构强化

张拉整体

筋膜训练其实也是肌肉训练，而肌肉训练也总在不同程度上影响着筋膜系统。动作越自然、优雅，爆发力越强，筋膜组织得到参与和训练的程度就越高。如果把张拉整体模型作为人体姿势和动作的基础，就会出现两个因素：肌筋膜基底张力的关节稳定功能，以及沿肌筋膜张力线的长链脉冲传递。

根据张拉整体模型，人体骨骼的功能类似于定距块，在长线条的肌筋膜连接中被张力固定在位（图 40.2）。骨骼的位置由拉伸要素决定，骨骼以某种方式“漂浮”在筋膜张力框架中（Dischiavi 等，2018）。这就是为何协调的张力平衡能够保证功能性姿势和运动的原因。

该模型有一个有趣的副作用：在这些条件下，关节不承受压力，因为实际上不需要关节作为接触面。相比之下，关节周围的正张力（即张拉整体）甚至会使关节上的压力更小。虽然在传统和常见的线性功能肌肉张力模型中，张力的每次增加都会使关节上的负荷增加，但有针对性的张力可以通过在关节周围的立体、螺旋和斜向排列来缓解关节表面的压力（Hashizume 等，2014；Dischiavi 等，2018）。

张力完整性系统的训练显然比一般的力量训练难度更大，因为它需要更多的专注力、敏锐度和身体意识。即使其原理没有被明确定义为筋膜训练，但这种练习也可以在现有的身体和运动训练中找到（图 40.3 和图 40.4）。其中包括用 Eutony（Alexander，1983）、Feldenkrais 方法和 Alexander 技术解决现有张力功能失调的方法。该训练主要通过感应运动想象（意念运动）来进行，这有助于协调单个张力元素的结构。为此，一些运动训练运用了原始的动作，如连续体动作或动物动作，详细阐述和模仿各种动物的动作。其他如爬行健身运动，试图通过创造一种现代改进版的 Klapp 爬行形式来追溯人类运动的发展历程。另外还有一些关注运动学中强度、张力中心（普拉提）或张力线的概念（Spiraldynamik，Gyrokinesis）。空间中的运动方向表示另一个元素，这可以从 Laban Movement Analysis 或 Gyrotonic Method 中找到。

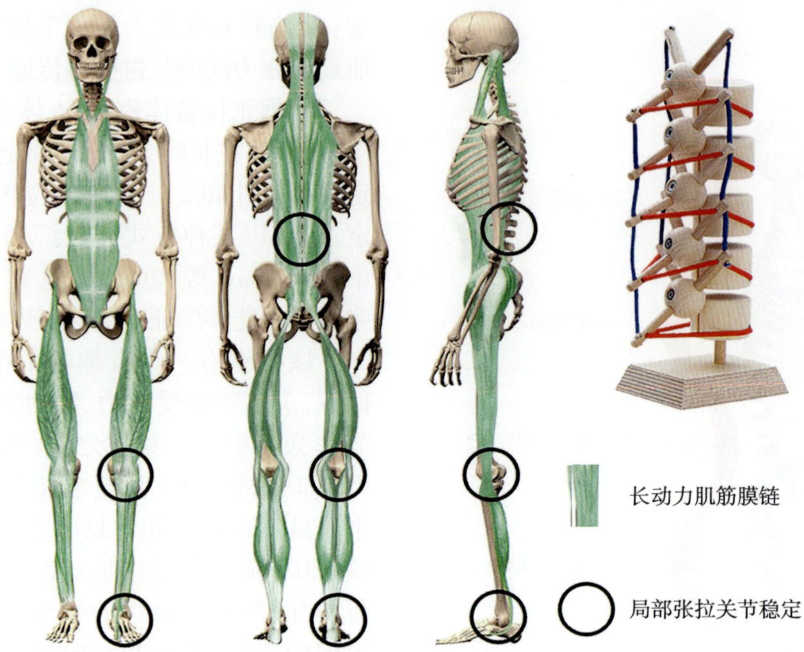

图 40.2 张拉整体:局部关节稳定和长肌筋膜链

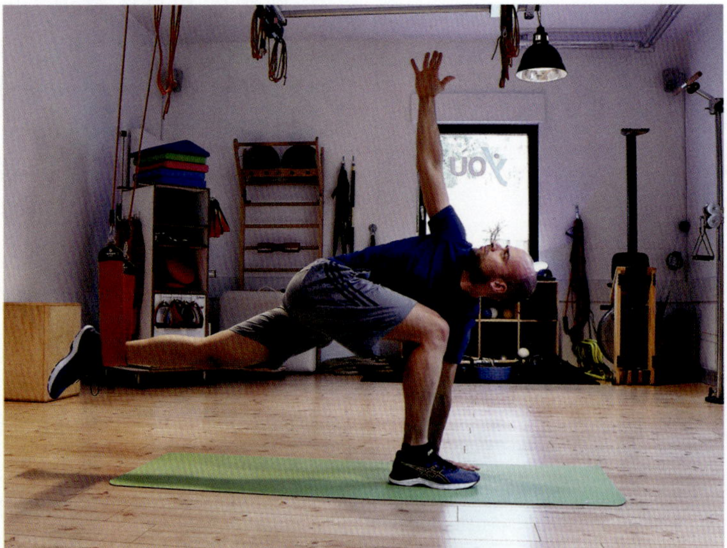

图 40.3 功能性健身中的三维立体训练

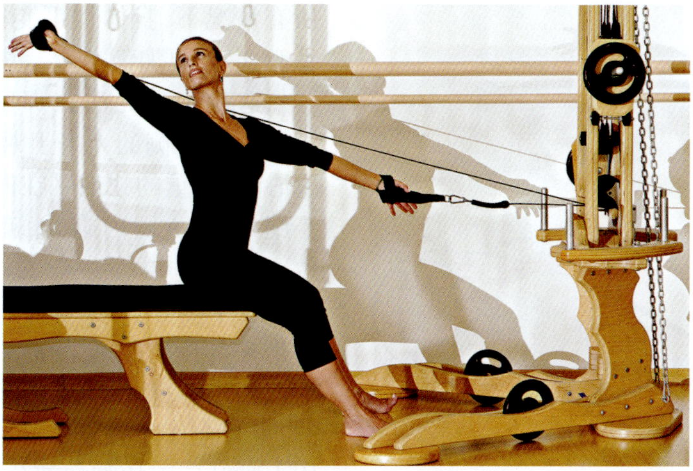

图 40.4　使用专用器械进行立体训练：Gyrotonic Method©。©Fabiana Bernardes

基础：足部的三维结构

如果我们秉承螺旋动力学（Spiraldynamik）模式，那么人类足弓的形成就不是由足部的骨骼形状或足部肌肉的线性张力决定，而是由错综复杂的前脚掌与坚实的足跟之间的螺旋状连接所决定的（图 40.6）。虽然类人猿拥有类似的骨足结构，但这种螺旋扭旋的动作是缺失的；相反，它们主要把重心放在脚的外侧，这就是为什么它们用后腿僵硬地奔跑的原因（Gray，2016）。每当人们试图用这种方式模拟足弓时，就会产生同样摇晃和不稳定的大猩猩步态。

要想在足部结构中形成健康的足弓，需要进行一些练习：

- 固定和增厚足部结缔组织的结构，特别是脚底、跗骨（舟骨）下最痛的部位、前掌骨（跖骨）和脚踝周围区域（支持带）。这可以手动完成，也可以使用网球或泡沫球。此外，可以通过手法进行螺旋状扭旋（图 40.5）。

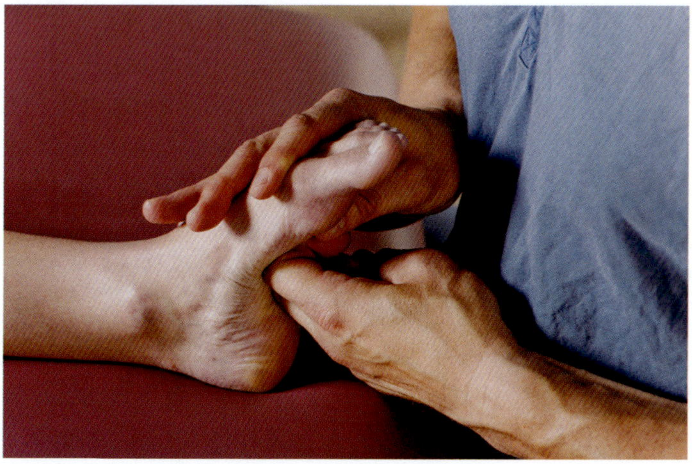

图 40.5　结构工程。©Dennenmoser，Faszien-Therapie und Training，1. Auflage 2016 © Elsevier GmbH，Urban & Fischer，München

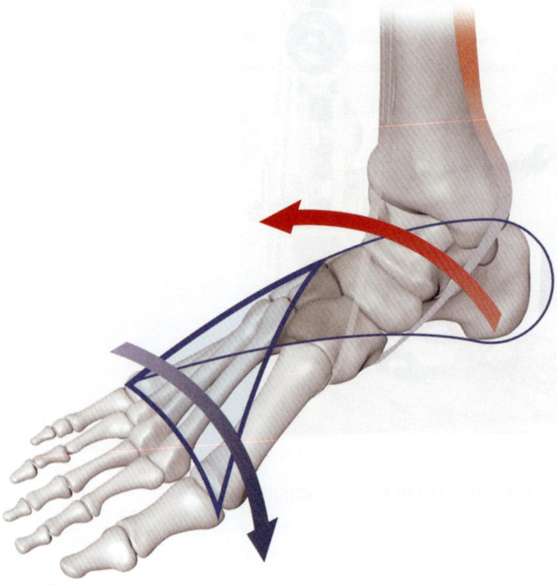

图 40.6 脚的扭旋模型

- 站立时要注意三个触地点：脚跟、靠近小脚趾的脚掌和大脚趾球。主动向大脚趾球加压时，脚跟必须保持稳定。同时脚和膝盖都不能摇晃或内屈。
- 在保持大脚趾球负荷的同时，可以稍微抬高稳定的脚跟，如果站在台阶上，也可以降低脚跟。
- 如果有足够的协调水平，可以在运动中练习大脚趾的负荷：先是简单地前后移动重心，然后倒退行走，最后向前移动。

稳定性：三维身体的张力

从人体解剖学角度来看，关节几乎无一例外地都是由或多或少的贴合在一起的表面组成的，必须通过适当的肌肉、韧带和关节囊张力来保持其功能位置。如上所述，张力结构的倾斜和螺旋排列使这种稳定成为可能。我们再次在 Spiraldynamik 中发现了这一模式，在 Franklin® Method 中它被称为“骨节律”，在 Gyrotonic Method 中被称为“缩小”（在舞蹈中）、“扩大”，在普拉提中被称为“动力室”。在所有情况下，身体似乎变得更高或更长，同时平衡良好，更加稳定。

这种张力无法在那些每天长时间站立、重心落在一侧的人身上观察到。他们在转移重心时，负重的腿似乎在向内旋转，足弓塌陷，小腿外旋，大腿内旋，膝盖随之固定在合适的位置。

这个姿势下的肌肉张力确实最小，但给关节带来的压力却相当大。为了扭转这种向内下沉的趋势，移动关节的肌肉必须处于活跃状态，关节合作面必须逆重力旋转。前脚掌必须用大脚趾后面的脚掌部分蹬地，脚跟必须保持稳定；小腿内旋，大腿外旋，髂骨再次内旋。可以想象用脚和腿蹬地板，地板屈服于该力，或想象腿的伸长动作如同下行的电梯停下来一样，重心也因此稳固（图 40.7）。

增强的重力或张力导致伸长的反应随后被转移到躯干和上肢。虽然手臂的功能与腿部类似，但躯干有许多额外的斜连接和螺旋连接，此外还有通过横向腹肌、盆底和横膈的额外水平张力。同时进行的三维稳定和扩展运动的最优美组合可见于 Gyrotonic Method（图 40.8 和图 40.9）。

训练要求：动态扩张

上述预张拉的一个显著特征是运动幅度似乎在一开始时降低了。显然，因为一个使用最大运动幅度的动作需要“长度”，即放松的肌肉。但是通过启动预张拉，关节周围的弹力得以更快地活跃。此时预张拉的两个优点均有体现：一方面，关节是安全的，关节表面的压力得到缓解；另一方面，弹性动力可用于快速运动。

由于肌肉的拉力不仅是只以线性方式作用于骨骼，而且该力还分布到了关节周围的关节囊和韧带结构，因此可用于运动的线性力量减少了 20%~30%（Maas 等，2001）。为了形成一种更精细、更容易在关节上进行的运动，应更多地将注意力转移到有利于关节囊的张

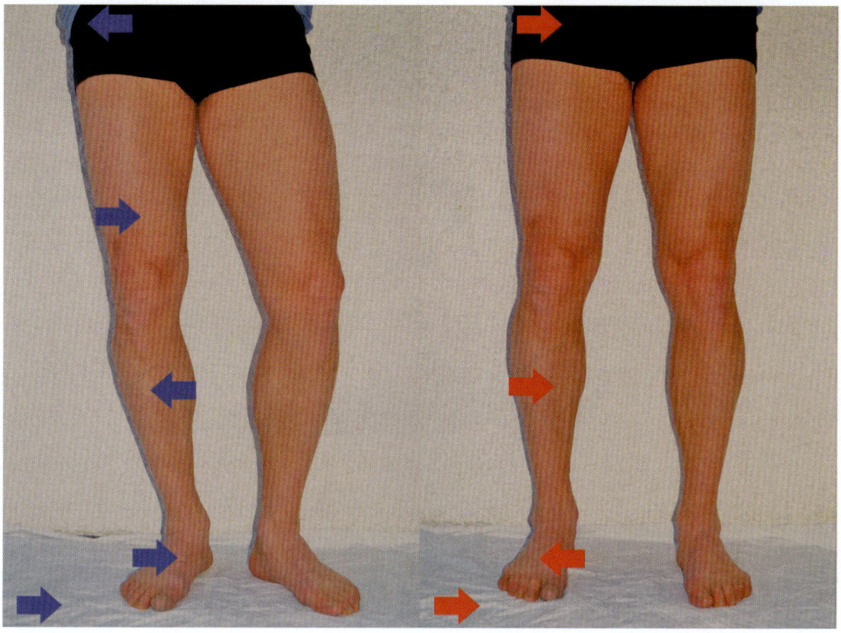

图 40.7　通过主动旋转来压缩关节并为关节减压

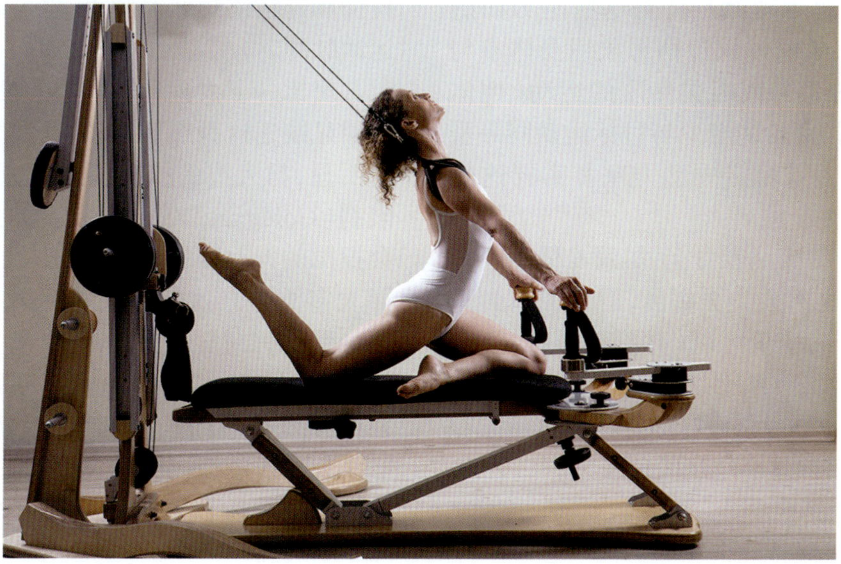

图 40.8　以 Gyrotonic® Gyrokinesis® 进行伸长 / 扩大的示例

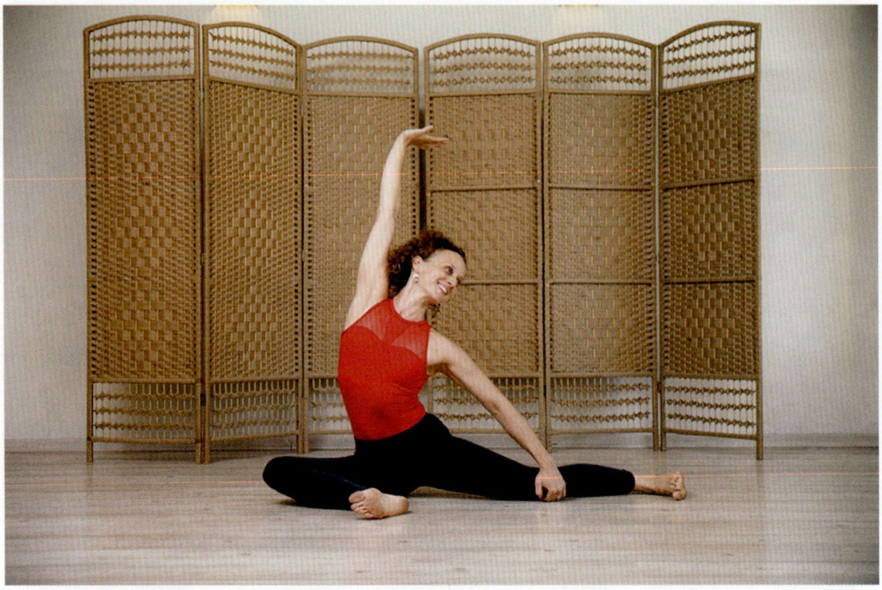

图 40.9 以 Gyrotonic® Gyrokinesis® 进行伸长 / 扩大的示例

力上，以便可以用 50% 或更少的能量来完成运动。在练习中，无论程度如何，动力的主要部分都应该帮助关节定位。实际上，这是通过对巨大阻力（例如重量、拉力、水）的动态想象来实现的，而运动就是针对这些阻力而进行的。更为有效的建议包括想象用身体参与运动的一部分延伸或呵欠性质的运动（伸体呵欠）。基础张力始终至少与目标运动同等重要。缩小、扩大或稳定的动力室都需要这种想象。

在高级别的练习者身上，尽管身体不会失去长度，运动也不会失去幅度，但是关节囊上的初始过度张力应该可以（并且必须！）逐渐减少，直到以真正的弹性方式进行运动。从这个意义上说，一个协调良好的身体可以预测即将面临的负荷，并建立适当的预张力。

长连接：肌筋膜功能链

最著名的肌筋膜功能链之一是长的后表线。筋膜连接实际上是立体的，但具有螺旋形和扭旋的功能线。这点已得到研究的充分证实（Wilke 等，2016），它还将躯干与相应的对侧肢体连接起来。任何移动、跳跃或投掷动作都需要这种交叉连接。无论是在足球、高尔夫还是标枪投掷中，只要需要移动物体，四肢的相应运动就不是仅由躯干支撑。通过螺旋预拉伸和连续缩短肌筋膜束，也可以实现最佳的运动脉冲。

对比一下大猩猩和人类的投掷能力，大猩猩明显缺乏这种螺旋运动，这在类人猿身上尤为明显，与人类的投掷相比，这是一种典型的限制（Goldman，2014）。类人猿会像一个刚学会投掷的人一样加速投出物体，而且还无须进行太多练习。这仅是一种手臂动作：猴子的运动受到解剖学的限制，而尚未学会协调运动的人类初学者则是类似的投掷者。为了真正利用对侧斜肌筋膜束的弹性能量，需要根据离心延长阶段的肌肉张力、最大拉伸期间的等长支撑和加速阶段筋膜的弹性力量来区分时间（图 40.10）。

为了训练这种运动质量，必须明确强调“折回”。这需要记住运动脉冲的幅度和来源。在力量训练中，它被称为动态离心或快速伸缩复合训练。在动作的转折点，当“折回”

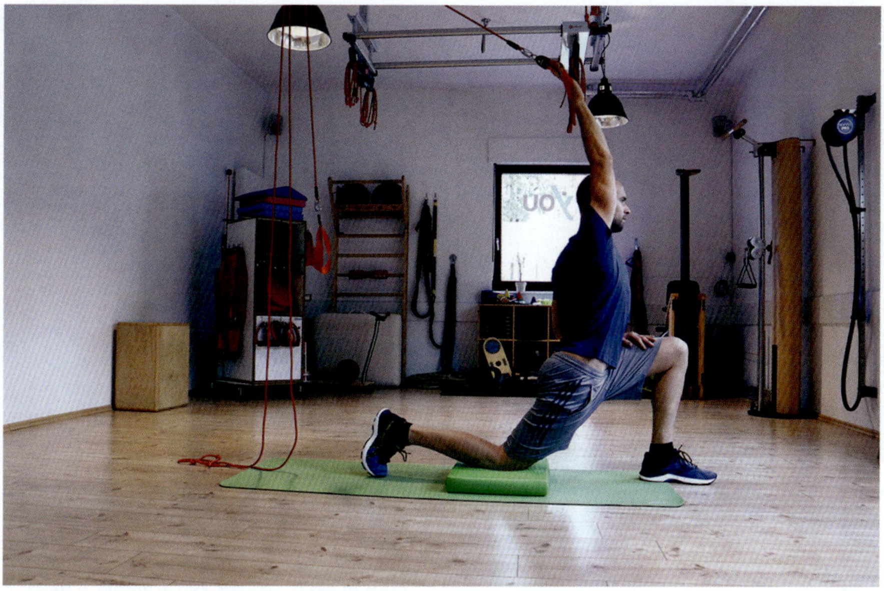

图 40.10 投掷动作 / 伸展

转化为向心的目标运动时，可以实现最大张力。如果这种运动耦合发生得足够快，身体就可以利用肌腱和筋膜的弹性，最大限度地给身体或物体加速，这一过程通常叫作"弹射效应"（Kawakami 等，2002）。该效应的时间跨度取决于肌筋膜链的长度：弹性链越长，逆向的运动持续时间就越长。例如，跳绳的跳跃高度较低时，与地面接触时间在 0.1 秒以内；跳远的触地时间约为 0.15 秒，跳高时整个身体都是一个弹性体，触地约 0.2 秒。这种弹性动作逆转持续时间的最佳值因个体和环境而异，但随着运动训练的进步，其通常会降低，说明筋膜弹性的作用日益增加（Fouré 等，2012；Hirayama 等，2017）。

三维立体器械训练

从功能和筋膜的角度来看，最无效的运动形式是孤立、有限的单一关节负荷，就像某些力量训练设备所限定的那样。屈膝机只能提供一种在任何运动或日常活动中都不存在的运动。这种训练只有在对抗肌肉不平衡，或与那些体育活动的新手一起训练时才具有意义。随着运动经验的增加，必须使用更加复杂的器械训练，因为筋膜具有弹性存储功能，它在多个方向连接结构，涉及更多关节，即更接近自然的日常运动。现在逐步形成了一种更为先进的趋势，如功能性训练、动物式移动或原始古法训练，让训练者到自然荒野中进行训练，以应对这些情况。在这些古老的运动形式中，通过本体感觉（源自筋膜组织）获得的自我体验乐趣具有平衡作用，有利于恢复健康并增强创造力，以弥补日常运动的不足。

普拉提或 Gyrotonic Method（回旋法）等理念强调提高对运动的控制，因此将筋膜相关的全身协调放在首位。这两种理念的训练器械都体现了这种尝试，即用适当的器械支持多种人体运动的可能性。

尽管如此，如钢缆、力量训练器或其他系统等经典设备也可以用于功能性应用：可以使用体重训练，并同时尝试最大限度地训练差异化运动的可能性（图 40.11）。

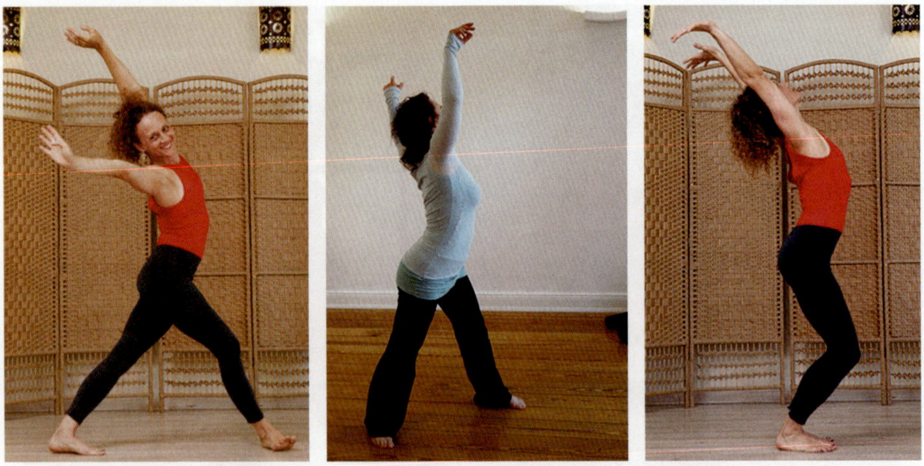

图 40.11 全方位伸展的舞蹈训练。© Diana van Zon

总结

现代社会中的日常活动正变得越来越平面化。许多人长时间坐在屏幕前，结果变得越来越驼背。这种失衡趋势首先形成了习惯性姿势适应，然后是软组织的结构适应，进而导致失衡、超载综合征和退行性过程（Bishop 等，2014；Pavan 等，2014）。过去，纠正的建议是“坐直”，而如今已改为“坐姿活动”。现在的工作场所的设计更具适应性，也更“方便运动”。个人本身的运动体验才是关键的、决定性因素。在体育运动、治疗和日常运动中，首先需要增强神经肌肉协调性，其次需要改善肌筋膜结构，才能够完成复杂的、三维的运动项目。

（燕琪 王朝辉 关玲）

参考文献

Alexander, G. (1983) Eutony means balance of tensions. Psychophysical education, re-education and therapy. *Panminerva Med*. 25: 61–65.

Bishop, J.H., Fox, J.R., Maple, R., Loretan, C., Badger G.J., Henry, S.M., Vizzard, M.A. & Langevin, H.M. (2016) Ultrasound evaluation of the combined effects of thoracolumbar fascia injury and movement restriction in a porcine model. *PLoS One*. 11: e0147393.

Blasi, M., Blasi, J., Domingo, T., Pérez-Bellmunt, A. & Miguel-Pérez, M. (2015) Anatomical and histological study of human deep fasciae development. *Surg Radiol Anat*. 37: 571.

Dischiavi, S.L., Wright, A.A., Hegedus, E.J. & Bleakley, C.M. (2018) Biotensegrity and myofascial chains: a global approach to an integrated kinetic chain. *Med Hypotheses*. 110: 90–96.

Findley, T., Chaudhry, H. & Dhar, S. (2015) Transmission of muscle force to fascia during exercise. *J Bodyw Mov Ther*. 19: 119–123.

Fouré, A., Nordez, A. & Cornu, C. (2012) Effects of plyometric training on passive stiffness of gastrocnemii muscles and Achilles tendon. *Eur J Appl Physiol*. 112: 2849–2857.

Goldman, J.G. (2014) http://www.bbc.com/future/story/20140225-human-vs-animal-who-throws-best.

Gray, R. (2016) http://www.bbc.com/earth/story/20161209-the-real-reasons-why-we-walk-on-two-legs-and-not-four.

Hashizume, S., Iwanuma, S., Akagi, R., Kanehisa, H., Kawakami, Y. & Yanai, T. (2014) The contraction-induced increase in Achilles tendon moment arm: a three-dimensional study. *J Biomech*. 47: 3226–3231.

Hirayama, K., Iwanuma, S., Ikeda, N., Yoshikawa, A., Ema, R. & Kawakami, Y. (2017) Plyometric training favors optimizing muscle-tendon behavior during depth jumping. *Front Physiol*. 8: 16.

Holleran, K., Pope, M., Haugh, L. & Absher, R. (1995) The response of the flexion-relaxation phenomenon in the low back to loading. *Iowa Orthop J*. 15: 24–28.

Kawakami, Y., Muraoka, T., Ito, S., Kanehisa, H. & Fukunaga, T. (2002) In vivo muscle fibre behaviour during countermovement exercise in humans reveals a significant role for tendon elasticity. *J Physiol*. 540: 635–646.

Maas, H., Baan, G.C. & Huijing, P.A. (2001) Intermuscular interaction via myofascial force transmission: effects of tibialis anterior and extensor hallucis longus length on force transmission from rat extensor digitorum longus muscle. *J Biomech*. 34: 927–940.

Otsuka, S., Yakura, T., Ohmichi, Y., Ohmichi, M., Naito, M., Nakano, T. & Kawakami, Y. (2018) Site specificity of mechanical and structural properties of human fascia lata and their gender differences: a cadaveric study. *J Biomech*. 77: 69–75.

Pavan, P.G., Stecco, A., Stern, R. & Stecco, C. (2014) Painful connections: densification versus fibrosis of fascia. *Curr Pain Headache Rep*. 18: 441.

Sugisaki, N., Kawakami, Y., Kanehisa, H. & Fukunaga, T. (2011) Effect of muscle contraction levels on the force-length relationship of the human Achilles tendon during lengthening of the triceps surae muscle-tendon unit. *J Biomech*. 44: 2168–2171.

Wilke, J., Krause, F., Vogt L. & Banzer, W. (2016) What is evidence-based about myofascial chains: a systematic review. *Arch Phys Med Rehabil*. 97: 454–461.

第 41 章

舞蹈

Liane Simmel

引言

跳舞的人走在大街上很容易被辨认出来，因为他们的身体似乎展现出一种特殊的“连通性”，能够协调、持续、优雅地活动。形成这种印象的因素有很多，其中之一可能是筋膜系统的状态。通过亲身体验，不同风格的舞蹈可以为舞者的身体和动作技能提供极好的资源。尽管这些技能大部分尚未得到科学证明，但通过传授教学，一代代的舞者及舞蹈老师的专业知识得以在工作室中传承，每个舞者都会重新改编，并在不同类型的身体上进行实测检验。

20 世纪 80 年代以来，人们从医学角度对舞蹈的兴趣与日俱增。早期，舞蹈医学这一新领域主要关注的是舞者的健康状况、工作环境、典型的舞蹈损伤及损伤预防等（Laws 等，2005；Hincapié 等，2008；Simmel，2014）。与运动医学的发展类似，运动医学的关注重点已从对运动损伤的管理转向对运动医学更广泛的定义，舞蹈医学也在扩大视野，转向舞者的身体专长、运动学习能力和独特训练方法等（Wyon 等，2016）。正是由于医学研究、运动医学和运动科学等领域知识的扩展，我们对许多传统舞蹈训练方式有了更科学深入的了解。

舞者的训练结合了高度的柔韧性、高超的平衡性（Bläsing 等，2018）和整体动作的显著协调性（Bronner，2012），使得他们的动作灵活而优雅。多维度动作的连贯性和练习模式的不断变化可能对于刺激筋膜系统具有重要作用。

舞者常将他们的舞蹈训练描述为一种杰出的身体连通性训练。一名转向第二职业的舞者说：“体验过各种各样的运动后，我感觉没有任何一种运动训练能像舞蹈训练这样使我全身得到训练。上完芭蕾课之后，我觉得从头到脚都得到了锻炼。”目前正在进行的关于筋膜组织方面的研究可能有助于为这种身体体验找到科学的解释。同时，从筋膜训练的角度来看，通过增加一些能够提高筋膜导向健身训练效果的方法，可以扩充现在的训练形式。

舞蹈训练

许多运动的关注点都集中在实现可测量的外部目标上，但舞蹈与之不同，舞蹈不仅强调外形及运动的结果，同时还强调舞者体内感觉的感知和意识（De Lima，2013）。正是这种从个人身体内在角度做出感知、分类和反应的能力，造就了经验丰富的舞者。舞蹈似乎是强劲的运动表现能力与较高的身体认知能力和意识的一种特殊结合。

谈及舞蹈和舞蹈训练，就必须牢记各种不同的舞蹈技巧。从古典芭蕾、现代舞到现代都市舞、霹雳舞或踢踏舞，在舞台上展现的各种不同的舞蹈风格，都可能成为编舞的一部分。舞蹈风格的多样性对舞者的身体素质要求很高，没有哪一种特定的训练方式适合所有的舞者（Angioi 等，2009）。然而，即使到了今天，古典芭蕾舞技巧似乎仍是许多舞者舞蹈生涯和日常训练的基础。即使是主要表演现代舞或舞剧的舞蹈团体，也仍然倾向于为舞者提供日常的芭蕾基础训练。这些基训课程包含了许多躯体原理和现代舞蹈元素，似乎能提供有效的训练方法，其中多数是经过反复实践摸索形成，但缺乏科学依据的。

“躯体运动教学”（Hanna，2004）描述了感觉运动训练改善肌肉功能、增强感觉意识和适应肌肉模式的过程。随着它的融合，通过有意识地探究动作习惯、改变动作模式来倾听身体，并对感知到的感觉做出反应，已成为舞蹈教学的重要手段。舞蹈和身体技巧互相影响，舞者的经验支撑身体研究试验，躯体技巧应用于舞蹈技术（Bartenieff 和 Lewis，1980）。舞蹈从身体内部角度出发，刺激身体的本体感受和内感受。由于筋膜组织内本体感受器和内感受器受体的密度最高（Schleip 等，2012B），而筋膜组织似乎在内感受的感知中发挥着重要作用，因此，可以认为身体意识的训练与筋膜系统密切相关。

筋膜组织适应性

“形式服从功能。”美国雕塑家 Horatio Greenough 的这一论点阐述了建筑学中的有机原则，在许多塑身方法中都被引用，来表明人体非常惊人的适应性。身体的利用方式和个体组织承受应力的方式影响着身体的形成和结构。例如，这一原理解释了许多受过古典舞训练的舞蹈演员大腿外侧髂胫束紧绷的原因——腿的外旋姿势增加了这一结构的张力。

研究表明，筋膜组织非常能适应规律性的应力。在不断增加的生理应力下，它会通过重塑胶原纤维网络结构来对负荷模式做出反应，使长度、强度、弹性发生变化，并提高抗剪切能力（Schleip 和 Müller，2013）。相比之下，衰老和缺乏运动（至少在动物身上）会导致胶原纤维的排列更加随意和混乱，降低筋膜组织的弹性（Järvinen 等，2002）。因此，筋膜的局部结构能反映一个个体以往的应变和运动需求的历史。

为了达到人体筋膜的适应性，施加的应力需要超出正常的日常活动量。这需要进行特定的训练，刺激成纤维细胞建立起弹性纤维结构。利用筋膜组织的弹性，快速改变形态和位置的各种全身伸展运动似乎特别有效。舞蹈中有很多这样的例子，如从深蹲姿势开始的跳高，或在上半身和手臂的反向运动中快速改变方向的腿部伸展。由于很多舞蹈练习都需要很大的活动范围和多种活动角度，因此舞蹈提供的许多训练方法有助于维持和锻炼筋膜组织的力量、弹性和剪切力。

对于筋膜网络来说，舞蹈既是一种训练也是一种挑战。舞蹈动作一般是左右两侧，以及向前向后。舞蹈可以利用这些多向的整体动作排练出多种动作，这就要求不同筋膜层都具有较高的抗剪切能力。此外，通过特别关注力学对线和摆位，跳舞可以抵消体内潜在的、有害的不对称性，如腰椎过度前凸，其可能会导致的胸腰筋膜收紧。有针对性的柔韧性训练是大多数舞蹈课程不可或缺的一部分，舞蹈似乎能保持软组织的柔韧性和可扩展性。许多舞步中都包含着反向运动、动态肌肉负荷和弹性运动，这些运动考验了筋膜组织的弹性储存能力。此外，舞蹈通过练习时须关注身体的内在意识来刺激本体感觉。

总之，舞蹈能通过以下方式促进筋膜系统健康：

- 全方位的全身运动。
- 特别关注力学对线和摆位，以抵消身体的不对称性。
- 有针对性的灵活性锻炼。
- 反向运动、动态肌肉负荷和弹性运动。
- 本体感觉刺激。

舞蹈的筋膜锻炼

虽然筋膜研究的结果才刚刚开始被具体应用，但许多舞蹈元素、舞蹈练习和舞蹈纠正都涉及筋膜结缔组织，符合筋膜健身训练的原则（Schleip 和 Müller，2013）。

舞蹈方面的筋膜锻炼：

- 肌筋膜松解。
- 拉伸。
- 预加载——反向动作。
- 循环训练。
- 身体意识。

肌筋膜松解

动物研究结果显示，不活动会迅速促进额外交联的形成，降低筋膜组织的灵活性（Järvinen 等，2002）。全身活动性是筋膜系统弹性和剪切能力的重要前提，这一点似乎理所当然。在我们的日常运动习惯中，还远未使用到关节所能达到的全部活动范围。相反，我们更习惯于使用熟悉的运动模式，但随着时间的推移，这种模式可能会进一步限制我们的总体动作范围并降低活动性。这就使有针对性的舞蹈松弛练习方式脱颖而出。

练习：松解背筋膜

该练习可以逐渐松解从颈部一直到脚跟再到足底侧脚趾的背筋膜。直立开始，双脚平行与髋同宽，双手交叉放在脑后。弯曲脊柱，从头顶开始，沿椎骨一节一节地缓慢向下卷动。当脊柱后部可以感觉到拉伸时，停止动作并轻轻增加手对头部的压力，通过进行背部肌肉的等长收缩与之对抗。持续 8 秒，然后释放压力，继续缓慢向下卷动，出现新的拉伸感时即停止。缓慢重复进行该动作，直到达到尽可能深的拉伸位置（图 41.1）。

练习：松解足底筋膜

该练习的重点是松解足底筋膜，同时预压背部筋膜。以瑜伽的下犬式姿势站立开始，双脚平行与髋同宽。感受脚掌和双手与地面的连接，将坐骨抬至最高，重点是背筋膜的伸展。将重心转移到双手上，利用足部的灵活性和足底的弹性向双手位置缓慢靠近，进一步拉伸背部筋膜（图 41.2）。

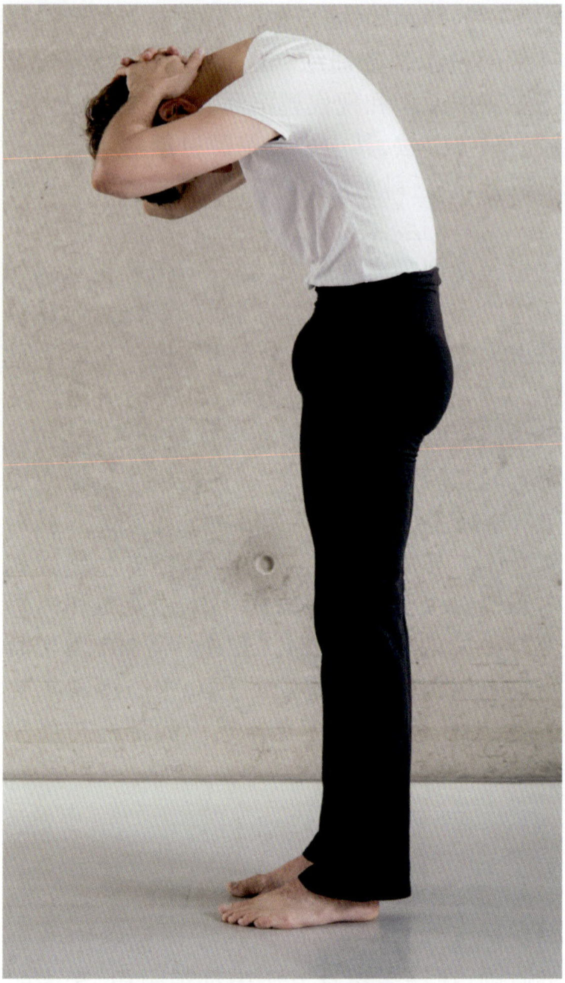

图 41.1 松解背筋膜。经 Andreas Siegel 授权许可

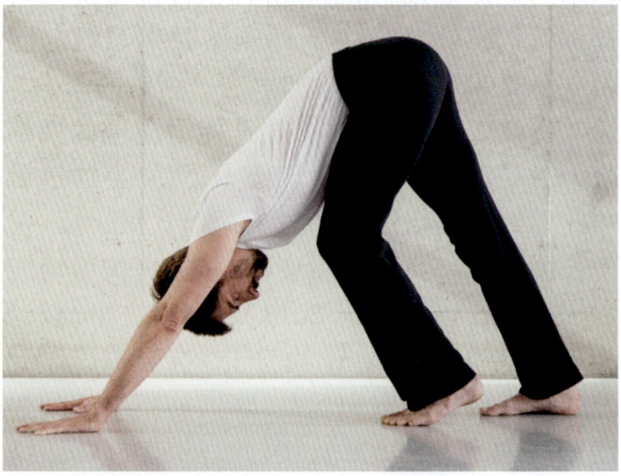

图 41.2 松解足底筋膜。经 Andreas Siegel 授权许可

拉伸

筋膜系统的胶原纤维主要由拉伸而非压缩成形（Schleip 和 Müller，2013），这一事实和因老化带来的关节活动范围减少，降低了不同筋膜层之间的抗剪切能力，所以强烈建议进行规律性拉伸以重塑和训练筋膜组织。运用多样化的拉伸方式似乎要比持续使用一种方法效果更好。因此，建议交替进行不同角度的缓慢被动拉伸和动态弹性拉伸。研究表明，如果将快速动态拉伸与预备性反向动作相结合，可使筋膜训练取得更佳效果（Fukashiro 等，2006）。

舞蹈的整个训练过程中使用了多种伸展和柔韧性方法。被动拉伸法就是一种增强柔韧性的常用方法。典型的多向运动在加深拉伸的同时，略微变化角度会对筋膜系统训练有帮助。主动和动态的伸展自然地融入大多数舞步中。每次有控制的高伸腿和每一次踢腿都会拉长肌肉和筋膜组织，并对胶原纤维施加张力。无论是平躺还是站立，摆动腿部时的动态摆动都会刺激腿部和骨盆的许多肌外膜组织，使这些组织超出它们的习惯状态。在舞蹈中，所有这些伸展动作都将肌筋膜链延伸到多个关节上。

练习：腿后侧动态拉伸

该训练应用了动态肌肉加载模式，使肌肉在其延长位置被短暂激活。为此，Schleip 和 Müller（2013）提出了有效运动末端范围内的软弹性反弹。直立，双脚平行，与髋同宽，前脚掌站在台阶上。注意足跟与头部之间的连接，让头部轻松地“浮”在颈椎上，然后缓慢降低脚跟。在下降动作到达极限时，进行软弹性反弹，再继续降低脚跟。保持最深的伸展位置的同时，以小腿肌肉的短暂等长收缩结束练习（图 41.3）。

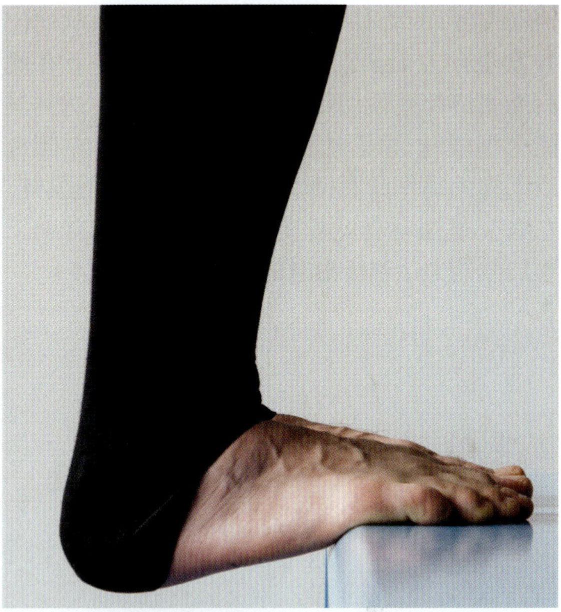

图 41.3 腿部后侧动态拉伸。经 Andreas Siegel 授权许可

预加载——反向动作

筋膜组织的弹性是其可以大量储存能量的关键。利用胶原纤维的动态弹射效应，不仅可以在跳跃和跑步时，也可以在日常活动，如步行时，进行充满活力和弹性的动作。一项运动对速度和动力的要求越高，筋膜系统的弹性就越关键。在健康的筋膜系统中，在开始动作前主动预加载筋膜组织有助于动态推动。这可以通过在相反的方向上做一个轻微的反向动作来实现。在进行实际运动时，利用结缔组织的弹射效应，将储存的能量通过被动的弹性回缩作用进行动态释放。

预备性反向动作在舞蹈中很常见。很多舞蹈训练在准备开始动作时都会进行能量加载。在跳跃或准备用脚尖旋转前，使用深度 demi-plié（芭蕾舞术语，即屈曲膝盖但脚跟不离地），可使软组织加载并能以动态的被动弹性回缩来开始实际动作。许多现代舞蹈技巧中使用的落下、弹起和恢复的原则（Diehl 和 Lampert，2011）似乎能有效训练筋膜组织的预加载和反弹能力。身体向后弯曲前先吸气可以增加上半身的弹性张力，从而拉长脊柱，降低椎间盘及椎间关节的压力。

练习：摆腿

该练习的重点是后侧筋膜链的预加载。仰卧，双膝屈曲，双脚平行，与坐骨对齐。将右膝倒向左侧，带动右小腿沿地板向左摆动，从而使骨盆也向左旋转。从肩部到足部的整个右侧后筋膜链都被预加载，右腿持续动作，在达到其能力极限时，再沿地板摆回起始位置。左侧也以同样的动作向右摆动，预加载左侧后筋膜链。左右交替摆动会反复使筋膜链预加载，有助于预加载能力达到极限时的回弹力（图 41.4）。

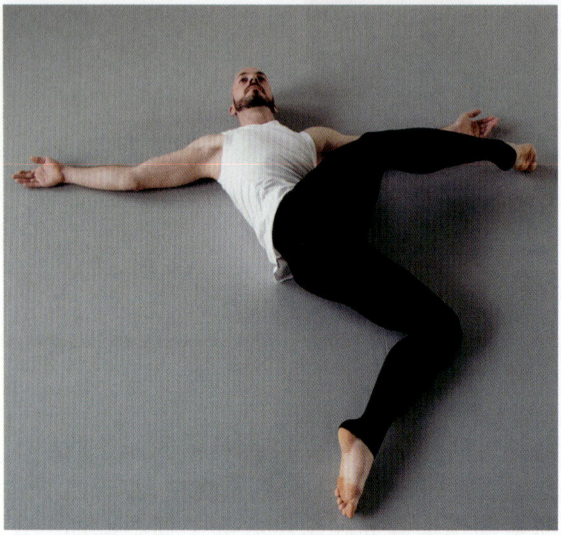

图 41.4 摆腿。经 Andreas Siegel 授权许可

循环训练

实验研究表明，筋膜组织受到压力时，液体会被挤出，就像海绵被挤压一样。压力消除后，该区域会重新充满来自周围组织、淋巴网络及血管系统的液体（Schleip 等，2012A）。虽然加压和减压阶段的最佳持续时间尚未确认，但恰当的持续时间对促进最佳补液十分重要，因为短暂的间歇使组织有机会吸收营养液，从而促进筋膜代谢。因此，推荐采用循环训练，即交替进行高强度应变和有针对性的休息。

节奏通常在舞蹈中扮演着至关重要的角色：无论是将音乐作为外在的"起搏器"来关注个人的呼吸模式，还是与动作本身的"内在节奏"相结合。在舞蹈中，筋膜组织会自然地、有节奏地加载和卸载，在伸展和释放、拉长和收缩之间交替。故而许多舞蹈训练都会进行循环筋膜训练以确保筋膜健康。

身体意识

卓越的协调能力和个人全身连通性意识是舞蹈的重要基础。将注意力集中到筋膜网络上，让动作流畅地贯穿身体，努力保持身体力学对线的对齐和延长，将关注重点集中到筋膜网络。舞蹈，特别是现代舞，对聚焦身体内部的沟通网络和结缔组织的伸展，进行了大量的筋膜意识训练。

练习：在地板上摇动背部筋膜

将注意力放在背部筋膜，以促进其流动性。仰卧，双腿与双脚平行，脚背屈曲，脚跟贴地。有节奏地轻点并屈曲双脚，使动力持续向上延伸到头部，轻轻屈伸最上部的颈椎关节。感受从脚趾到头部的连通性，并以脚的冲力带动头部运动。

练习：全身意识连接

拉长和带动体侧肌筋膜链：仰卧，双腿伸展，双臂向两侧张开，手掌朝上，由右脚开始推动，带动右腿缓慢移向左侧，骨盆和脊柱也随之转动。将右臂和右肩紧贴地面感受对抗力。在右腿和右臂之间交替牵拉达到动态拉伸。返回起始位置，对比身体两侧的感觉，然后继续左侧练习（图 41.5）。

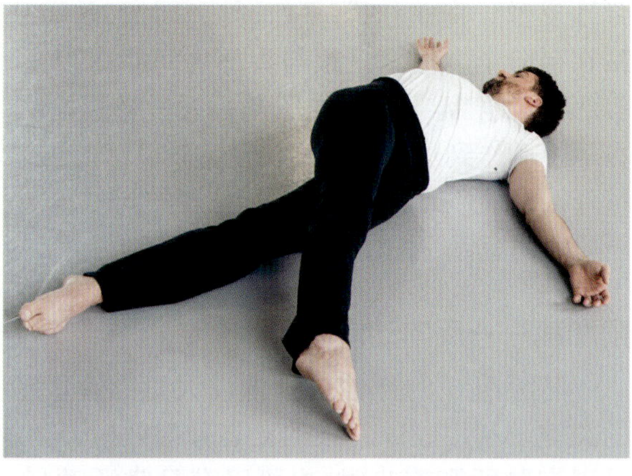

图 41.5 全身意识连接。经 Andreas Siegel 授权许可

舞蹈辅助筋膜训练

除了大量的选择性训练外，舞蹈还为筋膜训练提供了有益的辅助思路。虽然这些练习的灵感来自身体反馈，尚未得到科学证明，但它们已经被历代舞者应用于实际，并帮助舞者获得了他们所熟悉的、特有的“全身连通性”。通过对身体两侧进行大量锻炼，舞蹈为身体提供了一种“平衡”。筋膜训练有四项运动原则，这几乎是所有舞蹈训练的基础，将其运用到特定的筋膜训练中可以提高效果。

运用特定的舞蹈动作原则加强筋膜导向训练：

- 对立意识。
- 延长。
- 反向运动。
- 动量与回弹。

对立意识是身体连通性的关键。练习的准备阶段，舞者要关注那些受后续动作影响的特定身体部位，以及它们的连接与分离。这就产生了空间感和延伸感，以及相对的身体部位间的连通性。例如：当上半身向右侧弯曲时，左脚牢牢抓地。右侧的头部和左脚这两个相对的身体部位保持连接，使身体左侧的筋膜组织得以延长和伸展。

当舞者抬起腿或用手臂表现舞蹈动作时，往往很注重四肢的延长。他们将动作的意象不断扩展到周围空间，填满周围区域，就是拓展了他们的身体边界。从筋膜训练的角度来看，四肢的这种延长可以使筋膜组织进一步得到加载和预拉伸。

保持平衡对于舞蹈非常重要。为了达到自然平衡，无论表演哪个舞蹈动作，舞者都会利用轻微的反向动作来确保稳定并获得反向应力。例如，为了达到平衡，当右腿抬向背后时，可将脊柱向左轻微旋转（图 41.6）。从筋膜角度讲，这种小的反向动作可为相应的筋膜组织加载。

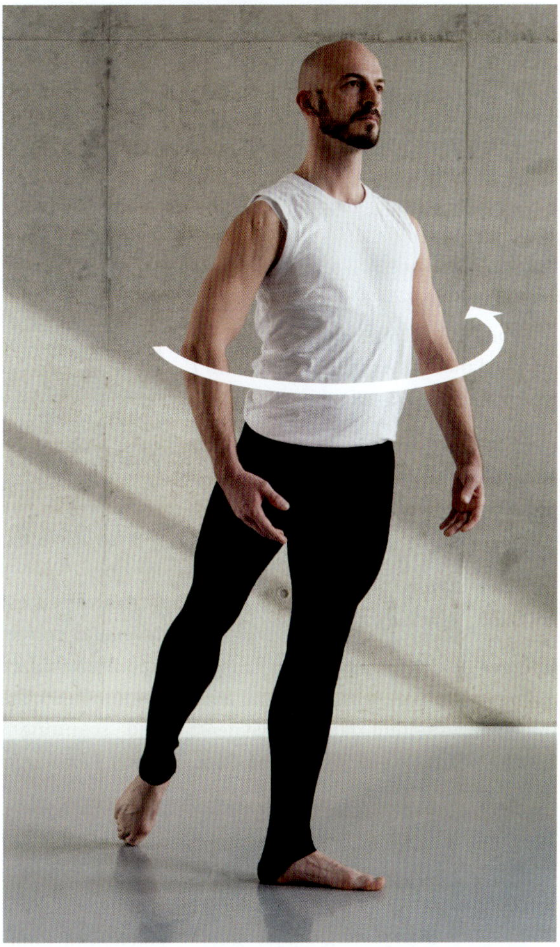

图 41.6　为了达到平衡，舞者将右腿抬向背后时，会向左轻微旋转一下脊柱。经 Andreas Siegel 授权许可

跳跃、在地面滚动或高举，每个舞蹈动作都要抓住推力、冲力和反弹的精准时机：即释放预加载的肌肉和结缔组织的最佳时机。要想像猫一样轻盈地落地，就要求筋膜组织具备高弹力，就需要让身体像弹簧一样预加载其纤维，为开始的动作做准备。这种动量和回弹也应用在日常活动中，如在快速行走或跳跃着上楼梯时，使用弹性回弹可以达到筋膜健身训练的目的。

虽然这些舞蹈动作的原理对筋膜组织的影响还有待进一步研究，但将其应用于筋膜训练将会有诸多益处，并且能提升训练效果。

舞蹈使用的种类繁多的筋膜训练技巧和原理已得到了越来越多的证据推荐和支持。在实践中，舞蹈为进一步研究筋膜健身训练提供了思路，然而，由于舞蹈高度复杂的动作模式和整体结合的特点，也对科学研究提出了挑战。对舞者身体专长的进一步研究有助于加深对筋膜结构及其可训练性的理解。

（燕琪　王朝辉　关玲）

参考文献

Angioi, M., Metsios, G., Koutedakis, Y. & Wyon, M.A. (2009) Fitness in contemporary dance: a systematic review. *Int J Sports Med*. 30: 475–484.

Bartenieff, I. & Lewis, D. (1980) *Body Movement: Coping with the Environment*. Oxon, New York: Routledge.

Bläsing, B., Puttke M. & Schack, T. (Eds) (2018) *The Neurocognition of Dance*. 2nd ed. Oxon, New York: Routledge.

Bronner, S. (2012) Differences in segmental coordination and postural control in a multi-joint dance movement: Développé arabesque. *J Dance Med Sci*. 16: 26–35.

De Lima, C. (2013) Trans-meaning – Dance as an embodied technology of perception. *J Dance Somat Pract*. 5: 17–30.

Diehl, I. & Lampert, F. (Eds) (2011) *Dance Techniques 2010: Tanzplan, Germany*. Leipzig, Germany: Seemann Henschel.

Fukashiro, S., Hay, D. & Nagano, A. (2006) Biomechanical behavior of muscle-tendon complex during dynamic human movements. *J Appl Biomech*. 22: 131–147.

Hanna, T. (2004) *Somatics: Reawakening the Mind's Control of Movement, Flexibility, and Health*. Cambridge: Da Capo Press.

Hincapié, C.A., Morton, E.J. & Cassidy, J.D. (2008) Musculoskeletal injuries and pain in dancers: a systematic review. *Arch Phys Med Rehabil*. 89: 1819–1829.

Järvinen, T.A.H., Józsa, L., Kannus, P., Järvinen, T.L.N. & Järvinen, M. (2002) Organization and distribution of intramuscular connective tissue in normal and immobilized skeletal muscles. An immunohistochemical, polarization and scanning electron microscopic study. *J Muscle Res Cell M*. 23: 245–254.

Laws, H., Apps, J., Bramley, I. & Parker, D. (2005) *Fit to Dance 2: Report of the Second National Inquiry Into Dancers' Health and Injury in the UK*. Regina Saskatchewan, Canada: Newgate Press.

Schleip, R., Duerselen, L., Vleeming, A., Naylor, I., Lehmann-Horn, F., Zorn, A. & Klingler, W. (2012a) Strain hardening of fascia: static stretching of dense fibrous connective tissues can induce a temporary stiffness increase accompanied by enhanced matrix hydration. *J Bodyw Mov Ther*. 16: 94–100.

Schleip, R., Findley, T.W., Chaitow, L. & Huijing, W.A. (Eds) (2012b) *Fascia: The Tensional Network of the Human Body: The Science and Clinical Applications in Manual and Movement Therapy*. Churchill Livingstone, Elsevier.

Schleip, R. & Müller, D.G. (2013) Training principles for fascial connective tissues: scientific foundation and suggested practical applications. *J Bodyw Mov Ther*. 17: 103–115.

Simmel, L. (2014) *Dance Medicine in Practice*. Oxon, New York: Routledge.

Wyon, M.A., Allen, N., Cloak, R., Beck, S., Davies P. & Clarke, F. (2016) Assessment of maximum aerobic capacity and anaerobic threshold of elite ballet dancers. *Med Probl Perform Art*. 31: 145–150.

延伸阅读

Quin, E., Rafferty S. & Tomlinson, C. (2015) *Safe Dance Practice*. Champaign, IL: Human Kinetics.

Todd, M. (2008) *The Thinking Body*. Gouldsboro: Gestalt Journal Press.

Wilmerding, M.V. & Krasnow, D.H. (Eds) (2017) *Dancers Wellness*. Champaign: Human Kinetics.

第42章

壶铃训练

Frieder Krause

引言

壶铃（kettlebell, KB）是一种铸铁或铸钢的器械，形似炮弹，顶端带有一个手柄（图 42.1）。壶铃的名字源于它独特的外形——像一只古老的水壶。壶铃发源于 18 世纪，在俄罗斯被用作市场上的磅秤砝码，后来在东欧被用作训练器械（Tsatsouline, 2006）。在过去的十年中，壶铃训练在全世界的功能训练和健身界越来越受欢迎。从 20 世纪 60 年代开始，它就被列入了比赛项目，运动员们以不同的提举形式进行比赛。但本章研究的重点并非壶铃训练的竞赛用途。

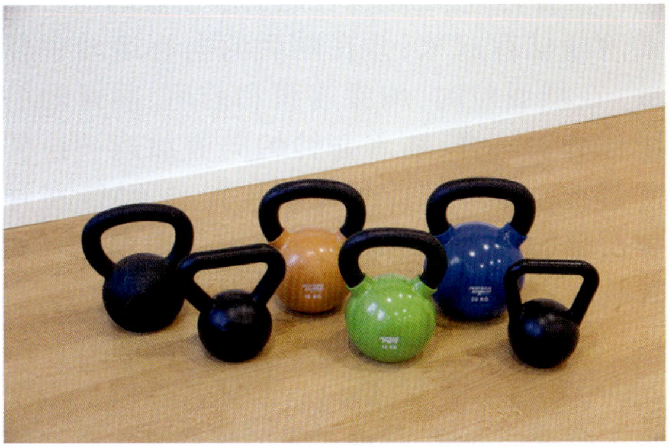

图 42.1　不同重量和形式的壶铃

壶铃训练与其他举重训练的不同之处是什么？与传统哑铃不同，壶铃的重心位于手部外面，这就使壶铃运动具备了全身参与的冲击和摆动动作（Jay 等，2011）。也就是说，壶铃训练通常包括多向关节运动和侧重于功能或肌筋膜链的锻炼，而不是孤立的肌肉或某个身体部位的锻炼。当然，这种整体锻炼及体能训练的方法并不是只有壶铃训练才能做到。其他的训练形式，如奥林匹克举重、力量举重或所谓的功能训练也侧重于复杂的运动，而不是像传统的健美运动那样锻炼孤立的肌肉。不过大多数壶铃练习的摇摆部分确实有其独到之处，能对结缔组织网络产生潜在的益处。

传统上，壶铃运动训练在警察、特种部队和军事人员中很受欢迎，因为人们认为它可以提高爆发力、耐力和意志力（Tastsouline, 2006; Sukopp, 2016; Kwella, 2017）。如今它的应用已经扩展到世界各地的健身俱乐部和康复诊所。研究表明，壶铃训练可触发肌肉适应的激素急性反应（Budnar 等，2014）、减轻颈部和腰背部疼痛（Jay 等，2011）、提高姿势稳定性（Jay 等，2013）、增加有氧适能（Thomas 等，2014; Falatic 等，2015）和增强最大爆发力（Lake 和 Lauder, 2012A）。因此，它可以作为所有常规健康和健身训练方案的良好补充。本章的目的是详细阐述壶铃训练如何影响筋膜系统，以及如何将其整合到一个旨在改善结缔组织特性的培训方案中。本章将介绍并详述最常用的壶铃训练动作之一——壶铃摇摆，以及其他可以影响肌筋膜系统的运动。在练习了本章所述的示例之后，读者能够将其基本原理应用到其他壶铃锻炼或类似形式的训练中。

壶铃训练对筋膜系统的潜在影响

迄今为止，尚无科学证据表明壶铃训练对筋膜系统的影响，然而，许多壶铃练习中的摇摆动作可能会影响结缔组织的更新及其能量存储能力。有研究证明，机械负荷特别是离心肌力练习可加强肌腱胶原重塑（Kjær 等，2009）。由于摇摆壶铃常常需要在动作折返点进行离心减速，因此壶铃训练也可能取得这种效果。在这种情况下，必须强调的是，与仅在一个平面上进行的运动相比，运动的三维性可能会更有效地刺激筋膜系统的纤维。弹性能量的储存和释放是结缔组织在行走等功能性任务中的主要任务之一（Ishikawa 等，2005）。壶铃可能是训练和提高能量储存能力的理想工具，因为壶铃训练中流畅地完成动作和摇摆练习通常被视为是对筋膜系统的积极训练刺激（Schleip 和 Müller，2013）。

壶铃摇摆

壶铃摇摆无疑是最为常用的壶铃练习之一。这是一种技术要求相对较低的练习，可以用相对较轻的负荷进行。这两个特点使其能够轻松地整合到新手和经验丰富的举重运动员的训练计划中（Lake 和 Lauder，2012B）。此外，其复杂性和弹道学（ballistic）特性涉及身体后部的大部分肌肉（腘绳肌、臀大肌、竖脊肌和背阔肌，Budnar 等，2014）及其相应的结缔组织，特别是胸腰筋膜（TLF）。

在起始位置，双脚分开，与肩同宽，脚趾稍微向外。整个练习过程中手臂应保持伸展，使髋关节、膝关节和核心肌肉产生的全部能量完全转移到壶铃中。将壶铃放在距脚尖 5cm 处的地面上。动作由主动屈曲或“铰接”髋关节开始，膝关节几乎不屈曲，脊柱保持中立位。然后将壶铃主动向后拉至双膝之间、骨盆后面（“后摆”）。末端的位置由绳腱的灵活性和脊柱保持中立的能力决定。

从这个位置开始，髋关节猛然伸展，将壶铃加速向前向上摆。摆动阶段，前臂应与身体保持接触，直到壶铃通过髋关节，确保能量从足部通过躯干和手臂完全转移到壶铃中。膝关节、髋关节和上半身都应完全伸展，同时将壶铃摆动至齐肩高度。接下来，或主动向下拉回壶铃，或等待壶铃借重力加速向下，当前臂接触到身体时，主动弯曲髋关节。在这部分运动中，腘绳肌、臀大肌和腰椎伸肌离心工作，动量和能量被结缔组织吸收，如同弹簧一样。当壶铃到达末端位置时，髋关节再次快速伸展，以流畅的动作加速将壶铃向前向上推。整个练习过程中的动作应由髋关节而非手臂和肩膀带动。初学者常常靠肩膀来拉动壶铃顶部，而不是利用髋关节产生的动力来摇摆壶铃，其后果之一就是尽管减轻了体重，但肩膀会迅速疲劳。此外，髋关节伸展时产生的力度将决定壶铃的高度，如果无法将壶铃摇摆到足够的高度，也不要使用手臂，而是尝试在后摆之后更快地伸展髋关节。壶铃摇摆的动作详解见图 42.2。

如前所述，壶铃摇摆主要作用于身体后部的肌肉，特别是腘绳肌、臀肌和背阔肌，这些肌肉都由具备力量转移能力的结缔组织连接（第 13 章）（Krause 等，2016；Wilke 等，2016）。在两端位置，弹性能量可在肌筋膜系统的离心运动阶段储存起来，并在随后的向心运动中释放：在低屈位时，胸腰筋膜和前肩、前臂的筋膜像弹簧一样，随着壶铃的向前加速被拉伸并释放动能。拉伸到高点位置时，动能在身体前部的肌筋膜组织及后肩和手臂中储存和释放。

腰痛患者的胸腰筋膜形态（Langevin 等，2009）和滑动特性（Langevin 等，2011）已经发生了改变。同样，颈痛患者的胸锁乳突肌筋膜厚度似乎也发生了改变（Steccoet 等，2014）。壶铃摇摆训练可能会影响胸腰筋膜，以及肩 - 臂复合结构的整个肌筋膜组织的结缔组织重塑和弹性特性。这些改变反过来又可以解释壶铃运动对腰痛和颈痛患者的积极影响（Jay 等，2011）。总之，只要根据患者的功能能

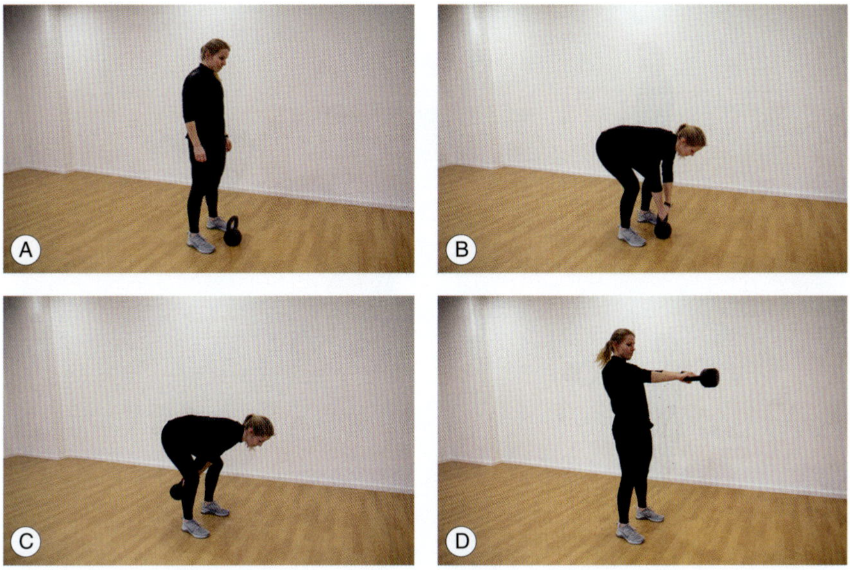

图 42.2 壶铃摇摆动作详解。A. 起始位置;B. "后摆"开始前的底部位置;C. "后摆"的终止位置;D. 顶端位置正好是壶铃折返点

力和身体状况选择合适的重量,壶铃摇摆似乎是一种预防非特异性肌筋膜疼痛、治疗腰痛或颈痛较好的锻炼方式。

壶铃摇摆要点:

- 主动向后拉壶铃,开始练习。
- 快速伸展髋关节和膝关节,同时保持手臂伸直。
- 将壶铃摆动至齐肩高度,保持全身伸展。
- 请勿用肩膀向上拉动壶铃。
- 保持髋关节伸展,直到前臂触及躯干。
- 弯曲髋关节(并微屈膝关节)以减缓壶铃的速度,吸收能量。
- 动作应当轻松流畅。

单手壶铃摇摆

如果一个人能够以适当的形式和良好的技术进行壶铃摇摆,就可以通过单手摇摆取得进步。由于壶铃运动的单侧性,核心肌肉以一种反旋转(anti-rotational)的方式运动,增加了其复杂性和有效性(Kwella, 2017),壶铃摆动臂的肌肉和结缔组织的压力也比双手摇摆时要大。此外,单手摇摆是更为复杂的壶铃握举(如壶铃净举或壶铃抓举)的基础,因此应在进行深入训练前加以掌握。

该运动本身和一般注意事项均与双手摇摆动作相同。壶铃有三种不同的基本抓握方法,每种方法都会影响前臂和肩部的肌肉活动。最常用的是中立抓握(neutral grip),但也可以在开始位置将肩部内旋或外旋,同时将壶铃旋转 90°,抓住壶铃的拐角处。

通过主动向后拉动位于两腿之间的壶铃再次开始"后摆"。然后将髋关节和膝关节猛然伸展,同时保持手臂伸直,将壶铃摇摆至齐肩高度。返回时,要确保壶铃的重量和动量不会通过主动接触核心肌肉(特别是腹内、外斜肌)来"扭转"身体,以抵消壶铃在重力向下加速时产生的旋转力。保持前臂尽可能靠近同侧腿内侧,当壶铃到达中线时屈曲髋关节,吸收壶铃的能量并将其转移到下一个髋关节伸展运动中,使壶铃加速向上(单手壶铃摇摆的动作详解见图 42.3)。

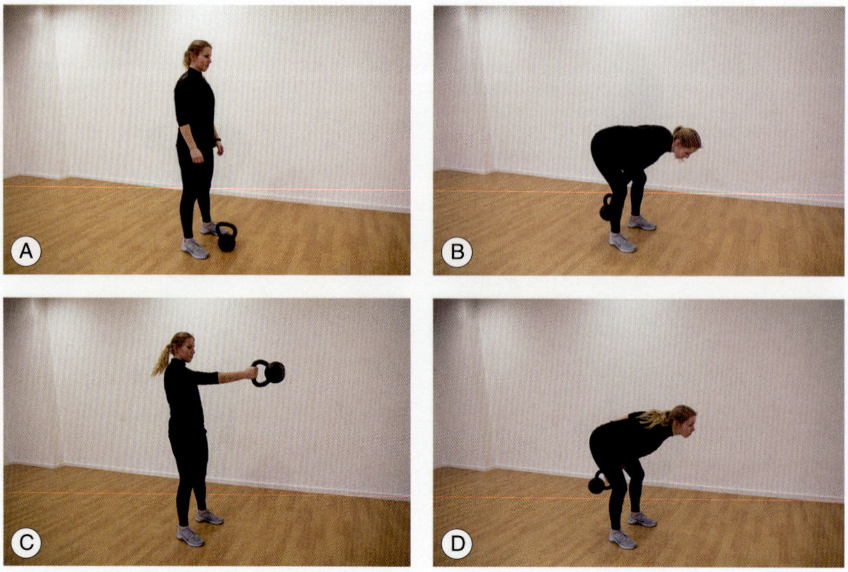

图 42.3 单手壶铃摇摆动作详解。A. 起始位置；B. “后摆”终止位置；C. 顶端位置正好是壶铃折返点；D. 随后的“后摆”阶段终止位置

单手摇摆要点：

- 开始练习，单手主动向后拉壶铃。
- 快速伸展髋关节和膝关节，同时保持手臂伸直。
- 将壶铃摆动至齐肩高度，确保躯干不扭曲。
- 壶铃向下加速时，确保身体呈直立状态。
- 动作应当轻松流畅。

旋转外摆

为了更加关注身体结缔组织网络的三维立体结构，可以在传统的壶铃摇摆中添加一个旋转分量。旋转外摆创造了与摆动高度和旋转幅度交互的契机，因而能针对更多的结缔组织纤维和肌肉。在起始位置，壶铃位于右脚或左脚旁边的地板上（取决于练习从哪一侧开始）。要抓起壶铃，就须内旋对侧股骨并屈曲髋关节，双手提起地板上的壶铃，随着髋关节的伸展略微前摆。摆动壶铃时，将髋部旋转回中立位（neutral position）（面向前方），壶铃到达齐肩高度时，形成笔直的站立姿势。当壶铃向对侧摆动时，内旋另一侧髋关节并略微弯曲髋关节和膝关节，使壶铃减速。重复上述步骤，先减速，然后再加速使壶铃回到起始位置（旋转外摆的动作详解见图 42.4）。

运动的旋转分量意味着底部位置的弹性能量以三维方式更多地储存在臀大肌、阔肌和胸腰筋膜连接中。当调整旋转幅度时，与正常的双手摇摆壶铃相比，该运动能够触及更多结缔组织纤维。也可在旋转外摆、传统的壶铃摇摆和单手壶铃摇摆之间进行切换，使其成为一项复杂的练习，能在一次训练中涉及多个功能和肌筋膜链。

旋转外摆要点：

- 开始前将壶铃放置于脚旁。
- 向内旋转对侧髋关节以便抓住壶铃。
- 向前摇摆壶铃，随后摆向另一侧，同时内旋对侧髋关节。
- 将髋关节向后伸展至中立位，使壶铃加速回到前方并移向另一侧。
- 动作应当轻松流畅。

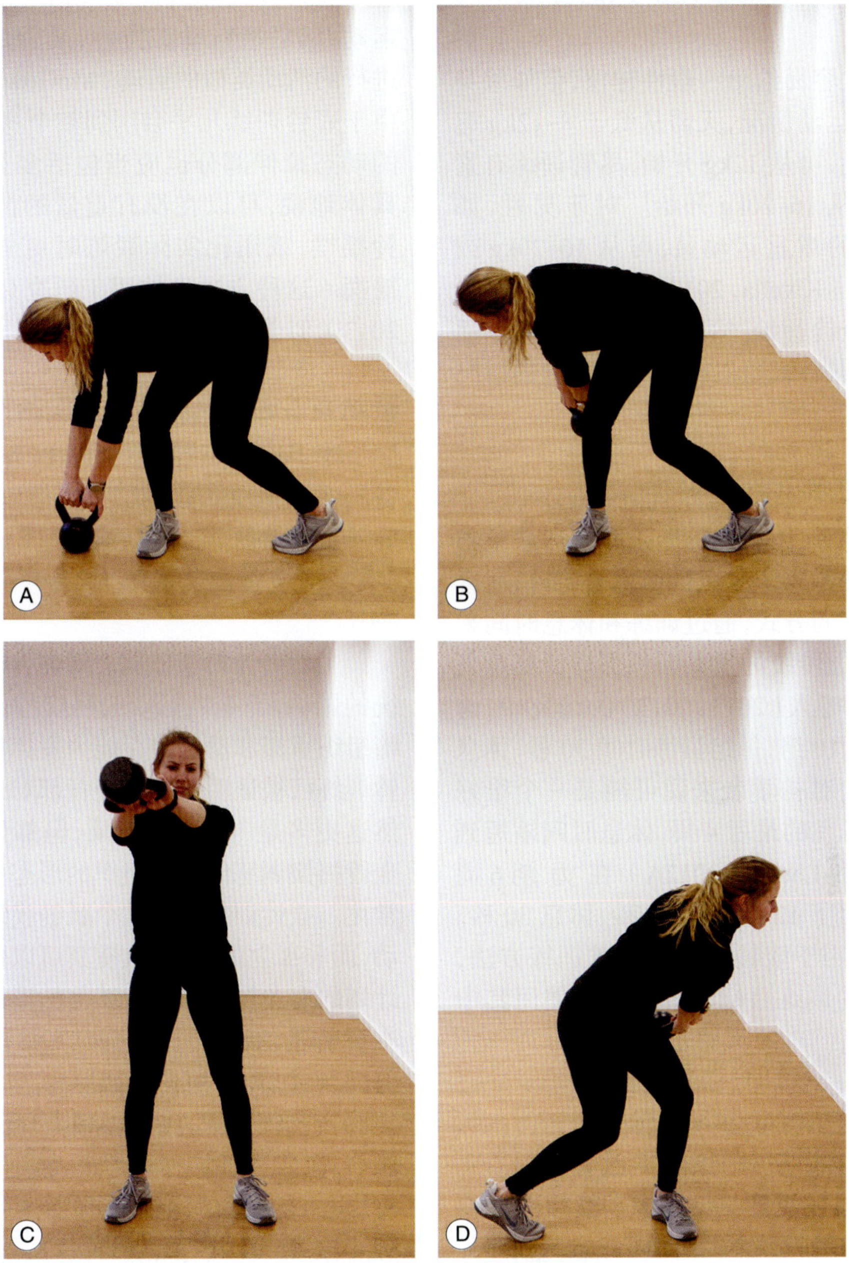

图 42.4　旋转外摆动作详解。A. 开始"后摆"前的底部位置（注意左髋关节的内旋）；B. "后摆"的终止位置；C. 顶部位置正好是壶铃折返点（注意双侧髋关节的中立位）；D. 对侧后摆的终止位置（注意右髋关节的内旋）

实用技巧

新手开始壶铃训练时使用多大的重量较为合适?

虽然不太容易给出一般性建议,但如果身体健康,根据运动情况,无需从低于 8~12kg 起始。对于女性,可从 12kg 开始,尽管训练有素的女性可以从 16~20kg 开始。对于男性,如果是有经验的举重运动员,可从 16~20kg 或 20~24kg 开始(Kwella, 2017)。如果不确定,就从较轻的壶铃开始,然后逐渐增加重量。通过更快地摇摆壶铃,可以在不增加重量的情况下增加负荷。

起始应该重复多少组?

作为初学者,用正确的形式和技巧来学习这项运动非常重要。在壶铃训练中,负荷通常是以间歇训练的方式,通过训练和休息时间来确定,而不是像传统的重量训练那样计算重复次数。在 Jay 等人(2011, 2013)的研究中,前 4 周共使用了 10 组,每组训练时间 30 秒、休息时间 60 秒,这对初学者来说可能是一个很好的开始。在研究的最后 4 周,休息时间缩短到 30 秒。Lake 和 Lauder(2012A)在为期 6 周的研究中使用了 12 组训练 30 秒、休息 30 秒。然而,有许多用于壶铃训练的间歇训练方法,可根据自己的训练目标有效地选择使用其中的方法。

壶铃训练前应该如何热身?

通常建议热身运动包括一段时间的有氧运动,随后进行动态拉伸,最后是一段与即将进行的活动类似的运动(McGowan 等, 2015)。由于壶铃训练几乎会用到整个身体,因此热身的动态拉伸部分也应当包括多关节练习。更具体地说,可以在没有重量的情况下进行壶铃摇摆,或用比实际锻炼时更低的重量进行摇摆。这种方法也被用于研究(Jay 等, 2011, 2013),似乎是一个合适的选择。

开始壶铃训练还需要哪些设备?

除了一组不同重量的壶铃外,无需额外设备。建议穿硬底鞋;此外,也可以赤脚锻炼,但要防止壶铃跌落造成伤害。

总结

虽然尚无科学证据表明壶铃训练对筋膜系统的影响,但壶铃运动的摇摆特性可能会对结缔组织重塑和动能储存能力发挥积极作用。壶铃训练已被证明可以减轻背部和颈部疼痛。虽然这更多是一种推测性质,但部分原因可能是壶铃摇摆训练使结缔组织的形态和滑动特性正常化。壶铃训练注重整个肌筋膜链及复杂的运动,而非孤立的肌肉,这使其可以作为所有锻炼计划的有益补充。壶铃练习的形式要远远多于本章所述,本章旨在发掘以壶铃作为培训工具的优点,并以此为起点推动研究训练。

(燕琪 王朝辉 关玲)

参考文献

Budnar, R.G. Jr, Duplanty, A.A., Hill, D.W., McFarlin, B.K., & Vingren, J.L. (2014) The acute hormonal response to the kettlebell swing exercise. *J Strength Con Res*. 28: 2793–2800.

Falatic, J.A., Plato, P.A., Holder, C., Finch, D., Han, K. & Cisar, C.J. (2015) Effects of kettlebell training on aerobic capacity. *J Strength Con Res*. 29: 1943–1947.

IIshikawa, M., Komi, P.V., Grey, M.J, Lepola, V. & Bruggemann, G. (2005) Muscle-tendon interaction and elastic energy usage in human walking. *J Appl Physiol*. 99: 603–608.

Jay, K., Frisch, D., Hansen, K., Zebis, M.K., Andersen, C.H., Mortensen, O.S., & Andersen, L.L. (2011) Kettlebell training for musculoskeletal and cardiovascular health: a randomized controlled trial. *Scand J Work Env Hea*. 37: 196–203.

Jay, K., Jakobsen, M.D., Sundstrup, E., Skotte, J.H., Jørgensen, M.B., Andersen, C.H., Pedersen, M.T. & Andersen, L.L.

(2013) Effects of kettlebell training on postural coordination and jump performance: a randomized controlled trial. *J Strength Con Res*. 27: 1202–1209.

Kjær, M., Langberg, H., Heinemeier, K., Bayer, M.L., Hansen, M., Holm, L., Doessing, S., Kongsgaard, M., Krogsgaard, M.R., Magnusson, S.P. (2009) From mechanical loading to collagen synthesis, structural changes and function in human tendon. *Scand J Med Sci Sports*. 19: 500–510.

Krause, F., Wilke, J., Vogt, L. & Banzer, W. (2016) Intermuscular force transmission along myofascial chains: a systematic review. *J Anat*. 228: 910–918.

Kwella, J. (2017) *Die Kraft der Kettlebell: Übungsausführung*. Fehlerbehebung. Trainingsplanung. Berlin, Germany: Strength Academy UG.

Lake, J.P. & Lauder, M.A. (2012a) Kettlebell swing training improves maximal and explosive strength. *J Strength Con Res*. 26: 2228–2233.

Lake, J.P. & Lauder, M.A. (2012b) Mechanical demands of kettlebell swing exercise. *J Strength Con Res*. 26: 3209–3216.

Langevin, H.M., Fox, J.R., Koptiuch, C., Badger, G.J., Greenan-Naumann, A.C., Bouffard, N.A., Konofagou, E.E., Lee, W., Triano, J.J. & Henry S.M. (2011) Reduced thoracolumbar fascia shear strain in human chronic low back pain. *BMC Musculoskel Disord*. 12: 203.

Langevin, H.M., Stevens-Tuttle, D., Fox, J.R., Badger, G.J., Bouffard, N.A., Krag, M.H., Wu, J. & Henry, S.M. (2009) Ultrasound evidence of altered lumbar connective tissue structure in human subjects with chronic low back pain. *BMC Musculoskel Disord*. 10: 151.

McGowan, C.J., Pyne, D.B., Thompson, K.G. & Rattray, B. (2015) Warm-up strategies for sport and exercise: mechanisms and applications. *Sports Med*. 45: 1523–1546.

Schleip, R. & Müller, D.G. (2013) Training principles for fascial connective tissues: scientific foundation and suggested practical applications. *J Bodyw Mov Ther*. 17: 103–115.

Stecco, A., Meneghini, A., Stern, R., Stecco, C. & Imamura, M. (2014) Ultrasonography in myofascial neck pain: randomized clinical trial for diagnosis and follow-up. *Surg Radiol Anat*. 36: 243–253.

Sukopp, T. (2016) *Das große Kettlebell-Trainingsbuch*. München, Germany: Riva.

Thomas, J.F., Larson, K.L., Hollander, D.B & Kraemer, R.R. (2014) Comparison of two-hand kettlebell exercise and graded treadmill walking: effectiveness as a stimulus for cardiorespiratory fitness. *J Strength Con Res*. 28: 998–1006.

Tsatsouline, P. (2006) *Enter the Kettlebell! Strength Secret of the Soviet Supermen*. New York, NY: Dragon Door Publications.

Wilke, J., Krause, F., Vogt, L. & Banzer, W. (2016) What is evidence-based about myofascial chains: a systematic review. *Arch Phys Med Rehabil*. 97: 454–461.

第 43 章

传统健身房环境中的筋膜导向力量训练

Robert Schleip

引言

前面几章介绍了以筋膜为导向的训练的概念，这些训练不使用任何外部工具，或使用一些可移动的器械（如小重量哑铃），或利用固定器械（如普拉提垫）——这是经过专门设计的器械，可以进行种类多样的关节运动。不过，对于大多数客户来说，前往配备固定的肌力训练器械的现代健身馆健身，已经成为习惯并融入了他们的日常生活。

以肌肉力量为导向的训练确实非常有益于健康，这是心血管训练或筋膜导向训练所无法替代的。例如，已经介绍过的几种肌细胞因子——由肌肉细胞产生的细胞信使物质，会在肌肉力量训练后上升，这不仅会对训练后的肌肉本身，也会对包括大脑在内的人体大多数器官和组织产生有益的抗衰老作用（Pedersen，2019）。因此，筋膜训练不应作为一种替代方案，而应作为肌肉力量训练的有益补充。本章主要介绍如何在普通的健身房环境中进行筋膜导向训练。

豹式与公牛式

当在健身房中采用筋膜导向的运动方式时，最好转变一下态度。豹子和公牛的运动风格可以很好地说明这一点（Schleip 和 Buschmann，2016）。公牛通常通过使身体更紧缩（即更短、更压紧、更圆）来增加其推力的力量。这也是一些人在传统的健身房锻炼中推开阻力手柄的方式，而且似乎效果很好。我们倡导的以筋膜为导向的锻炼方式是，比公牛式训练阻力更小，但讲求更优雅、细长的编排，可能类似于优雅的豹子的动作。基本上，与公牛式训练方式相比，我们建议从通常阻力负载的 50%~60% 开始，尽管该百分比可能需要根据特定的个人和情况进行大幅调整。

除非有更具体的锻炼目标（如下文所述），否则我们建议利用每台器械进行两到三组练习，每组步骤如下：

- 向心阶段（concentric phase）2~3 秒。
- 在终点附近进行 3~5 次小弹跳。
- 离心阶段（eccentric phase）2~3 秒。
- 在终点附近进行 3~5 次小弹跳。

两组之间的间隔时间应为 90 秒。弹跳应可以在整个范围内进行 10~15 个循环。如果大于或仅小于该值，则应进行调整。使用这种特定的肌筋膜组织区域训练方式每周不应超过 1~2 次（至少间隔 2~3 天），以保证充分的恢复和适应。由于致密胶原组织的重塑时间相对缓慢，预计运用这种训练方式 3 个月后，可以观察到明显可见的组织改善（见第 1 章）。

豹式训练原则

豹式训练的原则概述如下。在基本的应用中，练习先从与预期的主要抗阻运动方向相反的预备性反向动作开始。如图 43.1 中，此人双手远离胸部，稍微向后伸展。

豹式训练基本原则：

1. 预备性反向动作。
2. 近端起始。
3. 方向变化。
4. 小跳。

豹式训练高级原则：

1. 张拉整体预张力。
2. 末端范围内的最终耗尽。
3. 具身性（embodiment）（身体具象化）。

接下来，抵抗机械阻力的主要运动不是从与器械的远端接触点（如握杆的手）开始，而是从近端身体部位开始。如图 43.1 所示，表现为下胸部区域先略微向前伸展，随后手臂再向前运动。前两个原则的结合，往往会在随后的主体运动中增加筋膜结构的拉伸负荷。对于主体运动，建议包含不同的方向变化，如图 43.2 所示。此外，建议在远端和近端的结束位置都做 3~5 次小的快速弹跳。最后一次弹跳后瞬间的短暂停顿，确保了随后的缓慢阻力运动能包含发生微小反弹的终点位置。

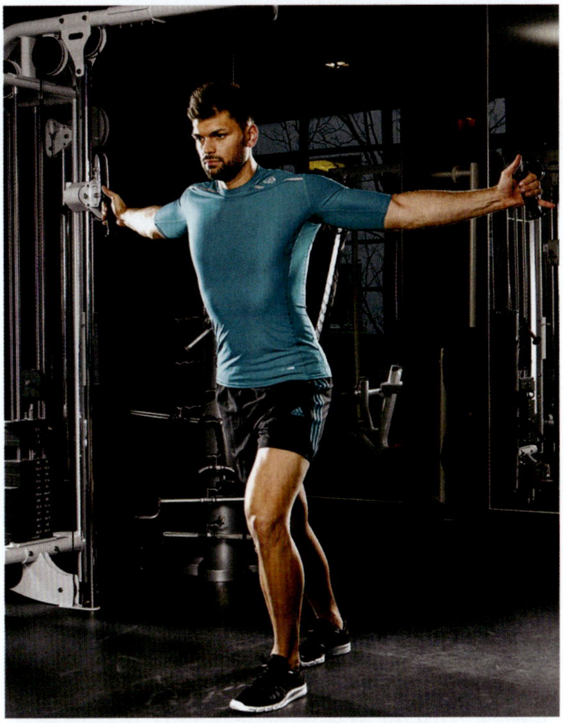

图 43.1 为了更好地加载筋膜组织，建议在身体近端部位（本例中是下胸部）开始主要的向前运动之前，先进行一个预备性反向动作（双手远离胸部，稍微向后伸展）。经 Schleip, R. 等. Faszien Krafttraining. Riva Verlag, Muenchen, 2016 授权许可

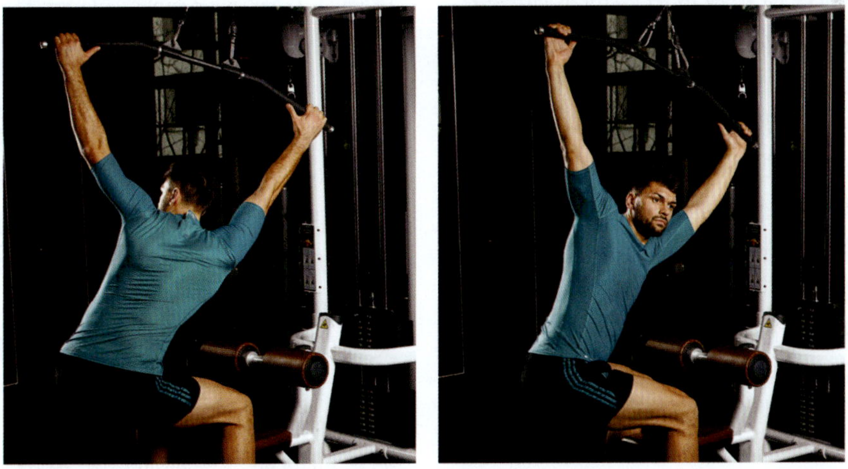

图 43.2 对于传统的肌纤维训练，通常建议完全重复相同的负荷向量，以取得最佳训练效果。相比之下，以筋膜为导向的豹式训练建议尝试不同的负荷向量。通过这种方式，可以在同一运动组中到达更大肌筋膜层内的许多不同的组织区域。经 Schleip, R. 等. Faszien Krafttraining. Riva Verlag, Muenchen, 2016 授权许可

熟悉这些基本原则后，就可以探索包含以下内容的高级原则。开始运动之前，应花一小会儿时间（如一个呼吸循环）以整体化方式对全身进行多向扩张，略微增加筋膜预张力，这被 Daniele-Claude Martin 博士称为“张力整体运动（tensegral movement）”（2016）。在图 43.1 中，表现为整个身体同时轻微地向上和向下伸展，同时胸部和手臂略微张开。

另一个附加的原则包括在最后的远端位置（如果可能的话），在较短的距离上继续进行抗阻运动，直到做不动为止。在传统的肌力训练中，建议尽可能长时间地重复基本动作，但一旦无法在整个运动范围内进行“干净”的动作，就要停止。相比之下，在以筋膜为导向的训练方式中，受训者会继续在一个更小的距离内进行抗阻运动（“榨干最后一滴”），直到身体疲惫到连这个小动作都无法做出为止。如下文所述，这有助于提高不断增强的关节活动度的重塑效果。接受 Beighton 测试后被归类为活动过度的人不应该被包括在内（见第 7 章及第 19 章）。

最后，每组动作都可以用一个短暂的开放式关注时刻来结束，此时受训者以专注的态度，对自身的任何积极或有趣的本体感受、内在感受或情绪后效应给予好奇的关注。在传统的健身房肌肉锻炼中，经常会看到受训者在最后一次重复锻炼中筋疲力尽，短暂地陷入“低迷状态”，而进行豹式训练的人会以持续的张紧姿势安静地坐（或站）一会儿，并且会感知到身体微小的扩张性变化或体内活力的增强，类似于倾听石头扔进平静池塘后的余音（图 43.3）。只有在这样一个短暂的“身体具象化时刻”之后，受训者才会继续下一组动作或下一个练习。

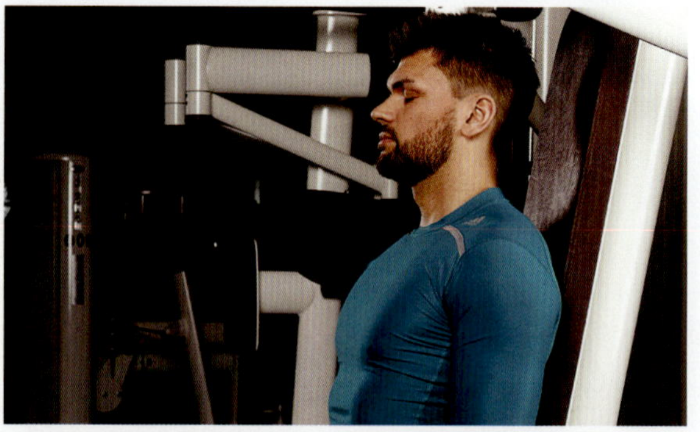

图 43.3 在我们推荐的豹式高级训练中，受训者以简短的身体具象化时刻完成每一组训练，此时身体感觉或情绪变化的任何即时后效应都会受到开放的、好奇的关注。经 Schleip, R. 等. Faszien Krafttraining. Riva Verlag, Muenchen, 2016 授权许可

针对不同目标的具体指南

活动度减少型

如果你在相应的维京测试（Viking Test）（第 16 章）中被归类为一般的活动度减少型，建议在整个运动范围内只做每组的第一个动作，到最后 1/4 时再继续针对主要负重肌肉的长拉伸位置进行完整的后续动作。另外还建议仅在长拉伸位置进行小弹跳（而不是相反的位置，因为负重的肌肉纤维被缩短了），并进一步强调“最终耗尽”原则。同时，作为一个额外的助推器，我们建议进行离心阶段——即当机器拉长肌肉纤维以对抗阻力时——速度为向心阶段的 1/3。

这些建议基于 Aquino 等人（2009）的研究，该研究表明，与传统拉伸应用相比，伸展姿势下的肌肉抗阻训练能更有效地增加髋关节长期屈曲活动度。此外，对肌内肌蛋白纤维作用的新认识表明，这种独特的纤维作为“第三收缩元素”（除肌动蛋白和肌球蛋白外）发挥着关键的作用。它也是一种非常重要的机械感受器，其信号转导优先于其他机械感受器。尤其是肌巨蛋白信号倾向于诱导肌肉纤维长度的长期增加。这种肌巨蛋白信号仅在肌肉纤维长时间收缩（与收缩类型无关）或经历离心收缩（在任何长度条件下均可发生）时才会出现（Herzog，2018）。

活动过度型

如果你被归类为一般的活动过度（见第 7 章和第 19 章），则建议在整个动作范围内只做每组的第一个动作，然后继续在一个较短的动作范围内进行所有后续动作，类似于主要工作肌纤维的最短长度位置。图 43.4 所示的练习中，表现为仅在更伸展的位置对膝关节进行加载。同时还建议不要进行小跳，也不要强调“最终耗尽”原则。最后，建议进行向心阶段——即当主要工作的肌纤维在抵抗阻力的情况下主动缩短时，其速度为离心阶段的 1/4~1/3。

这些建议部分基于对肌巨蛋白信号转导的新认识，也基于越来越多的证据表明，在短位反复挑战肌肉抗阻时，肌肉纤维会产生长期缩短效应（Gajdosik，2001）。建议活动度减少（Viking）型人利用肌巨蛋白信号，通过增加肌节的数量（即一根纤维内的功能性收缩单位）来增加肌纤维长度；假如情况正好相反，即当肌肉的最大负荷发生在其最短长度的情况下时，则肌节的数量减少。

然而，关于活动过度的研究似乎表明本体感觉有下降的趋势（Smith 等，2013），尤其是在接近可用运动范围的末端位置，此时肌肉纤维的长度较长。为此，第一个运动循环的动作必须在整个可用运动范围内进行，并且应比同一组动作中的后续动作进行得更慢，本体感觉注意力更高。

重叠交叉型

如果你被归类为重叠交叉型（第 19 章）和 / 或恰好想在身体的某些部位获得更大的灵活性，而在其他部位寻求更大的关节稳定性，则可以组合上述建议。对于那些希望增加灵活性的关节，可以采用 Viking 类型的训练方式，而对于那些希望增加关节稳定性（而不是活动性）的关节，建议采用针对活动过度型的训练方式。如果不确定某个特定的身体部位或运动是否符合自己的期望或偏好，则遵循豹式训练的一般建议即可。

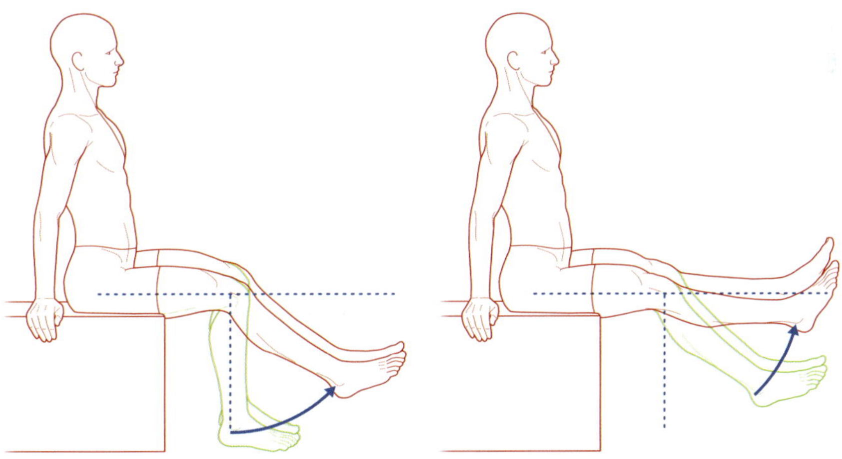

图 43.4　进行膝关节伸展抗阻训练的两种（许多）不同选择。在图左的示例中，膝关节伸肌只在其肌肉纤维长度较长的位置受力。如果想要长期提高膝关节屈曲能力，通常建议采用这种训练方式。相比之下，图右的示例显示了另一种抗阻训练方式，在该训练中，受力的肌肉纤维往往长度较短。建议行动不便的人及癌症患者使用这种方式

运动员肌腱训练

如果你是一名运动员，进行常规运动不只是为了娱乐或健康，而是为了在比赛中取得成绩，则建议采用肌腱柏林训练法（Berlin Method）（Bohm 等，2014）。研究证明这种方法可在几个月内诱导胶原合成、增加肌腱阻力，与其他训练类型（包括更快速的负荷或更持久的肌腱刺激）相比，运用这种特定训练方案的效果更好。通常认为，在运动负荷环境中，肌腱阻力的增加会引起损伤保护的增加（Mersmann 等，2017）。

在本方案中，高负荷应当进行 5 组，每组重复 4 次，应力和放松持续时间约为 3 秒。两组间的间隔时间应为 1~2 分钟（图 43.5）。肌肉收缩的力量应该非常大（≥85% 最大等长收缩力）。由于肌肉纤维收缩的长度 - 张力关系，这种高强度的力量通常只可能发生在动作可用运动范围的中间位置。跟腱收缩时，建议在足关节处形成约 90° 角；髌腱收缩时，建议在膝关节处形成约 70° 角。

抗癌人士

研究证明抗阻训练可以降低癌症幸存者的死亡率（Hardee 等，2014）。筋膜研究人员 Thomas Findley 提倡一种以健身房为基础的抗阻训练，该训练中的负荷主要发生在短距离位置（Findley，2015）。患者以最多 10 次重复（10RM）为目标进行训练，第一组患者以 10RM 的 50% 进行 10 次训练，第二组的训练为 10RM 的 75%，第三组也是最后一组的训练为 10RM 的 100%。他指出，相比于中等距离或长距离位置，如果肌肉的负荷靠近其长度较短的位置，那么产生的纵向应力就更小，但是通过肌外膜传递到平行于工作肌纤维的结构的侧向应力要高得多（Findley 等，2015）。Findley 引用的初步结果表明，这种力分布导致转化生长因子 -1（TGF-1）的表达降低，通常认为这种物质会加剧组织僵硬和癌症发展（Findley，2015）。图 43.6 列举了本方法中首选加载位置的一个示例。

临床总结

以筋膜为导向的训练需要走进健身房。许多作者都提出了不同的训练建议，以改进的方式使用传统的肌肉训练器械，目的是影响筋膜组织重塑。针对特定的灵活性身体类型和不同目的，有着不同的操作指南。在健身房中进行的以筋膜为导向的训练不应被当作一种替代选择，而应被视为一种肌肉力量导向训练的补充。我们建议将筋膜导向训练和常规肌肉训练放在不同时段进行，其间要有足够的休息，以便充分恢复和适应。

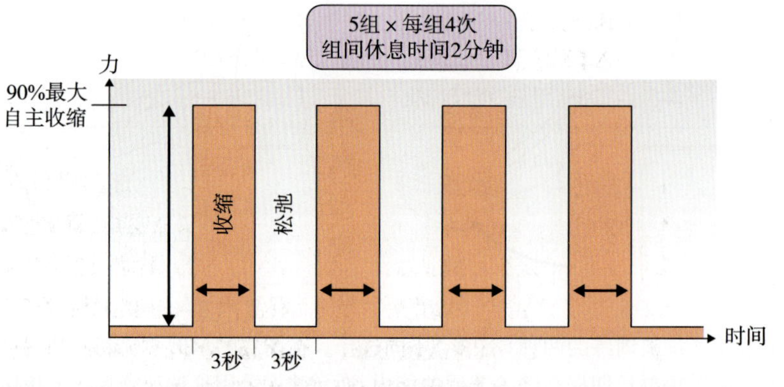

图 43.5 肌腱柏林训练法（Berlin Method）的训练方案是为了加强竞技运动员的损伤（及超负荷病理）保护，应以 5 组、每组 4 次重复的方式对肌腱施加高强度负荷，每次收缩和放松持续时间各为 3 秒，组间休息时间为 2 分钟。图片来自：Mersmann 等（2017）

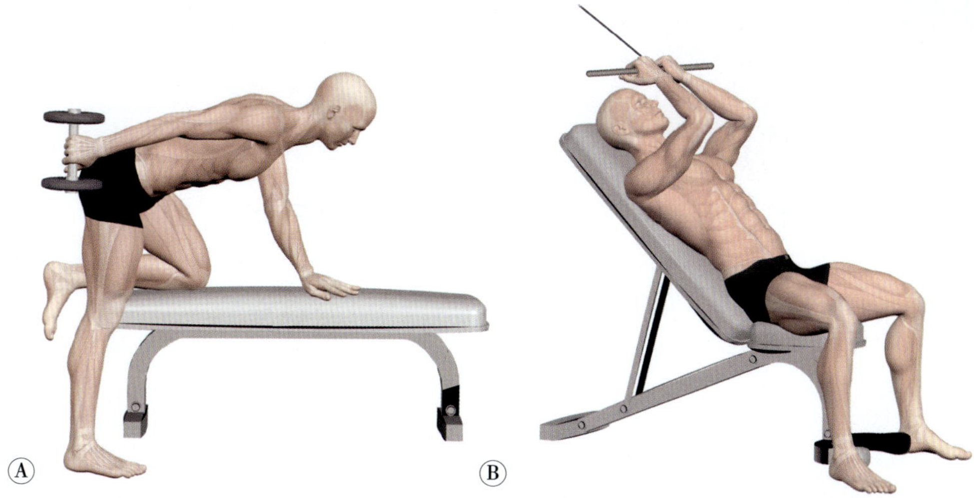

图 43.6 不同肱三头肌弯曲的示例。A. 肌纤维较短；B. 肌纤维较长。建议抗癌人士围绕短距离位置进行抗阻训练（A）

（燕琪 王朝辉 关玲）

参考文献

Aquino, C.F., Fonseca, S.T., Gonçalves, G.G., Silva, P.L., Ocarino, J.M. & Mancini, M.C. (2009) Stretching versus strength training in lengthened position in subjects with tight hamstring muscles: a randomized controlled trial. *Man Ther.* 15: 26–31.

Bohm, S., Mersmann, F., Tettke, M., Kraft, M. & Arampatzis, A. (2014) Human Achilles tendon plasticity in response to cyclic strain: effect of rate and duration. *J Exp Biol.* 217: 4010–4017.

Chaudhry, H., Bukiet, B., Anderson, E.Z., Burch, J. & Findley, T. (2017) Muscle strength and stiffness in resistance exercise: Force transmission in tissues. *J Bodyw Mov Ther.* 21: 517–522.

Findley, T.W. (2015) Link between Manual Therapy, Movement, Fascia and Cancer. Video presentation from the 2015 Joint Conference on Acupuncture, Oncology and Fascia, November 14, 2015, Boston. https://oshercenter.org/joint-conference-2015-video-presentations/.

Findley, T., Chaudhry, H. & Dhar, S. (2015) Transmission of muscle force to fascia during exercise. *J Bodyw Mov Ther.* 19: 119–123.

Gajdosik, R.L. (2001) Passive extensibility of skeletal muscle: review of the literature with clinical implications. *Clin Biomech.* 16: 87–101.

Hardee, J.P., Porter, R.R., Sui, X., Archer, E., Lee, I.M., Lavie, C.J. & Blair, S.N. (2014) The effect of resistance exercise on all-cause mortality in cancer survivors. *Mayo Clinic Proceedings.* 89: 1108–1115.

Herzog, W. (2018) The multiple roles of titin in muscle contraction and force production. *Biophys Rev.* 10: 1187–1199.

Martin, D.-C. (2016) *Living Biotensegrity – Interplay of tension and compression in the body.* München, Germany: Kiener Press.

McMahon, G.E., Morse, C.I., Burden, A., Winwood, K. & Onambele-Pearson, G.L. (2013) The manipulation of strain, when stress is controlled, modulates in vivo tendon mechanical properties but not systemic TGF-b1 levels. *Physiol Rep.* 1: e00091.

Mersmann, F., Bohm, S. & Arampatzis, A. (2017) Imbalances in the development of muscle and tendon as risk factor for tendinopathies in youth athletes: a review of current evidence and concepts of prevention. *Front Physiol.* 8: 987.

Pedersen, B.K. (2019) Physical activity and muscle-brain crosstalk. *Nat Rev Endocrinol.* 15: 383–392.

Schleip, R. & Buschmann, B. (2016) *Faszien Krafttraining.* München, Germany: Riva Verlag.

Smith, T.O., Jerman, E., Easton, V., Bacon, H., Armon, K., Poland, F. & Macgregor, A.J. (2013) Do people with benign joint hypermobility syndrome (BJHS) have reduced joint proprioception? A systematic review and meta-analysis. *Rheumatol Int.* 33: 2709–2716.

第44章

运动医学中的康复

Raúl Martínez Rodríguez and Fernando Galán del Río

引言

体育锻炼与提高生活质量密切相关，但也会带来损伤和再损伤的风险。目前过度使用性损伤的发生率和复发率都很高。最近对职业足球运动员的纵向研究表明，尽管正在进行科学研究，而且参与康复治疗的各类专业人员的教育背景和知识都有所提高，但从2001年到2014年，连续11个赛季里，运动员的肌肉损伤率和复发率每年仍会增加4%（Ekstrand等，2013）。因此，运动医学对改善运动相关损伤的预防、治疗和康复具有重要意义。

对筋膜组织进行特别训练可以提高肌肉骨骼系统的机械效率。然而，从中期来看，提高运动成绩所需的外部负荷的增加也代表了一个额外的应力因素，最终可能会因器械的过度使用造成运动相关损伤的风险增加。即使在短期内，创伤性急性损伤后的组织修复过程也会更直接且精确地改变瘢痕区域周围软组织的机械特性。筋膜组织在人体运动中，通过不同的肌肉骨骼结构吸收和传递机械力的能力可能会被扭曲，从而导致局部和远端功能紊乱。从治疗的角度来看，熟练地对筋膜系统施以手法治疗，有助于调节和逆转胶原蛋白的过度生成，改善组织功能并优化肌肉骨骼损伤的康复。

在此背景下，有关肌筋膜组织的科学知识，以及其在运动相关损伤的生理病理学中的潜在临床意义，促使我们进一步探索和开发用于检测、治疗及控制结缔组织机械特性的新方法。

过度使用后的组织适应性

机械传导是指外部机械负荷通过筋膜网络（剪切、拉伸和/或扭转）转化为效应细胞水平的生化反应，对不同的肌肉骨骼系统成分产生结构性和功能性改变（Kjaer，2004）。要想提高运动成绩，就必须增加训练负荷、减少休息时间，这推动了与肌肉、肌肉筋膜和肌腱的渐进和稳定变化相关的生理适应过程（Kjaer，2004；Miller等，2005）。尽管如此，不同的研究表明，结缔组织即使在宏观水平上没有结构性改变，但频繁地高强度负荷后，其机械适应性发生的改变包括细胞外基质周围的持续低级别炎症反应（Barbe等，2013；Zügel等，2018）。这种微炎症与多种促炎和伤害性物质的长期释放有关，对于某些细胞因子（白细胞介素-1、肿瘤坏死因子，主要是TGF-1）来说，这些物质通过成纤维细胞的分化增殖及过量的胶原合成导致组织僵硬（Barbe等，2013；Zügel等，2018）。

过度使用后的机械组织反应

肌肉筋膜微结构的结构变化，特别是关节与连接相邻肌肉的肌间隔结构变化，对力的分布至关重要，因为它们能增加深筋膜的预张力，优化向肌腱的纵向力传递（Huijing，2009；Bernabei等，2017）。在没有不适或疼痛，并且与高运动成绩相关的情况下，作为一种生理适应，降低黏弹性和力量吸收能力，有助于优化肌肉和肌腱之间的力传递。但从中期来看，随后的重组过程可能会使筋膜网络更加僵硬，将彻底改变软组织的黏弹性行为。这时局部弹性的降低限制了筋膜系统的变形及力量吸收能力，反过来又增加了肌肉骨骼损伤的风险（Purslow，2010）。总之，持续高强度负荷、缩短休息时间及对机械结缔组织特性的监测不足，可能会导致肌肉骨骼系统负荷的耐受阈值降低，特别是在离心运动期间。因此，有必要了解筋膜系统组织与运动相关的肌肉、肌腱和关节损伤的起源之间的关系。

选择性过度使用损伤中筋膜僵硬的相关性

肌筋膜（肌肉）损伤

肌肉损伤的预防和治疗方面存在不同的可变因素，包括但不限于肌肉疲劳，肌力失衡，神经肌肉抑制，骨盆和躯干肌肉运动控制不良，灵活性受限或过早恢复运动等（Silder 等，2010）。此外，考虑到从延长位置开始的高强度离心收缩更容易造成肌肉拉伤，因此软组织足够的黏弹性行为对于耗散和吸收末端离心运动，以及通过足部与地面接触进行外部加载时所需的动能至关重要（第 16 章）（Chumanov 等，2011）。

肌腱损伤

筋膜硬度的增加可能直接影响肌腱疾病的发展，因为肌腱直接与深筋膜相连（Dalmaus-Pastor 等，2014；Grob 等，2016）。新的研究表明，肌腱结构是一种特殊结构，由结缔组织的末梢层组成，呈螺旋状间隔分布在深肌筋膜（腱旁组织）与肌内和肌间结缔组织，肌间隔和其他胶原蛋白加强的结构之间。结缔组织在主动肌和拮抗肌之间形成了一个重要的刚性连接，由此将力传递到肌腱（Grob 等，2016）。因此，肌肉产生的力通过肌腱传递到骨骼，从而产生运动，这种力不仅通过每个肌原纤维（由连续排列的肌小节组成）及肌腱连接点（传导肌腱的力）传递，而且还通过肌筋膜和肌腱之间现有的筋膜连接传递。因此，这一重要的功能连接使力能够通过由肌肉支撑的结缔组织进行传递（肌筋膜力传导）（Huijing 等，2009）。如上所述，生理水平的机械负荷有益于肌腱，肌腱通过增加代谢活动和胶原合成直接对身体活动做出反应。但是，肌腱的机械性能，包括其杨氏模量（测量弹性材料刚度的物理量），可能会在过度负载时发生变化，从而改变适当的应力 - 应变平衡（Jarvinen 等，2005A）。

关节损伤

不同肌肉群的收缩和激活会导致：①通过肌肉收缩增加了关节压缩力；②关节周围组织硬度增加（Barker 等，2014）。此外，筋膜系统的较高预张力和周围结构的可变形性降低，将机械张力传递至关节，可能造成关节层面的生理压缩力增加，以及辅助运动（滑动、方位、平移和 / 或旋转）质量降低。有文章显示，与无症状对照组相比，髌骨软骨病患者的髌骨外周结构的硬度和厚度更高。这一发现与因髌股关节层受到更强压缩力而导致的关节疼痛增加有关（Schoots 等，2013）。

运动损伤中肌肉愈合与筋膜僵硬的相关性

一旦受伤，肌肉组织会经历一个缓慢而自发的愈合过程，形成结缔（瘢痕）组织，该处通常是纤维化和僵硬的。因此，在愈合初期，由于断裂和坏死的纤维区域内的结构损伤和 / 或手术伤口（医源性），瘢痕周围的炎症细胞增殖，刺激了成纤维细胞的活性和胶原蛋白的生成（Järvinen 等，2005B）。最初，瘢痕组织是无序随机排列的新胶原纤维。纤维排列方向与原来的力传输轴不一致，瘢痕缺少机械刺激。从长远来看，以下现象十分常见：假设愈合的运动损伤，实际上布满瘢痕，这就会增加其所替代的肌纤维组织的整体机械硬度（Järvinen 等，2005）。此外，瘢痕组织的增生致使离心收缩时受影响结构的应力更大，可能会带来不适和疼痛，并在高速和高幅度运动过程中增加再次受伤的风险（Silder 等，2010）。

筋膜僵硬与感觉运动改变中的关联

组织学研究已证明筋膜中存在 A-δ 和 C 纤维的游离神经末梢，它们是多模态受体，在面临压力和/或过度的机械张力时充当非特异性机械感受器和潜在伤害感受器（Taguchi 等，2013；Schilder 等，2014）。有趣的是，腰筋膜中这种受体的密度是深层脊柱肌肉的三倍（Barry 等，2015）。除肌筋膜外，游离神经末梢也存在于关节（关节囊、韧带和软骨下骨）、肌腱（腱周组织）、骨骼（骨膜）和神经系统（神经外膜）的连续结缔组织网中，其数量高于专门的机械感受器的数量（Cabuk 和 Cabuk，2016）。

值得注意的是，各种实验研究证明，结缔组织机械特性的变化和重复应变引起的伤害性过程之间存在着功能联系。促炎和促伤害性物质的释放不仅会使成纤维细胞活性和组织硬度增加，而且还与感觉运动改变的不同阶段有关，如外周致敏和力量下降（Barbe 等，2013；Zugel 等，2018）。

本质上，肌肉骨骼系统产生的机械力对组织重塑具有决定性作用。因此，正确控制负荷能提高机械效率和机械应力的公差阈值。然而，与僵硬或瘢痕形成有关的病理适应，可能导致关节运动范围和肌腱力传递的变化，激活伤害性感受机制。此时，要考虑以下问题：专门的手法治疗能否改善筋膜的过度预张力（筋膜僵硬）？从整体角度看，怎样将这种治疗方法纳入传统的肌肉骨骼损伤预防、治疗和康复模式中？

以筋膜为导向，优化康复过程

显然，需要在较为僵硬的区域施以熟练的手法治疗，以恢复和提高筋膜系统吸收及耗散重复性机械载荷的能力。同时，在结构性损伤后，将固定和保护受伤区域作为初始治疗和术后处理的主要方式时，有必要控制关节纤维化的影响，众所周知，这是运动创伤后结构性损伤的后遗症（图 44.1）。

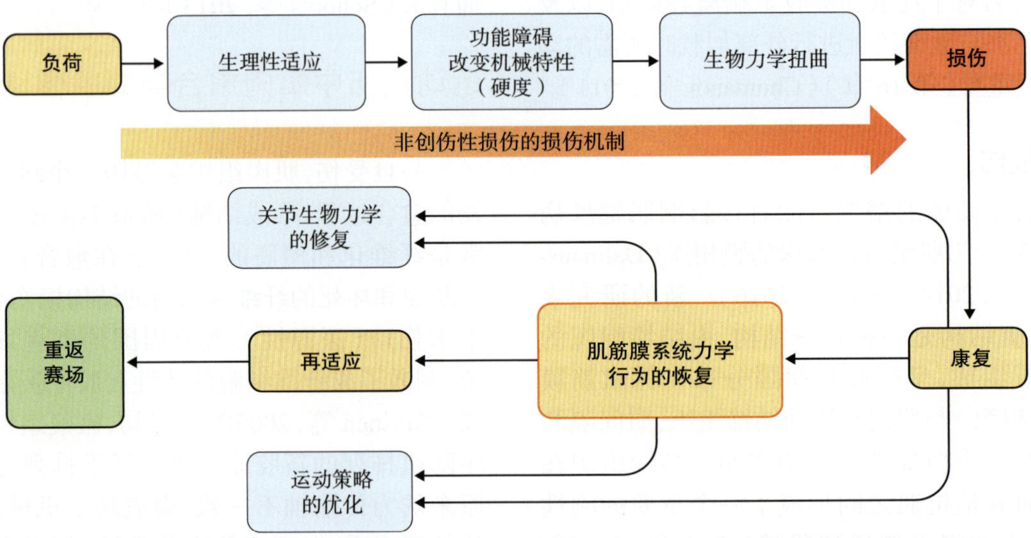

图 44.1 过度使用性损伤的损伤机制。物理运动康复（康复治疗）和手法治疗中筋膜系统机械特性的相关性。 机械负荷和休息间隔的减少使肌肉骨骼系统能承受更大负荷，但同时也大大降低了其应力敏感性。从中期来看，这可能与生物力学扭曲有关，并会持续增加结构性损伤的风险。我们建议优化运动康复过程，不仅要利用以运动为基础的计划，而且还要使用手法重塑基质技术来优化筋膜系统的机械行为和运动效率

肌筋膜（肌肉）损伤康复

在肌肉损伤治疗中，机械负荷和机械传导机制已得到公认，因为它们可以通过激活及产生卫星细胞和生长因子来加速恢复（Järvinen 等，2005B）。不过，愈合过程可能会受到再生 - 修复平衡不充分的制约。考虑到成纤维细胞的高牵张敏感性，早期使用外部负荷也可能会导致瘢痕机械区域及邻近相关组织的胶原合成增加，形成不完全或非功能性愈合，使延展性和离心力下降（Opar 等，2012）。事实上，一些专家已经证明，在较高功能水平的运动员中，腘绳肌离心力量出现了下降（Sole 等，2011）。该研究表明，这不仅与神经生理因素（与疼痛或恐惧复发有关的神经肌肉抑制）有关，还与高离心运动中肌筋膜组织的机械因素有关。因此，除了恐惧回避模型外，根据本章内容，我们还需要关注通过超声或磁共振成像（magnetic resonance imaging，MRI）观察到的结构变化，重点关注瘢痕黏弹性特性的优化，这对于耗散并吸收减速、高振幅和高速运动所需的动能至关重要（Martínez-Rodríguez 和 Galán del Río，2013）。因此，运用本章所述的手法技术提升瘢痕的拉伸能力，可能是减少肌间隔筋膜及更局部的瘢痕周围区域过度僵硬的一种方法。

肌腱损伤康复

各种研究都表明了离心训练计划在治疗慢性肌腱疾病方面的优势（Murtaugh 和 Ihm，2013）：包括负荷耐受性的增加，与肌腱在末端离心运动中所支持的牵引力降低相关的力量发展速度的提高，以及弹性能量存储能力的提升。即便如此，切记肌腱变形不仅取决于其自身的内在特征，还取决于深筋膜和肌间隔的力学性能（Bernabei 等，2017），应当将肌腱理解为与肌内结缔组织相连的胶原末端结构，并知晓该结缔组织在向肌腱传递力量中的作用（Huijing，2009）。同时，筋膜系统已具备了通过连续的筋膜网络来耗散及分配力量的能力。因此，反复地过度使用刺激会造成细胞基质变化，使肌腱增厚、变硬（反应性肌腱病）。这一点在结合了高振幅关节运动和离心收缩的运动中尤为明显，在此过程中，僵硬的筋膜网被外力（骨杠杆的距离）和内力（肌肉收缩）持续拉紧。从中期来看，一旦轻微损伤，肌腱就会经历一个缓慢而自发的愈合过程（肌腱失修），形成瘢痕组织，丧失正常的胶原纤维组织。通过这种方式，根据作者的临床经验，在运用离心和 / 或拉伸训练方案之前，建议采用如下所述的不同手法技术，以使筋膜网络张力正常化，并降低前文提及的连接处的僵硬度。

骨骼及关节损伤康复

长期以来，传统的康复方案运用牵拉、被动和主动的关节松动术来治疗关节纤维化后的关节活动度降低；但会造成与关节密切相关的结缔组织（关节囊、韧带、关节周围肌筋膜）脱水，失去弹性，出现严重紊乱（胶原纤维交错和关节囊萎缩）。筋膜层之间的变形和滑动能力受到限制，关节层面之间的运动能力（滑动、方位、平移或旋转）降低。最新的研究介绍了静态拉伸技术的局限性，在检测到限制和纤维化时，其可以最大化腰椎筋膜层内的运动范围和位移能力（Langevin 等，2018）。对此，强烈推荐早期的和渐进式的运动方案，以及专门用于治疗僵硬部位的结构技术。也就是说，考虑到关节周围结缔组织的解剖结构及机械行为与关节疼痛间的直接关系，应运用先前介绍过的直接针对关节周围筋膜系统的筋膜组织治疗方法。该疗法包括不同的选择方案，如基质重塑技术、深层按摩、深层摩擦及神经肌肉技术，以及受限和纤维化区域的几种器械治疗方案。一方面，这种方法旨在诱导基质的水合作用，使胶原纤维能够彼此无摩擦地移动；另一方面，该方法能促进病理性胶原蛋白交联断裂（Bove 等，2016）。随后，建议进行渐进式主动负荷练习，以改善平行于机械张力主轴的胶原纤维的组织和排列。

需要强调的是，关节周围肌筋膜组织的僵硬可能会改变肌肉张力调节，并对肌力训练、本体感觉再教育和恢复基础运动产生负面影响。这三种训练都是治疗这类损伤所必需的，这与筋膜组织作为本体感受基质（机械感应信号系统）的作用和机械感受器的功能密切相关（Stecco 等，2007；Van der Wal，2009）。特别是肌梭，它是肌内结缔组织（肌内膜和肌束膜）的特殊结构，其特点是对微小的张力变化高度敏感。因此，考虑到这些受体的主要刺激是变形，可以推断，制动后筋膜系统的硬度增加和紊乱，可能会决定性地改变该系统的适应能力。作者最后强调，应用手法技术重塑关节周围筋膜组织，实现机械感受器的刺激机制正常化，从而在肌肉强化和本体感受过程中实现有效输出自主反应至关重要。

手法进行基质重塑与筋膜僵硬控制

作者建议用手法治疗进行基质重塑，以使组织的正常黏弹性行为得到恢复，并使周围区域内累积的弹性能量（不会消失）得以释放，从而刺激细胞外基质肌肉从高张力状态恢复到低张力状态。也就是运用各种机械刺激通过皮肤和浅筋膜施加力量，直到筋膜组织通过混合扭转、剪切、牵引、轴向和/或压缩矢量形成深度稳定或渐进变形。但是，一些筋膜结构的厚度、纤维组成和阻力（髂胫束、足底筋膜和下肢的其他肌腱）可能无法立即变形（Chaudhry 等，2014）。因此，为了改变筋膜组织的动力学行为，我们提出了一种覆盖所有筋膜层、连接、结缔组织、支持带、隔膜和/或肌内小梁系统的方法。尽管由于其结构相关性较低，易被传统的系统解剖学所忽略，但它们直接干预了机械张力传递和力平衡（图 44.2）（Huijing，2009；Cruz-Montecinos 等，2016；berabei 等，2017）。基质重塑技术的应用原则也可以用于创伤事故和/或手术后过度愈合形成的僵硬瘢痕（Martínez-Rodríguez 和 Galán del Río，2013）。

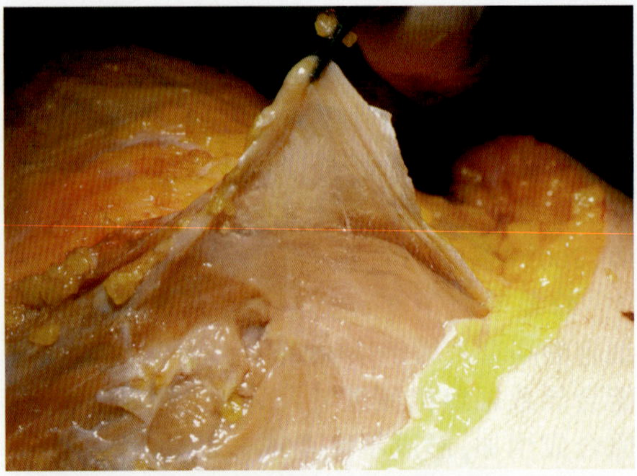

图 44.2 股内侧肌位置的小腿筋膜解剖图。筋膜和肌肉纤维之间没有真正的连续性，但筋膜组织与肌肉细胞本身内部是连续的。分离肌筋膜是由解剖学家的分析思维创立的，这种方式决定了对损伤机制的理解，从而决定了我们设计康复方案的方式。经 Martínez y Galán, Faculty of Medicine and Health Sciences of Barcelona 授权许可

以下是用重塑技术治疗隔膜和瘢痕的不同阶段的详述（图 44.3）：

- 接触阶段：由第二、三和四根手指施加初始压力向量。必须逐步加压，并应能达到初级耐受水平。
- 刺激阶段：在该阶段，在初始压力向量中加入轴向、螺旋或环形向量。物理治疗师用手指推动组织变形，缓慢而持续地产生张力，直到达到比上一个更有阻力的张力屏障。同时施加压力和扭转的时间可能会有所不同（30~90 秒）。
- 释放阶段：在该阶段，根据组织在最初刺激后的反应，可能会出现“局部放松”形状的弹性能量释放。随后，当受限区域的组织仍有接触和重组时，原始张力逐渐降低，使手指随着张力屏障的改变而自然地重新定位。

这一过程应根据需要重复多次（通常为 3~5 次），直到最终感觉“开始的张拉感”得到缓解。

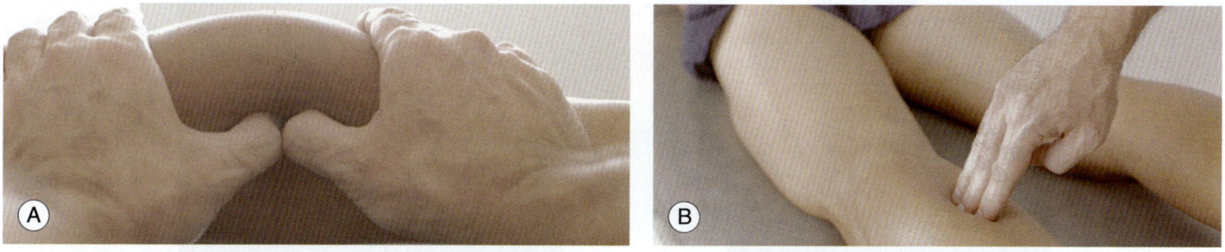

图 44.3 手法进行基质重塑。该技术通过肌间隔和 / 或纤维瘢痕上的轴向和压缩向量，释放弹性能量，降低筋膜组织的过度僵硬和预张力状态

重新适应并重返赛场

重返赛场前的再适应和再训练过程通常要适合每个运动员的个体性渐进式负荷训练计划（核心训练、离心运动和 / 或动态稳定 / 肌肉激活），以及对疼痛回避行为的管理。但是，由于需要进行高负荷训练来提高运动成绩，所以应该对这种渐进式负荷模式进行优化。因此，我们建议运用手法进行基质重塑以优化组织耐受性，并在运动员复出前后增加筋膜系统的变形能力及力量吸收能力。

为此，本小节展示了一些具体示例。

关于肌肉损伤（具体为小腿肌肉损伤）后的复出，要谨记，纤维化瘢痕组织和附近区域的动态适应可能会影响肌肉组织的延长，从而影响更长肌肉长度的力量表现（Järvinen 等，2005B；Opar 等，2012）。因此，作者重点强调了对比目鱼肌和腓肠肌之间的肌间结缔组织，以及内、外侧的腓肠肌间隔之间的肌间结缔组织使用手法重塑技术，以改善软组织黏弹性行为（见图 44.3）。在离心收缩的延长阶段，当维持肌肉扩张的易感性较高时，组织对负荷的耐受性可能会增加（图 44.4）。为了体现这些治疗技术的优势，超声弹性成像已经被用于（实时）评估组织的硬度和弹性。图 44.5 显示了在肌肉修复和纤维化过程中肌筋膜组织预张力的弹性曲线（超声弹性成像演变控制）。在进行筋膜治疗后，根据肌筋膜组织的反应，利用这些信息进行适当处理（Martínez-Rodríguez 和 Galán del Río，2013）。

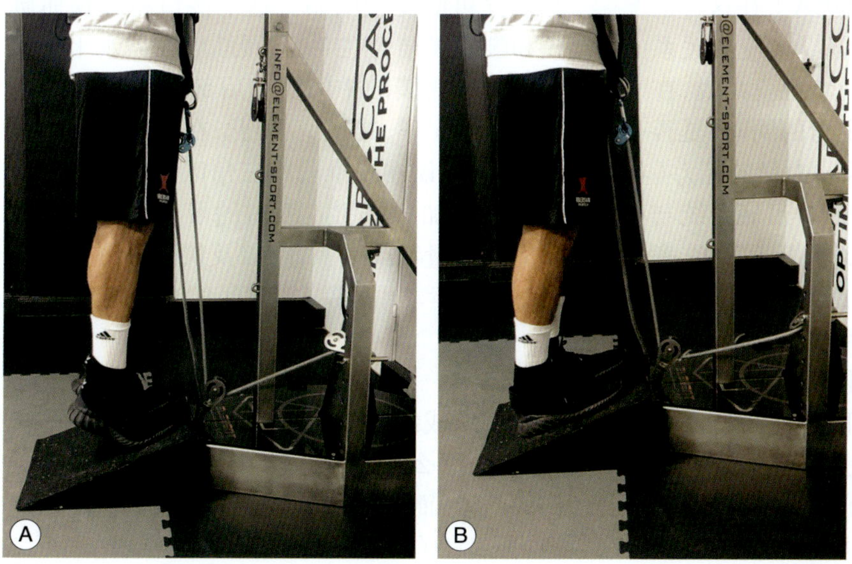

图 44.4 延长位置的强力离心收缩。当维持肌肉扩张的易感性较高时，机械因素可减少离心收缩延长范围内的肌肉运动。因此建议在进行渐进式负荷训练计划（即运用倾斜楔块来增加小腿肌肉离心肌力量的等惯性训练）之前，使用相应章节中所述的手法技术来优化隔膜和肌间瘢痕的黏弹性特性

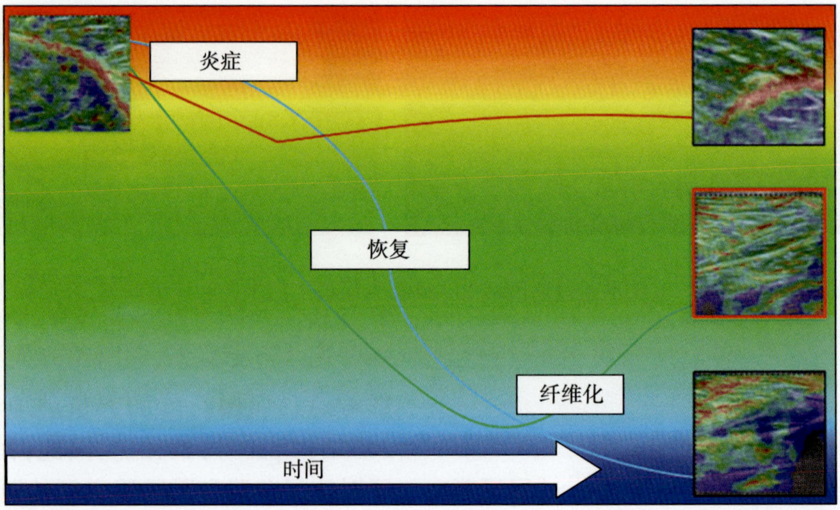

图 44.5 生理瘢痕形成过程与弹性成像色彩比例的关系示意图。弹性曲线显示了实施手法技术重塑基质、预防纤维化的最佳状态。这些线代表伤口愈合过程（炎症、骨骼肌再生和重塑），其可能导致纤维化。绿线表示人工“瘢痕建模”后恢复了局部弹性的伤口愈合；蓝线表示失去弹性且复发风险高的伤口愈合过程。经 Martínez 和 Galán del Río 等人许可，2013

在慢性肌腱损伤（具体为跟腱病变）的康复中，许多作者探讨了离心工作方案（根据肌腱变形能力而采用渐进式超负荷序列）所带来的多种优势（Malliaras 等，2013）。不过，除离心收缩方案和个性化再适应过程的需要外，务必要遵守以下几点：为了提高运动成绩，需要增加负荷（应力）。但我们也知道跟腱的变形能力有限（Järvinen 等，2005A），在这种情况下，是否能在不调整适当的应力 - 应变关系的情况下加强训练和比赛负荷？也就是说，在兼顾这些刚性结构的组成和阻力的同时，是否有可能增加跟腱和足底筋膜吸收力量的能力（如上所述）？理解了跟腱 - 跟骨 - 足底系统与小腿三头肌的解剖和功能连续性后（第 12 章），我们提出了一种腓肠肌 - 比目鱼肌复合结构的治疗手法（见图 44.3）。采用这种方法，可以改善腓肠肌内侧头和外侧头筋膜层之间的滑动，以及腓肠肌和比目鱼肌在下肢内、外侧隔膜之间的滑动。也就是说，通过优化肌间隔的机械性能，可以改善跟腱 - 跟骨 - 足底系统的适应性，提高肌腱的训练负荷和机械效率。

最后，核心训练通常被纳入多种康复和重返赛场的训练计划中，因为核心稳定性与提高运动成绩和降低重复受伤风险有关（Huxel Bliven 和 Anderson，2013）。然而，最近的一项研究表明，该核心训练方案以横向肌肉组织和腰筋膜之间充分的力量传递为基础，在筋膜间腰椎三角的腰筋膜后肌筋膜连接处增厚时，其有效性可能受到限制。这个接口将腹横肌腱膜和腰筋膜结合在一起，腰筋膜在此水平分叉进入胸腰筋膜的中间层和后部（Schuenke 等，2012；Chen 等，2016）。因此，在进行核心训练练习前，建议在腰椎筋膜三角区中间使用手法技术来增加腹横肌收缩时的滑动，随后，在需要离心力量和高效减速，以及快速和爆发性方向变化的运动中，提高腰盆区的功能效率。

总结

如果成纤维细胞的行动依赖于周围的机械过程，那么不仅要充分了解肌筋膜和肌腱损伤的防治，而且要了解运动相关创伤后的软组织、骨骼和关节损伤的防治。

目前许多康复方案都包括了渐进式负荷练习。然而，根据作者的临床经验，这种广泛使用的方法并没有考虑与重复过度使用模式有关的筋膜网络中存在的萎缩和受限状态，而这在大多数运动中都很常见。因此，作者想强调，对受限和纤维化区域使用手法治疗在所有康复过程中的益处，旨在促进筋膜结构的重新排列和重塑。

此外，为了优化运动康复对筋膜系统机械性能的改造，除机械负荷控制外，还应在重返赛场前后考虑运动策略。

（燕琪　王朝辉　关玲）

参考文献

Barbe, M.F., Gallagher, S., Massicotte, V.S., Tytell, M., Popoff, S.N. & Barr-Gillespie, A.E. (2013) The interaction of force and repetition on musculoskeletal and neural tissue responses and sensorimotor behavior in a rat model of work-related musculoskeletal disorders. *BMC Musculoskel Disord*. 25,14: 303.

Barry, C.M., Kestell, G., Gillan, M., Haberberger, R.V. & Gibbins, I.L. (2015) Sensory nerve fibres containing calcitonin gene related peptide in gastrocnemius, latissimus dorsi and erector spinae muscles and thoracolumbar fascia in mice. *Neuroscience*. 16: 106–117.

Barker, P.J., Hapuarachchi, K.S., Ross, J.A., Sambaiew, E., Ranger, T.A. & Briggs, C.A. (2014) Anatomy and biomechanics of gluteus maximus and the thoracolumbar fascia at the sacroiliac joint. *Clin Anat*. 27: 234–240.

Bernabei, M., Van Dieën, J.H. & Maas, H. (2017) Longitudinal and transversal displacements between triceps surae muscles during locomotion of the rat. *J Exp Biol*. 220: 537–550.

Bove, G.M., Harris, M.Y., Zhao, H. & Barbe, M.F. (2016) Manual therapy as an effective treatment for fibrosis in a rat model of upper extremity overuse injury. *J Neurol Sci*. 15: 161–180.

Cabuk, H. & Cabuk F. (2016) Mechanoreceptors of the ligaments and tendons around the knee. *Clin Anat*. 29: 789–795.

Chaudhry, H., Schleip, R., Ji, Z., Bukiet, B., Maney, M. & Findley, T. (2008) Three-dimensional mathematical model for deformation of human fasciae in manual therapy. *J Am Osteopath Assoc*. 108: 379–390.

Chen, Y.H., Chai, H.M., Shau, Y.W., Wang, C.L. & Wang, S. F. (2016) Increased sliding of transverse abdominis during contraction after myofascial release in patients with chronic low back pain. *Man Ther*. 23: 69–75.

Chumanov, E., Heiderscheit, B.C. & Thelen, D.G. (2011) Hamstring musculotendon dynamics during stance and swing phases of high-speed running. *Med Sci Sports Exer*. 43: 525–532.

Cruz-Montecinos, C., Cerda, M., Sanzana-Cuche, R., Martín-Martín, J. & Cuesta-Vargas, A. (2016) Ultrasound assessment of fascial connectivity in the lower limb during maximal cervical flexion: technical aspects and practical application of automatic tracking. *BMC Sports Sci Med Rehabil*. 11: 18.

Dalmau-Pastor, M., Farques-Polo, B. Jr., Casanova-Martínez, D. Jr., Vega, J. & Golano, P. (2014) Anatomy of the triceps surae: a pictorial essay. *Foot Ankle Clin*. 19: 603–635.

Ekstrand, J., Häglund, M., Kristenson, K., Magnusson, H. & Waldén, M. (2013) Fewer ligament injuries but no preventive effect on muscle injuries and severe injuries: an 11-year follow-up of the UEFA Champions League injury study. *Br J Sports Med*. 47: 32–37.

Grob, K., Manestar, M., Filgueira, L., Ackland, T., Gilbey, H. & Kuster, M.S. (2016) New insight in the architecture of the quadriceps tendon. *J Exp Orthop*. 3: 32.

Huijing, P.A. (2009) Epimuscular myofascial force transmission: a historical review and implications for new research. *J Biomech*. 42: 9–21.

Huxel Bliven, K.C. & Anderson, B.E. (2013) Core stability for injury prevention. *Sports Health*. 5: 514–522.

Järvinen, T.A., Kannus, P., Maffulli, N. & Khan, K.M. (2005a) Achilles tendon disorders: etiology and epidemiology. *Foot Ankle Clin*. 10: 255–266.

Järvinen, T.A., Järvinen, T.L., Kääriäinen, M., Kalimo, H. & Järvinen, M. (2005b) Muscle injuries: biology and treatment. *Am J Sports Med*. 33: 745–764.

Kjaer, M. (2004) Role of extracellular matrix in adaptation of tendon and skeletal muscle to mechanical loading. *Physiol Rev*. 84: 649–698.

Langevin, H.M., Bishop, J., Maple, R., Badge, G.J. & Fox, J.R. (2018) Effect of stretching on thoracolumbar fascia injury and movement restriction in a porcine model. *Am J Phys Med Rehabil*. 97: 187–191.

Malliaras, P., Barton, C.J., Reeves, N.D. & Langberg, H. (2013) Achilles and patellar tendinopathy loading programmes: a systematic review comparing clinical outcomes and identifying potential mechanisms for effectiveness. *Sports Med*. 43: 267–286.

Martínez-Rodríguez, R. & Galán del Río, F. (2013) Mechanistic basis of manual therapy in myofascial injuries. Sonoelastographic evolution control. *J Bodyw Mov Ther*. 17: 221–234.

Miller, B.F., Olesen, J., Hansen, M., Døssing, S., Crameri, R., Welling R, et al. (2005) Coordinated collagen and muscle protein synthesis in human patella tendon and quadriceps muscle after exercise. *J Physiol*. 567: 1021–1033.

Murtaugh, B. & Ihm, J.M. (2013) Eccentric training for the treatment of tendinopathies. *Curr Sports Med Rep*. 12: 175–182.

Opar, D.A., Williams, M.D. & Shield, A.J. (2012) Hamstring strain injuries: factors that lead to injury and re-injury. *Sports Med*. 42: 209–226.

Purslow, P. (2010) Muscle fascia and force transmission. *J Bodyw Mov Ther*. 14: 411–417.

Schilder, A., Hoheisel, U., Magerl, W., Benrath, J., Klein, T. & Treede, R.D. (2014) Sensory findings after stimulation of the thoracolumbar fascia with hypertonic saline suggest its contribution to low back pain. *Pain*. 155: 222–231.

Schoots, E.J., Tak, I.J., Veenstra, B.J., Drebbers, Y.M. & Bax, J.G. (2013) Ultrasound characteristics of the lateral retinaculum in 10 patients with patellofemoral pain syndrome compared to healthy controls. *J Bodyw Mov Ther*. 17: 523–529.

Schuenke, M.D., Vleeming, A., Van Hoof, T. & Willard, F.H. (2012) A description of the lumbar interfascial triangle and its relation with the lateral raphe: anatomical constituents of load transfer through the lateral margin of the thoracolumbar fascia. *J Anat*. 221: 568–576.

Silder, A., Reeder, S.B. & Thelen, D.G. (2010) The influence of prior hamstring injury on lengthening muscle tissue mechanics. *J Biomech*. 43: 2254–2260.

Sole, G., Milosavljevic, S., Nicholson, H.D. & Sullivan, S.J. (2011) Selective strength loss and decreased muscle activity in hamstring injury. *J Orthop Sports Phys Ther*. 41: 354–363.

Stecco, C., Gagey, O., Belloni, A., Pozzuoli, A., Porzionato, A., Macchi, V., et al. (2007) Anatomy of the deep fascia of the upper limb. Second part: study of innervation. *Morphologie*. 91: 38–43.

Taguchi, T., Yasui, M., Kubo, A., Abe, M., Kiyama H., Yamanaka, A., et al. (2013) Nociception originating from the crural fascia in rats. *Pain*. 154: 1103–1114.

van der Wal, J. (2009) The architecture of the connective tissue in the musculoskeletal system—an often over-looked functional parameter as to proprioception in the locomotor apparatus. *Int J Ther Mass Bodyw*. 2: 9–23.

Zügel, M., Maganaris, C.N., Wilke, J., Jurkat-Rott, K., Klingler, W., Wearing, S. C., et al. (2018) Fascial tissue research in sports medicine: from molecules to tissue adaptation, injury and diagnostics. *Br J Sports Med*. 1–9.

第45章

足球运动中的筋膜训练

Klaus Eder and Helmut Hoffmann

足球运动对于肌筋膜系统的正负面影响

要想在任何体育运动中取得优异成绩，都需要具备专业水平的体能条件、相应的技术技能，同时还要掌握专业的动作模式及参赛所需的战术见解。

特别是足球运动，具有广泛、典型、特定于运动或训练的动作模式。美式足球或澳式足球等相关运动也表现出类似的典型踢球动作。如果这些动作模式在一定时间内积累达到一定数量，可以预期，这些足球特有的动作刺激会引发一系列反应，表现为对相关的特定生物结构（关节、韧带、神经脑脊膜和肌筋膜结构）的适应，因而可以恰当地“处理”应力和负荷（第4章和第5章）。在过去的20年里，在为各类足球运动员（无论是业余球员还是参加国际比赛的职业球员）提供医疗服务的过程中，我们根据经验判断发现了多种球员容易发生的变化。这种情况下，由于足球运动涉及踢球腿和支撑腿的独特的单侧控制，因而其在适应性和变化方面，特别是肌筋膜系统，也具有相应的不对称性。

这些适应最大限度地提高了足球特定动作模式的质量，有助于提高运动员的运动成绩。但通常也会造成运动中肌肉应力模式的变化，有时可能会导致相关身体结构的负荷异常或过载。了解足球运动特异性变化对肌肉骨骼、神经肌肉和肌筋膜系统的影响，可以使教练和医疗团队能够更好地评估任何结构和功能影响，为运动员进行特定结构的准备和恢复计划奠定基础。以下资料力求提高教练及医疗团队对足球运动特定适应性的认识，并确保这些现象能够得到有效重视。

与肌肉骨骼系统相关的足球运动特异性变化及适应

以下各节内容概述了典型的足球运动特异性适应，特别关注即使没有受伤时，在训练中也会反复遇到的肌筋膜变化问题。此类变化发生在现役球员身上的可能性相对较高（可能会持续多年），在备战训练和比赛时须牢记这一点。以下几类变化在足球运动中尤为突出，值得关注。

接触球的方式决定踢球腿的变化

根据运动规则，足球运动需要以不同的方式接触球。

在此过程中，如果接触球形成的相关机械应力达到足够的强度和程度，就会引起生物结构的变化。人类的骨骼肌肉系统在进化过程中得以逐渐完善，特别是下肢，作为骨盆-腿部轴线的组成部分，专门用来移动、行走和跑步（第29章和第30章）。我们的双足有设计巧妙的纵向和横向足弓，可以缓冲每一步行走时身体重量的冲击，在步态周期的最后阶段推动身体前进。当脚触球时，会在短时间内产生一个与足弓结构恰好相反的力，从而产生相应的机械力和应力。在每个单独的踢球动作中，球的质量释放的机械反作用力的大小都保持在生理范围内,通常不会超过相关结构的压力耐受性。但是,如果这一动作在长时间内(可能是多年)不断过度、重复进行,由此产生的刺激就会形成一种微损伤,最终使骨骼肌肉系统发生改变。自20世纪80年代中期开始,Hess(1985)、Lees和Nolan(1998)就对这些变化进行了假设和讨论。

踢球的动作使距舟韧带处于拉伸应力之下,为了确保对触球时产生的突然而短暂的拉伸应力有所准备,距舟韧带的附着部位会出现强化。Sharpey纤维数量的增加占用了更多的空间,放射学检查经常表现为距骨喙和/或胫骨突,这一现象导致距小腿关节背屈活动能力降低。与支撑腿相比,大多数球员踢球腿的内侧纵弓更为平坦(1~3mm),由此引发了一系列相应改变,使胫骨在足舟骨上的内旋略微增强,在站立阶段,对膝关节产生的相应影响表现为"动态膝外翻"。

与此同时,由于踢球动作对距小腿关节的直接影响,球员的支撑腿及踢球腿的肌肉可能会出现不同程度的左右不对称。踢球腿的动作轴代表了一个"开链"负荷(表45.1),在这种负荷中,足部以最大速度向前移动(移动点),而髋部保持相对静止(固定点)。同时,每一次踢球动作都会给支撑腿一侧施加一个"闭链"负荷。这种情况下,支撑脚站立在地上(固定点),而足部以上的整个骨盆-腿部轴和躯干结构处于运动中(移动点),需要通过一组复杂的协调机制来克服重力保持稳定。同样,不同的神经肌肉控制动作为肌肉长期适应这些足球特定动作模式奠定了基础。长期来看,活跃的骨骼肌肉系统及肌筋膜系统可能会逐渐适应这些运动特征及与这些运动相关的负荷,因为它们形成了最佳的肌肉反应。

许多研究都表明了支撑腿与踢球腿之间的肌肉差异(Ekstrand等,1983;Knebel等,1988)。踢球是一种多关节运动,运动时,膝关节明显的爆发性伸展动作伴随着髋关节的主动屈曲和距小腿关节的伸展(跖屈)。总体而言,这些研究者记述了在踢球腿的股四头肌伸展时,其最大力量和最大冲击力的增加,同时伴有支撑腿膝屈肌最大力量和冲击力的增加(图45.1)。

表45.1 肌筋膜内开链(inflare chain)和外开链(outflare chain)(改编自Meert,2003)

肌筋膜内开链 扭转+屈曲(例如,左侧链)	肌筋膜外开链 扭转+伸展(例如,左侧链)
左侧头外直肌	左侧头斜肌,左侧头最长肌,左侧斜方肌(下部)
左侧斜角肌,左侧胸锁乳突肌	左侧肩胛提肌
左侧胸大肌和胸小肌	左肩外旋肌群,左侧上后锯肌
左侧肋间肌	左侧下后锯肌
左侧腹外斜肌,右侧腹内斜肌	膈肌(横向分离结构)左侧胸腰筋膜,腰方肌
膈肌(横向分离结构)	右侧腰大肌
右侧髂腰肌	右侧臀肌群,右侧阔筋膜张肌
右侧闭孔肌,右侧内收肌群,右侧股中间肌	右侧股外侧肌
右侧腓侧肌群	右侧缝匠肌,右侧小腿中间肌群
足底筋膜	足底筋膜

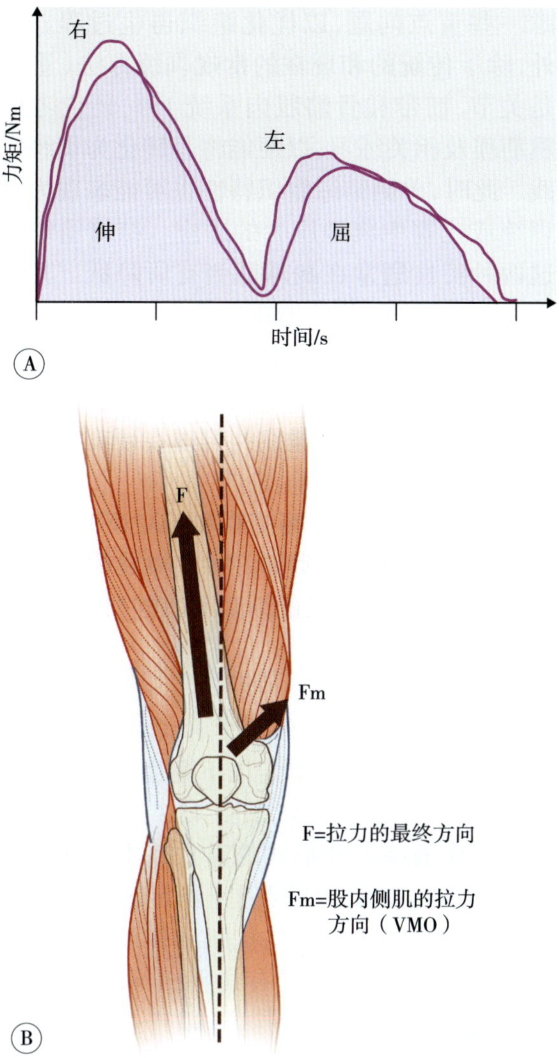

图 45.1　膝关节肌肉中的主动肌 - 拮抗肌关系

对球员股四头肌的经验观察表明，其发育程度显示了长期的功能适应与额外的神经生理学因素相关。尽管球员踢球腿的股四头肌力量大于支撑腿的股四头肌力量，但通过对多数运动员大腿的检测发现，股内侧肌最发达区域的大腿围度往往略有缩小。显然，股四头肌的可变“肌肉配置”是肌肉骨骼系统对多年来局部变化的典型功能需求进行适应的结果（具有大量开链负荷的踢球腿，与具有闭链负荷的支撑腿形成对照）。某些运动员踢球腿的股内侧肌区域存在明显薄弱的情况并不罕见。

从神经生理学的观点来看，踢球腿中的“慢性”股内侧肌不足可以解释为：在重力效应下，开链活动中不需要根据胫骨相对于股骨的旋转来稳定膝关节。神经分布模式的长期变化逐渐形成了最佳的踢球模式。另一方面，这一过程改变了单个股四头肌对股四头肌合力的相对贡献。股内侧肌不足容易使股四头肌侧向牵拉髌骨，从而改变髌股关节的动力学。相比之下，跑步和冲刺时支撑腿上的负荷往往不会改变关节内动力学的生理模式。因此，踢球腿髌股关节的退行性改变比支撑腿更为常见。

踢球技术对支撑腿的影响

上述踢球腿的变化表明，在踢球时，对侧支撑腿显然承受了不同的负荷。有趣的是，几乎所有足球运动员，无论其成绩水平如何，在用脚背或脚的两侧踢球时，都会将支撑腿放在一个非常精确的位置。这使作用于骨骼肌肉结构上的典型机械负荷模式高度一致。为了通过踢球腿将动力有效地传递给足球，使足球成功加速，支撑腿就必须准确地立于落球点旁边的位置。以下关于这方面的初步观察结果非常重要（Hoffmann，1984）：

- 球员要尽可能非常连贯准确地将支撑腿立于落球点旁。测试表明，从这次触碰球到下次触碰球的个体内部误差小于 1cm（Hoffmann，1984）。
- 球员应使支撑腿与球平齐（相对于冠状面）。
- 当脚着地时，身体重心向外移向支撑腿，通常会移动到左膝以外甚至更远的侧面。
- 支撑腿与球的横向距离因球员而异。尽管存在明显差异，但每个球员的解决办法和动作模式都完成得非常精准（个体的动作连贯性）。然而，支撑腿离球越远，身体重心的侧向偏移就越大。要保持这一姿势，支撑腿的骨盆 - 下肢运动轴上的关节就会进行代偿以保持稳定，随着时间的推移，最终会形成相应的适应性改变。这些侧位的特殊变化在距小腿关节处最为明显。骨盆 - 下肢运动轴的偏侧性越大，作用在足部关节上的侧向力和剪切力就越大。即使没有损伤和 / 或创伤，这些力也有可能引发长期的适应性改变。

腰骶及髋部区域的适应

如上所述，为适应足球运动的需求，发生在支撑腿和踢球腿侧的肌肉适应使整个腰骶 - 髋部区域产生了长期变化。我们自己的步态分析（运动学、动力学和触诊结果），以及手法治疗评估强调了以下几点：在踢球腿一侧，强壮的股四头肌和髋屈肌（特别是髂腰肌）的优势作用会造成该侧骨盆后倾（骨盆后倾伴有炎症部分）。这反过来又可能会导致对侧支撑腿的骨盆前倾（相对直立的髂骨伴外展部分），以确保身体重心的长期稳定。这些变化通常伴随着踢球腿的骶髂关节活动范围的减小。这种不对称的运动范围外加髋部的扭转，似乎使支撑腿的轴线明显延长，形成功能性骨盆倾斜。此外，新的应力模式被传递到腰椎结构。在球员的体检中经常发现，由于踢球腿侧的骨盆后倾，腰椎因髂腰韧带张力的增加而向右后方旋转。

对于肌筋膜系统的意义

综上所述，足球运动员的表现可能会影响下肢所有关节和韧带的变化及单侧的特定性适应，从而影响相关的骨骼肌肉结构和与肌筋膜链有关的骨盆 - 下肢轴的整个功能单元。不同运动员的影响程度不同，取决于个人体质、训练持续时间（训练年数）、强度（训练范围），以及典型的动作模式，这些变化可能成为某些问题的根源。

因此，无论是在准备训练或竞技比赛时，还是在恢复（放松练习）阶段，都需要重新考虑一些重点问题，以优化组织再生过程。此外，除了传统的和现在的常规训练方法（重点是关节、韧带和骨骼肌肉系统）外，还应考虑肌筋膜及相关练习，以便能将其转化为训练实践。此时，单侧结缔组织特性也可能表现为对训练或比赛中典型压力的适应。结缔组织的这两种特性通常在踢球腿侧有所降低。其前方直肌筋膜链（此处仍缺失成分）和前方交叉肌筋膜链（如内长收肌和腹直肌）不紧绷，这种硬度的降低反而降低了弹性。因此，胶原蛋白“网络结构”的三维结构可以在硬度和弹性方面发生改变（第 8 章）。

大腿外侧筋膜（阔筋膜和髂胫束）也随着硬度的增加而更加明显。在支撑腿侧可见直的后肌筋膜链及交叉的后肌筋膜链（图 45.2）。

建立最佳的中长期筋膜结构和网络

依据前文概述的解剖学、生物力学和生理学原理的基础，可以制定以下适用于中长期的“筋膜训练原则”（表 45.2，图 45.3）：

动作的练习和形式的重点基本都在特定运动类型的动作转折点上（如足球中踢的动作），此处协同作用的拮抗肌和伸展的拮抗肌交汇，要求收缩单元具有几乎相等的张力，使其通过筋膜（弹性）结构，可以产生改变方向的细小运动及发展性和定向性刺激。在靠近运动的转折点处，这种类型的预备性反向动作可与各种旋转结构结合（筋膜网络的 3D 排列）（第 40 章）。

备战训练和比赛时肌筋膜系统的准备

物理疗法

在训练及比赛的所有准备工作中，都应考虑足球运动的特定要求和适应性。尽管没有可靠的科学证据证明以下大多数特定训练建议的保护效果，但这些建议反映了当前我们团队和相关同仁，通过对职业球员进行广泛研究而得出的思考和观察结果。以下两种活动可预防功能失调和 / 或平衡失调。

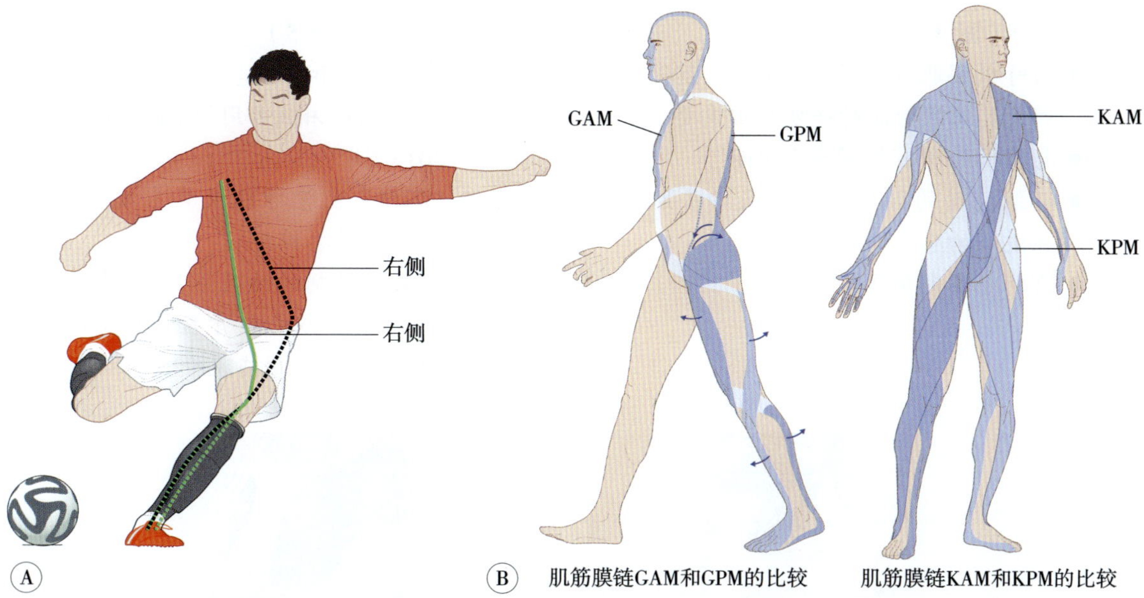

图 45.2 与肌筋膜链相关的足球典型动作。GAM. 整体前侧肌筋膜链；GPM. 整体后侧肌筋膜链；KAM. 动力学前链；KPM. 动力学后链

表 45.2 筋膜训练原则

项目	筋膜组织拉伸	筋膜组织弹性	筋膜组织张力
训练目标	• 提高成纤维细胞合成活性 • 调整胶原纤维结构 • 优化胶原纤维营养	• 优化与运动类型相关的力量发展 • 针对运动类型的跳跃能力发展 • 节省能量代谢	• 改善张拉整体系统中三维骨骼肌肉的工作稳定性 • 在骨骼肌肉转化中形成肌成纤维细胞
训练方式	• 跨多个关节的肌筋膜链的多向拉伸 • 肌筋膜自我松解/泡沫轴滚压 • 快速伸缩复合训练（通过牵张-缩短循环聚焦肌腱能量储存）	• 快速伸缩复合训练（通过肌力训练效果关注肌肉肌腱连接） • 被牵张-缩短循环激活的运动变体	• 具有骨骼肌肉系统高张力的全身运动 • 练习强度应大于当前最大强度等级的 65%

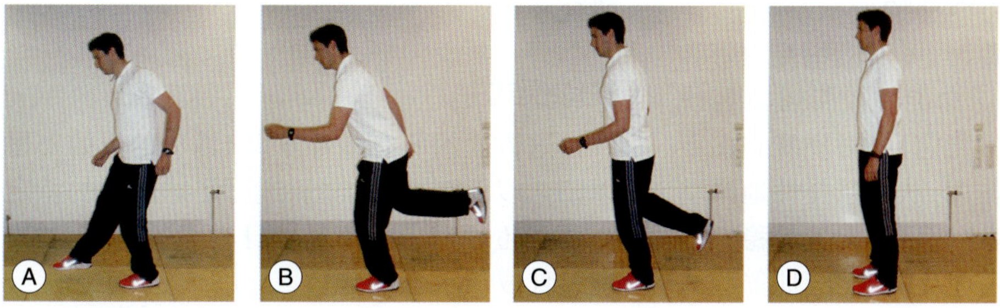

图 45.3 足球专项综合稳定练习，包含对侧躯干旋转和支撑腿/踢球腿功能转换

髂腰肌（图 45.4）

- 与呼吸膈肌相连（Prometheus，2005），因此其正常功能对呼吸非常重要。
- 与腰椎的所有椎间盘"相连"。
- 环绕运动的腰丛神经及股四头肌和膝关节的感觉神经。
- 有助于确定步幅。

腘绳肌（图 45.5）

- 连接骨盆和下肢。
- 与半月板"相互作用"（Barral 和 Croibier，2013）。
- "环绕"坐骨神经及其末端分支、胫神经和腓总神经。
- 在某些限制的情况下，能在很大程度上刺激受影响的骨盆 - 下肢轴的结构，进而增加受伤风险。

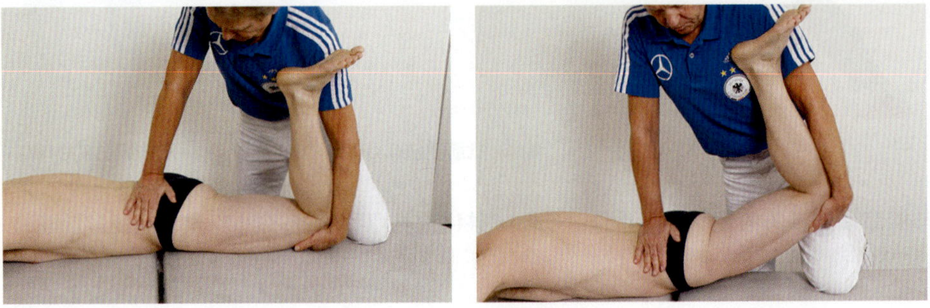

图 45.4 活动髂腰肌

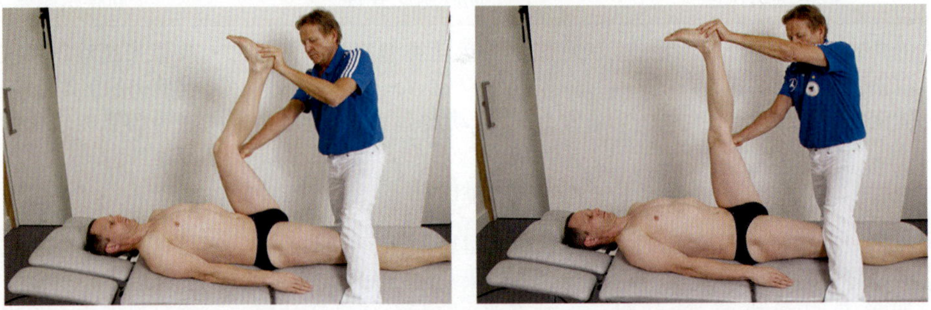

图 45.5 活动腘绳肌

训练及赛前准备

被动模式：弹力带与肌内效贴

在准备训练或比赛时，可以使用弹力带和肌内效贴来稳固关节。功能性胶带可以替代和补充韧带与骨关节的稳定性，对皮肤和皮下受体具有拉伸和放松作用，从而选择性地推动或抑制肌肉张力 / 活动（通过肌肉关节稳定因子来改善关节的神经生理及肌张力 / 肌筋膜的稳定性）。关于这些技术的更多信息参见 Eder 和 Mommsen（2007）及 Mommsen 等（2007）的研究。

主动模式

这方面的所有准备方式 / 活动的目的都可以归入以下定义：为随后进行足球运动的特定心理和生理需求做出最佳身心准备，以达到当前最佳成绩水平。

根据 Schlumberger 等人最初提出的观点（Eder 和 Hoffmann，2006），这些主动模式通常包括以下重点：

- 通过适量不同强度的跑步来增强生理代谢，提高核心体温，增加一般代谢活动，并优化神经肌肉控制过程。
- 利用动态拉伸并考虑肌筋膜结构，为足球特定的运动顺序做好骨骼肌肉系统特定训练（第 40 章）。
- 为足球特定的常规动作模式做准备，并逐渐加大难度和强度。在该过程中，特别应该加入具有不同强度和方向变化的、足球特有的"铲"的动作，以及加速和减速阶段训练（最初无球），然后逐步进行接球和带球跑动训练，以及特定情形下的运动序列训练（角球、任意球的变化等）。

根据骨骼肌肉系统的特定结构，应当摒弃在训练或比赛前进行静态拉伸的普遍做法（第 10 章）（图 45.6）。同样，我们认为，将一些锻炼形式（包括预备性对抗运动和快速弹跳运动）作为一种"动态拉伸"来塑造和发展筋膜网络的做法，也不太适合（甚至根本不适合）作为训练 / 竞赛的赛前准备活动内容（图 45.7）。理想的方法应该是，不仅要有满足肌张力（肌肉收缩性）和神经肌肉（本体感受）运动先决条件的"动态拉伸"，也要使肌筋膜结构为随后的压力和负荷承受做好准备。

按照经验，快速伸缩复合训练（第 25 章）最初具有单向特征，然后逐渐形成多向三维特征（线性、横向及旋转），已经证明可以有效激活特定关节囊状受体，以完成特定结构的准备，并可以转换成足球特有的带球及不带球的经典运动模式（第 24 章）。

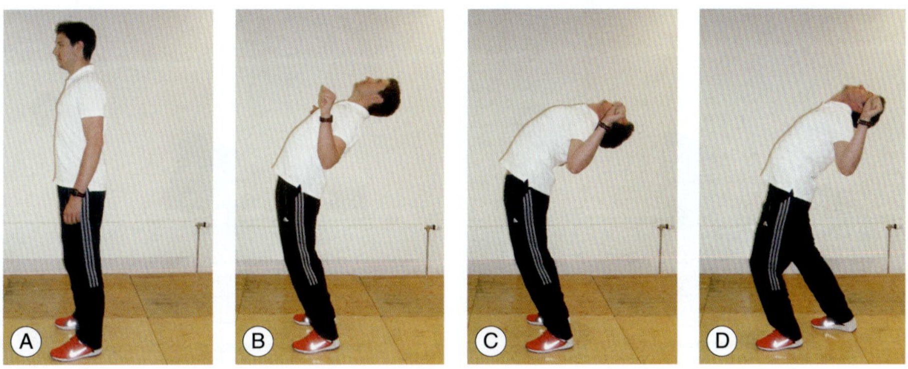

图 45.6 拉伸前侧肌筋膜线

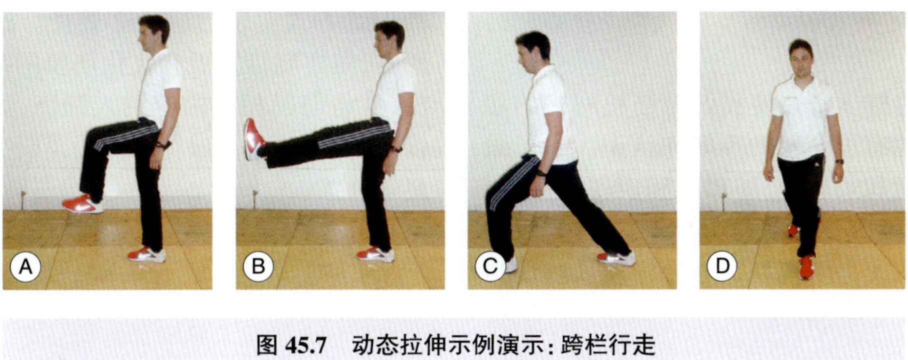

图 45.7 动态拉伸示例演示：跨栏行走

紧张训练 / 比赛后恢复期肌筋膜系统的准备

紧张的训练和竞技比赛之后，通常广泛认可的能够及时恢复体能的措施应满足以下目标：

- 补充运动造成的水分和能量不足（例如肌肉糖原储存）。
- 通过进行一些中低强度的有氧（无乳酸）运动来促进循环，优化生理代谢状态（生化再生过程中的补充和代谢），这些运动并非足球特定运动，如骑自行车或水中慢跑等（其特点是减少关节处内部负荷应力）。
- 可能需要用物理疗法来监测下肢和脊柱的关节与韧带的状态。

这些活动应特别参考筋膜网络作为补充。为了释放筋膜粘连并消除由训练 / 比赛的压力产生的肿胀，可以将自体肌筋膜技术整合到恢复措施中，以促进胶原基质的动态水合作用（尽管这些影响迄今为止尚未得到研究证实）（第 27 章）。泡沫滚轴对此非常合适，这些滚轴表面有限的接触面可使运动员通过身体的重力作用进行缓慢渐进的滚动，鼓励其沿着受影响的筋膜线做连续滚动。因此，就足球特定的背景而言，优先治疗最常见的受影响筋膜非常重要。依据经验来看，主要是因足球这一运动适应而形成的踢球腿的外侧结构（图 45.8）。

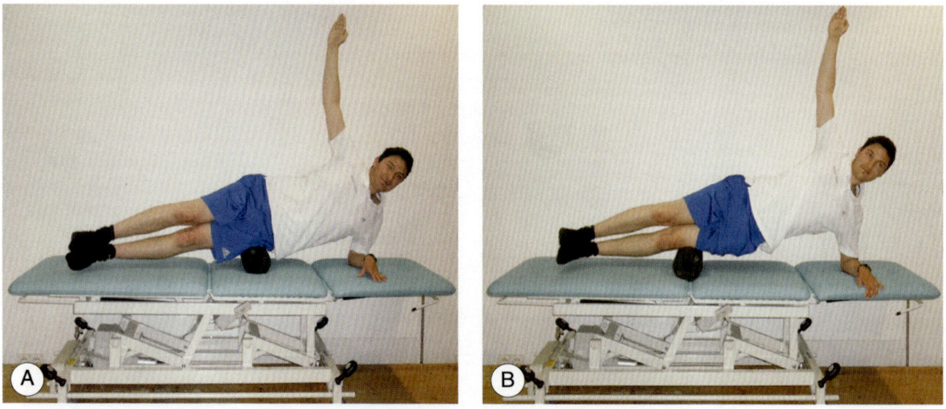

图 45.8 踢球腿大腿外侧筋膜自我放松术

结论

最新的科学研究使我们对筋膜网络的功能和重要性有了全新的理解和认识。除了肌肉骨骼功能和表现，心肺功能和表现，神经肌肉协调和控制等经典训练目标外，这一观点的根本变化是突出了调整训练目标及采取适当的训练方式实现目标的必要性。就筋膜训练而言，需要制订发展和优化筋膜网络的方法措施，并将筋膜相关内容纳入训练、竞赛准备及恢复的方案中，确保将现代筋膜研究成果融入足球训练。

（燕琪 王朝辉 关玲）

参考文献

Barral, J.-P. and Croibier, A. (2013) *Gelenke-ein neuer osteopathischer Behandlungsansatz-untere Extremitäten*. Munich, Germany: Urban & Fischer-Verlag.

Eder, K. & Hoffmann, H. (2006) *Verletzungen im Fußball –vermeiden – behandeln – therapieren*. Munich, Germany: Elsevier Verlag.

Eder, K. & Mommsen, H. (2007) *Richtig Tapen – Funktionelle Verbände am Bewegungsapparat optimal anlegen*. Balingen, Germany: Spitta Verlag GmbH & Co. KG.

Ekstrand, J., Gillquist, J. & Liljedahl, S.O. (1983) Prevention of soccer injuries. Supervision by doctor and physiotherapist. *Am J Sports Med*. 11: 116–120.

Hess, H. (1985) Fussball. In: Pförringer (Ed.), *W. Sport – Trauma und Belastung*. Erlangen, Germany: Perimed Fachbuch-Verlagsgesellschaft mbH.

Hoffmann, H. (1984) *Biomechanik von Fußballspannstößen*. Frankfurt/Main: unpublished thesis, University of Frankfurt/M.

Knebel, K.P., Herbeck, B. & Hamsen, G. (1988) *FußballFunktionsgymnastik. Dehnen, Kräftigen, Entspannen*. Reinbeck, Germany: Rowohlt Verlag.

Lees, A. & Nolan, I. (1998) The biomechanics of soccer: a review. *J Sports Sci*. 16: 211–234.

Meert, G.F. (2003) *Das Becken aus osteopathischer Sicht*. Munich/Jena, Germany: Urban & Fischer Verlag.

Mommsen, H., Eder, K. & Brandenburg, U. (2007) *Leukotape K – Schmerztherapie und Lymphtherapie nach japanischer Tradition*. Balingen, Germany: Spitta Verlag GmbH & Co. KG.

Mueller-Wohlfahrt, H.-W., Ueblacker, P., Haensel, L. & Garrett, W.E. Jr. (2013) *Muscle Injuries in Sports*. Stuttgart/New York: Georg Thieme Verlag.

Prometheus (2005) *LernAtlas der Atomie*. Stuttgart-New York: Georg Thieme Verlag.

第46章

乳腺癌生存者的运动疗法

P. J. O'Clair

引言

乳腺癌是世界上第二大常见的癌症类型，也是目前女性中最常见的癌症，每年报告的新增病例超过200万例。据统计，2018年有62.7万名妇女死于乳腺癌，约占妇女癌症死亡总人数的15%（世界卫生组织，2018）。幸运的是，由于早期发现及筛查技术的进步，许多确诊患者得以存活下来，并可以继续维持正常的预期寿命。尽管有这个好消息，癌症治疗还是要付出巨大的代价：仅仅一年的治疗，身体就会衰老十岁。除了固有的体重增加、肌肉萎缩和过早骨质流失之外，女性还会出现情绪脆弱、身体虚弱，常常在正常生活中遇到困难（Helms等，2008）。

治疗及副作用

乳腺癌治疗的目的是消除身体疾病，并尽量降低癌症复发的可能性。治疗分为局部治疗和全身治疗，患者可以根据需求接受一种或一组形式的治疗。局部治疗是指切除或破坏癌症部位及其周围的受损组织：包括乳房肿瘤切除术、乳房切除术、保乳手术和腋窝（腋下）淋巴结切除术。全身治疗可以杀死或控制全身（而非某个特定部位）的癌细胞：包括化疗、激素治疗和生物治疗等方法。乳腺癌治疗的副作用，如疼痛、暂时性肿胀、压痛、感染、关节僵硬、手术部位的瘢痕组织导致的"坚硬"（Fourie，2008），以及手术、放疗和化疗引起的高度疲劳，都会影响患者的运动能力和/或运动欲望。另外也常会出现体重增加和自卑等问题。

乳腺癌生存者的运动疗法

越来越多的运动肿瘤学研究表明，运动可以大大降低乳腺癌复发的风险，并提高患者功能和生活质量（Kaelin等，2006；Mutrie等，2007；Sprague等，2007）。最近有研究表明，体育锻炼优于所有其他可能的生活方式改变（如控制体重和饮食，戒烟和减少饮酒等），可能对降低乳腺癌复发具有最佳效果（Dieli-Conwright和Orozco，2015）。新确诊的患者，特别是此前没有进行定期体育锻炼的人，就需要选择最适合他们的运动。他们经常会向医疗团队寻求建议和指导。那些研究乳腺癌或其他类型癌症患者的工作人员应该对癌症的类型、治疗方法及其副作用了如指掌。受多种因素影响，根据乳腺癌患者的年龄、疾病程度、并发症情况和当前身体状况的不同，治疗方法也因人而异。应将这些因素，以及当前治疗阶段、药物类型和运动的潜在副作用等都考虑在内，用以帮助指导运动人员。适当的定向运动疗法是乳腺癌患者康复过程中的一个关键组成部分。

运动疗法旨在加强身心联系，这在康复的各个阶段都必不可少。它可以提供一种温和的恢复性锻炼方法，非常适合女性在治疗前后进行康复和身体重建（这种益处很可能也会惠及极少数的男性乳腺癌患者)。该治疗方案的目的是恢复受损或被破坏的肌筋膜连续体的健康,促进相邻结构间组织的滑动,减少瘢痕组织过度积聚,增强整个运动链的强度,解决姿势功能障碍,帮助恢复感觉意识,并传授或恢复适当的呼吸技巧。

许多与我们合作过的乳腺癌患者报告,运动后感觉更好,并且认为运动是对癌症治疗(如化疗和放疗等)相关副作用和症状建立耐受的关键。癌症相关疲劳(CRF)是最广泛的副作用之一,通常在确诊后立即出现。研究报道,CRF 在患者中的患病率高达 96%(Stasi 等,2003)。一项关于有监督式运动训练对乳腺癌生存者心肺功能和 CRF 影响的研究表明,适度的个体化运动可以维持或改善心肺功能,并降低 CRF。此外,由于个体化运动干预,术后接受化疗和放疗联合治疗的乳腺癌生存者似乎获益更大(Hsieh 等,2008)。随着 CRF 的剧烈发作,乳腺癌患者在癌症相关治疗中往往会经历从轻微到严重的姿势影响(Haddad 等,2013)。接受多种外科手术(包括各种类型的重建手术)的患者在生理上受到的损害最大。

有位患者向我抱怨髋关节疼痛。她正在寻找一些锻炼方法来帮助她缓解病情。在进行全面的病史筛查时,她透露自己多年前曾患乳腺癌,并做过乳房切除术和横腹直肌(transverse rectus abdominis muscle, TRAM)皮瓣重建术。她的 TRAM 皮瓣重建术包括沿下腹部做一个切口,从中取出一个含皮肤、脂肪、血管和腹直肌的椭圆形切片,然后将其移植到胸部形成乳房。腹直肌通过向内拉动肋骨和骨盆使躯干屈曲,但它同时也有助于躯干直立,并与腹部深层肌肉一起对内脏形成保护。这块肌肉的缺失可能会导致运动补偿。在评估过程中,我们发现她的髋屈肌过度活动,导致同侧(同一边)腰椎竖脊肌和腰方肌紧张。我们推断她的髋关节疼痛可能是因为乳腺癌手术后多年的运动补偿,而未必是一个单纯的髋关节问题。好消息是,在遵循与本章所述类似的治疗方案后,她的疼痛在 3 个月内消失;日常活动时髋关节发出的咔哒声也在 9 个月内基本消失。她又恢复了对长时间散步和徒步旅行的热情,再也没有感到任何不适或疼痛。

多种用于拯救生命的外科手术和治疗而导致的姿势功能障碍需要引起更多关注,并要专门设计运动方案,帮助患者重建适当的神经肌肉模式并恢复最佳姿势。

运动疗法对乳腺癌生存者的潜在益处

(注意:下列益处未经证实,尚属假设;还须进行更多的研究才能得出定论)。

运动疗法

- 改善肩带力学,特别是肩胛骨 - 肱骨节律,以帮助分解瘢痕组织和冻结肩。
- 通过呼吸改善淋巴引流。
- 恢复整体运动范围和灵活性。
- 重新建立适当的肌肉放电模式。
- 增加局部和整体稳定肌肉的力量。
- 增强核心肌肉的力量和耐力。
- 恢复直立姿势力学对线和平衡。
- 提高整体的感官意识。
- 协助管理体重。
- 增加自信和整体幸福感。
- 减少生理压力及情感压力。
- 改善外形。

缓慢进行并持续监测患者的感觉是所有以锻炼和运动为基础的治疗方案成功的关键。开展持续的对话可以确保他们不会开展超出自己能力范围的运动。医生对待患者的态度同样重要;与乳腺癌生存者打交道时要有强烈的情感因素,健康专业人员的积极鼓励在所有阶段都至关重要。

运动治疗方案设计：五个关键问题

运动专业人士必须明白，乳腺癌康复患者不同于创伤康复患者，并要解决治疗导致的生理状况（Kaelin 等，2006）。运动疗法从业者在为乳腺癌生存者实施锻炼计划时应该考虑到这些情况。

淋巴水肿

这种情况尤其与腋窝淋巴结清扫、腋窝放疗或外科感染（手臂肿胀）有关。当淋巴管发生改变，无法正确地将淋巴液从手臂引流回全身循环时，就会发生肿胀。出现淋巴水肿的患者应遵循医护人员的指导，可能需要在运动时穿压力衣。淋巴水肿可以通过穿压力衣、运动和抬高来治疗（APTA，2020）。

肩袖

乳腺癌手术会影响肩袖肌肉，导致肩带力学“缺陷”、姿势不良、僵硬度增加、活动能力下降及疼痛（Ebaugh 等，2011）。恢复这些肌肉的功能将有助于日常活动，包括拉和推的动作。

肌少症

该疾病会同时导致肌肉减少和脂肪组织增加。乳腺癌治疗期间不活动、化疗、过早绝经，以及治疗引起的其他激素变化都可能引发肌少症。该疾病与乳腺癌生存者总死亡率风险增加有关，并可能与乳腺癌特异性死亡率有关（Villaseñor 等，2012）。

早发性骨质疏松症

由于采取局部和全身治疗，许多乳腺癌生存者的卵巢功能丧失，造成雌激素水平下降。这会增加骨质流失并导致骨质疏松。癌症治疗前处于绝经前期的女性可能比未患乳腺癌的女性绝经更早（National Institutes of Health Osteoporosis and Related Bone Diseases National Resource Center，2016）。

生理肌肉失衡

乳房切除术后，女性可以选择使用人工植入物或自身组织（即自体组织瓣）进行乳房重建。皮瓣手术从腹部、背部或臀部取出组织，用以重建乳房。这种手术的效果因人而异。皮瓣手术常会造成肌肉失衡和代偿模式。大多数患者在日常生活的活动中没有困难（Cyriac 等，2010）。但是，尚无足够的长期研究来详细说明相关的主要动力肌肉（如臀腹直肌和背阔肌）对长期功能的影响。可以假设，主要动力肌肉功能的丧失可能导致对协同肌肉（如斜肌、菱形肌、中下斜方肌）的需求增加。

癌症与筋膜的关系

虽然癌症与筋膜之间的关系在科学界和治疗界一直是一个研究相对较少的课题，但研究人员已开始认识到筋膜在癌症中的潜在重要性，尤其是在整合医学，而不仅仅是药物和药理学方面（Langevin 等，2016）。恢复身体的治疗工作可能包括治疗中受损筋膜的修复问题。

报告显示，乳腺组织密度高的女性患乳腺癌的风险会增加 4~6 倍，1/3 的乳腺癌病例与乳腺密度有关，使其成为患癌的最大风险因素之一（Provenzano 等，2008）。当肿瘤下方的组织变硬时，不仅会促使癌细胞生长，还会促使癌细胞扩散。此外，癌症分泌的因子又增加了组织硬度，造成了疾病的恶性循环（Provenzano 等，2008）。结缔组织中胶原蛋白的硬度和结构对癌症发展有着重要影响。肿瘤周围有着特定结构的胶原纤维束，而不是无结构的波浪形胶原纤维，这在转移性乳腺癌等已发生扩散的癌症患者中更为明显。这些结构化的胶原纤维会加速癌症发展，并促进原发肿瘤的侵袭（Provenzano 等，2008）。虽然我们无法改变易感乳腺的组织密度，但了解组织密度对疾病的影响，有助于指导我们以不同的治疗方法应对患者的癌症治疗期间和治疗后阶段，我们希望尽量减少瘢痕组织的形成，并尽可能快速、安全地恢复组织的活动性。方案中的建议应包括膈肌呼吸法及拉伸或放松方法，以扩大活动范围并提高运动质量。

乳腺癌患者的生存之路复杂而漫长。除了巨大的身体创伤外，许多患者还会经历心理创伤，导致抑郁、焦虑和恐惧。面对致命性的疾病和长期的压力，往往会导致交感神经系统活动增加（Won 和 Kim，2016）。研究结果表明，交感神经激活可能引起筋膜收缩，并可能导致筋膜僵硬度增加（Staubesand 和 Li，1996；Bhowmick 等，2009）。将中低强度的运动疗法与瑜伽、冥想、普拉提和太极等综合性冥想练习相结合，可以改善癌症患者的睡眠、焦虑和抑郁，提高生活质量（Buettner 等，2006；Stan 等，2012）。考虑到冥想练习有助于降低交感神经张力，相应地，可以推测它也许有助于降低筋膜僵硬。

炎症是运动肿瘤学研究的另一个有趣主题。炎症是一种极其严重的人类疾病，与慢性肌肉骨骼疼痛、不同类型的炎症性疾病和癌症有关。利用物理疗法（称为机械疗法），而非药物疗法，可能会在癌细胞 / 肿瘤的形成和发展中发挥积极作用。诸如组织硬度、组织结构和基质中的组织力等因素，对癌症的可持续性和进展性有着深远的影响。当谈及力量，就会出现许多疑问：多大力量？如何使用？持续多久？（Berrueta 等，2018）。

在 20 世纪的大部分时间里，绝大多数认识与消灭癌症的科学研究都集中于细胞，而非细胞生活的环境——微环境。人体细胞在正常条件下工作时，要做特定的工作。它们接受来自遗传物质和环境信号的指令，并通过服从这些指令做出反应。Langevin（2018）指出，“癌细胞是一种已经失控的细胞：它们按自己的节奏前进”。正常情况下，细胞与其周围的细胞外基质（ECM）之间存在着动态稳定的相互作用。当这些正常的相互作用发生改变时，就会发生癌症。癌细胞似乎是分裂大师，它们繁殖失控，不会适时停止，逐渐侵入身体。

细胞对慢性炎症组织和癌症相关组织的反应表现为，通过在 ECM 上产生持续频繁的张力进行收缩，增加 ECM 的硬度。ECM 硬度的增加伴随着更大的间质压力和更多淋巴液，这可能使个体易于纤维化、癌症侵袭和转移。机械因素，即物理力量，可以成为干预治疗的潜在靶点。在动物实验中观察到，每天仅须做 10 分钟简单拉伸就有可能减缓癌症的发展（Langevin，2018）。

运动疗法：康复阶段

本章列举的运动疗法练习是一个示例，可能对乳腺癌愈合和恢复的各个阶段都有帮助：

（1）预康复（prehab）是早在诊断之日就开始并持续到治疗开始的预备阶段。在本阶段，能够提供运动教育，并为患者进行手术和癌症治疗做好准备。

（2）康复后第一和第二阶段。康复过程分为两个部分，在进行初步组织康复和 / 或医疗团队允许患者进行温和的运动范围和低负荷强化后开始。这些阶段旨在对身心联系进行再教育，并建立一个强大的身体基础。这些练习可以在癌症患者的整个癌症治疗过程中使用，以恢复和重塑身体。

Hubert Godard 与一组来自米兰国家癌症研究所（National Cancer Institute）的研究人员用了近十年的时间，观察了乳腺癌患者的身心损伤情况。他们对不同组的患者进行了日常生活的行走及运动的实验。一组为术前阶段，另一组为术后阶段。在术前组，研究人员观察到，高达 50% 的女性在得知诊断结果后，患肢（手臂）的下垂度或节律性摆动质量已经开始下降，手术后下垂度会进一步降低，而且在某些情况下手臂会完全停摆。在术后组，研究人员发现了术后肩带的异常限制，这无法用传统检查来解释。行走时，65% 的女性表现出患侧手臂的摆动丧失，手臂似乎毫无生气地固定在躯干上。但是，要求他们对称地摆动手臂时，他们却能毫不费力地做到（Godard 和 Martino，2001）。

诊断和预康复

确诊后，患者会经历一系列身心的防御和保护行为。马上要为即将到来的事情做好身心准备。因为是在治疗前，所以没有太多的运动限制。但是应重点关注肌肉力量和耐力，特别是上半身和核心部位。日常运动是保持大脑兴奋和身体所有系统正常运转的关键。

正如在这些实验中所观察到的，被确诊的乳腺癌患者会开始保护自己的身体，下意识地将患侧的手臂贴近身体，不再自然下垂，甚至不再随步态自然摆动。这种保护性行为的早期发生可能会引发身体表现形式变化，并极大地影响肌肉和结缔组织的健康及功能，使其更加坚硬和僵化。在短短 2~3 周内，固定的大鼠四肢变得僵硬，失去弹性，结缔组织纤维变得粘连（Jarvinen，2002）。根据经验，治疗阶段的患者更了解自己的身体，身体更强壮的患者更容易应对术后的身体限制。正如 Godard 和 Martino（2001）所言，患者并未意识到他们已经产生了这种保护机制。接受乳房切除术的女性的整个身体姿势可能会受到负面影响，那些乳房大而沉重的女性更加明显（Haddad 等，2013）。上肢的限制和上半身活动的困难使许多女性感到身心俱疲：这些功能障碍可能会让他们想起自己的疾病以及生活中潜在的或完全的能力不足（Collins 等，2004）。对于乳腺癌患者来说，运动意识和教育在康复过程中至关重要，可能有助于缓解手术和全身治疗带来的一些疼痛和姿势失稳等副作用（Hojan 等，2013）。

康复前运动治疗的潜在益处

- 保持精力旺盛。
- 保持情绪稳定。
- 增强耐力。
- 增加血液循环和总血流量。
- 培养身心合一。
- 改善局部和全身治疗受累区域。

乳腺癌康复后第一阶段运动疗法

在第一阶段，要确保掌握患者的全部健康史，以及他们可能接受过的治疗和手术类型。这些信息有助于制订安全有效的运动治疗方案。切记，你不是来诊断的，而是来帮助他们康复的。因此，在治疗开始前必须收集所有资料，做好准备。要牢记，癌症患者组织愈合的通常阶段和运动进展与急慢性损伤患者有很大不同。这两种患者都会出现肌肉紧绷和关节僵硬等症状。虽然症状看起来相似，但不能像对待肩袖或关节损伤患者那样对待乳房切除术或乳房肿块切除术患者。化疗、放疗和手术等治疗方法会极大地影响治愈和完全康复所需时间。此外，要记住，癌症患者与受伤的人不同，可能会出现持续的副作用。

第一阶段练习侧重于培养患者的动觉意识，并教授其基本的生物力学运动原则。这些原则是基础性的，可以永久地成为患者日常锻炼养生方案的一部分。经初步筛选后，介绍一些简单的生物力学运动原则。本文所选的基本原则对动态稳定性和机动性都至关重要。包括：

- 呼吸。
- 骨盆位置。
- 胸腔位置。
- 肩胛骨运动与稳定。
- 头颈部位置。

除上述原则外，下面列出了五项适合第一阶段的附加练习。

利用迷你稳定球专注呼吸（图 46.1）

（1）功效：调节淋巴系统，清除体内毒素。除了重力和肌肉收缩外，呼吸也是淋巴系统的主要输送泵。呼吸还能促进深层核心肌肉组织的参与，如腹横肌、内斜肌、盆底肌和多裂肌等，所有这些对恢复姿势和功能性力量都很重要。

（2）起始姿势：坐姿、跪姿或站姿，将球放在胸部或腋下。根据舒适度和运动范围来选择球的大小。

（3）运动及呼吸方式：深吸气入球，呼气时让球轻轻按压身体。在每个姿势上充分呼吸 3~5 次。

（4）提示：以球作为焦点来传送呼吸，将呼吸扩展到球内。

肢体弹跳——手臂（图 46.2）

（1）功效：弹跳可以促进节律性运动，动作像弹簧一样，无需肌肉，毫不费力，目的是平静和恢复。

（2）起始姿势：仰卧在垫子上，膝盖屈曲。

（A）手臂放在蓝色球上。

（B）手臂随橙色球弯曲。

在弹跳前预张拉手臂，感觉肢体的张力完整性，激发并保持有节奏地弹跳。

（3）运动及呼吸方式：呼吸自然而不刻意。保持 20~30 秒，或直到感觉动作费力为止。

（4）提示：音乐有助于培养弹跳时的节奏感。每分钟约 130 拍的音乐最适合手臂弹跳。

肢体弹跳——腿部（图 46.3）

（1）功效：弹跳可以促进节律性运动，动作像弹簧一样，无需肌肉，毫不费力，目的是平静和恢复。

（2）起始姿势：仰卧在垫子上，膝盖屈曲。在弹跳前预张拉腿部，感受肢体的张力完整性，激发并维持有节奏地弹跳。

（3）运动及呼吸方式：呼吸自然而不刻意。保持 20~30 秒，或直到感觉动作费力为止。

（4）提示：音乐有助于培养弹跳时的节奏感。每分钟 120~130 拍的音乐最适合腿部弹跳。

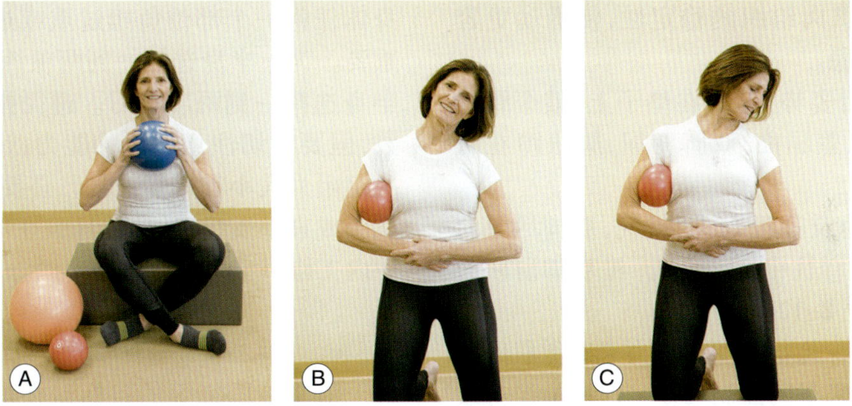

图 46.1　用迷你稳定球专注呼吸

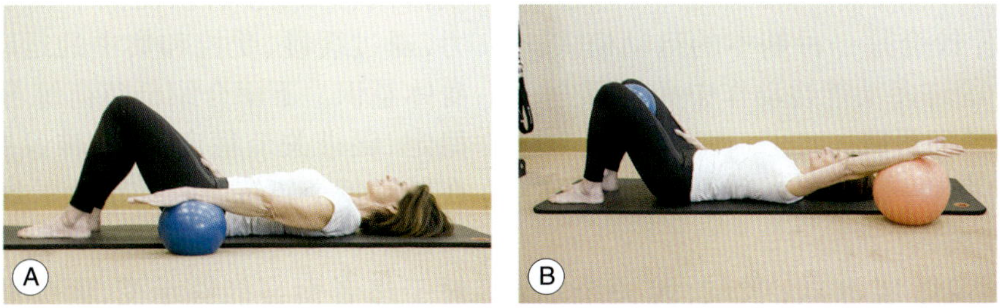

图 46.2　肢体弹跳——手臂

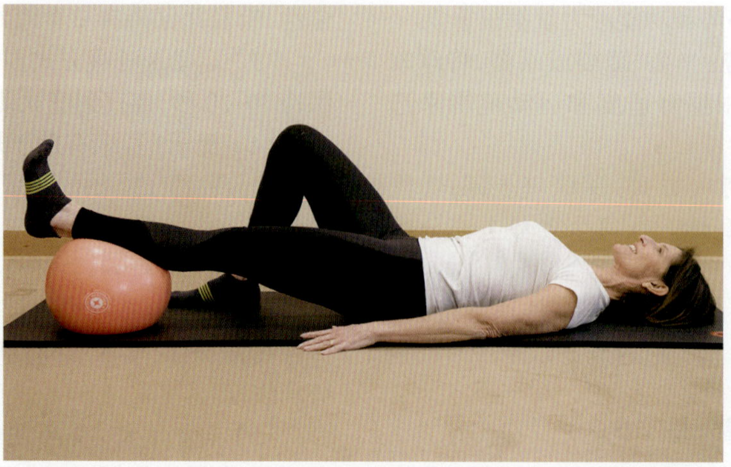

图 46.3 肢体弹跳——腿部

用滑块进行腘绳肌卷曲（图 46.4）

（1）功效：锻炼后链，对恢复垂直度和良好姿势至关重要。滑块提供本体感觉刺激，可以增强核心肌肉组织的稳定性，使滑动更容易，运动更平稳。

（2）起始姿势：仰卧在垫子上，整个脊柱保持中立，膝盖屈曲，双脚背屈，脚跟蹬在滑块上。

（3）运动及呼吸方式：吸气，双脚尽量向外滑动，保持脊柱中立，呼气。将双脚滑回起始位置。重复 8~12 次。

（4）提示：施加足够的压力来感觉肌肉被激活，用呼吸来帮助控制动作。保持上半身放松，特别注意保持躯干稳定。

直立铰合和低位阻力环划船（图 46.5）

（1）功效：铰合是一种基本的运动模式，在日常生活中的许多功能性动作中必不可少。拉力会加强肩带和后链。

（2）起始姿势：站在阻力环上，双手握住环的两端，手掌向内。

（3）运动及呼吸方式：吸气，髋关节屈曲，保持脊柱中立（图 46.5B），呼气，将肩胛骨挤压在一起并稍微向下，将肩带拉近身体（图 46.5C）。重复模式 8~12 次。

（4）提示：当髋关节屈曲时，防止身体后移，保持脊柱中立。

运动治疗师应谨记，在第一阶段，避免使身体任何一个部位负担过重或过度劳累至关重要。为上半身选择一到两项练习，然后为下半身选择一到两项练习。遵循推荐的重复次数，但要密切注意患者的能力，让较弱的一方决定阻力大小和重复次数。必要时，一定要用枕头或靠垫支撑患肢，并且只在舒适的活动范围内工作。千万不要忍受疼痛。

乳腺癌康复后第二阶段运动疗法

第二阶段练习的目标是在前一阶段奠定的基础上继续进行。这些基础练习致力于通过一系列温和的运动来分解手术和各种治疗残留的瘢痕组织，恢复关节活动。要继续努力，通过缓慢、受控和集中的运动来提高整体身体意识。下面介绍低负荷练习，以加强局部稳定，促进关节稳定，增强神经肌肉控制。要在增添每个新练习时使用分层效果，并记录所增添的内容。这将帮助治疗师确定哪些训练对于患者而言能够承受，而哪些训练可能过难。如果一次增加了过多的新练习，就无法确认哪个动作会有问题。

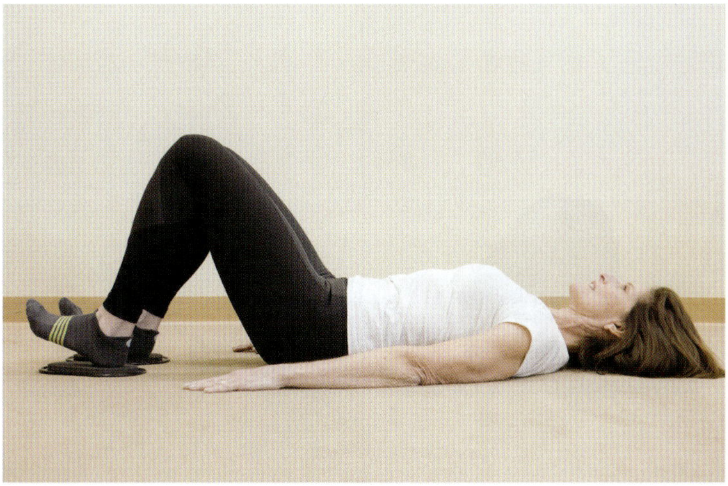

图 46.4 用滑块进行腘绳肌卷曲

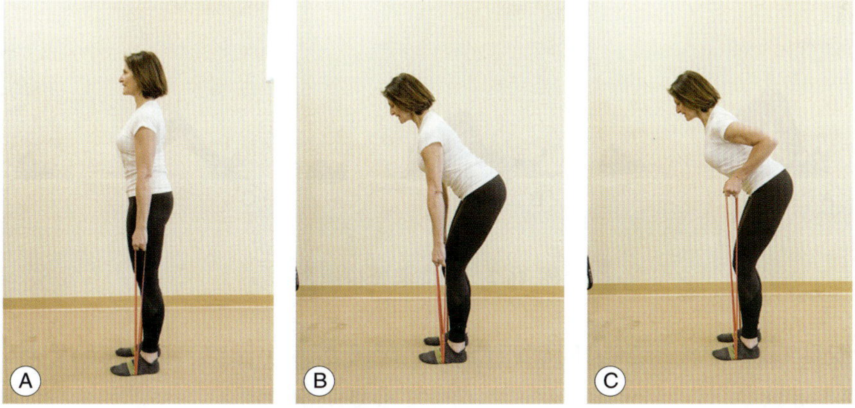

图 46.5 直立铰合和低排阻力环

肢体弹跳——手臂(图 46.6)

(1)功效:弹跳可以促进节律性运动,动作像弹簧一样,无需肌肉,毫不费力,目的是平静和恢复。

(2)起始姿势:仰卧在垫子上,手臂在头顶弯曲,靠在球上,手掌向上或放成舒适的姿势。在弹跳前预张拉手臂,感受肢体的张力完整性,激发并维持有节奏地弹跳。

(3)运动及呼吸方式:呼吸自然而不刻意。停留 20~30 秒,或直到感觉动作费力为止。

(4)提示:音乐有助于培养弹跳时的节奏感。每分钟约 130 拍的音乐最适合手臂弹跳。

腘绳肌臀桥组合(图 46.7)

(1)功效:本阶段增加了桥接,能够增加后链的工作量,进一步强调核心。

(2)起始姿势:仰卧,臀部在垫子上向下伸展,膝盖屈曲,双脚背屈,脚跟蹬在滑块上。

(3)运动及呼吸方式:吸气,一只脚向外

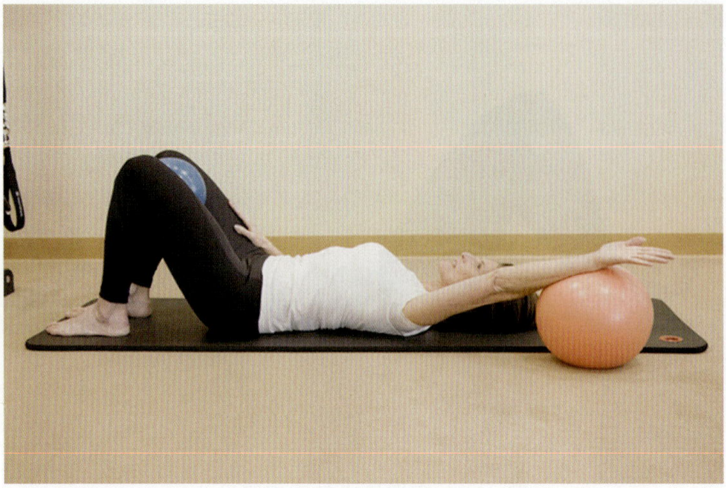

图 46.6 肢体弹跳——手臂

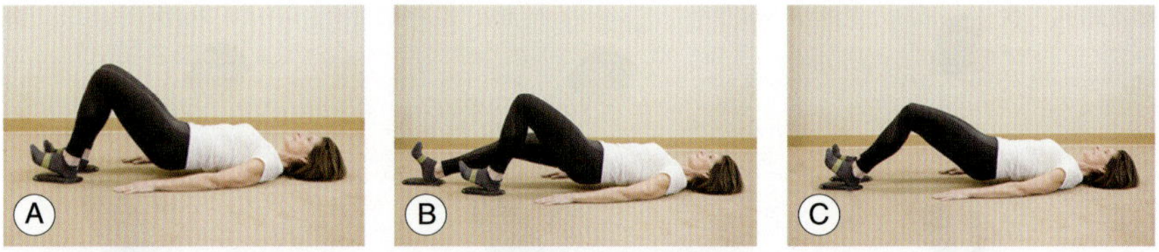

图 46.7 腘绳肌臀桥组合

滑动，尽可能保持脊柱中立。呼气，回到原位。两腿重复交替 5~8 次。

（4）注意：进行此练习需将双脚滑出。

（5）提示：施加足够的压力来感觉肌肉被激活，用呼吸来帮助控制运动，保持上半身放松，特别注意保持躯干稳定。

站立屈曲及外展（图 46.8）

（1）功效：增加髋关节展肌的力量，改善姿势及平衡。

（2）起始姿势：侧身站立，距离墙壁约 30cm。将内侧臂倚在墙上保持平衡。

（3）运动及呼吸方式：吸气，将内侧膝盖抬至与髋同高，呼气，将膝盖贴在墙壁上（图 46.8B），如果可能的话，将手臂放在身体前方以保持平衡（图 46.8C）。保持该姿势并深呼吸 2~3 次，然后回到起始姿势。身体两侧各重复三次。

（4）提示：保持外侧腿侧面的张力，但要确保脚和膝盖中立对齐，保持高度。

应用阻力环的站立式低划船（图 46.9）

（1）功效：增强肩胛骨的下行和滑动，增加肩带肌肉的力量，对姿势非常好。高锚定的环能够强化下斜方肌。

（2）起始姿势：面向阻力环的锚定点站立（环锚定高），双手握环，掌心向内，手臂伸向身体前方。

（3）运动及呼吸方式：吸气，准备。呼气，将肩胛骨挤压在一起，稍微向下，将肩带拉近身体。重复模式 8~12 次。

（4）提示：想象肩胛骨在背部上下滑动。

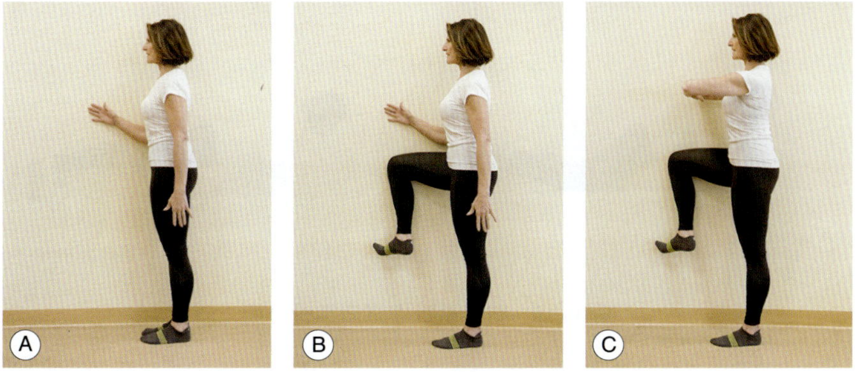

图 46.8　站立屈曲及外展

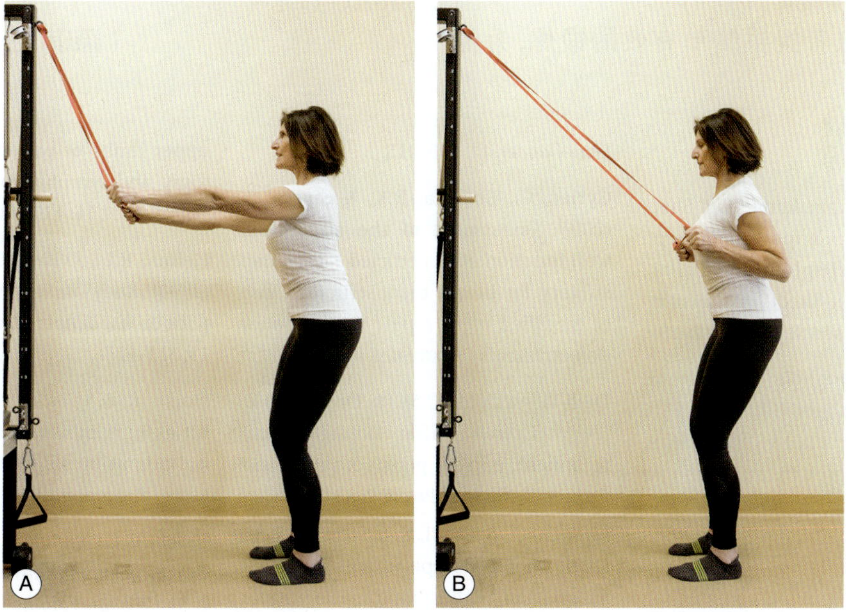

图 46.9　应用阻力环的站立式低划船

前臂平板支撑肩胛骨分离（图 46.10）

（1）功效：平板支撑是核心稳定性的黄金标准，可以利用球作为良好辅助来支撑躯干，直到有力量完成整个平板支撑。

（2）起始姿势：俯卧，前臂撑在垫子上，将橙色球置于骨盆和躯干下方，膝盖屈曲，脚趾蜷曲。

（3）运动及呼吸方式：吸气，准备。呼气，将膝盖抬离垫子，达到完全平板支撑姿势。保持支撑姿势，呼吸 3~5 次。

（4）提示：保持身体绷紧，避免下垂或塌陷。用呼吸来保持姿势。避免陷入球中。

注意第二阶段切忌以下行为：

- 进展过快。
- 使用过重的负载可能会对关节造成压力。
- 不遵循患者的需求和医生的建议。
- 四肢过度劳累，特别是在受影响的部位。
- 各期之间休息和恢复不足。

身心锻炼的一项重要内容是通过提高患

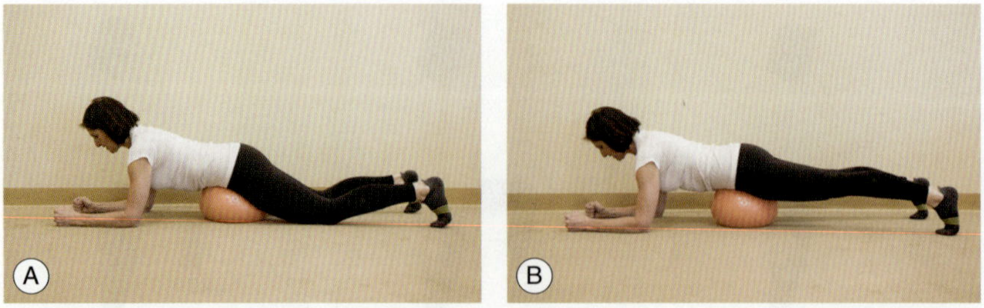

图 46.10 前臂平板支撑肩胛骨分离

者的动觉意识来增强他们的能力。通过锻炼，患者会越来越熟悉自己的身体，并能意识到什么时候出现了问题。

通过为患者提供简单有效的锻炼，为他们提供所需的工具，使他们可以自力更生，享受更高质量的生活，并在日常活动中发挥更大作用。

（燕琪 王朝辉 关玲）

参考文献

APTA (2020) Lymphedema Fact Sheet for Consumers https://oncologypt.org/wp-content/uploads/2020/02/Lymphedema-Fact-Sheet-for-Consumers.pdf [last accessed September 2020]

Berrueta, L., Bergholz, J., Munoz, D., Muskag, I., Badger, G.J., Zhao, J.J. & Langevin, H.M. (2018) Stretching reduces tumor growth in a mouse breast cancer model. *Sci Rep*. 8: 1–7.

Bhowmick, S., Singh, A., Flavell, R.A., Clark, R.B., O'Rourke, J. & Cone, R. (2009) The sympathetic nervous system modulates CD4 FoxP3 regulatory T cells via a TGF-β-dependent mechanism. *J Leukoc Biol*. 86(6): 1275–1283.

Buettner, C., Kroenke, C.H., Phillips, R.S., Davis, R.B., Eisenberg, D.M. & Holmes, M.D. (2006) Correlates of use of different types of complementary and alternative medicine by breast cancer survivors in the nurses' health study. *Breast Cancer Res Treat*. 100: 219–227.

Collins, L.G., Nash, R., Roud, T. & Neuman, B. (2004) Perceptions of upper-body problems during recovery from breast cancer treatment. *Support Care Cancer*. 12: 106–113.

Cyriac, C., Sharma, R.K. & Singh, G. (2010) Assessment of the abdominal wall function after pedicled TRAM flap surgery for breast reconstruction: use of modified mesh repair for the donor defect. *Indian J Plast Surg*. 43: 166–172.

Dieli-Conwright, C.M. & Orozco, B.Z. (2015) Exercise after breast cancer treatment: current perspectives. *Breast Cancer (Dove Med Press)*. 7: 353–362.

Ebaugh, D., Spinelli, B. & Schmitz, K.H. (2011) Shoulder impairments and their association with symptomatic rotator cuff disease in breast cancer survivors. *Med Hypotheses*. 77: 481–487.

Fourie, W. (2008) Considering wider myofascial involvement as a possible contributor to upper extremity dysfunction following treatment for primary breast cancer. *J Bodyw Mov Ther*. 12: 349–355.

Godard, H. & Martino, G. (2001) Motioned e-motion. In: Biondi, M., Costantini, A. & Grassi, L. (Eds), *Manuale di oncologia in psicooncologia*. Milan, Italy: Masson, 875–881.

Haddad, C.A., Saad, M., Perez, M. & Miranda Júnior, F. (2013) Assessment of posture and joint movements of the upper limbs of patients after mastectomy and lymphadenectomy. *Einstein (Sao Paulo)*. 11: 426–434.

Helms, R.L., O'Hea, E.L. & Corso, M. (2008) Body image issues in women with breast cancer. *Psychol Health Med*. 13: 313–125.

Hojan, K. & Milecki, P. (2013) Opportunities for rehabilitation of patients with radiation fibrosis syndrome. *Rep Pract Oncol Radiother*. 19: 1–6.

Hsieh, C.C., Sprod, L.K., Hydock, D.S., Carter, S.D., Hayward, R. & Schneider, C.M. (2008) Effects of a supervised exercise intervention on recovery from treatment regimens in breast cancer survivors. *Oncol Nurs Forum*. 35: 909–915.

Jarvinen, T.A., Jozsa, L., Kannus, P., Jarvinen, T.L. & Jarvinen M. (2002) Organization and distribution of intramuscular connective tissue in normal and immobilized skeletal muscles: An immunohistochemical polarization and scanning electron microscopic study. *J Musc Res Cell Mot*, 23: 245–54.

Kaelin, C.M., Coltrera, F., Gardiner, J. & Prouty, J. (2006) *The breast cancer survivor's fitness plan: a doctor-approved workout plan for a strong body and life-saving results*. New York, NY: McGraw-Hill Education.

Langevin, H.M., Keely, P., Mao, J., Hodge, L.M., Schleip, R., Deng, G., Hinz, B., Swartz, M.A., deValois, B.A., Zick, S. & Findley, T. (2016) Connecting (t)issues: how research in fascia biology can impact integrative oncology. *Cancer Res*. 76: 6159–6162.

Langevin, H. (2018) Connective tissue, inflammation and cancer. Lecture presented June 5, 2018 at Grand Rounds at Osher Center for Integrative Medicine, Harvard Medical School, Boston, MA.

Mutrie, N., Campbell, A.M., Whyte, F., McConnachie, A., Emslie, C., Lee, L., Kearney, N., Walker, A. & Ritchie, D. (2007) Benefits of supervised group exercise programme for women being treated for early stage breast cancer: pragmatic randomized controlled trial. *BMJ*. 334: 517.

National Institutes of Health Osteoporosis and Related Bone Diseases National Resource Center (2016) What breast cancer survivors need to know about osteoporosis. NIH Publication No. 16–7898.

Provenzano, P.P., Inman, D.R., Eliceiri, K.W., Knittel, J.G., Yan, L., Rueden, C.T., White, J.G. & Keely, P.J. (2008) Collagen density promotes mammary tumor initiation and progression. *BMC Med*. 6: 11.

Sprague, B.L., Trentham-Dietz, A., Newcomb, P.A., Titus-Ernstoff, L., Hampton, J.M. & Egan, K.M. (2007) Lifetime recreational and occupational physical activity and risk of in situ and invasive breast cancer. *Cancer Epidemiol Biomarkers Prev*. 16: 236–243.

Stan, D.L., Collins, N.M., Olsen, M.M., Croghan, I. & Pruthi, S. (2012) The evolution of mindfulness-based physical interventions in breast cancer survivors. *Evid Based Complement Alternat Med*. 2012: 1–15.

Stasi, R., Abriani, L., Beccaglia, P., Terzoli, E. & Amadori, S. (2003) Cancer-related fatigue: evolving concepts in evaluation and treatment. *Cancer*. 98: 1786–1801.

Staubesand, J. & Li, Y. (1996) On the fine structure of the crural fascia, with particular reference to the epi- and intrafascial nerves. *Manuelle Medizin*. 34: 196–200.

Villasenor, A., Ballard-Barbash, R., Baumgartner, K., Baumgartner, R., Bernstein, L., McTiernan, A. & Neuhausen, M.L. (2012) Prevalence and prognostic effect of sarcopenia in breast cancer survivors: the HEAL Study. *J Cancer Surviv*. 6(4): 398–406.

Won, E. & Kim, Y.K. (2016) Stress, the autonomic nervous system, and the immune-kynurenine pathway in the etiology of depression. *Curr Neuropharmacol*. 14: 665–673.

World Health Organization (2018) Breast cancer. https://www.who.int/cancer/prevention/diagnosis-screening/breast-cancer/en/.

附加资料

Courneya, K.S., Mackey, J.R., Bell, G.J., Jones, L.W., Field, C.J. & Fairey, A.S. (2003) Randomized controlled trial of exercise training in postmenopausal breast cancer survivors: cardiopulmonary and quality of life outcomes. *J Clin Oncol*. 21: 1660–1668.

Dubashi, B., Vidhubala, E., Cyriac, S. & Sagar, T.G. (2010) Quality of life among young women with breast cancer: study from a tertiary cancer institute in south India. *Indian J Cancer*. 47: 142–147.

Eyigor, S. & Kanyilmaz, S. (2014) Exercise in patients coping with breast cancer: an overview. *World J Clin Oncol*. 5: 406–411.

Eyigor, S., Karapolat, H., Yesil, H., Uslu, R. & Durmaz, B. (2010) Effects of pilates exercises on functional capacity, flexibility, fatigue, depression and quality of life in female breast cancer patients: a randomized controlled study. *Eur J Phys Rehabil Med*. 46: 481–487.

Hamer, J. & Warner, E. (2017) Lifestyle modifications for patients with breast cancer to improve prognosis and optimize overall health. *CMAG*. 189: E268–E274.

Holmes, M.D., Chen, W.Y., Feskanich, D., Kroenke, C.H., & Colditz, G.A. (2005) Physical activity and survival after breast cancer diagnosis. *JAMA*. 20: 2479–2486.

Irwin, M.L., Smith, A.W., McTiernan, A., Ballard-Barbash, R., Cronin, K., Gilliland, F.D., Baumgartner, R.N., Baumgartner, K.B. & Bernstein, L. (2008) Influence of pre- and postdiagnosis physical activity on mortality in breast cancer survivors: the health, eating, activity, and lifestyle study. *J Clin Oncol*. 26: 3958–3964.

Kummer, F., Catuogno, S., Perseus, J.M., Bloch, W. & Baumann, F.T. (2013) Relationship between cancer-related fatigue and physical activity in inpatient cancer rehabilitation. *Anticancer Res*. 33: 3415–3422.

Lahart, I.M., Metsios, G.S., Nevill, A.M. & Carmichael, A.R. (2015) Physical activity, risk of death and recurrence in breast cancer survivors: a systematic review and meta-analysis of epidemiological studies. *Acta Oncologica*. 54: 635–654.

McNeely, M.L., Campbell, K.L., Rowe, B.H., Klassen, T. P., Mackey, J. R. & Courneya, K. S. (2006) Effects of exercise on breast cancer patients and survivors: a systematic review and meta-analysis. *Oncol Nurs Forum*. 25: 107–113.

Schwartz, A.L., Mori, M., Gao, R., Nail, L.M. & King, M.E. (2001) Exercise reduces daily fatigue in women with breast cancer receiving chemotherapy. *Med Sci Sports Exerc*. 33: 718–723.

第47章

心理意象、筋膜与运动

Amit Abraham and Eric Franklin

引言

认知（包括感知、诠释和使用感官信息的神经过程）是运动中不可或缺的一个组成部分。认识、意识、躯体学和觉知等认知要素，传统上是指一个人有意识地利用思维影响身体和情感领域的能力。认知对日常功能、身心状况、运动练习、运动模式和身体康复都非常重要。由周边环境带来的感官刺激往往需要瞬间的运动反应，需要身体和大脑共同做出预测并采取适当行动。心理想象和排演场景或结果的认知手段被称为心理意象（mental imagery，MI）（Guillot 和 Collet，2010）。这类手段在体育运动中尤其重要，因为精神和身体元素的结合是最基本的结合。关于认知（包括 MI）和筋膜之间潜在联系的研究尚处于起步阶段。但是，根据迄今的研究，至少有三种可能的途径可以确定 MI 与筋膜的匹配可以支持运动和健康：①筋膜可以作为注意力的焦点，包括在进行 MI 时；②MI 对肌肉组织有积极影响（Slimani 等，2016），由于肌肉和筋膜组织之间存在细胞、生理和功能上的相似性，MI 也可能会影响筋膜；③筋膜可对化学和机械刺激产生反应（Schleip 等，2019），因此不能排除其对 MI 等认知刺激的反应。

本章介绍了 MI 和筋膜之间可能相互作用的基本原理，并讨论了两者通过沟通来促进身心健康的方式方法。具体来说，本文举例说明了筋膜相关 MI 在运动动作、运动模式和康复背景下帮助患者身心合一的传统型及现代型方法。

什么是心理意象？

心理意象是在脑海中创造任何画面、体验（视觉、动觉、听觉、味觉等）或场景的自我生成的认知过程，通常以影响身体或心理结果为目标（Guillot 和 Collet，2010）。心理意象越接近于现实般的多感官体验，MI 就越好、越有效。例如，坐在家里的扶手椅上，想象自己是坐在海边，脚踩在沙滩上（动觉），看着太阳沉入地平线（视觉），听到海浪拍打海岸的声音（听觉），品尝着微咸的海风（味觉），所有这些都是为了让想象的体验越来越接近实际存在的体验。

作为一项基本的可训练的人类技能，即使在认知受到负面影响（如运动相关脑震荡或神经退行性变性疾病）的情况下，也可以通过练习，使人在脑海中轻松清晰地创建出图像的能力变得更强（Abraham 等，2018）。当与运动相关联时，MI 被称为运动意象，它既可以单独使用，也可以与实际的身体动作结合使用。例如，当你想象屈曲和伸展肘部时，不管是否实际移动了肘部，都可以把注意力集中在感觉（动觉）和/或视觉体验上。当操作者注意到他或她的身体、动作、感觉和思想的内部动觉体验，以及想象环境的场景和物体的细节时，真实和/或想象体验的细节就会出现。视觉 MI 可以通过自己的眼睛对场景进行内部（第一人称）想象，也可以从远处对场景中的自己进行外部（第三人称）想象。

心理意象可以包括关于身体本身的真实

的（解剖学或生物力学上的）或虚构的（比喻的）内容，包括其组织、细胞、器官和身体部位。隐喻意象是指从一个物体中借用性质 / 概念，并将其应用到另一个物体上。例如，从高处跳下时，可以把脚想象成一个有弹性的拱形橡胶，在受到冲击时会略微变平，隐喻的性质和特点（橡胶的弹性、能量吸收和储存能力）可以促进足部的正常生物力学，从而可能增强其最大性能及预防损伤所需的机动性和灵活性。

MI 的功效有：增加肌肉力量、扩大运动范围和提高运动效率；改善记忆和同时处理任务的能力；增强自信，减少焦虑和疼痛（分别为运动、认知和心理结果）。这种不同的功效解释了为什么 MI 能被用于提高体育运动、运动和康复方面的表现（Dickstein 和 Deutsch，2007；Abraham 等，2016，2017）。作为一种训练方法，MI 既可以单独使用，也可与其他体能训练方法结合使用，包括物理和职业疗法、Feldenkrais 方法、瑜伽和普拉提。此外，在运动员、舞者、老年人和神经退行性变性疾病（如帕金森病和多发性硬化症）患者等不同人群中，MI 都有助于改善其运动效果。事实上，即使在疼痛、瘫痪或身体受到限制及无法进行体育锻炼时，如受伤或手术后，仍然可以进行 MI。

MI 帮助初学者和精英专家在学习的各个阶段将注意力集中到身体上来，例如，说“当你移动时，想象你的整个身体充满气球”（图 47.1），或通过提供可靠的想象来克服恐惧或运动范围的其他限制。MI 的优点是易于获得、成本低廉、使用安全。

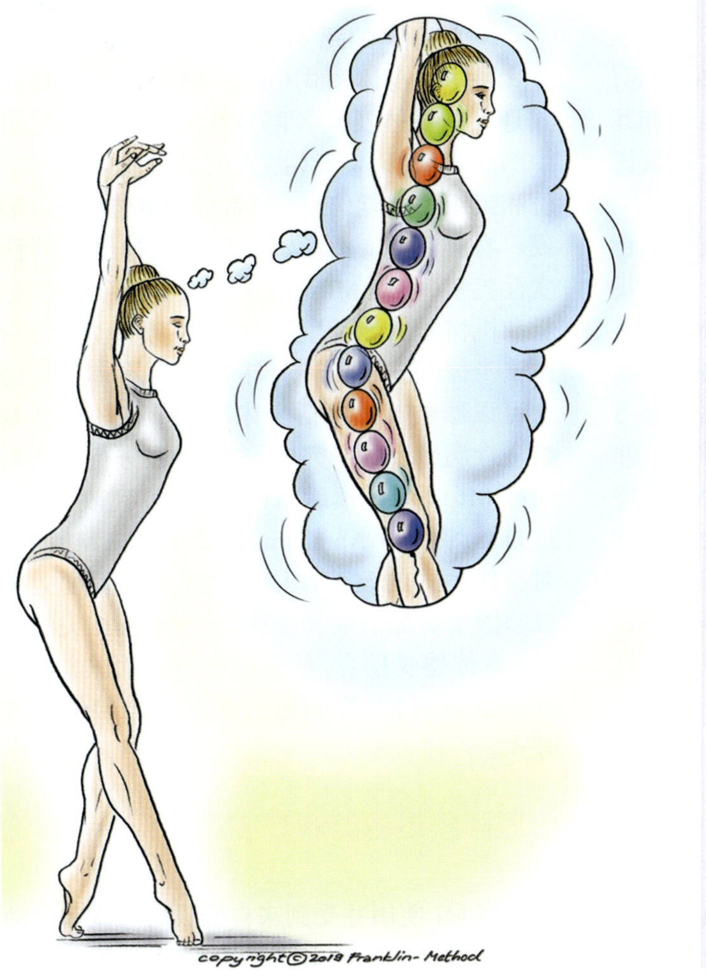

图 47.1 通过 MI 的“移动”暗喻提示关注身体，同时想象全身充满了气球。经 Mr. Eric Franklin 授权许可

理意象?

运动的生理和心理方面产生积极影响……式和原理目前尚未完全清楚。众所周知，在心里想象一个动作（如抬起一条腿）激活的大脑区域与实际执行该动作的大脑区域相同，只是程度比较有限（Guillot 和 Collet，2010）。这种大脑激活产生了一种无须身体行动的训练效果。此外，在心理上复制一项运动任务，以及其他与任务相关的感觉和认知信息，可以进一步提高任务表现。

MI 对中枢神经系统神经变化的作用使运动系统得以更加放松和改善（Yue 和 Cole，1992；Yue 等，1996）。鉴于肌肉和筋膜组织之间密切的解剖和功能联系，肌筋膜系统内的神经过程可能有助于 MI 的生理和心理效应机制。例如，通过处理肌肉肌节及其周围筋膜，MI 可以强化运动单位的聚集（Helm 等，2015）。由于 MI 涉及自主神经系统，血流和其他生理变量（如心率和压力水平）都会受到影响（Collet，2013）。

MI 的潜在心理机制包括促进与技能执行和运动学习相关的认知因素，包括注意力集中、自我意识及各种运动模式。由于 MI 在整个运动准备和进行过程中将注意力集中在参与的筋膜组织上，筋膜在技能执行和运动学习中的作用可以与 MI 的认知工具相互作用，并可能得到增强，从而实现互利。由于 MI 支持健康的功能性筋膜组织，运动和表现会得到改善。作为回报，随着身体感觉和功能的改善，人们更容易想象积极的结果，因而能够更有效地使用 MI。下文将详细介绍能够产生这种有益互动的方式。

感官信息在心理意象中的作用

在感知、诠释及对后续经历做出反应时，之前的经历起着重要作用，如在有意识的感知中，记忆或经历会与正在进行的感官信息融合在一起。同样，个人经历和感官信息也会影响 MI。也就是说，以前有过运动活动、场景或感觉的经历，通常会促使大脑更快速更容易地创造出更加生动、准确和完整的心理意象。如果之前的经历包含关于活动的错误或负面的信息及记忆，往往会妨碍身体表现和 MI。例如，经历疼痛的人往往身体能力有限，因此容易产生更多负面的心理想象。与无症状者相比，患有慢性疼痛的人在进行 MI 时更加困难，包括完成 MI 工作需要更多的时间，所形成的心理想象清晰度更低（Bowering 等，2013）等。合理的推测是，源于筋膜组织的疼痛（如腰痛或筋膜相关综合征）也会阻碍 MI。有趣的是，MI 可以根据想象内容减少或增加疼痛（Fardo 等，2015）。因此，促进对筋膜组织的更积极的心理意象可以为筋膜相关疼痛患者提供一种治疗手段。

来自筋膜的感觉信息影响 MI 的另一种方式是影响身体图式（body schema）。身体图式是人的身体及其各部分在空间和相互关系中的心理表征。身体图式由来自身体不同部位和组织的感觉信息（通常称为本体感觉）形成。身体图式缺陷，如脑损伤或神经退行性变性疾病，可使 MI 退化。由于筋膜组织的感觉和机械能力涉及生物力学，姿势和动作都有助于身体图式，来自筋膜的感觉 - 本体感受信息可以影响 MI，包括身体图式。在一项针对帕金森病患者的研究中，参与者在进行为期两周的 MI 训练干预后，骨盆结构得到改善（通过自画评估）（Abraham 等，2019b）。MI 训练对身体图式的改善作用至少在一定程度上可以归因于更加清晰和强化的、与筋膜相关的感觉 - 本体感受信息，从而增强筋膜意识。下文将讨论运用 MI 影响感觉和运动体验的多种方式。

心理意象是否能调节实际的运动和感觉体验?

当 MI 使用并受到来自筋膜的感觉和运动体验及信息的影响时，从 MI 到筋膜相关感觉运动体验的探索为筋膜相关的认知——运动整合打开了一扇大门。MI 促进了正确的身体生物力学和模式，增强了运动和非运动方面的表现。通过引导注意力集中和促进与任务相关的许多组成部分，MI 有助于塑造运动任务的心理体验。在 MI 中增加动作会进一步促进更好、更安全地运动，因为大脑活动的增加有助于在心理意象及其对动作、姿势、身体图式和情绪健康的预期效果之间建立直接、即时和具体的联系。在一项针对舞者的研究中，MI 能力和 MI“积极”内容与自信增加和焦虑降低成正比，表明 MI 在表现的心理方面发挥了作用（Monsma 和 Overby，2004）。

综上所述，MI 受到运动、感觉体验和来自身体和环境信息的影响。MI 还能够促进并调节感觉和运动的实际体验和信息。

筋膜的心理意象

筋膜的心理意象（又称筋膜 MI）特指筋膜组织的动态结构、功能范围和适用隐喻，因为后者通常不易被感觉、触及或识别。目前采用的一种筋膜 MI 方法是动态神经认知表象（DNI®；也称为“The Franklin Method”®）的一个分支。DNI 是一种以证据和科学为基础的（Heiland 等，2012，2013；Franklin，2014；Abraham 等，2019a）运动、姿势再训练和康复 MI 方法，将 MI 成分（例如隐喻意象、解剖意象、视觉和动觉意象）与解剖和生物力学体现，以及意识运动相结合。通过经验性体现，DNI 的自我对话和自我触摸方式提高了对筋膜的理解和认识。DNI 的筋膜 MI 结合了解剖学、生物力学和隐喻提示，以及运动筋膜动作的动态、三维性质的视觉和动觉 MI。例如，胸腰筋膜可以被想象成一个随着手臂向前、向上伸展而改变形状的光滑的网（图 47.2）。鉴于筋膜的动态特性及其对生物力学和运动的贡献，筋膜 MI 在训练和康复环境中与实际运动共同使用时，操作者和训练师 / 治疗师可以用它来传达运动所需的各个方面。例如，“胸腰筋膜作为一个网络”的表达（见图 47.2）可以作为操作者和他们的培训师 / 治疗师之间的沟通方式，为后续的互动提供清晰有效的线索。

将心理意象作为提示线索和教学策略

将 MI 整合到包含筋膜的运动和训练方案中，是一个把认知、沟通和心理学领域的艺术与科学相结合的过程。在运动练习中，通过提示和指令进行 MI 交流需要专注、自我意识和集中注意力。还需要根据执行者的知识、技能和经验来调整线索。解剖和生物力学 MI 尤其需要该领域的知识和词汇。比喻性 MI 具有隐私性和主观性，因此这些线索需要根据特定的个体进行调整和定制。例如，提示患者放松肩膀，用 DNI 想象“让你的上斜方肌筋膜像蜂蜜一样融化”，可能反而会导致对蜂蜜过敏的患者肩部紧张。因此，创建高效和有效的 MI 需

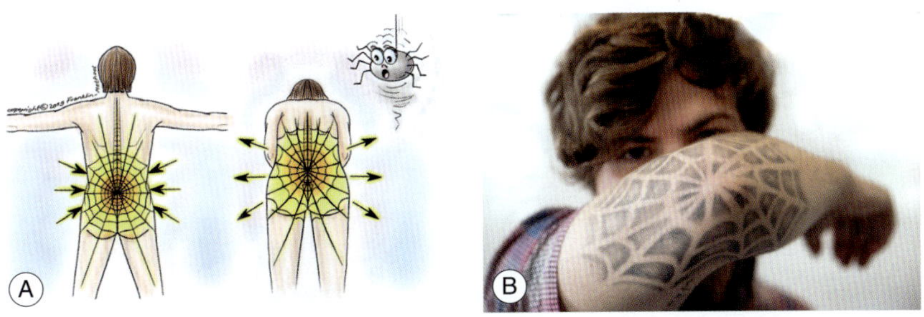

图 47.2 A. 将胸腰筋膜作为活动的网的比喻（绘制：Eric Franklin，版权所有）；B. 皮肤上的网络纹身显示了网络的动态本质。经摄影师：Karina Glikin Yaari 授权许可

要教练/治疗师和操作者之间持续的相互反馈。定期要求操作者留意并报告任何关于不同心理意象体验的想法非常重要。这样做可以让大脑识别和记住新的心理意象及与之相关的体验。此外，要求操作者提供的反馈可以建立一种清晰、通用的 MI 语言，以优化运动表现。考虑到这一点，请在下面的 DNI 中想象"尝试一下，就像试穿不同的服装"，注意自己身体和运动认知体验的任何变化。

心理意象与筋膜的动态神经认知意象练习

以下是三个特别针对具有筋膜 DNI 的筋膜组织的示例。每一例都包含了解剖学、生物力学和隐喻性 MI，尽管程度不同，但都是在运动时进行的。

练习一、手臂筋膜的往复运动（图 47.3）

1. 关注右上臂的肌肉，想象位于那里的筋膜包围、分离和连接肌肉（肱肌、肱二头肌、肱三头肌）。

2. 将筋膜想象成长袜，自由选择颜色和质地。

3. 弯曲肘部，当肱二头肌收缩时，想象它周围的袜子变短变宽。

4. 当筋膜袜扩张并为肱二头肌创造空间时，想象肱二头肌鼓起并填满筋膜袜（图 47.3 B）。

5. 想象肱三头肌袜在肘部弯曲时伸展、拉长并变窄。

6. 想象筋膜"将肱三头肌挤压成一定长度，就像挤压牙膏一样"。

7. 伸展肘部时，想象一下相反的情况：肱三头肌鼓起并填满筋膜袜，筋膜袜扩张并向后推压肱三头肌。

8. 同时，想象肱二头肌袜随着肘部的伸展而拉伸、变长、变窄。想象筋膜将肱二头肌挤压成一定长度，就像挤牙膏一样（图 47.3）。

9. 重复 5~6 次，同时在运动过程中专注于该心理意象。

10. 松开手，对比左右两侧。感觉有何不同？是否觉得右臂更轻松舒展、更有活力？

11. 在左臂重复上述练习。

练习二、摆动腿时的筋膜包膜（图 47.4）

1. 单腿站立，另一条腿前后摆动，大腿抬高，膝盖屈曲。

2. 向前摆动腿时，想象腿部后侧的筋膜（一直到脚趾）变长。试着想象它与胸腰筋膜的动态连接。想象髋屈肌，特别是髂腰肌对其筋膜的挤压和膨胀（图 47.4A）。

3. 向后摆动腿时，想象臀肌和直立棘肌对其筋膜的挤压和膨胀。也可以想象腿前侧的筋膜（一直到脚趾）变长。特别关注髂腰肌筋膜变长（图 47.4B）。

4. 也可以想象整个身体周围的筋膜包膜，并注意它在运动过程中的变化。向前摆腿时，

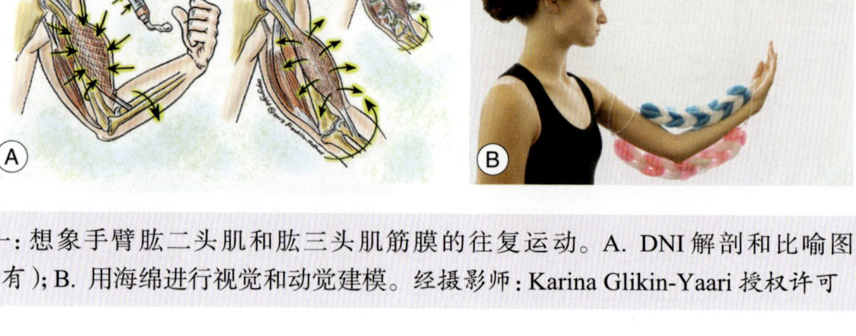

图 47.3 练习一：想象手臂肱二头肌和肱三头肌筋膜的往复运动。A. DNI 解剖和比喻图解（绘图：Eric Franklin，版权所有）；B. 用海绵进行视觉和动觉建模。经摄影师：Karina Glikin-Yaari 授权许可

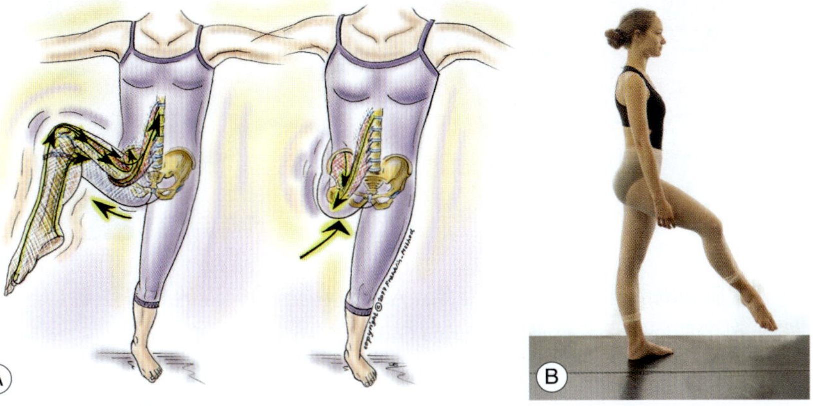

图 47.4 练习二：腿部运动时的筋膜活动情况。A. DNI 腿部摆动时的筋膜运动图解（绘图：Eric Franklin，版权所有）；B. 模特展示一条腿向前摆动。经摄影师：Karina Glikin-Yaari 授权许可

想象后筋膜就像一张大网遍及整个背部和腿部。向后摆腿时，想象前筋膜的网状结构在身体的前部延伸，在伸展腿的这一侧尤其如此。

5. 暂停并对比两侧。感觉有何不同？是否觉得这条腿更加灵活而有弹性？

6. 然后在另一条腿上进行同样的练习。

练习三、手臂肌间隔的解剖学和比喻意象（图 47.5）

1. 将左手放在右肱二头肌上，拇指位于内侧肌间隔，其余手指位于外侧肌间隔，握住肱二头肌。

2. 想象肱二头肌和肱三头肌之间的空间；这是隔膜的位置，可以摸到肱骨。尝试用手指小心地触摸它，因为这些区域包含神经和血管，可能会有压痛。

3. 内旋及外旋手臂，用另一只手向相反方向拉动肱二头肌。移动内侧和外侧隔膜，想象它们像橡胶一样有弹性。

4. 接下来用手指握住肱三头肌的两侧隔膜，转动手臂，轻轻拉动肱三头肌。弹性隔膜图解（图 47.5A）。

5. 将左手手指沿着隔膜向下移动至肱骨内、外上髁。当揉搓并移动该区域时，想象下面隔膜的筋膜组织。同时，想象肱骨上方的肱二头肌和其下方的肱三头肌之间的解剖筋膜边界。

6. 轻轻揉搓靠近内、外侧上髁的两个隔膜。然后向外推肱骨上髁。想象一下隔膜被拉长，就像在不同方向拉橡皮筋一样（图 47.5B）。

7. 放开双手，注意左右臂间的差异。右臂是否感觉更放松或更有活力？屈曲双肘，注意它们在力量和运动舒适度方面的差异。

8. 在另一只手臂上重复此过程。注意二者的差异。

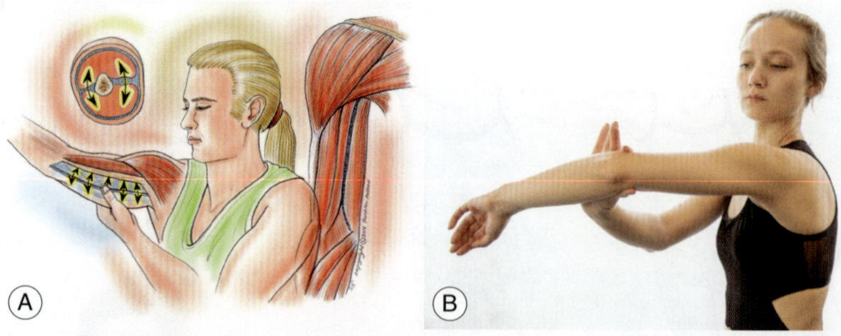

图 47.5 练习三：手臂肌间隔的解剖学和隐喻意象。A. 触摸内侧肌间隔的 DNI 图解（绘图：Eric Franklin，版权所有）；B. 放松内、外侧肌间隔。经摄影师：Karina Glikin-Yaari 授权许可

结论

MI 是一种动态、复杂的现象，受各种因素（包括来自身体内部和环境的感觉刺激）的影响并与之相互作用。本章提出的 MI 和筋膜之间的关系依赖于相互作用的认知和解剖生理机制。由于筋膜组织的 MI 具有增强筋膜意识和感知的潜力，包括它在治疗中（如身体、物理和职业治疗、整骨疗法、结构整合等），可能会在运动、身体图式和疼痛减轻方面产生积极的效果。作为补充，通过潜在地调节来自筋膜和关于筋膜的感觉信息，MI 可能会影响与筋膜相关的实际感觉和运动体验。这些效应机制目前只是科学驱动的假设，但却为新的研究指出了一个方向。如果得到证实，MI 和筋膜之间的联系可以增强对筋膜运动、意识和感知的共性认识。

就 MI 而言，它是一种自我发现的创造性过程，考虑到运动对它的影响，一个人运动得越多，大脑就越有可能形成并提供心理意象和隐喻。在 MI 中，鼓励尊重操作者间的个体差异和反复试验。如果一个意象不起作用，就尝试另一个。你可能会对结果感到惊喜。

（燕琪 王朝辉 关玲）

参考文献

Abraham, A., Dunsky, A. & Dickstein, R. (2016) Motor imagery practice for enhancing elevé performance among professional dancers: a pilot study. *Med Probl Perform Art*. 31: 132–139.

Abraham, A., Dunsky, A. & Dickstein, R. (2017) The effect of motor imagery practice on elevé performance in adolescent female dance students: a randomized controlled trial. *J Imagery Res Sport Phys Activ*. 12: 20160006.

Abraham, A., Gose, R., Schindler, R., Nelson, B.H. & Hackney, M.E. (2019a) Dynamic neuro-cognitive imagery (DNITM) improves developpé performance, kinematics, and mental imagery ability in university-level dance students. *Front Psychol*. 10: 382.

Abraham, A., Hart, A., Dickstein, R., Hackney, M.E. (2019b) "Will you draw me a pelvis?" Dynamic neuro-cognitive imagery improves pelvic schema and graphic-metric representation in people with Parkinson's disease: a randomized controlled trial. *Complement Ther Med*. 43: 28–35.

Abraham, A., Hart, A., Andrade, I. & Hackney, M.E. (2018) Dynamic neuro-cognitive imagery (DNI™) improves mental imagery ability, disease severity, and motor and cognitive functions in people with Parkinson's disease. *Neural Plast*. 2018: 6168507.

Bowering, K.J., O'Connell, N.E., Tabor, A., Catley, M.J., Leake, H.B., Moseley, G.L. & Stanton, T. R. (2013) The effects of graded motor imagery and its components on chronic pain: a systematic review and meta-analysis. *J Pain*. 14: 3–13.

Collet, C., Di Rienzo, F., El Hoyek, N. & Guillot, A. (2013) Autonomic nervous system correlates in movement observation and motor imagery. *Front Hum Neurosci*. 7: 415.

Dickstein, R. & Deutsch, J.E. (2007) Motor imagery in physical therapist practice. *Phys Ther.* 87: 942–953.

Fardo, F., Allen, M., Jegindo, E.M., Angrilli, A. & Roepstorff, A. (2015) Neurocognitive evidence for mental imagery-driven hypoalgesic and hyperalgesic pain regulation. *Neuroimage.* 120: 350–361.

Franklin, E. (2014) Fascia Release and Balance: Franklin Method Ball and Imagery Exercises, OPTP.

Guillot, A. & Collet, C. (2010) *The neurophysiological foundations of mental and motor imagery.* USA: Oxford University Press.

Heiland, T. & Rovetti, R. (2013) Examining effects of Franklin method metaphorical and anatomical mental images on college dancers' jumping height. *Res Dance Educ.* 14: 141–161.

Heiland, T.L., Rovetti, R., Dunn, J. (2012) Effects of visual, auditory, and kinesthetic imagery interventions on dancers' plié arabesques. *J Imagery Res Sport Phys Activ.* 7: article 5.

Helm, F., Marinovic, W., Kruger, B., Munzert, J. & Riek, S. (2015) Corticospinal excitability during imagined and observed dynamic force production tasks: effortfulness matters. *Neuroscience.* 290: 398–405.

Monsma, E.V. & Overby, L.Y. (2004) The relationship between imagery and competitive anxiety in ballet auditions. *J Dance Med Sci.* 8: 11–18.

Schleip, R., Gabbiani, G., Wilke, J., Naylor, J., Hinz, B., Zorn, A., Jäger, H., Breul, R., Schreiner, S. & Klingler, W. (2019) Fascia is able to actively contract and may thereby influence musculoskeletal dynamics: a histochemical and mechanographic investigation. *Front Physiol.* 10: 336.

Slimani, M., Tod, D., Chaabene, H., Miarka, B. & Chamari, K. (2016) Effects of mental imagery on muscular strength in healthy and patient participants: a systematic review. *J Sports Sci Med.* 15: 434–450.

Yue, G. & Cole, K.J. (1992) Strength increases from the motor program: comparison of training with maximal voluntary and imagined muscle contractions. *J Neurophysiol.* 67: 1114–1123.

Yue, G., Wilson, S.L., Cole, K J., Daring, W.G. & Yuh, W.T.C. (1996) Imagined muscle contraction training increases voluntary neural drive to muscle. *J Psychophysiol.* 10: 198–208.

相关链接

Franklin, E. (2012) *Dynamic Alignment through Imagery*, 2nd edn. Champaign, IL: Human Kinetics.

Franklin, E. (2014) *Dance Imagery for Technique and Performance*, 2nd edn. Champaign, IL: Human Kinetics.

第 48 章

定期筋膜训练提高速度、力量及损伤恢复能力

Bill Parisi and Johnathon Allen

20 世纪 90 年代，人们普遍认为速度无法通过训练显著提高，它是一种遗传的天赋，你要么天生就快，要么就不快。人们认为，如果一个人的快收缩Ⅱ型肌肉纤维更多、身材更苗条的话，就必然会更快。虽然这一说法有一定道理，但事实证明，这并不是最终结论。在过去的几十年里，我们对速度的认识发生了显著变化，对其有了更深入的了解。我们不仅证明了通过针对性训练可以显著提高人类的速度，而且也对如何训练，以及为何训练有了更深的理解（Clark 和 Weyand，2014）。除了证明筋膜系统具有适应性和可训练性外，现代研究和成像技术还表明，筋膜系统能够在身体以各种形式产生速度的能力中发挥重要作用（Schleip 和 Müller，2012）——从用时 10 秒以内的 100 米短跑，到 160.93km/h 的快球，以及以闪电般的速度击败对手。在所有这些例子中，速度来自多个解剖系统，它们以高度协调一致的方式共同工作，这是由身体的整合肌筋膜网实现的。笔者上高中时，曾在芬兰与世界顶尖的标枪运动员及教练一起训练。在那里，我接触到了以前在美国从未见过的先进的功能训练和健身球技术。笔者认为这些技术可以优化身体肌腱和筋膜系统的适应性重塑，以及弹性能量储存特性。这种三维的、以筋膜为中心的功能性训练方法使我认识到投掷是最完整的运动形式之一。要想成为一名优秀的投手，就需要具备强壮的双腿和刚硬、超强的核心。巨大的力量从下半身通过躯干、主体、肩膀、手臂、肘部、手腕和手指进行传导。这是一种全身性的体验（Naito 等，2011）（见第 33 章）。

筋膜喜欢变异性：负荷的变异性、运动的变异性和向量的变异性（Zügel 等，2018）。篮球运动是一项三维运动，变量在多个平面上不断变化，具有次最大负荷和爆发性动作，使整个身体从脚到手指都处于一种本体感觉和弹性的快速连锁反应中。如果从小开始就每天打三个多小时的篮球（避免受伤），你的跟腱可能会变得更厚，会具有强大的动态回缩特性，使你拥有袋鼠般的跳跃、加速和快速变向能力（Wiesinger，2017）。基于这一点，我的问题是：我们如何创建一个基于研究支持的筋膜意识课程，使任何运动员或教练都可以用它来提高运动成绩和损伤恢复能力？

筋膜训练 101

根据戴维斯定律（Davis law），筋膜组织通过被称为机械神经传导的生物过程，在成千上万微小的成纤维细胞的作用下，沿着人体细胞外基质中的负荷和应力线组织起来，在胶原蛋白的三螺旋链中不断重塑自身（Ingber，1998）。从本质上说，全身筋膜系统的网络会根据个人的运动、负荷模式、饮食和生活方式不断地自我重塑。如果你整天弯腰驼背坐在办公桌前，那么就可能会在肩膀和上下背部等压力及负荷集中的肌筋膜层中形成密集的胶原层。虽然这一过程尚未被证实，但动物研究表明，在持续固定后，肌肉结缔组织（肌束

膜、肌外膜）会发生实质性紊乱（Järvinen 和 Lehto，1993）。因此，可能有人会认为，如果没有一个规律的可变运动方案来移动这些纤维、并将黏性液体泵入这些缠结的组织中的话，它们最终会硬化成密集的粘连组织，从而限制运动能力。另一方面，如果你整天都在农场或阿拉斯加金枪鱼船上工作，在多个运动平面不断变化的负载下与重力抗争，经常用别扭的姿势挑战身体的运动链（并避免受伤），哪怕你的身材相比于在健身房锻炼的人更瘦小，也很可能会形成一种弹性的三维筋膜系统，其与粗壮有力的肌腱结合，能够产生巨大的能量。科学表明，这种增强的体能来自肌腱和筋膜组织的弹性放大特性，以及多个肌筋膜结构共同收缩的脉冲神经连锁反应，这些结构结合在一起，构成了稳定性和灵活性的微调平衡（Maas 和 Sandercock，2010）。如果你怀疑这种说法，可以和一个农场的孩子或深海渔夫进行一场摔跤比赛，看看结果如何。但这又给我们提出了一个重要问题：我们如何利用这种生物动力来设计功能性运动训练计划，提高速度、力量和损伤恢复能力？

筋膜组织及其行为以其生物结构为基础。如果我们了解了筋膜的基本结构及其行为，就会知道应该如何训练它。通过简单观察可知，筋膜由细胞、纤维、细胞外基质和水组成（见图 1.3）。筋膜内的细胞有成纤维细胞、肥大细胞、脂肪细胞和巨噬细胞。它们有非常特定的功能。在愈合的组织重塑阶段，巨噬细胞的活性和胶原酶会清除旧的组织，以便构建新的组织。成纤维细胞是产生新细胞的细胞，成纤维细胞形成筋膜就像成骨细胞形成骨骼一样，它们沿着应力线或“负荷路径”排列，并产生胶原蛋白、弹性蛋白和网硬蛋白等蛋白质纤维。由于农家子弟和深海渔民在各种不同的长度、角度和位置上对自己的身体施加压力，最终在全身形成了一个全方位的蛋白质纤维网状结构，该结构由沿着他们所承受的许多不同应力线产生的各种负荷模式所驱动。

重要的是，筋膜组织重塑具有速率 / 负荷特异性（Bohm 等，2014）。肌腱和筋膜组织能在不到 1.2 秒的时间内迅速储存和释放弹性能量（Kawakami 等，2002）。如果外力的持续时间超过此值，筋膜的可塑性特性就会进行调整以适应负荷。这意味着要训练肌腱和筋膜组织使其具有更大的弹性爆发力，就需要做时间短、周期性、快速重复的运动，如弹跳、跳绳或脚掌跑步（而不是骑自行车或划船等缓慢收缩循环的运动）。这种动态的另一个关键方面是，储存和释放弹性能量的 I 型胶原纤维需要在细胞外基质中连接与黏合。它们被一种称为基质、含有可溶性碳水化合物聚合物的液体粘住。这些聚合物将这些蛋白质纤维全方位地黏合在一起。筋膜组织中的另一个关键成分是水。我们的组织中含有结合水或非结合水，非结合水由相互之间未结合的自由漂浮的 H_2O 分子组成。结合水则是在它们附近有一个亲水表面时，H_2O 分子相互结合形成的。当这种情况出现时，有强烈证据表明筋膜会变得更硬、更有活力，因为它更能抗压（Pollack，2001）。如果你是一名运动员，你有更硬、更有活力的筋膜组织，就如同穿了一件更紧、更有弹性的内置举重压缩服一样。因此我们希望筋膜中的水能被结合起来。这可以通过特定的运动技巧、伸展、泡沫轴滚压、机械操作、吃新鲜食物、大量饮水等方式来实现。

矢量可变性（图 48.1 和图 48.2）

在设计一个周期性训练计划时，首先要探究的内容之一是解剖学适应性，以及矢量可变性在为身体增加运动量做好准备方面的重要性。基本的周期性前提是，解剖学适应的准备阶段产生体力，体力产生动力（即体力的表达），动力带来速度、灵活和敏捷。传统上，体重、训练计划、节奏和休息时间是周期性训练计划中解剖学适应阶段仅有的变量。通常，举重主要用于在健身房进行线性、矢状面运动，用较多的重复练习来进行解剖学适应，用较重的重量、较少的重复次数来增强力量，甚至用更轻的重量、更快的杠铃运动做较少的重复练习来增强体能。然而，在筋膜意识的周期化方法中，解剖学适应的过程并不仅是沿着相同的应力线以相同的节奏重复相同的运动模式。如果筋膜确实喜欢变化，那么筋膜意识的解剖学适应方法应该包括从一开始就刺激全方位组织重塑的各种负荷、矢量和角度。这是因为

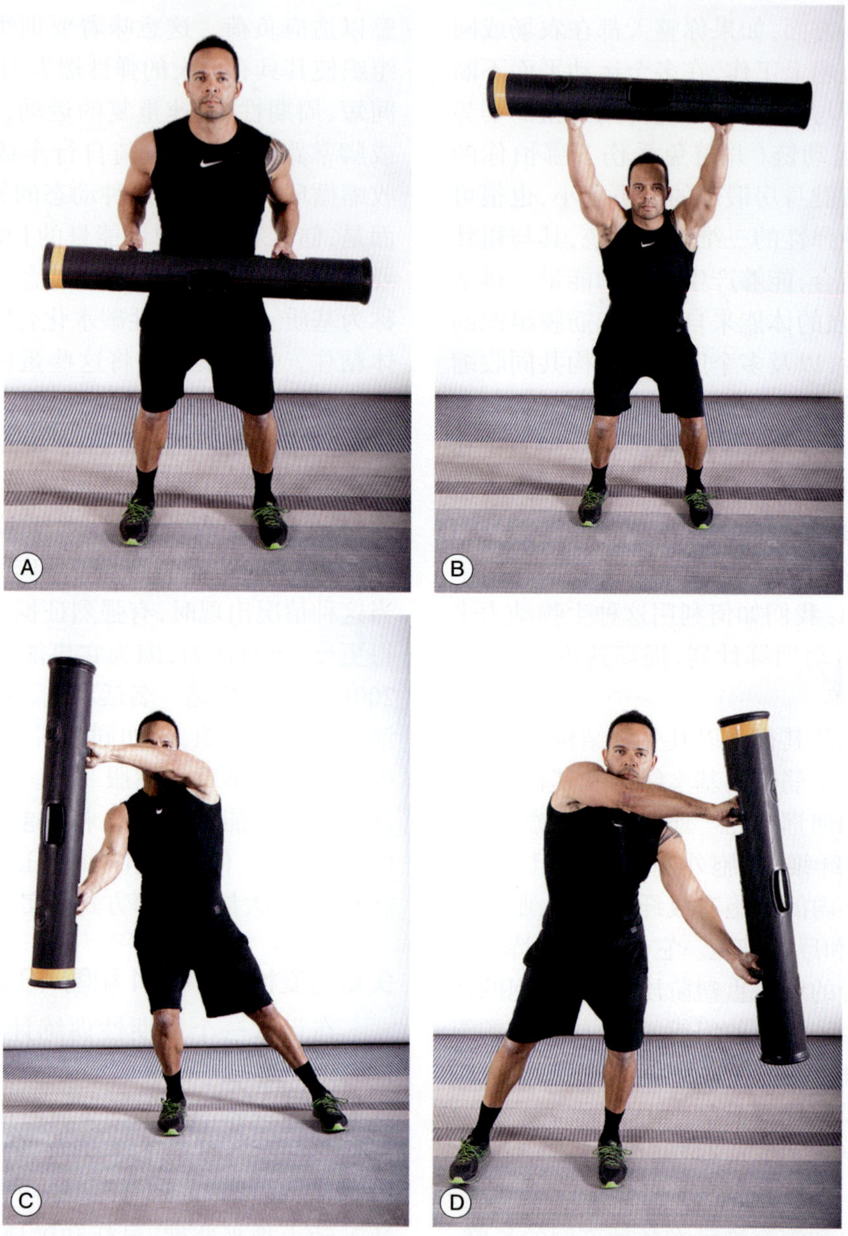

图 48.1 方框模式（Box Pattern）。方框模式训练提供了矢量可变性。它通过沿着冠状面的全身连锁反应激活身体核心和筋膜连接。使用任何加载的运动工具，如 ViPR PRO（如图）、健身球或壶铃，利用外部负载和重力作为驱动，实现矢量可变性。①开始时，以一种运动站姿握住重物（load）；②把重物举过头顶；③垂直旋转重物，同时向右猛刺；④回到头顶位置；⑤垂直旋转重物，同时向左猛刺；⑥两侧重复相同的次数（6~8 次）

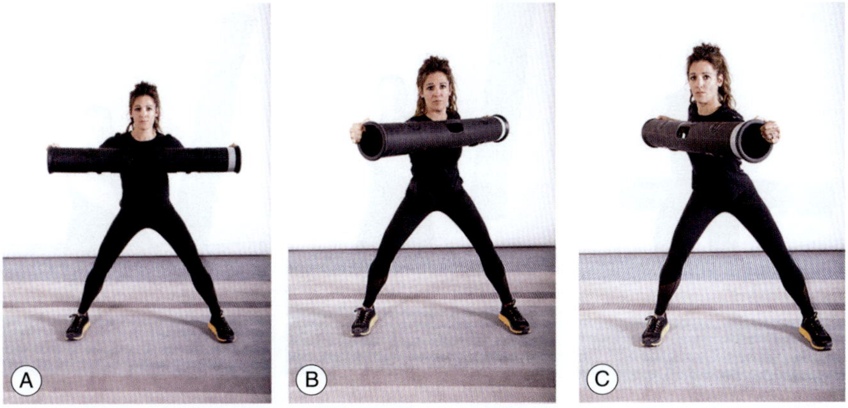

图 48.2　交替内伸。交替内伸练习是矢量可变性的另一个示例。它能激活身体核心，并使筋膜连接沿横断面发生连锁反应。①开始时，以运动姿态握住重物的外边缘；②旋转身体，同时双手尽可能地越过前平面；③在两侧重复相同的次数（6~8 次）

成纤维细胞将胶原蛋白置于更平衡的纤维网状结构中，形成了更高的形状稳定性、更大的弹性回弹能力和抗变形能力，从而有助于提高损伤恢复能力。在解剖学适应阶段，距小腿关节、膝关节、髋关节、躯干、手臂和肩部的组织以不同角度暴露在不同的负荷下，可以利用机械传导的力量在全身进行全方位的组织重塑。这使得矢量可变性成为解剖学适应的一个关键因素。无论是直线田赛运动员还是多向田赛和场地赛运动员，都将受益于筋膜系统更具动态性的多向拉伸 / 回弹能力，了解这一点很重要。直线短跑的一个重要部分是保持横向平面上关节和身体核心硬度的能力。而且，由于缺乏经验的短跑运动员筋膜系统平衡性差、身体核心不够强壮，很可能会经常抬腿过高或从身体中心和关节系统中散失能量。

特殊姿势力量训练（图 48.3）

在筋膜意识周期训练计划中的力量训练阶段，我们的重点是用特殊姿势进行亚最大负荷训练。这个想法是为了在特殊位置负荷（load odd position），从而全方位激活贯穿全身的组织路径。要明确的是，并不是说在负荷下的收缩肌肉不好或延长肌肉才好。这些都很好，但它们是不同的输入，会产生不同的结果。从筋膜训练的角度来看，身体需要在包含多个关节、组织和结构的全方位上承受各种不同的负荷路径。通过在负荷下拉长肌肉，不仅可以在局部关节或节段上，还可以在整个身体结构上形成形状稳定性和力量。

力量和速度

在运动训练领域，动力通常是力量的代名词。当用速度代表力量时，行业内通常将其定义为“速度 - 力量”或“力量 - 速度”。虽然这些术语有时可以互换使用，但它们涉及不同的训练方法与结果。速度 - 力量是指以高速移动物体（例如足球比赛中的前锋推对手），而力量 - 速度是指以尽可能快的速度移动相对较重的物体（例如奥运会举重）。在周期性训练的力量训练阶段，重点是涉及快速摆动速度的运动和接触时间低于 1.2 秒的反弹运动（Kawakami 等，2002）。例如以下一些运动：在墙上弹健身球、跳绳、用脚掌跑步、快速将次最大负荷从一个肩膀转移到另一个肩膀等。当以更快的运动速度完成这些动作输入时，就会刺激细胞发出信号，在筋膜组织中沉积新的胶原蛋白。袋鼠的惊人能力可以很好地说明胶

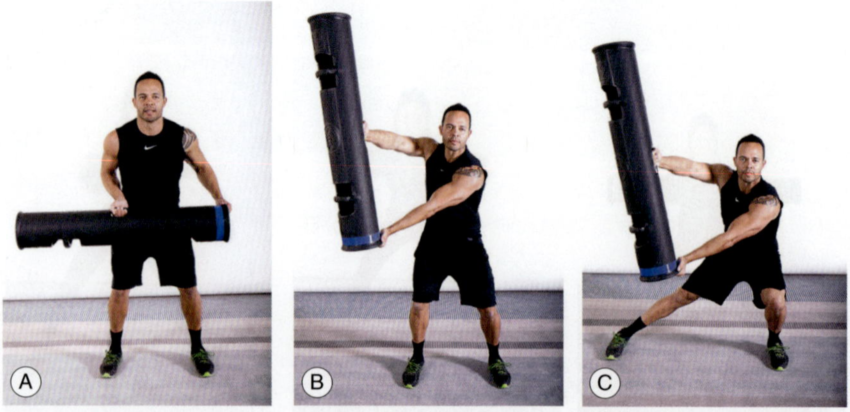

图 48.3 旗弓步。旗弓步通过激活全身的负荷路径和全方位的三维协同收缩来帮助发展特殊姿势的力量。使用任何加载的运动工具，如 ViPR PRO（如图）、健身球或壶铃，利用外部负重和重力作为驱动来发展特殊姿势的力量。①开始时，以运动姿势用抓铁铲的方式抓住重物的中线部位；②像举旗子一样将重物侧向举到一边；③在重物的相反方向弓箭步跨过前平面，同时用力呼气；④回到起始位置；⑤两侧重复相同的次数（6~8 次）

原纤维的弹性回弹能力，它能连续快速跳跃 12m，并达到 64km/h 的速度。研究表明，最初人们以为袋鼠的这种特殊能力是因为它们比其他动物拥有更多的快速收缩肌纤维（事实上它们的Ⅱ型肌纤维数量与考拉熊大致相同）。但事实并非如此，其能力来自它们强壮的后腿肌腱中富含胶原蛋白的筋膜组织中储存的势能，以及一种被称为“弹射效应”的脉冲弹性回弹动力学（Kram 和 Dawson，1998）。人类是唯一具有相同生物学能力的灵长类动物。这种弹射效应是由周围的肌肉实现的，它们通过等距收缩来拉伸附着的结缔组织，像拉伸橡皮筋一样加载它们，然后放松，以爆发力脉冲的形式快速释放存储的弹性能量（Kawakami 等，2002）。利用这一强大动力的关键，是在全身完整的肌筋膜系统中创造“超刚度”的能力。Stuart McGill 和 Stephen Brown 的研究表明，超刚度来自多个结构的同时收缩，形成组织的“机械复合物”，提供坚如磐石的稳定性脉冲（Browna 和 McGill，2009）。这些超刚度脉冲创造出袋鼠（或人类）所需的锚点，用于快速存储和释放与肌腱中胶原纤维密度相关的弹性能量。因此，一个结构良好的筋膜意识训练计划应该首先建立一个基础坚实的、具有全方位形状稳定性的反常位置强度。动力和速度可以叠加其上。

如果设定了适当的量，无论是直线速度训练，还是在野外及运动场上的快速转向速度训练，结果都证明，全速冲刺作为一种训练刺激是无与伦比的。事实上，越来越多的证据表明，全速冲刺不仅能提高短跑的整体速度和灵活性，而且还有助于减少腹股沟和腘绳肌的软组织损伤（Edouard 等，2019）。

速度、灵活性和敏捷性（图 48.4~ 图 48.7）

作为一名美式足球的跑卫，要通过切入、冲刺和快速变向来突破第一道防线。这种快速冲刺的能力来自将动力转换为制动、加速及在不同方向快速再加速的能力。它需要能够立即解读赛场上的情况，并在控制动量和身体重心的同时，迅速做出适当的反向动作。这是一种反应性和非计划性的运动技能。筋膜系统的本体感受特性在一定程度上促进了它的形成，因此它具有重要的神经成分（Schleip，2017）。这意味着结合计时、平衡和后链力量的力量转换训练，如速滑运动员的跳跃，是周期性速度训练的关键组成部分。因为他们需要精细的运动素养、神经调节和核心力量。快速的、全身的复杂运动促使身体利用多个筋膜吊索系统吸收力量、稳定动量、降低身体重心，并利用肌腱与肌筋膜系统协同工作的弹射效应产生爆发力。

休息与恢复

当谈到休息和恢复时，传统重点是指在锻炼或循环之间的神经和代谢恢复阶段。然而，在每次锻炼过程中监测作息比率十分重要：这与细胞外基质有关。例如，在代谢强度高的 CrossFit 式训练中，受伤率往往会在运动大约 30 分钟后增加（Weisenthal 等，2014）。这是由于反复、剧烈的肌肉收缩，通过肌肉泵送和渗透液压力将血液和水分从身体局部区域排出。这时，ECM 的成分发生变化，筋膜组织的动力变弱，硬度降低（Schleip 和 Müller，2012）。但是，当水与筋膜内的糖受体结合（即变成结合水）时，组织就会变得更硬、更抗压。因此，在日常训练中加入适当的恢复训练而非单纯的间歇训练就非常重要。在高强度的训练中，建议每进行 30 分钟的力竭运动后休息 10 分钟，利用恢复性的泵送运动将水和血液回流到受损组织。这可能会使水与筋膜细胞及糖受体结合，从而在整个锻炼过程中形成更强健、更具活力和更有支撑力的筋膜网络。

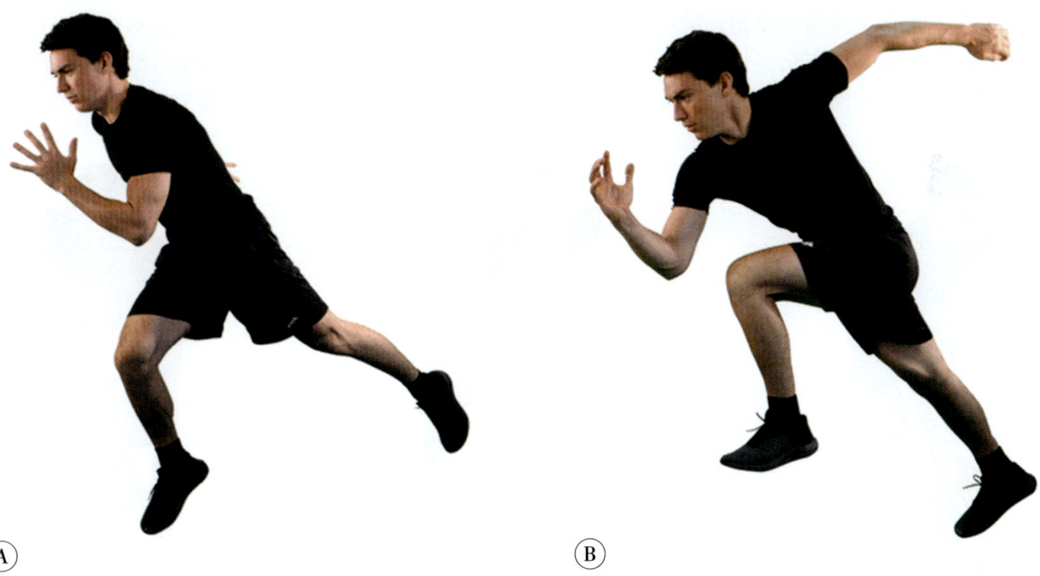

图 48.4　力量跳跃跑。力量跳跃跑注重使用肌腱和筋膜系统“弹射效应”的能力。距小腿关节、膝关节、髋关节、核心肌群和肩部的有力伸展和屈曲可以最大程度地产生力量。该练习促使肌腱和筋膜系统进行高强度的运动，即负重的单腿跳跃。第一步：以短跑运动员的姿势开始，一条腿向后使劲，同时推动对侧腿的膝盖向前，对侧手臂向后。第二步：每跨一步，都贴近地面。落地后，立即再次爆发跳起，进行下一个跨步，推动相反侧的手臂和腿做动作。第三步：不断重复力量跳跃跑，同时每一步都努力跨越更大的距离。第四步：做 4~8 组 18.29~36.58 米的动作

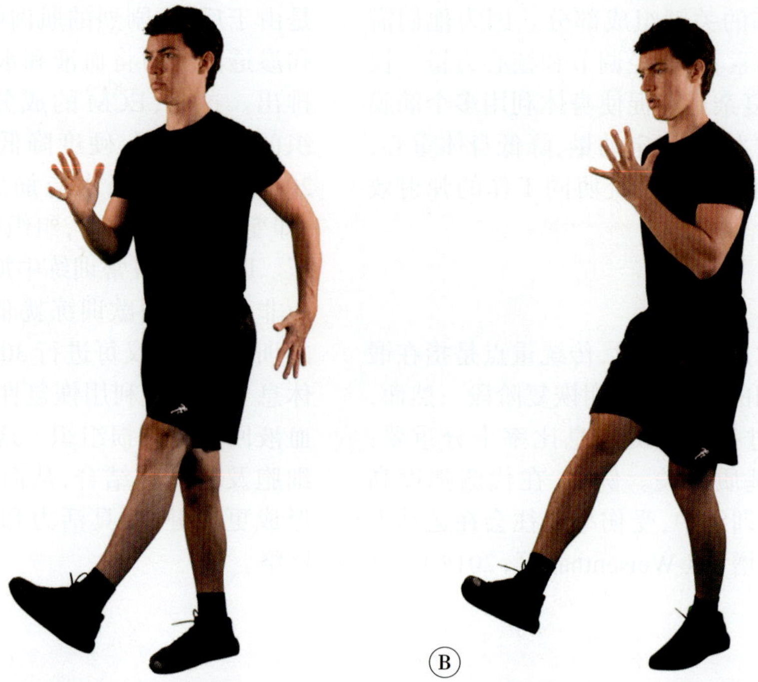

图 48.5 直腿跳跃。直腿跳跃旨在激活腘绳肌，产生水平和垂直的离地驱动力。通过保持腿部伸直和膝关节固定，促使腘绳肌而非四联肌和过剩肌肉做更多的工作。由于腘绳肌是一种复杂的双关节肌肉，负责髋关节伸展和膝关节屈曲，因此经常会受伤。第一步：直立，保持双腿膝关节伸直。第二步：在向前移动的同时，以类似挪动的动作弯曲和伸展臀部，慢慢增加每一步离地产生的力量强度。第三步：保持身体略微前倾，身体前部有一个有力的活动核心，同时手臂与腿部同步，最大限度地向地面施力。第四步：做两组 18.29~27.43 米的动作

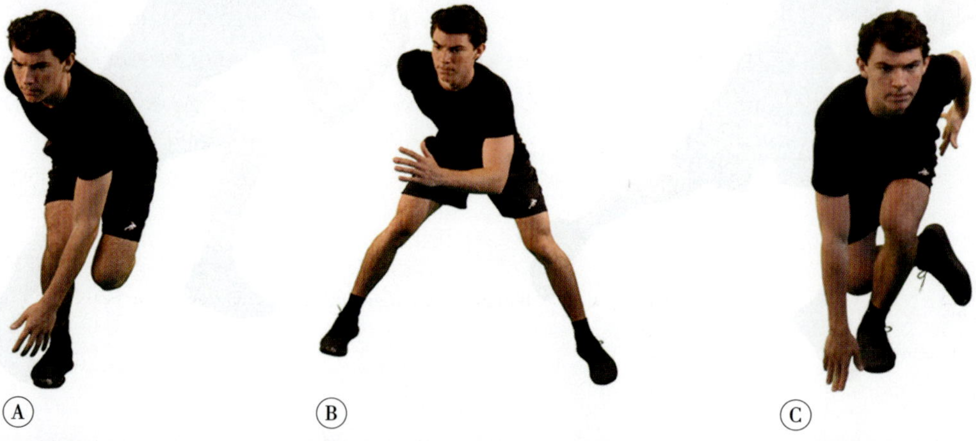

图 48.6 速滑跳跃跑。速滑跳跃跑是速度 - 力量转换的一个示例。这是一种全身运动，重点是臀大肌和后侧筋膜链。在这种弯曲姿势下，臀部的极限屈曲和拉伸会对臀大肌群产生影响，与传统运动相比，最初的动态收缩对身体筋膜吊索的挑战更大。它是一种依赖于神经活动、本体感觉和时机掌握的力量及控制的表现。第一步：单腿站立，弯曲髋关节和膝关节，对侧的手放在着地腿的前方。第二步：以尽可能快的速度动态地、爆发性地横向跳跃，用另一条腿着地并保持平衡。在进行横向运动时，注意跳跃腿的髋关节和膝关节完全伸展。第三步：落地后立即尽快横向跳回。第四步：重复连续跳跃 12~16 次，每条腿重复 6~8 次，做 2~3 组

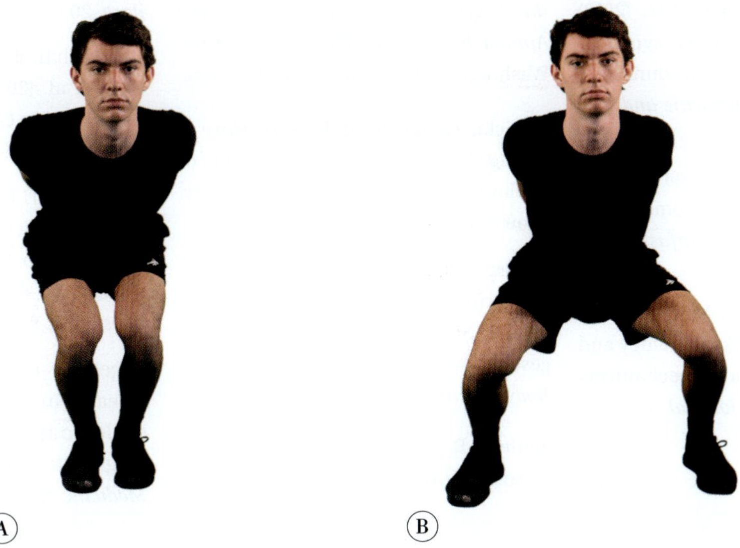

图 48.7 外展。向外伸展能动态激活臀中肌 / 臀大肌和内收肌群。通过保持低位和外展，然后立即落地，以跳跃方式内收双腿，同时保持平衡和低位运动姿势，这是一项大幅度的侧向快速训练。第一步：开始时保持双脚分开的蹲姿，膝盖与脚尖对齐，双手放在背后。第二步：在不增加跳跃高度的情况下，同步跳跃时内收双腿，并拢双脚；然后轻轻落地，保持身体核心有力，但不提高头部或臀部的高度。第三步：落地后立即再次起跳，双腿外展并分开，回到起始姿势。第四步：重复连续跳跃，进行 2 组，每组 8~12 次

总之，周期性训练的目标是随着时间的推移在身体组织中进行结构及功能上的调整，从而提高运动成绩和恢复能力。这些适应性与训练的强度（负荷）、体积（数量）、速度（速率）和频率所产生的机械应力输入成正比。随着在不同的速度下使用不同的载荷，以及足够的时间来恢复和重塑，组织将沿着应力线在三维上变得更强和更有弹性。因此，筋膜训练周期计划应通过一系列全身练习活动进行，这些活动强调矢量变化，然后是特殊姿势的力量，之后是速度、灵活性和敏捷性，在整个过程中利用不同的负荷、角度和速度。通过将这种结构用于周期性训练，可以利用筋膜系统的自然生物学行为来使运动员更强壮、更快、更具弹性，同时降低受伤风险，取得最终胜利。

（燕琪 王朝辉 关玲）

参考文献

Bohm, S., Mersmann, F., Tettke, M., Kraft, M. & Arampatzis, A. (2014) Human achilles tendon plasticity in response to cyclic strain: Effect of rate and duration. *Journal of Experimental Biology.* 217: 4010–4017

Brown, S. & McGill, S. (2009) Transmission of muscularly generated force and stiffness between layers of the rat abdominal wall. *SPINE.* 34 (2).

Clark, K.P. & Weyand, P.G. (2014) Are running speeds maximized with simple-spring stance mechanics? *Journal of Applied Physiology.* 117 (6).

Edouard P., Mendiguchia, J., Guex, K., et al. (2019) Sprinting: a potential vaccine for hamstring injury? *Science Performance and Science Reports.*

Ingber, D. (1998) The Architecture of Life. *Scientific American.*

Järvinen, M.J. & Lehto, M.U.K. (1993) The effects of early mobilisation and immobilisation on the healing process following muscle injuries. *Sports Med.* 15(2): 78–89.

Kawakami, Y., Muraoka, T., Ito, S., Kanehisa, H. & Fukunaga, T. (2002) In vivo muscle fiber behavior during counter-movement exercise in humans reveals a significant role for tendon elasticity. *Journal of Physiology.* 540 (pt2): 635–646.

Maas, M. & Sandercock, T.G. (2010) Force transmission between synergistic skeletal muscles through connective tissue. *Journal of Biomedicine and Biotechnology.* April 12.

Kram, R. & Dawson, T. (1998) Energetics and biomechanics of locomotion by red kangaroos *(Macropus rufus). Comp Biochem Physiol.* 120 (1).

Naito, K., Takagi, H. & Maruyama, T. (2011) Mechanical work, efficiency and energy redistribution mechanisms in baseball pitching. *Journal of Sports Technology.* 4 (1–2).

Pollack, G.H. (2001) *Cells, Gels, and the Engines of Life. A New, Unifying Approach to Cell Function.* Seattle, Washington: Ebner and Sons Publishers.

Sawicki, G. (2009) *It Pays to Have a Spring in Your Step.* Department of Ecology and Evolutionary Biology, Brown University.

Schleip, R. & Müller, D.G. (2012) Training principles for fascial connective tissues: Scientific foundation and suggested practical applications. *Journal of Bodywork a nd Movement Therapies* 17 (1).

Schleip, R. (2017) Fascia as a sensory organ: clinical applications. *Terra Rosa.* 20.

Weisenthal, B.M., Beck, C.A., Maloney, M.D. et al. (2014) Injury Rate and Patterns Among CrossFit Athletes. *Orthop J Sports Med.* 2(4).

Wiesinger, H.P, Rieder, F. et. al. (2017) Sport-specific capacity to use elastic energy in the patellar and achilles tendons of elite athletes. *Frontiers in Physiology.* 8 (132).

Zügel, M. et al. (2018) Fascial tissue research in sports medicine: From molecules to tissue adaptation, injury and diagnostics. *British Journal of Sports Medicine.* 52 (23).